全国高职高专药学类专业规划教材（第二轮）

临床医学概要

（第2版）

（供药学类、中药学类专业使用）

主　编　王郑矜

副主编　张金亮　吴惠珍　杨　峥　刘剑辉

编　者（以姓氏笔画为序）

王郑矜（漳州卫生职业学院）
邓海霞（首都医科大学燕京医学院）
卢　挺（惠州卫生职业技术学院）
刘欣燕（上海中西医结合医院）
刘剑辉（辽宁医药职业学院）
杨　峥（保山中医药高等专科学校）
李俊峰（通辽职业学院）
李彦娴（保山中医药高等专科学校）
肖　勇（滁州城市职业学院）
吴惠珍（滁州城市职业学院）
张金亮（山东医药技师学院）
黄小凤（漳州卫生职业学院）
蔡丽生（福建医科大学附属漳州市医院）

中国健康传媒集团
中国医药科技出版社

内 容 提 要

《临床医学概要》为“全国高职高专药学类专业规划教材（第二轮）”之一，是药学类专业学生的必修课程。全书共分为四篇：第一篇临床诊断基础、第二篇内科疾病、第三篇外科疾病、第四篇其他临床科疾病，其中其他临床科疾病内含妇科疾病、儿科疾病、传染病和性传播疾病。本教材为书网融合教材，即纸质教材有机融合电子教材，教学配套资源（PPT、微课、视频等），题库系统，数字化教学服务（在线教学、在线作业、在线考试），使教材内容立体化、生动化，便教易学。

本教材供全国高职高专院校药学类、中药学类专业师生使用，亦可作为药学专业技术人员，参加药学专业专科函授、自学及职称考试人员的参考用书。

图书在版编目（CIP）数据

临床医学概要/王郑矜主编．—2版．—北京：中国医药科技出版社，2019．7

全国高职高专药学类专业规划教材（第二轮）

ISBN 978-7-5214-0917-8

Ⅰ．①临…　Ⅱ．①王…　Ⅲ．①临床医学-高等职业教育-教材　Ⅳ．①R4

中国版本图书馆CIP数据核字（2019）第116177号

美术编辑　陈君杞

版式设计　易维鑫

出版　**中国健康传媒集团**丨中国医药科技出版社

地址　北京市海淀区文慧园北路甲22号

邮编　100082

电话　发行：010-62227427　邮购：010-62236938

网址　www.cmstp.com

规格　889×1194mm $\frac{1}{16}$

印张　$34\frac{1}{4}$

字数　742千字

初版　2015年8月第1版

版次　2019年7月第2版

印次　2019年7月第1次印刷

印刷　三河市万龙印装有限公司

经销　全国各地新华书店

书号　ISBN 978-7-5214-0917-8

定价　88.00元

获取新书信息、投稿、为图书纠错，请扫码联系我们。

数字化教材编委会

主　编　王郑矜

副主编　张金亮　吴惠珍　杨　峥　刘剑辉

编　者（以姓氏笔画为序）

王郑矜（漳州卫生职业学院）
邓海霞（首都医科大学燕京医学院）
卢　挺（惠州卫生职业技术学院）
刘欣燕（上海中西医结合医院）
刘剑辉（辽宁医药职业学院）
杨　峥（保山中医药高等专科学校）
李俊峰（通辽职业学院）
李彦娴（保山中医药高等专科学校）
肖　勇（滁州城市职业学院）
吴惠珍（滁州城市职业学院）
张金亮（山东医药技师学院）
黄小凤（漳州卫生职业学院）
蔡丽生（福建医科大学附属漳州市医院）

出版说明

“全国高职高专药学类专业规划教材”于2015年8月由中国医药科技出版社出版，自出版以来得到了各院校的广泛好评。为了进一步提升教材质量、优化教材品种，使教材更好地服务于院校教学，同时为了更好地贯彻落实《国务院关于加快发展现代职业教育的决定》及《现代职业教育体系建设规划（2014—2020年）》等文件精神，在教育部、国家药品监督管理局的领导下，在上一版教材的基础上，中国医药科技出版社组织修订编写“全国高职高专药学类专业规划教材（第二轮）”。

本轮教材编写，坚持以药学类专业人才培养目标为依据，以岗位需求为导向，以技能培养为核心，以职业能力培养为根本，体现高职高专教育特色，力求满足专业岗位需要、教学需要和社会需要，着力提高药学类专业学生的实践操作能力。在坚持“三基、五性”原则基础上，强调教材的针对性、实用性、先进性和条理性。坚持理论知识“必需、够用”为度，强调基本技能的培养；体现教考结合，密切联系药学卫生专业技术资格考试（药士、药师、主管药师）和执业药师资格考试的要求；重视吸收行业发展的新知识、新技术、新方法，体现学科发展前沿，并适当拓展知识面，为学生后续发展奠定必要的基础。本轮教材建设对课程体系进行科学设计，整体优化；对上版教材中不合理的内容框架进行适当调整，内容上吐故纳新；建设书网融合教材，配套丰富的数字化教学资源。

本套规划教材（27种），其中24种为新修订教材（第2版），适合全国高职高专药学类、中药学类及其相关专业使用，也可供医药行业从业人员继续教育和培训使用。本轮教材的主要特色如下。

1. 理论适度，强化技能 教材体现高等教育的属性，使学生需要有一定的理论基础和可持续发展能力。教材内容做到理论知识“必需、够用”，强化技能培养。给学生学习和掌握技能奠定必要的、足够的理论基础，不过分强调理论知识的系统性和完整性。教材中融入足够的实训内容，将实验实训类内容与主干教材贯穿一起，体现“理实”一体。

2. 对接岗位，教考融合 本套教材体现专业培养目标，同时吸取高职教育改革成果，满足岗位需求，内容对接岗位，注重实践技能的培养。充分结合学生考取相关职业（药士、药师）资格证书和参加国家执业药师资格考试的需要，教材内容和实训项目的选取涵盖了相关的考试内容，满足考试的要求，做到教考、课证融合。

3. 工学结合，突出案例 每门教材尤其是专业技能课教材，在由教学一线经验丰富的老师组成编写团队的基础上，吸纳了部分具有丰富实践经验的企业人员参与编写，确保工作岗位上先进技术和实际案例操作内容写入教材，更加体现职业教育的职业性、实践性和开放性。本套教材通过从药品生产到药品流通、使用等各环节引入的实际案例，使其内容更加贴近岗位，让学生了解实际岗位的知识和技能需求，做到学以致用。

4. 优化模块，易教易学 教材编写模块生动、活泼，在保持教材主体框架的基础上，通过模块设计增加教材的信息量和可读性、趣味性。其中，既包含有利于教学的互动内容，也有便于学生了解相关知识背景和应用的知识链接。适当介绍新技术、新设备以及科技发展新趋势，为学生后续发展奠定必要的基础。将现代职业发展相关知识，作为知识拓展内容。

5. 书网融合，增值服务 全套教材为书网融合教材，即纸质教材与数字教材、配套教学资源、题库系统、数字化教学服务有机融合。通过“一书一码”的强关联，为读者提供全免费增值服务。按教材封底的提示激活教材后，读者可通过PC、手机阅读电子教材和配套课程资源（PPT、微课、视频、动画、图片、文本等），并可在线进行同步练习，实时反馈答案和解析。同时，读者也可以直接扫描书中二维码，阅读与教材内容关联的课程资源（“扫码学一学”，轻松学习PPT课件；“扫码看一看”，即刻浏览微课、视频等教学资源；“扫码练一练”，随时做题检测学习效果），从而丰富学习体验，使学习更便捷。教师可通过PC在线创建课程，与学生互动，开展在线课程内容定制、布置和批改作业、在线组织考试、讨论与答疑等教学活动，学生通过PC、手机均可实现在线作业、在线考试，提升学习效率，使教与学更轻松。此外，平台尚有数据分析、教学诊断等功能，可为教学研究与管理提供技术和数据支撑。

编写出版本套高质量的规划教材，得到了药学专家的精心指导，以及全国各有关院校领导和编者的大力支持，在此一并表示衷心感谢。希望本套教材的出版，对促进我国高职高专药学类专业教育教学改革和药学类专业人才培养做出积极贡献。希望广大师生在教学中积极使用本套教材，并提出宝贵意见，以便修订完善，共同打造精品教材。

中国医药科技出版社

2019年6月

全国高职高专药学类专业规划教材（第二轮）

建设指导委员会

杨元娟（重庆医药高等专科学校）
杨文章（山东医药技师学院）
杨丽珠（漳州卫生职业学院）
何　丹（四川中医药高等专科学校）
张　虹（长春医学高等专科学校）
张　清（山东医药技师学院）
张　晶（山东医药技师学院）
张　瑜（山东医药技师学院）
张建海（重庆三峡医药高等专科学校）
张承玉（天津医学高等专科学校）
张炳盛（山东中医药高等专科学校）
张淑芳（长春医学高等专科学校）
张琳琳（山东中医药高等专科学校）
陈　文（惠州卫生职业技术学院）
陈育青（漳州卫生职业学院）
陈美燕（漳州卫生职业学院）
林美珍（漳州卫生职业学院）
郑小吉（广东江门中医药职业学院）
单松波（漳州卫生职业学院）
侯　沧（山东医药技师学院）
贾　雷（淄博职业学院）
徐传庚（山东中医药高等专科学校）
黄金敏（荆州职业技术学院）
商传宝（淄博职业学院）
彭裕红（雅安职业技术学院）
靳丹虹（长春医学高等专科学校）
魏启玉（四川中医药高等专科学校）
魏国栋（山东中医药高等专科学校）

前　言 / PREFACE

本教材依据全国高职高专药学类专业教学计划和《临床医学概要》教学大纲编写而成。《临床医学概要》是临床课程的综合，是药学类专业学生的必修课。其主要任务是使学生了解临床诊断的基本程序、基本方法、病历书写，熟悉临床各科常见疾病的病因、发病机制、病理、临床表现、诊断、治疗，掌握目前临床上常见疾病常用药物使用注意事项与患者教育，为从事药品生产、销售、保管及临床药物配方和调剂打下坚实的理论与知识基础，为将来研发新的治疗药物提供线索和指明方向。

随着社会的发展和生活环境的改变，临床常见病疾病谱也在发生变化，疾病的诊断、治疗手段也在不断进步。为适应医学理论和临床研究的迅速发展，使教学与临床更为紧密结合，继续推进高职高专课程和教材改革，进一步提升教材质量，在第 1 版的基础上，编委们认真修改、编撰完成了本教材第 2 版的修订工作。

主要修订内容如下：①与执业药师资格考试大纲接轨，将内科疾病、外科疾病、其他临床科疾病中的“药物评估”模块改为“常用药物注意事项与患者教育”。②结合临床的新进展，根据国际、国内最新循证医学资料，对各章节的内容特别是常见疾病的诊疗指南进行更新，力求与时俱进。③建设书网整合教材：在第 1 版的基础上，增加数字化资源。纸质教材有机融合电子教材，教学配套资源（PPT、微课、视频等），题库系统，数字化教学服务（在线教学、在线作业、在线考试）。

本教材编写注重综合素质的培养，使其具有理论性、知识性和能力性；注重面向社会、面向岗位，使其具有实用性和适用性；注重面向未来和发展，使其具有科学性和先进性；注重文字和图表的表达水平，使其具有较强的可阅读性。

本教材来自国内 10 家单位的 13 位参编人员，以工作在临床和教学第一线的专家为主。在编写的过程中，得到了各参编单位的大力支持，国内部分专家对本书内容进行了审定，在此一并表示衷心的感谢。

尽管我们付出了巨大的努力，但教材本身难免存在不足之处，希望各院校教师、学生和其他读者在使用过程中提出宝贵意见，以便进一步修订和完善。

编　者

2019 年 5 月

目 录 / CONTENTS

第一篇　临床诊断基础

第二篇　内科疾病

第三篇　外科疾病

第四篇　其他临床科疾病

第一篇

临床诊断基础

诊断是治疗的第一步，没有准确的诊断就没有正确的治疗。在该篇中简要介绍与临床诊断有关的概念、内容、程序等基本知识。

第一章

病史采集

扫码"学一学"

学习目标

1. **掌握** 病史采集的内容。
2. **熟悉** 病史采集的概念。

第一节 病史采集的概念与重要性

病史采集，又称问诊，是指医生通过向病人及有关人员（病人的亲属、亲友、同学、同事等）询问病情，借以了解疾病的发生、发展、现状，既往健康状况，有关生活经历等病史资料的过程。将问诊所获得的资料通过筛选，去伪存真，去粗取精，并使之条理化、系统化后记录下来即成为病史。病史是临床诊断的重要依据之一。临床诊断通常是从问诊开始的，是诊断的第一步。问诊所获得的资料是疾病诊断的重要依据，特别是在疾病的早期和那些病情复杂而又缺乏典型体征的病例，深入、细致的问诊就更为重要。一个具有深厚医学知识和丰富临床经验的医生，常常通过问诊就能对某些疾病做出准确的诊断。对病情较为复杂的病人，通过对问诊中得到的病史特点进行分析，除可获取初步诊断外，还可以为下一步进行体格检查或辅助检查提供重要的线索，为明确临床诊断奠定良好的基础。

第二节 病史采集的方法与技巧

由于病人缺乏对医院环境、设备及本身疾病的了解，加上面对医护人员的紧张情绪，在叙述病情时，很容易造成病情的遗漏。所以要求医生在问诊时要讲究方法与技巧，注意做到以下几个方面。

1. 要有高度的同情心和强烈的责任感 医生应有高尚的医德，治病救人、救死扶伤是医生的神圣职责。病人求医，都抱着美好的愿望——自己的痛苦与烦恼能够被消除，疾病能够被治愈。医生对病人的这种心情应给予同情和理解，认识到自己对病人、对社会的责任，尽自己最大的能力帮助病人战胜疾病，表现出和蔼的态度、亲切的语言、细致的作风、负责的精神。尊重病人的人格和感情，涉及病人隐私的内容，应依法为其保密。真正取得病人的信任，建立良好的合作关系。

2. 要语言通俗，防止暗示 问诊可以先从日常情况开始，以消除病人的恐惧或紧张心理。如“你家里有几口人?”“今年多大啦?”“哪儿不舒服?”问诊语言应通俗易懂，最好不用医学术语，如“端坐呼吸、里急后重”等。如病人诉说肚子痛，医生插问时，不应说“你是右下腹痛还是肝区痛?”应该问“你肚子哪地方痛，指一指痛的地方我看看?”

问诊切忌暗示性套问或有意识地诱导病人提供合乎医生主观印象所要求的资料。例如：病人诉说右上腹痛，你怀疑为胆囊疾病时，马上就插问：“腹痛向右肩放射吗?”这样是错误的，很容易使病人信口附和，影响病史的可靠性。正确的方法是这样问：“这地方痛时，还有其他痛的地方吗?”又如病人诉说咳嗽、咳痰，你接着询问“还伴有午后发热、盗汗、消瘦吗?”这也是不对的。

3. 要全面了解，重点突出 问诊时，全面了解是指对问诊的项目不要遗漏，如既往史、个人史等，以便为疾病的诊断收集完整的资料，从中寻找到发病的原因等。重点突出是指初步判定病变的原因或性质后，要在主要症状的深度及广度上下功夫，要细致，要准确。病人诉说离题太远时，要及时巧妙地引导病人回到与疾病有关的话题中来，不要生硬地打断病人的话，引发病人的对抗情绪。病人不能够主动陈述病情，医生应耐心启发；病人诉说病情较为零乱，医生应注意分析归纳。

4. 要注意病史的可靠性，及时核实可疑情况 病史叙述者一般应是病人本人，小儿、昏迷病人可询问监护人或知情者。少数病人对自己的疾病疑虑重重，时常夸大其感觉或推想，或出于某种原因隐瞒病情。医生应仔细分析病人当时所处的环境与心理状态，以科学的态度，运用医学知识进行取舍。病人诉说过去曾患某病时，医生应对该种疾病的主要症状进行询问核实，以保证临床资料真实可靠。其他医疗单位转来的病情介绍或病历摘要，是重要的参考资料，但临床医生不能依此逃避病史询问。

5. 对危重病人不能按常规状态进行 危重病人，在扼要询问、重点检查后立即抢救。详细的病史待病情缓解或脱离危险后再补充询问。如果病人不能支持过久的谈话，可分次询问。

6. 要善于应对特殊情况和特殊病人 当遇到残疾病人、精神疾病病人等特殊病人或病人怀有敌意与愤怒等特殊情况时，要沉着、冷静、细心、耐心，创造机会，巧妙应对。对于缄默与忧伤，要给予安抚、理解、适当等待和减慢问诊速度。对于愤怒与敌意，要注意寻找和发现其原因，是否是因为医生举止不得体或语言不恰当，或问了病人认为十分敏感或隐私问题所引发。弄清原因后，恰当处理。如果属于医生的责任，医生要表示歉意并请病人理解。医生一定不能失态、发怒，要提醒自己担负的职责，采取坦然、理解的态度。在语言不通时，最好能先找到翻译，以免发生误解；如果找不到翻译，在使用不熟练的语言时，要特别注意发挥体语及手势的作用，并反复核实。对于残疾病人，除更多的同情、关心之外，更需要的是耐心和时间。例如，对聋哑人，一是使用简单明了的体语及手势，特别注意病人表情的回应；二是请其亲属、朋友解释或代叙；三是必要时，通过书面交流进行。对精神疾病病人除一般的问诊技巧外，特别注意倾听、接受、肯定、澄清、重构、代述、鼓励、表达等技巧。倾听是指医生尽可能花时间耐心、专心和关心地倾听病人的诉说，使病人有充裕的时间描述自己身体的症状或痛苦，取得病人的信任。接受是指无条件接受病人，无论什么样的病人，医生必须如实地加以接受，不能有任何拒绝、厌恶、嫌弃和不耐烦的表现。肯定这里是指肯定病人感受的真实性，但医生并非是赞同病人的病态信念或幻觉体验，但表示理解病人所叙述的感觉。澄清就是弄清事情的实际经过，从事件开始到最后整个过程中病人的情感体验和情绪反应。重构是指把病人的话用不同的措辞和句子加以复述或总结，但不改变病人说话的意图和目的。代述是指医生将察觉到的，而病人不愿意说出的、重要的症状替病人表达出来。鼓励表达是指医生通过多种方式（谈话、手势、眼神、频频点头等）让病人描述自己的感受，完成医患沟通。

第三节 病史采集的内容

病史应详细全面地询问，问诊的内容包括一般项目、主诉、现病史、既往史、个人史、婚姻史、月经及生育史、家族史。

1. 一般项目（general data） 姓名、性别、年龄（记录年龄时要写实足年龄，不得用“儿童”或“成人”来代替）、婚姻、国籍、出生地、民族、职业（工种）、工作单位、现住址、电话号码、病史叙述者、可靠程度等。

2. 主诉（chief complaints） 症状是病人主观上的异常感觉或不适。主诉是指病人感觉最主要的痛苦或最明显的症状或（和）体征，应包括其持续的时间。

主诉应用一两句话简要地加以概括，使人一看即能明确初诊的方向。主诉若为几个症状，可按先后顺序排列。例如：①上腹部疼痛反复发作5年，2小时前呕血约200ml。②反复咳嗽、咳痰、喘息20年，加重两年。③活动后心慌气短8年，下肢水肿半月。主诉的描述一般避免用诊断术语或病名。有时病人所述的主要症状不突出或含糊不清，医生应归纳整理、高度概括出疾病的主要症状作为主诉。例如：某病人自述头昏、乏力、失眠、记忆力减退、食欲不振、右上腹痛、腹胀1个月。经综合归纳后得出以头昏、失眠、记忆力减退等神经系统症状为一组，以食欲不振、腹胀、右上腹痛、乏力等消化系统症状为另一组的两组症状。再经分析推理后认为，消化系统中的肝脏疾病可能性最大，故消化系统的症状为主要症状。进而概括出该病人主诉为：右上腹痛、腹胀、食欲不振1个月。可见，确定主诉的过程，也是医生思考诊断的过程。对当前无症状表现，诊断资料和入院目的又十分明确的病人，也可以采用直接方式记录主诉。例如：①白血病复发2周，要求入院化疗。②发现胆囊结石2个月，入院接受手术治疗。

3. 现病史（history of present illness） 是指某一疾病自发生至就诊时的全过程。如反复发作多年的慢性疾病，现又复发就诊，则应从第一次出现症状开始描述。现病史是病史中最重要的部分，包括起病时情况、主要症状及伴随症状、病情的发展与演变、诊治经过、一般情况。

（1）起病时情况 包括起病的地点环境、时间（年、月、日、时）、起病急缓、原因及诱因。这些均与疾病的诊断有关。例如，突然发作的夜间阵发性呼吸困难，应考虑左心衰竭；睡眠醒来后发现语言不清、偏瘫，考虑脑血栓形成等；急性胃肠炎有生冷不洁饮食史而急骤起病；遭大雨淋浇可诱发肺炎球菌肺炎等。

（2）主要症状及伴随症状 主要症状要注意其部位、性质、程度、持续时间等特点。如腹痛，应询问腹痛的部位，是急性还是慢性，是剧痛还是隐痛，是持续性还是间歇性，每次发作持续与间歇的时间等。弄清主要症状的特点，对临床的诊断与鉴别诊断十分重要。同时，也要注意伴随症状及其特点。某一疾病通常有一组症状，临床上同时或相继出现。所以，发现某一主要症状时，要弄清是否伴随其他症状，伴随症状的特点如何。例如，病人主要症状为咯血，应注意是否伴有盗汗、低热、午后颧红、乏力等结核中毒症状。某病人出现发热、咳嗽、胸痛，如果伴有咯铁锈色痰，且在发热之后，则提示肺炎球菌肺炎的诊断。

（3）病情的发展与演变　自疾病发生后，病情发展是呈进行性还是间歇性，是逐渐加重还是反复发作，缓解与加重的因素是什么，主要症状如何发展或变化，又出现哪些症状或表现，这些应仔细询问清楚。例如，胰头癌引起的胆汁淤积性黄疸常为持续性，并呈进行性加重；而胆总管结石引起的胆汁淤积性黄疸则可时重时轻。吞咽困难，如持续存在，呈进行性加重，则食管癌可能性大；如间歇性发作，每次发作与情绪激动、精神紧张、食物性质等有关，则应想到食管贲门失弛缓症的可能。

知识链接

食管贲门失弛缓症

食管贲门失弛缓症是由于食管神经肌肉功能障碍所致的疾病，其主要特征是食管缺乏蠕动，食管下端括约肌（LES）高压和对吞咽动作的松弛反应减弱。主要临床表现是咽下困难、食物反流和下端胸骨后不适或疼痛。食管吞钡X线检查典型特征是食管蠕动消失，食管下端及贲门部呈漏斗状或鸟嘴状，边缘整齐光滑，上端食管明显扩张，可有液平，钡剂不能通过贲门。治疗措施主要有口服药物治疗（钙通道阻滞剂、硝酸酯类、抗胆碱能药物）、食管镜下局部注射肉毒毒素（通过毒素阻断贲门括约肌的神经-肌肉接头处突触前乙酰胆碱的释放）、食管镜下置入舒缓型扩张器（利用食管镜将小型扩张器置入食管-贲门处，缓慢扩张该处的环行肌）、手术治疗（食管黏膜下环行肌肌层切开术）等。

（4）诊治经过：自发病以来，曾到何处诊治；做过何种检查，结果怎样；诊断是什么；服过何种药物，其剂量、用法、时间、效果与反应等，均应问清。

（5）一般情况：包括发病以来病人精神状态、饮食、睡眠、体力、体重、大小便的变化。

另外，为了防止遗漏，保证病史的完整性，除病人诉说的症状外，还需要按系统问诊要点进行回顾。

现病史示例：2007年7月16日下午，病人在田间劳动时突遭大雨淋浇，当天晚上半夜时分突然出现寒战、高热，并感右侧轻度胸闷。病情呈进行性加重，高热不退，胸闷加重。至第二天下午出现咳嗽、咳白色黏液性痰，右侧胸痛，疼痛于咳嗽、呼吸、活动时加重。曾到某乡卫生院求治，诊断为“支气管炎”，给予“复方新诺明”，每次2片，每天2次口服，共服2天。病情无好转，于今天上午来我院就诊。自病后病人精神可，睡眠差，大便稍干燥，小便少呈黄色，食欲减退，全身乏力，体重无明显改变。

4. 既往史（past history）　是指病人从出生至这次发病为止的健康状况。其内容包括：既往健康状况、所患疾病情况、预防接种史、手术史、中毒史、过敏史等。与现病史有关的既往史应重点询问，这对于现疾病的诊断、鉴别诊断、治疗都有帮助。例如，一个哮喘病人，如有心脏病病史，则心源性哮喘可能性大；如有对花粉或皮毛过敏的病史，应考虑支气管哮喘的可能。若病人自己诉说曾患过某种疾病，在记录时应将其病名加引号注明，如“肺结核”“高血压病”等。记录一般按时间（年、月）的先后顺序排列。

5. 个人史（personal history） 指病人自出生至就诊时的社会经历与生活习惯等。

（1）社会经历　包括出生地、居住地区及居留时间（尤其是传染病、地方病流行区）、居住条件、周围环境、文化程度、经济状况等。

（2）职业　包括具体工种、工作条件、劳动环境、是否接触工业毒物及接触时间。

（3）习惯与嗜好　起居与卫生习惯，饮食的规律与质量，烟、酒、茶嗜好及摄入量，其他异嗜物和麻醉药品等。

（4）冶游史　有无不洁性交、淋病、梅毒等性病接触史。

6. 婚姻史（marriage history） 包括病人婚否、结婚年龄、配偶健康状况、性生活情况、夫妻关系等。

7. 月经及生育史

（1）月经史（menstrual history）　包括初潮年龄、月经周期、行经天数、月经量及颜色、有无痛经、末次月经日或绝经年龄、白带情况等。月经记录格式如下。

$$\text{初潮年龄}\frac{\text{行经天数（天）}}{\text{月经周期（天）}}\text{末次月经日或绝经年龄}$$

一 20 岁女性病人月经情况记录为：

$$12\,\frac{3\sim5}{26\sim30}\,2018.10.11$$

（2）生育史（childbearing history）　对已婚妇女，询问妊娠及生育次数、生育年龄、人工或自然流产的次数、有无死胎或难产、现存孩子数及年龄与性别、计划生育情况等。

8. 家族史（family history） 父母、兄弟姊妹及子女健康状况。特别注意有无遗传性疾病或与遗传有关的疾病，如血友病、白化病、糖尿病、高血压病等。注意有无患传染性疾病。若家庭成员中已有死亡者，要问清死因及年龄。必要时，可绘制出家谱图。

目标检测

1. 解释病史采集、症状、主诉、现病史、个人史的含义。
2. 简述病史采集的主要内容。

（王郑矜）

扫码“学一学”

第二章

体格检查

学习目标

1. **掌握** 体格检查的基本方法。
2. **熟悉** 体格检查的概念。

体格检查（physical examination）是指检查者运用自己的感觉器官（眼、耳、鼻、手）和（或）借助简单的诊断工具（听诊器、体温计、血压计、叩诊锤等），来客观地了解和评估身体状况的一系列最基本的检查方法。通过体格检查所发现的病人客观异常表现称为体征。体征是临床诊断的主要依据之一，对多数疾病来说，医生将病史（症状）与体征结合起来分析、判断即可做出初步诊断。要达到熟练掌握和准确运用体格检查方法的目的，既需要扎实的医学知识，更需要反复的练习和临床实践。

扫码“看一看”

一、体格检查常用的器具和物品

相对于辅助检查，体格检查使用的是较为简单的器具与物品，通过器具与物品的名称即可大致推断用于检查的项目，一般分为必要的器具与物品和选择性的器具与物品两类。

（一）必要的器具和物品

听诊器、血压计、体温计、压舌板、手电筒、叩诊锤、检眼镜、大头针或别针、软尺和直尺、棉签等。

（二）选择性的器具和物品

检耳镜、检鼻镜、鹅颈灯、音叉（128Hz，512Hz）、视力表、胶布、纱布垫、乳胶手套、润滑油等。

二、体格检查的注意事项

体格检查的过程是获取临床资料的过程，也是与病人交流、沟通、建立良好医患关系的过程。在体格检查中，要充分树立以病人为中心的思想意识，注意做到：①仪表端庄，举止大方，态度温和，认真负责，实事求是。②环境安静，室温适宜，光线充足。③一般应站在病人右侧，但在检查过程中可根据实际需要随时调整或变换体位。必要时应有第三者在场。④体格检查按一定的顺序进行，即一般检查、头、颈、胸、腹、脊柱、四肢、生殖器、肛门及直肠、神经系统。危重病人，应打破常规，扼要询问、重点检查后立即抢救，待病人脱离危险后再补充检查。⑤对住院病人或再次就诊病人应根据病情变化随时复查，根据复查的结果补充或修正诊断。⑥检查前，向病人说明检查的原因、目的及要求；检查中，随时与病人交流，询问病人的感觉；检查后，对病人的合作表示感谢。

三、体格检查的基本方法

体格检查的基本方法有视诊、触诊、叩诊、听诊、嗅诊。在检查身体的不同部位时，这些检查方法可有所侧重地选择使用或配合使用。以视诊、触诊、叩诊、听诊这 4 种方法使用较多。

（一）视诊

医生利用视觉来观察病人的全身或局部状态的检查方法称为视诊（inspection）。视诊可分为一般视诊和局部视诊两种。一般视诊是指对病人一般状态的观察，如发育、营养、意识状态、面容、步态、体位等；局部视诊是对病人身体的某一部位的细致观察，如舌、巩膜、甲状腺、咽及扁桃体等。对某些特殊部位进行局部视诊时，则需要使用某些仪器，如观察鼓膜，要用检耳镜；观察眼底，要用检眼镜；观察鼻腔，要用检鼻镜。视诊时，被检查的部位应尽量暴露，光线要充足，最好在自然光线下进行。夜间在灯光下常不易辨出黄疸、轻度发绀和某些皮疹。侧面的光线观察搏动、肿物或脏器的轮廓比较清楚。

（二）触诊

医生利用手的感觉来判断所触部位脏器物理状态或病人反应的检查方法称为触诊（palpation）。触诊可用于身体各部位，尤以腹部触诊最为重要。触诊可以进一步肯定视诊所发现的体征并补充视诊不能观察到的情况。手的触觉以指腹较为敏感，掌指关节部掌面皮肤对震动较为敏感，因此，触诊时多用这两个部位。触诊可分为浅部触诊法和深部触诊法。

1. 浅部触诊法 一手轻轻平放在被检查部位，利用掌指关节和腕关节的弹力柔和地进行滑动触摸。此法适用于体表浅在病变、关节、软组织、浅部的动脉及静脉等。因其不引起病人痛苦，也不致引起肌肉紧张，故更有利于试验性检查腹部压痛、抵抗感、搏动、包块和某些肿大脏器。

2. 深部触诊法 深部触诊法多用于检查深部脏器和组织。根据检查的目的不同，又分为深部滑行触诊法、双手触诊法、冲击触诊法和深压触诊法。

（1）深部滑行触诊法 一手或两手重叠，由浅入深，逐渐加压，触到深部脏器或包块后，用稍弯曲并自然并拢的第 2、3、4 指的掌面在它的上面做上下左右的滑动触摸。此法多用于检查腹腔深部脏器及包块。

（2）双手触诊法 将右手中间三指并拢平置于腹部被检查部位，左手置于被检查脏器或包块的背部，并将被检查部位推向右手方向，这样可以起到固定作用，同时又可使被检查脏器或包块更接近体表，以利于右手触诊。此法主要用于肝、脾等的检查。

（3）冲击触诊法 用右手中间三或四个并拢的手指取几乎垂直的角度，置于腹壁上相应的部位，向腹腔深部做数次急促而有力的冲击动作。在冲击时会出现腹腔内脏器在指端浮沉的感觉。由于采取急速的冲击，可使腹水从脏器表面暂时移去，脏器随之浮起，故指端易于触及肿大的肝、脾或腹腔包块。此法适用于大量腹水时触诊肿大的肝、脾。冲击触诊会使病人感到不适，操作时应避免用力过猛。

（4）深压触诊法　用一或两个并拢的手指逐渐用力深压，用以探测腹腔深在部位的病变和确定腹腔压痛点，如阑尾压痛点、胆囊压痛点。

（三）叩诊

检查者用手指叩击身体某部，使之震动而产生音响，根据音响的特点及指下的震动感来判断所叩脏器的状态与病变性质的检查方法称为叩诊（percussion）。该法最常运用于胸腹部。

1. 叩诊方法　根据叩诊的手法不同，叩诊分为间接叩诊法和直接叩诊法两种，间接叩诊法最常用。

（1）直接叩诊法　用右手中间三指的掌面，直接叩击被检查的部位。此法适用于大面积浅部病变的发现，如大量胸腔积液、肺部大面积实变、腹部胃肠高度胀气等。

（2）间接叩诊法（指指叩诊法）　叩诊时，左手中指第二指节紧贴在叩诊部位，其余四指微微抬起，避免与体表接触，右手各指自然弯曲，以中指指端垂直叩击左手中指第二指节的前端；叩诊时，运用腕关节和掌指关节的力量，防止肘关节或肩关节参加活动，叩击动作要短促灵活、富有弹性；叩击后，右手中指立即抬起，以免影响震动的振幅与频率；叩击力量和间隔时间要均匀一致，以免影响音响的性质；叩诊一个部位时，可连续叩击2～3次；不同的病灶或检查部位，可视具体情况运用不同的叩击力量，病灶小或位置表浅，宜取轻叩诊法，检查部位范围较大或位置较深时，则需采用中等力量叩诊，当病灶位置距体表深远时，需采用重叩诊法（图2-1）。

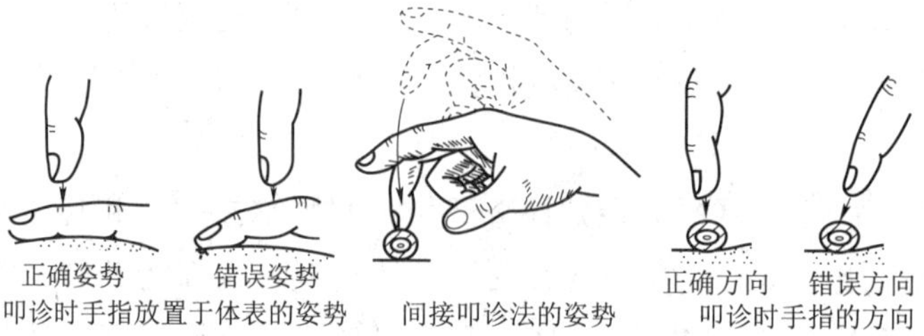

图2-1　间接叩诊法

2. 基本叩诊音　由于被叩击的组织或器官因致密度、弹性、含气量以及与体表的间距不同，故在叩击时可产生不同的音响，根据音响的强弱、长短和高低的差异，通常分为清音、过清音、鼓音、浊音、实音5种基本叩诊音。

（1）清音　这是一种音调低、音响较强、震动时间较长的声音，是肺部的正常叩诊音，提示肺组织弹性、含气量、致密度正常。

（2）过清音　其音响、强度、震动时间介于清音与鼓音之间。叩击含气量增多、弹性减弱的肺组织时出现该音，临床上见于肺气肿。

（3）鼓音　这是一种音律和谐的乐音，音响比清音更强，震动时间也较长。在叩击含有大量气体的空腔器官时出现。正常见于左下胸的胃泡区及腹部。

（4）浊音　这是一种音调较高、音响较弱、震动时间较短的声音。正常情况下，叩击被少量含气组织覆盖的实质脏器时产生，如心脏或肝脏被肺覆盖的部分；病理情况下，肺实变时可叩出浊音，见于肺炎球菌肺炎、肺梗死等。

（5）实音　这是一种比浊音音调更高、音响更弱、震动时间更短的声音。正常情况下，叩击实质性脏器如心脏或肝脏产生；病理情况下，见于大量胸腔积液、胸膜肥厚等。

知识链接

叩诊法的起源

18 世纪中叶的一天，奥地利医生奥恩布鲁格（Auenbrugger，Joseph Leopold）在对一具男尸进行解剖后，证实死因是胸腔积液。于是，他思考能不能在死者生前就发现胸腔积液呢？怎样才能发现呢？他从经营酒业的父亲估量桶中剩余酒量的方法中受到了启发。父亲不时用手指敲打酒桶，凭敲打时酒桶发出的沉闷及清脆的声音来估计酒桶内酒量的多少。这种敲打法是否可以用来诊断胸腔积液呢？他选择正常人及疑有胸腔积液的病人进行叩诊，结果发出的声音迥然不同。经过对病人、尸体抽液前后叩诊进行对比研究，他积累了相当经验，于 1761 年发表了专著《新的诊断法》，正式提出叩诊法。

（四）听诊

医生利用听觉听取体内脏器运动所产生的声音，借以判断被查脏器状态的检查方法称为听诊。听诊在胸部检查中最为重要。听诊方法分为直接听诊法和间接听诊法 2 种。

1. 直接听诊法　医生用耳直接贴附于被检者的体表进行听诊。此法听取的声音很弱，也不方便，目前临床上已基本不用，只是在某些特殊或紧急情况下偶尔采用。

2. 间接听诊法　借助于听诊器听诊的检查方法。此法使用方便，可在任何体位下使用，而且对脏器运动的声音起放大作用，故在临床上广为应用。听诊器的发明者是法国医生雷奈克（1781—1826）1816 年发明的，最早的听诊器是木质直筒的，与现在使用的听诊器在外表上有一定差别。

（1）听诊器的组成部件及使用　听诊器由耳件、体件、胶管等部分组成。使用时，耳件嵌在耳孔内，耳件方向要与外耳道相顺应。体件放在要听诊的部位，即可听到该部位脏器运动发出的声音。体件有钟型和膜型两种。钟型体件适用于听取低调声音，如二尖瓣狭窄的隆隆样舒张期杂音；膜型体件适用于听取高调声音，如主动脉瓣关闭不全的舒张期杂音。近年来，随着新兴材料的不断出现和制作工艺的改进，一些质地优良、结构合理、方便使用的新式听诊器陆续运用到临床诊断工作中（图 2-2）。

（2）间接听诊法的注意事项　①听诊应在安静、温暖的环境中进行，以避免外界噪声和寒冷致肌肉震颤产生的附加音。②听诊器的体件要紧贴皮肤，避免与皮肤摩擦产生摩擦音，但也不要加压，以免皮肤紧张影响声音传导。③听诊时要注意力集中，排除其他声音的干扰，如听心音时，要排除呼吸音、胃肠蠕动音的干扰。

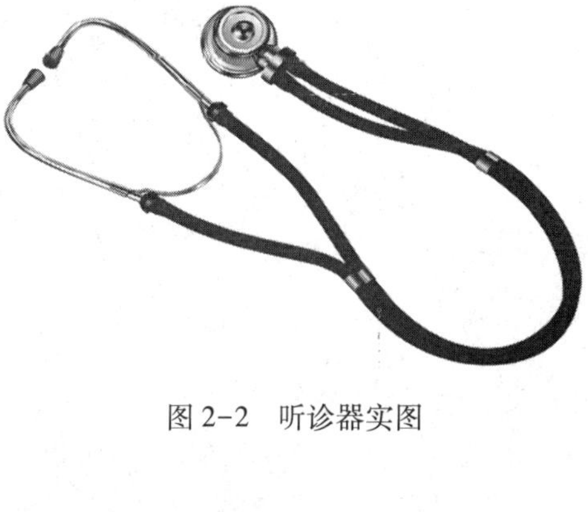

图 2-2　听诊器实图

听诊是临床医生的一项基本功，是诊断心肺疾病的重要手段，是体格检查中的重点与难点。学习听诊一定要勤学苦练，反复实践，以期达到切实掌握和熟练运用的程度。

（五）嗅诊

医生运用嗅觉来判断发自病人的异常气味

与疾病之间关系的检查方法（olfactory examination）。嗅诊时，医生用手将病人散发的气味扇向自己的鼻部，然后仔细判断气味的性质与特点。有时还需借助视诊等检查方法协助查明气味的来源。嗅诊时，要注意排除病人由外界沾染来的气味的影响。

嗅诊对疾病的诊断往往能提供重要的线索。例如，痰液呈恶臭味提示病人患支气管扩张症或肺脓肿；呼吸呈刺激性大蒜味提示有机磷杀虫药中毒；呼吸呈烂苹果味提示糖尿病酮症酸中毒；呼吸呈氨味提示尿毒症；尿液和汗液呈鼠尿味提示苯丙酮尿症。

知识链接

苯丙酮尿症

苯丙酮尿症是由于肝脏苯丙氨酸羟化酶活性减低或缺乏，不能将苯丙氨酸转化为酪氨酸，导致苯丙氨酸及其酮酸蓄积并从尿中大量排出的遗传代谢性疾病，又称为苯丙氨酸羟化酶缺乏症。临床主要表现为小儿智能低下、惊厥发作、色素减少及身体散发鼠尿味。治疗的关键是饮食控制，采取低苯丙氨酸饮食，婴儿出生后即喝低苯丙氨酸的特殊奶粉，断奶后需制定低苯丙氨酸的特殊食谱。

目标检测

扫码“练一练”

1. 体格检查的基本方法有哪几种？
2. 触诊的方法有哪几种？
3. 简述身体的基本叩诊音及其临床意义。
4. 简述呼吸气味与疾病诊断的关系。

（王郑矜）

扫码“学一学”

第三章 辅助检查

学习目标

熟悉 实验室检查的常用项目与选择；影像学检查的常用项目与选择；心电图检查的临床应用价值。

在临床诊断中，问诊所了解的症状（包括病史）和体格检查所获得的体征是最主要的诊断依据，多数疾病通过症状和体征即可做出初步诊断，但有些疾病还需要做一些辅助检查，才能明了诊断或为诊断提供更多的依据。这些辅助检查主要有实验室检查、影像学检查、心电图检查、内镜检查等。在临床工作中，可根据具体情况，恰当选择。

第一节 实验室检查

主要运用物理、化学、生物学、免疫学等实验室技术和方法对病人的血液、体液、分泌物、排泄物、组织细胞等标本进行观察、测定，以获得反映机体功能状态、病理变化、病因等客观资料的检查方法，称为实验室检查。由于新技术的不断涌现，实验室检查的结果变得越来越有价值，已成为临床诊断中不可缺少的一部分。但对某一具体化验结果必须结合症状和体征来分析，偶然的阳性或阴性不应作为肯定或否定某一诊断的依据。

实验室检查的项目很多，常用的检查有血液检查、尿液检查、粪便检查、肝功能检查、肾功能检查、浆膜腔积液检查、脑脊液检查、临床生物化学检查、临床病原学检查、临床免疫学检查等。

1. 血液检查 血液检查包括血液一般检查（过去称为血液常规检查）、溶血性贫血检查、出血与凝血检查、血型检查等。血液一般检查，现在一般使用自动血细胞分析仪检测，通过对红细胞、血红蛋白、白细胞、血小板等数量与形态等的检测了解病人有无贫血、贫血的程度及可能的原因，了解病人有无感染、感染的程度及可能的病原体，了解病人出血是否与血小板有关及相关的程度。溶血性贫血的检查通过对红细胞膜耐受能力的测定、血液中游离血红蛋白的测定等了解病人贫血是否与红细胞破坏过多有关及相关的程度等。出血与凝血检查通过出血时间、凝血时间、毛细血管脆性试验、血液凝血因子等测定了解出血的病因及严重程度。通过血型鉴定确定病人的基本血型，对于病人输血治疗避免溶血反应、避免新生儿溶血症、提高器官移植的成功率、亲缘鉴定、法医学鉴定及某些相关疾病的调查具有重要的意义。

2. 尿液检查 尿液检查（尿常规）包括尿液一般检查、化学检查、显微镜检查等，现在一般使用尿液自动分析仪进行检查。通过尿液检查，可发现尿液颜色、气味、透明度的变化，可发现尿液中葡萄糖、蛋白质、酮体等化学成分的变化，可发现尿液中红细胞、白细胞、盐类结晶等的变化，有助于了解和判断泌尿系统尤其是肾脏的疾病，如泌尿系感染、结石、肿瘤、损伤等，对于高血压病、心力衰竭等的诊断也有帮助。

3. 粪便检查 粪便检查（粪便常规）包括粪便一般形状（颜色、形态、气味等）检查、显微镜检查、隐血试验等。通过粪便检查，可发现粪便量、形状的变化，可发现粪便中红细胞、白细胞的变化，可发现粪便中是否含有细菌、寄生虫或虫卵，可发现粪便中是否含有肿瘤细胞，可发现粪便中是否有肉眼难以发现的小量出血，有助于消化系统疾病如消化性溃疡、胃癌或肠癌、痢疾等疾病的诊断。

4. 肝功能检查 肝功能检查包括血清蛋白质的测定、血清胆红素的测定、血清转氨酶的测定等。通过肝功能检查可了解肝脏合成蛋白质的能力、代谢胆红素的能力、肝细胞破坏的程度等，有助于肝脏疾病如病毒性肝炎、中毒性肝炎、肝硬化、肝癌等的诊断，并可协助判断其预后。

5. 肾功能检查 肾功能检查包括肾小球功能检查和肾小管功能检查。通过检测血液中尿素氮、肌酐的含量了解肾小球的功能，通过酚红排泄试验、浓缩稀释试验、尿溶菌酶的测定了解肾小管的功能，有助于肾脏疾病如肾小球肾炎、尿毒症等的诊断，并可协助判断其预后。

6. 其他实验室检查 浆膜腔积液检查有助于心包积液、胸腔积液、腹腔积液病因的判断，脑脊液检查有助于脑出血、蛛网膜下腔出血、脑脊髓膜炎等疾病的诊断，妊娠诊断试验可协助妊娠的诊断，精液检查可协助男性不育症的诊断，临床生物化学检查可了解血液中钠、钾、钙、铁、葡萄糖、胆固醇及其他脂类、各种激素等的含量或浓度，有助于电解质紊乱、冠心病、糖尿病、缺铁性贫血、甲状腺功能亢进症等疾病的诊断，临床病原学检查可发现细菌、病毒等病原体或其特异性标志物，有助于感染性疾病特别是性传播疾病的诊断，临床免疫学检查可协助感染性疾病和类风湿性关节炎、系统性红斑狼疮等自身免疫性疾病的诊断。

第二节 影像学检查

影像学检查主要包括 X 线检查、超声检查、计算机体层成像检查（CT）、磁共振成像检查（MRI）、放射性核素检查、数字减影血管造影检查（DSA）等，尤其是 X 线检查、超声检查和计算机体层成像检查已广泛运用于我国各级医疗机构，应用范围及诊断价值也越来越大。但每一种检查技术都不是万能的，不同的影像学检查技术在诊断中均有各自的优缺点和适用范围。因此，在临床应用中应合理选择，联合使用。

1. 呼吸系统疾病的选择 呼吸系统疾病的最佳检查方法是 X 线检查和 CT 检查。X 线检查可检出大部分呼吸系统病变，是筛选和动态观察病变的最有效和最经济的方法。其缺点是对小病灶和被重叠的病灶有时容易漏诊。CT 检查密度分辨力高，无结构重叠，能发现直径大于 2mm 的病灶，CT 仿真内镜技术能模拟纤维支气管镜效果，用于探查气管和支气管内占位性病变，CT 肺功能成像除能了解形态学改变外，还能定性和定量地了解肺通气功能。在临床上对 X 线检查不能确诊的呼吸系统疾病，均应行 CT 检查。MRI 检查有利于对纵隔病变的定位和定性诊断，且不需用造影剂增强就可清楚显示肺门及纵隔内淋巴结。此外，利用 MRI 技术可清楚显示心脏和大血管及肺与纵隔肿瘤的关系，以利于术前判断肿瘤分期和制定治疗计划。超声检查一般不用于胸部病变的诊断，但它是胸腔或心包积液穿刺引流的最佳导向工具。血管造影对胸部病变无诊断价值，仅作为导向工具用作肿瘤的介入治疗和咯血的治疗。

2. 心脏与血管疾病的选择 X 线检查是心脏疾病较常用的检查方法，可大致了解心脏及大血管的大小、形态、位置、搏动和肺血流改变，但不能完全明确诊断心血管疾病。目前彩色超声检查（彩超）是心血管疾病效价比最高的首选检查方法，超声心动图可实时观察心脏大血管的结构与搏动、心脏舒缩功能和瓣膜活动及心血管内血流状态。通过各种超声检查方法的综合运用，大部分心血管疾病可明确诊断。普通 CT 不用于心脏疾病检查，但多层螺旋 CT 因其成像速度快，现已作为诊断冠状动脉病变的筛选方法。利用 MRI 可清楚显示心脏及大血管结构，其成像分辨力高于超声检查，且可多方位观察。

3. 骨骼肌肉疾病的选择 骨骼肌肉疾病主要以 X 线检查为主，是筛选病变的最有效和最简单的方法，它不仅能显示病变的范围和程度，而且还可做出定性诊断。但 X 线平片不能直接显示肌肉、肌腱、半月板和椎间盘等软组织病变，亦不易发现骨关节和软组织的早期病变，而 CT 检查在此方面则具有优势。CT 检查能多方位显示骨关节解剖结构的空间关系，它常用于 X 线平片检查之后，或者是首选。ECT（发射单光子计算机断层检查，放射性核素与 CT 结合的产物）可用于疾病的早期诊断，如对股骨头无菌坏死的早期诊断，优于 X 线、MRI 和 CT 检查。MRI 在显示软组织病变，如肿块、出血、水肿、坏死等方面优于 CT，但在显示骨化和钙化方面不及 CT 和 X 线平片。MRI 常用于下列部位病变的检查：①膝关节，主要用于检查外伤所致的半月板断裂和韧带撕裂；②髋关节，主要用于诊断早期股骨头缺血性坏死和观察疗效；③骨髓，主要用于骨髓瘤、淋巴瘤和骨肉瘤的诊断；④脊柱，主要用于椎间盘脱出症、椎体骨质增生、韧带肥厚的诊断。

4. 腹部疾病的选择 胃肠道疾病首选的检查方法是 X 线胃肠道钡剂造影，它可诊断胃肠道畸形、炎症、溃疡和肿瘤性病变，应用气钡双重对比造影有助于发现轻微的和早期的胃肠道病变。CT 和 MRI 检查可对腹部恶性肿瘤进行临床分期和制定治疗计划。超声检查亦特别适合对腹部实质性脏器疾病的普检、筛选和追踪观察。超声检查对胆系疾病诊断的效价比最高，亦能发现肝、胰、脾的病变，故常作为首选的检查方法。CT 检查在肝、胆、胰、脾疾病诊断和鉴别诊断中起主导作用，与超声检查相结合，CT 检查能对绝大多数疾病做出正确诊断。除急腹症外，腹部 X 线平片和超声检查不用于诊断胃肠道疾病。超声检查在妇产科及计划生育的诊疗中起主导作用。

5. 中枢神经系统疾病的选择 中枢神经系统疾病首选的检查方法为 CT 与 MRI，两者均能对颅内或椎管内病变的部位、大小、数目等情况做出定量和定性诊断。MRI 检查适宜于发现亚急性颅内血肿（3 天~3 周），CT 适宜于发现急性颅内出血（3 天以内）。所以，急性期血肿应选择 CT 扫描，亚急性或慢性血肿应选择 MRI 检查。此外，少量的脑底出血，轻微的脑挫伤水肿 MRI 检查比 CT 检查敏感。MRI 检查发现脑梗死比 CT 检查要早，一般起病后 6 小时 MRI 即可出现异常。对脑干和小脑腔隙性梗死灶的探测，MRI 检查也明显优于 CT 检查。MRI 扩散成像可发现 2 小时以内的超急性脑梗死，这对病人的早期治疗和预后有着重要作用。

第三节　心电图检查

利用心电图机在体表记录到的心脏生物电活动的曲线图形称为心电图。心电图检查是临床常用器械检查方法之一，已成为某些心脏疾病，如心律失常、缺血性心脏病的重要检查方法。

心电图检查的临床应用价值：①对各种心律失常的诊断具有肯定价值；②对冠心病的诊断，了解有无心肌供血不足，尤其对心肌梗死的定性、定位、时期的判断具有极为重要的价值；③提示心房、心室肥大的情况，有助于各类心脏疾病（如高血压性心脏损害、肺源性心脏病）的诊断；④客观评价某些药物对心脏的影响以及对心律失常治疗的效果，为临床用药的决策提供依据；⑤对其他疾病和电解质紊乱（如心包炎、血钙和血钾的过低或过高等）的诊断提供辅助依据；⑥对各种危重病人的治疗及抢救、手术麻醉等的监护作用。

知识链接

心电图机的发明

荷兰生理学家爱因托芬（Willem Einthoven）致力于心脏研究。一次，莱顿大学附属医院来了一个很危险的心脏病病人，医生们束手无策。大家一致公认这病人的心脏跳动无法测定，因此也无法诊断。这时平常难得说话的爱因托芬在一旁开口了：“让我试试看！”说着他拿出自己制造的心跳记录仪连接于患者身上，用电流计来计量心跳，极轻微的跳动也测得非常准确，这一下子轰动了。爱因托芬将经过实践证实的心电图描记仪的发明原理公之于世后，在1924年荣获了诺贝尔生理学及医学奖。

第四节　内镜与其他检查

内镜又称内窥镜，是从人体的自然孔道或切口部位插入，用以窥视人体内部结构和病理变化，来进行诊断和治疗的一类医疗器械，是各种内脏器官医疗用镜的总称。临床常用的内镜有胃镜、十二指肠镜、小肠镜、结肠镜、胆道镜、腹腔镜、支气管镜、膀胱镜等，分别用于消化道疾病、腹腔脏器（肝、胆、脾、胰等）疾病、呼吸系统疾病、泌尿道疾病的诊断与治疗，如用支气管镜取出异物、用膀胱镜取出结石、用腹腔镜摘除胆囊等。胶囊内镜（图3-1）开辟了内镜技术医学应用的新领域，是消化学科发展史上的一个重要里程碑。以色列GI公司的M2A胶囊内镜于2002年引入中国，2004年中国自主研发的胶囊内镜应用于临床。胶囊内镜形状与普通胶囊相同，体积略大，长约1.5cm，直径不足1cm，一端透明，可见黑

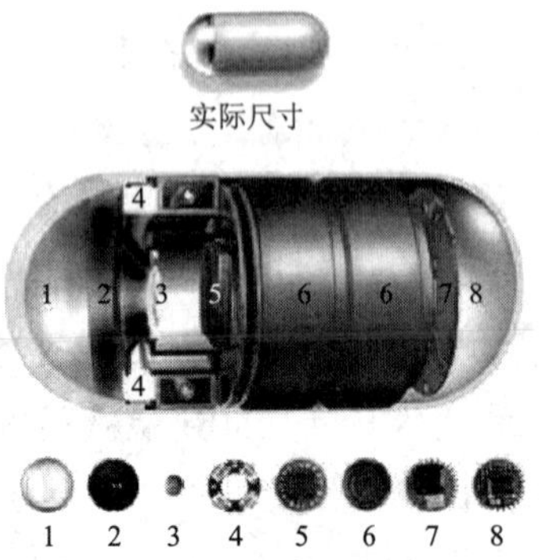

图3-1　胶囊内镜模式图

1—光纤帽；2—透镜支架；3—透镜；4—闪光灯；5—成像器；6—电池；7—发送器；8—天线

色米粒大的摄像头，另配有一个体外图像记录仪。使用胶囊内镜如同服药，用水送下。胶囊内镜从入口腔的那一刻起，就以 2 秒/张的速度拍照，在消化道的蠕动下历经整个消化过程，沿途拍摄，图像实时传送至病人口袋里的记录仪。6~8 小时后，随大便排出体外，一般一次拍下 9000 余张图片。胶囊内镜主要适用于检查不明原因的消化道出血、各种炎症性肠病、肠道肿瘤、无法解释的腹痛或腹泻等，特别是上述情况经上下消化道内镜检查无阳性发现者。禁用于经检查证实有消化道畸形、胃肠道梗阻、消化道穿孔、狭窄或瘘管者；体内植入心脏起搏器或其他电子仪器者；有严重吞咽困难者；对高分子材料过敏者等。胶囊内镜的特点有：①扩展视野，全小肠段真彩色图像拍摄，清晰微观、突破了小肠检查的盲区，大大提高了消化道疾病诊断检出率。②安全卫生，外壳采用耐腐蚀医用高分子材料，对人体无毒、无刺激性，能够安全排出体外，一次性使用，有效避免了交叉感染。③舒适自如，检查过程无须麻醉、无痛苦，不耽误正常的工作和生活。④操作步骤清晰简便，回放胶囊所拍摄到的图像资料，即可对病情做出诊断。

另外，其他的辅助检查还有脑电图检查（主要用于诊断癫痫）、肌电图检查（主要用于诊断肌肉神经病变）、放射性核素检查（主要用于甲状腺疾病）等。

目标检测

1. 简述实验室检查的常用项目。
2. 简述影像学检查的常用项目。
3. 简述心电图检查的临床应用价值。

（王郑矜）

扫码“练一练”

扫码“学一学”

第四章

临床诊断

学习目标

熟悉 临床诊断的步骤；临床诊断的基本原则；临床诊断的内容。

临床诊断（diagnosis）是医生将获得的各种临床资料经过分析、评价、整理后对病人所患疾病提出的一个符合临床思维逻辑的判断。诊断疾病的过程是一个逻辑思维的过程，也是认识疾病、认识疾病客观规律的过程。正确的诊断是预防、治疗和评价预后的依据。

第一节 临床诊断的步骤

临床诊断的过程通常分为三个步骤：了解情况、收集资料；综合分析、初步诊断；动态观察，验证诊断。

（一）了解情况，收集资料

1. 收集内容

（1）病史 包括一般项目、主诉、现病史、既往史、个人史、婚姻史、月经及生育史、家族史等。各种病史，特别是现病史中的症状是诊断疾病的重要依据。

（2）体格检查 通过体格检查获得的体征是诊断疾病的重要依据，除注意收集阳性体征外，具有鉴别意义的阴性体征也不能遗漏。

（3）辅助检查 包括实验室检查、X 线检查、CT 检查、超声检查、心电图检查、内镜检查等。可根据实际需要恰当选择或联合应用。辅助检查的结果也是诊断疾病的重要依据，有时甚至是决定性依据。

2. 收集要求

（1）真实性 只有客观真实的材料，才能保证诊断的正确性。医生在收集材料的过程中，应具有认真的科学态度和实事求是的精神，对有怀疑的地方应进行核对或重新收集。

（2）系统性 为保证所收集的资料的系统性，应对病史、体格检查和辅助检查的内容加以归类，理清各自内部之间和相互之间的关系。

（3）全面性 只有全面的资料才能反映疾病发生、发展和演变的全过程，避免误诊或漏诊。问诊时应按照问诊的内容全面询问，不清楚的地方可反复询问，不能怕麻烦。进行体格检查时要全面，既重视病人症状提示的部位，也不能忽视或遗漏其他部位的检查。从实际需要出发，选择恰当的辅助检查。

（二）综合分析，提出初步诊断

将临床上收集到的病史、体格检查获得的体征和相应的辅助检查结果等各种资料综合起来，进行分析、评价、比较，去粗取精，去伪存真，由此及彼，由表及里，形成较为清晰的资料框架或轮廓。在此基础上，医生结合自己所掌握的医学知识和临床经验，提出几种可能性较大的疾病，逐一进行鉴别，排除那些证据不足的疾病，形成初步诊断。在综合分析判断的过程中，要特别注意以下几种关系。

1. 现象与本质的关系 病人的临床表现只是现象，而疾病的病理改变才是其本质所在。在诊断的思维过程中，应注意现象与本质的统一。

2. 主要与次要的关系 许多病人临床表现复杂，在分析资料时应注意，凡是能够反映疾病本质的、能够作为疾病诊断依据的资料都是主要资料，次要资料尽管不能作为疾病诊断依据，但可作为诊断的旁证资料。

3. 局部与整体的关系 局部病变可以引起全身改变，而某些全身性疾病又可以表现为局部病变。因此，要牢固树立整体观念，既要注意观察局部病变，也要注意全身情况，才能避免漏诊、误诊发生。

4. 共性与个性的关系 即要注意临床上的“同病异征”和“异病同征”现象。

（三）动态观察，验证诊断

认识常常不是一次就可以完成的，它常常是一个动态的过程。因此初步诊断是否正确需要在临床上进一步得到验证。病人对初步诊断后所采取的治疗反应、客观细致的病情动态观察、某些检查项目的复查以及某些必要的特殊检查等，都将为验证诊断、修正诊断提供可靠依据。经过这样一个过程，肯定或否定初步诊断，最后形成符合事实的确定诊断或最后诊断。

第二节 临床诊断的基本原则和基本方法

（一）临床诊断的基本原则

1. 常见病、多发病及当地流行病优先考虑的原则 这种原则符合概率分布的基本原理。

2. 一元化解释的原则 即尽可能地以一种疾病对病人复杂的临床表现进行解释，当病人的临床表现确实不能用同一疾病解释时，应考虑有其他疾病的可能。

3. 器质性疾病优先考虑的原则 在器质性疾病与功能性疾病鉴别有困难时应优先考虑器质性疾病。

4. 首先考虑可治愈疾病的原则 当同一病人的诊断有可治、疗效好与不可治、疗效差两种疾病的可能时，应首先考虑将前者作为诊断。

（二）临床诊断的基本方法

1. 直接诊断法 病情简单、直观、明确，或症状、体征典型，无须化验和其他检查，不易混淆的疾病，可用此法。如急性扁桃体炎、龋齿、睑腺炎等。

2. 排除诊断法 当主要症状和体征不具特异性，存在多种疾病的可能性时，需仔细分析，发现与诊断不符之处，一一排除，留下1~2个可能的诊断进一步证实。

3. 鉴别诊断法 主要症状和体征有多种可能性，一时难以区分，无法确定诊断。遇此种情况应不断收集新的资料予以鉴别。在反复分析、反复补充诊断资料的过程中，不断剔出原来的不符诊断，也可补充新的诊断。如此步步为营，把最可能的诊断从多种相似的疾病中辨别出来。

4. 治疗诊断法 高度怀疑某一疾病而缺少诊断依据时，可采用此法。根据怀疑的疾病给予相应的特效治疗，如果获得良好效果或痊愈，即可确定该疾病的诊断。如一位间歇性发热的病人，高度怀疑为疟疾，但多次查末梢血未找到疟原虫，给予氯喹和伯胺喹联合治疗后，疾病痊愈，同时又未发现其他发热的原因，故可建立疟疾的诊断。

第三节 临床诊断的内容与格式

（一）临床诊断的内容

1. 病因诊断 列在诊断的首位。根据病人典型的临床表现，明确提出致病原因，这对疾病的发展、转归、治疗和预防都有重要的指导意义。如风湿性心瓣膜病、细菌性痢疾等，这其中的风湿、细菌即为病因。

2. 病理解剖诊断 列在病因诊断之后。是对病变部位、范围、性质及组织结构变化的判断，如心肌梗死、肾小球肾炎等。

3. 病理生理诊断 又称功能诊断，是对疾病引起的机体功能变化的诊断，如心功能不全、呼吸衰竭等。

4. 疾病的分型与分期诊断 不同的疾病有不同的分型与分期，在诊断中应予以明确。如急性胰腺炎可分为水肿型和出血坏死型；慢性支气管炎可分为急性发作期、慢性迁延期与临床缓解期。

5. 并发症诊断 在原发疾病的基础上发生发展导致机体脏器进一步损害的疾病，称为并发症。如糖尿病并发酮症酸中毒、溃疡病并发上消化道出血等，应同时做出诊断。

6. 伴发疾病诊断 与主要诊断疾病不相关而同时存在的疾病称为伴发疾病。如病人既患消化性溃疡又患龋齿，龋齿即为伴发疾病，也应一并列出。

对一时难以明确诊断的疾病，临床上可根据尚未查明原因的主要症状或体征作为临时诊断，并提出某些诊断的可能性，按其可能性大小排列出来，以反映诊断的倾向性。如发热原因待诊：①伤寒；②恶性组织细胞病待排除。

（二）临床诊断的格式

临床诊断应写在病历记录末页的右下方，诊断之后要有医生签名，以示负责。以下是格式示例：

诊断：1. 冠状动脉粥样硬化性心脏病
急性前壁心肌梗死
频发室性早搏
心功能Ⅲ级
2. 慢性咽炎

林××

扫码"练一练"

目标检测

1. 简述临床诊断的步骤。
2. 简述临床诊断的基本原则。
3. 简述临床诊断的内容。

（王郑矜）

扫码“学一学”

第五章

病历书写

学习目标

熟悉 病历的重要意义；病历的种类。

病历（medical record）是指医务人员在诊疗工作中形成的文字、符号、图表、影像等资料的总和。它是医务人员通过对问诊、体格检查、辅助检查、诊断与鉴别诊断、治疗、护理等全部医疗活动收集的资料，进行逻辑思维并按照规范化格式整理形成的全部医疗工作的真实记录。

第一节 病历的重要意义和病历书写的基本要求

（一）病历的重要意义

病历真实地记录了病人从发病、病情演变，到诊疗情况和转归的全过程，具有重要的意义。

1. 病历是医务人员进行诊断、治疗和制定预防措施的依据。

2. 病历是衡量或考核医院管理、医疗质量、医疗服务质量和医务人员医德、业务水平的依据。

3. 病历是具有法律效力的医疗文件，是涉及医疗保险赔偿、医疗纠纷和诉讼的依据。

4. 病历是临床教学、科学研究和信息管理的基础资料。

（二）病历书写的基本要求

1. 内容要真实 病历必须客观地、真实地反映病情和诊疗经过，杜绝主观臆造。内容真实不仅关系到病历的质量，也反映出医生的品德和作风。内容的真实来源于认真、全面、细致的资料收集，科学地分析与判断。

2. 格式要规范 病历具有特定的格式，临床医生必须按规定的格式进行书写。病历应用蓝黑墨水或碳素墨水书写，不得随意涂改。实习医务人员、试用期医务人员（毕业后第一年）书写的病历，应当经过在本医疗机构合法执业的医务人员审阅、修改并签名。审查修改应保持原记录清晰可辨，并记录修改时间。疾病诊断、手术、各种治疗操作的名称书写和编码应符合《国际疾病分类》（ICD-10、ICD-9-CM-3）的规范要求。凡药物过敏者，应在病历中用红笔注明过敏药物的名称。对按照有关规定须取得病人书面同意方可进行的医疗活动（如特殊检查及治疗、手术、实验性临床医疗等），应当由病人本人或其近亲属、法定代理人签署同意书。

3. 描述要恰当 书写病历要求文字简练，语句通顺，表述准确，层次分明，重点突出，字迹清楚，标点符号正确。病历书写要使用通用的医学术语、规范的汉语和汉字，不能使用方言土语、不规范的简体字及错别字。

4. 记录要及时 门诊病历在接诊同时完成，急诊病历在接诊同时或处置完毕后完成，住院病历在病人入院后 24 小时内完成，上级医生修改病历在 72 小时内完成。

第二节 病历的种类、格式与内容

（一）门诊病历

1. 书写要求 ①门诊病历要求简明扼要，重点突出。书写主诉、现病史、既往史等的内容，但不出现“既往史”、“个人史”、“家族史”等字样。②门诊诊断可在初诊或复诊时做出，对一时难以做出诊断者，可暂写某症状待诊。如“发热待诊”、“腹痛待诊”等。如经 1~2 次复诊仍不能确诊时，应请求会诊或收入院检查。③如需复诊，应写明下次复诊的时间及提请复诊医生注意的事项。复诊病人应记录初诊后的病情变化、治疗效果及复诊时各种辅助检查的结果等。④急、危、重病人就诊时，必须详细记录就诊时间（详至时、分），如可记为 2018-05-17，08：31。要记录抢救措施和抢救过程，对门诊抢救无效死亡的病例，还应记录死亡的时间、原因、诊断。⑤法定传染病，应注明疫情报告情况。

2. 内容与格式

（1）门诊病历封面包括 病人姓名、性别、年龄、籍贯、婚否、职业、住址、工作单位、联系电话、药物过敏史、身份证号、门诊病历编号、就诊日期及就诊科别等。

（2）门诊病历内容及记录格式为

主诉（主要症状及持续时间）

主要病史（简要记录现病史、既往史、个人史、家族史等）

体格检查（简要记录阳性体征及有鉴别意义的阴性体征）

辅助检查结果

处理措施（处方、进一步检查措施及建议、休息方式及期限）

初步诊断：1. ×××××

2. ×××××

医生签名 ×××

（二）住院期间病历

病人住院期间病历包括住院病历和入院记录、病程记录、会诊记录、转科记录、出院记录、死亡记录、手术记录等。因相同的病再次住院可书写再入院病历。

1. 住院病历 住院病历是最完整的病历模式。其内容与格式如下。

住院病历

姓名
性别
年龄
婚姻
出生地
民族
职业

工作单位
现住址
电话号码
病史叙述者
可靠程度
入院日期（年、月、日、时）
记录日期（年、月、日、时）

病　史

主诉
现病史
既往史
系统回顾
个人史
婚姻史
月经及生育史
家族史

体格检查

体温（T）　℃　脉搏(P)　次/分　呼吸(R)　次/分　血压(BP)　mmHg

一般状况

发育，营养（良好、中等、不良），意识状态（清晰、淡漠、模糊、昏睡、谵妄、昏迷），体位（自主、被动、强迫），面容与表情（安静，忧虑，烦躁，痛苦，急、慢性病容或特殊面容），检查能否合作。

皮肤、黏膜：颜色（正常、潮红、苍白、发绀、黄染、色素沉着），温度，湿度，弹性，有无水肿、皮疹、瘀点、紫癜、皮下结节、包块、蜘蛛痣、肝掌、溃疡和瘢痕，毛发的生长及分布。

淋巴结：全身或局部淋巴结有无肿大（部位、大小、数目、硬度、活动度或粘连情况），局部皮肤有无红肿、波动、压痛、瘘管、瘢痕等。

头部及其器官

头颅：大小、形状，有无包块、压痛、瘢痕，头发（量、色泽、分布）。

眼：眉毛（脱落、稀疏），睫毛（倒睫），眼睑（水肿、运动、下垂），眼球（凸出、凹陷、运动、斜视、震颤），结膜（充血、水肿、苍白、出血、滤泡），巩膜（黄染），角膜（云翳、白斑、软化、溃疡、瘢痕、反射、色素环），瞳孔（大小、形态、对称或不对称、对光反射及调节与辐辏反射）。

耳：有无畸形、分泌物、乳突压痛，听力。

鼻：有无畸形、鼻翼扇动、分泌物、出血、阻塞，有无鼻中隔偏曲或穿孔，有无鼻窦压痛等。

口腔：气味，有无张口呼吸，唇（畸形、颜色、疱疹、皲裂、溃疡、色素沉着），牙齿（龋齿、缺齿、义齿、残根、斑釉齿），牙龈（色泽、肿胀、溃疡、溢脓、出血、铅线），舌（形态、舌质、舌苔、溃疡、运动、震颤、偏斜），颊黏膜（发疹、出血点、溃疡、色素沉着），咽（色泽、分泌物、反射、悬雍垂位置），扁桃体（大小、充血、分泌物、假膜），喉（发音清晰、嘶哑、喘鸣、失音）。

颈部

对称性，有无强直，有无颈静脉怒张、肝-颈静脉回流征、颈动脉异常搏动，甲状腺（大小、硬度、压痛、结节、震颤、血管杂音），气管位置。

胸部

胸廓（对称、畸形，有无局部隆起或塌陷），乳房（大小，乳头，有无红肿、压痛和包块），胸壁有无静脉曲张、皮下气肿、压痛、有无肋间增宽或变窄等。

肺

视诊：呼吸运动（频率、节律、深度，两侧对比），呼吸类型。

触诊：呼吸活动度、语颤（两侧对比），有无胸膜摩擦感、皮下捻发感等。

叩诊：叩诊音（清音、过清音、浊音、实音、鼓音及其部位），肺上界、肺下界及肺下界移动度。

听诊：呼吸音（性质、强弱，异常呼吸音及其部位），有无干、湿性啰音和胸膜摩擦音。语音共振（增强、减弱、消失）等。

心

视诊：心前区隆起，心尖搏动或心前区其他搏动位置、范围和强度。

触诊：心尖搏动的性质及位置，有无震颤（部位、时期）和心包摩擦感。

叩诊：心脏左、右浊音界，以左、右第 2、3、4、5 肋间距前正中线的距离（cm）表示（列表记录），须注明左锁骨中线距前正中线的距离（cm）。

听诊：心率，心律，心音（强弱，P_2和 A_2强度的比较，有无心音分裂）额外心音，杂音（部位、性质、时期、强度、传导方向以及与运动、体位及呼吸的关系），心包摩擦音。

血管

桡动脉：脉搏频率，节律（规则、不规则、脉搏短绌），有无奇脉、交替脉等，搏动强度，动脉壁弹性，紧张度。

周围血管征：有无毛细血管搏动征、枪击音、水冲脉和动脉异常搏动。

腹部

视诊：形状（对称、平坦、膨隆、凹陷），呼吸运动，胃肠蠕动波，有无皮疹、色素、条纹、瘢痕、腹壁静脉曲张（及其血流方向），疝和局部隆起（器官或包块）的部位、大小、轮廓，脐。

触诊：腹壁紧张度，有无压痛、反跳痛、液波震颤、包块（部位、大小、形状、硬度、压痛、移动度、表面情况、搏动）。

肝脏：大小（右叶以右锁骨中线肋缘下、左叶以剑突下至肝下缘距离表示），质地（软，韧，硬），表面及边缘，有无结节、压痛和搏动等。

胆囊：大小，形态，有无压痛，Murphy 征。

脾脏：大小，质地，表面，边缘，移动度，有无压痛及摩擦感。脾脏明显肿大时以二线测量法表示。

肾脏：大小、形状、硬度、移动度，有无压痛。

输尿管：压痛点有无压痛。

膀胱：有无膨胀。

叩诊：肝上界、肝浊音界（缩小、消失），肝区叩击痛，腹部移动性浊音，腹部有无高度鼓音，肾区叩击痛等。

听诊：肠鸣音（正常、增强、减弱、消失、金属音），有无振水音和血管杂音等。

肛门、直肠

视病情需要检查。有无包块、裂隙、创面。直肠指诊（括约肌紧张度，有无狭窄、触痛、包块、指套染血。前列腺大小、硬度，有无结节及压痛等）。

外生殖器

根据病情需要做相应检查。

男性：包皮，阴囊，睾丸，附睾，精索，有无发育畸形、鞘膜积液。

女性：必要时请妇科医生检查。

脊柱

活动度，有无畸形（侧凸、前凸、后凸）、压痛和叩击痛等。

四肢

有无畸形，杵状指（趾），静脉曲张，骨折及关节红肿、疼痛、压痛、积液、脱臼、强直、畸形，水肿，肌肉萎缩，肌张力变化或肢体瘫痪等。

神经反射

生理反射、病理反射、脑膜刺激征、拉赛克征等。

必要时做运动、感觉等及神经系统其他特殊检查。

专科情况

外科、耳鼻咽喉科、眼科、妇产科、口腔科等情况。

辅助检查

记录与诊断相关的辅助检查，包括病人入院后24小时内应完成的血、尿、粪常规和其他有关检查结果。如系在其他医院所做的检查或在本院入院前做的检查，应加以注明。

病历摘要

将病史、体格检查、辅助检查等资料摘要综合，提示诊断的依据，使其他医生通过病历摘要内容即可了解基本病情。

初步诊断

医生签名或盖章

2. 入院记录　是完整病历的简要形式，其主诉、现病史与住院病历大致相同，但简明扼要，重点突出。其他病史（过去史、个人史等）另起一行，简要地依次记录，不必另列标题。体格检查除生命体征外，其他只记录阳性体征和有鉴别意义的阴性体征，也不需另列标题，以叙述方式顺序记录。入院记录应在病人入院后24小时内完成。

3. 病程记录　病程记录是指经治医生对病人入院以来病情变化和诊疗过程所进行的连

续性记录，主要记录病人住院期间病情变化及全部诊疗经过。病程记录的书写应另起一页，并在横线适中位置标明“病程记录”。

（1）首次病程记录　①应在病人入院 8 小时内完成；②记录病人姓名、性别、年龄，简述病史，记录体检和辅助检查的阳性发现及有鉴别意义的阴性结果；③初步诊断意见及其依据；④住院后的处理措施及下一步诊疗计划。

（2）病程记录　一般病人 1~3 天记录一次；病情较重者，每天记录一次或数次；危重病人根据病情变化随时记录，并详细写明时间（年、月、日、时、分）。

记录的内容包括：①一般状态如食欲、睡眠、精神、大小便的改变；②病情变化，包括病人自我感觉及医生客观检查的变化，并根据这些变化对病情做出分析；③辅助检查结果及分析判断、治疗效果及重要医嘱更改理由，诊断的确定、补充或原诊断的修正依据；④各种诊疗操作记录，如胸腔穿刺、腹腔穿刺等；⑤上级医生查房对病人病情、诊断、鉴别诊断、当前治疗措施、疗效的分析及下一步诊疗意见，上级医生的查房记录必须经查房医生审阅并签名；⑥各种会诊意见和执行情况，病人或其近亲属及有关人员的反映和要求，向病人或其亲属、代理人及病人单位介绍病情的谈话要点（必要时可签字）；⑦住院时间较长者，定期做出阶段小结；⑧实习医生换班时应写交接班记录。

4. 会诊记录　是病人在住院期间出现或怀疑有其他专科问题时，分别由申请医生和会诊医生书写的记录。申请会诊记录及会诊单由主管医生书写，内容包括简要病史、体征、重要实验室和器械检查资料、拟诊疾病、申请会诊的理由和目的。会诊单的书写应简明扼要。紧急会诊应在申请单右上角“急”字处画圈。会诊记录由会诊医生书写，内容包括会诊医生简述病人病史、体征或对其补充，诊断与治疗意见及下一步检查的建议。

5. 转科记录　当住院病人出现其他专科病情或确诊为其他专科疾病时，经有关科室会诊同意转科时，住院医生应写转科记录。内容包括简要病史、诊治经过、转科原因等。当病人由其他专科转入本科时，应将病史、检查、诊断、治疗结果作一小结，并提出本科的诊断和治疗意见。

6. 手术记录　由施行手术者或其助手在术后立即记录。主要内容包括：手术开始和进行时间，麻醉方式与效果，手术步骤，术中病情经过，手术意外和抢救措施，术终时病人情况，术后注意事项及护理措施等。

7. 出院记录　病人出院时由经治医生书写出院记录。出院记录是病人住院的小结，供随访和门诊就诊时参考。内容包括：病人的一般情况（姓名、性别、年龄），入、出院日期，共住院的天数，病人入院时情况（主要病史、体征、化验检查、特殊检查、入院诊断），治疗经过及疗效，出院时情况，最后诊断和出院医嘱等。

8. 死亡记录　病人死亡后应书写死亡记录。死亡记录由经治医生在病人死亡后及时书写，最迟不超过 24 小时。记录内容包括：①病人姓名、性别、年龄、入院时间、死亡时间、住院天数；②入院时情况及诊疗经过；③死亡前病情、抢救经过、死亡时间（详至分）、死亡原因；④死亡诊断；⑤与病人家属商谈尸检的情况。

9. 同意书　同意书包括手术同意书、特殊检查及特殊治疗同意书、实验性临床医疗同意书和医疗美容同意书等。根据《中华人民共和国执业医师法》《医疗机构管理条例》《医疗事故处理条例》和《医疗美容服务管理办法》，对需行手术治疗、特殊检查、特殊治疗、实验性临床医疗和医疗美容等的病人或其近亲属，应履行告知义务，告知病人的病情、医疗措施、目的、名称、可能出现的并发症及医疗风险等，并及时解答其咨询。详尽填写同意书，同意书必须经病人或其近亲属、法定代理人、关系人签字，医生签全名。同意书一式两份，医患双方各执一份。

（三）病历示例

1. 门诊病历

2018-04-12

主诉：反复尿频、尿急、尿痛 3 年，再发 1 天。

现病史：3 年前因劳累后突发尿频、尿急、尿痛，伴发热（最高 38.2℃）、腰痛，并解肉眼血尿数次，在当地医院诊断为“急性肾盂肾炎”，给予“青霉素”640 万 U/d，静脉滴注，3 天后症状消失。但以后每 3~4 个月发作一次，每次发作给予“头孢曲松、氟罗沙星、复方新诺明”等药物治疗 10~14 天症状缓解。昨晚又突发尿急，尿频，一夜排尿 10 余次，并伴排尿不适、下腹坠胀、腰酸痛。无发热及肉眼血尿。精神较差，饮食正常，睡眠差，大便干结。

无结核病、糖尿病、妇科病、性病史。已绝经八年。无特殊药物过敏史。

查体：血压 140/90mmHg，体温 36.8℃，一般情况尚好，无热面容，无贫血貌。心肺正常。腹平软，双肾区轻度叩痛，双侧上、中输尿管点无压痛。双下肢无水肿。

处理：

尿常规　脓细胞 5~6 个/HP，红细胞 1~3 个/HP，蛋白（+），pH 6.0，余正常。

血常规　正常。

B 超（双肾、输尿管、膀胱）　正常。

多饮水。

左旋氧氟沙星 0.2g 静脉滴注，每日 2 次，共 3 天。

3 天后复诊。

初步诊断：慢性肾盂肾炎急性发作

王××

2. 住院病历

住院病历

姓名　李××	职业　司机
性别　男	住址　长沙市常青路 54 号 A 栋 502 室
年龄　36 岁	病史提供者　病人本人
婚姻　已婚	可靠程度　可靠
民族　汉	入院日期　2003 年 7 月 1 日，15：30
出生地　湖南省长沙市	记录日期　2003 年 7 月 1 日，17：10

主诉　反复发作性上腹痛 3 年，黑便 1 天。

现病史　病人自 3 年前起每于秋冬季节反复发作上腹剑突下饥饿样隐痛不适，多于餐后 2~3 小时或后半夜发生，进食后有所减轻，时有反酸、嗳气。曾自行间断服用“雷尼替丁”，用药后腹痛能缓解。一天前又发生剑突下腹痛，呈持续性、烧灼样疼痛，程度较以往重，服“654-2”及“雷尼替丁”不能缓解。二小时后有便意，随后解稀糊状黑便 1 次，量约200ml，便后腹痛略有缓解。一天来共排黑便4次，总量约1 000ml，病人自觉乏力、头晕、心悸、口干，遂来本院求治。病程中病人无食欲减退及进行性消瘦，无吞咽困难，无恶心、呕吐、黄疸、发热，无呕血、鲜血便。为进一步诊治收住院。病人一天来精神差，睡眠欠佳，8小时尿量约400ml，4小时未解大便。

既往史　否认“肝炎”“结核”等传染病史。对“青霉素”药物过敏。无手术外伤史。预防接种按计划进行。

系统回顾

呼吸系统　无慢性咳嗽、咳痰、咯血史，无呼吸困难、发绀史，无肺结核接触史。

循环系统　无心悸、胸闷、胸痛史，无浮肿、晕厥史。

消化系统　无恶心、呕吐，无反酸、嗳气，无慢性腹痛、腹泻，无皮肤黄染。

泌尿生殖系统　无尿频、尿急、尿痛史，无血尿、水肿史。

造血系统　无头晕、乏力史，无皮下出血、鼻出血史，化学药品、工业毒物、放射性物质接触。

内分泌系统及代谢　无烦渴、多饮、多食、多尿史，无食欲异常史。

神经精神系统　无头痛、晕厥、瘫痪史，无抽搐、痉挛史，无幻觉、定向力障碍及情绪异常史。

肌肉骨骼系统　无关节肿痛史，无肌肉萎缩、肢体麻木史，无骨折、脱臼史。

个人史　出生于当地，无长期外地居留史，无血吸虫病流行区疫水接触史。从事出租车司机职业，平时饮食无规律，喜食辛辣。抽烟10支/日，6年。不酗酒。否认性病和冶游史。

婚育史　结婚10年，爱人今年32岁，身体健康。夫妻关系和睦。育有1子，现年8岁，身体健康。

家族史　父母健在，一妹妹健在。家族中无类似病人，无“糖尿病”等家族性遗传性疾病。

体格检查

体温37.8℃　　脉搏110次/分　　呼吸25次/分　　血压80/50mmHg

一般状况

发育正常，营养良好，贫血貌，神志清楚，检查合作，推车送入病房。

皮肤黏膜：全身皮肤湿冷，无黄染，未见皮疹及出血点。无肝掌、蜘蛛痣。

淋巴结：耳前、耳后、枕后、颌下、颏下、颈前、颈后、锁骨上、腋窝、滑车上腹股沟、腘窝淋巴结无肿大。

头部及器官

头颅：无畸形，头发浓密，分布均匀。

眼：无倒睫，无脱眉，眼睑无水肿，睑结膜苍白，巩膜无黄染，眼球无突出，双侧瞳孔等大、等圆，对光反应灵敏。

耳：听力正常，外耳道无分泌物，耳廓、乳突无压痛。

鼻：通畅，鼻中隔无偏曲，鼻翼无扇动，鼻窦区无压痛，无流涕、出血。

口腔：口唇略苍白，无龋齿、义齿、缺齿，牙龈无红肿，舌苔薄白，咽无充血，扁桃体不肿大。

颈部

两侧对称，无颈项强直，颈静脉无怒张，气管居中，甲状腺无肿大。

胸部

胸廓无畸形，胸壁无静脉曲张、压痛，乳房两侧对称。

肺

视诊：呼吸运动两侧对称。胸式呼吸为主，呼吸节律规整。

触诊：两侧呼吸动度均等，语颤无增强，无胸膜摩擦感。

叩诊：肺部呈清音，肺下界位于右锁骨中线第6肋间，腋中线第8肋间，肩胛线第10肋间，肺下界移动度6cm。

听诊：两肺呼吸音清，无异常呼吸音，未闻及啰音，未闻及胸膜摩擦音。

心

视诊：心前区无隆起，心尖搏动位于左侧第5肋间左锁骨中线内0.5cm，搏动范围直径约1.5cm。

触诊：心尖搏动位置同上。心前区无震颤，未触及心包摩擦感。

叩诊：心界不大。心脏相对浊音界如下。

左、右心界距前正中线的距离

右侧（cm）	肋间	左侧（cm）
2.5	Ⅱ	3
2.5	Ⅲ	4
3	Ⅳ	6
	Ⅴ	8.5

听诊：心率110次/分，心律齐，第一心音无增强，各瓣膜区未闻及杂音和心包摩擦音。

桡动脉：脉率110次/分，搏动细速，节律整齐，无奇脉、脉搏短绌、水冲脉，血管壁弹性正常。

周围血管征：无毛细血管搏动征和枪击音。

腹部

视诊：腹部无膨隆，未见腹壁静脉曲张，未见蠕动波。

触诊：腹软。剑突下深压痛，无反跳痛。肝、脾肋下未触及。无液波震颤。未触及包块。

叩诊：轻度鼓音，移动性浊音（-），肝浊音界存在，双肾区无叩击痛。

听诊：肠鸣音8次/分，无血管杂音。

肛门及生殖器

无肛裂、痔疮，直肠指检括约肌紧张度正常，未发现肿物，无狭窄及触痛。阴毛分布正常，阴茎、阴囊、睾丸、附睾及精索正常。

脊柱、四肢

无畸形，活动自如，关节无红肿，下肢无凹陷性水肿。

神经反射

生理反射存在，病理反射未引出。

辅助检查

血常规　血红蛋白 90g/L，红细胞 3.0×10^{12}/L，白细胞 7.5×10^{9}/L，中性 0.79，淋巴 0.21，血小板 230×10^{9}/L。

粪常规　黑糊状，隐血（++++）。

血生化　ALT 40 IU/L，AST 35 IU/L，ALP 120 IU/L，ALB 40 g/L，TP 70 g/L，A/G 1.3。

病历摘要

李××，男，36 岁，司机。反复发作性上腹痛 3 年，黑便 1 天入院。病人从 3 年前起每于秋冬季节反复发作上腹隐痛不适，多于餐后 2～3 小时或后半夜发生，进食后有所减轻，时有反酸、嗳气。一天前又发生剑突下疼痛，服“654-2”及“雷尼替丁”不能缓解，随后解稀糊状黑便。一天来共排黑便 4 次，总量约 1 000ml，便后头晕、心悸。查体：体温 37.8℃，脉搏 110 次/分，呼吸 25 次/分，血压 80/50mmHg。意识清楚，无肝掌、蜘蛛痣。头颅无畸形。颈部无异常。双肺呼吸音清，未闻及啰音。心率 110 次/分，未闻及杂音。上腹剑突下有深压痛，无反跳痛。肝、脾肋下未触及。肠鸣音 8 次/分。Hb 70g/L，RBC 3.0×10^{12}/L　PLT 230×10^{9}/L，ALT 40IU/L，A/G 1.3，粪隐血试验（++++）。

初步诊断：上消化道大出血
失血性休克原因待查
消化性溃疡？

赵××/秦××

第三节　电子病历简介

随着医疗卫生信息化建设的大力推进，电子病历已成为医院信息系统发展的必然趋势，它将有力推动数字化医院、区域卫生信息化建设。电子病历不仅是病人医疗信息综合性的集成，也成为临床、教学、科学研究资料的重要组成部分。目前，电子病历已在我国许多医院和卫生医疗机构中使用。

（一）电子病历的概念

电子病历（electronic medical record，EMR）指医务人员在医疗活动过程中，使用医疗机构信息系统生成的文字、符号、图表、图形、数据、影像等数字化信息，并能实现存储、管理、传输和重现的医疗记录，是病历的一种记录形式。电子病历是相对于传统纸质病历而言的，那些只使用文字处理软件编辑、打印的病历文档，不属于电子病历。电子病历系统是指医疗机构内部支持电子病历信息的采集、存储、访问和在线帮助，并围绕提高医疗质量、保障医疗安全、提高医疗效率而提供信息处理和智能化服务功能的计算机信息系统，既包括应用于门（急）诊、病房的临床信息系统，也包括检查检验、病理、影像、心电图、超声等医技科室的信息系统。

（二）电子病历的特点与功能

1. 电子病历的特点

（1）病历资料处理的高效性　电子病历借助计算机高速处理数据的功能，快捷迅速的完成所收集资料的分类、整理、统计等工作，节省时间，极大地提高了工作效率。

（2）病历资料储存的长期性　电子病历借助计算机存储技术，一可以提供巨大的储存空间，二可以满足病历长期存储的要求。

（3）病历资料使用的共享性　电子病历借助计算机与网络系统轻松地实现远程会诊、远程家庭保健、心理医学咨询、社区医疗和对突发公共卫生事件的监测、预警、救治等。

（4）病历资料观察的便利性　电子病历借助计算机与网络系统能够向医务工作者或其他相关人员及时地、可重复地提供完整、可靠的患者原始资料和医疗信息。

（5）病历资料录入的规范性　电子病历录入时，通过系统提供完整、权威、规范、严谨的病历模板，避免了书写潦草、缺页、漏项、模糊及不规范用语等常见问题，提高了病历质量和医院管理水平。

2. 电子病历的功能　电子病历可概括为以下三种基本功能：①医疗信息的记录、储存和访问功能；②利用医学知识库辅助医生进行临床决策的功能；③为医院管理、公共卫生、教学与科学研究服务的信息再利用功能。

（三）电子病历录入的基本要求

1. 电子病历录入应当遵循客观、真实、准确、及时、完整的原则。

2. 电子病历录入应当使用中文和医学术语，要求表述准确、语句通顺、标点正确。通用的外文缩写和无正式中文译名的症状、体征、疾病名称等可以使用外文，记录日期应当使用阿拉伯数字，记录时间应当采用 24 小时制。

3. 电子病历包括门（急）诊电子病历、住院电子病历及其他电子医疗记录，电子病历的内容应当按照卫生部《病历书写基本规范》执行，使用卫生部统一制定的项目名称、格式和内容，不得擅自变更。

4. 电子病历系统应当为操作人员提供专有的身份标识和识别手段，并设置相应权限，操作人员对本人身份标识的使用负责。医务人员采用身份标识登录电子病历系统完成各项记录等操作并予确认后，系统应当显示医务人员电子签名。

5. 电子病历系统应当设置医务人员审查、修改的权限和时限。实习医务人员、试用期医务人员记录的病历，应当经过在本医疗机构合法执业的医务人员审阅、修改并予电子签名确认。医务人员修改时，电子病历系统应当进行身份识别、保存历次修改痕迹、标记准确的修改时间和修改人信息。

6. 电子病历系统应当为患者建立个人信息数据库，授予唯一标识号码并确保与患者的医疗记录相对应。

7. 电子病历系统应当具有严格的复制管理功能。同一患者的相同信息可以复制，复制内容必须校对，不同患者的信息不得复制。

8. 电子病历系统应当满足国家信息安全等级保护制度与标准，严禁篡改、伪造、隐匿、抢夺、窃取和毁坏电子病历。

（四）电子病历管理的基本要求

1. 医疗机构应成立电子病历管理部门并配备专职人员。

2. 电子病历系统应当保证医务人员查阅病历的需要，能够及时提供并完整呈现该患者的电子病历资料。

3. 患者诊疗活动过程中产生的非文字资料（CT、磁共振、超声等医学影像信息，心电图，录音，录像等）应当纳入电子病历系统管理，应确保随时调阅、内容完整。

4. 门诊电子病历中的门（急）诊病历记录以接诊医师录入确认即为归档，归档后不得修改。住院电子病历随患者出院经上级医师于患者出院审核确认后归档，归档后由电子病历管理部门统一管理。

5. 归档后的电子病历采用电子数据方式保存，必要时可打印纸质版本，打印的电子病历纸质版本应当统一规格、字体、格式等。电子病历数据应当保存备份，并定期对备份数据进行恢复试验，确保电子病历数据能够及时恢复。当电子病历系统更新、升级时，应当确保原有数据的继承与使用。

6. 医疗机构应当建立电子病历信息安全保密制度，设定医务人员和有关医院管理人员调阅、复制、打印电子病历的相应权限，建立电子病历使用日志，记录使用人员、操作时间和内容。未经授权，任何单位和个人不得擅自调阅、复制电子病历。

7. 电子病历系统应当为病历质量监控、医疗卫生服务信息以及数据统计分析和医疗保险费用审核提供技术支持，包括医疗费用分类查询、手术分级管理、临床路径管理、单病种质量控制、平均住院日、术前平均住院日、床位使用率、合理用药监控、药物占总收入比例等医疗质量管理与控制指标的统计。利用系统优势建立医疗质量考核体系，以提高工作效率、保证医疗质量、规范诊疗行为、提高医院管理水平。

8. 医疗机构可以为申请人、专门机构、公安司法部门提供相应电子病历资料，提供范围严格按照卫生部《医疗机构病历管理规定》执行。

目标检测

1. 简述病历的重要意义。
2. 简述病历的种类。

扫码“练一练”

（王郑矜）

第二篇
内科疾病

内科疾病是指以药物为主要治疗手段或方法的疾病，但随着科学发展和新技术的不断应用，内科的疾病谱不断发生变化，操作性手段（如介入技术）也成为治疗内科疾病的重要方法之一。

第六章

呼吸系统疾病

学习目标

1. **掌握** 呼吸系统常见疾病的病因；呼吸系统常见疾病的诊断要点。
2. **熟悉** 呼吸系统常见疾病治疗的常用药物注意事项与患者教育。

呼吸系统疾病主要包括上呼吸道、支气管、肺以及胸膜的疾病，发病率高，病死率居前列，对人类健康危害很大。

扫码“学一学”

第一节 急性上呼吸道感染

急性上呼吸道感染是鼻腔、咽、喉部急性炎症的总称，常见病原体是病毒，少数为细菌。其发病无年龄、性别、职业和地区差异。一般病情较轻、病程较短，预后良好。但发病率高，具有一定传染性，应积极防治。

【病因与发病机制】

急性上呼吸道感染有70%～80%由病毒引起，常见病毒有鼻病毒、腺病毒、冠状病毒等。细菌可直接感染或继发于病毒感染之后，以溶血性链球菌为多见，其次为流感嗜血杆菌、肺炎链球菌、葡萄球菌等。

当机体遭遇受凉、淋雨、过度疲劳等情况时，全身或呼吸道局部防御功能降低，原已存在上呼吸道或从外界侵入的病毒或细菌可迅速繁殖，引起发病，尤其是老幼体弱者或有慢性呼吸道疾病者更易罹患。

【病理】

鼻腔及咽黏膜充血、水肿、上皮细胞破坏，少量单核细胞浸润，有浆液性和黏液性渗出。继发细菌感染后，有中性粒细胞浸润，可出现脓性分泌物。随机体抵抗力的恢复或增强，病变局部炎症可完全恢复，如反复感染可转为慢性炎症。

【临床表现】

根据病因不同，临床表现可有不同类型。

扫码“看一看”

1. 普通感冒 俗称“伤风”，又称急性鼻炎或上呼吸道卡他性炎，常见病原体为鼻病毒、冠状病毒等，常发生于春夏、秋冬交季时。起病急，主要表现为鼻咽部卡他症状，如咽痒、喷嚏、鼻塞、流清水样鼻涕，鼻涕2~3天后变稠，可伴有咽痛，有时炎症波及咽鼓管可有耳不适、听力减退，也可出现流泪、声嘶、咳嗽、呼吸不畅等，一般无畏寒发热。检查可见鼻黏膜充血、水肿，有分泌物，咽部充血。如无并发症，一般5~7天痊愈。

2. 咽炎和喉炎 急性病毒性咽炎多由鼻病毒、腺病毒及肠病毒、合胞病毒等引起。临床特点是咽痒和灼热感，咽痛不突出，咳嗽少见。若有明显咽痛或吞咽痛时，常提示有细菌继发感染。检查可见咽充血、水肿。急性喉炎多为流感病毒及腺病毒等引起。临床表现为发热、声嘶、咽痛、咳嗽，检查可见喉部充血、水肿，局部淋巴结轻度肿大和触痛，并可闻及喘鸣音。

3. 疱疹性咽炎 常由柯萨奇病毒A引起，临床表现为明显咽痛、发热，检查可见咽充血，咽、扁桃体、软腭表面有灰白色疱疹及浅表性溃疡，周围有红晕。夏季多发，多见于儿童，偶见于成人，病程约为1周。

4. 咽结膜热 主要由腺病毒、柯萨奇病毒等引起。临床表现有发热、咽痛、畏光、咽及结膜充血。常见于夏季，通过游泳传播，儿童多见，病程4~6天。

5. 细菌性咽扁桃体炎 多由溶血性链球菌引起，其次为流感嗜血杆菌、肺炎链球菌等引起。起病急，有畏寒、高热，体温达39℃以上，咽痛明显，吞咽尤甚，全身中毒症状（头痛、全身酸痛、乏力）明显。检查可见咽部充血明显，扁桃体肿大、充血，表面有黄色点状物渗出，颌下淋巴结肿大并有压痛，肺部无异常体征。

【辅助检查】

1. 血象 病毒感染时白细胞总数多为偏低或正常，淋巴细胞比例升高。细菌感染时白细胞总数与中性粒细胞比例均升高，严重感染时可出现核左移现象。

2. 病原学检查 可用免疫荧光法、血清学诊断和病毒分离鉴定等方法确定病毒类型，区分病毒和细菌感染。细菌培养可判断细菌类型并同时做药敏试验，以指导临床用药。

【诊断】

根据流行情况和临床表现，结合血象检查可做出临床诊断，进行胸部X线检查有助于排除下呼吸道与肺部感染性疾病。必要时进行病毒分离和细菌培养，可确定病因诊断。

【治疗】

上呼吸道病毒感染目前尚无特殊抗病毒药物，以对症处理、休息、多饮水、戒烟酒、保持室内空气流通和防治继发细菌感染为主。

1. 对症治疗 发热可用阿司匹林、尼美舒利等解热镇痛药，咽痛、咽痒可用溶菌酶含片、草珊瑚含片等，鼻塞、流涕可用氯苯那敏、新康泰克等。

2. 抗病毒药物治疗 早期应用有一定效果，主要口服药物有抗病毒口服液、盐酸吗啉胍片、板蓝根冲剂、大青叶口服液等，注射药物可选用利巴韦林、炎琥宁、干扰素等。

3. 抗菌药物治疗 如有细菌感染，可根据细菌选用敏感的抗菌药物，如青霉素，第一、二代头孢菌素（如头孢拉定、头孢呋辛），大环内酯类（红霉素、罗红霉素、乙酰螺旋霉素、阿奇霉素等），喹诺酮类（环丙沙星、氧氟沙星、左氧氟沙星等）。

【常用药物注意事项与患者教育】

1. 抗病毒药

（1）利巴韦林 又名病毒唑，是人工合成的一种鸟苷类衍生物，为广谱抗病毒药。对流感病毒、副流感病毒和呼吸道合胞病毒等有较强的抑制作用，通过抑制病毒核苷酸的合成，进而抑制病毒 DNA 和 RNA 的合成，从而抑制病毒的繁殖。极少数人用药后有口干、稀便、白细胞减少等不良反应，停药后可恢复。另外本药有致畸作用，故妊娠 3 个月内禁用。

（2）炎琥宁 是植物穿心莲提取物-穿心莲内酯经酯化、脱水、成盐精制而成的脱水穿心莲内酯-琥珀酸半酯钾钠盐。对流感病毒、腺病毒、呼吸道合胞病毒等有一定灭活作用。不良反应较少，偶有过敏反应性皮疹。对胎盘绒毛滋养叶细胞有细胞毒作用，有抗早、中孕作用，故孕妇禁用。

2. 抗菌药 根据不同细菌选用敏感抗生素，最好选用青霉素、第一或二代头孢菌素，若考虑支原体感染，选用红霉素、阿奇霉素效果较好。喹诺酮类由于对人体软骨有损害作用，可出现关节痛，关节水肿，故孕妇、哺乳期妇女及 18 岁以下人群禁用。喹诺酮类与茶碱或非甾体抗炎药合用时易产生中枢毒性，不宜用于精神病或癫痫病。另外，喹诺酮类有光敏反应，故要避光保存。

第二节 慢性支气管炎

扫码“学一学”

慢性支气管炎简称慢支，是指气管、支气管黏膜及其周围组织的慢性非特异性炎症。临床主要表现为咳嗽、咳痰或伴有喘息，并有反复发作的慢性过程。多见于老年人，发病率随年龄增长而增加。常并发慢性阻塞性肺气肿和慢性肺源性心脏病，是一种严重危害人民健康的常见病、多发病。

【病因与发病机制】

病因尚未完全清楚，一般认为是在呼吸道局部功能异常或低下的情况下，病原体感染引起。

1. 呼吸道局部功能异常或低下

（1）吸烟 吸烟与慢性支气管炎的发生有密切关系。吸烟的时间越长，烟量愈大，患病率也越高。戒烟后可使症状减轻或消失，病情缓解，甚至痊愈。动物实验证明，吸烟后副交感神经兴奋性增高，支气管痉挛，黏膜上皮纤毛运动受抑制，支气管黏膜充血、水肿，黏膜分泌增多，黏液积聚，气道净化能力减弱。此种情况下，易于病原体入侵，引起感染。

（2）理化因素 ①大气污染。大气中的刺激性烟雾、粉尘、有害气体（如二氧化硫、二氧化氮、氯气）的慢性刺激，对支气管黏膜造成损伤，其防御功能下降，为病原体入侵创造条件。②气候变化。寒冷和环境温度剧变常为慢支发作的重要原因和诱因，寒冷空气或环境温度剧变可刺激呼吸道，减弱其防御功能，并通过反射引起支气管平滑肌痉挛，黏液排出困难，有利于病原体繁殖。故慢支急性发作常见于寒冷冬季，尤以气候突变时。

(3) 过敏因素　喘息型慢支多有过敏史。痰中嗜酸粒细胞数量与组胺含量升高，说明慢支和过敏因素有关。过敏原有尘埃、花粉、化学气体、寄生虫、细菌等。

(4) 自主神经功能失调　呼吸道副交感神经兴奋性增高时，支气管因微弱刺激即可收缩痉挛，分泌物增多而易发感染。

(5) 免疫功能低下　包括全身免疫功能减弱和呼吸道防御功能减弱。呼吸道防御功能减弱可为局部气管、支气管黏膜的纤毛运动异常或分泌性免疫球蛋白 A 减少等。

2. 感染　主要病原体为病毒和细菌。

(1) 常见病毒　鼻病毒、黏液病毒、腺病毒及呼吸道合胞病毒等。

(2) 常见细菌　细菌感染一般在病毒感染损伤气道黏膜的基础上继发。常见细菌为流感嗜血杆菌、肺炎球菌、甲型溶血性链球菌及奈瑟球菌等。细菌感染是慢支形成的主要原因。

【病理】

早期，支气管上皮细胞的纤毛发生粘连、倒状、脱失，上皮细胞空泡变性、坏死、增生；病程久而重者，炎症由支气管壁向周围组织扩散，黏膜下层平滑肌束断裂、萎缩；晚期，黏膜萎缩性改变，气管周围组织增生，进而间质纤维化，病变波及肺泡壁，可发生肺气肿和肺心病。

【临床表现】

1. 症状　起病缓慢，病程较长。主要症状为“咳”“痰”“喘”。

(1) 慢性咳嗽　特点是长期、反复、逐渐加重的咳嗽，一般清晨起床后咳嗽较重，白天较轻，临睡前有阵咳或咳痰。冬季或寒冷季节咳嗽较重，夏季缓解或减轻，重者咳嗽频繁，一年四季都出现咳嗽。

(2) 咳痰　一般为白色黏液或浆液性泡沫痰，偶可带血丝，清晨排痰较多，急性发作期痰量明显增多，可为黏液脓性痰或脓性痰。

(3) 喘息或气促　早期在劳力时出现，后逐渐加重，以至在日常活动中甚至休息时也出现喘息。

2. 体征　早期可无异常体征，急性发作期两肺呼吸音减弱，呼气延长，两肺可有散在性干、湿性啰音，多在肺底部，咳嗽排痰后啰音减弱或消失，喘息型慢支可闻及哮鸣音。晚期可出现肺气肿体征（视诊：桶状胸、呼吸运动减弱；触诊：呼吸动度减弱，语音震颤减弱；叩诊：双肺过清音；听诊：双肺呼吸音减弱，呼气时间延长）。

【辅助检查】

1. 血液一般检查　慢支急性发作期或并发肺部感染时，血象中白细胞总数及中性粒细胞升高。喘息型嗜酸性粒细胞升高。缓解期多无明显变化。

2. 胸部 X 线检查　早期无特殊征象。随病情发展可出现两肺纹理增粗、紊乱，呈网状或条索状阴影，两下肺明显。晚期并发肺气肿时出现肺野透亮度增加、肋间隙变宽、横膈下降等改变。

3. 痰液检查　涂片可见大量中性粒细胞、坏死或变性的上皮细胞，喘息型痰中有较多的嗜酸性粒细胞。涂片或培养可找到致病菌。

4. 血气分析 主要观察血中氧和二氧化碳的浓度。对确定发生低氧血症、高碳酸血症、酸碱平衡失调以及判断呼吸衰竭的类型有重要价值。

5. 肺功能检查 是判断气流受限的主要客观指标，对诊断、程度评估、病程进展、预后判断及治疗反应等有重要意义。主要检查项目有肺活量（最大吸气后呼出的气量）、肺总量（深吸气后肺内所含的总气量）、功能残气量（平静呼气后肺内所含的气量）、最大通气量（单位时间内以最快的速度和尽可能深的幅度进行呼吸所得到的通气量）等。

【诊断】

1. 诊断依据 咳嗽、咳痰或伴喘息，每年发病持续3个月，且连续2年或以上者，排除其他心、肺疾病（如肺结核、尘肺、支气管哮喘、支气管扩张、肺癌、心力衰竭等），即可做出诊断。若以上表现每年发病持续不足3个月，但有明显的检查依据（如X线、肺功能检查等），亦可以做出诊断。

2. 临床分型 根据临床表现慢支可分为2型。

（1）单纯型 表现为咳嗽、咳痰，不伴喘息。

（2）喘息型 表现为咳嗽、咳痰，伴有喘息。

3. 临床分期 根据临床表现慢支可分为3期。

（1）发作期 指在1周内出现脓性或黏液脓性痰；痰量明显多，或伴有发热等炎性症状；或咳、痰、喘任何一项明显加剧者。

（2）慢性迁延期 指咳、痰、喘症状迁延1个月以上者。

（3）临床缓解期 经治疗或气候转暖，病情逐渐缓解，症状基本消失，或偶有轻微咳嗽，咳少量痰液，保持2个月以上者。

【治疗】

1. 急性发作期和慢性迁延期的治疗

（1）控制感染 根据病情严重程度和病原菌的药物敏感试验选用抗生素。首选青霉素；若青霉素过敏，可改为大环内酯类，如红霉素、罗红霉素。另外，还可选用喹诺酮类如氧氟沙星、左氧氟沙星、加替沙星等和头孢菌素类第一代、第二代如头孢拉定、头孢呋辛等。

（2）祛痰、止咳 在使用有效抗生素的同时，应用祛痰、止咳药，通畅呼吸道。可选用喷托维林，25mg，每天3~4次，口服；复方甘草片，0.9g，每天3次，口服；虎耳草素片，1~2片/次，每天3次，口服。不宜使用强镇咳剂，如可卡因等。

（3）解痉、平喘 沙丁胺醇，2~4mg/次，每天3~4次，口服；氨茶碱，0.1~0.2g/次，每天3次，口服，或氨茶碱0.25~0.5g加入葡萄糖溶液中静脉注射或滴注。

（4）吸氧和雾化吸入 可使用鼻导管吸氧，以提高体内血氧浓度。雾化吸入可使药物直达支气管，提高治疗效果，必要时选用。

2. 临床缓解期治疗 养成良好生活习惯，戒烟，脱离有污染环境，预防感冒。注意适当的锻炼，增强体质，以提高机体抵抗力。有条件者可注射卡介苗、转移因子等，增加机体免疫力。

【常用药物注意事项与患者教育】

1. 抗菌药 参见本章第一节急性上呼吸道感染。

2. 祛痰药 这是一类能使痰液变稀或溶解易于咳出的药物，包括刺激性祛痰药、黏痰溶解药和黏液稀释剂。①刺激性祛痰药：通过口服后刺激胃黏膜感受器，兴奋迷走神经，促进支气管腺体水分分泌增加，使痰液稀释，易于咳出。主要药物有氯化铵和愈创甘油醚。前者较少单用，常与其他药物合用或制成复方制剂（如伤风止咳糖浆、敌咳糖浆）使用，过量使用可致高氯性酸中毒，血氨过高、消化性溃疡、严重肝或肾功能障碍者禁用。后者尚有减轻痰液恶臭作用，也多制成复方制剂（可愈糖浆、愈咳糖浆、美愈伪麻口服液）使用，无明显不良反应。②黏痰溶解药：可分解痰液中的黏性成分如黏多糖、黏蛋白等，使黏痰液化，易于咳出。主要药物有乙酰半胱氨酸和溴己新。前者结构中的巯基能与黏蛋白的二硫键结合，裂解黏蛋白。临床常采用20%溶液5ml与5%碳酸氢钠溶液及少量异丙肾上腺素混合雾化吸入。后者又名溴己胺，主要通过作用于支气管腺体，使细胞的溶酶体释放溶解酶分解黏多糖。偶有恶心、胃部不适、转氨酶升高等不良反应，消化性溃疡及肝病慎用。③黏液稀释剂：通过抑制支气管腺体分泌高黏度黏蛋白和促进支气管腺体分泌低黏度唾液黏蛋白减低痰液黏稠性，常用药物为羧甲司坦。可见恶心、胃部不适、腹泻、轻度头痛、皮疹等不良反应。消化道溃疡史者、孕妇、哺乳期妇女慎用。

扫码“学一学”

第三节 支气管哮喘

支气管哮喘（bronchial asthma）简称“哮喘”，是由多种细胞（嗜酸性粒细胞、肥大细胞、T淋巴细胞、中性粒细胞、气道上皮细胞等）和细胞组分参与的气道慢性炎症性疾病。这种慢性炎症与气道高反应性相关，通常出现广泛多变的可逆性气流受限，并引起反复发作性的喘息、气急、胸闷或咳嗽等症状，常在夜间和（或）清晨发作、加剧，多数可自行缓解或经治疗缓解。

本病一般在春秋季节发作，可发生于任何年龄，发达国家高于发展中国家，城市高于农村。我国的患病率为0.5%～5%。一般认为儿童患病率高于青壮年，老年人群的患病率有增高的趋势。成人男女患病率大致相同，本病如诊治不及时，随病程的延长可产生气道不可逆性缩窄和气道重塑。为此，世界各国的哮喘防治专家共同起草，并不断更新了全球哮喘防治倡议（GINA）。GINA目前已成为防治哮喘的重要指南。

【病因与发病机制】

1. 病因 哮喘的病因还不十分清楚，个体过敏体质及外界环境的影响是发病的危险因素。哮喘与多基因遗传有关，同时受遗传因素和环境因素的双重影响。

（1）遗传因素 与哮喘相关基因的表达有以下几种。①气道高反应性；②IgE调节和特应性反应；③β-肾上腺素受体功能低下和迷走神经张力亢进。

（2）环境因素 环境激发因素主要包括以下几方面。①尘螨、花粉、真菌、动物毛屑、油漆、氨气、寒冷空气等各种特异或非特异性吸入物；②细菌、病毒、寄生虫等病原生物感染；③鱼、虾、蛋、牛奶等蛋白性食物；④普萘洛尔、阿司匹林等某些药物；⑤剧烈运动、胃食管反流等。

2. 发病机制

（1）气道免疫异常与炎症　外源性变应原（尘螨、花粉、真菌等）进入体内，刺激机体产生的 IgE 抗体吸附在肥大细胞和嗜碱性粒细胞表面，当同一变应原再次进入体内并与 IgE 抗体结合后肥大细胞脱颗粒，释放出组胺、白三烯（LT）、血小板活化因子（PAF）等介质，这些介质使支气管平滑肌痉挛、黏膜水肿、腺体分泌增多，造成支气管腔狭窄，导致哮喘发作。

（2）气道高反应性（AHR）　气道对各种刺激因子（如变应原、理化因素、运动、药物等）出现过早或过强的收缩反应是哮喘发生、发展的另一个重要因素。导致气道高反应性的重要原因是遗传因素和气道炎症。气道高反应性常有家族倾向，是支气管哮喘患者的共同病理生理特征；多种炎症细胞、炎症介质和细胞因子损害气道上皮，使上皮下神经末梢裸露等致使气道反应性增高。

（3）气道重构　是哮喘的重要病理特征，表现为气道上皮细胞黏液化生、平滑肌肥大/增生、上皮下胶原沉积和纤维化、血管增生等，多出现在反复发作、长期没有得到良好控制的哮喘。气道重构造成对吸入激素的敏感性降低，出现不可逆气流受限以及持续存在的气道高反应性。气道重构的发生主要与持续存在的气道炎症和反复的气道上皮损伤/修复有关。

（4）神经受体失衡　支配支气管平滑肌的肾上腺能神经 α 受体、胆碱能神经的 M_1 和 M_3 受体和非肾上腺能非胆碱能神经的 P 物质受体，兴奋时可引起平滑肌收缩，管腔缩小；支配支气管平滑肌的肾上腺能神经的 β_2 受体、胆碱能神经的 M_2 受体和非肾上腺能神经的血管活性肠肽（VIP）受体，兴奋时可使平滑肌松弛、管径变大。调节支气管管径的神经受体平衡失调，α、M_1、M_3 和 P 物质受体功能增强，而 β、M_2 和 VIP 受体功能不足。

【病理】

疾病早期，肉眼观解剖学上很少有器质性改变。随着疾病的发展，肉眼可见肺膨胀及肺气肿，肺柔软疏松有弹性，支气管及细支气管内含有黏稠痰液及黏液栓。支气管壁增厚、黏膜肿胀充血形成皱襞，黏液栓塞局部可出现肺不张。显微镜下可见气道上皮下有肥大细胞、肺泡巨噬细胞、嗜酸性粒细胞、淋巴细胞与中性粒细胞浸润。气道黏膜下组织水肿，微血管通透性增加，支气管内分泌物潴留，支气管平滑肌痉挛，纤毛上皮细胞脱落，基底膜裸露，杯状细胞增多及支气管分泌物增加等病理改变。若哮喘长期反复发作，表现为平滑肌肌层肥厚、气道上皮细胞下纤维化、基底膜增厚等，导致气道重构和周围肺组织对气道的支持作用消失。

【临床表现】

1. 症状　典型表现为发作性伴有哮鸣音的呼气性呼吸困难。部分发作前有鼻痒、眼睑痒、喷嚏、流涕、干咳等先兆症状。发作时，被迫采取坐位或呈端坐呼吸，干咳或咳大量白色泡沫痰。哮喘可持续数小时，甚至数天，自行缓解或使用支气管舒张药后缓解。部分在缓解数小时后可再次发作。在夜间及凌晨发作和加重常是哮喘的特征之一。

2. 体征　发作时胸廓饱满、肋间隙增宽，双肺闻及广泛哮鸣音，呼气音延长。严重哮喘可出现心率增快、奇脉、面色苍白，甚至出现发绀等。

3. 不典型哮喘 以咳嗽为唯一症状者称为咳嗽变异性哮喘。以胸闷为唯一症状者称为胸闷变异性哮喘。在运动时出现哮喘者称为运动性哮喘，见于某些青少年。

4. 并发症 发作时可并发气胸、纵隔气肿、肺不张；长期反复发作和感染或并发慢支、肺气肿、支气管扩张、间质性肺炎、肺纤维化和肺源性心脏病。

【辅助检查】

1. 血液检查 嗜酸性粒细胞增多，并发感染时白细胞总数和中性粒细胞增多。

2. 痰液检查 镜检可见夏克-雷登（shark-leiden）结晶、枯什曼（curschmann）螺旋体。痰液涂片染色后镜检可见较多嗜酸性粒细胞。

3. 胸部X线检查 早期在哮喘发作时可见两肺透亮度增加，呈过度通气状态；在缓解期多无明显异常。如并发呼吸道感染，可见肺纹理增加及炎性浸润阴影。

4. 动脉血气分析 哮喘发作时因气道阻塞可表现呼吸性碱中毒。若重症哮喘，病情进一步发展，气道阻塞严重，可有缺氧及CO_2滞留，$PaCO_2$上升，表现为呼吸性酸中毒。若缺氧明显，可合并代谢性酸中毒。

5. 呼吸功能检查

（1）通气功能检测 哮喘发作时呈阻塞性通气功能障碍，呼气流速指标均显著下降，第一秒用力呼气容积（FEV_1）、第一秒用力呼气容积占用力肺活量比值（FEV_1/FVC）、呼气峰值流速（PEF）均下降或减少。肺容量指标可见用力肺活量减少、残气量增加、功能残气量和肺总量增加，残气占肺总量百分比增高。缓解期上述通气功能指标可逐渐恢复。

（2）支气管激发试验（BPT） 用以测定气道反应性。常用吸入激发剂为醋甲胆碱、组胺等。吸入激发剂后其通气功能下降、气道阻力增加。运动亦可诱发气道痉挛，使通气功能下降。在设定的激发剂量范围内如FEV_1下降≥20%，可诊断为激发试验阳性。

（3）支气管舒张试验（BDT） 用以测定气道气流受限的可逆性。常用吸入型的支气管舒张剂有沙丁胺醇、特布他林等。舒张试验阳性诊断标准为FEV_1较用药前增加12%或以上，且其绝对值增加200ml或以上。

（4）呼气峰值流速（PEF）及其变异率测定 PEF可反映气道通气功能的变化。若24小时内PEF或昼夜PEF波动率≥20%，则符合气道气流受限可逆性改变的特点。

6. 特异性变应原的检测

（1）体外检测 血清特异性IgE可较正常人明显增高。

（2）在体试验 ①皮肤过敏源测试用于指导避免过敏源接触和脱敏治疗，临床较为常用。需根据病史和当地生活环境选择可疑的过敏源进行检查，可通过皮肤点刺等方法进行，皮试阳性提示对该过敏源过敏。②吸入过敏源测试用于验证过敏源吸入引起的哮喘发作，因过敏源制作较为困难，且该检验有一定的危险性，目前临床应用较少。在体试验应尽量防止发生过敏反应。

【诊断】

1. 诊断标准 ①反复发作喘息、气急、胸闷或咳嗽，多与接触变应原、冷空气、物理、化学性刺激、病毒性上呼吸道感染、运动等有关；②发作时在双肺可闻及散在或弥漫性，以呼气相为主的哮鸣音，呼气相延长；③上述症状可经治疗缓解或自行缓解；④除外其他疾病引起的喘息、气急、胸闷和咳嗽；⑤临床表现不典型者（如无明显喘息或体征）应有下列三项中至少一项阳性：支气管激发试验或运动试验阳性；支气管舒张试验阳性；平均每日 PEF 变异率>10% 或 PEF 周变异率>20%。

符合上述①~④条或④⑤条者，可诊断为支气管哮喘。

2. 临床分期 支气管哮喘可分为急性发作期和非急性发作期。

（1）急性发作期 因接触变应原等刺激物或治疗不当诱发，气促、咳嗽、胸闷等症状突然发生或症状加重，常有呼吸困难，以呼气流量降低为其特征。症状在数小时、数天内出现，偶尔在数分钟出现，可危及生命。目前临床上将哮喘急性发作期分为 4 度，见表 6-1。

表 6-1 哮喘急性发作期病情严重程度分度

临床特点	轻度	中度	重度	危重度
气短	步行、上楼时	稍事活动	休息时	—
体位	可平卧	喜坐位	端坐呼吸	—
讲话方式	连续成句	单词	单字	不能讲话
精神状态	可有焦虑，尚安静	时有焦虑或烦躁	常有焦虑、烦躁	嗜睡或意识模糊
出汗	无	有	大汗淋漓	—
呼吸频率	轻度增加	增加	常 30 次/分	—
辅助呼吸肌活动及三凹征	常无	可有	常有	胸腹矛盾运动
哮鸣音	散在，呼吸末期	响亮、弥漫	响亮、弥漫	减弱，乃至无

（2）非急性发作期 是指相当长的时间内仍有不同频度和（或）不同程度的症状出现（喘息、咳嗽、胸闷等），肺通气功能下降。目前建议根据哮喘控制水平将非急性发作期分为控制、部分控制和未控制 3 个等级，每个等级的具体指标见表 6-2。

表 6-2 哮喘非急性发作期控制水平的分级

临床特征	控制（满足以下所有条件）	部分控制（出现以下任何 1 项临床特征）	未控制
白天症状	无（或≤2 次/周）	>2 次/周	
活动受限	无	有	
夜间症状/憋醒	无	有	出现≥3 项哮喘部分控制的表现
需要使用缓解药或急救治疗	无（或≤2 次/周）	>2 次/周	
肺功能（PEF 或 FEV_1）	正常	正常预计值或个人最佳值的 80%	

注：目前临床控制评估最好 4 周以上。

【治疗】

目前尚无特效的治疗方法，但长期规范化治疗可使哮喘症状得到控制，减少复发乃至不发作。治疗的目的为控制症状，减少发作，防止病情恶化，尽可能保持肺功能正常，提高生活质量。

1. 脱离变应原 脱离引起哮喘发作的变应原或其他非特异刺激因素是防治哮喘最有

效的方法。因此，要尽可能找到或明确不同哮喘病个体的环境激发因素，脱离接触。

2. 药物治疗 哮喘治疗药物分为控制性药物和缓解性药物。控制性药物是指需要长期使用的药物，主要用于治疗气道慢性炎症，使哮喘维持临床控制，亦称抗炎药。缓解性药物是指按需使用的药物，可以迅速缓解支气管痉挛从而缓解哮喘症状，亦称解痉平喘药。各类药物详见表6-3。

表6-3 哮喘治疗药物分类

缓解性药物	控制性药物
短效 $β_2$受体激动剂（SABA）	吸入型糖皮质激素（ICS）
短效吸入抗胆碱能药物（SAMA）	白三烯调节剂
短效茶碱	长效 $β_2$受体激动剂（LABA，不单独使用）
全身用糖皮质激素	缓释茶碱
	色甘酸钠
	抗 IgE 抗体
	联合药物（如ICS/LABA）

（1）$β_2$受体激动剂 主要通过激动气道上的$β_2$受体，激活腺苷酸环化酶，减少肥大细胞和嗜碱性粒细胞脱颗粒和介质的释放，从而舒张支气管平滑肌，是控制哮喘急性发作的首选药物。常用的短效$β_2$受体激动剂有沙丁胺醇、特布他林、非诺特罗等；长效$β_2$受体激动剂有福莫特罗、丙卡特罗等。用药方法可采用吸入，包括定量气雾剂（MDI）吸入、干粉吸入、雾化吸入等，也可采用口服或静脉注射。首选吸入法，因药物吸入气道直接作用于呼吸道，局部浓度高且作用迅速，所用剂量较小，全身性不良反应少。雾化吸入多用于重症和儿童。$β_2$受体激动剂的缓释型及控释型制剂疗效维持时间较长，用于防治反复发作性哮喘和夜间哮喘。注射用药，用于严重哮喘，易引起心悸，只在其他疗法无效时使用。

知识链接

雾化吸入疗法

雾化吸入疗法主要指气溶胶吸入疗法。所谓气溶胶是指悬浮于空气中微小的固体或液体微粒。人们习惯上称液体气溶胶为“雾”，固体气溶胶为“烟”。因此，雾化吸入疗法是将支气管扩张剂、抗生素或抗真菌药物等制成气溶胶，以烟或雾的形式经口腔、鼻腔或气管（包括气管插管和气管切开）吸入气道和肺脏从而达到治疗疾病或者缓解症状的目的。雾化吸入需要借助气溶胶发生装置，常用的有雾化器（包括小容量雾化器和超声雾化器）、定量吸入器、干粉吸入器等，可根据不同的情况选择使用。目前，雾化吸入疗法在临床上主要用于气道阻塞性疾病和肺部感染性疾病。

（2）抗胆碱药 通过阻断节后迷走神经通路，降低迷走神经兴奋性而起到舒张支气管平滑肌的作用，并可减少痰液分泌，与$β_2$受体激动剂联合吸入有协同作用，尤其适用于夜间哮喘及多痰者。常用的溴化异丙托溴铵，有气雾剂和雾化溶液两种剂型。泰乌托品是近年发展的选择性 M_1、M_3受体拮抗剂，作用更强，持续时间更久，不良反应更少，目前只有干粉吸入。

（3）茶碱类　通过抑制磷酸二酯酶，提高平滑肌细胞内的环腺苷酸浓度，拮抗腺苷受体，增强气道纤毛清除功能和抗炎作用，从而起到舒张支气管平滑肌的作用。常用药物是氨茶碱，分为口服和静脉给药。口服用于轻中度急性发作以及哮喘的维持治疗，口服缓释茶碱尤其适合于夜间哮喘症状的控制。静脉给药主要用于重症和危重症。氨茶碱首次负荷剂量 4~6mg/kg（成人一般为 0.25g），注射速度不宜超过 0.25mg/（kg·min），维持剂量 0.6~0.8mg/（kg·h），每日最大用量一般不超过 1.0g。茶碱的主要不良反应为恶心、呕吐、心动过速、心律失常、血压下降及尿多，偶可兴奋呼吸中枢，严重者可引起抽搐甚至死亡。最好在用药中监测血浆氨茶碱浓度，其安全有效浓度为 6~15mg/L。发热、妊娠、小儿或老年、肝心肾功能障碍及甲状腺功能亢进者尤须慎用。

（4）糖皮质激素　是当前控制哮喘最有效的药物。主要作用机制是：抑制炎症细胞的迁移和活化；抑制细胞因子的生成；抑制炎症介质的释放；增强平滑肌细胞 β_2受体的反应性。可分为吸入、口服和静脉用药。

吸入用药：是目前推荐长期抗感染治疗哮喘的最常用方法。常用吸入药物有倍氯米松（BDP）、布地奈德、氟替卡松、莫米松等，后二者生物活性更强，作用更持久。通常需规律吸入 1 周以上方能起效。根据哮喘病情，吸入剂量（BDP 或等效量其他皮质激素）在轻度持续者一般每日 200~500μg，中度持续者一般每日 500~1 000μg，重度持续者一般>每日 1 000μg（不宜超过每日 2 000μg），氟替卡松剂量减半。吸入治疗药物全身性不良反应少，少数引起口咽念珠菌感染、声音嘶哑或呼吸道不适，吸药后用清水漱口可减轻局部反应和胃肠吸收。长期使用较大剂量（>每日 1 000μg）者应注意预防全身性不良反应，如肾上腺皮质功能抑制、骨质疏松等。为减少吸入大剂量糖皮质激素的不良反应，可与长效 β_2受体激动剂、控释茶碱或白三烯受体拮抗剂联合使用。

口服用药：用于吸入糖皮质激素无效或需要短期加强者。泼尼松（强的松）、泼尼松龙（强的松龙），起始每日 30~60mg，症状缓解后逐渐减量至≤10mg/d。然后停用，或改用吸入剂。

静脉用药：重度或严重哮喘发作时应及早应用琥珀酸氢化可的松，注射后 4~6 小时起作用，常用量每日 100~400mg，或甲泼尼龙（甲基强的松龙，每日 80~160mg）起效时间更短（2~4 小时）。地塞米松一般每日 10~30mg，因在体内半衰期较长、不良反应较多，宜慎用。症状缓解后逐渐减量，然后改口服和吸入制剂维持。

（5）LT 调节剂　通过调节 LT 的生物活性而发挥抗炎作用，同时具有舒张支气管平滑肌的作用，可以作为轻度哮喘控制药物的选择之一。常用半胱氨酰 LT 受体拮抗剂，如孟鲁司特、扎鲁司特。不良反应通常较轻微，主要是胃肠道症状，少数有皮疹、血管性水肿、转氨酶升高，停药后可恢复正常。

（6）其他药物　酮替酚和新一代组胺 H_1受体拮抗剂阿司咪唑、曲尼斯特、氯雷他定对轻症哮喘和季节性哮喘有一定效果，也可与 β_2受体激动剂联合用药。

3. 急性发作期的治疗　急性发作的治疗目的是尽快缓解气道阻塞，纠正低氧血症，恢复肺功能，预防进一步恶化或再次发作，防止并发症。一般根据病情的分度进行综合性治疗。

（1）轻度　短效 β_2受体激动剂的定量气雾剂，在第 1 小时内每 20 分钟吸入 1~2 喷。

随后轻度急性发作可调整为每3~4小时吸入1~2喷。效果不佳时可加用缓释茶碱片，或加用短效抗胆碱药气雾剂吸入。

（2）中度　吸入短效β_2受体激动剂（雾化吸入常用），第1小时内可持续雾化吸入。联合应用雾化吸入短效抗胆碱药、激素混悬液。也可联合静脉注射氨茶碱。如果治疗效果欠佳，尤其是在控制性药物治疗的基础上发生的急性发作，应尽早口服激素，同时吸氧。

（3）重度至危重度　持续雾化吸入短效β_2受体激动剂，联合雾化吸入抗胆碱药、激素混悬液以及静脉应用茶碱类药物，同时吸氧。尽早静脉使用激素，待病情缓解后改为口服给药。注意维持水、电解质平衡，纠正酸碱失衡，当pH值<7.20，且合并代谢性酸中毒时，应适当补碱。如病情恶化，应及时进行机械通气治疗。此外应预防呼吸道感染等。

4. 非急性发作期的治疗　一般哮喘经过急性期治疗症状得到控制，但哮喘的慢性炎症病理生理改变仍然存在，因此，必须制定哮喘的长期治疗方案。根据哮喘的控制水平选择合适的治疗方案，见表6-4。

表6-4　哮喘非急性发作期治疗方案

第1级	第2级	第3级	第4级	第5级
哮喘教育环境控制				
按需使用短效β_2受体激动剂	按需使用短效β_2受体激动剂			
控制性药物	选用一种	选用一种	加用一种或以上	加用一种或两种
	低剂量的ICS	低剂量的ICS加长效β_2受体激动剂	高剂量的ICS加长效β_2受体激动剂	口服最小剂量的糖皮质激素
	白三烯调节剂	中高剂量的ICS	白三烯调节剂	抗IgE治疗
		低剂量的ICS加白三烯调节剂	缓释茶碱	
		低剂量的ICS加缓释茶碱		

注：ICS，吸入型糖皮质激素。

5. 免疫疗法　具有病因治疗与预防的双重作用，分为特异性和非特异性两种，前者又称脱敏疗法（或称减敏疗法）。采用特异性变应原（如螨、花粉、猫毛等）作定期反复皮下注射，剂量由低至高，以产生免疫耐受性，使患者脱（减）敏。例如，采用标准化质量（SQ）单位的变应原疫苗，起始浓度为100SQ-U/ml。每周皮下注射一次，15周达到维持量，治疗1~2年，若治疗反应良好，可坚持3~5年。脱敏治疗可发生皮肤红肿、荨麻疹、结膜炎、鼻炎、喉头水肿等，严重的可发生支气管痉挛或过敏性休克。除常规的脱敏疗法外，季节前免疫法可用于季节性发作的哮喘（多为花粉致敏），可在发病季节前3~4个月开始治疗，除皮下注射以外，目前已发展了口服或舌下（变应原）免疫疗法，但尚不成熟。注射卡介苗、转移因子、疫苗等生物制品抑制变应原反应的过程非特异性疗法有一定辅助的疗效。目前采用基因工程制备的人工重组抗IgE单克隆抗体治疗中重度变应性哮喘，已取得较好效果。

【常用药物注意事项与患者教育】

1. β_2受体激动剂　主要通过作用于呼吸道的β_2受体，激活腺苷酸环化酶，使细胞内的环磷腺苷（cAMP）含量增加，游离 Ca^{2+}减少，松弛支气管平滑肌。同时，通过抑制肥大细胞及中性粒细胞释放炎性介质，减少渗出，减轻黏膜水肿。主要不良反应：心脏反应，如心悸、心律失常等；肌肉震颤，好发部位在四肢与面部；低钾血症。

2. 茶碱类药物 该类药物主要通过直接松弛支气管平滑肌发挥作用，其作用机制是：抑制磷酸二酯酶，阻断腺苷受体；干扰气道平滑肌的钙离子转运；增加纤毛运动。常用药物为氨茶碱，该药呈碱性，局部刺激性大，口服易引起胃肠道反应，其他不良反应有心动过速、心律失常、血压下降等。儿童、老人、甲亢、发热、妊娠及心、肝、肾功能障碍者慎用。与西咪替丁、喹诺酮类、大环内酯类等药物合用时，可减慢其排泄，故应减量。口服疗效不及静脉给药。

3. 抗胆碱药 通过阻断支气管 M 胆碱受体，解除迷走神经的作用，舒张支气管平滑肌。典型代表药物是阿托品，阿托品为非选择性 M 胆碱受体阻断药，不仅作用于气道 M 胆碱受体，还对全身 M 胆碱受体产生阻断作用，因此不良反应多见，一般不用于支气管哮喘的治疗。解除支气管平滑肌痉挛常用的是异丙托溴铵、异丙东莨菪碱、噻托溴铵，雾化吸入给药。异丙托溴铵、异丙东莨菪碱、噻托溴铵对支气管的 M 受体阻断作用有高度选择性，与 β_2受体激动剂或糖皮质激素合用有协同作用。偶见有口干、口苦、咽部痒感的不良反应。孕妇、闭角型青光眼和前列腺肥大慎用。对阿托品类药物过敏者禁用。

4. 糖皮质激素 是当前防治支气管哮喘最有效的药物。常用药物有氢化可的松、地塞米松、泼尼松（强的松）、倍氯米松、布地奈德、氟替卡松、曲安奈德、氟尼缩松，前 3 种药物一般口服或静脉用药，后 5 种药物为雾化吸入给药。长期口服或静脉大量用药，不良反应较多，一般仅用于控制急性支气管哮喘发作，症状缓解后，不能突然停药，要逐渐减量。雾化吸入给药可有效防治支气管哮喘，且延缓肺功能的退化，不良反应少，可长期使用，少数可引起口咽念珠菌感染、声嘶或呼吸道不适，吸药后清水漱口可减轻局部不适和胃肠道吸收。

第四节 慢性肺源性心脏病

扫码“学一学”

慢性肺源性心脏病简称慢性肺心病，是由肺组织、肺血管、胸廓的慢性病变引起肺组织结构和功能异常，肺血管阻力增加，产生肺动脉高压，右心室负荷加重和肥大，伴或不伴右心功能衰竭的心脏病。患病率有地区差异，东北、西北、华北患病率高于南方地区，农村高于城市，并随年龄增高而增加。吸烟者比不吸烟者患病率明显增加，冬春季节气温骤变时，易出现急性发作。

【病因】

按发病的部位不同，可分为三类。

1. 支气管、肺疾病 以慢性阻塞性肺疾病（COPD）最为多见，占 80%～90%，其次为支气管哮喘、支气管扩张、重症肺结核、尘肺等疾病。

2. 胸廓运动障碍性疾病 较少见，脊柱或胸廓严重畸形可引起胸廓活动受限、肺受压、支气管扭曲或变形，导致气道不畅、肺功能受损。进而致缺氧、肺动脉高压，发展成慢性肺心病。

3. 肺血管疾病 慢性血栓栓塞性肺动脉高压、肺小动脉炎以及原因不明的原发性肺动脉高压，均可引起肺血管阻力增加、肺动脉高压和右心负荷加重，发展成慢性肺心病。

4. 其他 原发性肺泡通气不足及先天性口咽畸形等可发生低氧血症，使肺血管收缩，导致肺动脉高压，发展成慢性肺心病。

【发病机制与病理】

慢性肺源性心脏病的发病是一个缓慢发展的过程，包括肺动脉高压的形成、右心室肥厚扩大、右心衰竭。

1. 肺动脉高压的形成 肺动脉高压的形成与下列因素有关。①肺血管收缩：组织缺氧、高碳酸血症和呼吸性酸中毒均可造成肺血管收缩，其中缺氧是造成肺血管收缩的重要因素。②肺毛细血管床面积减少：慢性阻塞性肺气肿使肺泡内残气量增加，压迫毛细血管，造成毛细血管狭窄、闭塞，或肺泡破裂，肺泡间隔及毛细血管消失。③血容量增多和血液黏稠度增加：慢性缺氧可造成继发性红细胞增多及血容量增多，红细胞增多、缺氧和酸中毒可造成血液黏稠度增加。④肺小动脉炎：慢性阻塞性肺疾病时反复发生支气管周围炎，累及邻近的肺小动脉，引起肺小动脉炎，肺小动脉管壁增厚、管腔狭窄。导致肺循环阻力增加，肺动脉高压，右心负荷加重，逐渐发展成肺心病。

2. 右心室肥厚扩大 肺动脉高压引起右心室负荷增加，右心发挥其代偿功能以克服肺动脉压升高的阻力而发生右心室肥厚扩大。

3. 右心衰竭 随着病情的进展，肺动脉压持续升高，超过右心室的代偿能力，右心排出量下降，右心室收缩末期残留血量增加，舒张压升高，出现右心衰竭。

4. 其他重要脏器的损害 心力衰竭造成静脉淤血、缺氧和肺病变造成的缺氧、高碳酸血症等导致脑、肝、肾、胃、肠等重要器官出现功能减退和形态改变。

【临床表现】

本病发展缓慢，临床上除原发疾病症状、体征外，主要是逐步出现肺、心功能减退及其他器官受损的征象。临床依据病情将其分为心肺功能代偿期和失代偿期两个阶段。

1. 心肺功能代偿期

（1）症状 长期慢性咳嗽、咳痰、喘息，逐渐出现的乏力、呼吸困难、心悸，活动后加重。

（2）体征 程度不同的发绀、肺气肿体征、肺部干湿性啰音、肺动脉瓣区第二心音亢进、剑突下明显心脏搏动、三尖瓣区收缩期杂音等。

2. 心肺功能失代偿期 多由急性呼吸道感染所诱发，除代偿期症状加重外，相继出现呼吸衰竭和循环衰竭的表现。

（1）呼吸衰竭 主要表现为缺氧和二氧化碳潴留症状。

1）症状：严重的呼吸困难（夜间为甚），伴有头痛、失眠、食欲下降等，可出现表情淡漠、神志恍惚、谵妄、睡眠倒错等肺性脑病的表现。

2）体征：皮肤潮红、多汗、明显发绀、球结膜充血水肿（严重时可有视网膜血管扩张、视乳头水肿等颅内压升高的表现）、腱反射减弱或消失、锥体束征阳性。

（2）右心衰竭 主要是体循环淤血的表现。

1）症状：心悸、气促、腹胀、食欲不振、恶心、少尿等。

2）体征：颈静脉怒张及肝颈静脉回流征阳性、肝脏肿大伴有压痛、上行性水肿（重者可发生腹水）、心率增快、三尖瓣区可闻及收缩期杂音等。

【辅助检查】

1. 血液检查　红细胞与血红蛋白可增高，血黏度可增加，支气管或肺感染时，白细胞总数及中性粒细胞增高。部分可有肝肾功能异常、电解质紊乱、酸碱失衡的改变。

2. X 线检查　除肺、胸基础疾病及急性肺部感染的征象外，出现：①肺动脉高压征，右下肺动脉干扩张，其横径≥15mm，横径与支气管横径比值≥1.07，肺动脉段明显突出，其高度≥3mm。②右心室肥大征。

3. 心电图检查　主要为右心室肥大的表现：电轴右偏，额面平均电轴≥+90°，重度顺钟向转位（$V_5R/S\leqslant1$），$R_{v_1}+S_{v_5}\geqslant1.05mV$，肺性 P 波，亦可见右束支传导阻滞及低电压图形。

4. 血气分析　可出现低氧血症或合并高碳酸血症。$PaO_2<8kPa$（60mmHg），$PaCO_2>6.67kPa$（50mmHg）提示有呼吸衰竭。

5. 超声心动图　右室流出道增宽（≥30mm），右室内径增大（≥20mm），左、右心室内径比重<2，右肺动脉内径增大，右心房增大等。

6. 其他　肺功能检查对早期或缓解期慢性肺心病有意义。痰细菌学检查对急性加重期慢性肺心病有指导抗生素应用的价值。

【诊断】

1. 诊断要点　①有慢性支气管炎、支气管哮喘、阻塞性肺气肿等慢性肺部疾病或胸疾病的病史；②有肺动脉高压、右心肥厚扩大的临床表现，伴有或不伴有右心衰竭、呼吸衰竭；③X 线、心电图、超声心动图等检查呈现肺动脉高压、右心肥厚扩大的征象。

2. 临床分期

（1）急性加重期　在慢性肺心病的发展过程中，因呼吸道或肺部感染等因素可使病情突然加重，出现心力衰竭或（和）呼吸衰竭，称为急性加重期。

（2）临床缓解期　呼吸道或肺部感染等因素去除后病情恢复，趋于稳定，称为缓解期。

【治疗】

1. 急性加重期　积极控制感染；通畅呼吸道，改善呼吸功能；纠正缺氧和二氧化碳潴留；控制呼吸衰竭和心力衰竭；预防并积极处理并发症。

（1）控制感染　常用抗生素有青霉素类（青霉素 G）、喹诺酮类（氧氟沙星、左氧氟沙星）、头孢菌素类（头孢呋辛、头孢替唑）等。必要时，根据痰培养及药敏试验选择有效抗生素。

（2）氧疗　通畅呼吸道，鼻导管或面罩低浓度持续给氧。

（3）纠正心力衰竭　慢性肺心病一般在积极控制感染、改善呼吸功能后心力衰竭即能得到改善，若控制感染和改善呼吸功能后心力衰竭无改善，可适当选用利尿药、强心苷、血管扩张剂纠正心力衰竭。

1）利尿药：原则上宜选作用轻的利尿药，小剂量使用。氢氯噻嗪，25mg/次，每天1~3次，口服，尿量多时需加用10%氯化钾10ml，口服，防治低血钾；使用保钾利尿药可避免低血钾，可选用氨苯喋啶50~100mg/次，或螺内脂20~40mg/次，每天1~3次，口服；重者，可用呋塞米（速尿）口服或静脉注射。保钾利尿药与氢氯噻嗪或呋塞米合用可避免体内钾的丢失。

2）强心苷：肺心病由于慢性缺氧及感染，对洋地黄类强心剂耐受性很低，因此，应注意以下三点.①使用剂量宜小，一般为常规剂量的1/2~2/3量；②选用作用快、排泄快的制剂，如毒毛花苷K、毛花苷C等；③用药前先纠正缺氧、低血钾症，以免发生药物毒性反应。应用指征如下。①感染已被控制，呼吸功能已改善，利尿剂不能取得良好疗效而反复水肿的心力衰竭；②以右心衰竭为主要表现而无明显急性感染者；③出现急性左心衰竭者。使用方法：是毒毛花苷K 0.125~0.25mg，或毛花苷C 0.2~0.4mg，加入50%葡萄糖溶液20ml内，缓慢静脉注射。

3）血管扩张药：经使用利尿药、强心苷治疗效果仍不理想时，可加用血管扩张药，常用的药物有酚妥拉明、硝普钠、依那普利等。

（4）其他治疗　纠正心律失常、抗凝治疗等。

2. 缓解期　可采用中西结合的综合治疗，治疗原发疾病，增加营养，注射转移因子，增强机体抵抗力，去除诱因，改善肺功能，防止病情突然加重，延缓病情进展。

【常用药物注意事项与患者教育】

1. 利尿药　分为排钾利尿药和保钾利尿药。①排钾利尿药：高效或强利尿药主要有呋塞米和布美他尼，作用于髓袢升支粗段，阻止钾、钠、氯离子转运，产生迅速、强大的利尿作用。主要不良反应是低钾血症、高尿酸血症、耳毒性（眩晕、耳鸣、听力减退或一过性耳聋）等。严重肝肾功能障碍、糖尿病、痛风及小儿慎用，磺胺类药物过敏、无尿及孕妇忌用。中效利尿药主要有氢氯噻嗪、环戊噻嗪、氯噻酮等，作用于远曲小管始端，减少氯化钠和水的重吸收产生利尿作用。主要不良反应是低钾血症、高尿酸血症、高尿素氮血症、高血糖等，氯噻酮可致畸胎。②保钾利尿药：为弱利尿药，主要有螺内酯（安体舒通）和氨苯蝶啶，通过竞争性与远曲小管和集合管的醛固酮受体结合，拮抗醛固酮的排钾保钠作用，促进钠离子和水的排出产生利尿作用。不良反应有高钾血症、胃肠道反应（恶心、呕吐、腹痛、腹泻、便秘、胃溃疡）、中枢神经系统反应（嗜睡、倦怠、头痛、步态不稳、精神错乱）、性激素样反应（女性面部多毛、男性乳房女性化，停药后可恢复）等。

2. 强心苷　见第七章第一节心力衰竭。

扫码“学一学”

第五节　肺　炎

肺炎是指终末气道、肺泡腔及肺间质等在内的肺组织的炎症，由病原微生物、理化因素、免疫损伤、过敏及药物所致。肺炎可按解剖、病因、患病环境加以分类。

按解剖分为以下几类。①大叶性（肺泡性）肺炎：病原体在肺泡引起炎症，然后通过肺泡间孔（Cohn孔）向其他肺泡蔓延，使肺段、肺叶发生炎症。②小叶性（支气管）肺炎：病原体经支气管入侵，引起细支气管、终末支气管和肺泡的炎症。③间质性肺炎：以肺间质为主的炎症，累及支气管壁及其周围组织，肺泡壁增生及间质水肿。

按病因分为以下几类。①细菌性肺炎：肺炎球菌肺炎、金黄色葡萄球菌肺炎、肺炎克雷伯杆菌肺炎、甲型溶血型链球菌肺炎、流感嗜血杆菌肺炎、铜绿假单胞菌肺炎等。②病毒性肺炎：冠状病毒肺炎、腺病毒肺炎、流感病毒肺炎、呼吸道合胞病毒肺炎、巨噬细胞病毒肺炎等。③非典型病原体肺炎：军团菌肺炎、支原体肺炎、衣原体肺炎等。④真菌性肺炎：白色念珠菌肺炎、曲菌肺炎等。⑤其他病原体所致肺炎：放线菌肺炎、立克次体（Q 热立克次体）肺炎、弓形虫（鼠弓形虫）肺炎、原虫（如卡氏肺孢子虫、艾滋病易感染）肺炎，寄生虫（肺包虫、肺吸虫）肺炎等。⑥理化因素所致肺炎：放射性肺炎（放射线损伤肺组织引起）、化学性肺炎（吸入化学物质、刺激性气体或液体引起）。上述肺炎中，细菌性肺炎最常见，细菌性肺炎中，以肺炎球菌肺炎最常见。

按患病环境分为如下几类。①社区获得性肺炎：是指在医院外罹患的感染性肺炎。以肺炎球菌多见，其次是流感嗜血杆菌、金黄色葡萄球菌、某些病毒性肺炎等。②医院获得性肺炎：是指入院时不存在肺炎，也不处于潜伏期，而于入院 48 小时后在医院内发生的肺炎。感染的病原体革兰阴性菌占 50%～80%，主要为肺炎杆菌、大肠埃希菌、铜绿假单胞菌、金黄色葡萄球菌等。

本节介绍肺炎球菌肺炎、肺炎支原体肺炎、病毒性肺炎。

一、肺炎球菌肺炎

肺炎球菌肺炎是由肺炎球菌所引起的肺实质的急性炎症，病变通常累及一个、几个肺段或一个肺大叶，故又称大叶性肺炎。主要临床特征为急骤起病、寒战、高热、胸痛、呼吸困难、咳嗽及吐铁锈色痰。近年来由于抗生素的广泛应用，临床上轻症或不典型病例多见。

【病因与发病机制】

病原体为肺炎球菌。该菌为革兰阳性菌，常成对（肺炎双球菌）或呈短链状（肺炎链球菌）排列。有荚膜，其毒力大小与荚膜中的多糖结构及含量有关。根据荚膜多糖的抗原性，肺炎球菌可分为 86 个血清型。成人致病菌多属 1～9 及 12 型，以第 3 型毒力最强，而儿童多为 6、14、19、23 型。肺炎球菌在干燥痰中能存活数日，但阳光直射 1 小时，或加热 52℃ 10 分钟即可杀死，对苯酚等消毒剂亦甚敏感。肺炎球菌为上呼吸道正常菌群，平时不致病。当受凉、淋雨、醉酒、过劳等造成机体免疫力降低时，细菌进入下呼吸道并到达肺泡，迅速生长繁殖。其致病力是由于多糖荚膜对组织的侵袭作用，首先引起肺泡壁水肿，迅速出现白细胞和红细胞渗出，含菌的渗出液经 Cohn 孔（肺泡壁间孔）向肺小叶的中央部分扩散，甚至蔓延至几个肺段或整个肺叶，且容易累及胸膜。肺炎球菌不产生毒素，不引起原发性组织坏死或形成空洞。

【病理】

病理改变分为充血期、红色肝变期、灰色肝变期和消散期。肺组织充血水肿，肺泡内浆液渗出和红细胞、白细胞渗出，白细胞吞噬细菌，继而纤维蛋白渗出物溶解、吸收、肺泡重新充气。四个病理阶段并无绝对分界，在早期应用抗生素的情况下，这种典型的病理分期已不多见。病变消散后肺组织结构多无损坏，不留纤维瘢痕。但极个别病例肺泡内纤维蛋白吸收不完全，形成机化性肺炎。

【临床表现】

发病以冬春季为多，常为平素健康的男性青壮年，发病前常有受凉、淋雨、疲劳、醉酒、过劳等病史。

1. 症状 起病多急骤，出现寒战、高热、全身肌肉酸痛，体温在数小时内升至 39~40℃，高峰在下午或傍晚，多呈稽留热，与脉率相平行。继之出现咳嗽、胸痛、呼吸困难，咳铁锈色痰。可伴有食欲减退，偶有恶心、呕吐、腹痛、腹泻或黄疸，有时误诊为急腹症。

2. 体征 呈急性病容，面颊绯红、鼻翼煽动、皮肤灼热。口角和鼻周可出现单纯疱疹。可出现发绀和巩膜黄染。早期仅有胸廓呼吸运动减弱，病变局部叩诊轻度浊音，呼吸音减低。随病情发展，出现肺实变体征。视诊局部呼吸运动减弱；触诊局部语音震颤增强；叩诊局部呈浊音，听诊局部闻及支气管呼吸音，充血水肿期或消散期可闻及细湿啰音。

3. 其他表现 感染严重时，可出现感染性休克，称为休克性肺炎，表现为血压下降、四肢厥冷、脉搏细速、尿量减少、意识障碍等。重者有肠胀气，炎症累及膈胸膜时上腹部可有压痛。另外，尚可出现急性胸膜炎、急性呼吸窘迫综合征等。

知识链接

急性呼吸窘迫综合征

急性呼吸窘迫综合征（acute respiratory distress syndrome，ARDS）是指肺内、外严重疾病导致以肺毛细血管弥漫性损伤、通透性增强为基础，以肺水肿、肺泡透明膜形成和肺不张为主要病理变化，以进行性呼吸窘迫和难治性低氧血症为临床特征的急性呼吸衰竭综合征。ARDS 是急性肺损伤发展到后期的典型表现。该综合征起病急骤，发展迅猛，预后极差，死亡率高达 50% 以上。

本病自然病程 1~2 周，发病 5~10 天发热可以自行骤降或逐渐减退。使用有效抗生素可使体温在 1~3 天内恢复正常，其他症状、体征也逐渐消失。

【辅助检查】

1. 血液一般检查 白细胞计数一般在（10~20）$\times 10^9$/L，中性粒细胞占 80% 以上，并有核左移或中毒颗粒。重症感染、年老体弱、酗酒、免疫功能低下者白细胞计数可不增高，但中性粒细胞百分比仍增高。

2. 痰液检查 痰涂片检查有大量中性粒细胞和革兰阳性成对或短链状球菌。痰培养在 24~48 小时可以确定病原体。聚合酶链反应（PCR）及荧光标记抗体检测可提高细菌诊断率。

3. X 线检查 这是肺炎球菌肺炎的主要辅助检查，对该病诊断具有重要帮助。早期，肺纹理增粗或受累的肺段，肺叶稍模糊。肺实变期，表现为以肺段或肺叶为特征的大片炎症浸润阴影或实变影，在实变影中可见支气管充气征，肋膈角可有少量胸腔积液。消散期，炎症性浸润逐渐吸收，因有片块区域吸收较快，呈现“假空洞”征。多数病例在起病3~4周后可完全消散，老年人病灶消散较慢，容易出现吸收不完全而成为机化性肺炎。

【诊断】

诊断要点：①常有受凉、淋雨、疲劳、醉酒、过劳等病史；②突然寒战、高热、咳嗽、吐铁锈色痰、肺实变体征等典型临床表现；③胸部X线检查显示以肺段或肺叶为范围的炎症阴影；④血液检查显示白细胞总数升高、中性粒细胞比例升高；⑤痰液检查发现大量肺炎球菌。

【治疗】

1. 一般治疗　应卧床休息。多喝开水，注意补充足够蛋白质、热量及维生素。加强护理，密切观察体温、脉搏、呼吸和血压变化，及早发现休克指征。

2. 抗菌治疗　一经诊断应立即应用抗生素治疗。首选青霉素G，每次80万U，每天2~4次，肌内注射；病情重者，青霉素G，每次240万~480万U，每6~8小时一次，静脉滴注。对青霉素过敏、耐青霉素或多重耐药菌株感染者，可用喹诺酮类（左氧氟沙星、加替沙星、莫昔沙星）、头孢菌素类（头孢噻肟、头孢曲松等）、万古霉素等。抗菌药物标准疗程通常14天，或在退热3天后停药。

3. 对症治疗　高热可使用酒精擦澡等物理降温。有明显胸痛者，可给予可待因15mg，口服。有脱水者，可静脉补液。有呼吸困难或发绀严重者（PaO_2<60mmHg）应给予鼻导管吸氧。有呼吸道阻塞者，清除呼吸道分泌物，保持气道通畅。有腹胀、鼓肠可用腹部热敷或肛管排气。有麻痹性肠梗阻或胃扩张者，应暂禁饮食，并进行胃肠减压。有烦躁不安、谵妄、失眠者，地西泮2.5mg，口服，或10%水合氯醛10~15ml（1~1.5g），口服。禁用抑制呼吸的镇静剂。

4. 感染性休克的处理　感染性休克者，在足量使用抗生素的基础上，按休克处理。基本措施为迅速补充血容量，纠正酸中毒，应用血管活性药物，使用糖皮质激素，保护心、脑、肾等重要脏器功能。

【常用药物注意事项与患者教育】

1. 青霉素类抗生素　主要通过与细菌菌体内的青霉素结合蛋白（PBPs）结合，抑制细菌胞壁黏肽合成酶，抑制细菌细胞壁的合成，导致细菌胞壁缺损，菌体失去渗透屏障而膨胀、破裂，同时使细菌的自溶酶活化，使细菌裂解而产生杀菌作用。哺乳动物的细胞无细胞壁，故青霉素对人和动物的毒性很小。因此类抗生素对已合成的细胞壁无影响，故对繁殖期细菌的作用较静止期强。不良反应主要如下。①变态反应：为青霉素类最常见的不良反应，在各种药物中居首位，最严重的是过敏性休克。②赫氏反应：在应用青霉素G治疗梅毒、钩端螺旋体、雅司、鼠咬热或炭疽等感染时，可有症状加剧现象，表现为全身不适、寒战、发热、咽痛、肌痛、心跳加快等症状，多在24小时内消失，一般不引起严重后果。③其他：肌内注射时可产生局部疼痛、红肿和硬结；剂量过大（每日用量超过2 000万U）或静脉给药过快时可对大脑皮层产生直接刺激作用导致抽搐、震颤等中枢神经系统反应；鞘内注射可导致脑膜或神经刺激症状；大剂量青霉素钾盐或钠盐静脉滴注，可引起水、电解质紊乱。药物相互作用如下。①丙磺舒、阿司匹林、吲哚美辛、保泰松可减少青霉素类在肾小管的分泌，因而使青霉素类的血药浓度增高，而且维持较久，半衰期延长，毒性也可能增加。②青霉素与氨基糖苷类抗生素有协同作用，抗菌谱加大，抗菌活性加强。但不能混合静脉给药。③氯霉素、红霉素、四环素类、磺胺药等抑菌剂与青霉素类抗生素合用时产生拮抗作用。④不能与重金属，特别是铜、锌、汞配伍，以免影响活性。⑤青霉素不能与林可霉素、四环素、万古霉素、琥乙红霉素、两性霉素 B、去甲肾上腺素、间羟胺、苯妥英钠、异丙嗪、维生素 B 族、维生素 C 等混合静脉给药，否则易引起溶液浑浊。⑥氨基酸营养液可增强青霉素类抗生素的抗原性，属配伍禁忌。

2. 头孢菌素类抗生素 系半合成抗生素，抗菌机制类似青霉素，通过抑制细菌细胞壁的合成使细菌溶解死亡。但该类药抗菌谱广、杀菌力强、对 β-内酰胺酶较稳定，有过敏反应少、毒性小等特点。第一代头孢菌素（头孢噻吩、头孢唑林、头孢氨苄、头孢拉定）主要用于耐药金黄色葡萄球菌感染。第二代头孢菌素（头孢呋辛、头孢丙烯、头孢克洛）主要用于肺炎（肺炎克雷伯杆菌、变形杆菌、流感嗜血杆菌）、胆道感染（大肠埃希菌）、尿路感染（大肠埃希菌、变形杆菌）的治疗。第三代头孢菌素（头孢噻肟、头孢克肟、头孢曲松、头孢他啶）主要用于治疗尿路感染、败血症、脑膜炎、肺炎等严重细菌感染。第四代头孢菌素（头孢吡肟、头孢克定）用于敏感的金黄色葡萄球菌、链球菌、铜绿假单胞菌、肺炎克雷伯杆菌、流感嗜血杆菌引起的肺炎、败血症、腹膜炎、胆囊炎等。头孢菌素类亦可发生青霉素样过敏反应，但仅为青霉素的 1%。第一代头孢菌素大量使用时可致肾毒性（60 岁以上更应警惕），第三代头孢菌素可致出血。头孢菌素类与其他有肾毒性的药物（氨基糖苷类、强利尿剂）合用可加重肾损害，与乙醇同时使用产生“醉酒样”反应，治疗期及停药后 3 天内应忌酒。

二、肺炎支原体肺炎

肺炎支原体肺炎是由肺炎支原体引起的肺部急性炎症，常伴有咽炎、气管支气管炎。本病好发于秋冬季，各年龄均可患病，但以儿童、青少年多见，常在军队、学校、幼儿园等聚居场所的人群中流行。

【病因与发病机制】

本病的病原体是肺炎支原体。肺炎支原体经呼吸道传播，侵入人体后，在纤毛边缘及上皮细胞繁殖，抑制纤毛活动和破坏上皮细胞，引起咽炎、支气管炎、肺炎。认为其致病性可能与病人对肺炎支原体或其代谢物的过敏反应有关。

【病理】

肺部病变呈片状或融合为支气管肺炎或间质性肺炎，肺泡内有少量渗出液，肺泡壁和间隔有单核细胞为主的浸润，支气管黏膜细胞可有坏死脱落。胸膜腔可有纤维蛋白渗出和少量渗液。

【临床表现】

肺炎支原体感染的潜伏期为 2~3 周，部分感染后无症状。起病较缓，多数出现咽痛、鼻塞、流涕、头痛、肌肉酸痛、发热等，发热多呈低热或中等度热，少数为高热。咳嗽为本病的突出症状，以持久的刺激性干咳为特点，无痰或偶有少量黏液痰，痰中可带血丝。

体检可见咽部充血、鼓膜充血、颈部及颌下淋巴结肿大伴压痛。胸部体征少，部分可闻及干、湿性啰音。

【辅助检查】

1. 血象检查　多数白细胞正常，部分稍增高，血沉增快。

2. 肺炎支原体检查　痰、鼻咽拭子培养可分离出肺炎支原体，但技术条件要求高，需要3周时间，不能作为早期诊断的依据。

3. 血清学检查　起病2周后，多数冷凝集试验阳性，滴度在1∶32以上，越高越有助于诊断。半数左右链球菌MG抗体阳性，效价为1∶40或更高。血清支原体IgM抗体测定，急性期滴度≥1∶16或急性期和恢复期的双份血清IgM或IgG抗体有4倍以上的升高。也可用PCR方法对呼吸道标本进行DNA检测，敏感性更高，可用于早期诊断。

知识链接

冷凝集试验

冷凝集素（cold agglutinin，Ca）是一种抗红细胞抗原的抗体，它能与患者自身红细胞或“O”型人红细胞于4℃条件下发生凝集，（37℃时又呈可逆性完全散开）。肺炎支原体肺炎患者的血清中常含有较高的冷凝集素，故冷凝集试验主要用于协助诊断肺炎支原体肺炎。肺炎支原体肺炎时，其冷凝集素一般在发病后第2周开始出现增高，一次检查凝集价>1∶64或动态检查升高4倍以上时，有诊断意义。流行性感冒、传染性单核细胞增多症、锥虫病、肝硬化等也可呈阳性反应，但滴度均较低（凝集价≤1∶32）。

4. 胸部X线检查　无特异性改变，早期显示肺纹理增粗及网状阴影，以后可有多种形态的浸润性斑片状阴影，以下叶多见。

【诊断】

根据肺炎伴流感样症状，持续2周以上的刺激性干咳，全身症状轻、体征较少，应用β-内酰胺类抗生素治疗无效，初步考虑支原体肺炎的可能，依据血清特异性抗体及病原学检查的阳性结果可确诊。

【治疗】

一般治疗同细菌性肺炎。大环内酯类为首选抗生素，常选用红霉素1.0~2.0g/d，分4次口服，或罗红霉素，300mg/d，分2次口服；阿奇霉素0.25~0.5g/d，顿服；多西环素0.2g，分2次口服；喹诺酮类也可选用。以上药物剂量儿童酌减，但不能选用喹诺酮类。疗程10~14天。注意：青霉素及头孢菌素类抗生素治疗无效。

【常用药物注意事项与患者教育】

大环酯类药物　主要通过抑制细菌蛋白质合成产生抗菌作用，尤其对革兰阳性菌有较强的抗菌活性。主要不良反应是胃肠道反应，少数患者可有轻度肝损害，表现为转氨酶升高、黄疸、肝大，停药后可自行消失。能透过胎盘，也能进入乳汁，孕妇及哺乳期妇女慎用。因肺炎支原体无细胞壁，青霉素或头孢菌素类等抗生素无效，故选择大环酯类药物。临床常用药物有红霉素、罗红霉素、克拉霉素（甲红霉素）、阿奇霉素、交沙霉素、麦迪霉素、醋酸麦迪霉素（美欧卡霉素）、吉他霉素（杜晶白霉素）。

三、病毒性肺炎

病毒性肺炎是由上呼吸道病毒感染向下蔓延所致的肺部炎症。多发于冬春季节，常见于婴幼儿、老年人、原有慢性心肺疾病或免疫功能低下者，其他人群亦可发病。

【病因与发病机制】

引起病毒性肺炎的病毒主要有腺病毒、流感病毒、副流感病毒、呼吸道合胞病毒、水痘-带状疱疹病毒、鼻病毒、巨细胞病毒等，可同时受两种或以上病毒感染。

病毒可通过飞沫与直接接触传播，且传播迅速。病毒性肺炎为吸入性肺炎，常先有气管-支气管炎，再侵犯肺间质。

【病理】

多为间质性肺炎，肺泡间隔有大量单核细胞浸润，肺泡水肿，表面覆盖含蛋白质及纤维蛋白的透明膜，使肺泡弥散距离加宽。病变呈局灶性或弥漫性，偶有肺实变。病变吸收后可留有纤维化。

【临床表现】

起病较急，常先有上呼吸道感染症状，继之出现间质性肺炎的表现。主要症状有咳嗽、咳痰（少量白色黏痰）、胸痛、头痛、全身肌肉酸痛、乏力，重者有呼吸困难、发绀、嗜睡、精神萎靡等。轻者常无胸部明显体征，重者出现呼吸浅速、心率增快、发绀、肺部闻及干湿啰音。有的甚至发生急性呼吸窘迫综合征、休克、心力衰竭和呼吸衰竭。

【辅助检查】

1. 血象检查 白细胞计数可正常、稍高或偏低，分类淋巴细胞百分比可增高。

2. 痰液检查 痰涂片检查，发现白细胞，以单核细胞居多。

3. 胸部X线检查 肺纹理增多，小片浸润或广泛浸润阴影，病情严重者两肺呈弥漫性结节性浸润。

【诊断】

根据好发人群、临床表现、血象及胸部X线检查可做出初步诊断。确诊则有赖于病原学检查，包括病毒分离、血清学检查以及病毒抗原的检测。

【治疗】

1. 一般治疗 卧床休息。注意隔离消毒，预防交叉感染。室内保持空气流通。多喝开水，给予清淡、易消化食物，补充维生素C。加强护理，严密观察体温、脉搏、呼吸、血压的变化。

2. 抗病毒治疗 利巴韦林，每次150mg，每日3次，口服，或10~15mg/（kg·d），静脉滴注，亦可100~300mg加入蒸馏水30ml内，每日2次，雾化吸入。其他抗病毒药物阿昔洛韦（无环鸟苷）、更昔洛韦、阿糖腺苷、炎琥宁等亦可酌情选用。抗病毒药物一般连用5~7天。

3. 对症治疗 有脱水者，可输脉补液。有呼吸困难或发绀严重者（PaO_2<60mmHg）应给予鼻导管吸氧。有呼吸道阻塞者，清除呼吸道分泌物，保持气道通畅。有烦躁不安、谵妄，失眠者，地西泮2.5mg，口服，或10%水合氯醛10~15ml（1~1.5g），口服。禁用抑制呼吸的镇静剂。出现休克、心力衰竭、呼吸衰竭时，立即给予紧急处理。

【常用药物注意事项与患者教育】

抗病毒药 见本章第一节急性上呼吸道感染。

附：严重急性呼吸综合征

严重急性呼吸综合征是一种因感染SARS冠状病毒引起的新的呼吸系统传染性疾病。首发病例，也是全球首例，于2002年11月出现在中国广东佛山，并迅速形成流行态势。2002年11月~2003年8月5日，29个国家报告临床诊断病例8 422例，死亡916例。报告病例的平均死亡率为9.3%。该病开始被称为非典型肺炎，但与其他非典型肺炎相比，具有传染性强的特点，故又被改称传染性非典型肺炎，2003年4月16日世界卫生组织（WHO）将其命名为严重急性呼吸综合征（severe acute respiratory syndromes，SARS）。

SARS冠状病毒（SARS-COV，简称SARS病毒），属于冠状病毒科，是一种单股正链RNA病毒。SARS病毒基因和蛋白质与已知的人类和动物冠状病毒差异较大，属于新一类的冠状病毒。SARS病毒对外界的抵抗力、稳定性要强于其他人类冠状病毒，在痰液或腹泻粪便中能存活5天以上，在血液中可存活15天，但当暴露于常用的消毒剂或固定剂后即失去感染性。56℃以上90分钟可以杀死该病毒。SARS病毒IgM抗体在急性期或恢复早期达高峰，约3个月后消失，IgG抗体在病程第3周即已开始升高，9个月后仍持续高效价，IgG抗体可能是保护性抗体，可以中和体外分离到的病毒颗粒。

本病主要传染源是患者，经呼吸道分泌物排出病毒，亦可经腹泻排出病毒，潜伏期传染性弱或无传染性，急性期体内病毒含量高，传染性强。有研究表明从果子狸等野生动物体内可分离出与人体SARS病毒基因高度同源的冠状病毒。近距离飞沫传播是本病的主要传播途径，也可通过接触含有该病原体的呼吸道分泌物、消化道排泄物或其他体液，或接触被传染的物品导致感染。人群普通易感，发病者以青壮年为主，儿童和老年人较为少见。SARS具有显著的家庭和职业聚集特征，主要流行于人口密度集中的大城市。医务人员、家人、与其有社会关系的人为高危人群。

该病潜伏期1~16天，大多3~5天。起病急骤，多以发热为首发症状，体温常超过38℃，呈不规则热或稽留热，可有畏寒、咳嗽、咳少痰（偶有血丝）、胸闷、呼吸困难、头痛、全身肌肉酸痛、乏力等表现。部分有腹泻，肺部体征不明显，部分可闻及少许湿啰音。

病情于10~14天达高峰，发热、乏力等中毒症状加重，频繁咳嗽、心悸、呼吸困难，甚至出现呼吸窘迫综合征。病程进入2~3周，发热渐退，其他症状与体征减轻并消失。发病1周内胸部X线检查逐渐出现斑片状或网状阴影，典型改变为磨玻璃影及肺实变影。初期呈单灶病变，短期内病灶迅速增多，常累及双肺。少数可出现气胸和纵隔气肿。早期在鼻咽部分泌物、血、尿、大便等标本中可检测到SARS病毒的RNA。用免疫荧光抗体法（IFA）和酶联免疫吸附法（ELISA）检测进展期和恢复期双份血清，SARS病毒特异性IgM、IgG抗体阳转或出现4倍及以上升高，有助于诊断。

该病治疗时，应按呼吸道传染病隔离，疑似病例与临床诊断病例分开收治。加强护理，密切观察病情变化，监测体温、呼吸、血气分析等重要指标变化。给予足够的维生素和热量，保持水电解质平衡。早期可试用利巴韦林、阿昔洛韦、更昔洛韦等抗病毒药物，重症可试用增强免疫力的药物，如丙种球蛋白、胸腺素、干扰素等，亦可注射恢复期患者的血清，但疗效及风险有待评估。中毒症状较重，高热持续不退可酌情使用糖皮质激素。低氧血症应给予持续鼻导管或面罩吸氧，严重者，应采用呼吸机给氧，通常使用持续气道正压通气（CPAP）。

扫码“学一学”

第六节　肺结核

肺结核（tuberculosis）是由结核杆菌引起的呼吸系统的慢性传染病。主要临床表现有低热、盗汗、午后颧红、乏力、消瘦、咳嗽、咯血等。以病程长，易复发为特点。肺结核是全球关注的公共卫生和社会问题，也是我国重点控制的主要疾病之一。

【病因与发病机制】

1. 病因　结核病的病原菌为结核分枝杆菌（简称结核杆菌）。包括人型、牛型、非洲型和鼠型4类。人肺结核的致病菌90%以上为人型，少数为牛型和非洲型。

结核杆菌抗酸染色呈红色，可抵抗盐酸乙醇的脱色作用，故称抗酸杆菌。结核杆菌对干燥、冷、酸、碱等抵抗力强，在干燥的环境中可存活数月或数年，在室内阴暗潮湿处能活数月不死。煮沸5分钟可杀死结核杆菌。常用杀菌剂中，70%乙醇最佳，一般在2分钟内可杀死结核杆菌。结核杆菌对紫外线比较敏感，太阳光直射下痰中结核杆菌经2~7小时可被杀死，实验室或病房常用紫外线灯消毒，10W紫外线灯距照射物0.5~1m，照射30分钟具有明显杀菌作用。

结核杆菌菌体成分复杂，主要是类脂质、蛋白质和多糖类。类脂质占总量的50%~60%，其中蜡质约占50%，其作用与结核病的组织坏死、干酪液化、空洞发生以及结核变态反应有关。菌体蛋白质以结合形式存在，是结核菌素的主要成分，诱发皮肤变态反应。多糖类与血清反应等免疫应答有关。

结核杆菌根据其代谢状态分为A、B、C、D 4群。A菌群：快速繁殖，大多位于巨噬细胞外和肺空洞干酪液化部分，占结核杆菌群的绝大部分，异烟肼对A菌群作用强。B菌群：处于半静止状态，多位于巨噬细胞内酸性环境中和空洞壁坏死组织中，吡嗪酰胺对B菌群作用强。C菌群：处于半静止状态，可有间歇性的生长繁殖，利福平对C菌群作用强。D菌群：处于休眠状态，不繁殖，数量很少。抗结核药物对D菌群无作用。B和C菌群由于处于半静止状态，抗结核药物的作用相对较差，有“顽固菌”之称。杀灭B和C菌群可以防止复发。

2. 发病机制 结核杆菌的致病性主要与菌体某些成分（脂质）对机体的刺激，菌体在组织细胞内大量繁殖引起的炎症、代谢产物的毒性以及菌体成分造成的免疫损伤等有关。

（1）原发感染 结核杆菌首次进入呼吸道逃脱机体的非特异性免疫后在局部肺组织生长繁殖，形成原发病灶。原发病灶中的结核杆菌沿着肺内淋巴管到达肺门淋巴结，形成淋巴管炎和肺门淋巴结炎。原发病灶继续扩大，可直接或经血流播散到临近组织器官，形成其他部位结核病。结核杆菌侵入肺部激发机体产生特异性免疫，特别是特异性细胞免疫。在特异性细胞免疫的作用下，肺部和播散到其他部位的结核杆菌大部分被消灭，结核病灶迅速吸收消散或留下少量纤维化灶或钙化灶。少量没有被消灭的结核杆菌停止繁殖进入休眠状态，成为潜伏病灶。首次感染结核杆菌称为原发感染或原发性肺结核。原发性肺结核多数呈良性过程，临床表现轻微。

（2）继发感染 结核杆菌再次侵犯肺脏或肺内（或其他脏器）潜伏病灶内休眠的结核杆菌重新生长繁殖形成局部炎症时，造成继发感染或继发性肺结核。前者称为外源性重染，后者称为内源性复发。继发性肺结核多发生于机体抵抗力低下时，容易出现肺空洞和体外排菌，传染性大，临床表现明显。

【流行病学】

1. 传染源 主要是继发性肺结核患者。特别是肺结核活动期，在痰里查出结核杆菌的患者，是主要传染源。

2. 传播途径 结核杆菌通过咳痰、喷嚏等排到空气中而传播，亦可通过尘埃传播。飞沫传播是肺结核最主要的传播途径。

3. 易感人群 普遍易感，初入城市的青年人，婴幼儿、老人、慢性病病人等免疫力低下者发病率高。

【病理】

结核病的基本病理变化是炎性渗出、增生和干酪样坏死。结核病的病理过程特点是破坏与修复常同时进行，故上述三种病理变化多同时存在，也可以某一种变化为主，而且可相互转化。这主要取决于结核杆菌的感染量、毒力大小以及机体的抵抗力和变态反应状态。

1. 渗出为主的病变 主要出现在结核性炎症初期阶段或病变恶化复发时，可表现为局部中性粒细胞浸润，继之由巨噬细胞及淋巴细胞取代。

2. 增生为主的病变 表现为典型的结核结节，直径约为 0.1mm，数个融合后肉眼能见到，由淋巴细胞、上皮样细胞、朗格汉斯细胞以及成纤维细胞组成。结核结节的中间可出现干酪样坏死。大量上皮样细胞互相聚集融合形成多核巨细胞称为朗格汉斯（Langhans）巨细胞。增生为主的病变发生在机体抵抗力较强、病变恢复阶段。

3. 干酪样坏死为主的病变 多发生在结核杆菌毒力强、感染菌量多、机体超敏反应增强、抵抗力低下的情况。干酪坏死病变镜检为红染无结构的颗粒状物，含脂质多，肉眼观察呈淡黄色，状似奶酪，故称干酪样坏死。

4. 病理变化转归 在机体特异性免疫作用下或经抗结核药物治疗后，有些病变完全吸收消失，有些病变吸收缩小、纤维化或钙化。机体抵抗力降低时，潜伏病灶可重新活动，形成新的病变。

【临床表现】

肺结核大多起病隐匿，病程长，虽然肺结核的临床表现不尽相同，但有共同之处。

1. 症状

（1）全身症状　大多出现低热、盗汗、午后颧红、乏力、消瘦等症状，常被称为结核中毒症状。发热为最常见症状，若病情在进展期，可有不规则高热。女性可出现月经不调或闭经。

（2）呼吸系统症状

1）咳嗽、咳痰：是肺结核最常见的症状。通常为干咳少痰，空洞形成时，痰量增多。继发其他细菌感染时，痰呈脓性，量亦增多。

2）咯血：1/3~1/2 有咯血。咯血量多少不定，多数为少量咯血，大量咯血易堵塞气管，引起窒息，导致死亡。

3）胸痛、呼吸困难：病灶累及胸膜时，可出现胸痛，并随呼吸运动和咳嗽加重。呼吸困难多见于干酪样肺结核、慢性纤维空洞结核和大量胸腔积液。

2. 体征　取决于病变性质和范围。病变范围小可无任何体征，若病变范围较大或病变严重则出现不同的体征。浸润性病灶在锁骨上下部位闻及湿啰音，为临床上常见的体征；干酪样肺炎（大片干酪样坏死），则出现肺实变体征（视诊局部呼吸运动减弱，触诊语音震颤增强，叩诊呈浊音，听诊可闻及支气管呼吸音和（或）细湿啰音等）；结核空洞特别是巨大空洞形成时，叩诊呈过清音或鼓音，听诊闻及空洞性呼吸音；两肺广泛纤维化、肺毁损时，患侧部位胸廓塌陷，肋间隙变窄，气管向患侧移位；结核性胸膜炎大量胸腔积液时，气管向健侧移位，患侧胸廓饱满、语颤减弱、叩诊呈实音、听诊呼吸音消失；支气管内膜结核，可闻及局限性的哮鸣音。

【临床类型】

2004 年我国实施新的结核病分类标准，将结核病分为 5 型，其中前 4 型是肺结核的类型。

1. 原发型肺结核　含原发综合征及胸内淋巴结结核。多见于少年儿童，无症状或症状轻微，多有结核病家庭接触史，结核菌素试验多为强阳性，X 线胸片表现为哑铃型阴影，即原发病灶、引流淋巴管炎和肿大的肺门淋巴结，形成典型的原发综合征（图 6-1）。原发病灶一般吸收较快，可不留任何痕迹。若 X 线胸片只有肺门淋巴结肿大，则诊断为胸内淋巴结结核。

2. 血行播散型肺结核　含急性粟粒型肺结核及亚急性、慢性血行播散型肺结核。

急性粟粒型肺结核多见于婴幼儿和青少年，特别是营养不良、患传染病和长期应用免疫抑制剂导致抵抗力明显下降的小儿，多同时伴有原发型肺结核。起病急，持续高热，中毒症状严重，全身浅表淋巴结肿大，肝和脾肿大。约一半以上的小儿和成人合并结核性脑膜炎。在症状出现 2 周左右可发现由肺尖至肺底呈大小、密度和分布均匀的粟粒状结节阴影，结节直径 2mm 左右（图 6-2）。

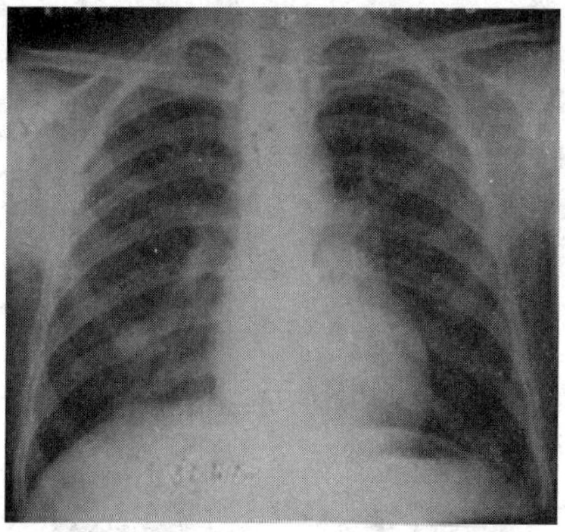

图 6-1 原发型综合征

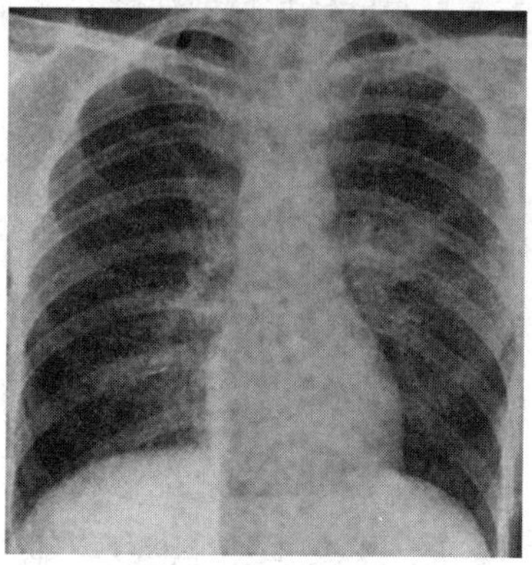

图 6-2 急性粟粒型肺结核

亚急性、慢性血行播散型肺结核起病较缓，症状较轻，X 线胸片呈双上、中肺野为主的大小不等、密度不同和分布不均的粟粒状或结节状阴影，新鲜渗出与陈旧硬结和钙化病灶共存。慢性血行播散型肺结核多无明显中毒症状（图 6-3）。

3. 继发型肺结核 含浸润性肺结核、纤维空洞性肺结核和干酪样肺炎等。

（1）浸润性肺结核 渗出性病变和纤维干酪增殖病变多发生在肺尖和锁骨下，影像学检查表现为小片状或斑点状阴影，可融合和形成空洞。渗出性病变易吸收，纤维干酪增殖病变吸收很慢，可长期无改变（图 6-4）。

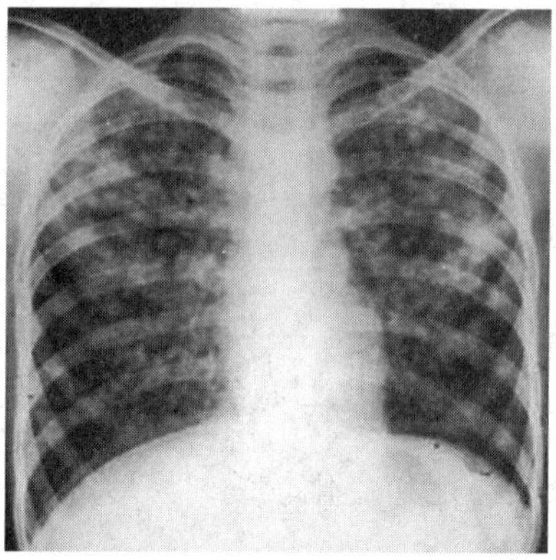

图 6-3 慢性血行播散型肺结核

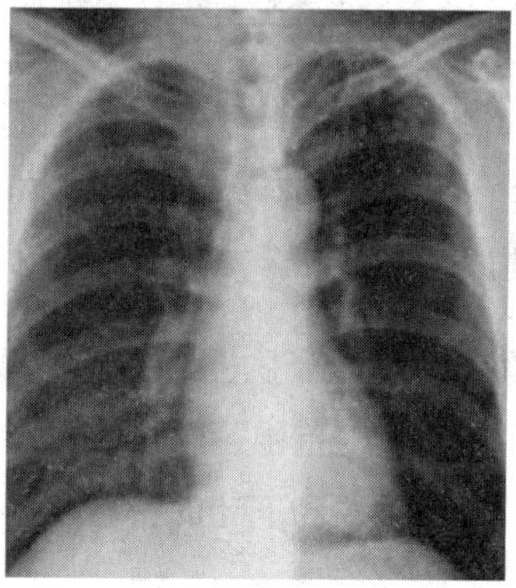

图 6-4 浸润性肺结核

（2）空洞性肺结核 空洞形态不一。空洞性肺结核多有支气管播散病变，临床症状较多，发热，咳嗽，咳痰和咯血等，痰中经常排菌。应用有效的化学治疗后，出现空洞不闭合，但长期多次查痰阴性，空洞壁由纤维组织或上皮细胞覆盖，诊断为“净化空洞”。但有些空洞还残留一些干酪组织，长期多次查痰阴性，临床上诊断为“开放菌阴综合征”，仍须随访。

（3）结核球 多由干酪样病变吸收和周边纤维膜包裹或干酪空洞阻塞性愈合而形成。结核球内有钙化灶或液化坏死形成空洞，同时 80% 以上结核球有卫星灶，可作为诊断和鉴别诊断的参考。结核球直径在 2~4cm 之间，多小于 3cm（图 6-5）。

（4）干酪样肺炎 多发生在机体免疫力和体质衰弱，又受到大量结核杆菌感染者，或有淋巴结支气管瘘，淋巴结中的大量干酪样物质经支气管进入肺内而发生。大叶性干酪样肺炎 X 线呈大叶性密度均匀磨玻璃状阴影，逐渐出现溶解区，呈虫蚀样空洞，可出现播散病灶，痰中能查出结核杆菌（图 6-6）。小叶性干酪样肺炎的症状和体征比大叶性干酪样肺炎轻，X 线呈小叶斑片播散病灶，多发生在双肺中下部。

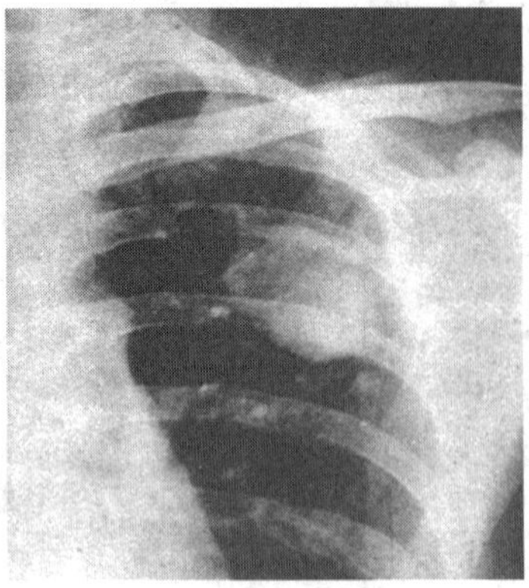

图 6-5　结核球

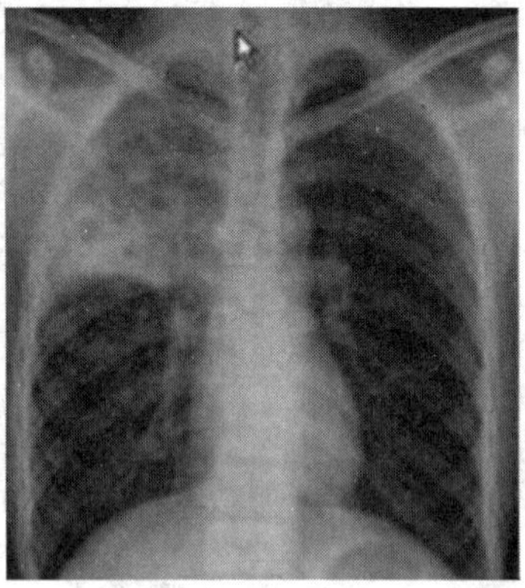

图 6-6　干酪性肺炎

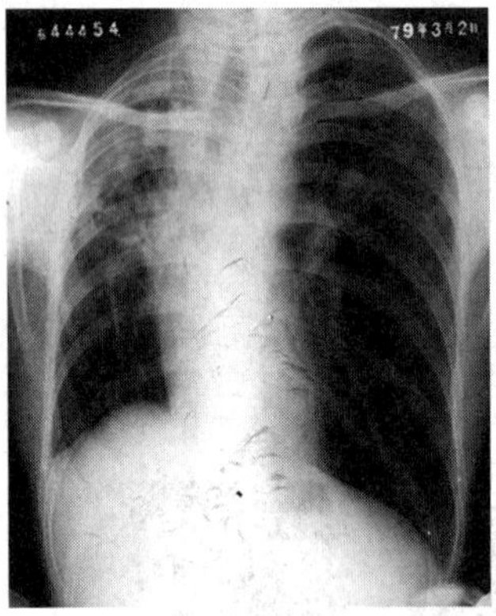

图 6-7　纤维空洞性肺结核

（5）纤维空洞性肺结核：病程长，反复进展恶化，肺组织破坏重，肺功能严重受损，双侧或单侧出现纤维厚壁空洞和广泛的纤维增生，造成肺门抬高和肺纹理呈垂柳样，患侧肺组织收缩，纵隔向患侧移位，常见胸膜粘连和代偿性肺气肿（图 6-7）。

4. 结核性胸膜炎　含结核性干性胸膜炎、结核性渗出性胸膜炎、结核性脓胸。

5. 其他肺外结核　按部位和脏器命名，如骨关节结核、肾结核等。

【辅助检查】

1. 影像学检查　胸部 X 线检查是诊断肺结核的常规首选方法，可以发现早期轻微的结核病变，确定病变范围、部位、形态、密度、与周围组织的关系等。影像特点是病变多发生在上叶的尖后段和下叶的背段，密度不均匀、边缘较清楚和变化较慢，易形成空洞和播散病灶。

CT 检查：易发现隐蔽的病变而减少微小病变的漏诊；能清晰显示各型肺结核病变特点和性质，与支气管关系，有无空洞，以及进展恶化和吸收好转的变化；能准确显示纵隔淋巴结有无肿大。

2. 痰结核杆菌检查　是确诊肺结核病的主要方法，也是制订化疗方案和考核治疗效果的主要依据。每一个有肺结核可疑症状或肺部有异常阴影者都必须查痰。通常初诊患者要送 3 份痰标本，包括清晨痰、夜间痰和即时痰，如无夜间痰，宜在留清晨痰后 2～3 小时再留一份痰标本。复诊患者每次送两份痰标本。无痰患者可采用痰诱导技术获取痰标本。痰涂片检查：是简单、快速、易行和可靠的方法，由于非结核性分枝杆菌少，故痰中检出抗酸杆菌有极重要的意义。结核杆菌培养常作为结核病诊断的金标准，同时也为药物敏感性测定和菌种鉴定提供菌株。结核杆菌培养费时较长，一般为 2～8 周，阳性结果随时报告，培养至 8 周仍未生长者报告阴性。

3. 纤维支气管镜检查　常用于支气管结核和淋巴结支气管瘘的诊断，可以在病灶部位钳取活体组织进行病理学检查和结核杆菌培养。对于肺内结核病灶，可以采集分泌物或冲洗液标本做病原体检查，也可以经支气管取肺活组织获取标本检查。

4. 结核菌素试验 广泛应用于检出结核杆菌的感染，而非检出结核病。结核菌素试验对儿童、少年和青年的结核病诊断有参考意义。由于许多国家和地区广泛推行卡介苗接种，结核菌素试验阳性不能区分是结核杆菌的自然感染还是卡介苗接种的免疫反应。因此，在卡介苗普遍接种的地区，结核菌素试验对检出结核杆菌感染受到很大限制。目前世界卫生组织推荐使用的结核菌素为纯蛋白衍化物（PPD）。

结核菌素试验选择左侧前臂屈侧中上部 1/3 处，0.1ml（5IU）皮内注射，试验后 48~72 小时观察和记录结果，手指轻摸硬结边缘，测量硬结的横径和纵径，得出平均直径=(横径+纵径)/2，而不是测量红晕直径，硬结为特异性变态反应，而红晕为非特异性反应。硬结直径 4mm 为阴性，5~9mm 为弱阳性，10~19mm 为阳性，≥20mm 或虽<20mm 但局部出现水泡和淋巴管炎为强阳性反应。结核菌素试验反应愈强，对结核病的诊断，特别是对婴幼儿的结核病诊断愈重要。凡是阴性反应结果的儿童，一般来说，表明没有受过结核杆菌的感染，可以除外结核病。但在某些情况下，也不能完全排除结核病，因为结核杆菌素试验可受许多因素影响，结核杆菌感染后需 4~8 周才建立充分变态反应，在此之前，结核杆菌素试验可呈阴性。营养不良、HIV 感染、麻疹、水痘、癌症、严重的细菌感染包括重症结核病如粟粒性结核病和结核性脑膜炎等，结核菌素试验结果则多为阴性和弱阳性。

【诊断】

1. 诊断要点 ①可有肺结核接触史；②有肺结核的临床表现；③X 线检查是早期发现肺结核的重要方法；④痰中找到结核杆菌是确诊肺结核的主要依据。

2. 临床分型 肺结核确诊后，还应做出临床分型。根据 2004 年我国制定的新结核病分类标准，肺结核分为原发型肺结核、血行播散型肺结核、继发型肺结核、结核性胸膜炎四型，各型表现见前述。

3. 临床分期

（1）进展期 凡具备以下一项者为进展期：①新发现的活动性病变；②病变较前增多或恶化；③新出现空洞或空洞增大；④痰菌阳性。

（2）好转期 具备下述一项者属好转期：①病变较前吸收好转；②空洞闭合或缩小；③痰菌转阴。

（3）稳定期 病变无活动性改变，空洞闭合，痰菌连续阴性（每月至少查痰一次）达 6 个月以上，或者空洞仍然存在，则痰菌需连续阴性一年以上。

进展期或好转期均属活动性，需要治疗；稳定期为非活动性，属临床痊愈。

4. 记录方法 按肺结核类型、病变范围及空洞部位、痰菌检查、活动性及分期依次进行记录。病变范围按左右侧分别记录，右侧病变记在横线之上，左侧记在横线之下。如果一侧无病变，以（-）表示，从第二、第四前肋下缘内端水平，将两肺分上、中、下肺野，并以上、中、下标志病变所在位置，有空洞者，在相应部位用“0”表示。以（+）或（-）分别代表痰菌阳性或阴性，涂片、集菌和培养法分别以“涂”“集”“培”表示，无痰或未查痰，应注明“无痰”或“未查”。

诊断记录举例：血型播散型肺结核（急性）$\frac{\text{上中下}}{\text{上中下}}$集（+）进展期

浸润型肺结核 $\frac{\text{上 0 下}}{\text{上 0 下}}$ 集（-）好转期

【治疗】

1. 一般治疗 注意休息，发热时应卧床休息。加强营养，补充蛋白类食物、维生素 B 及维生素 C。

2. 抗结核治疗（化学治疗，简称化疗） 肺结核的治疗主要是抗结核治疗。

（1）化疗原则 早期、联合、适量、规律、全程。

1）早期：对所有检出和确诊患者均应立即给予化学治疗。早期化学治疗有利于迅速发挥早期杀菌作用，促使病变吸收和减少传染性。

2）联合：联合用药系指同时采用多种抗结核药物治疗，可提高疗效，同时通过交叉杀菌作用减少或防止耐药性的产生。

3）适量：严格遵照适当的药物剂量用药，药物剂量过低不能达到有效的血浓度，影响疗效和易产生耐药性，剂量过大易产生药物毒性及不良反应。

4）规律：严格遵照医嘱要求规律用药，不漏服，不停药，以避免耐药性的产生。

5）全程：保证完成规定的治疗期是提高治愈率和减少复发率的重要措施。

（2）常用抗结核药物

1）异烟肼（INH，H）：异烟肼问世已 50 余年，但迄今仍然是单一抗结核药物中杀菌力，特别是早期杀菌力最强者。INH 对巨噬细胞内外的结核杆菌均具有杀菌作用。成人每日 300mg，顿服；儿童每日 5～10mg/kg，最大剂量每日不超过 300mg，顿服。结核性脑膜炎和血行播散型肺结核的用药剂量可加大，成人每日 10～20mg/kg，儿童每日 20～30mg/kg。

2）利福平（RFP，R）：对巨噬细胞内外的结核杆菌均有快速杀灭作用，特别是对 C 菌群有独特的杀灭效果。口服后药物集中在肝脏，主要经胆汁排泄，早晨空腹或早饭前半小时服用。利福平及其代谢物为橘红色，服后大小便、眼泪等为橘红色。成人每日 8～10mg/kg，体重在 50kg 及以下者为 450mg，50kg 以上者为 600mg，顿服。儿童每日 10～20mg/kg，顿服。间歇用药为 600～900mg，每周 2 次或 3 次。

3）吡嗪酰胺（PZA，Z）：吡嗪酰胺具有独特的杀菌作用，主要是杀灭巨噬细胞内酸性环境中的 B 菌群。成人每日 1.5g，儿童 30～40mg/kg，分 3 次口服。

4）乙胺丁醇（EMB，E）：主要是抑制结核杆菌 RNA 合成。口服易吸收，成人每日 0.75～1.0g，顿服。

5）链霉素（SM，S）：链霉素对巨噬细胞外碱性环境中的结核杆菌有杀灭作用。成人 0.75g，肌内注射，每周 5 次；间歇用药 0.75～1.0g，肌内注射，每周 2～3 次。

6）抗结核药物固定剂量复合制剂的应用：复合制剂由多种抗结核药物按照一定的剂量比例合理组成，由于应用复合制剂能够有效防止漏服某一药品，而且每次服药片数明显减少，对提高治疗依从性，充分发挥联合用药的优势具有重要意义，成为预防耐药结核病发生的重要手段，目前复合制剂主要用于初治活动性肺结核。卫非特（异烟肼 80mg，利福平 120mg，吡嗪酰胺 250mg），每日 4～5 片，顿服；卫非宁（异烟肼 100mg，利福平 150mg），每日3片，顿服。

（3）化疗方法 可分为长程疗法和短程疗法，前者疗程为12~18个月，现基本上已被淘汰，后者疗程为6~9个月，经国内外严格对照研究证实为切实有效的化疗方法，被作为统一标准方案广泛应用。在化疗过程中，分为强化治疗和巩固治疗两个阶段。强化治疗阶段为开始化疗的2~3个月，使用利福平加异烟肼两种杀菌药与其他药物合用，每天用药；巩固化疗阶段为化疗的后4~6个月，每周3次间歇用药（实验证实间歇给药法也能达到每日给药法同样的效果）。在化疗方案简写公式中，药名多用该药英文首写字母表示，药名前数字表示用药月数，药名右下方数字表示每周用药次数，斜线前表示强化治疗阶段，斜线后表示巩固治疗阶段。

（4）化疗方案

1）初治涂阳肺结核治疗方案

①每日用药方案。强化期：异烟肼、利福平、吡嗪酰胺、链霉素和乙胺丁醇，顿服，2个月。巩固期：异烟肼、利福平，顿服，4个月。简写为：2HRZE/4HR。

②间歇用药方案。强化期：异烟肼、利福平、吡嗪酰胺和乙胺丁醇，隔日一次或每周3次，2个月。巩固期：异烟肼、利福平，隔日一次或每周3次，4个月。简写为：$2H_3R_3Z_3E_3/4H_3R_3$。

2）复治涂阳肺结核治疗方案

①每日用药方案。强化期：异烟肼、利福平、吡嗪酰胺、链霉素和乙胺丁醇，顿服，2个月。巩固期：异烟肼、利福平、乙胺丁醇，顿服，4~6个月。简写为：2HRZSE/4HRE。

② 间歇用药方案。强化期：异烟肼、利福平、吡嗪酰胺、链霉素和乙胺丁醇，隔日一次或每周3次，2个月。巩固期：异烟肼、利福平和乙胺丁醇，隔日一次或每周3次，6个月。简写为：$2H_3R_3Z_3S_3E_3/4H_3R_3R_3$。

3）初治涂阴肺结核治疗方案

①每日用药方案。强化期：异烟肼、利福平、吡嗪酰胺，顿服，2个月。巩固期：异烟肼、利福平，顿服，4个月。简写为：2HRZ/4HR。

②间歇用药方案。强化期：异烟肼、利福平、吡嗪酰胺，隔日一次或每周3次，2个月。巩固期：异烟肼、利福平，隔日一次或每周3次，4个月。简写为：$2H_3R_3Z_3/4H_3R_3$。

3. 对症治疗 肺结核的中毒症状在合理化疗下很快减轻或消失，无须特殊处理。但出现下列情况应及时处理。

（1）大咯血 ①保持安静，必要时，给予地西泮。②及时排除积血，保持呼吸道通畅。因血块造成窒息时，应立即取头低足高45°的俯卧位，轻拍击背部尽快使血液从气管排出，或直接刺激咽部咯出血块。有条件者可进行气管插管或气管切开，或用支气管镜吸出积血。③用垂体后叶素5~10U，加入50%葡萄糖40ml静脉缓慢注射，然后将垂体后叶素20U加入5%葡萄糖液500ml内，按每小时0.1U/kg，静脉滴注。高血压、冠心病、心力衰竭及孕妇禁用。

（2）盗汗 可选用阿托品或654-2口服。

（3）大量胸腔积液及高热等严重中毒症状 在充分有效抗结核药物应用的同时加用糖皮质激素。常选用泼尼松口服，病情紧急时，可选用氢化可的松或地塞米松静脉滴注。

4. 手术治疗 当前肺结核手术治疗主要的适应证是经合理化学治疗后无效、多重耐药的厚壁空洞、大块干酪灶、结核性脓胸、支气管胸膜瘘和大咯血保守治疗无效者。手术方法为肺叶切除术、肺叶-胸膜切除术、空洞引流术等。

【常用药物注意事项与患者教育】

1. 异烟肼（INH，I） INH是最强的抗结核药物之一，是治疗结核病的基本药物，其作用机制可能是通过细菌内触酶-过氧化酶的活化作用，抑制敏感细菌分枝菌酸的合成而使细胞壁破裂，抑制细菌叶酸的合成。此药能杀死细胞内外生长代谢旺盛和静止的结核菌，是一全效杀菌剂。能透入胸水和通过血-脑屏障。偶可发生周围神经炎、药物性肝炎，肝功能异常者慎用，防治周围神经炎可服用维生素B_6。

2. 利福平（RFP，R） RFP为半合成广谱杀菌剂，与依赖DNA的RNA多聚酶的β亚单位牢固结合，抑制细菌RNA的合成，防止该酶与DNA连接，从而阻断RNA转录过程。本品亦属全效杀菌剂，能杀死细胞内外生长代谢旺盛和静止的结核菌。不良反应少，偶有轻度胃肠道刺激和暂时性肝功能损害。妊娠3个月内忌用。

3. 链霉素（SM，S） SM属于氨基糖苷类抗生素，其抗菌机制为抑制细菌蛋白质的合成，对结核菌有较强的抗菌作用。SM主要通过干扰氨酰基-tRNA和核蛋白体30S亚单位结合，抑制70S复合物形成，从而抑制肽链的延长，影响合成蛋白质，最终导致细菌死亡。但本品只能杀灭细胞外的结核菌，在pH中性时起作用，不易通过血-脑屏障及透入细胞内，属于半效杀菌剂。不良反应主要是耳毒性、肾毒性等，因此儿童、老人、孕妇应慎用。

4. 吡嗪酰胺（PZA，Z） 本品为烟酰胺的衍生物，具有独特的杀菌作用，主要是杀灭巨噬细胞内酸性环境中的结核杆菌，是联合用药治疗中不可或缺的药物。不良反应有肝功能损害、尿酸增高、关节痛、胃肠不适等。

5. 乙胺丁醇（EMB，E） 本品为合成的抗结核药，为抑菌剂。其作用机制尚未完全阐明，可能为抑制RNA合成。有研究认为可以增加细胞壁的通透性，渗入菌体内干扰RNA的合成，从而抑制细菌的繁殖。本品只对生长繁殖期的结核菌有效。不良反应为视神经炎，故儿童禁用。

6. 对氨基水杨酸钠（PAS，P） PAS对结核菌有抑制作用。本品通过对叶酸合成的竞争性抑制作用而抑制结核菌的生长繁殖。该品溶液不稳定，见光可分解变色，故应即配即用，并避光使用。可影响RFP的吸收，故不宜与RFP合用。

7. 其他抗结核药 ①乙硫异烟胺：化学结构和作用机制类似异烟肼，抗菌活性较低，但对异烟肼和链霉素耐药的结核菌敏感，临床作为二线药物使用。不良反应有较强的胃肠道刺激、周围神经炎及肝损害等。②利福喷汀：利福霉素衍生物，作用机制与不良反应同利福平，抗菌活性比利福平强8倍以上，治疗剂量同利福平，每周用药1~2次。③利福定：利福霉素衍生物，作用机制与不良反应同利福平，抗菌活性比利福平强3倍以上，治疗剂量为利福平的1/2~1/3。

第七节　原发性支气管肺癌

原发性支气管肺癌（简称肺癌），是起源于支气管黏膜或腺体的恶性肿瘤。肺癌为目前世界上最常见的恶性肿瘤之一，多数在40岁以上发病，发病高峰在60~79岁之间，男女发病率（3~5）：1。近年来，肺癌发病有明显增高趋势，尤其在大中城市及工业集中地区。主要临床表现为刺激性咳嗽、痰中带血、胸痛、消瘦及转移症状。

扫码“学一学”

【病因与发病机制】

尚未完全阐明，目前认为与下列因素有关。

1. 吸烟 已经公认吸烟是肺癌的重要危险因素。国内外的调查均证明 80%~90% 的男性肺癌和 19.3%~40% 女性肺癌与吸烟有关。经病理学证实，吸烟与支气管上皮细胞纤毛脱落、上皮细胞增生、鳞状上皮化生及核异形变密切相关。纸烟中含有多种致癌物质，其中苯并芘为主要致癌物质。被动吸烟也易引起肺癌。

2. 空气污染 空气污染包括室内小环境和室外大环境污染。室内小环境污染如被动吸烟、燃料燃烧和烹调过程中产生的致癌物等；室外大环境污染如汽车废气、工业废气、公路沥青等。上述污染物中都含有致癌物质，主要是苯并芘。有统计资料显示，城市肺癌发病率明显高于农村。

3. 职业致癌因素 某些职业的劳动环境中具有许多致癌物质，已确认的有铬、镍、砷、氡、石棉、氯乙烯、煤烟、焦油、芥子气等。由于肺癌的形成是一个漫长的过程，因此已停止接触上述物质很长时间后才发现肺癌。

4. 电离辐射 大剂量电离辐射可引起肺癌，电离辐射可能是职业性的，也可能是非职业性的。美国 1978 年报告一般人群中电离辐射有 49.6% 来自自然界，44.6% 为医疗照射，来自 X 线检查的占 36.7%。

5. 遗传因素 遗传因素与肺癌的相关性受到重视，许多基因与肺癌的易感性有关，肺癌常与第 3 条染色体短臂缺失有关。

6. 其他因素 食物中天然维生素 A、B、胡萝卜素和微量元素（锌、硒）的摄入量与以后癌症的发生呈负相关。病毒感染、真菌（黄曲霉菌）毒素、某些慢性肺部疾病（如慢支、肺结核、结节病、慢性肺间质纤维化和硬皮病等）与肺癌的发生也有一定关系。

【病理】

1. 发生部位 按解剖部位可分为以下两种类型。

（1）中央型肺癌 发生在段支气管或段支气管以上的癌肿，约占 3/4，以鳞状上皮细胞癌和小细胞未分化癌较多见。

（2）周围型肺癌 发生在段支气管以下的癌肿，约占 1/4，以腺癌较多见。

2. 组织类型 根据肺癌的分化程度、形态特征和生物学特点，目前将肺癌分为两大类，即小细胞肺癌和非小细胞肺癌。

（1）小细胞肺癌 又称小细胞未分化癌，恶性程度高，癌细胞生长快，远处转移早。包括燕麦细胞型、中间细胞型、复合燕麦细胞型，具有内分泌和化学受体功能，能分泌 5-羟色胺、儿茶酚胺、组胺、激肽等肽类物质，可引起类癌综合征。

（2）非小细胞肺癌 ①鳞状细胞癌（简称鳞癌），最为常见。中央型肺癌多为鳞癌，一般生长较慢，转移晚，手术切除机会较多，5 年生存率较高，但对放疗、化疗不如小细胞癌敏感。②腺癌主要起源于支气管黏液腺，腺癌倾向于形成腺体。周围型肺癌多为腺癌，由于肺腺癌血管丰富，故局部浸润和血行转移较早，容易转移至肝、脑和骨骼，更易累及胸膜而引起胸腔积液。③大细胞癌：包括透明细胞癌和巨细胞癌，可发生在肺门附近或肺边缘的支气管。大细胞癌的转移比小细胞未分化癌晚，手术切除机会较大。④其他：腺鳞癌、类癌、腺样囊性癌、黏液表皮样癌等。

3. 肺癌的转移 直接蔓延、淋巴转移、血行转移和种植转移。

【临床表现】

起病多缓慢，其临床表现与肺癌的发生部位、类型、大小、有无转移和并发症等有关。

1. 原发癌肿引起的表现

（1）咳嗽 为早期常见的症状，多表现为刺激性干咳，亦可咳少量黏液痰。此为肿瘤引起支气管狭窄所致，呈高音调金属音。继发感染时，痰量增多，呈黏液脓性。

（2）咯血 以中央型肺癌多见，多为痰中带血，偶有大咯血。

（3）喘鸣 肿瘤引起支气管狭窄，造成部分阻塞，可产生局限性哮鸣音。

（4）胸闷 肿瘤引起支气管狭窄可引起胸闷。

（5）发热 包括肿瘤坏死引起的“癌性热”和继发感染引起的感染性发热，后者抗生素治疗可暂时有效，前者抗生素治疗无效。

（6）其他 食欲不振、消瘦、体重下降、恶病质。

2. 癌肿局部扩展引起的表现

（1）胸痛 癌肿位于胸膜附近时，易产生不规则的钝痛或隐痛，随呼吸、咳嗽加重；侵犯肋骨、脊柱时，疼痛持续而明显，且与呼吸、咳嗽无关，但可有固定压痛；肿瘤压迫肋间神经，胸痛可累及相应分布区。

（2）呼吸困难 癌肿侵犯胸膜引起大量胸腔积液或侵犯心包发生心包积液等出现呼吸困难。

（3）吞咽困难 癌肿侵犯或压迫食管引起吞咽困难。

（4）声音嘶哑 癌肿直接压迫或侵犯纵隔淋巴结可压迫喉返神经（左侧多见）造成声带麻痹，出现声音嘶哑。

（5）上腔静脉阻塞综合征：癌肿侵犯纵隔淋巴结，可压迫上腔静脉，上腔静脉回流受阻，产生胸壁静脉曲张和上肢、颈面部水肿，并引起头痛、头昏或眩晕，称上腔静脉阻塞综合征。

（6）霍纳（Horner）综合征 位于肺尖部的肺癌称肺上沟瘤，可压迫颈部交感神经，引起病侧眼睑下垂、瞳孔缩小、眼球内陷、额部无汗，称 Horner 综合征。

（7）臂丛神经压迫征 癌肿压迫臂丛神经可致同侧自腋下向上肢内侧放射性、烧灼样疼痛，称臂丛神经压迫征。

3. 癌肿远处转移引起的表现

（1）脑转移 可出现头痛、呕吐、眩晕、共济失调、脑神经麻痹、一侧肢体无力甚至偏瘫，严重时可出现颅内压增高。

（2）肝转移 可出现厌食、肝肿大、黄疸和腹水等。

（3）骨骼转移 肺癌转移至骨骼，特别是肋骨、脊椎、骨盆时，可有局部疼痛和压痛。

（4）淋巴结转移 肺癌多先出现锁骨上和颈部淋巴结肿大，肿大的淋巴结质地坚硬，多无痛感。尤以右锁骨上淋巴结为著。

4. 癌肿作用于其他系统引起的肺外表现　又称伴癌综合征或副癌综合征，为某些类型的肺癌分泌的激素或类激素样物质所致。主要有肥大性肺性骨关节病、周围神经病变、高钙血症、抗利尿激素分泌、Cushing 综合征、神经肌肉综合征、男性乳房发育、类癌综合征等。类癌综合征表现为哮鸣样支气管痉挛、阵发性心动过速、水样腹泻、皮肤潮红等。还可有黑色棘皮症及皮肤炎、掌跖皮肤过度角化症、硬皮症，以及栓塞性心内膜炎、血小板减少性紫癜、毛细血管病性渗血性贫血等肺外表现。肺外表现有时先于呼吸道症状或 X 线表现之前出现，应予注意。

【辅助检查】

1. 胸部 X 线检查　中央型肺癌多表现为一侧肺门类圆形阴影，边缘大多毛糙，可有分叶或切迹等。可伴有肺不张、阻塞性肺炎、局限性肺气肿征象。周围型肺癌早期常呈局限性小斑片状阴影，边缘不清，密度较淡，动态观察可见肿块逐渐增大，密度增高，呈圆形或类圆形，边缘有毛刺或切迹。癌肿中心坏死可形成空洞，空洞壁较厚，多呈偏心状，内壁不规则，凹凸不平。

2. 电子计算机 X 线体层扫描（CT）检查　CT 的优点在于能够显示普通 X 线检查所不能发现的癌肿，可以检查出直径<5mm 的小结节和位于心脏后、脊柱旁、肺尖、膈面以下部位的病灶，同时，可判断癌肿有无侵犯邻近器官。

3. 磁共振（MRI）检查　MRI 在明确肿瘤与大血管之间关系，分辨肺门淋巴结或血管阴影方面优于 CT，而在发现小病灶（<5mm）方面不如 CT 敏感。

4. 支气管镜检查　是诊断肺癌的主要方法，可直视癌肿的形态，并可采集标本进一步做病理学检查。

5. 痰脱落细胞检查　该项检查的阳性率取决于采集的标本是否符合要求及送检次数，非小细胞肺癌的阳性率较小细胞肺癌的阳性率高，一般为 70%～80%。

6. 病理学检查　对肺癌的确诊和组织分型具有决定性意义。可在胸透、CT 或 B 超引导下采用细针经胸壁穿刺，或支气管镜、纵隔镜、胸腔镜采集的标本，进行病理学检查。肿大的淋巴结亦可进行活检病理学检查。

7. 其他　放射性核素肺扫描、肿瘤标记物检查、开胸探查等。

【诊断】

肺癌的治疗效果与预后取决于肺癌能否早期诊断。肺癌的早期诊断包括两方面的重要因素，一是病人对肺癌知识的了解，一旦出现任何可能与肺癌有关的症状能及时就诊，二是医务人员对肺癌早期征象的警惕性，避免漏诊、误诊。对于下列情况之一的人群（特别是 40 岁以上男性长期或重度吸烟者）应高度警惕肺癌的可能。①无明显诱因的刺激性咳嗽持续 2～3 周经抗炎、镇咳治疗无效，或有慢性呼吸道疾病，咳嗽性质突然改变者；②近 2～3 个月持续痰中带血而无其他原因可解释者；③同一部位反复出现肺炎；④原因不明的肺脓肿，无毒性症状，无大量脓痰，无异物吸入史，且抗炎治疗效果不佳者；⑤原因不明的四肢关节痛、杵状指（趾）、声音嘶哑、上腔静脉阻塞综合征等；⑥X 线检查有局限性肺气肿、肺不张、孤立性圆形病灶或单侧肺门阴影增大；⑦原有肺结核已稳定，而其他部位又出现新增大的病灶，抗结核治疗无效；⑧无中毒症状的进行性增多的血性胸腔积液等。

对以上可疑者应尽快选择必需的辅助检查以尽早明确诊断。

【治疗】

肺癌的治疗应根据身体状况、癌肿的组织学类型、癌肿侵犯的范围和发展趋势采取综合治疗措施。非小细胞肺癌，早期以手术治疗为主；可切除的局部晚期肺癌，可采取辅助化疗+手术治疗+放疗；不可切除的局部晚期肺癌，可采取化疗+放疗；远处转移的晚期肺癌以姑息治疗为主；小细胞肺癌以化疗为主，辅以手术和（或）放疗。

1. 手术治疗　凡具备手术指征的肺癌，均应首先选择手术治疗。手术方式有肺叶切除术、肺段切除术、原发病灶切除及受累淋巴结切除术等，应根据具体情况选择。例如，非小细胞病灶较局限，未侵袭对侧及高位纵隔淋巴结时，可作肺段或肺叶切除；小细胞肺癌已有胸内或远处转移者，可先化疗、后手术。

2. 化学药物治疗（简称化疗）　小细胞肺癌对化疗非常敏感，一般诱导化疗以2~3个周期为宜，使较大病灶经化疗后缩小，以利于手术及放疗，手术或放疗后应继续化疗，一般术后2~3周可行化疗。化疗周期应超过3~4个周期。非小细胞肺癌对化疗敏感性较差，但为了预防术后发生复发或远处转移，可在术前、术后进行化疗，对晚期肺癌不宜手术或放疗者，化疗可延长生存期。常用的化疗药物有依托泊苷（VP-16）、顺铂（DDP）、卡铂（CBP）、环磷酰胺（CTX）、长春新碱（VCR）、甲氨蝶呤（MTX）等。

3. 分子靶向治疗　针对细胞受体、关键基因和调控分子为靶点的治疗，称为分子靶向治疗，简称靶向治疗。与传统化疗无选择性杀伤细胞相比，靶向治疗针对肿瘤细胞发挥作用，提高肿瘤治疗的精确性。分子靶向性药物不是将杀伤肿瘤细胞作为目标，而是将肿瘤细胞膜上或细胞内特异性表达或高表达的分子为作用靶点，这不仅能更加特异地作用于肿瘤细胞，阻断其生长、转移或诱导其凋亡，而且还同时降低了对正常细胞的杀伤作用。靶向治疗可用于肺腺癌的治疗，尤其是不吸烟的女性腺癌，常用药物吉非替尼（易瑞沙）、厄罗替尼（特罗凯）。

4. 放射治疗（简称放疗）　放疗可分为根治性和姑息性2种，根治性用于病灶局限、因解剖原因不便手术或不愿手术者；姑息性放疗目的在于抑制肿瘤的发展、延缓癌细胞扩散，缓解症状。放疗对小细胞肺癌效果较好，其次为鳞癌和腺癌。若辅以化疗，则提高疗效。常用的放射线有直线加速器产生的高能X线及^{60}Co机产生的γ射线。

5. 其他治疗　①支气管动脉灌注化疗（BAI），适用于失去手术指征、全身化疗无效的晚期肺癌，可缓解症状，减轻痛苦。②经纤维支气管镜电刀切割瘤体、激光烧灼等疗法。③生物缓解调节剂，使用干扰素、白细胞介素（IL-2）、转移因子、左旋咪唑、集落刺激因子（CSF）等药物可增加机体对化疗、放疗的耐受性，提高疗效。④中医中药治疗。

【常用药物注意事项与患者教育】

1. 吉非替尼　又名易瑞沙，分子靶向治疗药，选择性表皮生长因子受体（EGFR）酪氨酸激酶抑制剂，通过抑制该酶，妨碍肿瘤的生长、转移、血管生成，并诱导肿瘤细胞凋亡。适用于治疗既往接受过化疗或不适于化疗的局部晚期或转移性非小细胞肺癌（NSCLC）。最常见的药物不良反应（ADRs）为腹泻、皮疹、瘙痒、皮肤干燥和痤疮。

2. 厄罗替尼　又名特罗凯，分子靶向治疗药，作用机制、适应证与不良反应基本同吉非替尼。

扫码“学一学”

第八节　自发性气胸

胸膜腔是由脏层和壁层胸膜构成的不含气体的密闭的潜在腔隙。各种原因导致胸膜破损使空气进入胸膜腔造成积气状态时称为气胸。气胸可分为自发性、外伤性和医源性三类。自发性气胸系因肺大疱或胸膜下微小疱破裂，空气进入胸膜腔所致。空气进入胸膜腔造成胸膜腔内压力升高，肺脏被压缩影响气体交换，静脉回心血流受阻，出现心肺功能障碍，可导致呼吸循环衰竭。

【病因与发病机制】

根据肺部有无原发疾病，将自发性气胸分为原发性和继发性两类。

1. 原发性气胸　指肺部常规X线检查未发现明显病变者所发生的气胸，可能是由于脏层胸膜下肺泡发育不良形成的肺大疱破裂，也可能与吸烟、小气道炎症有关。多见于青壮年，特别是体型瘦长的男性。

2. 继发性气胸　见于有基础肺疾病者，以慢性阻塞性肺病（COPD）和肺结核多见，肺癌、尘肺、支气管哮喘、结节病、肺囊性纤维化、急性细菌性肺炎等亦可发生气胸。少数女性在月经前后24~72小时发生气胸，发病机制不清楚，可能是胸膜子宫内膜异位破裂所致。

【病理】

按脏层胸膜破口的特点及胸膜腔内压力的不同，将自发性气胸分为下列三种类型：

1. 闭合性（单纯性）气胸　裂口较小，破损的脏层胸膜自行封闭，空气不再继续进入胸膜腔，胸膜腔压力接近或略超过外界压力，抽气后压力下降不再升高。

2. 交通性（开放性）气胸　裂口较大（或支气管胸膜瘘），吸气与呼气时空气自由进出胸膜腔，胸膜腔压力与外界压力一致。

3. 张力性（高压性）气胸　裂口呈单向活瓣样作用，呼气时裂口关闭，吸气时裂口张开，于是空气只能进入胸膜腔而无法排出，使胸膜腔积气量越积越多，压力高于外界压力。张力性气胸严重压迫肺脏和胸内大血管，把纵隔、心脏推向健侧，可导致呼吸循环衰竭。

【临床表现】

临床表现的轻重与有无肺基础疾病及功能状态、气胸发生的速度、胸膜腔内积气量及压力大小三个因素有关。

1. 症状　大多数起病急骤，突起一侧胸部针刺样或刀割样疼痛，继之胸闷和呼吸困难，可伴有刺激性咳嗽。胸腔内大量积气，尤其是张力性气胸时，由于肺被压缩，纵隔移位，迅速出现严重呼吸困难、发绀、烦躁不安、出冷汗、昏迷、休克等。

2. 体征　取决于积气量的多少，少量气胸，肺被压缩<20%时，通常缺乏阳性体征或仅有轻度呼吸音减低，原有肺气肿者体征更不明显。肺被压缩面积>30%时，出现患侧胸廓饱满，肋间隙增宽，呼吸运动减弱或消失，叩诊呈鼓音，心脏浊音界缩小或消失。气胸量大时，气管、纵隔及心脏可向健侧移位。液气胸时，胸内有振水声。

【辅助检查】

1. 胸部X线检查 为目前诊断气胸最可靠的办法。胸腔积气处透亮度增加，被压缩的肺边缘呈外凸弧形的细线条形阴影，称为气胸线，线内密度增高部分为压缩的肺组织。如有积液，可见气液平面。少量气胸常局限在肺尖部，易漏诊，侧位胸片可发现。

2. 胸部CT检查 CT表现为胸膜腔内出现极低密度的气体影，伴有肺组织不同程度的萎缩改变，CT胸片对小量气胸、局限性气胸、肺大疱与气胸的鉴别比X线胸片更敏感、更准确。

【诊断】

诊断要点：①突然出现的胸痛、呼吸困难及刺激性咳嗽等症状；②患侧胸廓饱满、肋间隙增宽、叩诊呈鼓音、气管向健侧移位等体征；③胸部X线检查示胸腔积气征。

【治疗】

首要的治疗是排气减压，迅速解除气胸的压迫症状，促进患侧肺复张。

1. 一般治疗 卧床休息，保持安静，密切观察病情变化，可给予鼻导管吸氧，积极治疗原发性肺部疾病。适用于肺压缩面积<20%的小量闭合性气胸，气体多在7~10天内吸收。

2. 排气治疗 是治疗气胸的主要方法，尤其是张力性气胸，需进行紧急排气，以迅速缓解症状。

（1）胸腔穿刺抽气 适用于病情急重、需紧急排气者。一般选择患侧锁骨中线第2肋间处，皮肤消毒后用气胸针或细导管直接穿刺入胸腔，连接50ml或100ml注射器或气胸机抽气并测压，直至呼吸困难缓解。在无其他抽气设备时，可用较粗针头，在其尾部结扎橡皮指套，指套末端剪一小裂缝，将针头刺入胸腔排气，高压气体从小裂缝排出，当胸内压减为负压，指套囊即自然塌陷，小裂缝关闭，外界空气即不能进入胸腔。

（2）胸腔闭式引流 适用于反复发生的不稳定型气胸，不稳定型气胸无论其气胸容量多少，均应尽早行胸腔闭式引流。插管部位多选择患侧锁骨中线第2肋间或腋前线第4~5肋间。如果为局限性气胸或胸腔积液较多者，则需根据胸透或胸片定位。常规皮肤消毒，局部浸润麻醉，与肋骨上缘平行作1.5~2.0cm的皮肤切口，用血管钳钝性分离肋间组织，将引流管插入胸膜腔并固定。引流管多选用刺激性小质软的硅胶管，亦可用导尿管。引流管固定后将另一端与水封瓶相接，水封瓶的玻璃管置于水面下1~2cm（图6-8），将胸膜腔压力维持在1~2cmH_2O以下，若胸膜腔内压力高于此压力时气体从引流管溢出，呼吸困难迅速缓解，压缩的肺可在几小时至数天内复张。对肺压缩严重、时间较长者，插管后夹住引流管分次引流，避免胸内

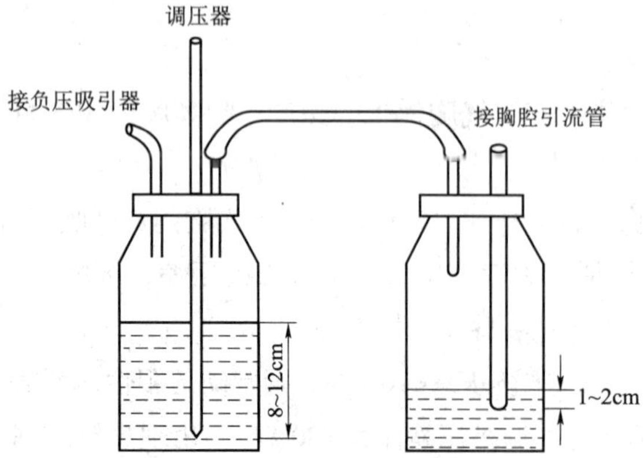

图6-8 水封瓶引流示意图

压力骤降产生肺复张后肺水肿。如未见气泡溢出，经1~2天，气急症状消失，可夹管24~48小时，复查胸片，肺全部复张后可以拔除导管。单纯胸腔闭式水封瓶引流能治愈大多数闭合性气胸，对部分交通性气胸也有效。

如果单纯负压排气无效，或慢性气胸，可采用持续负压引流。用持续负压装置（吸引器或中心负压管道）与压力调节瓶相连，并将调节瓶与单纯负压引流水封瓶连接，通过调压管进水的深度来调节负压大小，通常负压范围维持在-12~-8cmH_2O，以免负压过大造成肺损伤（图6-9）。闭式负压吸引流需连续开动吸引机，如经12小时后肺仍未复张，应查找原因。水封瓶应低于胸部（可放于床下），以免瓶内的水反流入胸腔。皮肤切口、引流管等严格消毒，加强保护，防止发生感染。

3. 手术治疗　经内科治疗无效的气胸可考虑手术治疗。主要适应于长期气胸、血气胸、双侧气胸、复发性气胸、张力性气胸、闭式引流失败、合并有巨大肺大疱等。外科手术治疗自发性气胸，解决肺不张和降低复发率最为有效。

（1）胸腔镜　直视下粘连带烙断术促使破口关闭；直视下可行肺大疱结扎、肺段切除。胸腔镜手术有微创、安全等特点。

（2）开胸手术　上述治疗无效，且病情危重，无禁忌者可行开胸手术，开胸修补破口、肺大疱结扎、肺叶切除等。

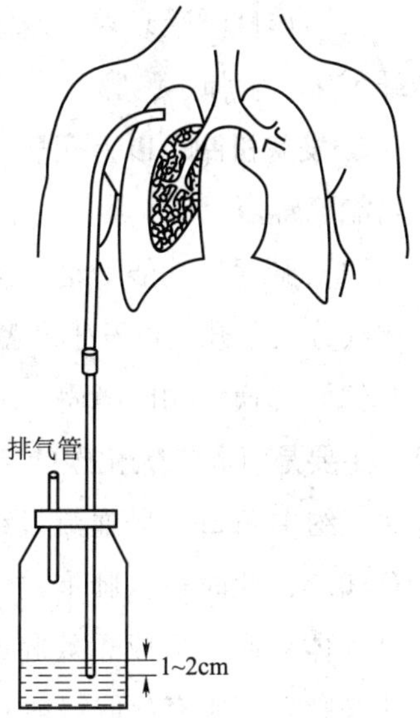

图6-9　持续负压引流示意图

4. 胸膜粘连疗法　对于多次复发性气胸、持续性气胸、双侧气胸、合并肺大疱，且心肺功能不能耐受手术时可采用胸膜粘连疗法。用物理或化学方法刺激胸膜表面，使之产生无菌性炎症反应而发生粘连。常用方法是用四环素1g或滑石粉2~8g，生理盐水60~100ml，经胸导管注入。主要不良反应为胸痛、发热等，滑石粉可引起急性呼吸窘迫综合征，应用时要注意。

5. 并发症的处理　并发感染者及时应用抗生素，脓气胸者除积极使用抗生素外，应插管引流，胸腔内生理盐水冲洗，必要时手术；气胸出血量大、纵隔气肿、皮下气肿应手术处理。

【常用药物注意事项与患者教育】

滑石粉　为白色、微细、无砂性的粉末，主要成分为含水的硅酸镁。能够吸附化学刺激物或毒物，外敷可有皮肤保护作用；内服可保护发炎的胃肠黏膜而发挥镇吐、止泻作用。气胸时，注入胸膜腔可促进裂口粘连，封闭裂口。中医认为滑石粉具有利尿通淋、清热解暑、祛湿敛疮的功效，内服用于热淋、石淋、尿热涩痛、暑湿烦渴、湿热水泻；外治用于湿疹、湿疮、痱子。滑石粉在直肠、阴道或创面等处可引起肉芽肿，滑石粉不宜久服久用。

第九节　呼吸衰竭

呼吸衰竭是由多种原因引起的肺通气和（或）肺换气功能严重障碍，以至在静息状态下亦不能维持足够的气体交换，导致缺氧伴或不伴二氧化碳潴留，进而引起一系列病理生理改变和相应表现的临床综合征。其标准为海平面、静息状态、呼吸空气的情况下动脉血氧分压（PaO_2）<8kPa（60mmHg），伴或不伴有动脉血二氧化碳分压（$PaCO_2$）>6.67kPa（50mmHg），并排除心内解剖分流和原发于心排血量降低等致的低氧因素。主要临床表现为呼吸困难、发绀、神经精神症状等。

扫码“学一学”

【病因与发病机制】

1. 病因

（1）急性呼吸衰竭　严重呼吸系统感染、急性呼吸道阻塞、重症哮喘、急性肺水肿、自发性气胸、颅脑外伤、感染、脑血管病变等。

（2）慢性呼吸衰竭　慢性阻塞性肺疾病（COPD）、重症肺结核、支气管扩张、广泛性肺纤维化、尘肺、胸廓畸形等，以COPD最常见。

2. 发病机制　以上疾病引起缺氧和二氧化碳潴留的机制主要有肺通气功能不足和肺换气功能障碍。

（1）肺通气功能不足　当肺通气功能障碍时，肺泡通气量不足，肺泡氧分压下降，二氧化碳分压上升，可发生Ⅱ型呼吸衰竭，即PaO_2下降和$PaCO_2$升高同时存在。

（2）肺换气功能障碍　肺的气体交换是指肺泡内气体与肺泡周围毛细血管内气体的交换，主要是氧和二氧化碳的交换。①通气/血流（V/Q）比例失调：健康人在静息状态下肺泡通气约4L/min，肺血流量约5L/min，平均V/Q大约为0.8。当通气量大于肺血流量，即V/Q>0.8，此时进入肺泡的气体不能完全充分与肺泡毛细血管内血液接触，从而得不到充分气体交换，造成无效腔通气。当肺血流量较肺通气量增加时，V/Q<0.8，流经肺泡周围的静脉血不能充分取得氧和排出二氧化碳，造成生理性动-静脉分流。②弥散功能障碍：上述疾病造成肺泡膜的通透能力下降，尤其影响氧的弥散，出现低氧血症。

缺氧和二氧化碳潴留可影响全身各系统器官的代谢和功能，其中缺氧对机体损害更为重要，心、脑、肾、肺、肝脏对缺氧最敏感，损害更重。

【分类】

呼吸衰竭通常有以下4种分类方法。①根据病理生理和动脉血气分析结果可分为Ⅰ型呼吸衰竭和Ⅱ型呼吸衰竭。Ⅰ型呼吸衰竭是由于换气功能障碍所致，只有缺氧（PaO_2<60mmHg），不伴有二氧化碳潴留；Ⅱ型呼吸衰竭是由于通气功能障碍所致，既有缺氧（PaO_2<60mmHg），又伴有二氧化碳潴留（$PaCO_2$>50mmHg）。②根据病变部位可分为中枢性呼吸衰竭和周围性呼吸衰竭。③根据发生的急缓、病程的长短可分为急性呼吸衰竭和慢性呼吸衰竭。由创伤、休克、电击、急性气道阻塞、急性肺部感染等突发因素引起的呼吸衰竭为急性呼吸衰竭；由慢性阻塞性肺疾病（COPD）、肺结核、间质性肺疾病（尘肺、特发性肺纤维化、结节病等）等慢性疾病引起的呼吸衰竭为慢性呼吸衰竭。④按照发病机制分为通气性呼吸衰竭和换气性呼吸衰竭。

【临床表现】

除原发病的表现外，呼吸衰竭的临床表现主要由缺氧和二氧化碳潴留所引起。

1. 呼吸困难 是临床最早出现的症状，表现为呼吸费力、急促、呼气时间延长，严重时呈潮式呼吸、间停呼吸或抽泣样呼吸。

2. 发绀 是严重缺氧的表现，当血液中还原血红蛋白超过50g/L时，即可出现发绀。表现为口唇、指端青紫，严重时全身出现发绀。

3. 精神神经症状 早期表现为头痛、失眠、烦躁、睡眠颠倒，晚期出现精神恍惚、谵妄、抽搐、扑翼样震颤、精神错乱，甚至昏迷，可出现腱反射减弱或消失，锥体束征阳性。

4. 其他表现 心率增快、脉搏洪大、血压升高、皮肤充血、温暖多汗、搏动性头痛等。

【辅助检查】

1. 动脉血气分析 ①动脉血氧分压（PaO_2）<8kPa（60mmHg）（正常值95~100mmHg）；②动脉血二氧化碳分压（$PaCO_2$）>6.67kPa（50mmHg）（正常值35~45mmHg），<35mmHg为通气过度；③血液酸碱度（pH）常降低（正常值7.35~7.45）。

2. 胸部影像学检查 X线、CT、MRI等可以帮助发现胸部原发病变，判断引起慢性呼吸衰竭的原因。

3. 肺功能检查 肺功能检查有助于判断原发疾病的种类和严重程度，包括肺活量（VC）、用力肺活量（FVC）、第1秒用力呼气量（FEV1）和呼气峰流速（PEF）等。

【诊断】

根据呼吸系统疾病等病史和呼吸衰竭的临床表现，结合血气分析PaO_2<8kPa（60mmHg）或伴有$PaCO_2$>6.67kPa（50mmHg）即可确定。

【治疗】

呼吸衰竭的治疗原则是治疗原发病、去除诱因、保持呼吸道通畅、纠正缺氧、解除二氧化碳潴留、纠正缺氧和二氧化碳潴留所引起的各种表现。

1. 保持呼吸道通畅

（1）清除呼吸道分泌物 鼓励咳痰，尽量排除呼吸道中的痰液；咳嗽无力者，可采用翻身、拍背、体位引流等帮助排痰；痰液黏稠不易咳出者可用α-糜蛋白酶5mg加生理盐水10ml雾化吸入，或溴己新16mg，3次/天，口服。

（2）解除支气管痉挛 正确使用支气管扩张剂，对慢性呼吸衰竭通畅气道、改善呼吸功能是非常有益的。可选用氨茶碱0.25g加入50%葡萄糖20~40ml缓慢静脉注射，沙丁胺醇气雾剂，每次吸入100~200μg，即1~2喷，或特布他林（叔丁喘宁）2.5~10mg雾化吸入。

（3）机械通气 是借助于人工装置的机械力量（呼吸机）产生或增强呼吸动力和呼吸功能，是治疗严重呼吸衰竭最有效手段。机械通气时，应建立适当途径的人工气道，如口鼻面罩，属于无创伤性人工气道，可以反复应用。痰液阻塞或病情危重可采用气管插管或气管切开。进行机械通气时要根据病情需要选择合适的通气模式和功能，设置合适的参数，注意机械通气与自主呼吸的协调。要有专人负责管理，严密观察病情，防止通气不足、过度及气胸的发生。

2. 氧气疗法 通过增加吸入氧浓度来纠正缺氧状态的治疗方法即为氧气疗法，简称氧疗。合理的氧疗是治疗慢性呼吸衰竭的重要措施，吸氧装置有鼻导管、面罩和高压氧仓。急性呼吸衰竭一般通气功能正常，但氧合功能障碍，吸氧浓度一般是较高浓度（>35%）快速加压给氧，可迅速缓解低氧血症而不会引起当CO_2潴留。慢性呼吸衰竭时呼吸中枢对CO_2的敏感性降低，主要依赖缺氧刺激外周化学感受器兴奋呼吸，若不限制给氧浓度，氧分压迅速上升，低氧对呼吸的兴奋作用减弱或消失，呼吸被抑制，易发生肺性脑病，故应低浓度（≤35%）持续给氧。

3. 抗感染治疗 因为呼吸衰竭最常见的诱发因素是呼吸道或肺部感染，控制感染对改善通气和换气功能，减轻心脏负担非常重要。可以根据痰的性状、临床表现选择有效抗生素，在经验治疗中，常选择广谱、高效的抗菌药物，如第三代头孢菌素、氟喹诺酮类等，最可靠的方法是根据痰细菌培养与药物敏感试验结果选用。

4. 纠正酸碱失衡和电解质紊乱 慢性呼吸衰竭时常伴有呼吸性酸中毒、代谢性酸中毒，在治疗过程中如长期或大剂量使用利尿剂又易发生低钾、低氯血症，产生代谢性碱中毒，机械通气时如通气过度，CO_2排出过多发生呼吸性碱中毒。呼吸性酸中毒治疗以改善通气为主；代谢性酸中毒，可静脉滴注适量碱性药物（常应用5%碳酸氢钠100～150ml静脉滴注）。低钾、低氯血症时，应及时补钾、补氯（可静脉滴注复方生理盐水）。

5. 呼吸兴奋剂的应用 在气道通畅的前提下，通过呼吸兴奋剂刺激呼吸中枢或周围化学感受器，可提高通气量。慢性呼吸衰竭应用呼吸兴奋剂时剂量不宜偏大，常选用都可喜50～100mg，2次/天，口服，亦可使用尼可刹米或洛贝林静脉注射。

6. 其他治疗 并发消化道出血、休克、肺性脑病，弥散性血管内凝血、肝肾功能不全及多器官功能衰竭等应采取相应的治疗措施。

【常用药物注意事项与患者教育】

呼吸兴奋剂 常用的呼吸兴奋剂有多沙普仑、都可喜、回苏灵、尼可刹米和洛贝林。尼可刹米、回苏灵能直接兴奋呼吸中枢，同时可刺激颈动脉窦和主动脉体化学感受器，反射性兴奋呼吸中枢，使呼吸加深、加快，通气量增加，改善呼吸功能。尼可刹米可导致血压升高、心动过速、咳嗽、出汗甚至惊厥，回苏灵可引起恶心、呕吐，过量可引起抽搐和惊厥，静脉滴注时需用葡萄糖液体稀释后缓慢注射。洛贝林通过刺激颈动脉窦和主动脉体化学感受器，反射性兴奋呼吸中枢，使呼吸加深、加快，通气量增加，但可导致心动过缓和传导阻滞。多沙普仑、都可喜通过刺激颈动脉化学感受器、直接兴奋呼吸中枢产生呼吸兴奋作用，临床用于麻醉药、镇静催眠药过量造成的中枢抑制和COPD并发急性呼吸衰竭引起的中枢抑制。尼可刹米和洛贝林因不良反应较大，在临床上已较少使用。

目标检测

1. 简述慢性支气管炎的诊断要点。
2. 简述支气管哮喘的诊断要点。

3. 简述结核病的临床分型。

4. 试述肺炎的分类。

5. 试述常用呼吸兴奋剂的注意事项和患者教育。

（张金亮）

扫码“练一练”

第七章

循环系统疾病

学习目标

1. **掌握** 循环系统常见疾病的病因；循环系统常见疾病的诊断要点。
2. **熟悉** 循环系统常见疾病治疗的常用药物注意事项与患者教育。

循环系统疾病包括心脏及血管的各种疾病，合称心血管病。随着我国人民生活水平的不断提高和平均期望寿命的延长，城乡居民中心血管病患病率不断上升，现已成为首要的死亡原因。

根据病因可将心血管病分为先天性心血管病和后天性心血管病两大类。后天性心血管病主要包括动脉硬化（最常见、最重要的是动脉粥样硬化）、冠状动脉硬化性心脏病（冠心病）、风湿性心脏病、高血压病、肺源性心脏病、感染性心脏病、内分泌性心脏病、血液性心脏病、营养代谢性心脏病、理化因素引起的心脏病、不明原因的心肌病、心脏肿瘤、心脏神经症等。上述心血管病可引起心力衰竭、休克、冠脉循环功能不全、乳头肌功能不全、心律失常、高动力循环状态和心脏压塞等功能改变。

扫码“学一学”

第一节 心力衰竭

心力衰竭（heart failure）一般是指心肌收缩力减弱，心脏排出的血量不能满足机体代谢的需要，器官、组织血液灌注不足，同时出现肺循环和（或）体循环淤血表现的临床综合征。心力衰竭时通常伴有肺循环和（或）体循环的被动性充血，故又称为充血性心力衰竭（congestive heart failure）。心功能不全或心功能障碍的概念在理论上比心力衰竭更为广泛，心力衰竭是指出现临床症状的心功能不全，心功能不全常用来表明器械检查的结果，如超声心动图等提示心脏收缩或舒张功能不正常，而尚未出现临床症状的状态。

【病因】

几乎所有类型的原发性或继发性心脏疾病及大血管疾病只要病情严重到一定程度或发展到一定阶段均可引起心力衰竭，一般称为基本病因，但基本病因存在不一定发生心力衰竭，在基本病因的基础上，某些因素可促进心力衰竭的发生，通常称为心力衰竭的诱因。

1. 基本病因

（1）原发性心肌损害　冠心病、病毒性心肌炎、心肌病、维生素 B_1 缺乏、心肌淀粉样变性等。

（2）心脏负荷过重　高血压病、原发性肺动脉高压、肺源性心脏病、风湿性心脏病、梅毒性心脏病、先天性心脏病（房间隔缺损、室间隔缺损、动脉导管未闭等）等。

2. 诱发因素

（1）全身感染　各种感染均可诱发心力衰竭，以呼吸道感染为最多见，其次为心内膜感染。

（2）心律失常　以心房纤颤等快速性心律失常较为多见。

（3）酸碱平衡失调与电解质紊乱　以酸中毒和高钾血症较为多见。

（4）妊娠和分娩　心脏病孕妇在妊娠期、分娩期及产后 3 天均易诱发心力衰竭。

（5）体力活动　过度劳累往往是引起心力衰竭早期临床症状的重要因素。

（6）其他　包括情绪激动、紧张、输液过多过快、钠盐摄入过多、贫血、甲状腺功能亢进、强心苷及其他药物使用不当等。

【发病机制】

按照基本病因形成后心力衰竭出现的速度，可分为急性心力衰竭和慢性心力衰竭。急性心力衰竭由于在短时间内心脏损伤严重，心肌收缩力明显下降，机体来不及代偿或无法代偿，故迅速发生。慢性心力衰竭则是一个逐渐发展的过程，当心脏功能下降时，机体主要通过以下途径进行代偿：①增加血容量，使回心血量增多，心室舒张末期容积增加，增加心脏的排血量；②心肌细胞扩大，心肌肥厚，心肌收缩力增强，增加心脏的排血量；③激活神经内分泌，交感神经系统（SNS）的兴奋性增强、肾素-血管紧张素-醛固酮系统（RAAS）活性和血管加压素水平均有增高，加快心率，加强心肌收缩力，使心排血量增加。但这些代偿机制是有一定限度的，如长期的心脏扩大使心肌耗氧量增加而加重心肌的损害；心肌肥厚到一定程度可发生心肌变性、甚至坏死；RAAS 长期增高使钠、水潴留和外周血管阻力增加而加重心脏前、后负荷；大量儿茶酚胺对心肌还有直接毒性作用，从而使心功能进一步恶化，失去代偿能力，造成失代偿，出现心力衰竭的症状和体征。

【临床表现】

心力衰竭根据发生的部位可分为左心衰竭、右心衰竭和全心衰竭。急性心力衰竭发生突然，临床上最常见的是左心衰竭引起的急性肺水肿。慢性心力衰竭发生缓慢，左心衰竭和右心衰竭都常见，是大多数心血管疾病的最终归宿。

1. 左心衰竭　主要为肺循环淤血和心排血量降低的表现。

（1）症状

1）呼吸困难：多系肺淤血所致，是左心衰竭最早、最常见的症状，程度从轻到重依次为劳力性呼吸困难、夜间阵发性呼吸困难、端坐呼吸、急性肺水肿。

2）咳嗽、咳痰、咯血：多系支气管和肺泡黏膜淤血所致。咳嗽是较早发生的症状，常在夜间或体力活动时出现；痰早期可为白色泡沫状，发生急性肺水肿时，痰呈粉红色泡沫状，甚至出现大咯血。

3）其他症状：乏力、疲倦、头昏、心悸、嗜睡、少尿等，为心排血量降低，导致器官、组织灌注不足所致。

（2）体征

1）肺部体征：双肺底对称性湿啰音，是左心衰竭肺部的主要体征。如长时间取侧卧位，则下垂一侧湿啰音较多。发生急性肺水肿时，双肺满布湿啰音与哮鸣音。

2）心脏体征：除基础心脏疾病的体征外，主要有左心室扩大、心率增快、肺动脉瓣区第二心音亢进、心尖部舒张早期奔马律等，其中心尖部舒张早期奔马律是左心衰竭的重要体征。

2. 右心衰竭 主要为体循环淤血表现。

（1）症状 长期胃肠道淤血主要引起食欲不振、腹胀、恶心、呕吐、便秘等；长期肾脏淤血主要引起白天尿量减少、夜间尿量增多等。

（2）体征

1）颈静脉怒张：是右心衰竭最早出现的体征，常伴肝-颈静脉反流征阳性。颈静脉怒张是指坐位或半坐位时，颈静脉明显充盈。肝-颈静脉回流征是指用手压迫肿大的肝脏可使颈静脉怒张更加明显。

2）肝大和压痛：是右心衰竭较早出现的体征之一，早期肝脏增大、质地较软、有压痛；长期慢性右心衰竭可致心源性肝硬化，肝脏质地较硬，压痛常不明显。

3）水肿：为右心衰竭的典型体征，多在颈静脉怒张及肝大后出现。其特征为水肿首先出现于身体低垂部位（踝部与小腿），逐渐向上蔓延，为对称性、凹陷性水肿，严重者可发展至全身水肿，乃至出现胸水、腹水。

4）发绀：以耳垂和四肢末梢明显，寒冷时加重。

5）心脏体征：除基础心脏疾病的体征外，主要有右心室扩大、剑突下见心脏搏动、剑突下或三尖瓣听诊区闻及右室舒张期奔马律、三尖瓣听诊区闻及收缩期吹风样杂音等。

3. 全心衰竭 全心衰竭多见于心脏病晚期，左、右心衰竭的临床表现并存。由于右心排血量减少，可减轻左心衰竭导致的肺淤血症状。

【辅助检查】

1. X 线检查 可提供心脏大小及形态，反映肺淤血程度，从而判断心衰的严重程度。左心衰竭除显示左心室扩大外，肺部主要表现为肺门阴影扩大，上肺野血管影增多，下肺野血管影变细，肺野模糊，当肺静脉压$>25\sim30$mmHg 时可导致间质性肺水肿，表现为肺门影增大呈蝴蝶状，并显示 Kerley B 线。右心衰竭除显示右心室扩大外，肺部主要表现为肺动脉段突出、肺野清晰。

2. 超声心动图检查 是心力衰竭诊断中最有价值的无创性检查。

（1）评估心脏功能 ①收缩功能，心室舒张末容积和射血分数（EF）是判断收缩功能最有价值的指标，$EF\leq40\%$为收缩性心衰的诊断标准。②舒张功能，心动周期中舒张早期心室充盈速度最大值为 E 峰，舒张晚期心室充盈最大值为 A 峰，正常 E/A 比值≥1.2，该比值降低提示心脏舒张功能障碍。

（2）显示心脏结构 可比 X 线检查更准确地反映心腔大小、心瓣膜和心包的结构及功能情况。

3. 其他检查　心电图、血常规、尿常规、肝功能、肾功能、漂浮导管等检查对心力衰竭的诊断、分型及指导治疗均有一定价值。

【诊断】

1. 诊断依据　①原有基础心脏病病史与表现；②心力衰竭的临床表现；③X 线、超声心动图等检查的阳性结果。

2. 心功能分级与心力衰竭的分度　心功能一般分为四级，心力衰竭一般分为三度，其中心功能 1 级为心力衰竭代偿期，心功能的 2、3、4 级分别对应心力衰竭的Ⅰ、Ⅱ、Ⅲ度。

方案一：1928 年纽约心脏病协会（NYHA）分级方案

1 级：患有心脏病，日常活动量不受限制，一般活动不引起疲乏、心悸、呼吸困难或心绞痛。

2 级：心脏病患者的体力活动受到轻度的限制，休息时无自觉症状，但平时一般活动可出现疲乏、心悸、呼吸困难或心绞痛，休息时即感觉好转。

3 级：心脏病患者体力活动明显受限，休息时一般没有症状，小于平时一般活动即引起上述的症状。

4 级：心脏病患者体力活动完全受限。休息状态下也出现心悸、呼吸困难或心绞痛症状，任何体力活动都会使症状加重。

方案二：1994 年美国心脏病协会（AHA）对 NYHA 的心功能分级方案再次修订，除保留上述方案外还增加了客观评定的分级标准，即根据心电图运动试验、X 线和超声心动图等客观检查做出分级，将心功能分为 A、B、C、D 四级。

A 级：无心血管疾病的客观证据。

B 级：轻度心血管疾病的客观证据。

C 级：中度心血管疾病的客观证据。

D 级：重度心血管疾病的客观证据。

至于在各种不同的检查中轻、中、重的标准如何判定，方案未提出具体的规定，完全由医生自己作出判断。

【治疗】

1. 一般治疗

（1）休息　休息可有效地减轻心脏负荷，包括限制体力和心理活动。可根据心功能情况，适当控制体力活动，避免精神刺激，必要时可适当应用镇静药物。

（2）控制饮食　适当控制钠盐摄入，食盐量每日 2~5g。应用强力利尿剂时，钠盐限制不必过严，以免发生低钠血症。在严格控制钠盐的情况下，不必严格限制水分，液体摄入量以每日 1.5~2.0L 为宜。但重症心衰，在限制钠盐摄入时，应同时限制水的摄入。

（3）加强护理　密切注意生命体征，记录出入量。

2. 病因治疗　去除基本病因，消除诱因，改善生活方式，控制血压、血脂及血糖水平等。

3. 利尿　通过排钠排水减轻心脏的容量负荷，常可迅速有效地缓解症状。因此，合理使用利尿剂是治疗心力衰竭的基础。慢性心衰原则上利尿剂可长期联合、间断使用。常用制剂：噻嗪类利尿剂（如氢氯噻嗪）、袢利尿剂（如呋塞米、托拉塞米）、保钾利尿剂（如螺内酯）。

4. 增强心肌收缩力 增强心肌收缩力的药物分为强心苷类和非强心苷类正性肌力药。强心苷是一类具有强心作用的苷类化合物，在各种治疗心血管疾病的药物中历史最为悠久，临床应用已有200多年历史，现在仍然是常用药物，其中地高辛是正性肌力药中唯一有效且长期治疗不增加死亡率的药物。

（1）强心苷分类 强心苷来自植物，亦称洋地黄类药物。根据强心苷的作用时间可分为3类：①长效（或慢效）类，以洋地黄毒苷为常用，洋地黄（叶）片现临床已少用。②中效类，以地高辛为常用。③短效（或快效）类，常用的有毛花苷C（西地兰）、毒毛花苷K。

（2）强心苷用药原则 强心苷制剂的应用一般分为两个步骤：首先给以全效量以获全效，即所谓“洋地黄化”（现在改用为“首次剂量”或“负荷剂量”），而后给予维持量，以维持其疗效。全效量的给予分速给法和缓给法两种，前者适用于2周内未用过强心苷而病情较急者，使用静脉短效类制剂；后者则适用于慢性轻症病例，选用长效类制剂。在获全效后每日给予维持量以补充每日排泄量，凡心功能不全基本原因不能除去者，应长期服用维持量。由于强心苷的安全范围小，中毒发生率高，因此在实际应用中，除参考常用量外应尽量做到剂量“个体化”，用尽可能小的剂量纠正心力衰竭。

（3）强心苷用法与用量

1）地高辛：一般采用无负荷量的维持量法，口服每日0.25mg，连续7天，而后维持量为每日0.125~0.5mg。本制剂适用于中度心力衰竭维持治疗，对较急或较重的心力衰竭，要求短时间内取得疗效时需用快速洋地黄化法（总量0.75~1.25mg，每6~8小时给0.25mg）或静脉注射给药，对70岁以上或肾功能不良的患者宜减量。

2）去乙酰毛花苷：为静脉注射用制剂，首剂0.4mg，以25%葡萄糖注射液20ml稀释后，缓慢静脉注射，注射后10分钟起效，1~2小时达高峰，经4~6小时可再注射0.2~0.4mg，24小时总量可至0.8~1.2mg，适用于急性心力衰竭或慢性心力衰竭加重时，特别适用于心力衰竭伴快速心房颤动者。

3）毒毛花苷K：亦为快速作用类，静脉注射后5分钟起作用，0.5~1小时达高峰，每次用量为0.25mg，以25%葡萄糖注射液20ml稀释后，缓慢静脉注射，24小时总量0.5~0.75mg，用于急性心力衰竭时。

（4）非强心苷类正性肌力药 包括肾上腺素受体激动药和磷酸二酯酶抑制药两类。肾上腺素受体激动药主要有多巴胺及多巴酚丁胺。磷酸二酯酶抑制药主要有米力农、氨力农。

5. 扩张血管 血管扩张可以减轻心脏的前后负荷，有效地改善心脏的功能。

（1）血管紧张素转换酶抑制剂（ACEI） 可作为心衰治疗的一线药物，首先选用。常用药物卡托普利、依那普利等。

（2）血管紧张素Ⅱ受体拮抗剂（ARB） 抑制RAAS但不抑制激肽酶，产生与ACEI相似的疗效，不良反应较少。常用药物氯沙坦、缬沙坦、伊贝沙坦等。

（3）其他扩血管药 硝酸酯类（硝酸甘油、硝酸异山梨酯等）、钙通道阻滞药（硝苯地平等）、酚妥拉明、硝普钠、肼苯达嗪、肼屈嗪、哌唑嗪等。

6. β受体阻滞剂 可对抗交感神经系统激活、延缓心室重塑、改善慢性心衰患者的长期预后。常用药物有比索洛尔、美托洛尔、卡维地洛等。

7. 急性肺水肿的处理 左心衰竭肺水肿是内科危重急症，必须尽快使之缓解。

（1）减少回心血量 取坐位，双腿下垂。

（2）吸氧 高流量（6~8L/min）鼻导管吸氧，病情严重者采用面罩加压给氧或正压呼吸。使用乙醇湿化吸氧（即氧气流经50%乙醇湿化瓶），有利于改善肺泡通气。

（3）使用吗啡 肌内或静脉注射吗啡，通过减少躁动，减弱中枢交感冲动而扩张外周静脉和小动脉，从而减轻心脏负荷。

（4）使用强利尿剂 静脉注射呋塞米，通过大量快速利尿，减少血容量，降低心脏前负荷。

（5）使用快速洋地黄制剂 静脉注射毛花苷C，通过发挥正性肌力作用，迅速改善心功能。

（6）使用血管扩张剂 静脉滴注硝普钠，扩张小动脉和静脉，降低心室前、后负荷。

（7）使用氨茶碱 静脉注射或静脉滴注氨茶碱，扩张支气管平滑肌，解除支气管痉挛，同时有加快利尿作用。

（8）使用糖皮质激素 静脉注射或静脉滴注地塞米松，降低周围血管阻力，减少回心血流量，通畅呼吸道。

（9）机械辅助治疗 对常规治疗无反应或作为心脏移植前的过渡措施，可给予主动脉内球囊反搏或临时心室辅助装置进行治疗。

【常用药物注意事项与患者教育】

1. 洋地黄类（强心苷）药物 对心脏具有高度的选择性，能显著增强衰竭心脏的收缩力，提高心肌兴奋性，增加心输出量，降低心肌耗氧量。是目前治疗心力衰竭最常用的强心药物，同时也可用于治疗某些快速心律失常，如心房颤动、心房扑动以及室上性心动过速等。常用药物有地高辛、洋地黄毒苷、毛花苷C、毛花苷K等。其中地高辛具有作用可靠、吸收和排泄中等，既可口服又可静脉注射并能够监测血药浓度等优点，在临床中应用最为广泛。洋地黄类药物的共同特点是有效治疗量、中毒量和致死量三者相当接近，再者药物耐受性的个体差异较大，故容易发生中毒。

（1）洋地黄中毒的表现 ①心脏反应，如强心苷中毒最重要的反应是各类心律失常，最常见者为室性期前收缩，多表现为二联律、非阵发性交界区心动过速、房性期前收缩、心房颤动及房室传导阻滞。快速房性心律失常伴传导阻滞是强心苷中毒的特征性表现。洋地黄可引起心电图ST-T改变，但不能据此诊断强心苷中毒。②胃肠道反应较为常见，可表现为食欲不振、恶心、呕吐、腹痛、腹泻等。③中枢神经系统反应，如头痛、头晕、嗜睡、抑郁、对刺激过敏、疲乏无力、视物模糊、黄视、绿视等。

（2）洋地黄中毒的处理 发生强心苷中毒后应立即停药。轻度中毒者停药后毒性症状可逐渐消失。出现快速性心律失常者，可补充钾盐和镁盐，如血钾不低可静脉注射利多卡因或苯妥英钠，电复律一般禁用，因其易导致心室颤动。有传导阻滞及缓慢性心律失常者可用阿托品0.5~1.0mg皮下或静脉注射，一般不需安置临时心脏起搏器。

（3）洋地黄中毒的预防 ①服药前，应听1分钟心率或脉搏。当心率或脉搏<60次/分或节律不规则应暂停服药并通知医生。②严格按医嘱给药，注意洋地黄不能与奎尼丁、普

罗帕酮（心律平）、维拉帕米（异搏定）、钙剂、胺碘酮等药物合用，以免增加药物毒性，必要时监测血清地高辛浓度。用毛花苷 C 或毛花苷 K 时必须稀释后缓慢静脉注射，并同时观察心率、心律的变化。③存在上述诱发因素时，应慎用洋地黄类药物。

2. 血管紧张素转换酶抑制剂（ACEI） ACEI 的作用机制是：①抑制周围和局部组织中 ACE（血管紧张素Ⅰ转化酶）的活性，从而减少血管紧张素Ⅱ的形成，整体抑制 RAAS（肾素-血管紧张素-醛固酮系统），减少水钠潴留，减轻心脏前负荷。②抑制激肽酶Ⅱ，使缓激肽的降解作用受抑制，延长并增强缓激肽的舒血管作用，从而使血管舒张，有效的降低血压。③减低交感神经兴奋性及去甲肾上腺素的释放，对心功能不全及缺血性心脏病也有良好效果。④改善和延缓心室重塑，明显改善远期预后，降低死亡率。ACEI 作用稳定、安全，大部分病人均可耐受。ACEI 的不良反应主要为刺激性干咳，其他不良反应有皮疹、消化道反应、头昏、白细胞减少及血管神经性水肿等。本类药物禁用于高血钾、妊娠和双侧肾动脉狭窄，血肌酐超过 3mg/dl 慎用。临床常用的 ACEI 有卡托普利、依那普利、雷米普利、赖诺普利、培哚普利、贝那普利、西拉普利、福辛普利等。

3. 血管紧张素Ⅱ受体拮抗剂（ARB） ARB 类药物可选择性阻断 AT_1 受体，抑制血管紧张素Ⅱ使血管收缩和促醛固酮分泌的效应，因而降低血压，减轻心脏后负荷，同时还能逆转肥大的心肌细胞。与 ACEI 相比，ARB 作用选择性更强，对血管紧张素Ⅱ效应的拮抗作用更完全。治疗对象和禁忌与 ACEI 相同，不引起刺激性干咳。低盐饮食或与利尿剂联合使用能明显增强疗效。临床常用的 ARB 有氯沙坦、缬沙坦、伊贝沙坦等。

第二节 高血压病

扫码“学一学”

高血压病，又称为原发性高血压（primary hypertension），是指病因未明的、以体循环动脉压升高为主要特点的临床综合征。它占所有高血压的 95% 以上（余为继发性高血压）。动脉压持续升高可导致心、脑、肾和血管的损害，是多种心脑血管疾病的重要病因和危险因素，是心血管疾病死亡的主要原因之一。

随着工业化和老年化程度的增加，我国高血压病患病率呈明显上升趋势，且存在着地区、城乡和民族差别：北方高于南方，沿海高于内地，城市高于农村，高原少数民族地区患病率较高。男、女性高血压患病率差别不大。年龄增加导致高血压患病率、发病率及血压水平也随之增加。

【病因与发病机制】

尚未完全明确。目前认为，原发性高血压是在有一定遗传因素的前提下由多种后天环境因素作用的结果。一般认为遗传因素约占 40%，环境因素约占 60%。

1. 遗传因素 高血压病发病有明显的家庭聚集性，父母均有高血压病，其子女的发病概率高达 46%。遗传性排钠障碍是其中原因之一。

2. 精神因素 脑力劳动、长期精神紧张度高者易发生高血压病。一般认为长期的脑力劳动和精神紧张造成大脑皮质功能紊乱，对血压中枢的调节功能减弱，交感神经亢进、肾素-血管紧张素-醛固酮系统（RAAS）激活，周围血管张力升高，血压随之升高。

3. 血管内皮功能异常 血管内皮通过代谢、生成、激活和释放各种血管活性物质调节血压，其中包括：①舒张物质主要有前列腺素、内皮源性舒张因子及一氧化氮等，具有扩张血管和抑制血小板的功能。②收缩物质主要有内皮素（ET-I）、血管收缩因子及血管紧张素Ⅱ等，它们具有收缩血管的作用。正常情况下舒张物质和收缩物质两者保持动态平衡，但血压升高时一氧化氮含量减少而内皮素含量增加，并且血管平滑肌细胞对舒张因子的反应减弱而对收缩因子的反应增强，因此引起血管过度收缩，血压升高。

4. 其他因素 饮食、肥胖、服避孕药、阻塞性睡眠呼吸暂停综合征（OSAS）也与高血压的发生有关。摄盐越多，血压水平和患病率越高，但摄盐过多导致血压升高主要见于对盐敏感的人群。高蛋白摄入，高饱和脂肪酸和（或）饱和脂肪酸与不饱和脂肪酸比值增高，长期低钾、低钙饮食等均可使血压升高。饮酒量与血压水平呈线性相关，尤其是收缩压。长期生活在噪音环境亦可引起高血压病。

知识链接

阻塞性睡眠呼吸暂停综合征

睡眠呼吸暂停低通气综合征是指各种原因导致睡眠状态下反复出现呼吸中断和（或）低通气，引起间歇性低氧血症、高碳酸血症、睡眠结构紊乱，从而使机体发生一系列病理生理改变的临床综合征，主要表现为睡眠打鼾伴呼吸暂停及日间嗜睡、疲乏等。阻塞性睡眠呼吸暂停综合征属于睡眠呼吸暂停低通气综合征的一种，是睡眠呼吸暂停低通气综合征最常见的类型，多数因肥胖、变应性鼻炎、鼻息肉、扁桃体肥大、软腭松弛、腭垂过长过粗、舌体肥大、舌根后坠、下颌后缩、颞颌关节功能障碍和小颌畸形等鼻、咽部位狭窄的病理基础。治疗措施包括一般治疗（抬高床头、侧位睡眠）、器械治疗（经鼻持续气道内正压通气、口腔矫治器）、手术治疗（鼻中隔矫正术、鼻息肉摘除术、鼻甲切除术、腭垂软腭咽成形术、激光辅助咽成形术、正颌手术等）。

【病理】

高血压病早期无明显病理改变。心脏和血管是高血压病理生理作用的主要靶器官。长期高血压引起的心脏改变主要是左心室肥厚和扩大。长期高血压引起的全身小动脉病变，主要是壁腔比值增加和管腔内径缩小，导致重要靶器官如心、脑、肾组织缺血。长期高血压及伴随的危险因素可促进动脉粥样硬化的形成及发展，该病变主要累及体循环大、中动脉。长期高血压还造成微循环毛细血管稀疏、扭曲变形，静脉顺应性减退。目前认为血管内皮功能障碍是高血压病最早期和最重要的血管损害，是血压不断升高的助推因素。

【临床表现】

1. 基本表现

（1）症状　多数起病缓慢，症状缺乏特异性。常见症状有头晕、头痛、颈项僵硬、疲劳、心悸、眼花、耳鸣、失眠、多梦、注意力不集中等，在紧张或劳累时加重。部分无症状。

（2）体征　血压升高［收缩压≥140mmHg和（或）舒张压≥90mmHg］，血压值可随季节、昼夜、情绪等因素而波动。心脏听诊可有主动脉瓣区第二心音亢进、收缩期杂音或收缩早期喀喇音。24 小时动态血压监测能较为全面地反映血压的水平及昼夜变化节律性，协助评估靶器官损害、预后及指导治疗。正常人 24h 血压呈“双峰-谷”昼夜节律：晨起 6 时上升，6~8 时和 16~20 时出现两个高峰，20 时到次日 6 时降到最低，形成一时间长深宽大的“谷”。严重高血压病伴靶器官损伤时这种昼夜节律可消失。

高血压病早期血压仅暂时升高，去除原因和休息后可恢复，称为波动性高血压阶段。随病情进展，血压呈持久增高，并有脏器受损表现。

2. 脏器损害表现 血压持久升高可导致心、脑、肾、视网膜等靶器官损害。

（1）心脏表现 长期高血压引起的心脏形态和功能改变称为高血压性心脏病。在心功能代偿期，可无症状或仅有心悸；当心功能失代偿时，主要表现为左心衰竭的症状和体征，以后可发展为全心衰竭。高血压性心脏病的诊断条件是①有 5 年以上高血压病史，年龄在 40 岁以上；②显示左心室增大（包括体征、心电图、X 线及超声心动图等检查）和（或）左心衰竭。部分合并冠状动脉粥样硬化，可有心绞痛或心肌梗死等缺血性心脏病表现。

（2）脑血管表现 本病后期常并发急性脑血管病，包括如下。①出血性脑血管病，如高血压性脑出血、蛛网膜下腔出血等。②缺血性脑血管病，如短暂性脑缺血发作、脑血栓形成、腔隙性梗死等。

（3）肾脏表现 高血压持续 5~10 年后，首先出现夜尿增多、蛋白尿、血尿，逐渐发展为慢性肾衰竭。

（4）视网膜表现 视网膜小动脉早期发生痉挛，随着病情进展，出现硬化改变。血压急骤升高可引起视网膜出血、渗出伴视神经乳头水肿。临床表现为视力减退、模糊、失明。

3. 临床特殊类型

（1）恶性高血压 又称急进型高血压病，发病急骤，进展迅速。具有下列特点。①多见于中青年；②血压显著升高，舒张压持续≥130mmHg，收缩压≥180mmHg；③严重的脑、心、肾损害，常于数月至 2 年内死于尿毒症、急性脑血管病、心力衰竭。

（2）高血压危象 全身细小动脉暂时性强烈痉挛引起血压急剧上升，同时出现心、肾、脑等重要器官功能障碍。表现血压突然升高（常超过 200/120mmHg）、头痛、头晕、烦躁不安、眩晕、视物模糊、心悸、胸痛、多汗、恶心、呕吐、呼吸困难、尿频和尿少、抽搐等。

（3）高血压脑病 脑细小动脉暂时性强烈痉挛，过高的血压突破了脑血管的自身调节能力导致脑灌注过多引起脑水肿所致。表现血压突然升高、头痛、恶心、呕吐、意识障碍（昏迷）、视力障碍、抽搐、癫痫样发作等。

（4）老年人高血压 年龄在 60 岁以上，达到高血压诊断标准者即为老年人高血压。半数以上以收缩压升高为主；靶器官并发症常见；易出现直立性低血压。

【辅助检查】

1. 实验室检查 常规检查项目是血常规、尿常规、血糖、血胆固醇、血甘油三酯、血尿酸、肾功能。可出现蛋白尿、肾功能减退，血胆固醇、血甘油三酯、血糖、血尿酸可增高。

2. 心电图检查 可见左室高电压并继发 ST-T 改变、心律失常等。

3. X 线检查 可见主动脉升部、弓部、降部迂曲延长，心界向左下方扩大。

4. 眼底检查 有助于发现眼底血管与视网膜病变，可见视网膜小动脉痉挛、硬化，血压急骤升高可引起视网膜渗出、出血。眼底血管变化可分为四级：Ⅰ级，视网膜动脉变细；Ⅱ级，视网膜动脉狭窄，动静脉交叉压迫；Ⅲ级，眼底出血或絮状渗出；Ⅳ级，眼底出血、渗出伴视神经乳头水肿。

【诊断】

1. 高血压诊断标准 根据1999年世界卫生组织和国际高血压学会（WHO/ISH）高血压治疗指南，高血压的诊断标准为：在未服抗高血压药物的情况下，收缩压≥140mmHg和/或舒张压≥90mmHg。

2. 原发性高血压的确定 未服抗高血压药物、休息15分钟、非同日3次测血压均达到或超过成人高血压标准，并排除继发性高血压，可诊断为原发性高血压。

3. 高血压的分级 根据血压增高的水平，可将高血压分为三级（表7-1）。

表7-1 高血压的定义和分类

类别	收缩压（mmHg）	舒张压（mmHg）
正常血压	<120	<80
正常高值	120~139	80~89
高血压	≥140	≥90
1级高血压（轻度）	140~159	90~99
2级高血压（中度）	160~179	100~109
3级高血压（重度）	≥180	≥110
单纯收缩期高血压	≥140	<90

注：如收缩压与舒张压不在同一级别时，按其中较高的级别分类，单纯收缩期高血压也可参照收缩压水平分为1、2、3级。

知识链接

美国高血压协会和美国心脏病协会联合公布2017版美国高血压指南：将高血压标准定义为≥130/80mmHg。

4. 高血压的临床分期

Ⅰ期：血压达到确诊高血压的水平，临床无心、脑、肾并发症表现。

Ⅱ期：血压达到确诊高血压的水平，并有下列一项者。①体格检查、X线检查、心电图或超声心动图检查示左心室肥大者；②眼底血管病变达Ⅱ级；③蛋白尿或血浆肌酐浓度轻度增高。

Ⅲ期：血压达到确诊高血压的水平，有下列一项者。①脑血管意外或高血压脑病；②心力衰竭；③肾衰竭；④眼底血管病变达Ⅲ级以上。

【治疗】

原发性高血压的治疗目标是把血压降到正常或接近正常，防止、延缓和减轻心、脑、肾及眼等靶器官损害，减少病残率和病死率。对于一般高血压病，血压应控制在140/

90mmHg 以下；对于合并糖尿病和肾病者，血压则应降至 130/80mmHg 以下（如尿蛋白>1g/24h，血压应降至 125/75mmHg 以下）；老年人应降至 150/90mmHg 以下（但舒张压应不低于 65~70mmHg）。

1. 一般治疗

（1）调整饮食　合理膳食包括限制钠盐摄入，每人每日不超过 6g；减少脂肪摄入；限制饮酒；多吃蔬菜、水果及牛奶。

（2）减轻体重　尽量把体重质量指数控制在 25kg/m^2 以下。

（3）合理运动　运动有利于减轻体重及改善胰岛素抵抗，改善心血管适应调节能力。根据年龄和体质选择散步或慢跑，一般每周 3~5 次，每次 30~60 分钟。

（4）控制情绪　通过自我放松、心理咨询、镇静药物等多种方式方法消除焦虑，释放心理压力，保持乐观、平和心态。

2. 药物治疗　是原发性高血压的主要治疗方法，目前一般认为需终生维持。适用于：血压持续升高 6 个月以上，改善生活行为后血压仍未获得有效控制者；高血压 2 级或以上；高血压合并糖尿病，或已有心、脑、肾靶器官损害。

目前常用降压药物包括利尿剂、β-受体阻滞剂、血管紧张素转换酶抑制剂（ACEI）、血管紧张素Ⅱ受体拮抗剂（ARB）、钙离子拮抗剂（CCB）等。

（1）利尿剂　通过排钠，减少血容量，降低血压。常用药物有氢氯噻嗪、呋塞米、螺内酯、吲达帕胺等。

（2）β-受体阻滞剂　通过减慢心率、减低心肌收缩力、抑制肾素释放而降血压。常用药物有美托洛尔、阿替洛尔、卡维地洛等。

（3）血管紧张素转换酶抑制剂（ACEI）　抑制血管紧张素转化酶，减少血管紧张素Ⅱ生成；抑制激肽酶使缓激肽降解减少。常用药物有卡托普利、依那普利、培哚普利、赖诺普利、福辛普利、雷米普利、群多普利等。

（4）血管紧张素Ⅱ受体拮抗剂（ARB）　通过阻滞血管紧张素Ⅱ受体亚型 AT，达到松弛血管平滑肌作用。常用药物有氯沙坦、缬沙坦、伊贝沙坦等。

（5）钙离子拮抗剂（CCB）　通过减少钙离子跨膜内流，抑制心肌和血管平滑肌收缩而起到降血压的作用。常用药物有硝苯地平、硝苯地平控释片、维拉帕米缓释剂等。

（6）其他类降压药　除上述降压药外，在历史上还有一些药物被用来治疗高血压，包括交感神经抑制药可乐定、利血平等；α 受体阻断药哌唑嗪、特拉唑嗪等；直接血管扩张剂肼屈嗪、硝普钠等。这些药物因不良反应较多，目前不主张单独使用，但是在复方制剂或联合用药时还使用，也用于某些特殊情况（如高血压危象）。

常用降压药物的使用剂量、给药途径、适应证、不良反应见表 7-2。

3. 高血压危象与高血压脑病治疗　治疗原则是迅速降低血压、迅速降低颅内压、迅速制止抽搐。

（1）迅速降低血压　可根据具体条件选择硝普钠、酚妥拉明、硝酸甘油等静脉给药，使血压下降。

（2）迅速降低颅内压　出现脑水肿、颅内压升高时，20% 甘露醇静脉快速加压滴注，根据情况可重复使用。

（3）迅速制止抽搐　出现抽搐或惊厥，地西泮静脉注射，必要时可重复使用。

表 7-2 常用降压药物的作用机制、参考剂量、用法与注意事项

药物分类	药物名称	剂量	用法	作用机制	注意事项
利尿剂	吲达帕胺	2.5~5mg	1次/日	降低血浆和细胞外液容量，总外周阻力降低	低剂量和饮食调整可避免代谢不良反应；肾衰竭或心力衰竭时更适宜
	氢氯噻嗪	12.5~25mg	1~2次/日		
	氯噻嗪	25~50mg	1次/日		
	呋塞米	20~40mg	1~2次/日		
	螺内酯	20mg	2次/日	醛固酮拮抗剂	肌酐≥220μmol/L时应避免使用，与ACEI合用时注意血钾
	氨苯蝶啶	50mg	1~2次/日		
	阿米洛利	5~10mg	1次/日		
血管紧张素转化酶抑制剂	卡托普利	12.5~50mg	2~3次/日	阻断血管紧张素Ⅱ形成，促进血管扩张，降低醛固酮，增加缓激肽和舒张血管的前列腺素	在开始ACEI治疗前利尿药应减量，避免低血压发生。血清肌酐≥220μmol/L时使用标记"+"的药物应减量，双侧肾动脉狭窄禁用
	依那普利	5~10mg	2次/日		
	贝纳普利	10~20mg	1次/日		
	赖诺普利	10~20mg	1次/日		
	雷米普利	1.25~10mg	1次/日		
	福辛普利	10~40mg	1次/日		
	西拉普利	2.5~5mg	1次/日		
	培哚普利	4~8mg	1次/日		
β受体阻滞剂	普萘洛尔	10~20mg	2~3次/日	降低心排血量，增加总外周阻力，降低肾素活性，阿替洛尔、比索洛尔、美托洛尔、倍他洛尔为心脏选择性制剂	选择性制剂大剂量时也抑制$β_2$受体，如所有该类药物均可加重支气管哮喘
	美托洛尔	25~50mg	2次/日		
	阿替洛尔	50~100mg	1次/日		
	倍他洛尔	10~20mg	1次/日		
	比索洛尔	5~10mg	1次/日		
	卡维地洛	12.5~25mg	1次/日		
	拉贝洛尔	100mg	2次/日		
钙离子拮抗剂	维拉帕米	40~80mg	2~3次/日	阻断钙离子经膜向细胞内移动引起平滑肌松弛	心脏传导阻滞、心脏收缩功能减退、齿龈增生等
	维拉帕米*	240mg	1次/日		
	地尔硫䓬	30mg	3次/日		
	地尔硫䓬*	90~200mg	1次/日		
	硝苯地平	5~20mg	3次/日		踝部水肿、潮红、头痛、心动过速、齿龈增生等
	硝苯地平*	30~60mg	1次/日		
	尼卡地平	40mg	2次/日		
	尼群地平	10mg	2次/日		
	非洛地平*	2.5~10mg	1次/日		
	氨氯地平	5~10mg	1次/日		
	拉西地平	4~6mg	1次/日		
血管紧张素Ⅱ受体阻断剂	氯沙坦	25~100mg	1次/日		血管神经性水肿（罕见）、高血钾症
	缬沙坦	80mg	1次/日		
	伊贝沙坦	150mg	1次/日		

续表

药物分类	药物名称	剂量	用法	作用机制	注意事项
α_1受体阻断剂	哌唑嗪 特拉唑嗪	0.5~2mg 0.5~6mg	3次/日 1次/日	阻断节后α_1受体引起血管扩张	可引起直立性低血压，应监测立位血压

注：*为控释片或缓释片。

【常用药物注意事项与患者教育】

1. 氢氯噻嗪 单独应用为治疗轻度高血压的首选药，对中、重度高血压常作为基础降压药与其他降压药合用。降压作用温和而持久，对立位和卧位均有降压作用，长期应用无明显耐受性，且能对抗长期应用其他降压药引起的钠水潴留，作为基础降压药，可加强其他降压药的作用。早期降压机制是通过排钠利尿造成体内钠水负平衡，使细胞外液和血容量减少。长期应用血压仍可持续降低，其可能机制是：①因排钠使动脉壁内Na^+浓度下降，Na^+-Ca^{2+}交换减少，导致血管平滑肌细胞内Ca^{2+}减少，使血管扩张；②降低血管平滑肌对血管收缩药如去甲肾上腺素的反应性；③诱导动脉壁产生扩血管物质如激肽、前列腺素等。氢氯噻嗪长期大剂量应用可致电解质、糖、脂质代谢改变，并能增高血浆肾素水平。与保钾利尿药、β受体阻断药、ACEI合用可避免或减轻不良反应。

氢氯噻嗪一般不良反应有乏力、眩晕、头痛等。长期用药可引起血钾、血氯、血钠和血镁降低。血尿酸、血糖及血脂等升高，偶致氮质血症。可与保钾利尿药合用，以避免低血钾。肝或肾功能减退、痛风、糖尿病、心肌梗死、心律失常者禁用或慎用。

2. 钙通道阻滞剂 该类药物的降压作用很强，降压幅度也很大。基本药理作用为：通过对钙通道的阻滞，抑制细胞外Ca^{2+}跨膜内流，降低血管平滑肌细胞内的游离Ca^{2+}，而使血管平滑肌松弛，小动脉扩张，外周阻力下降，致使血压降低。此外，这类药物还可扩张冠状动脉，抑制心肌收缩与传导，故可同时治疗冠心病心绞痛以及部分心律失常。根据药物的核心分子结构可分为两类。①二氢吡啶类：如硝苯地平等；②非二氢吡啶类：如维拉帕米和地尔硫䓬等。选择性作用于血管的钙拮抗药包括硝苯地平、氨氯地平、尼莫地平、非洛地平、伊拉地平、尼卡地平等。钙通道阻滞药降压效应良好，起效快，作用强，剂量与疗效呈正相关，疗效个体差异较小，与其他类型降压药物联合治疗能明显增强降压作用，适用于老年收缩期高血压、合并心绞痛、颈动脉粥样硬化、周围血管病及妊娠患者。其对血脂、胰岛素抵抗无不良影响。主要缺点是开始治疗阶段有反射性交感活性增强，尤其使用短效制剂，可引起心率加快、面部潮红、头痛、下肢水肿等，甚至有可能使冠心病的病死率增加。非二氢吡啶类有抑制心肌收缩及自律性和传导性，不宜在心力衰竭、窦房结功能低下或心脏传导阻滞时使用。

3. 硝普钠 硝普钠为速效、强效、短效的降压药，静脉滴注1~2分钟起效，停药后5分钟血压回升。可直接作用于血管平滑肌，使小动脉、小静脉扩张，心脏前、后负荷降低，收缩压、舒张压均下降。主要用于高血压危象，也可用于急、慢性心功能不全、急性心肌梗死。不良反应主要有：①用药过程中如滴注速度过快，可出现恶心、呕吐、心悸、烦躁、头痛等。②长期或大剂量使用，尤其在肾衰竭时可引起硫氰化物蓄积中毒，出现畏食、恶心、乏力、定向障碍、肌肉痉挛等，并可抑制甲状腺对碘的摄取，致甲状腺功能减退等。肝或肾功能不全、甲状腺功能减退者慎用。孕妇禁用。

扫码“学一学”

第三节 冠状动脉粥样硬化性心脏病

一、冠心病

冠状动脉粥样硬化性心脏病简称冠心病，是指冠状动脉粥样硬化后，血管壁狭窄、痉挛，甚至闭塞，导致心肌缺血、缺氧，甚至坏死而引起的心脏病。该病在我国发病率呈上升趋势，男性发病率高于女性，40 岁以后多见，脑力劳动者居多。缺血性心脏病是指各种原因导致心肌缺血引起的心脏病，因其绝大多数为冠状动脉粥样硬化导致，故冠心病亦被称为缺血性心脏病。

【病因】

本病病因复杂，尚未完全阐明，一般认为是多种因素共同作用所致，这些因素称为危险或易患因素，主要危险因素包括如下几种。

1. 年龄和性别 本病常见于 40 岁以上人群。男性高于女性，比例约为 2∶1。女性多发生在绝经期之后，提示该病发生可能与性激素平衡状态有关。

2. 血脂异常 胆固醇、甘油三酯、低密度脂蛋白、极低密度脂蛋白、载脂蛋白 B（Apo B）增高。高密度脂蛋白、载脂蛋白 A（Apo A）降低。

3. 高血压 收缩压与舒张压持续增高均与本病关系密切。

4. 糖尿病和糖耐量异常 高血糖易使血管内膜受损，发病率较血糖正常者高 2 倍。糖耐量降低者也常发生此病。

5. 吸烟 可引起动脉壁含氧量下降，促进动脉粥样硬化的形成。

6. 体力活动减少与肥胖 体力活动减少与肥胖可使本病发病率增加。

【发病机制】

冠心病的基本病理改变是冠状动脉粥样斑块形成使其管腔局限狭窄。对于动脉粥样硬化的发生机制，曾有多种学说，近年来多数学者支持“内皮损伤反应学说”。该学说认为本病各种主要因素最终都损伤动脉内膜，而粥样硬化病变的形成是动脉对内膜损伤做出的炎症-纤维增生性反应的结果。冠状动脉粥样硬化一般较动脉粥样硬化症晚发生 10 年左右。冠状动脉粥样硬化时心肌缺血缺氧的原因主要为：①冠状动脉供血不足，主要病变为冠状动脉粥样硬化斑块引起的管腔狭窄（>50%），也包括继发的复合性病变及冠状动脉痉挛等。②心肌耗氧量剧增时而冠状动脉供血不能相应增加，主要有各种原因导致的心肌负荷增加，如血压骤升、体力劳累、情绪激动、心动过速及心肌肥大等。因此 WHO 将缺血性心脏病定义为由于冠状动脉循环改变引起冠脉血流和心肌需求之间不平衡而导致的心肌损害。

【临床类型】

根据冠状动脉病变部位、范围、程度、心肌缺血的情况，1979 年 WHO 将冠心病分为以下五种临床类型。

1. 隐匿型 无任何症状，静息及运动负荷心电图有心肌缺血性改变，但心肌无明显组织形态学变化。

2. 心绞痛型 出现发作性胸骨后疼痛，为一时性心肌缺血所致，心肌可有组织形态学改变或有纤维化改变。

3. 心肌梗死型 为冠状动脉闭塞、心肌缺血坏死所致，症状重，常伴心源性休克、心律失常、心功能不全等。

4. 缺血性心肌病 可出现心脏增大、心律失常和心力衰竭，临床表现与扩张型心肌病类似，为长期心肌缺血导致心肌纤维化所致。

5. 猝死型 多因缺血心肌局部发生电生理紊乱，诱发严重心律失常所致，常因原发性心脏骤停而死亡。

以上五种临床类型以心绞痛和心肌梗死的临床表现最为突出。

近年来提出将本病分为急性冠脉综合征（acute coronary syndrome，ACS）和慢性冠脉病（或称慢性缺血综合征）两大类。前者包括不稳定型心绞痛、非 ST 段抬高性心肌梗死和 ST 段抬高性心肌梗死；后者包括稳定型心绞痛、冠脉正常的心绞痛、无症状性心肌缺血和缺血性心力衰竭（缺血性心肌病）。及时做出正确的 ACS 临床判断并尽早采取积极的救治措施，可大大降低该病的死亡率。

【辅助检查】

1. 血脂测定 各种血脂均可升高，尤以胆固醇明显。

2. 心电图检查 该项检查是冠心病首选检查和基本检查，不同冠心病类型显示不同的心电图表现。

3. 冠状动脉造影 本项检查具有确诊价值，可精确显示冠状动脉狭窄的部位、程度，并对选择治疗方案及预后判断有极为重要的帮助。

【诊断】

不同临床表现提示相应的临床类型，心电图检查协助确定冠心病的临床类型，冠状动脉造影可确定冠心病的诊断。

【治疗】

1. 一般治疗

（1）限制体力活动　科学安排日常生活与工作量，避免重体力劳动，注意劳逸结合。

（2）调节饮食　低脂饮食，一次进食不应过饱，戒烟限酒。

2. 药物治疗

（1）调整血脂药物　主要是降低血脂，尤其是减低胆固醇，可选用他汀类（洛伐他汀、辛伐他汀、普伐他汀、氟伐他汀、阿伐他汀等）、贝特类（氯贝丁酯、吉非贝齐、非诺贝特、环丙贝特、苯扎贝特）等药物。

（2）硝酸酯制剂　常用的药物有硝酸异山梨酯、单硝酸异山梨酯、硝酸甘油缓释胶囊、2% 硝酸甘油软膏或硝酸甘油经皮贴剂（贴胸前或上臂皮肤，贴用后需保持 24 小时以上）等。

（3）β受体阻滞剂 通过降低心肌耗氧量和改善心肌缺血区供血状况，增加运动耐量、减少心肌耗氧量、改善缺血区代谢。常用药物阿替洛尔、美托洛尔、醋丁洛尔等。

（4）防止冠状动脉血栓形成 常用药物阿司匹林、噻氯匹定、肝素等，尤其是小剂量阿司匹林已被证实防治血栓形成切实有效而在世界范围内广泛使用。

【常用药物注意事项与患者教育】

调血脂药 主要包括他汀类和贝特类。他汀类药物通过抑制羟甲基戊二酰辅酶A还原酶减少内源性胆固醇的形成起到调节血脂的作用，同时具有调节血管内皮细胞功能、抑制血管平滑肌细胞的迁移与增殖、促进血管平滑肌细胞的凋亡、抑制单核细胞在血管内皮细胞的黏附、抑制血小板集聚和提高纤溶活性的作用。临床用于降低血液胆固醇和低密度脂蛋白，常用药物洛伐他汀、辛伐他汀、普伐他汀、氟伐他汀、阿伐他汀等。可出现胃肠道反应、眩晕、头痛、皮疹、肝细胞损害等不良反应。肝病慎用。贝特类药物可能通过增强脂蛋白脂酶活性，催化极低密度脂蛋白水解成脂肪酸和甘油起到调节血脂的作用，同时具有使载脂蛋白A合成增加的作用。临床用于降低血液甘油三酯和极低密度脂蛋白，常用药物氯贝丁酯、吉非贝齐、非诺贝特、环丙贝特、苯扎贝特等。

二、心绞痛

心绞痛是指在冠状动脉粥样硬化的基础上，一过性冠状动脉供血不足，心肌突然缺血、缺氧引起的以发作性胸痛或胸部不适为主要表现的临床综合征。

【发病机制】

心绞痛的基本病因为冠状动脉粥样硬化造成冠状动脉管腔狭窄和（或）痉挛导致心肌血液供应障碍。心肌平时对冠状动脉中氧的利用率很高，当心肌需氧量增加时，只能靠增加冠状动脉血流量来维持。正常冠状动脉的储备力很大，当运动、激动等使心肌耗氧量增加时，通过神经、体液调节，冠状动脉扩张，以增加血流量来进行代偿，因此正常人在此种情况下常不出现心绞痛。当冠状动脉粥样硬化后，管壁弹性降低、管腔狭窄或附壁血栓刺激导致冠状动脉痉挛，限制了血流量的增加，一旦心脏负荷增加（如劳累、激动、心力衰竭等），心肌耗氧量增加，需血量增加，而狭窄或痉挛的冠状动脉不能明显增加心肌供血，致使心肌对血、氧的供需矛盾突出，心肌血、氧供给不足，则发生心绞痛。

【临床表现】

发作性胸痛是心绞痛的主要特征，典型的胸痛具有如下特点。

1. 诱因 体力劳动、情绪激动最常见，其他如寒冷、饱餐、心动过速、休克、吸烟等亦可引起。

2. 部位 胸骨（中上段）后或心前区。

3. 性质 为压榨性或窒息性闷痛，可伴濒死感。

4. 持续时间 1~15分钟，一般不超过30分钟。可数天、数周或更长时间发作一次，亦可一日内多次发作。

5. 放射 常放射至左肩、左上肢尺侧、左小指与无名指。

扫码“看一看”

6. 伴随体征 发作时可见表情痛苦、面色苍白、皮肤冷汗、心率增快、血压升高，心尖部出现第四心音、第三心音奔马律，或一过性收缩期杂音等。

7. 缓解因素 休息或含服硝酸甘油可立即缓解。

不典型心绞痛在诱因（在非活动或睡眠时发生）、部位（颈部、上腹部、牙齿等）、性质（烧灼感、紧缩感等）、持续时间（超过 30 分钟，甚至达 1 小时）、放射（可无放射）、缓解因素（含服硝酸甘油不缓解）等方面不典型。

【辅助检查】

1. 心电图检查 心绞痛发作时，出现心肌缺血性 ST 段下移，变异型心绞痛可出现 ST 段抬高。缓解期心电图可正常，也可显示心肌缺血的征象。对可疑心绞痛可通过心电图负荷试验或心电图连续监测来证实诊断。

2. 冠状动脉造影 可使冠状动脉主干及其主要分支得到清楚、客观的显示，并能确定其病变部位、范围、程度等。

【诊断】

1. 诊断要点 ①心绞痛发作史；②心绞痛胸痛的典型特点；③发作时心电图显示心肌缺血的征象；④必要时，可通过冠状动脉造影确诊。

2. 临床分型 确定心绞痛的诊断后，还需对心绞痛进行临床分型，心绞痛的临床分型对于判断病情、选择治疗途径、改善预后等具有极为重要的价值。参照世界卫生组织的“缺血性心脏病的命名及诊断标准”，心绞痛分为如下类型。

（1）劳累性心绞痛 其特点为心绞痛发生在劳累、情绪激动或其他足以使心肌增加需氧的情况下，含服硝酸甘油或休息后症状迅速缓解或消失。主要原因为冠状动脉狭窄使血流不能按需增加，导致心肌氧的供求失衡。分为以下几种。①稳定型心绞痛：劳累性心绞痛在 1~3 个月内发作的诱因、频率、程度、持续时间、部位、缓解方式基本相同者。②初发型心绞痛：过去未发生过心绞痛或心肌梗死，首次发生劳累性心绞痛的时间不足 1 个月者；既往有稳定型心绞痛已数月未发作，而现在再次发作，时间不足 1 个月者。③恶化型心绞痛：原为稳定型心绞痛，在 3 个月内发作的频率、程度、时限、诱因经常变化，并进行性恶化，舌下含服硝酸甘油难以缓解者。

（2）自发性心绞痛 其特点是心绞痛发作与劳累或情绪激动致心肌需氧量增加无明显关系，而与冠状动脉储备量减少有关。疼痛时间较长，程度较重，不易被硝酸甘油所缓解。包括：①卧位型心绞痛：常在休息、睡眠时发作，含服硝酸甘油难以缓解，本型可发展为心肌梗死或猝死。②变异型心绞痛：临床表现与卧位型心绞痛相似，发作时有关导联 ST 段抬高，日后易发生心肌梗死。③急性冠状动脉功能不全：亦称为中间综合征。常在休息和睡眠中发生，历时可达 0.5~1 小时或以上，但无心肌梗死表现，常为心肌梗死的前奏。④梗死后心绞痛：急性心肌梗死后 1 个月内再次发生的心绞痛。

（3）混合性心绞痛 具有劳累性心绞痛及自发性心绞痛的特点。为冠状动脉狭窄使冠状动脉血流储备量减少，而这一储备量的减少又不固定，波动性地发生，心绞痛的表现变异性大。

目前临床上常将心绞痛分为稳定型心绞痛（劳累性稳定型心绞痛）、不稳定型心绞痛

（劳累性稳定型心绞痛以外的各类型心绞痛），并将恶化型心绞痛及自发性心绞痛称为“梗死前心绞痛”。

【治疗】

治疗原则是减少心肌耗氧量，增加心肌供血，促进冠状动脉侧支循环形成。

1. 发作时的治疗

（1）休息　发作时应立即就地停止活动，休息。

（2）药物治疗　选用作用迅速、疗效高的硝酸制剂，这类药可扩张冠状动脉，增加心肌供血，同时扩张外围血管，减轻心脏负荷。常用药物有：①硝酸甘油，每次 0.3~0.6mg，舌下含服。1~2 分钟起效，持续时间约 30 分钟；②硝酸异山梨醇酯（消心痛），每次 5~10mg，舌下含化，2~5 分钟起效，作用时间为 2~3 小时，亦可静脉给药。目前有供喷雾吸入用的制剂，同时可静脉给药稳定情绪。

2. 缓解期的治疗

（1）一般治疗　同冠心病概述。

（2）药物治疗　选用作用时间长、不良反应小、适合长期使用的药物，可单独或交替联合使用，常用药物同冠心病概述。

（3）冠状动脉介入治疗　反复发作，药物不易控制的心绞痛，特别是不稳定型心绞痛可行经皮穿刺腔内冠状动脉成形术（PTCA）或冠状动脉内支架植入术。

知识链接

经皮穿刺腔内冠状动脉成形术

经皮穿刺腔内冠状动脉成形术属于血管内介入技术，血管内介入技术是指在影像监视下，利用经皮穿刺和导管手段等在血管内进行的治疗和诊断性操作。经皮穿刺腔内冠状动脉成形术主要包括球囊血管成形术、血管内支架（金属支架等）、激光血管成形术和动脉粥样斑块切除术，主要用于治疗冠状动脉粥样硬化及血栓形成等造成的血管狭窄和闭塞。

（4）外科手术治疗　依据病情可行冠状动脉搭桥术或冠状动脉旁路移植术。

【常用药物注意事项与患者教育】

硝酸甘油　硝酸甘油的基本作用是松弛平滑肌，尤其对血管平滑肌的作用最明显。该药通过以下药理作用治疗冠心病。①降低心肌耗氧量：小剂量的硝酸甘油即可明显扩张静脉血管，特别是较大的静脉血管，使回心血量减少，降低了心脏的前负荷，使心腔容积变小，心室壁张力降低，心肌耗氧量减少。稍大剂量的硝酸甘油也可显著舒张动脉血管，特别是较大的动脉血管，使外周阻力降低，心脏后负荷减轻，从而降低了左室内压和心室壁张力，降低心肌耗氧量。②扩张冠状动脉，增加缺血区的血液灌注：硝酸甘油选择性扩张较大的心外膜血管、输送血管和侧支血管，尤其在冠状动脉痉挛时更为明显，而对阻力血管作用弱。当冠状动脉因粥样硬化或痉挛而发生狭窄时，缺血区的阻力血管因缺氧呈被动舒张状态而阻力降低。这样，非缺血区阻力就比缺血区大，应用硝酸甘油后，将使血流从非缺血区的输送血管经侧支血管流向缺血区，增加缺血区的血液供应。③降低左室充盈压，增加心内膜供血：已知心内膜下血管是由心外膜血管垂直穿过心肌延伸而来的，因此心内膜下血流易受心室壁肌张力及室内压力的影响。在心绞痛发作时，左心室舒张末期压力增高，所以心内膜下区域缺血最为严重。硝酸甘油能扩张动、静脉血管，降低左心室舒张末期压力，舒张心外膜血管及侧支血管，使血液易从心外膜向心内膜下缺血区流动，从而增加缺血区的供血。④减少血小板聚集：硝酸甘油本身及释放的一氧化氮，能抑制血小板聚集和黏附，具有抗血栓形成作用。硝酸甘油的临床应用：①心绞痛，舌下含服可迅速缓解各型心绞痛，对稳定型心绞痛常作为首选药应用。预防发作可用其油膏或贴膜敷于胸部和背部。②心肌梗死，及时早期小剂量、短时间使用，不仅能减少心肌耗氧量，尚有抗血小板聚集和黏附作用，使坏死的心肌得以存活或使梗死面积缩小。③心功能不全，降低心脏前、后负荷，治疗重度和难治性心功能不全。主要不良反应：①扩血管效应，最常见者为颜面潮红、搏动性头痛、颅内压增高等，因硝酸甘油扩张皮肤和脑血管所致，连续用药可减轻。剂量过大还可导致直立性低血压、反射性心率加快、晕厥等。②高铁血红蛋白血症，大剂量或频繁用药时可发生，可出现呕吐、发绀等症状。③耐受性，连续用药 2~3 周可产生耐受性，停药 1~2 周后，耐受性消失。可采用小剂量、间歇给药法（给药间隙至少在 8 小时以上）。停药时要逐渐减量，以防产生严重心肌缺血。低血压、脑出血、脑外伤、青光眼忌用。

三、心肌梗死

心肌梗死是指在冠状动脉粥样硬化的基础上，冠状动脉供血急剧减少或中断，相应的心肌发生严重而持久缺血导致的心肌坏死。临床表现为持久而难以控制的胸骨后剧痛，血清心肌酶谱升高，心电图进行性改变，并发心律失常、心源性休克和心功能不全等，属冠心病的严重类型。发病多见于 40 岁以上，冬、春季好发。

【发病机制】

心肌梗死的基本病因是冠状动脉粥样硬化使冠状动脉管腔严重狭窄（狭窄程度大于 75%），而侧支循环尚未充分建立，一旦血液供应急剧减少或中断，使心肌严重而持久地出现缺血，导致心肌梗死。一般认为急性缺血达 1 小时以上即可出现心肌坏死。

导致心肌血液供应急剧减少或中断的原因主要有：①冠状动脉管腔内血栓形成、粥样硬化斑块破裂或出血。②冠状动脉管壁持续性痉挛而造成的管腔闭塞。③出血、脱水、休克或严重心律失常使心排血量锐减，冠状动脉血流量骤降。其中最常见的原因是冠状动脉管腔内血栓形成。

【病理】

冠状动脉闭塞大致需 6 小时后才会出现明显的组织学改变，梗死部位心肌呈灰白或淡黄色，此后心肌纤维逐渐溶解，肉芽组织形成填充坏死缺损，局部出现纤维瘢痕，约需 6~8 周才能完全愈合。

1. 心肌梗死的部位 ①左冠状动脉前降支闭塞，引起左心室前壁、心尖部、下侧壁、前间隔和二尖瓣前乳头肌梗死。②左冠状动脉回旋支闭塞，引起左心室高侧壁、膈面（左冠状动脉占优势时）和左心房梗死，可能累及房室结。③左冠状动脉主干闭塞，引起左心室广泛梗死。④右冠状动脉闭塞，引起左心室膈面（右冠状动脉占优势时）、后间隔和右心室梗死，并可累及窦房结和房室结。心肌梗死绝大多数发生在左心室和室间隔，一般所说的心肌梗死均指左室梗死。

2. 心肌坏死改变 冠状动脉闭塞后20～30分钟，受其供血的心肌即有少数坏死，开始了急性心肌梗死的病理过程。1～2小时之间绝大部分心肌呈凝固性坏死，心肌间质充血、水肿，伴多量炎症细胞浸润。以后，坏死的心肌纤维逐渐溶解，形成肌溶灶，随后渐有肉芽组织形成。大块的梗死常累及心室壁肌层的2/3以上或全层，即透壁性心肌梗死，是临床上典型的急性心肌梗死。它可波及心包引起心包炎症，或波及心内膜致心室腔内附壁血栓形成。当冠状动脉闭塞不完全或自行再通形成小范围心肌梗死时，呈灶性分布，缺血坏死仅累及心室壁的内层，不到心室壁厚度的一半，过去被称为心内膜下心肌梗死，较少见。心肌梗死，尤其是透壁性心肌梗死还可并发乳头肌功能失调、心脏破裂、室壁瘤、急性心包炎等改变。心肌坏死组织1～2周后开始吸收，并逐渐纤维化，6～8周形成瘢痕愈合，称为陈旧性或愈合性心肌梗死。

【临床表现】

心肌梗死的临床表现与梗死面积的大小、部位、侧支循环建立情况关系密切。

1. 梗死先兆 有半数以上在发病前数日至数周有乏力、胸部不适、心悸、气促等症状，其中以初发型或恶化型心绞痛最突出，心绞痛发作更频繁，程度严重，时间更长，硝酸甘油疗效差，诱因不明显等，此时心电图呈明显缺血性改变。如发现先兆应及时处理，可部分避免发生心肌梗死。

2. 症状

（1）疼痛 疼痛是急性心肌梗死最早也是最常见的表现。其性质、部位、放射状态大多与心绞痛相似，但常发生于安静时，程度更重，常有恐惧感、濒死感，烦躁不安、大汗淋漓，疼痛持续时间长达数小时或数天，服用硝酸甘油及休息不能缓解。少数疼痛可向上腹部、下颌、颈部、背部放射而易误诊。个别心肌梗死可无疼痛。

（2）全身表现 常有中、低热，发热从第2天开始，持续约1周，亦常出现乏力、倦怠。

（3）胃肠道症状 疼痛剧烈时常伴恶心、呕吐和上腹部胀痛，肠胀气亦常见。

3. 体征 心浊音界可正常或增大，心率增快或减慢，心律不齐，第一心音减弱，可闻及第四心音或第三心音奔马律，部分可在心前区闻及收缩期杂音或喀喇音，为二尖瓣乳头肌功能失调或断裂所致。少数可在第2～3天出现心包摩擦音。除早期血压可升高，几乎所有心肌梗死者的血压都有不同程度的降低。

4. 严重心脏表现 是引起死亡的主要原因。

（1）心律失常 多发生在发病初1～2周内，尤以24小时内最多见。绝大部分（75%～95%）可以发生。表现为乏力、头昏、晕厥等症状。心律失常以室性心律失常多见，尤其是室性期前收缩。成对、频发、多源的或呈R-on-T现象的室性期前收缩及短暂的、阵发性室速，多为心室颤动的先兆，下壁心肌梗死易发生房室传导阻滞。

（2）心源性休克 这是心肌广泛性坏死，心肌收缩无力，心排血量急剧下降所致。多发生在病后数小时至一周内，发生率约为20%。主要表现为面色苍白、血压下降、脉搏细速、大汗淋漓、烦躁不安、皮肤湿冷、末梢青紫、尿量减少乃至昏迷。

（3）急性左心衰竭　常发生在病初几天或梗死演变期，为梗死后心肌收缩力显著下降或不协调所致。发生率为 32%~48%，表现为呼吸困难、咳嗽、咳白色或粉红色泡沫痰、发绀、烦躁、双肺闻及湿啰音与哮鸣音。

5. 并发症

（1）乳头肌功能失调或断裂　二尖瓣乳头肌因本身缺血、坏死，收缩功能障碍，造成二尖瓣脱垂或关闭不全。轻者可恢复，重者出现左心功能不全、肺水肿而死亡。

（2）心脏破裂　其发生率极低，是严重而致命的并发症。多因心室游离壁或室间隔破裂造成心包积血填塞而死亡。

（3）心室壁瘤　发生率为 5%~20%，好发于左心室。较大的室壁瘤可使心脏扩大。心室壁瘤是心肌梗死愈合过程中，心肌由纤维组织代替而丧失收缩功能，局部膨胀而形成的，可导致心功能不全、心律失常及栓塞等。

（4）心肌梗死后综合征　病后数周至数月出现，可反复发生，表现为心包炎、胸膜炎或肺炎等，可能为机体对坏死物质的过敏反应。

【辅助检查】

1. 心电图检查　是急性心肌梗死首选的辅助检查，不仅能够证实心肌梗死的发生，还能明确病变的位置、范围及演变过程。急性期心电图特征性改变为：①ST 段呈弓背向上明显抬高，在面向坏死区周围心肌损伤区的导联出现。②异常深而宽的 Q 波（病理性 Q 波），在面向透壁心肌坏死区的导联出现。③T 波在超急性期呈巨大高耸，随后变低、倒置，在面向损伤区周围心肌缺血区的导联上出现。其心电图演变过程为抬高的 ST 段在数日至 2 周内逐渐回到基线水平；T 波倒置加深，此后逐渐变浅、平坦，部分可恢复直立；78%~80% 心肌梗死 Q 波将永久存在。还有一少部分出现非 ST 段抬高心肌梗死心电图，无病理性 Q 波，仅有低电压和 ST 段抬高，或仅有 T 波倒置，临床上要注意分辨。ST 抬高性心肌梗死的定位和范围可根据出现特征性改变的导联来判断（表 7-3）。

表 7-3　心肌梗死的心电图定位诊断

	V_1	V_2	V_3	V_4	V_5	V_6	V_7	V_8	V_9	Ⅰ	Ⅱ	Ⅲ	aVL	aVF
前间壁	+	+	+											
前壁			+	+	±									
前侧壁				±	+	+								
高侧壁										+			+	
广泛前壁	+	+	+	+	+	+				±			±	
下壁											+	+		+
后壁							+	+	+					

注：“+”表示该导联出现坏死型图形，“±”表示该导联可能出现坏死型图形。

2. 血清心肌坏死标记物测定

（1）心肌蛋白　①心肌肌钙蛋白 I（cTnI）或心肌肌钙蛋白 T（cTnT），在起病 3~4 小时后升高，cTn I 于 11~24 小时达高峰，7~10 日降至正常，cTnT 于 24~48 小时达高峰，

10~14 日降至正常，这些心肌结构蛋白含量的增高是诊断心肌梗死的敏感指标，且特异性很强，但出现稍延迟。②肌红蛋白，于起病后 2 小时内即升高，12 小时内达高峰，24~48 小时内恢复正常，是心肌梗死后出现最早且十分敏感的指标，但特异性不强。

（2）心肌酶　①肌酸激酶（CK）在起病后 6 小时升高，12 小时达高峰，3~4 日恢复正常，CK 的同工酶 CK-MB 在起病后 4 小时升高，16~24 小时达高峰，3~4 日恢复正常，CK-MB 虽不如 cTn I、cTn T 敏感，但其增高程度能较准确地反映梗死的范围，其高峰出现的时间是否提前有助于判断溶栓治疗是否成功。②天门冬氨酸氨基转移酶（AST，曾称 GOT），在起病后 6~12 小时升高，24~48 小时达高峰，3~6 日恢复正常。③乳酸脱氢酶（LDH），在起病后 8~12 小时升高，2~3 日达高峰，1~2 周恢复正常。CK、AST、LDH 的特异性及敏感性均不如上述血清心肌坏死标记物，但仍有重要诊断价值。

3. 其他检查

（1）超声心动图检查　超声心动图可了解心室壁的运动情况和左心室功能，诊断乳头肌功能不全和室壁瘤（心脏局部出现反常运动提示室壁瘤）。为临床诊断提供重要依据。

（2）放射性核素检查　放射性核素检查可显示心肌梗死的部位与范围，观察左心室壁的运动和左心室射血分数，从而有助于判定心室的功能、梗死后室壁运动失调和心室壁瘤的情况。

（3）血常规检查　起病 24~48 小时后可见白细胞计数升高，中性粒细胞增多，嗜酸性粒细胞减少或消失，常持续 1 周。起病后 2~3 日红细胞沉降率增快，可持续 1~3 周。C 反应蛋白增高，可持续 1~3 周。

【诊断】

诊断的依据为典型临床表现、特征性心电图改变、血清心肌坏死标记物测定三项指标。上述三项中具备两项即可确诊。

临床表现不典型者，可依据年龄在 40 岁以上，发生原因未明的胸痛、恶心、出汗、心律失常、休克、心功能不全，或原有高血压突然显著下降，考虑有急性心肌梗死的可能，并先按急性心肌梗死来处理。

【鉴别诊断】

心绞痛与急性心肌梗死的区别见表 7-4。

表 7-4　心绞痛与急性心肌梗死的区别

鉴别项目	心绞痛	急性心肌梗死
疼痛		
①部位	胸骨上、中段之后	相同
②性质	压榨性或窒息性	相似，但程度更剧烈
③诱因	劳累、情绪激动、受寒、饱食等	安静状态
④时限	1~5 分钟，15 分钟之内	数小时或 1~2 日
⑤伴随症状	面色苍白、冷汗、心率快	相似，但更重
⑥含化硝酸甘油	迅速缓解	不能缓解

续表

鉴别项目	心绞痛	急性心肌梗死
心源性哮喘	一般无	可有
血压	升高或无显著变化	可降低，甚至发生休克
心包摩擦音	无	可有
坏死物质吸收的表现		
①发热	无	有
②血白细胞增加	无	有
③血沉增快	无	有
④血清心肌坏死标记物	无	有
心电图改变	暂时性 ST 段和 T 波变化	特征性和动态性变化

【治疗】

对 ST 段抬高的急性心肌梗死，应早发现、早治疗，加强入院前的就地处理。治疗原则是尽早使心肌血液再灌注（到达医院后 30 分钟内开始溶栓或 90 分钟内开始介入治疗）以挽救濒死的心肌，防止梗死面积扩大或缩小心肌缺血范围，保护和维持心脏功能，及时处理严重心律失常、心力衰竭和各种并发症，防止猝死。

1. 一般治疗

（1）休息　急性期绝对卧床休息 12 小时，24 小时床上行肢体活动，3 天后病房内走动，一周后逐步增加活动，活动量以不出现症状为限。减少探视，保持环境安静及情绪稳定。第 3、4 周帮助其上下楼梯或出院。

（2）饮食　给予易消化、低钠、低脂肪饮食。

（3）吸氧　初期可间断或持续吸氧 2~3 日。

（4）监护　应收入冠心病监护室（CCU），行连续心电图、血压、呼吸等监测 3~5 日，必要时还可行床旁血液动力学监测。

2. 解除疼痛　急性心肌梗死应尽快解除疼痛，常用药物有：①吗啡，每次 5~10mg，皮下注射；②哌替啶（杜冷丁），每次 50~100mg 肌内注射；③硝酸甘油，每次 0.6mg，舌下含服；④硝酸异山梨醇酯，每次 5~10mg，舌下含服（以上药物均可重复应用，硝酸甘油亦可静脉给药）；⑤哌替啶与异丙嗪（非那根）合用行亚冬眠治疗，常用于疼痛严重者。

3. 心肌再灌注　心肌再灌注可使闭塞的冠状动脉再通，缩小心肌缺血范围及梗死面积。若条件许可，宜尽早施行。

（1）介入治疗（PIC）　具备实施介入治疗条件的医院，应首选介入治疗进行心肌再灌注，可视情况在 90 分钟内开始实施。主要方法有经皮冠状动脉腔内成形术（PTCA）、冠状动脉内支架植入术、补救性介入治疗和溶栓治疗再通者的介入治疗等。临床实践证明，直接 PTCA 能达到 95% 以上的开通率，恢复正常血流者高达 90%，是最常用的经皮冠状动脉介入治疗方法。由于直接 PTCA 在早期开通血管同时也直接解决了残余狭窄，明显降低了缺血再发和再梗死率，无论即刻疗效和远期预后的改善都明显优于溶栓治疗。冠状动脉内支架植入术可弥补 PTCA 的不足，特别是其能减少术后再狭窄的发生率，近年来应用愈来愈广泛。

（2）溶栓疗法　发病 6 小时以内使用纤溶酶激活剂溶解冠状动脉内的血栓，使冠状动脉再通及心肌再灌注，常用尿激酶（UK）100 万～150 万 U，30～60 分钟内静脉滴注完毕。链激酶（SK）皮试阴性后用 75 万～150 万 U，30～60 分钟内静脉滴注完毕。重组组织型纤溶酶原激活剂（rtPA）总剂量 100mg，先以 10～15mg/min 静脉推注，余量静脉滴注，在 90 分钟（90 分钟给药法）或 3 小时（3 小时给药法）内滴完。禁用于出血倾向或有出血史者、严重肝肾功能不全者、活动性溃疡者、新近手术或创口未愈者。

4. 严重心脏表现的处理

（1）消除心律失常　急性心肌梗死后出现室性心律失常时，后果严重，应及时消除。首选利多卡因，每次 50～100mg，静脉注射，必要时 5～10 分钟重复，直至室性心律失常消失或总量达 300mg 后，以 1～4mg/min 静脉滴注维持 48～72 小时，以后改用口服药物。心室颤动发生时，应立即用非同步直流电复律。发生严重房室传导阻滞、心室率过缓时，应及早安装临时心脏起搏器。

（2）控制心源性休克　急性心肌梗死的休克为心源性休克，也可伴外周血管舒缩障碍或血容量不足，其治疗采取补充血容量、纠正酸中毒、升高血压及应用血管扩张剂等，如无效，应及时行急诊 PTCA 或支架植入，使冠状动脉及时再通。亦可做急诊冠状动脉旁路移植术（CABG）。

（3）纠正左心衰竭　除给予强效镇静剂、利尿剂外，应选用血管扩张剂以减轻左心室负荷。心功能不全程度轻者可选用硝酸甘油或硝酸异山梨醇酯，重者可选用硝普钠。急性心肌梗死发生后，前 24 小时一般不用洋地黄制剂。

5. 其他治疗

（1）抗凝治疗　目前多用在溶栓治疗之后，防止高凝状态或血栓再形成。常用药物有肝素、华法林、双香豆素等。

（2）β-受体阻滞剂　可阻止梗死范围的扩大，改善预后。常用药物有普萘洛尔、阿替洛尔、美托洛尔等。

（3）血管紧张素转换酶抑制剂　有助于改善恢复期心肌重构，降低心力衰竭发生率和死亡率。常用药物有卡托普利、依那普利、雷米普利、福辛普利等。

（4）增加心肌营养，改善心肌代谢　①极化液疗法对恢复心肌细胞膜极化状态、改善心肌收缩力、降低心律失常有益，伴有重度房室传导阻滞者禁用。氯化钾 1.5g、普通胰岛素 10U 加入 10% 葡萄糖注射液 500ml 内静脉滴注，每天 1～2 次，7～14 天为 1 疗程。②能量药物疗法可增强心肌代谢，提供心肌细胞能量。磷酸果糖注射液、肌苷、辅酶 Q_{10} 等静脉滴注。③复方丹参注射液主要作用有保护心肌缺血缺氧、改善血液流变学、清除自由基、镇静等。每次 250～500ml，每天 1 次，静脉滴注。

【常用药物注意事项与患者教育】

1. 促进纤维蛋白溶解药（溶栓剂）　溶栓剂的发展非常迅速，习惯上将溶栓药按先后分为 3 代。第 1 代溶栓药以链激酶和尿激酶为代表，两者溶栓能力强，但缺乏纤维蛋白特异性，在溶栓的同时会降解纤维蛋白原，使全身纤溶亢进，易导致出血。第 2 代溶栓药以 t-PA 为代表，包括 rt-PA 和 pro-UK，它们在激活纤溶酶原生成纤溶酶时不受血浆 α_2 抗纤溶酶以及纤维蛋白结合的 α_1 纤溶酶抑制物的影响，与纤维蛋白原亲和力低，因此不会使全身纤溶亢进，能发挥选择性溶栓作用。其溶栓效果优于链激酶和尿激酶，出血不良反应小，但体内半衰期短。第3代是用基因工程技术、蛋白质技术和单克隆抗体技术对第1代和第2代产品进行改造后制成的新型纤溶酶原激活剂，常用的是瑞替普酶（r-PA）、兰替普酶（n-PA）和替奈普酶（TNK-tPA）等。此类药物在特异性、半衰期和溶栓效率等方面均较第2代溶栓药有所改进和提高。

（1）链激酶（溶栓酶） 链激酶是从β溶血性链球菌培养液中提取的一种蛋白质，目前可用基因重组方法生产，称为重组链激酶。链激酶能与纤溶酶原结合成复合物，促使纤溶酶原转变为纤溶酶，水解血栓中纤维蛋白，导致血栓溶解，对新形成的血栓效果好。用于急性血栓栓塞性疾病，如急性肺栓塞、脑栓塞、深部静脉血栓形成、急性心肌梗死等。主要不良反应是引起出血，严重出血可用氨甲苯酸等对抗。也可见皮疹、药热等过敏反应。出血性疾病、新近创伤、消化道溃疡及链球菌感染者禁用。

（2）尿激酶 尿激酶是从人尿中提取的一种糖蛋白。能直接激活纤溶酶原，使其转变为纤溶酶而溶解血栓。临床应用、不良反应及禁忌证与链激酶相似，但无抗原性，不引起过敏反应。可用于对链激酶过敏者。

（3）组织型纤溶酶原激活物 组织型纤溶酶原激活物由血管内皮产生，目前已能用DNA重组技术生产（rTPA）。能选择性激活血栓中与纤维蛋白结合的纤溶酶原，使其转变为纤溶酶而溶解血栓。用于治疗肺栓塞和急性心肌梗死，使栓塞血管再通率比链激酶高。对循环血液中的纤溶酶原激活作用弱，出血发生率较少，是较好的第2代溶栓药。有出血倾向者慎用。

2. 肝素 肝素最初由肝脏中提取而得名，目前肝素是从猪肠黏膜和猪、牛肺中提取。是带大量阴电荷的大分子，不易通过生物膜，口服无效。主要药理作用有：①抗凝作用：肝素在体内、体外均有迅速而强大的抗凝作用，这一作用主要是通过激活血浆中的抗凝血酶Ⅲ（AT-Ⅲ）来完成的。AT-Ⅲ是凝血酶及凝血因子$Ⅻ_α$、$Ⅺ_α$、$Ⅹ_α$、$Ⅸ_α$的抑制剂，可与上述凝血因子结合成复合物而使之灭活，生理状态下，这些凝血因子灭活过程相当缓慢，肝素可加速这一过程达千倍以上，干扰了凝血过程的许多环节，最终抑制纤维蛋白的形成和血小板聚集。②其他作用：肝素还具有降血脂、抗炎及抗血管内膜增生的作用。临床用于：①预防和治疗深静脉血栓形成、肺栓塞、脑梗死、急性心肌梗死等血栓栓塞性疾病，可防止血栓的形成和扩大。②治疗弥散性血管内凝血（DIC），早期应用能防止因纤维蛋白原及其他凝血因子耗竭而引起的继发性出血。③用于体外循环、器官移植、血液透析、心血管手术等的抗凝。主要不良反应有：①应用过量可引起自发性出血，表现为黏膜出血、关节腔积血及伤口出血等。应经常测定凝血时间，随时调整用药量。若发生严重出血，立即停药，并给予鱼精蛋白对抗。1mg的鱼精蛋白可中和100U的肝素。②长期应用可致骨质疏松及骨折。③偶见过敏反应、血小板减少症。④妊娠妇女可引起早产及死胎。禁用于有出血倾向、肝肾功能不全、严重高血压、溃疡病、孕妇、产后、外伤及术后等。

第四节 心肌疾病

心肌疾病是指除心脏瓣膜病、冠状动脉粥样硬化性心脏病、肺源性心脏病、先天性心血管疾病和甲状腺功能亢进性心脏病等以外的以心肌病变为主要表现的一组疾病。主要包括心肌病与心肌炎等。

扫码“学一学”

心肌病中原因已知的称为特异性心肌病，原因未明的称为原发性心肌病，但随着对病因学和发病机制认识程度的增加，使上述两者之间的差别变得不十分明显。1995 年世界卫生组织和国际心脏病学会将心肌病定义为伴有心肌功能障碍的心肌疾病，根据病因与发病机制、病理生理等把心肌病分为 4 型。①扩张型心肌病：左心室或双心室扩张、有收缩功能障碍。②肥厚型心肌病：左心室或双心室肥厚，通常伴有非对称性室间隔肥厚。③限制型心肌病：收缩正常，心壁不厚，单或双心室舒张功能低下及扩张容量减小。④致心律失常型心肌病：右心室进行性纤维脂肪变。以上各型中临床上最常见的是扩张型心肌病。

心肌炎是指心肌本身的局限性或弥漫性炎性病变，可累及心肌细胞及其组织间隙。心肌炎发病可呈急性、亚急性或慢性，按病因可分为感染性和非感染性 2 种。感染性心肌炎可由细菌、病毒、螺旋体、立克次体、真菌、原虫、蠕虫等所引起；非感染性心肌炎包括变态反应所引起的心肌炎（如风湿热或系统性红斑狼疮等）、药物所致的心肌炎（如依米丁、阿霉素、铅、锑、汞、砷等）及理化因素所致的心肌炎。临床上最常见的心肌炎是由病毒感染所致的病毒性心肌炎。

本节介绍扩张性心肌病和病毒性心肌炎。

一、扩张性心肌病

扩张型心肌病的主要特征是单侧或双侧心腔扩大，心肌收缩功能减退，伴或不伴充血性心力衰竭和心律失常，可发生栓塞或猝死等并发症。本病病死率较高，多见于中年以上男性。

【病因】

尚不完全清楚，除特发性和家族遗传性外，近年来认为病毒性心肌炎与其发生密切相关。体液、细胞免疫反应所致心肌炎可导致和诱发扩张型心肌病。此外，围生期、遗传、代谢异常、酒精中毒、抗癌药物等亦可引起本病。

【病理】

扩张性心肌病病理改变以心腔扩张为主。肉眼可见心室扩张，室壁多变薄，心肌灰白而松弛，可见纤维瘢痕形成，常伴有附壁血栓。冠状动脉及瓣膜多无病变。组织学可见非特异性心肌细胞肥大和变性，尤以程度不同的心肌纤维化为明显。

【临床表现】

起病缓慢，早期虽已有心脏扩大和心功能减退，但多无明显症状，仅在体检时发现，这一过程有时可达 10 年之久。主要出现心脏扩大、充血性心力衰竭、心律失常的表现，部分可发生栓塞和猝死，栓塞多见于晚期病例。左心衰竭主要表现为呼吸困难（甚至端坐呼吸），右心衰竭主要表现为水肿、肝肿大等。心脏的主要体征有：心界向两侧扩大，第一心音减弱，二尖瓣区、三尖瓣区可听到收缩期杂音，心率增快与奔马律。可出现各种类型的心律失常。

【辅助检查】

1. 胸部X线检查 心影明显增大呈普大型，心胸比常大于50%，可见肺淤血表现。

2. 心电图 以心室肥大、心肌损伤和心律失常为主。可见室性期前收缩、心房颤动、房室传导阻滞等各种心律失常。有时可出现病理性Q波（与间隔纤维化有关），多见于间隔部，应与心肌梗死相鉴别。其他尚可见ST-T改变、低电压、R波降低等。

3. 超声心动图 扩张型心肌病超声心动图具有一“大”、二“薄”、三“弱”、四“小”的特征，其中“大”为早期左心室内径增大，晚期心脏四腔均可扩大，但以左心室扩大明显，左室流出道也扩大；“薄”为室间隔和左心室后壁多变薄；“弱”为室间隔与左心室后壁运动减弱，提示心肌收缩力下降；“小”为二尖瓣口开放幅度相对变小，其原因为左心室充盈压升高引起二尖瓣前叶舒张期活动振幅降低。

4. 心导管检查和心血管造影 早期近乎正常，有心力衰竭时心导管检查可见左心室舒张末期压、左心房压和肺毛细血管楔压均增高，心搏量、心脏指数减低；心室造影可见左心室明显扩大，室壁运动减弱，心室射血分数降低。冠状动脉造影多无异常。

5. 心肌活检 可见心肌细胞肥大、变性、间质纤维化等，虽因缺乏特异性不能单独据此作为诊断依据，但可作为评价病变程度及预后的参考，并有助于排除心肌炎。

6. 心脏放射性核素检查 核素心肌显影表现为散在的、局灶性放射性减低；核素血池扫描可见收缩和舒张末期左心室容积增大、心搏量减低。

【诊断】

诊断要点：①具有心脏扩大、心律失常和充血性心力衰竭等临床表现；②超声心动图显示左心室“大”“薄”“弱”“小”的特征；③排除各种有明确病因的器质性心脏病，如急性中毒性心肌炎、风湿性心脏病、冠心病等。

【治疗】

因本病病因未明，目前尚无特殊的治疗方法。其治疗原则是减轻心脏负荷、预防和控制充血性心力衰竭、纠正各种心律失常和减少栓塞并发症。

1. 一般治疗 限制体力活动，避免过度劳累，给予低盐、易消化的饮食，避免大便干燥和用力排便。

2. 心力衰竭的治疗 与一般心力衰竭的治疗相同，目前主张应用利尿剂、血管紧张素转化酶抑制剂、β受体阻断剂和强心苷制剂等。由于本病对强心苷敏感性增强易发生强心苷中毒，需慎重应用，一般从小剂量开始，采用维持量给药方法。也可应用血管扩张药物，改善临床症状。具体用药及剂量参见本章第一节“心力衰竭”。

3. 抗心律失常治疗 由于大多数抗心律失常药物均具有负性肌力作用，可使心力衰竭加重，故应在加强治疗心力衰竭的基础上应用抗心律失常药物。抗心律失常药物应根据心律失常的类型具体选择。

4. 抗凝治疗 为减少栓塞并发症的发生，除有禁忌证外，应予抗凝治疗。可应用华法林、阿司匹林等药物。

5. 改善心肌代谢药物 1，6-二磷酸果糖5g静脉滴注，1次/日，7~10日为1疗程；

辅酶 Q_{10} 10mg 肌内注射，1 次/日，或 20~30mg 口服，3 次/日。也可应用其他改善心肌代谢的药物如维生素 C、三磷酸腺苷（ATP）、极化液、能量合剂等。

6. 起搏治疗 心率明显降低或发生其他严重心律时，在应用血管紧张素转化酶抑制剂、强心药、利尿剂的基础上，可植入双腔或三腔起搏器，选用适当的起搏方式和起搏参数，有助于改善血流动力学。

7. 心脏移植 长期严重心力衰竭、内科治疗无效时，可考虑进行心脏移植。心脏移植可明显改善预后，我国已开展此项目，手术病例的存活率正在逐年提高。

【常用药物注意事项与患者教育】

1. 辅酶 Q_{10} 又称为癸烯醌、泛醌、泛癸利酮，是一种存在于自然界的脂溶性醌类化合物，其结构与维生素 K、维生素 E 相似。主要作用一是辅助营养物质在线粒体内转化为能量，二是明显的抗脂质过氧化。临床用于心肌梗死、病毒性心肌炎、肝炎、癌症等的治疗，亦将其用于营养保健品及食品添加剂。

2. 1，6-二磷酸果糖 商品名福达平，具有直接转化为能量和促进糖代谢过程中能量生成的作用。临床用于急性心肌梗死、扩张型心肌病、病毒性心肌炎、肝炎、急性成人呼吸窘迫综合征等的辅助治疗。可出现口唇麻木、头晕、胸闷皮疹等不良反应，但很轻，一般不影响治疗。本品不宜溶入其他药物，尤其忌与碱性溶液、钙盐混合使用。高磷酸盐血症及严重肾功能不全者禁用。

二、病毒性心肌炎

病毒性心肌炎是指病毒引起的急、慢性心肌炎症。本病多见于青少年，以 20~30 岁最多见，男性多于女性，近年来发病率显著增高。临床表现轻重不一，重者可猝死，也可长期留有心肌病变。

【病因与发病机制】

各种病毒均可引起心肌炎，其中以肠道和呼吸道病毒感染较常见，临床上大多数病毒性心肌炎由柯萨奇病毒、孤儿病毒（ECHO）、脊髓灰质炎病毒及流感病毒引起，尤以柯萨奇 B 组病毒最常见。

病毒性心肌炎的发病机制包括两方面：一是病毒的直接作用，病毒直接侵犯心肌及微血管，造成对心肌的直接损害；二是病毒感染引起细胞介导的免疫损伤作用，T 细胞以及多种细胞因子和一氧化氮等介导造成心肌损害和微血管损伤。目前认为病毒性心肌炎早期以病毒直接侵犯心肌为主，同时存在免疫反应因素，在慢性阶段，免疫反应可能是发病的主要机制。

【临床表现】

1. 症状 病毒性心肌炎临床表现差异很大，轻者可无明显症状，重者可并发严重心律失常、心力衰竭，甚至猝死。约半数在发现心肌炎前 1~3 周常有病毒感染前驱症状，表现为发热、全身酸痛、咽痛、腹泻等呼吸道与消化道症状，然后出现胸闷、心前区隐痛、心悸、气短、乏力、头晕等，严重者可有咳嗽、呼吸困难、发绀，甚至急性肺水肿。

2. 体征 体检可有心脏扩大，心率增速与体温不相称，心尖部第一心音减弱并出现第三心音，重者可出现奔马律或心包摩擦音，各种心律失常均可出现，甚至发生心源性休克。

【辅助检查】

1. 实验室检查 血清肌钙蛋白（T或I）、心肌肌酸激酶及同工酶（CK-MB）可增高，血沉增快，C反应蛋白增加。从咽部、粪便、血等标本中可分离出病毒，血清中抗心肌抗体滴度可增高。

2. 心电图检查 多有ST-T改变及各种心律失常，如合并心包炎可有ST段上升，严重心肌损害时可出现病理性Q波，须与心肌梗死鉴别。

3. 超声心动图检查 可显示正常，也可有左心室舒张功能减退的表现。

4. X线检查 病情严重者可有心脏扩大。

5. 心内膜心肌活检 为有创检查手段，一般不作为常规检查，有助于本病的诊断、病情和预后判断。心肌活检时，从中分离出病毒可确诊本病。

【诊断】

诊断要点：①发病前1~3周有呼吸道或消化道病毒感染史（出现发热、乏力、头痛、鼻塞、流涕、咳嗽、咽痛或发热、乏力、腹痛、恶心、呕吐、腹泻等表现）；②继之出现胸痛、心悸、气促、呼吸困难、水肿、心脏扩大、心律失常、心力衰竭、心源性休克等心肌损害表现；③血清检查心肌酶和肌钙蛋白增高，心电图检查呈非特异性改变，心肌活检呈阳性结果；④除外引起心肌炎的其他原因及β受体功能亢进症。

【治疗】

1. 一般治疗 急性期应卧床休息，进食易消化、富含维生素和蛋白质的食物。

2. 增加血液供应，改善心肌代谢 可给予极化液、复方丹参注射液、1，6-二磷酸果糖、辅酶Q_{10}、三磷酸腺苷、辅酶A、维生素C、细胞色素C等药物。

3. 对症治疗 出现心力衰竭应给予抗心衰治疗；合并严重房室传导阻滞者，应及时使用肾上腺皮质激素或临时心脏起搏；出现其他心律失常应给予抗心律失常药物。

4. 抗病毒治疗 可选用利巴韦林、干扰素或利巴韦林合并干扰素。某些中草药如板蓝根、连翘、大青叶等可能具有抗病毒作用，亦可选用。

【常用药物注意事项与患者教育】

1. 辅酶Q_{10} 见本节扩张性心肌病。

2. 1，6-二磷酸果糖 见本节扩张性心肌病。

目标检测

1. 简述心功能的临床分级。
2. 简述心力衰竭的临床分度。

3. 简述冠心病的病因。
4. 简述冠心病的分型。
5. 简述典型心绞痛的疼痛特点。
6. 试述常用抗高血压药物的注意事项与患者教育。

（吴惠珍）

第八章

消化系统疾病

学习目标

1. **掌握** 消化系统常见疾病的病因；消化系统常见疾病的诊断要点。
2. **熟悉** 消化系统常见疾病治疗的常用药物注意事项与患者教育。

消化系统疾病包括食管、胃、肠、肝、胆、胰以及腹膜、肠系膜、网膜等脏器的疾病。胃肠道的基本功能是摄取、转运和吸收食物，吸收营养和排泄废物。上述生理功能的完成有赖于胃肠道形态结构的完整和神经体液等因素调节下有序一致的活动。任何形态结构的改变和（或）功能调节的失常都会造成消化系统疾病。临床常见的消化系统疾病有胃炎、消化性溃疡、肝硬化、胰腺炎、胃癌、肝癌等。

第一节　急性胃肠炎

急性胃肠炎是临床常见病、多发病。多由于饮食不当，过多进食生冷不易消化的食物、刺激性食物或被细菌及病毒污染的食物所致。临床表现以恶心、呕吐、腹痛、腹泻、发热为主，严重者可出现脱水及电解质紊乱、酸中毒、休克等并发症。在我国以夏、秋两季发病率较高，无性别差异，一般潜伏期为12~36小时。

【病因】

1. 细菌感染与毒素　进食被细菌或其毒素污染的食物。常见的致病菌有沙门菌、副溶血弧菌（嗜盐菌）、葡萄球菌、大肠埃希菌等。沙门菌属常在肉、蛋中繁殖并产生毒素，副溶血弧菌主要在鱼、蟹、螺、海蜇等海产品或咸菜中繁殖并产生毒素，天热久置的饭菜、奶、肉食适宜于葡萄球菌繁殖及肠毒素的产生。

2. 病毒感染　常见的病毒有轮状病毒、腺病毒、肠病毒、手足口病毒等，以轮状病毒最常见，该病毒也是引起儿童胃肠炎最常见的病原体。

3. 物理刺激　进食过热、过冷、辛辣、粗糙的食物。

4. 化学刺激　胃黏膜损伤药物主要为非甾体抗炎药阿司匹林、吲哚美辛等，其他化学刺激物有烈酒、咖啡、浓茶、香料等。

5. 其他毒素　发芽马铃薯、紫杉、牵牛花、桐油、有毒中草药等。

【病理】

主要病理变化为胃肠黏膜呈急性炎症反应，黏膜充血、水肿、分泌物增加。严重时，胃黏膜出现浅表溃疡、出血点等。

【临床表现】

急性起病，常于进食污染食物后数小时至24小时出现临床表现。

1. 症状 恶心、呕吐、腹痛、腹泻、发热、肌肉酸痛等，严重者可致脱水、电解质紊乱、休克等。急性胃炎主要表现为恶心、呕吐、上腹部疼痛不适；急性肠炎主要表现为脐周绞痛、腹泻，大便多呈水样或糊状，一日数次至数十次。

2. 体征 上腹部和脐周有轻压痛，肠鸣音亢进。

【辅助检查】

1. 粪便检查 水样便或呈稀糊状便，也可带有少量黏液，偶可见少量脓血。镜检可见不消化食物成分、少量黏液、少量白细胞和红细胞。

2. 细菌检查 吐泻物或可疑食物进行细菌培养，可发现致病菌。

【诊断】

1. 诊断要点 ①病前有暴饮暴食，或食不洁食物史，进食被细菌所污染的同一种食物的人可同时发病；②起病较急，开始为腹部不适，继之恶心、呕吐、腹部阵发性绞痛并有腹泻，每日数次至数十次，呈水样或糊状便，可伴有发热、头痛、肌肉酸痛等全身中毒症状；③少数可因频繁吐泻导致失水、电解质紊乱、酸中毒及休克表现；④上腹部和脐周有轻压痛，肠鸣音亢进；⑤粪便镜检可见不消化食物成分、少量黏液、少量白细胞和红细胞；⑥吐泻物中可培养出相应致病菌。

2. 临床分型 根据病变部位可分为：①急性胃炎，炎症主要发生在胃黏膜；②急性肠炎，炎症主要发生在肠黏膜；③急性胃肠炎，胃黏膜和肠黏膜同时受累。

【治疗】

1. 一般治疗 尽量卧床休息，摄入清淡流质或半流质食物，必要时暂禁饮食。口服葡萄糖盐水或补液盐（ORS）以补充体液的丢失。如果持续呕吐或脱水明显，则需静脉补充5%~10%葡萄糖盐水。ORS配方为：葡萄糖20g，氯化钠3.5g，枸橼酸钠2.5g，氯化钾1.5g，饮用水1 000ml。

2. 对症治疗 呕吐严重时，给予氯丙嗪25~50mg，肌内注射。腹痛明显时，给予654-2，10mg，每日3次，口服，或654-2，10mg，肌内注射。止泻可选用蒙脱石散，每次1袋，1日2~3次，冲服。亦可针刺足三里和内关，有镇痛与止吐效果。

3. 抗菌治疗 一般不使用抗菌药物，证实有细菌感染，可选用黄连素、吡哌酸、庆大霉素等抗菌药物。

【常用药物注意事项与患者教育】

思密达 又名蒙脱石散，为天然蒙脱石微粒粉剂，具有层纹状结构和非均匀性电荷分布，对消化道内的病毒、病菌及其产生的毒素、气体等有极强的固定、抑制作用，使其失去致病作用。此外对消化道黏膜还具有很强的覆盖保护能力，修复、提高黏膜屏障对攻击因子的防御功能，具有平衡正常菌群和局部止痛作用。过量应用可引起便秘。主要用于儿童或成人腹泻。胃炎、结肠炎、肠胃激综合征患者宜餐前服用，腹泻患者宜于两餐间服用。用半杯温开水稀释混匀后服用。

第二节　慢性胃炎

扫码“学一学”

慢性胃炎是由各种不同因素引起的胃黏膜的慢性炎症。慢性胃炎为常见病、多发病，男性发病稍多于女性。任何年龄均可发病，但随年龄增长发病率亦见增高。

【病因与发病机制】

慢性胃炎的发生主要与幽门螺杆菌（HP）感染有关，与自身免疫、饮食和环境等因素也有一定关系。

1. 幽门螺杆菌感染 目前认为幽门螺杆菌感染是慢性胃炎最主要的病因。幽门螺杆菌具有鞭毛，能在胃内穿过黏液层移向胃黏膜，其分泌的黏附素能使其贴紧上皮细胞，其释放的尿素酶能分解尿素产生 NH_3。幽门螺杆菌通过产氨、分泌空泡毒素等引起细胞损害，其细胞毒素相关基因蛋白能引起强烈的炎症反应，其菌体胞壁还可作为抗原诱导免疫反应。

2. 自身免疫 免疫功能的改变在慢性胃炎的发病上已普遍受到重视，萎缩性胃炎血液、胃液或萎缩的胃黏膜内可找到壁细胞抗体，胃黏膜有弥漫的淋巴细胞浸润，体外淋巴母细胞转化试验和白细胞移动抑制试验异常。某些自身免疫性疾病如慢性淋巴细胞性甲状腺炎、甲状腺功能亢进症、慢性肾上腺皮质功能减退症等均可伴有慢性胃炎，也提示本病可能与免疫反应有关。

3. 其他因素 ①十二指肠液的反流：研究发现因幽门括约肌功能失调，引起十二指肠液反流。反流的胆汁可损害胃黏膜，胰液中的磷脂和胰消化酶一起，能溶解黏液，破坏胃黏膜屏障，促使 H^+及胃蛋白酶反弥散入黏膜引起黏膜损伤。由此引起的慢性胃炎主要在胃窦部。②刺激性食物和药物：长期服用对胃黏膜有强烈刺激的饮食及药物，如浓茶、烈酒、辛辣或粗糙食物、水杨酸盐类药物等可反复损伤胃黏膜，造成慢性炎症。③高盐与新鲜蔬菜、水果不足：流行病学研究显示，饮食中高盐和缺乏新鲜蔬菜、水果与胃黏膜萎缩、肠化生以及胃癌的发生密切相关。

【病理】

慢性胃炎的过程是胃黏膜损伤与修复的慢性过程，组织学特征是炎症、萎缩和肠化生。炎症表现为黏膜层以淋巴细胞和浆细胞为主的慢性炎症细胞浸润，幽门螺杆菌引起的慢性胃炎常见淋巴滤泡形成。当见有中性粒细胞浸润时显示有活动性炎症，称为慢性活动性胃炎，多提示存在幽门螺杆菌感染。慢性炎症过程中出现胃黏膜萎缩，主要表现为胃黏膜固有腺体（幽门腺或泌酸腺）数量减少甚至消失，组织学上有两种萎缩类型：①非化生性萎缩：胃黏膜固有腺体被纤维组织或纤维肌性组织代替或炎症细胞浸润引起固有腺体数量减少；②化生性萎缩：胃黏膜固有腺体被肠化生或假幽门腺化生所替代。慢性胃炎进一步发展，胃上皮或化生的肠上皮在再生过程中发生发育异常，可形成异型增生，表现为细胞异型性和腺体结构的紊乱，异型增生是胃癌的癌前病变。

【临床表现】

慢性胃炎病程长，反复发作，主要表现为上腹疼痛或不适、饱胀感、嗳气、恶心、呕吐、食欲不振等消化不良症状，上腹部有轻压痛。

【辅助检查】

1. 胃镜及活组织检查　胃镜检查并同时取活组织作病理组织学检查是诊断慢性胃炎最可靠的方法。胃镜下非萎缩性胃炎可见红斑（点、片状或条状）、黏膜粗糙不平、出血点/斑、黏膜水肿、渗出等基本表现。胃镜下萎缩性胃炎有两种类型，即单纯萎缩性胃炎和萎缩性胃炎伴增生，前者主要表现为黏膜红白相间/白相为主、血管显露、色泽灰暗、皱襞变平甚至消失；后者主要表现为黏膜呈颗粒状或结节状。

2. 幽门螺杆菌（HP）检测　详见本章第三节。

3. 血清抗壁细胞抗体、内因子抗体和维生素 B_{12} 水平测定　有助于诊断自身免疫性胃炎。

【诊断】

1. 诊断要点　临床表现提示，胃镜检查及胃黏膜活组织病理学检查可确诊。幽门螺杆菌检测有助于病因诊断。

2. 分类　①部位分类：胃窦胃炎（胃窦炎）、胃体胃炎、全胃炎；②病理组织学改变分类：非萎缩性（以往称浅表性）胃炎、萎缩性胃炎。

【治疗】

1. 一般治疗　去除各种可能的致病因素或加重病情的因素，包括戒烟戒酒，减少食盐摄入；纠正不良饮食习惯，避免太粗糙、太辛辣、太热、太冷的饮食，减少对胃的刺激；停服某些刺激胃黏膜的药物，特别是阿司匹林等非甾体类消炎药；清除鼻腔和咽部的慢性感染灶，慢性支气管炎者应避免将痰液咽下。

2. 药物治疗

（1）保护胃黏膜　常用的药物有枸橼酸铋钾（CBS）、硫糖铝、思密达、麦滋林-S颗粒、氢氧化铝凝胶、胃膜素及盖胃平等。

（2）调整胃肠运动功能　上腹饱胀或有反流现象可选用甲氧氯普胺、多潘立酮、西沙必利（普瑞博思）。胃肠蠕动亢进或引起明显腹痛时选用654-2、普鲁苯辛、阿托品。

（3）抗幽门螺杆菌　查找到幽门螺杆菌时，应服用抗生素。阿莫西林、呋喃唑酮、克拉霉素、四环素等，都有清除HP的作用，一般两种联合应用。

（4）抑制胃酸分泌或中和胃酸　常用的药物有西咪替丁、雷尼替丁、法莫替丁、碳酸氢钠（小苏打）、氢氧化镁、氢氧化铝凝胶、胃舒平、盖胃平等。

（5）其他　对胃酸缺乏或消化不良者，可给予1%稀盐酸（0.5~2ml）和胃蛋白酶20~30ml，餐前服。亦可服用胰酶片、健胃消食片、山楂丸等。

3. 手术治疗　对药物不能逆转的局灶高级别上皮内瘤变（含重度异型增生和原位癌），应考虑手术治疗。手术方法可采用内镜下胃黏膜切除术或手术治疗。

【常用药物注意事项与患者教育】

1. 甲氧氯普胺　多巴胺受体阻断剂，通过阻断延髓化学催吐感受区产生强大的中枢性止吐作用，同时对胃肠道多巴胺受体也产生阻断作用。胃肠道多巴胺受体阻断后，幽门开放，胃排空加速，肠内容物从十二指肠向回盲部推进，发挥胃肠促动力作用。临床用于肿瘤化疗与放疗引起的呕吐、急性颅脑损伤引起的呕吐、胃肠功能紊乱引起的呕吐，但对前庭功能紊乱引起的呕吐无效。不良反应有困倦、头晕、腹泻，长期用药可致锥体外系反应、直立性低血压、溢乳及月经紊乱。孕妇忌用。餐前30分钟口服。

2. 多潘立酮　通过选择性阻断外周性多巴胺受体产生止吐作用，同时还能阻断多巴胺对胃肠肌层神经突触后胆碱能神经元的抑制作用，促进乙酰胆碱释放而加强胃肠蠕动，促进胃的排空和协调胃肠运动，增加食管较低位置括约肌张力，防止食管反流，发挥胃肠促动力作用。临床用于反流性食管炎、慢性胃炎等引起的恶心、呕吐、呃逆等。不良反应少，偶有轻度腹痛，注射给药可引起过敏。孕妇慎用。应在饭前15~30分钟服用。

第三节　消化性溃疡

扫码“学一学”

消化性溃疡是胃液（胃酸与胃蛋白酶）对胃肠黏膜的自我消化而形成的慢性溃疡。主要发生在胃和十二指肠，故又称胃十二指肠溃疡。消化性溃疡是全球性疾病，可发生于任何年龄，但以中年最为常见，十二指肠溃疡多见于青壮年，胃溃疡多见于中老年，后者发病高峰比前者约迟10年。男性患病比女性为多。临床上十二指肠溃疡发病率高于胃溃疡，两者之比为（2~3）∶1。消化性溃疡的发作有季节性，秋季和冬春之交远比夏季常见。

【病因与发病机制】

目前大家公认的是胃十二指肠黏膜的攻击因子与防御因子失衡引起溃疡。常见攻击因子包括：胃酸、胃蛋白酶、幽门螺杆菌、胆盐、酒精、非甾体类消炎药等；防御因子包括：黏液-碳酸氢盐屏障、黏膜屏障、黏膜血流量、细胞更新、前列腺素和表皮生长因子等。胃溃疡与十二指肠溃疡在发病机制上有不同之处，前者主要是防御修复因素减弱，后者主要是侵袭因素增强。在目前所知的消化性溃疡所有病因中，认为幽门螺杆菌是消化性溃疡的主要病因。与幽门螺杆菌有关的致病因子包括：脂多糖、尿素酶、溶血素、脂酶、蛋白酶、中性粒细胞活化蛋白、趋化因子等。

另外，遗传因素（如O型血溃疡发生率高）、吸烟、精神因素、饮酒等亦与溃疡病的发生有关。

【病理】

胃溃疡常位于胃角和胃小弯。十二指肠溃疡常位于球部，前壁多见。溃疡多为单发，但也可多发。溃疡形态多呈圆形或椭圆形，其直径一般小于 1.0cm。溃疡可深达黏膜下层或肌层，边缘整齐，底部洁净，覆有灰白纤维渗出物。当溃疡侵及较大的血管时，可引起大量出血。若溃疡穿透肌层及浆膜层，引起穿孔。在溃疡的急性期，周围组织多有炎症、水肿，如病变在幽门附近，可因水肿及痉挛而致暂时性幽门梗阻。在愈合过程中，由于大量瘢痕组织的形成，胃或十二指肠可有畸形，特别当溃疡位于幽门及其附近时，可致瘢痕性幽门梗阻。

【临床表现】

1. 临床特点　典型的消化性溃疡有如下临床特点：①慢性过程，病史可达数年至数十年；②周期性发作，发作与自发缓解相交替，发作期可为数周或数月，缓解期长短不一，短者数周、长者数年，发作多在秋冬或冬春之交，可因情绪不良或过劳而诱发；③节律性上腹痛，十二指肠溃疡表现为空腹痛，即餐前空腹或/和午夜痛，进食或服用抗酸药可缓解，胃溃疡表现为餐后痛，餐后出现疼痛，进食加重，服用抗酸药可缓解。疼痛性质多为灼痛，亦可为钝痛、胀痛、剧痛或饥饿样不适感，部位多位于中上腹或剑突下，胃溃疡稍偏左，十二指肠溃疡稍偏右。

2. 其他表现　恶心、呕吐、反酸、嗳气、上腹饱胀。发作时剑突下轻压痛，范围直径约 3~4cm，胃溃疡稍偏左，十二指肠溃疡稍偏右。

3. 特殊类型的溃疡

（1）复合性溃疡　指胃和十二指肠同时发生溃疡。往往十二指肠溃疡先于胃溃疡出现，幽门梗阻发生率较高。

（2）多发性溃疡　指胃和（或）十二指肠同时有 2 个或 2 个以上的溃疡。

（3）巨大溃疡　指直径大于 2cm 的溃疡。对药物治疗反应较差、愈合时间较慢，易发生慢性穿透或穿孔。

（4）幽门管溃疡　幽门管位于胃远端，与十二指肠交界，长约 2cm。幽门管溃疡与十二指肠溃疡相似，胃酸分泌一般较高。幽门管溃疡上腹痛的节律性不明显，对药物治疗反应较差，呕吐较多见，较易发生幽门梗阻、出血和穿孔等并发症。

（5）球后溃疡　发生在球部以下十二指肠的溃疡称球后溃疡。多发生在十二指肠乳头的近端，具有十二指肠溃疡的临床特点，但午夜痛及背部放射痛多见，对药物治疗反应较差，较易并发出血。

4. 并发症

（1）出血　溃疡侵蚀周围血管可引起出血，出血是消化性溃疡最常见的并发症，也是上消化道大出血最常见的病因。

（2）穿孔　溃疡病灶向深部发展穿透浆膜层则并发穿孔。溃疡穿孔临床上可分为急性、亚急性和慢性三种类型，以第一种常见。急性穿孔的溃疡常位于十二指肠前壁或胃前壁，发生穿孔后胃肠的内容物漏入腹腔而引起急性腹膜炎。十二指肠或胃后壁的溃疡深至浆膜层时已与邻近的组织或器官发生粘连，穿孔时胃肠内容物不流入腹腔，称为慢性穿孔，又称为穿透性溃疡。这种穿透性溃疡改变了腹痛规律，变得顽固而持续，疼痛常放射至背部。邻近后壁的穿孔或游离穿孔较小，只引起局限性腹膜炎时称亚急性穿孔，症状较急性穿孔轻而体征较局限，且易漏诊。

（3）幽门梗阻　暂时性梗阻可因溃疡急性发作时炎症水肿和幽门部痉挛而引起，可随炎症的好转而缓解；慢性梗阻主要由于瘢痕收缩引起，呈持久性。典型症状为餐后上腹饱胀感、上腹疼痛加重，伴恶心、呕吐。呕吐常定时出现，呕吐物为发酵酸性宿食，量大，呕吐后腹部感觉轻松舒适。检查可见胃型和胃蠕动波，清晨空腹时可查出胃内振水音。

（4）癌变　少数胃溃疡可发生癌变，十二指肠溃疡则不发生癌变。胃溃疡癌变发生于溃疡边缘，据报道癌变率在1%左右。发生癌变时，胃溃疡的节律性疼痛发生改变，规律性消失，疼痛可呈持续性。

【辅助检查】

1. X线钡餐检查　消化性溃疡的X线征象有直接和间接两种。龛影是直接征象，对溃疡有确诊价值；局部压痛、十二指肠球部激惹和球部畸形、胃大弯侧痉挛性切迹均为间接征象，仅提示可能有溃疡。

2. 胃镜检查　这是确诊消化性溃疡首选的检查方法。胃镜检查不仅可对胃十二指肠黏膜直接观察、摄像，还可在直视下取活组织做病理学检查及幽门螺杆菌检测，因此胃镜检查对消化性溃疡的诊断及胃良、恶性溃疡鉴别诊断的准确性高于X线钡餐检查。

3. 幽门螺杆菌检测　为消化性溃疡诊断的常规检查项目，因为有无幽门螺杆菌感染决定治疗方案的选择。检测方法分为侵入性和非侵入性两大类，前者需通过胃镜检查取胃黏膜活组织进行检测，后者不依赖胃镜。目前侵入性实验主要包括快速尿素酶试验、组织学检查和幽门螺杆菌培养等；非侵入性实验主要有^{13}C或^{14}C尿素呼气试验、粪便幽门螺杆菌抗原检测及血清学检查（定性检测血清抗幽门螺杆菌抗体）等。其中细菌培养是诊断幽门螺杆菌感染最可靠的方法。

【诊断】

根据本病慢性病程、周期性发作及节律性上腹痛等典型临床特点提示消化性溃疡的初步诊断。通过胃镜检查可确诊。X线钡餐检查难以区分良恶性溃疡。

【治疗】

治疗的目的是消除病因、缓解症状、愈合溃疡、防止复发和避免并发症。针对病因的治疗如根除幽门螺杆菌，有可能彻底治愈溃疡病，是近年消化性溃疡治疗的一大进展。

1. 一般治疗　避免过度劳累和精神紧张，保持乐观情绪；规律饮食，戒烟、戒酒；少服或不服刺激性食物与药物。

2. 药物治疗

（1）中和胃酸药物　通过中和胃酸，降低酸度，迅速缓解疼痛，促进溃疡愈合。常用的药物如下。①氢氧化铝凝胶：每次10ml，每日3～4次，口服；②铝碳酸镁：每次1.0g，每日4次，嚼服。另外，可选用复合制剂如胃舒散、胃舒平、复方甘铋镁、胃可必舒、胃疡宁、氧化镁碳酸钙片等。

（2）抑制胃酸分泌药物　通过抑制胃酸分泌，迅速缓解疼痛，促进溃疡愈合。常用的药物有以下几种。①H_2受体拮抗剂（H_2RA），如西咪替丁，每次200mg，餐后服，400mg睡前服；雷尼替丁，每次150mg，早晚各服一次；法莫替丁20mg，早晚各服一次。②质子泵抑制剂（PPI），临床常用药物有奥美拉唑、兰索拉唑、泮托拉唑、雷贝拉唑，其剂量分别为每次20mg、30mg、40mg、20mg，每日一次，口服。

（3）胃黏膜保护药物　通过在溃疡面及其附近形成保护性薄膜，减少刺激，促进溃疡愈合。常用药物有如下几种。①硫糖铝，每次1g，每日3~4次，餐后二小时服。②复方铋剂（枸橼酸铋钾），每次120mg，每日4次，口服。③生胃酮，每次50mg，每日3次，口服。④其他药物如米索前列醇、胃膜素等亦可选用。

（4）根除幽门螺杆菌药物　根除幽门螺杆菌不但可促进溃疡愈合，而且可预防溃疡复发，从而彻底治愈溃疡。因此，凡有幽门螺杆菌感染的消化性溃疡，无论初发或复发、活动或静止、有无合并症，均应给予根除幽门螺杆菌药物治疗。临床常用杀灭幽门螺杆菌的药物有克拉霉素、阿莫西林、甲硝唑（或替硝唑）、四环素、呋喃唑酮、左氧氟沙星等。另外，PPI及胶体铋兼有杀幽门螺杆菌作用。目前尚无单一药物可有效根除幽门螺杆菌，因此必须联合用药。根除幽门螺杆菌临床常用四联疗法（即1种PPI+2种抗生素和1种铋剂）。

（5）其他药物　疼痛严重时，可使用654-2；恶心、呕吐或上腹饱胀时，可使用甲氧氯普胺。

药物治疗消化性溃疡一般4~8周一个疗程。

3. 手术治疗

（1）适应证　①大量出血经药物、内镜及血管介入治疗无效；②急性穿孔、慢性穿透溃疡；③瘢痕性幽门梗阻内镜治疗无效；④胃溃疡癌变。

（2）手术方法　主要是胃大部切除术，对十二指肠溃疡可采用选择性迷走神经切断术加胃窦部切除术或高选择性迷走神经切断术。

【常用药物注意事项与患者教育】

1. 根除幽门螺杆菌的药物　随着克拉霉素三联疗法根除率的下降，铋剂四联方案取代前者成为一线方案。幽门螺杆菌根除失败的主要原因是服药依从性问题和幽门螺杆菌对治疗方案中抗生素的耐药性。因此，在选择治疗方案时要了解所在地区的耐药情况，近年来世界不少国家和我国一些地区幽门螺杆菌对甲硝唑、克拉霉素和左氧氟沙星的耐药率在增加，应引起注意。呋喃唑酮（200mg/d，分2次）耐药性少见、价廉，但要注意呋喃唑酮引起的周围神经炎和溶血性贫血等不良反应。铋剂不耐药，短期应用安全性高，治疗失败后抗生素选择余地大。因此除非有铋剂禁忌或已知属于低耐药地区，经验治疗根除HP应尽可能应用铋剂四联方案。阿莫西林、四环素耐药均极少见。

2. 抑制胃酸分泌的药物　目前临床应用的主要是H_2受体拮抗剂和质子泵抑制剂两大类。质子泵抑制剂通过作用于壁细胞上胃酸分泌终末环节的关键酶H^+，K^+-ATP酶，导致壁细胞内H^+不能转移至胃腔中而抑制胃酸分泌，作用强大，既可抑制基础胃酸分泌，又可抑制刺激胃酸分泌。H_2受体拮抗剂通过拮抗组胺H_2受体减少胃酸分泌，以抑制基础胃酸分泌为主，抑制刺激胃酸分泌作用不如质子泵抑制剂充分。使用推荐剂量的各种 H_2RA 溃疡愈合率相近，不良反应发生率低。西咪替丁可通过血脑屏障，偶有精神异常不良反应，与雄性激素受体结合而影响性功能，经肝细胞色素 P450 代谢而延长华法林、苯妥英钠、茶碱等药物的肝内代谢；雷尼替丁、法莫替丁和尼扎替丁上述不良反应较少。另外，该类药物价格较 PPI 便宜，临床上特别适用于根除幽门螺杆菌疗程完成后的后续治疗，或某些情况下预防溃疡复发的长程维持治疗。PPI 促进溃疡愈合的速度较快，溃疡愈合率较高，因此特别适用于难治性或顽固性溃疡的治疗。PPI 与抗生素的协同作用较 H_2RA 好，因此是根除幽门螺杆菌治疗方案中最常用的基础药物。使用推荐剂量的各种 PPI，对消化性溃疡的疗效相仿，不良反应均少。

3. 保护胃黏膜的药物 枸橼酸铋钾（胶体次枸橼酸铋）因兼有较强抑制幽门螺杆菌作用，作为根除幽门螺杆菌联合治疗方案的组分，但要注意此药不能长期服用，因过量蓄积而引起神经毒性。米索前列醇具有抑制胃酸分泌、增加胃十二指肠黏膜的黏液及碳酸氢盐分泌和增加黏膜血流等作用，主要用于非甾体类药物溃疡的预防，腹泻是常见不良反应，因可引起子宫收缩，故孕妇忌服。

扫码“学一学”

第四节 脂肪性肝病

脂肪性肝病（fatty liver disease，FLD）是指以肝细胞脂肪过度贮积和脂肪变性为特征的临床病理综合征。随着生活水平的改善和生活方式的改变，脂肪性肝病的发病率不断升高，据报道其发病率可高达 10% 左右，而且发病年龄日趋提前。目前我国脂肪性肝病已经成为危害人类健康的仅次于病毒性肝炎第二大肝病。临床上脂肪性肝病有非酒精性脂肪性肝病（non-alcoho1ic fatty liver disease，NAFLD）和酒精性脂肪性肝病（alcoholic fatty liver disease，AFLD）之分。

一、非酒精性脂肪性肝病

非酒精性脂肪性肝病（non-alcoholic fatty liver disease，NAFLD）是指除外酒精和其他明确的肝损害因素所致的，以肝脏脂肪变性为主要特征的临床病理综合征，包括单纯性脂肪性肝病以及由其演变的脂肪性肝炎、脂肪性肝纤维化和肝硬化甚至肝癌。随着肥胖和糖尿病的发病率增加，NAFLD 现已成为西方国家和我国最常见的肝脏疾病。

【病因与发病机制】

肥胖、2 型糖尿病、高脂血症等单独或共同成为 NAFLD 的易感因素。肝脏是机体脂质代谢的中心器官，肝内脂肪主要来源于食物和外周脂肪组织。肝细胞内脂质特别是甘油三酯沉积是形成 NAFLD 的一个先决条件。

“多重打击”学说可以解释部分 NAFLD 的发病机制。第一次打击主要是肥胖、2 型糖尿病、高脂血症等伴随的胰岛素抵抗，导致脂质在肝细胞内过量沉积；第二次打击是脂质过量沉积的肝细胞发生氧化应激和脂质过氧化，导致线粒体功能障碍、炎症因子的产生，激活肝星状细胞，肝细胞发生炎症、坏死；内质网应激、肝纤维化加重疾病的进展；肠道菌群紊乱也与 NAFLD 的发生有关；此外，遗传背景、慢性心理应激、免疫功能紊乱也在疾病的发生发展中有一定的作用。

【病理】

NAFLD 的病理改变以大泡性或大泡性为主的肝细胞脂肪变性为特征。根据肝内脂肪变、炎症和纤维化的程度分为单纯性脂肪性肝病、脂肪性肝炎，后者可进展为更严重的脂肪性肝纤维化和肝硬化甚至肝癌。

【临床表现】

NAFLD 起病隐匿，发病缓慢，常无症状。少数患者可有乏力、右上腹轻度不适、肝区隐痛或上腹胀痛等非特异症状。严重脂肪性肝炎可出现黄疸、食欲不振、恶心、呕吐等症状。常规体检部分患者可发现肝脏肿大。发展至肝硬化失代偿期则其临床表现与其他原因所致肝硬化相似。

【辅助检查】

1. 血清学检查 单纯性脂肪性肝病时，肝功能基本正常或有 γ-谷氨酰转肽酶轻度升高；脂肪性肝炎血清转氨酶和 γ-谷氨酰转肽酶水平升高（小于 5 倍正常值上限），通常以丙氨酸氨基转移酶（ALT）升高为主。

2. 影像学检查 B 型超声检查是诊断脂肪性肝病重要而实用的手段，其诊断脂肪性肝病的准确率高达 70%～80%。CT 平扫肝脏密度普遍降低，肝/脾 CT 平扫密度比值≤1 可明确脂肪性肝病的诊断，根据肝/脾 CT 密度比值还可判断脂肪性肝病的程度。质子磁共振波谱是无创定量肝脏脂肪的最优方法。

3. 病理学检查 肝穿刺活组织检查是确诊 NAFLD 的主要方法，对鉴别局灶性脂肪性肝病与肝肿瘤、某些少见疾病如血色病、胆固醇酯贮积病和糖原贮积病等有重要意义，也是判断预后的最敏感和特异的方法。

【诊断】

临床诊断标准为：凡具备下列第 1～5 项和第 6 或第 7 项中任何一项者即可诊断为 NAFLD。①易患因素：肥胖、2 型糖尿病、高脂血症等；②无饮酒史或饮酒折合乙醇量男性每周<140g，女性每周<70g；③除外病毒性肝炎、药物性肝病、全胃肠外营养、肝豆状核变性和自身免疫性肝病等可导致脂肪性肝病的特定疾病；④除原发疾病的临床表现外，可有乏力、肝区隐痛、肝脾肿大等非特异性症状及体征；⑤血清转氨酶或 γ-谷氨酰转肽酶、转铁蛋白增高；⑥符合脂肪性肝病的影像学诊断标准；⑦肝活体组织检查组织学改变符合脂肪性肝病的病理学诊断标准。

【治疗】

1. 针对危险因素的治疗 如能控制引起 NAFLD 的病因，单纯性脂肪性肝病和脂肪性肝炎可以逆转乃至完全恢复，是治疗 NAFLD 的最重要措施。减肥和运动可改善胰岛素抵抗，是治疗肥胖相关 NAFLD 的最佳措施。实施热卡及脂肪（特别是饱和脂肪酸）摄入限制，使体重逐步下降（每周减轻 1kg 左右），但注意过快体重下降可能会加重肝损害，应在减肥过程中监测体重及肝功能。运动锻炼要足量、要坚持。对高脂血症者饮食限制及结构调整是主要措施。

2. 药物治疗 单纯性脂肪性肝病一般无需药物治疗，通过改变生活方式即可。脂肪性肝炎特别是合并进展性肝纤维化，使用维生素E、甘草酸制剂、多烯磷脂酰胆碱等，可减轻脂质过氧化。降脂药的使用应慎重，因降血脂药会驱使血脂更集中在肝脏进行代谢，常会导致肝细胞的进一步损害。一般认为降脂药只用于血脂升高明显者，用药过程中应密切监测肝功能情况。胰岛素受体增敏剂可用于合并2型糖尿病的NAFLD患者。

二、酒精性脂肪性肝病

酒精性肝病（alcoholic fatty liver disease，AFLD）是由于长期大量饮酒所致的肝脏疾病。包括酒精性肝炎、酒精性脂肪肝、酒精性肝纤维化和酒精性肝硬化，可进展至肝癌。严重酗酒时可诱发广泛肝细胞坏死甚或肝功能衰竭。本病在欧美等国多见，近年我国的发病率也有上升。据一些地区流行病学调查发现我国成人的酒精性肝病患者患病率为4%~6%。

【病因与发病机制】

乙醇对肝损害的机制尚未完全阐明，可能涉及下列多种机制。①乙醇的中间代谢物乙醛是高度反应活性分子，能与蛋白质结合形成乙醛-蛋白加合物，后者不但对肝细胞有直接损伤作用，而且可以作为新抗原诱导细胞及体液免疫反应，导致肝细胞受免疫反应的攻击；②乙醇代谢的耗氧过程导致小叶中央区缺氧；③乙醇在肝细胞微粒体的乙醇氧化途径中产生活性氧对肝组织的损害；④大量饮酒可致肠道菌群失调、肠道屏障功能受损，导致肠源性内毒素血症，加重肝损伤；⑤长期大量饮酒患者血液中酒精浓度过高，肝内血管收缩、血流减少、氧供减少，以及酒精代谢氧耗增加，进一步加重肝脏微循环障碍和低氧血症，导致肝功能恶化。

增加酒精性肝病发生的危险因素有以下几种。①饮酒量及时间：一般而言，平均每日摄入乙醇40g达5年以上会发展为慢性酒精性肝病，短期反复大量饮酒可发生酒精性肝炎；②遗传易感因素：被认为与酒精性肝病的发生密切相关，但具体的遗传标记尚未确定；③性别：同样乙醇摄入量女性比男性易患酒精性肝病，与女性体内乙醇脱氢酶含量较低有关；④其他肝病：乙型或丙型肝炎病毒感染可增加酒精性肝病发生的危险性，并可使酒精性肝损害加重；⑤肥胖：是酒精性肝病的独立危险因素；⑥营养不良。

【病理】

酒精性肝病的病理改变主要为大泡性或大泡性为主伴小泡性的混合性肝细胞脂肪变性。根据病变肝组织是否伴有炎症反应和纤维化，分为酒精性脂肪肝、酒精性肝炎、酒精性肝纤维化和酒精性肝硬化。

【临床表现】

临床表现一般与饮酒的量和嗜酒的时间长短有关，患者可在长时间内没有任何肝脏的症状和体征。

酒精性脂肪肝一般情况良好，常无症状或症状轻微，可有乏力、食欲不振、右上腹隐痛或不适。肝脏有不同程度的肿大。患者有长期饮酒史。

酒精性肝炎临床表现差异较大，与组织学损害程度相关。常发生在近期（数小时至数周）大量饮酒后，出现全身不适、食欲不振、恶心呕吐、乏力、肝区疼痛等症状。可有发热（一般为低热）、黄疸，肝大并有触痛。严重者可并发急性肝功能衰竭。

酒精性肝硬化发生于长期大量饮酒者，其临床表现与其他原因引起的肝硬化相似，可以门脉高压为主要表现。可伴有慢性酒精中毒的其他表现如精神神经症状、慢性胰腺炎等。

【辅助检查】

1. 血象及生化检查　酒精性脂肪肝可有血清天门冬氨酸氨基转移酶（AST）、丙氨酸氨基转移酶（ALT）轻度升高。酒精性肝炎具有特征性的酶学改变，即 AST 升高比 ALT 升高明显，AST/ALT 常大于 2，但 AST 和 ALT 值很少大于 500U/L。否则，应考虑是否合并有其他原因引起的肝损害。γ-谷氨酰转肽酶（GGT）、总胆红素（TB）、凝血酶原时间（PT）和平均红细胞容积（MCV）等指标也可有不同程度的改变，联合检测有助于诊断酒精性肝病。

2. 影像学检查　B 型超声检查可见肝实质脂肪浸润的改变，多伴有肝脏体积增大。CT 平扫检查可准确显示肝脏形态改变及分辨密度变化。重度脂肪肝密度明显降低，肝脏与脾脏的 CT 值之比小于 1，诊断准确率高。影像学检查有助于酒精性肝病的早期诊断。发展至酒精性肝硬化时各项检查发现与其他原因引起的肝硬化相似。

3. 病理学检查　肝活组织检查是确定酒精性肝病及分期分级的可靠方法，是判断其严重程度和预后的重要依据。但很难与其他病因引起的肝脏损害鉴别。

【诊断】

饮酒史是诊断酒精性肝病的必备依据，应详细询问患者饮酒的种类、每日摄入量、持续饮酒时间和饮酒方式等。目前酒精摄入的安全阈值尚有争议，我国标准为：有长期饮酒史，一般超过 5 年，折合酒精量男性≥40g/d，女性≥20g/d；或 2 周内有大量饮酒史，折合酒精量>80g/d。酒精量换算公式为：酒精量（g）= 饮酒量（ml）×酒精含量（%）×0.8。

酒精性肝病的诊断思路为：①是否存在肝病；②肝病是否与饮酒有关；③是否合并其他肝病；④如确定为酒精性肝病，则其临床病理属哪一阶段；可根据饮酒史、临床表现及有关实验室及其他检查进行分析，必要时肝穿刺活组织检查可确定诊断。

【治疗】

1. 戒酒　是治疗酒精性肝病的关键。戒酒能显著改善各个阶段患者的组织学改变和生存率，并可减轻门静脉压力及延缓向肝硬化发展的进程。所以，应劝患者及早戒酒。

2. 营养支持　长期嗜酒者，酒精取代了食物所提供的热量，因此蛋白质和维生素摄入不足引起营养不良。所以酒精性肝病患者需要良好的营养支持，在戒酒的基础上应给予高热量、高蛋白、低脂饮食，并补充多种维生素（如维生素 B、C、K 及叶酸）。

3. 药物治疗　多烯磷脂酰胆碱可稳定肝窦内皮细胞膜和肝细胞膜，降低脂质过氧化，减轻肝细胞脂肪变性及其伴随的炎症和纤维化。美他多辛可加快乙醇代谢。糖皮质激素用于治疗酒精性肝病尚有争论，但对重症酒精性肝炎可缓解症状，改善生化指标。其他药物，如S-腺苷蛋氨酸、甘草酸制剂也有一定的疗效。

4. 肝移植 严重酒精性肝硬化患者可考虑肝移植，但要求患者肝移植前戒酒3~6个月，并且无严重的其他脏器的酒精性损害。

【常用药物注意事项与患者教育】

1. 多烯磷脂酰胆碱 商品名易善复。能使受损的肝功能和酶活力恢复正常，调节肝脏的能量平衡，促进肝组织再生，将中性脂肪和胆固醇转化成容易代谢的形式，还能稳定胆汁。适用于所有急慢性肝病、预防胆结石复发、怀孕导致的肝脏损害、银屑病、放射综合征，大剂量偶而出现胃肠道紊乱（腹泻）。孕妇、哺乳期女性慎用。应嘱患者餐中或餐后用足够量的液体整粒吞服，不要咀嚼（推荐餐中服用便于消化）。

2. 美他多辛 能加快乙醇及其代谢产物乙醛和酮体经肾脏排泄。长期或大量服用本药偶而可使少数患者发生周围神经疾病，暂停服药后多可自行减退。对本药过敏者、支气管哮喘患者禁用。

第五节 肝硬化

扫码“学一学”

一种或多种因素长期或反复作用于肝脏，引起广泛的肝细胞变性、坏死、再生及再生结节形成，结缔组织增生及纤维隔形成，导致正常肝小叶结构破坏和假小叶形成，肝脏逐渐变形、变硬，形成肝硬化。肝硬化是一种常见的慢性肝病，早期由于肝脏功能代偿较强，临床上可无明显症状；后期出现肝功能损害、门静脉高压表现及上消化道大出血、肝性脑病、癌变等并发症。我国肝硬化发病年龄多在35~48岁，男女比例为（3.6~8）∶1。

【病因与发病机制】

1. 病因 引起肝硬化的原因很多，在国内以病毒性肝炎最多见，国外以酒精性肝病及丙型病毒性肝炎最多见。

（1）病毒性肝炎 主要为慢性乙型病毒性肝炎及丙型，乙型和丁型肝炎病毒重叠感染。

（2）酒精性肝病 长期大量饮酒（每日摄入乙醇男性>40g，女性>20g，达5年之上）时，乙醇及其中间代谢产物（乙醛）的毒性作用可引起酒精性肝炎，继而发展为肝硬化。

（3）胆汁淤积 持续肝内淤胆或肝外胆管阻塞时，可引起原发性或继发性胆汁性肝硬化。

（4）循环障碍 慢性充血性心力衰竭、缩窄性心包炎、肝静脉和（或）下腔静脉阻塞，肝脏长期淤血、缺氧，导致肝细胞坏死和结缔组织增生，最终演变为淤血性肝硬化。

（5）工业毒物或药物 长期接触四氯化碳、磷、砷等或服用双醋酚汀、甲基多巴、四环素，可引起中毒性肝炎，最终变为肝硬化。

（6）代谢障碍 由于遗传或先天性酶缺陷，致其代谢产物沉积于肝，引起肝细胞坏死和结缔组织增生，如肝豆状核变性（铜沉积）、血色病（铁质沉着）、α_1-抗胰蛋白酶缺乏症和半乳糖血症。

(7) 营养障碍 慢性炎症性肠病，食物中长期缺乏蛋白质、维生素、抗脂肪肝物质等，可引起吸收不良和营养失调，肝细胞脂肪变性、坏死，最终导致肝硬化。

(8) 免疫紊乱 自身免疫性肝炎可进展为肝硬化。

(9) 血吸虫病 长期或反复感染血吸虫，虫卵沉积于汇管区，虫卵及其毒性产物刺激结缔组织增生，形成不明显的再生结节，故又称血吸虫病肝纤维化。

(10) 原因不明 发病原因一时难以肯定，称为隐源性肝硬化。

知识链接

半乳糖血症

半乳糖血症（galactosemia）为血半乳糖增高引起的中毒性临床代谢综合征。半乳糖主要来源于乳糖，后者主要来源于乳液，经乳糖酶水解后成为半乳糖和葡萄糖，再经肠道吸收入血循环。半乳糖需通过 Leloir 代谢途径转变为葡萄糖后才能加以利用，其相关酶的缺乏则导致半乳糖代谢障碍，半乳糖在体内沉积导致机体组织损害。重者，患儿在出生后数天，因哺乳或人工喂养牛乳中含有半乳糖，即出现拒乳、呕吐、恶心、腹泻、体重不增加、肝大、黄疸、腹胀、低血糖、蛋白尿等，后迅速出现白内障、精神发育障碍、肝硬化等。治疗措施主要是控制饮食，立刻停用乳类，改用豆浆、米粉等，并辅以维生素、脂肪等营养必需物质。同时，静脉输给葡萄糖、新鲜血浆，注意补充电解质。在患儿开始摄食辅助食物以后，必须避免一切可能含有奶类的食品和某些含有乳糖的水果、蔬菜如西瓜、西红柿等。

2. 发病机制 各种因素造成肝细胞广泛变性、坏死，肝小叶纤维支架塌陷，残存和再生肝细胞不沿原支架排列，形成不规则的肝细胞团（再生结节），汇管区和肝包膜下大量结缔组织及纤维增生，形成纤维间隔，包绕再生结节或将残留肝小叶重新分割，形成假小叶。肝细胞的变性、坏死及纤维增生造成肝功能减退，纤维增生与假小叶使肝内血管受压、扭曲、闭塞，血管床缩小，造成门静脉高压。

【病理】

1. 病理改变

(1) 大体形态改变 早期肝脏体积可稍大，晚期则因纤维化而缩小、质地变硬、重量减轻，表面满布棕黄色或灰褐色大小不等的结节，结节周围有灰白色的结缔组织包绕。

(2) 组织学改变 广泛的肝细胞变性、坏死，再生的肝细胞大小不一，形成不规则排列的再生结节。结缔组织及纤维增生，始于汇管区及包膜下，向肝小叶内延伸，与肝小叶内结缔组织联合成膜样结构，把肝小叶分隔变成假小叶。在假小叶内，中央静脉常偏居小叶的一侧，有的无中央静脉，有的可有 2~3 条中央静脉。门静脉、肝静脉与肝动脉小支间可发生直接交通而出现短路，血管扭曲、变形、闭塞。在增生的结缔组织中有程度不等的炎细胞浸润，并可见到胆管样结构（假胆管）。

2. 病理分型 根据结节形态，可将肝硬化分为 3 型。①小结节性肝硬化，结节大小相仿，直径<3mm，纤维隔较细，假小叶亦较一致。此型最为常见，相当于以往的门脉性肝硬化。②大结节性肝硬化，结节较粗大且大小不一，直径一般在 3~5mm，最大可达 10cm，结

节由多个假小叶构成，纤维隔宽窄不一，一般较宽。此型多由大片肝坏死引起，相当于既往的坏死后性肝硬化。③大小结节混合性肝硬化，为上述两类的混合，此型肝硬化亦很常见。

【临床表现】

肝硬化的起病与病程发展一般均较缓慢，可隐伏3~5年或十数年之久，其临床表现可分为肝功能代偿与失代偿期，但两期分界并不明显或有重叠现象。

1. 肝功能代偿期 症状较轻，常缺乏特异性，以疲倦乏力、食欲减退及消化不良为主。可有恶心、厌油、腹部胀气、上腹不适、隐痛及腹泻。这些症状多因胃肠道淤血、分泌及吸收功能障碍所致。症状多间歇出现，因劳累或伴发病而加重，经休息或适当治疗后可缓解。脾脏呈轻度或中度肿大，肝功能检查结果可正常或轻度异常。

2. 肝功能失代偿期 症状显著，主要为肝功能减退和门静脉高压两大类临床表现。

（1）肝功能减退的临床表现

1）全身症状：一般情况与营养状况较差，乏力、消瘦或水肿、精神不振、皮肤干枯粗糙、面色灰暗黝黑、舌炎、口角炎、夜盲、多发性神经炎、贫血、不规则低热等，重者衰弱而卧床不起。

2）消化道症状：食欲明显减退，进食后即感上腹不适或饱胀，恶心、甚至呕吐，对脂肪和蛋白质耐受性差，进油腻食物易引起腹泻。上述症状的产生与胃肠道淤血、消化吸收障碍和肠道菌群失调有关。半数以上有轻度黄疸，少数有中度或重度黄疸，后者提示肝细胞有进行性或广泛坏死。

3）出血倾向：常有鼻出血、齿龈出血、皮肤瘀斑和胃肠黏膜糜烂出血等。出血倾向主要由于肝脏合成凝血因子的功能减退、脾功能亢进所致血小板减少和毛细血管脆性增加造成。

4）内分泌失调：血液中雌激素、醛固酮及抗利尿激素增多，主要因肝功能减退对其灭能作用减弱，而在体内蓄积造成。由于雌性激素和雄性激素之间的平衡失调，男性出现性欲减退、睾丸萎缩、毛发脱落及乳房发育等；女性出现月经不调、闭经、不孕等。此外，可出现肝掌和蜘蛛痣。蜘蛛痣为皮肤终末小动脉扩张形成，多位于面、颈、上胸、背、两肩及上肢等上腔静脉引流区域。手掌大、小鱼际肌处发红称肝掌。醛固酮增多时作用于远端肾小管，使钠重吸收增加，抗利尿激素增多时作用于集合管，使水的吸收增加，两者造成钠、水潴留，使尿量减少、水肿加重，对腹水的形成和加重亦起重要促进作用。

（2）门静脉高压征的临床表现 构成门静脉高压征的三大临床表现是侧支循环的建立和开放、腹水、脾大及脾功能亢进。

1）侧支循环的建立与开放：门静脉压力增高，超过200mmH_2O时，来自消化器官和脾脏等的回心血流受阻，迫使门静脉系统与体循环之间建立侧支循环。临床上较重要者有：①食管下段和胃底静脉曲张，系门静脉系的胃冠状静脉与腔静脉系的食管静脉、肋间静脉、奇静脉等吻合形成。门静脉压力显著增高、粗糙尖锐食物损伤、腹内压力突然增高等可致曲张静脉破裂大出血。②腹壁和脐周静脉曲张，门静脉高压时脐静脉重新开放并扩大，与副脐静脉、腹壁静脉等连接，在脐周腹壁可见纡曲的静脉，呈“海蛇头”状。若脐静脉显著曲张，血流增多，可在该处听到连续性的静脉杂音。③痔核形成，为直肠上静脉与直肠下静脉建立侧支循环所致，可形成痔核，痔核破裂可引起鲜血便或出血。

2）腹水　是肝硬化失代偿期最突出的表现，是肝硬化进入晚期的标志。腹水形成的直接原因是水、钠潴留，其主要机制为血浆白蛋白含量减低致血浆胶体渗透压降低、淋巴液回流障碍、内分泌功能紊乱等。大量腹水时主要表现为腹部膨隆呈蛙腹、腹壁绷紧发亮、波动感、移动性浊音等。腹压升高可压迫腹内脏器，可引起脐疝，亦可使膈肌抬高而致呼吸困难和心悸。腹水通过横膈淋巴管进入胸腔可出现胸水，称为肝性胸水，以右侧较为常见。

3）脾大及脾功能亢进　常为中度脾肿大，部分可达脐下，中等硬度，表面光滑，边缘圆钝，可触及脾切迹。如发生脾周围炎可出现左上腹疼痛。脾功能亢进表现为红细胞、白细胞和血小板减少。红细胞减少出现贫血，白细胞减少易出现感染，血小板减少易出现出血。

3. 并发症

（1）上消化道出血　上消化道出血是肝硬化最常见的并发症。出血主要由食管静脉曲张破裂造成，亦可由胃黏膜糜烂所致。除表现呕血、黑便外，大量出血时可出现周围循环不足、甚至出血性休克。

（2）肝性脑病　这是肝硬化最严重的并发症。由于肝功能严重损害，不能将血液中有毒的代谢产物解毒，或由于门腔静脉分流后，有毒物质绕过肝脏直接进入体循环，引起中枢神经系统功能紊乱。根据意识障碍程度、神经系统表现和脑电图改变可将肝性脑病分为5期。①0期（潜伏期）：无行为、性格的异常，无神经系统病理征，脑电图正常，只在心理测试或智力测试时有轻微异常。②1期（前驱期）：轻度性格改变和行为失常（如欣快激动或淡漠少言，衣冠不整或随地便溺），能正确应答，但吐词不清且较缓慢。可有扑翼震颤（嘱其两臂平伸，肘关节固定，手掌向背侧伸展，手指分开时，见到手向外侧偏斜，掌指关节、肘关节甚至肘与肩关节不规则地扑击样抖动）。脑电图多数正常。此期历时数日或数周。③2期（昏迷前期）：以意识错乱、睡眠障碍、行为失常为主要表现。一期的症状加重，定向力和理解力均减退，对时、地、人的概念混乱，不能完成简单的计算和智力构图（如搭积木、用火柴杆摆五角星等），言语不清、书写障碍。多有睡眠时间倒错，昼睡夜醒，甚至有幻觉、恐惧、狂躁。神经体征表现为腱反射亢进、肌张力增高、踝阵挛及Babinski征阳性、不随意运动等，扑翼震颤存在。脑电图呈现δ波或三相波，每秒4~7次。④3期（昏睡期）：以昏睡和精神错乱为主要表现，各种神经体征持续或加重，扑翼震颤仍可引出。脑电图呈现δ波或三相波，每秒4~7次。⑤4期（昏迷期）：意识完全丧失，不能唤醒。浅昏迷时，对痛觉刺激和不适体位尚有反应，腱反射亢进、肌张力仍高，扑翼震颤无法引出。深昏迷时，各种反射消失，肌张力降低，瞳孔散大，可出现阵发性惊厥。脑电图呈现高波幅的δ波，每秒<4次。

（3）感染　由于抵抗力低下，易并发感染。最常见的感染有肺部感染、胆道感染、败血症和自发性细菌性腹膜炎（简称自发性腹膜炎）。自发性腹膜炎表现为发热、恶心、呕吐、腹痛、腹胀、腹部压痛及反跳痛、腹肌紧张，腹水快速增长，血液和腹水中白细胞增多。

（4）肝肾综合征　由于肝脏原因，造成有效循环血量不足、肾小球滤过率降低，称为肝肾综合征。表现为少尿或无尿、血尿素氮升高等。

（5）原发性肝癌　多在大结节性或大小结节混合性肝硬化基础上发生。表现为短期内出现肝脏迅速增大、持续性肝区疼痛等，肝脏超声检查或 CT、MRI、甲胎蛋白检查等可以确诊。

【辅助检查】

1. 血液一般检查　代偿期多正常，失代偿期出现脾功能亢进时，红细胞、白细胞和血小板均减少。

2. 肝功能检查　血清白蛋白降低，球蛋白增高，白蛋白/球蛋白比值降低或倒置。在血清蛋白电泳中，白蛋白减少，γ-球蛋白显著增高。血清胆红素不同程度升高，尿中尿胆原增加，也可出现胆红素。血清胆固醇脂降低。血清转氨酶轻、中度增高，肝细胞严重坏死时，则 AST 活力常高于 ALT。单胺氧化酶（MAO）可增高。凝血酶原时间不同程度延长，注射维生素 K 亦不能纠正。

3. 免疫学检查　病毒性肝炎可查出乙型肝炎及丙型肝炎的标志物。细胞免疫检查约半数以上 T 淋巴细胞降低，E-玫瑰花结、淋巴细胞转化率降低。体液免疫显示血清免疫球蛋白增高，以 IgG 增高最为明显，通常与 γ-球蛋白的升高相平行。此外，尚可出现自身抗体，如抗核抗体、抗平滑肌抗体、抗线粒体抗体和抗肝细胞特异性脂蛋白抗体等。

4. 腹水检查　一般为漏出液，如并发自发性腹膜炎时可转变为渗出液。若为渗出液，应做细菌培养及药敏试验；若为血性，还应进一步做细胞学及甲胎蛋白测定。血清腹腔积液清蛋白梯度≥11g 时提示门静脉高压致腹腔积液可能。

5. 超声检查　肝呈结节样改变、脾肿大、门静脉及脾静脉的管径增宽（门静脉主干内径>13mm，脾静脉内径>8mm）。如有腹水可出现液性暗区。

6. 内镜检查　纤维或电子胃镜能清楚显示食管和胃底静脉曲张的部位与程度。腹腔镜可直接观察肝脏表面、色泽、边缘及脾脏情况，并可在直视下有选择性的采集肝活组织标本，对鉴别肝硬化、慢性肝炎、原发性肝癌，以及明确肝硬化的病因都很有帮助。

7. X 线检查　食管吞钡检查可显示食管及胃底静脉曲张。食管下段静脉曲张时呈虫蚀样或蚯蚓状充盈缺损，胃底静脉曲张时呈菊花状充盈缺损。

8. 肝穿刺活组织检查　对疑难病例，必要时可作经皮肝穿肝活组织检查，可发现假小叶形成，假小叶形成是肝硬化的确切病理依据。

【诊断】

诊断依据：①有病毒性肝炎、酗酒、营养失调及血吸虫病等病史；②有肝功能减退和门静脉高压的临床表现；③肝脏超声检查的阳性结果；④肝功能检查的阳性结果；⑤肝组织活检有假小叶形成。

【治疗】

1. 一般治疗

（1）休息　肝功能代偿期，宜适当减少活动，可参加部分工作，注意劳逸结合。失代偿期应以休息，特别是卧床休息为主。

（2）饮食　一般以高热量，蛋白质病人可耐受，维生素丰富而可口的食物为宜。脂肪含量不宜过多，但不必限制过严。出现腹水时，应少盐饮食并限制饮水，氯化钠每日 0.6~1.2g，进水约 1 000ml，如有显著低钠血症，则应限制在 500ml 以内。肝功能损害显著或血氨偏高有发生肝性脑病倾向时应减少蛋白质的摄入。肝性脑病 2 期以上禁食蛋白质。禁酒，避免进食粗糙及坚锐性食物。

（3）支持疗法　失代偿期应加强支持治疗，可静脉输注葡萄糖液及其他营养素。注意维持水、电解质和酸碱平衡，尤其注意钾盐的补充。必要时，酌情输入复方氨基酸注射液、白蛋白注射液、血浆等。

2. 药物治疗　通常称为“保肝治疗”，目前无特效药物，常选用以下药物治疗。

（1）维生素类　维生素 C、E、K、B_1、B_2、B_6、B_{12}、叶酸等。

（2）保护肝细胞药物　易善复、还原型谷胱甘肽、腺苷蛋氨酸、熊去氧胆酸、甘草酸二铵、益肝灵（水飞蓟素片）等。

3. 腹水的处理

（1）利尿剂　增加水钠的排出，这是治疗腹水最常使用的方法。常联合使用保钾和排钾利尿剂，即螺内酯和呋塞米，剂量比例为 100mg：40mg。一般开始剂量螺内酯 60mg 和呋塞米 20mg，根据病情逐渐加量，最大量可至螺内酯 400mg 和呋塞米 160mg，如利尿效果不佳，可配合静脉输注白蛋白。对无肢体水肿的腹水，因利尿造成的体重下降每日不宜超过 300g，或每周不超过 2kg 左右。在利尿治疗过程中，应严密观察水、电解质及酸碱平衡，尤其注意血钾变化，并及时予以纠正。

（2）经颈静脉肝内门腔分流术（transjugular intrahepatic portosystemic shunt，TIPS）　经颈静脉入路，建立肝内的门-体分流通道，并以特殊覆膜金属内支架维持其永久性通畅，达到降低门脉高压后控制和预防食道胃底静脉曲张破裂出血，促进腹水吸收的目的。肝性脑病为 TIPS 最重要的并发症。

（3）腹腔穿刺放液加输注白蛋白　用于不具备 TIPS 技术、对 TIPS 禁忌及失去 TIPS 机会时顽固性腹水的姑息性治疗，一般每次放液量 1000ml，输注白蛋白 8g。该方法缓解症状时间短，容易诱发肝性脑病、肝肾综合征等并发症。

4. 肝移植　是治疗晚期肝硬化理想的方法，人类第一例正规肝移植是 1963 年完成的。此后，由于免疫抑制疗法的进步、支持疗法的改善及手术操作的改进使肝移植的生存率不断提高。但因肝源短缺、费用昂贵等限制了该手术的广泛开展。

5. 并发症的治疗　出现消化道大出血、肝性脑病、肝肾综合征、感染、原发性肝癌等并发症时采取相应的治疗措施。

【常用药物注意事项与患者教育】

1. 维生素类　维生素是人体六大营养要素之一，主要作用机制是参与机体多种代谢过程，特别是能量代谢过程。肝脏是机体代谢的重要场所，肝硬化时，肝功能下降，适当补充维生素可促进肝脏代谢功能。另外，感染、损伤、组织坏死等情况时，适当补充维生素，可促进机体抗感染、抗损伤、加快组织修复的能力。维生素按理化特性分为脂溶性（A、D、E、K 等）和水溶性（C、B_1、B_2、B_6、B_{12}、叶酸等）2 类。脂溶性维生素摄入过量蓄积体内可致中毒，水溶性维生素在肾功能完好的情况下会迅速排出。

2. 熊去氧胆酸　能抑制肝脏合成和分泌胆固醇，还能抑制胆固醇的肠道吸收。用于治疗胆固醇型胆结石、胆汁缺乏性脂肪泻、脂肪痢（回肠切除术后），预防药物性结石形成。不良反应有腹泻、便秘、头痛、头晕、心动过速等。儿童禁用。老年人、孕妇、哺乳期妇女慎用。应嘱患者早晚进餐时服用，服药期间低胆固醇饮食，定期复查肝脏酶学指标和B超。

3. 呋塞米（速尿） 主要通过抑制肾小管髓袢升支对钾离子和钠离子的重吸收，同时造成水的重吸收抑制，起到利尿作用。主要不良反应是：大量电解质丢失，出现低钾血症等；大剂量快速注射可致暂时性听力障碍；血尿酸及血糖升高。主要药物相互作用是：与磺胺类药物有交叉过敏反应；致畸作用；与头孢类抗生素和氨基糖苷类抗生素合用可增加肾毒性和听力损害；与糖皮质激素和两性霉素合用加重低钾血症。

扫码“学一学”

第六节 原发性肝癌

原发性肝癌是指原发于肝细胞或肝内胆管上皮细胞的恶性肿瘤。原发性肝癌为我国常见恶性肿瘤之一，我国原发性肝癌的死亡率在消化系统恶性肿瘤中居第三位，仅次于胃癌和食管癌。其发病率有上升趋势，全世界每年平均约有25万人死于肝癌，而我国占其中的45%。本病可发生在任何年龄，但多见于中年男性，男女之比为（2~5）∶1。

【病因与发病机制】

原发性肝癌的病因和发病机制尚未完全明确，目前认为是多种因素综合作用的结果。

1. 病毒性肝炎 在我国，慢性病毒性肝炎是原发性肝癌诸多致病因素中最主要的病因。原发性肝癌患者中约1/3有慢性肝炎史，流行病学调查发现肝癌患者HBsAg阳性率可达90%，但是世界各地肝癌患者HBsAg阳性率差别较大，西方发达国家以HCV感染常见。

2. 肝硬化 原发性肝癌合并肝硬化的发生率很高，国内统计为50%~90%，肝硬化合并原发性肝癌为30%~50%。在我国原发性肝癌主要在病毒性肝炎后肝硬化基础上发生，在欧美国家肝癌常在酒精性肝硬化的基础上发生。

3. 黄曲霉毒素 流行病学调查发现粮食受到黄曲霉毒素污染严重的地区，人群肝癌发病率高，而黄曲霉毒素的代谢产物黄曲霉毒素B_1有强烈的致癌作用。常接触黄曲霉毒素的人群，血清黄曲霉毒素B_1-白蛋白结合物水平及尿黄曲霉毒素B_1水平亦高，提示黄曲霉毒素B_1可能是某些地区肝癌高发的原因。

4. 饮用水污染 根据肝癌高发地区江苏启东的报道，饮池塘水的居民肝癌发病率［（60~101）/10万］明显高于饮井水的居民［（0~19）/10万］。池塘中生长的蓝绿藻产生的藻类毒素污染水源，可能与肝癌的发生有关。

5. 其他化学物质 亚硝胺类、偶氮芥类、有机氯农药、吸烟等均是可疑的致肝癌物质。

【病理】

1. 病理分型

（1）大体形态分型 ①块状型，最多见，呈单个、多个或融合成块，癌块直径≥5cm，若直径>10cm称巨块型。②结节型，较多见，有大小和数目不等的癌结节，一般直径不超过5cm，结节多在肝右叶，与周围肝组织的分界不如块状形清楚，常伴有肝硬化。单个癌结节直径小于3cm或相邻两个癌结节直径之和小于3cm者称为小肝癌。③弥漫型，最少见，有米粒至黄豆大的癌结节弥漫地分布于整个肝脏，不易与肝硬化区分，肝脏肿大不显著，甚至可以缩小，往往因肝衰竭而死亡。

（2）组织学分型　①肝细胞型，最为多见，约占原发性肝癌的90%。癌细胞由肝细胞发展而来，呈多角形排列成巢状或索状，在巢或索间有丰富的血窦，无间质成分。癌细胞核大、核仁明显、胞浆丰富、有向血窦内生长的趋势。②胆管细胞型，较少见，癌细胞由胆管上皮细胞发展而来，腺样，纤维组织较多、血窦较少。③混合型，最少见，具有肝细胞癌和胆管细胞癌两种组织结构。

2. 转移途径

（1）肝内转移　肝癌最早在肝内转移，易侵犯门静脉及分支并形成癌栓，脱落后在肝内引起多发性转移灶。如门静脉干支有癌栓阻塞，可引起或加重原有门静脉高压，形成顽固性腹水。

（2）肝外转移　①血行转移，最常见的转移部位为肺，肝静脉中的癌栓延至下腔静脉，经右心达肺动脉，在肺内形成转移灶。尚可引起胸、肾上腺、肾及骨等部位的转移。②淋巴转移，转移至肝门淋巴结最为常见，也可转移至胰、脾、主动脉旁及锁骨上淋巴结。③种植转移，少见，从肝表面脱落的癌细胞可种植在腹膜、横膈、盆腔等处，引起血性腹水、胸水。女性可有卵巢转移癌。

【临床表现】

原发性肝癌起病隐匿，早期常无任何症状和体征，多依赖于普检和体格检查发现。一旦临床症状明显，病情大多已进入中、晚期，病情进展快，出现黄疸、腹水、肺转移以致广泛转移及恶病质表现。中、晚期共约6个月。

1. 肝区疼痛　是肝癌最常见的症状，疼痛位于右上腹，多呈持续性胀痛或钝痛，是因癌肿生长过快、肝包膜被牵拉所致。如病变侵犯膈，疼痛可牵涉右肩或右背部。如癌肿生长缓慢，则可完全无痛或仅有轻微钝痛。当肝表面的癌结节破裂时，可突然引起剧烈腹痛，从肝区开始迅速延至全腹，产生急腹症的表现，出血量大时可导致休克。

2. 肝脏肿大　肝脏呈进行性增大，质地坚硬，表面凸凹不平，常有大小不等的结节，边缘钝而不整齐，有压痛。肝癌突出于右肋弓下或剑突下时，相应部位可呈现局部隆起或饱满，如癌位于膈面，则主要表现为膈肌抬高而肝下缘不下移。

3. 其他表现　有进行性消瘦、发热、食欲不振、乏力、营养不良、黄疸和恶病质等。

4. 伴癌综合征　由于癌肿本身代谢异常，导致出现内分泌或代谢改变的一组症候群。可表现为自发性低血糖症、红细胞增多症、高钙血症、高脂血症、类癌综合征等。

5. 并发症

（1）上消化道出血　约占肝癌死亡原因的15%，因肝硬化或门静脉、肝静脉癌栓而发生门静脉高压，导致食管胃底静脉曲张破裂出血；晚期肝癌可因胃肠道黏膜糜烂合并凝血功能障碍而有广泛出血。大量出血可加重肝功能损害，诱发肝性脑病。

（2）肝性脑病　是原发性肝癌终末期最严重并发症，一旦出现肝性脑病均预后不良，约 1/3 因此死亡。

（3）肝癌结节破裂出血　约 10% 发生肝癌结节破裂出血，为肝癌最紧急而严重的并发症。

（4）继发感染　易并发肺炎、败血症、肠道感染、压疮等。

【辅助检查】

1. 肝癌标记物检测

（1）甲胎蛋白（alpha fetoprotein，AFP）　胚胎期肝细胞和卵巢黄囊产生的一种蛋白，出生后 1 周即消失，肝细胞癌变后又获得合成 AFP 的能力。在排除活动性肝病、生殖腺胚胎瘤、少数转移性肿瘤以及妊娠情况下，若 AFP 定量>400μg/L，或定量>200μg/L 持续 8 周，或 AFP 由低浓度逐渐升高不降，则可诊断为原发性肝癌。

（2）其他肝癌标志物　血清岩藻糖苷酶（AFU）、γ-谷氨酰转移酶同工酶Ⅱ（GGT-Ⅱ）、异常凝血酶原（DCP）、M_2型丙酮酸激酶（M_2-PYK）、同工铁蛋白（AIF）、α-抗胰蛋白酶（AAT）、醛缩酶同工酶 A（ALD-A）、碱性磷酸酶同工酶（ALP-Ⅰ）等均有助于 AFP 阴性的原发性肝癌的诊断，联合多种标记物可提高原发性肝癌的诊断率。

2. 超声检查　B 型超声显像是目前肝癌筛查的首选检查方法。它具有方便易行、价格低廉、准确及无创伤等优点，能确定肝内有无占位性病变（分辨率高的仪器可检出直径大于 1cm 的病灶）以及提示病变的可能性质。B 型超声检查对肝癌早期定位诊断有较大的价值，并有助于引导肝穿刺活检。彩色多普勒超声更有助了解占位性病变的血供情况，以判断其性质，对原发性肝癌的诊断价值更大。

3. CT 检查　能显示病变范围、数目、大小及其与邻近器官和重要血管的关系等，因此是肝癌诊断的重要手段，列为临床疑诊肝癌和肝癌拟行手术治疗的常规检查。螺旋 CT 增强扫描可进一步提高肝癌诊断的准确性及早期诊断率。近年发展起来的结合动脉插管注射造影剂的各种 CT 动态扫描检查技术又进一步提高了 CT 检查对肝癌诊断的敏感性和特异性。

4. MRI 检查　与 CT 比较，MRI 能获得横断面、冠状面和矢状面 3 种图像；为非放射性检查，无须增强即能显示门静脉和肝静脉的分支；对肝血管瘤、囊性病灶、结节性增生灶等的鉴别价值大。必要时可采用。

5. 肝穿刺活体组织检查　超声或 CT 引导下细针穿刺行组织学检查是确诊肝癌的最可靠方法，但属侵入性检查，且偶有出血或针道转移的风险，上述非侵入性检查未能确诊者可视情况考虑应用。

【诊断】

满足下列三项中的任何一项即可诊断肝癌。

1. 具有两种典型的肝癌影像学（US、增强 CT、MRI 或选择性肝动脉造影）表现，病灶>2cm。

2. 一项典型的肝癌影像学表现，病灶>2cm，AFP>400ng/ml。

3. 肝脏活检阳性。

对高危人群即各种原因所致的慢性肝炎、肝硬化以及大于 35 岁的 HBV 或 HCV 感染者，每 6~12 个月行 AFP 检测和 US 筛查，有助于早期诊断肝癌。

【治疗】

随着医学技术的进步以及人群体检的普及，早期肝癌和小肝癌的检出率和手术根治切除率逐年提高，5年存活率已达70%左右。肝癌早期尽量手术切除，不能切除者应采取综合治疗的模式。

1. 手术治疗 手术切除仍是目前根治原发性肝癌的最好手段，Ⅰa期、Ⅰb期和Ⅱa期肝癌是手术切除的首先适应证。但由于手术切除仍有很高的复发率，因此术后宜加强综合治疗与随访。

2. 局部治疗 ①射频消融术：是肝癌微创治疗中最具代表性的消融方式，适用于肿瘤直径≤3cm的肝癌病人。②微波消融：适应证同射频消融术。特点是消融效率高，但需要温度监控系统调控有效热场范围。③经皮穿刺瘤内注射无水乙醇：也适用于肿瘤直径≤3cm者，但对直径≤2cm肝癌效果确切。④肝动脉栓塞治疗：已成为非手术治疗中晚期肝癌的常用方法。具有靶向性好、创伤小、可重复、病人容易接受的特点。

3. 肝移植 是治疗肝癌和肝硬化的有效手段。但若肝癌已有血管侵犯和远处转移，则不宜行肝移植术。

4. 药物治疗 分子靶向药物多激酶抑制剂索拉非尼是目前唯一获得批准治疗晚期肝癌的分子靶向药物。肿瘤细胞表面的跨膜蛋白PD-1与其配体PD-L1结合可介导肿瘤的免疫逃逸。针对PD-1和（或）PD-L1的抗体已经应用于包括肝癌在内的进展期肿瘤的治疗，取得了较好的疗效。

【常用药物注意事项与患者教育】

索拉非尼 是多种激酶抑制剂，可抑制肿瘤细胞增殖。适用于不能手术的晚期肾细胞癌，无法手术或远处转移的肝细胞癌。对索拉非尼或药物的非活性成分有严重过敏症状的患者禁用。肝功能严重受损者慎用。育龄妇女在治疗期间应注意避孕。哺乳妇女应停止哺乳。儿童避免应用。不良反应有出血、心肌梗死、骨髓抑制、皮疹、红斑、高血压、腹泻等。

第七节 急性胰腺炎

扫码“学一学”

急性胰腺炎（acute pancreatitis，AP）是多种因素导致胰酶在胰腺内被激活后引起胰腺组织自身消化的急性化学性炎症。临床以急性腹痛、恶心、呕吐、发热等为特点。病变程度轻重不一，轻者以胰腺水肿为主，病情常呈自限性，可完全恢复，重者胰腺出血坏死，常继发感染、腹膜炎和休克等多种并发症，病死率高。

【病因与发病机制】

1. 胆道疾病 胆石症、胆道感染或胆道蛔虫等胆道疾病均可引起急性胰腺炎，是急性胰腺炎最常见的病因，其中以胆石症最为常见。由于在解剖上70%～80%的胰管与胆总管汇合成共同通道开口于十二指肠壶腹部，一旦结石嵌顿在壶腹部，将会导致胰腺炎与上行胆管炎，即“共同通道学说”。目前除“共同通道”外，尚有其他机制，可归纳为以下几类。

①梗阻：由于上述的各种原因导致壶腹部狭窄和（或）Oddis 括约肌痉挛，胆道内压力超过胰管内压力（正常胰管内压高于胆管内压），造成胆汁逆流入胰管，激活胰酶，引起急性胰腺炎。②Oddis 括约肌功能不全：胆石等移行中损伤胆总管、壶腹部或胆道炎症引起暂时性 Oddis 括约肌松弛，使富含肠激酶的十二指肠液反流入胰管，损伤胰管，激活胰酶，引起急性胰腺炎。③胆道炎症时细菌毒素、游离胆酸、非结合胆红素、溶血磷脂酰胆碱等，也可能通过胆胰间淋巴管交通支扩散到胰腺，激活胰酶，引起急性胰腺炎。

2. 大量饮酒和暴饮暴食 大量饮酒引起急性胰腺炎的机制：①通过刺激胃酸分泌，使胰泌素与缩胆囊素（CCK）分泌，促使胰腺外分泌增加；②刺激 Oddis 括约肌痉挛和十二指肠乳头水肿，胰液排出受阻，使胰管内压增加；③长期酒癖者常有胰液内蛋白含量增高，易沉淀而形成蛋白栓，致胰液排出不畅。暴饮暴食使短时间内大量食糜进入十二指肠，引起十二指肠乳头水肿和 Oddis 括约肌痉挛，同时刺激大量胰液与胆汁分泌，由于胰液和胆汁排泄不畅，引发急性胰腺炎。

3. 胰管梗阻 胰管结石或蛔虫、胰管狭窄、肿瘤等均可引起胰管阻塞，当胰液分泌旺盛时胰管内压增高，使胰管小分支和胰腺泡破裂，胰液与消化酶渗入间质，引起急性胰腺炎。

4. 其他 腹腔手术特别是胰胆或胃手术、腹部钝挫伤、各种感染、应用某些药物（噻嗪类利尿药、硫唑嘌呤、糖皮质激素、四环素、磺胺类等）、高钙血症等也可直接或间接损伤胰腺组织，或促进胰液分泌，或造成胰管阻塞引起急性胰腺炎。

【病理】

急性胰腺炎按病理变化一般分为急性水肿型和急性出血坏死型。主要为急性水肿型，急性出血坏死型少见。

1. 急性水肿型 大体形态可见胰腺肿大、水肿、分叶模糊，质脆，病变累及部分胰腺或整个胰腺，胰腺周围有少量脂肪坏死。显微镜检查见间质水肿、充血和炎症细胞浸润，可见散在的点状脂肪坏死，无明显胰实质坏死和出血。

2. 急性出血坏死型 大体形态可见胰腺为红褐色或灰褐色，并有新鲜出血区，分叶结构消失。有较大范围的脂肪坏死灶，散落在胰腺及胰腺周围组织大网膜，称为钙皂斑。病程较长者可并发脓肿、假性囊肿或瘘管形成。显微镜检查可显示胰腺组织主要为凝固性坏死，细胞结构消失。坏死灶周围有炎性细胞浸润包绕。常见静脉炎、淋巴管炎、血栓形成及出血坏死。

由于胰液外溢和血管损害，部分病例可有化学性腹水、胸水和心包积液，并易继发细菌感染。发生急性呼吸窘迫综合征时可出现肺水肿、肺出血和肺透明膜形成，也可见肾小球病变、肾小管坏死、脂肪栓塞和弥散性血管内凝血等病理变化。

【临床表现】

急性胰腺炎常在饱食、脂餐或饮酒后发生。

1. 症状

（1）腹痛 为本病的主要表现和首发症状，疼痛部位多在中上腹，呈持续性，可有阵发性加剧，可向腰背部呈带状放射。疼痛性质为钝痛、刀割样痛、钻痛或绞痛，不能为一般胃肠解痉药缓解，进食可加剧，取弯腰抱膝位可减轻疼痛。

（2）恶心、呕吐 多在起病后出现，有时颇频繁，呕吐物为食物和胆汁，呕吐后腹痛不减轻，伴腹胀，甚至出现麻痹性肠梗阻。

（3）发热 多为中度以上发热，持续3~5天。持续发热1周以上不退或逐日升高、白细胞升高者应怀疑有继发感染，如胰腺脓肿或胆道感染等。

2. 体征

（1）腹部压痛、反跳痛及腹肌紧张 水肿型胰腺炎，仅有左上腹或上腹部压痛，出血坏死型胰腺炎，可出现上腹部或全腹压痛、反跳痛及腹肌紧张。

（2）腹部膨隆 出血坏死型胰腺炎因腹膜后出血刺激内脏神经引起麻痹性肠梗阻，腹胀明显，肠鸣音减弱或消失，呈现"球状腹"，中等量以上渗液时可叩出移动性浊音。

（3）腹部包块 部分出血坏死型胰腺炎，由于炎症包裹粘连，渗出物积聚在小网膜囊，或脓肿形成，或发生假性胰腺囊肿，在上腹可触及界限不清的压痛性包块。

（4）皮肤瘀斑 脐周皮肤出现蓝紫色瘀斑（Cullen征）或两侧腰部出现暗灰蓝色瘀斑（Grey-Turner征）。此为胰酶、坏死组织及出血渗入皮下所致。

（5）休克 见于急性出血坏死型胰腺炎，由于腹腔、腹膜后大量渗液出血，肠麻痹肠腔内积液，呕吐致体液丧失引起低血容量性休克。另外，血液吸收大量蛋白质分解产物，导致中毒性休克的发生。主要表现为烦躁、冷汗、口渴、四肢厥冷、脉搏细弱、呼吸浅快、尿量减少、血压下降、意识障碍。

【辅助检查】

1. 白细胞计数 多有白细胞增多及中性粒细胞核左移。

2. 血、尿淀粉酶测定 血清淀粉酶在起病后2~12小时开始升高，48小时开始下降，持续3~5天。血清淀粉酶超过正常值3倍可确诊为本病。尿淀粉酶升高较晚，在发病后12~14小时开始升高，下降缓慢，持续1~2周，但尿淀粉酶值受尿量的影响，故对临床诊断价值不大。胰源性腹水和胸水中的淀粉酶值亦明显增高。

3. 血清脂肪酶测定 血清脂肪酶常在起病后24~72小时开始上升，持续7~10天，对病后就诊较晚的急性胰腺炎有诊断价值，且特异性也较高。

4. C反应蛋白（CRP） CRP是组织损伤和炎症的非特异性标志物。有助于评估与监测急性胰腺炎的严重性，急性出血坏死型胰腺炎CRP明显升高。

5. 生化检查 暂时性血糖升高常见，可能与胰岛素释放减少和胰高血糖素释放增加有关。持久的空腹血糖高于10mmol/L提示急性出血坏死型胰腺炎。少数可出现高胆红素血症，多于发病后4~7天恢复正常。血清AST、LDH可增加。暂时性低钙血症（<2mmol/L）常见于重症急性胰腺炎，低血钙程度与临床严重程度平行，若血钙低于1.5mmol/L以下提示预后不良。急性胰腺炎时可出现高甘油三酯血症，这种情况可能是病因或是后果，后者在急性期过后可恢复正常。

6. 影像学检查 腹部平片可排除其他急腹症，如内脏穿孔等。"哨兵袢"和"结肠切割征"为胰腺炎的间接指征。超声检查是AP的常规初筛影像检查，可显示胰腺肿大，胰内及胰周围回声异常。CT检查可显示急性胰腺炎的严重程度，特别是对鉴别轻症和重症胰腺炎，以及附近器官是否累及具有重要价值。

【诊断】

1. 确定是否为AP 应具备下列三条中任意两条。①急性、持续中上腹痛；②血清淀粉酶或脂肪酶大于正常值上限3倍；③AP的典型影像学改变。

2. 确定AP程度 根据器官衰竭、胰腺坏死及胰腺感染情况，将AP分为下列4种程度：①轻症急性胰腺炎（mild acute pancreatitis，MAP）；②中度重症急性胰腺炎（moderately severe acute pancreatitis，MSAP）；③重症急性胰腺炎（severe acute pancreatitis，SAP）；④危重急性胰腺炎（critical acute pancreatitis，CAP）。AP程度诊断见表8-1。

表8-1 AP程度诊断

	MAP	MSAP	SAP	CAP
器官衰竭	无	48小时内恢复	超过48小时	超过48小时
	和	和（或）	或	和
胰腺坏死	无	无菌性	感染性	感染性

胰腺感染通常根据上述临床表现及实验室检查进行诊断，高度怀疑感染而临床证据不足时可在超声、CT引导下行胰腺或胰周穿刺，抽取物涂片查细菌或培养。

3. 寻找病因 胆道疾病仍是AP的首要病因，应注意多个病因共同作用的可能。胰胆管病因搜寻方面建议采用MRCP。

【治疗】

大多数急性胰腺炎属于轻症急性胰腺炎，经3~5天积极治疗多可治愈。

1. 一般治疗 ①病情监护；②补充液体及电解质（钾、钠、钙、镁等离子），维持有效血容量；③腹痛剧烈者可给予哌替啶止痛。

2. 减少胰液分泌 ①病初48小时内禁食，胃肠减压；②抑酸治疗，临床习惯应用H_2受体拮抗剂或质子泵抑制剂静脉给药，认为可通过抑制胃酸而抑制胰液分泌，兼有预防应激性溃疡的作用；③生长抑素及其类似物：目前国内学者多推荐尽早使用。生长抑素250μg/h，或生长抑素类似物奥曲肽25~50μg/h，持续静脉滴注，每天1次，疗程3~7天。

3. 早期肠内营养 改善胃肠黏膜屏障，减轻炎症反应，防止细菌移位及胰腺感染。一般AP发病后获得及时、有效治疗，MAP和MSAP患者可在病后48~72小时开始经口肠内营养。从易消化少量碳水化合物开始，辅以消化酶，逐渐增加食量和少量蛋白质，直至恢复正常饮食。

4. 糖皮质激素的应用 急性胰腺炎一般不主张使用，但出血坏死型胰腺炎出现下列情况可使用：①休克；②中毒症状明显，疑有败血症或病情突然恶化；③严重呼吸困难，尤其出现ARDS时；④有肾上腺皮质功能不全者。地塞米松每日20~40mg，静脉滴注，连用3天，逐渐减量至停用。

5. 抗休克 出血坏死型胰腺炎常早期即出现休克，主要由于大量体液外渗造成循环量丧失，出现低血容量休克，是早期死亡的原因。应即时补充血容量，使用血管活性药物

（升压药物首选多巴胺）和糖皮质激素，纠正电解质和酸碱平衡紊乱，保护心、脑、肾等重要脏器功能。

6. 抗菌药物 导泻和口服抗生素有助于减轻肠腔内细菌、毒素在肠屏障功能受损时的细菌移位及减轻肠道炎症反应。疑诊或确定胰腺感染时，应选择针对革兰阴性菌和厌氧菌的、能透过血胰屏障的抗生素，如碳青霉烯类、第三代头孢菌素+抗厌氧菌类、喹诺酮类+抗厌氧菌类，疗程7~14天。

7. 手术治疗 SAP时手术创伤将加重全身炎症反应，增加死亡率。胆源性AP应尽可能在住院期间完成内镜治疗或在康复后择期行胆囊切除术，避免复发。胰腺假性囊肿、胰腺脓肿及左侧门静脉高压可通过内镜或外科手术治疗。手术治疗尽可能选用微创方式。

（1）适应证 ①诊断不能肯定，且不能排除其他急腹症者；②伴有胆道梗阻，需要手术解除梗阻者；③并发胰腺脓肿或胰腺假性囊肿者；④腹膜炎经腹膜透析或抗生素治疗无好转者。

（2）手术方法 ①剖腹探查术，适用于诊断未明确，疑有腹腔脏器穿孔或肠坏死者。②腹腔灌洗，通过腹腔灌洗可清除腹腔内细菌、内毒素、胰酶、炎性因子等，减少这些物质进入血循环后对全身脏器的损害。③内镜下Oddis括约肌切开术（EST），适用于胆源性胰腺炎合并胆道梗阻或胆道感染者。④坏死组织清除及引流术，适用于胰腺坏死合并感染者。

【常用药物注意事项与患者教育】

1. 生长抑素 施他宁为一人工合成的环十四肽，静脉给药后，通过抑制胃泌素、胃酸与胃蛋白酶的分泌，用于治疗上消化道出血；通过抑制胰腺的外分泌，用于治疗急性胰腺炎和预防胰腺手术后的并发症；通过抑制胰高血糖素的分泌，用于治疗糖尿病酮症酸中毒。主要不良反应有恶心、眩晕、面部潮红等，但罕见。因能延长环己巴比妥的催眠作用时间，故不应同时应用。妊娠、产褥期、哺乳期及对本品过敏者禁用。

2. 亚胺培南西司他丁 为亚胺培南与西司他丁等量混合的复方制剂，具有高效、抗菌谱广、耐酶等特点。亚胺培南（亚胺硫霉素）为具有碳青霉烯环的β-内酰胺类抗生素，通过抑制细菌细胞壁的合成发挥抗菌作用，但体内稳定性差。西司他丁其本身无抗菌作用，但可保护亚胺培南在肾脏免遭破坏，并可阻止亚胺培南进入肾小管上皮组织，减轻其肾毒性。临床用于呼吸道感染、泌尿道感染、腹腔感染等。常见不良反应为恶心、呕吐，肾功能不良者应减少剂量。

扫码“练一练”

目标检测

1. 简述消化性溃疡的临床特点。
2. 简述消化性溃疡的并发症。
3. 简述肝硬化的病因。

4. 简述肝硬化的诊断要点。

5. 简述原发性肝癌的病理分型。

6. 试述抗幽门螺杆菌药物的注意事项与患者教育。

（王郑矜）

第九章

泌尿系统疾病

学习目标

1. **掌握** 泌尿系统常见疾病的病因；泌尿系统常见疾病的诊断要点。
2. **熟悉** 泌尿系统常见疾病治疗的常用药物注意事项与患者教育；急性肾小球肾炎与急性肾盂肾炎的区别。

泌尿系统主要由肾、输尿管、膀胱、尿道组成，主要生理功能是通过尿液的生成和排泄维持机体内环境的稳定，同时具有肾性内分泌功能。尿液的生成是由肾脏完成的，因此，泌尿系统的主要疾病是肾脏疾病。肾小球病是肾脏的常见疾病，是我国引起慢性肾衰竭的最主要原因。肾小球病是指一组有相似的临床表现，但病因、发病机制、病理改变、病程和预后不尽相同，病变主要累及双侧肾肾小球的疾病。可分为原发性、继发性和遗传性三种。继发性肾小球病系指全身其他疾病造成的肾小球损害，如系统性红斑狼疮性肾病、糖尿病肾病、高血压病肾病等。遗传性肾小球病系指基因异常所致的肾小球病变，如遗传性进行性肾炎（Alport 综合征）、家族性再发性血尿、先天性肾病综合征等。原发性肾小球病目前多原因不明，占肾小球病中的大多数，临床上分为急性肾小球肾炎、急进性肾小球肾炎、慢性肾小球肾炎、隐匿性肾小球肾炎、肾病综合征。泌尿系统的其他常见疾病有尿路感染、泌尿系结石、泌尿系肿瘤等。

第一节 急性肾小球肾炎

扫码“学一学”

急性肾小球肾炎（AGN）简称急性肾炎，是与链球菌感染有关的以急性肾炎综合征为主要临床表现的变态反应性疾病。其特点为急性起病，以血尿、蛋白尿、水肿、高血压及程度不等的肾功能损害为主要表现。本病可发生于任何年龄，多见于儿童，6~12 岁儿童发病率最高，是儿童常见的多发病，男略高于女。本病大多为散发，呼吸道感染引起者多见于冬春季，皮肤感染者多见于夏秋季。

【病因与发病机制】

1. 病因 尚未完全阐明，目前认为是感染后诱发的免疫反应引起。感染常见的细菌为β-溶血性链球菌（A 组第 12 型最常见，被称为致肾炎菌株），其他细菌、病毒及寄生虫感染也可造成。常见感染为上呼吸道感染（尤其是扁桃体炎等）、猩红热及化脓性皮肤感染，肾小球病变的轻重与链球菌感染的严重程度并不完全一致。

2. 发病机制 急性肾炎不是病因对肾小球直接的损害，而是病因作为抗原所导致的一种免疫反应性疾病。现以链球菌感染后肾炎为例，说明其发病机制。①免疫复合物沉积：这是链球菌感染后肾炎发病的主要机制。溶血性链球菌感染机体后，链球菌体作为抗原，刺激机体B淋巴细胞产生相应抗体，当抗原稍多于抗体时，可形成可溶性循环免疫复合物，免疫复合物沉积于肾小球基底膜处，激活补体，吸引炎症细胞，造成变态反应性炎症。②抗体抗肾小球基底膜：溶血性链球菌菌体的某些抗原成分与肾小球基底膜某些成分具有交叉抗原性，溶血性链球菌感染机体后，刺激B淋巴细胞产生的抗体亦可与肾小球基底膜相结合，由此激活补体，诱集白细胞，造成变态反应性炎症。③其他：有人认为某些非免疫因素也参与了急性肾炎的发病过程。激肽释放酶可使毛细血管通透性增加，肾小球蛋白滤过增高，尿蛋白排出量增多；前列腺素可影响肾小球毛细血管通透性；血小板激活因子可诱导阳离子蛋白在肾小球沉积，促进尿蛋白排出增加。

【病理】

病变主要累及肾小球，特征为弥漫性、渗出性、增殖性肾小球病变。光镜下可见肾小球毛细血管袢内内皮细胞和系膜细胞增生、肿胀伴有炎症细胞浸润，肾小球上皮细胞轻度增生、肿胀，造成不同程度的毛细血管腔狭窄，毛细血管通透性增加。严重时增生的系膜可将肾小球分隔成小叶状，偶有球囊新月体形成。电镜下可见肾小球上皮细胞下电子致密物呈驼峰状沉积，为本病的特征。但这一变化消失较快，发病3个月后即不易见到。免疫荧光检查内含免疫球蛋白，主要是IgG，IgM、IgA也可见到，同时有补体C_3沉积，有时尚可见到链球菌抗原出现在系膜区沉积物中。

【临床表现】

多数患病前1~3周（平均10天左右）有溶血性链球菌感染所致的上呼吸道感染（咽炎、扁桃体炎）或皮肤化脓感染（脓疱疮）史。起病较急，病情轻重不一，轻者可无症状，仅有尿常规及血清C_3异常，重者可表现为少尿，甚至可在短期内出现循环血容量增加、高血压脑病或急性肾衰竭而危及生命。大多预后良好，常可在数月内临床自愈。少数转为慢性肾炎，或于“临床治愈”多年后又出现肾小球肾炎表现。

1. 水肿 水肿轻重不一，常为起病的初发症状，为下行性，首先出现在眼睑，然后迅速下行波及全身。

2. 血尿 几乎全部均有肾小球源性血尿，呈肉眼血尿或镜下血尿，约40%出现肉眼血尿，酸性尿时呈浓茶色或棕褐色，中性或弱碱性尿时呈鲜红色或洗肉水样，常为就诊原因。

3. 高血压 为轻、中度的高血压，与水钠潴留有关，与水肿程度平行，利尿后血压可逐渐恢复正常。少数可出现严重高血压，甚至出现高血压脑病。

4. 充血性心力衰竭 老年发病率较高（可达40%），儿童少见（<5%），水钠潴留和高血压为重要的诱发因素。可有颈静脉怒张、奔马律和肺水肿等表现，常需紧急处理。

5. 全身表现 可有低热、疲乏无力、头晕、头痛、恶心、呕吐、食欲减退及腰部钝痛等。

【辅助检查】

1. 尿液（尿常规）检查 尿沉渣镜检可见：①蛋白尿。为轻、中度蛋白尿，尿蛋白定性，(+)~(+++)，尿蛋白定量，一般在1~3g/24h。②细胞尿中大量红细胞，红细胞形态多皱缩，边缘不整或呈多形性，少量白细胞和上皮细胞。③管型尿。可出现透明管型、上皮细胞管型、白细胞管型、红细胞管型、颗粒管型等，以红细胞管型为主。

2. 血液检查 可见轻度贫血（系血液稀释所致）。白细胞计数正常或轻度升高。血沉加快，但与病情无平行关系，一般于病后2~3个月恢复，如持续加快，提示肾炎仍在活动期。

3. 肾功能检查 肾小球滤过率下降，血肌酐及尿素氮在明显少尿时可增高。

4. 血清抗链球菌溶血素O（ASO）测定 ASO滴度升高提示近期内曾有过链球菌感染，但不能确定目前是否仍有链球菌感染。未使用青霉素治疗前，咽部或皮肤病灶细菌培养阳性率约为30%，ASO升高约占60%，一般在感染后10~14天开始升高，3~5周达高峰，半数可在半年内恢复正常，少数可延迟至1年或更久。早期应用青霉素治疗，可能影响ASO滴度。

5. 血清补体测定 急性期总补体及补体C3下降至正常值的50%以下，2周内下降至90%~100%，此后逐渐恢复，多数于6~8周恢复正常。如8周后补体C3仍持续降低，可能提示病情仍在进展或患有其他类型肾炎如系膜增生性肾炎及狼疮肾炎等。因此，C3测定对不典型肾炎的诊断和鉴别诊断有重要价值。

【诊断】

诊断依据：①起病前1~3周有链球菌感染史；②于链球菌感染后1~3周出现血尿、蛋白尿、水肿、高血压，甚至少尿及氮质血症等急性肾炎综合征表现；③尿常规检查出现蛋白尿、细胞尿（大量红细胞）和管型尿（红细胞管型为主）；④血清补体C3下降，伴或不伴有ASO滴度升高。

【治疗】

本病为自限性疾病，无特效疗法，以休息及对症治疗为主。治疗原则为合理饮食、注意休息、控制感染、对症治疗、加强护理，及时处理严重并发症。

1. 休息 急性起病2周内应卧床休息，直至肉眼血尿消失、水肿消退、血压及血肌酐恢复正常后可逐渐增加活动量，但应避免剧烈运动。

2. 饮食 给予低盐饮食，有水肿、高血压和心力衰竭时应限制钠盐摄入量每日3g以下。蛋白质一般不需限制，但出现明显少尿、氮质血症时应限制蛋白质摄入量。一般不必限水，除非有严重水肿或心力衰竭。

3. 清除体内残存的链球菌 一般选用青霉素G肌内注射或静脉滴注，时间7~10天，以清除体内病灶中残存链球菌。青霉素过敏者，可选用大环内酯类抗生素。

4. 对症治疗

（1）水肿 在限制水盐入量后，仍有明显水肿可给予利尿剂，一般选用氢氯噻嗪、呋塞米等，禁用保钾利尿剂及渗透性利尿剂。

（2）高血压　在限制水盐摄入和使用利尿剂后，血压仍持续升高可选用β-受体阻滞剂（阿替洛尔）、钙离子拮抗剂（硝苯地平）等。

5. 严重并发症的治疗

（1）高血压脑病　①立即降血压。应用高效、迅速降压药如硝普钠等持续避光点滴。②立即降低颅内压。应用20%甘露醇快速加压静脉滴注，其后给予呋塞米利尿。③立即制止抽搐。给予地西泮静脉注射或水合氯醛灌肠。

（2）心力衰竭　在限制水盐摄入的基础上，给予强利尿剂（呋塞米）、血管扩张剂（硝酸甘油）、速效洋地黄类药物（毛花苷C）。特别注意，洋地黄类药物按常规剂量的1/2左右即可，症状控制后即可停药。

（3）急性肾衰竭　为急性肾炎死亡的主要原因。治疗原则是维持水、电解质和酸碱平衡，积极控制高血钾，共给足够热能，防止并发症，促进肾功能恢复。必要时，给予血液透析。

【常用药物注意事项与患者教育】

1. 青霉素类抗生素　参见第六章第五节肺炎。

2. 高效利尿剂　主要通过特异性地抑制分布在肾小管髓袢升支管腔膜侧的$Na^+-K^+-2Cl^-$共转因子，抑制NaCl的重吸收，降低肾的稀释与浓缩功能，排出大量接近于等渗的尿液。同时可抑制Ca^{2+}、Mg^{2+}、K^+的重吸收，使尿中Na^+、K^+、Cl^-、Ca^{2+}、Mg^{2+}的排出增多，HCO_3^-的排出也增多。常用药物有呋塞米、托拉塞米、布美他尼等。主要不良反应常为过度利尿所引起，出现低血容量、低血钾、低血钠、低氯性碱中毒，长期应用还可引起低血镁、耳鸣、听力减退或暂时性耳聋、血尿酸及血糖升高，其他尚可出现胃肠道症状、血细胞减少、过敏等。与磺胺类药物有交叉过敏反应；与氨基糖苷类药物合用可诱发和加重耳毒性；与糖皮质激素类药物或两性霉素B合用，可增加低钾血症的发生机会。

3. 噻嗪类利尿剂　主要是通过抑制远曲肾小管近端Na^+-Cl^-共转因子，抑制Na^+、Cl^-的重吸收而增加尿量。轻度抑制碳酸酐酶，减少H^+-Na^+交换，促进K^+-Na^+交换，K^+排出增多，同时尿中Mg^{2+}、HCO_3^-排出也增多。常用药物有氢氯噻嗪、环戊噻嗪、氯噻酮等。不良反应主要有电解质紊乱（低血钾、低血镁、低氯性碱血症）、高尿酸血症、高血糖症、脂肪代谢紊乱。此外，偶可见过敏反应、胃肠道反应、粒细胞减少、血小板减少等。药物相互作用：因可致低血钾，增加强心苷的毒性，与强心苷合用时宜补钾；与糖皮质激素类药物、两性霉素B合用，可加重低血钾发生机会；因升高血糖，与降糖药合用时应调整降糖药剂量；非甾体类抗炎药可减弱本类药物的利尿作用。

扫码“学一学”

第二节　慢性肾小球肾炎

慢性肾小球肾炎简称慢性肾炎，是以蛋白尿、血尿、水肿和高血压为基本临床表现，起病方式各有不同，病情迁延，病变缓慢进展，可有不同程度的肾功能减退，最终将发展为慢性肾衰竭的一组肾小球病。本病可发生于任何年龄，以中青年男性多见。

【病因与发病机制】

大多原因不明。少数由急性肾炎迁延不愈而来，或急性肾炎临床痊愈若干年后再发。

绝大多数慢性肾炎无明显病史，病情发展隐匿，起病时即为慢性。

病变起始多为免疫介导炎症，有免疫复合物沉积、补体的激活等。非免疫介导性因素也起重要作用，如肾小球内代偿性高灌注和肾小球毛细血管袢跨膜压力和滤过压增高，可导致相应的肾小球硬化。另外，病程中的高血压、高蛋白饮食等也可加重肾小球结构损害。

【病理】

慢性肾炎为两肾弥漫性肾小球病变。可有多种病理类型，常见的有系膜增生性肾炎、系膜毛细血管性肾小球肾炎、膜性肾病、局灶或节段性肾小球硬化。在慢性炎症过程中，肾小球毛细血管逐渐破坏，纤维组织增生，肾小球纤维化及玻璃样变，形成无结构的玻璃样小团。相应的肾小管亦萎缩、纤维化，间质纤维组织增生，淋巴细胞浸润。可见到代偿性肥大的肾单位。病变逐渐发展，最终导致肾组织严重毁坏，形成终末固缩肾。所有病理类型均可发展为硬化性肾小球肾炎。

【临床表现】

因病理类型不同表现可多种多样，甚至轻重悬殊。发病迅速者可在起病数月乃至数年内进入尿毒症阶段；病程长者可在数十年内处于相对稳定或缓慢进展状态。

1. 基本表现

（1）水肿　多数有程度不一的水肿。多为眼睑、面部或下肢的凹陷性水肿。重者可波及全身。多无体腔积液。缓解期水肿可完全消失。

（2）高血压　多数呈持续性增高，舒张压升高明显。部分以高血压为首发或突出症状。高血压可引起肾小动脉硬化和肾血流量减少，进而使肾素分泌增多，使血压更高。随着肾缺血加重，肾功能进一步减退，又促使血压增高，形成恶性循环。

（3）尿液改变　血尿，多为镜下血尿，甚至可出现肉眼血尿、蛋白尿、管型尿，以红细胞管型为主。

（4）全身症状　疲乏无力、腰痛、食欲减退、失眠健忘、肾性贫血等。

2. 临床分型　根据慢性肾炎的临床特点可分为以下类型。

（1）普通型　为最常见类型。病情相对较稳定，表现为中等程度蛋白尿、轻度镜下血尿，伴轻至中度水肿、高血压和肾功能损害。

（2）肾病型　除普通型表现外，会出现大量蛋白尿、低蛋白血症、水肿明显、伴或不伴高脂血症等肾病综合征表现。

（3）高血压型　除普通型表现外，血压持续中度增高，尤以舒张压为甚。

（4）混合型　具有肾病型和高血压型的表现，易发生肾衰竭。

（5）急性发作型　在慢性肾炎病程中，因感染、疲劳、应激状态等因素，出现类似急性肾炎的临床表现，可引起肾功能进一步恶化。

【辅助检查】

1. 尿常规　尿蛋白定性（+）~（++），尿蛋白定量1~3g/d。尿沉渣检查可见到红细胞、白细胞及多种管型，晚期可见蜡样管型。

2. 血液检查　红细胞、血红蛋白减少。血脂增高、血清白蛋白下降。

3. 肾功能检查 晚期出现内生肌酐清除率降低、血肌酐与血尿素氮增高。

4. 肾穿刺活体组织检查 可明确病变性质及病理类型。对于指导治疗、判断预后有重要作用。

【诊断】

凡具有蛋白尿、血尿、伴或不伴水肿及高血压，病史达三个月以上，无论有无肾功能损伤均应考虑此病，在排除继发性肾小球肾炎和遗传性肾炎后，临床上即可诊断慢性肾小球肾炎。

【治疗】

治疗目的是延缓病情发展、保护肾脏功能、改善临床症状，防治并发症。

1. 一般治疗

（1）休息 严重水肿、高血压、肾功能不全者，应卧床休息。

（2）饮食 水肿、高血压时，限盐 1～3g/d；低蛋白低磷饮食［蛋白质 0.5～0.8g/（kg·d）］，其中 60%以上为优质蛋白（富含必需氨基酸的动物蛋白如牛奶、鸡蛋、瘦肉、鱼类等），限制蛋白摄入即可达到低磷的目的。

2. 降压利尿和减少尿蛋白 高血压和蛋白尿可加速肾小球硬化，加重肾功能损害。因此，积极控制高血压和减少蛋白尿是慢性肾炎治疗的两个重要环节。除限盐外，可酌情选用利尿降压药（如氢氯噻嗪）、血管紧张素转化酶抑制剂（如卡托普利）、β-受体阻滞剂（如阿替洛尔）、钙离子拮抗剂（如硝苯地平）、血管紧张素Ⅱ受体拮抗剂（如氯沙坦）等。但注意降压不宜过快过低，以免因肾血流量减少而加重肾损害。研究证实，血管紧张素转化酶抑制剂和血管紧张素Ⅱ受体拮抗剂除具有降压作用外，还有减少尿蛋白和延缓肾功能恶化的肾脏保护作用。

3. 抗血小板聚集 常用小剂量阿司匹林（100～300mg/d）或大剂量双嘧达莫（300～400mg/d）。长期应用此类药物可以延缓肾功能减退。

4. 糖皮质激素与细胞毒药物 一般仅用于慢性肾炎的某些病理类型（轻、中度系膜增生性肾小球肾炎、早期膜性肾病），肾脏体积无缩小、尿蛋白多而肾功能正常者，如无禁忌证者可试用，如无效者逐步撤去。晚期时病理变化已为不可逆，加之有肾功能损害，故不使用。

【常用药物注意事项与患者教育】

1. 血管紧张素转换酶抑制剂（ACEI）和血管紧张素Ⅱ受体拮抗剂（ARB） 见第七章第一节心力衰竭。

2. 糖皮质激素 糖皮质激素对各种原因引起的炎症和炎症病理发展过程的不同阶段都有强大的的非特异性抑制作用，对免疫反应的许多环节有抑制作用。糖皮质激素还可抑制过敏介质的产生，减轻过敏性症状。糖皮质激素能提高机体对内毒素的耐受力，迅速退热并缓解毒血症症状。因此，糖皮质激素能减少免疫复合物沉积在肾小球基膜上以及能减少肾小球系膜细胞增生和细胞外基质的堆积，延缓肾小球的硬化时间，达到减轻肾脏病理损伤，延缓肾衰竭的目的。常用的糖皮质激素有氢化可的松、泼尼松（强的松）、泼尼松龙、地塞米松等。长期大量应用会引起肾上腺皮质功能亢进综合征（满月脸、水牛背、水肿、高血压、多毛、糖尿、皮肤变薄等，停药后症状可自行消失）、诱发或加重感染、诱发或加重消化性溃疡、诱发或加重高血压与动脉粥样硬化、诱发精神病和癫痫发作、骨质疏松、肌肉萎缩、伤口愈合延缓、糖尿病等不良反应。停药后出现：①肾上腺皮质功能不全，表现为恶心、呕吐、乏力、低血压和休克等；②反跳现象。抗菌药物不能控制的感染、肾上腺皮质功能亢进综合征、骨折或创伤恢复期、新近的胃肠吻合、角膜溃疡、活动性消化性溃疡、孕妇、严重高血压、糖尿病、精神病和癫痫等禁用。

第三节 原发性肾病综合征

扫码“学一学”

肾病综合征（NS）是泌尿系统常见的一组临床综合征，以大量蛋白尿（≥3.5g/d）、严重低蛋白血症（白蛋白≤30g/L）、明显水肿和高脂血症为特征。其中前两项为诊断必备条件。根据病因可分为原发性肾病综合征和继发性肾病综合征，后者为肾外疾病累及肾脏所致，常见疾病有过敏性紫癜（小儿）、系统性红斑狼疮（中青年）、糖尿病、多发性骨髓瘤、肾淀粉样变性等。本节介绍原发性肾病综合征。

【病因】

由肾脏原发病变引起。以微小病变型肾病（类脂性肾病）为最多见，其次为急、慢性肾炎中的某些病理类型如系膜增生性肾小球肾炎、系膜毛细血管性肾小球肾炎、膜性肾炎、局灶性节段性肾小球硬化等。

【病理】

1. 微小病变型肾病 光镜下肾小球基本正常，近曲小管上皮细胞可见脂肪变性。电镜下可见广泛的肾小球脏层上皮细胞足突消失。免疫病理检查阴性。本型多发于儿童，占原发性肾病综合征的65%～85%，男多于女。对糖皮质激素治疗敏感，部分有自发缓解趋势，但复发率较高，并有转变为系膜增生性肾小球肾炎可能。

2. 系膜增生性肾小球肾炎 病变特点是光镜下弥漫性肾小球系膜细胞增生及系膜基质增多。肾小球系膜区或系膜区及毛细血管壁有免疫球蛋白呈颗粒状沉积。电镜下在系膜区可见电子致密物。本型好发于青少年，男多于女。约70%在发病前有链球菌感染史。对糖皮质激素和细胞毒药物治疗的反应与病理改变程度有关，病变程度轻者疗效较重者为好。

3. 系膜毛细血管性肾小球肾炎 光镜下可见系膜细胞增生和系膜基质重度增生。可见免疫球蛋白沉积于系膜区及毛细血管壁。电镜下在系膜区可见到电子致密物。本型好发于青壮年男性。对糖皮质激素治疗仅有部分儿童有效，成人效果较差。约50%在发病10年后进展为慢性肾衰竭。

4. 膜性肾病 光镜下可见肾小球弥漫性病变，基底膜逐渐增厚。可见免疫球蛋白沉积于肾小球毛细血管壁。电镜下早期可见肾小球基底膜上皮侧出现电子致密沉积物，常伴有广泛足突融合。本型多发于中老年，男性多见。本型国内相对少见。大多数对糖皮质激素和细胞毒性药物治疗效果差。

5. 局灶性节段性肾小球硬化 病变特点为光镜下可见病变呈局灶、节段分布，表现为系膜基质增多、毛细血管闭塞、球囊粘连等，相应的肾小管萎缩、肾间质纤维化。有免疫球蛋白呈团块状沉积于肾小球受累节段。电镜下可见肾小球上皮细胞足突广泛融合。本型约占我国原发性 NS 的 5%～10%，好发于青少年男性，多隐匿起病，确诊时约半数有高血压、约 30% 有肾功能减退。

【临床表现】

本病起病急缓不一，半数多无明显的前驱症状，有的也可因上呼吸道感染、受凉或劳累等起病。

1. 大量蛋白尿　此为最主要的表现，也是该病的根源，其他表现皆因此所致。其机制是病变的肾小球毛细血管壁对蛋白质的通透性增加，而使得蛋白质大量排出，当原尿中的蛋白质量增加超过近曲小管的回吸收量时，则形成大量蛋白尿。

2. 低蛋白血症　大量血浆蛋白从尿中丢失是导致低蛋白血症的主要原因。另外也与蛋白质分解代谢亢进、合成不足、摄入减少等有关。低蛋白血症可以从多方面影响体内各种物质代谢，导致血浆胶体渗透压下降。

3. 明显水肿　多为全身性凹陷性水肿，可随体位变化。严重者可有胸、腹腔积液和会阴部水肿。常伴少尿，如持续性少尿可出现心力衰竭。引起水肿是多因素综合作用的结果。多数学者认为，低白蛋白血症、血浆胶体渗透压下降，使水分从血管腔内渗出进入组织是造成水肿的基本原因。另外，某些原发于肾内的水钠潴留因素在肾病综合征水肿的发病机制中也起重要作用。

4. 高脂血症　血中胆固醇、甘油三酯、低密度和极低密度脂蛋白均增高，以胆固醇增高为主，与低蛋白血症并存。高脂血症的发生与肝脏合成脂蛋白增加、脂蛋白转化和利用减少有关。

除上述肾病综合征的四大特征外，还可有如下症状。①消化道症状：食欲减退、恶心、呕吐、腹泻等。②继发感染：肺部、泌尿道、皮肤、腹腔和口腔等处感染。③高血压：轻或中度的高血压。④血栓病变：肾病综合征时的高凝状态可引起肾静脉、下腔静脉、下肢静脉、肺动脉、脑动脉、肾动脉、冠状动脉等血栓形成。⑤急性肾衰竭。

【辅助检查】

1. 血液检查　血清总蛋白及白蛋白明显降低，白蛋白可降至 10g/L 或以下，蛋白电泳显示白蛋白、α_1 和 γ 球蛋白下降，α_2 和 β 球蛋白相对较高；血清总胆固醇明显增高，常>13mmol/L，严重者甘油三酯、极低密度脂蛋白等也增加。

2. 尿液检查　尿蛋白明显增高，成人常>3.5g/d，儿童常>100mg/（kg·d），为选择性蛋白尿，主要是白蛋白；尿沉渣检查可见各种管型和细胞，主要为上皮细胞，白细胞较少，偶见红细胞。

【诊断】

凡具备大量蛋白尿、低蛋白血症、高脂血症和明显水肿四大特征，排除继发性肾病综合征即可诊断为原发性肾病综合征。其中以大量蛋白尿、低白蛋白血症为诊断肾病综合征的必备条件。

【治疗】

1. 一般治疗

（1）休息 一般不需严格限制活动。严重水肿、低蛋白血症、血压较高者可卧床休息。病情缓解后，可起床活动。

（2）饮食 水肿明显、高血压时应给予低盐饮食（<3g/d），控制入水量。虽然从尿中丢失大量蛋白，但目前认为高蛋白饮食可以增加肾小球高滤过和肾小管蛋白分解代谢，加重病情进展。故肾功能正常者，主张蛋白质摄入量控制在 1.0g/(kg·d) 左右，且为富含必需氨基酸的动物蛋白。热量不少于 126~147kJ [(30~35) kcal/(kg·d)]。为减轻高脂血症，应减少进食富含饱和脂肪酸的食物（动物脂肪），供给多聚不饱和脂肪酸（植物油、鱼油）。注意补充维生素和各种微量元素。大剂量应用糖皮质激素时适量补充维生素 D 和钙剂。

2. 对症治疗

（1）消除水肿 ①利尿剂可根据病情选用或联合应用。常用的有噻嗪类利尿剂（如氢氯噻嗪）、保钾利尿剂（如螺内酯）、袢利尿剂（如呋塞米）、渗透性利尿剂（如低分子右旋糖酐、706 代血浆）；②提高血浆胶体渗透压可静脉输注血浆或白蛋白，应注意不可输注过多过频，否则会因肾小球高滤过和肾小管高代谢而加重肾功能的损害。

（2）降低血压 经卧床休息、低钠饮食、使用利尿剂等措施，血压下降不理想时可酌情选用 β 受体阻滞剂、血管紧张素转换酶抑制剂、钙拮抗剂等降压药。

（3）减少蛋白尿 血管紧张素转换酶抑制剂（如卡托普利）可以降低肾小球内高压的状况，减少蛋白尿的排出。

3. 糖皮质激素治疗 是治疗本病的主要药物。可通过抑制炎症反应、免疫反应降低肾小球基底膜的通透性，抑制醛固酮和抗利尿激素的分泌而起到利尿、消除尿蛋白的作用。常用药物为泼尼松 1mg/（kg·d），口服 8~12 周后缓慢减量、维持。

用药原则：①起始量要足；②减量时要慢；③长期维持，以最小有效剂量维持半年至 1 年或更长；④长期应用要注意感染、消化道出血、骨质疏松、药物性糖尿等不良反应。

4. 细胞毒性药物 目前最常用的是环磷酰胺。另外还有氮芥、苯丁酸氮芥等。应用时应注意胃肠道反应、血象改变、肝脏损害、骨髓抑制等不良反应。

5. 环孢素 当激素、细胞毒药物治疗无效时，则为难治性肾病。可将本药作为二线药物考虑选用。

6. 抗凝药物 可选用肝素或华法林，并配合抗血小板聚集的药物。中药丹参也有抗凝作用，可酌情使用。如发生血栓或栓塞时，应尽早进行溶栓治疗。

7. 中医中药 单纯的中医中药治疗效果较慢，现多主张与激素和细胞毒药物联用，以减轻上述药物的不良反应，可巩固疗效，减少复发。中成药常用雷公藤总苷。辨证施治的原则是益气健脾或健脾温肾，可选用香砂六君子汤或真武汤加减。

【常用药物注意事项与患者教育】

1. 环磷酰胺 首先在体内经肝微粒体酶氧化生成醛磷酰胺，醛磷酰胺在靶细胞（肿瘤细胞）内分解出磷酰胺氮芥，磷酰胺氮芥与 DNA 发生交叉联结，破坏 DNA 的结构和功能，从而抑制靶细胞（肿瘤细胞）的生长繁殖。另外，环磷酰胺可明显抑制机体对各种抗原引起的免疫反应，对B细胞和T细胞均有极强的细胞毒作用。常见不良反应有骨髓抑制、恶心、呕吐、脱发等。大剂量环磷酰胺可引起出血性膀胱炎，同时应用美司钠可预防发生。

2. 环孢素 又名环孢素A（CsA），是从真菌中获得的亲脂性环形多肽，是一种很强的非细胞毒免疫抑制剂。主要通过选择性作用于T淋巴细胞活化早期，抑制辅助性T淋巴细胞产生细胞因子，同时抑制淋巴细胞生成干扰素，抑制免疫介导的炎症反应。对B细胞抑制作用弱，对骨髓造血干细胞、巨噬细胞无明显抑制作用，对机体的防御力一般无影响。不良反应：肾脏毒性表现为肾小球滤过率下降，血肌酐升高，停药后可恢复；肝脏毒性表现为转氨酶升高、黄疸等；其他尚有胃肠道反应、水及电解质紊乱、精神异常等。临床主要用于器官移植或骨髓移植后预防和治疗排斥反应，亦常用于肾病综合征、系统性红斑狼疮、类风湿性关节炎、多发性骨髓瘤、再生障碍性贫血等疾病。该药可进入乳汁，故用药期间不宜哺乳。老年患者因易合并肾功能不全，故应慎用该品。

扫码“学一学”

第四节　尿路感染

尿路感染（UTI）简称尿感，是指各种病原微生物在尿路中生长、繁殖而引起的尿路感染性疾病。根据感染发生部位可分为上尿路感染（主要是肾盂肾炎）和下尿路感染（主要是膀胱炎），肾盂肾炎、膀胱炎又有急性和慢性之分。尿感是常见病，多见于育龄期妇女、老年人、免疫力低下及尿路畸形者。

【病因】

1. 常见致病菌 最常见的致病菌是肠道革兰阴性杆菌，以大肠埃希菌最多见，占80%~90%。其次为变形杆菌、克雷伯杆菌、产气杆菌、沙雷杆菌、产碱杆菌、葡萄球菌、铜绿假单胞菌和粪链球菌等。通常由单一细菌引起，极少数为两种或多种细菌混合感染。偶有真菌、病毒、厌氧菌致病。

2. 感染途径

（1）上行感染　病原菌经由尿道上行至膀胱，甚至输尿管、肾盂引起的感染称为上行感染，最常见，约占尿路感染的95%。平时正常人尿道口周围有细菌存在，多来自粪便，女性也可来自阴道分泌物。由于种种原因（如性生活、尿液过浓或器械检查等）细菌从尿道口进入，逆尿流方向行经膀胱、输尿管到达肾盂，引起肾盂炎症后，再经肾盏、肾乳头引起肾组织的炎症。

（2）血行感染　指病原菌通过血运到达肾脏和尿路其他部位引起的感染，较少见，不足3%。绝大多数发生于原先已有严重尿路梗阻或机体免疫力极差者。细菌自体内感染灶（如扁桃体炎、鼻窦炎、龋齿和皮肤感染等）进入血液，引起菌血症或败血症。细菌从血流先到达肾皮质，形成多发性小脓肿，再沿肾小管扩散到肾乳头、肾盏、肾盂黏膜，引起感染。病变常为双侧性。常见的病原菌有金黄色葡萄球菌、沙门菌属等。

（3）直接感染　泌尿系统周围器官、组织发生感染时，病原菌偶可直接侵入泌尿系统导致感染。

（4）淋巴道感染　盆腔和下腹部的器官感染时，病原菌可从淋巴道感染泌尿系统，极罕见。

3. 易感因素　正常机体有一系列防御细菌入侵泌尿道的能力，下列因素使机体正常防御功能损害时，即可引起尿感。

（1）尿路梗阻　是最主要的易感因素。导致梗阻最常见的疾病有尿路结石、肿瘤、尿路狭窄、前列腺增生等。由于梗阻导致尿流不畅，细菌不易被冲洗清除，而在局部大量生长繁殖引起感染。

（2）泌尿系统畸形　肾发育不全、多囊肾、马蹄肾、海绵肾、肾盂及输尿管畸形等易发生尿路感染。

（3）膀胱输尿管反流　膀胱输尿管结合处的单向瓣功能丧失，当膀胱内压力升高或排尿时，含菌尿液可反流入肾盂引起感染，也称为反流性肾病。

（4）免疫功能降低　一些慢性疾病如贫血、糖尿病、晚期癌症、慢性肝肾疾病、长期应用肾上腺皮质激素或其他免疫抑制剂及艾滋病者，则由于机体抵抗力下降，容易出现尿路感染。

（5）其他因素　①女性由于尿道短宽而直，尿道口距肛门及阴道近，以及月经期、妊娠期的雌激素变化，使得尿路感染发生率为男性的 10 倍。②器械检查、留置导尿等常可引起尿路损伤，同时又将细菌带入后尿道及膀胱。③因遗传引起尿路黏膜局部防御能力缺陷，易于发生尿感。

【病理】

急性膀胱炎的病理改变是膀胱黏膜血管扩张、充血、上皮细胞肿胀，黏膜下组织充血、水肿及白细胞浸润，重者可有点状或片状出血，并可出现黏膜溃疡。

急性肾盂肾炎可为单侧或双侧，病灶肾盏黏膜充血、水肿、有脓性分泌物，黏膜下有小脓肿，病灶肾小管腔内有脓性分泌物，肾小管上皮肿胀、坏死。肾小球形态多无改变。

慢性肾盂肾炎病变分布不均，肾盂、肾盏及肾乳头均有瘢痕形成，导致变形，肾小管上皮细胞退化萎缩，肾小管及肾小球周围纤维组织增生，白细胞浸润。病变晚期肾外形缩小，表面粗糙，凹凸不平，形成“固缩肾”。

【临床表现】

1. 急性膀胱炎　占尿路感染的 60% 以上。主要表现为尿频、尿急、尿痛、排尿不适、下腹部不适等，部分迅速出现排尿困难。尿液常混浊，并有异味，约 30% 可出现血尿，一般无发热等全身感染症状。

2. 急性肾盂肾炎

（1）全身表现　常起病较急，畏寒、寒战、高热、头痛、肌肉酸痛、乏力、恶心、呕吐等。

（2）泌尿系统表现　①尿路刺激征，即尿频、尿急、尿痛。②腰痛并向大腿内侧或会阴部放射。③肾区压痛与肾区叩击痛，上输尿管点（腹直肌外缘与脐平线交点）压痛。

3. 慢性肾盂肾炎　大多数由急性肾盂肾炎迁延不愈所致。慢性肾盂肾炎有以下几种表现形式：①典型表现为急性肾盂肾炎反复发作，发作时临床表现与急性肾盂肾炎相似；②不典型表现为全身症状较明显，逐渐出现低热、乏力、轻度尿频、尿急，伴腰酸痛、食欲减退等，肾区可有叩痛，尿细菌培养可阳性；③无症状细菌尿，多无尿路刺激症状，但有低热、疲乏等，尿培养细菌>10^5/ml；④继发性高血压、发作性血尿，无明显尿路刺激症状，但可有头昏、头痛、记忆力下降等高血压的表现，血压升高，也可出现肉眼或镜下血尿。

4. 无症状细菌尿 无症状细菌尿是指有真性细菌尿，而无尿路感染症状，可无急性尿路感染史，也可由症状性尿感演变而来。致病菌多为大肠埃希菌，长期无症状，尿细菌培养为真性菌尿，也可在病程中出现急性尿路感染症状。

【辅助检查】

1. 尿液常规检查 可见细胞尿、蛋白尿。细胞为白细胞、红细胞等，以大量白细胞或脓细胞为特征。尿沉渣镜检白细胞>5个/HP称为白细胞尿，对尿路感染诊断意义较大；部分肾盂肾炎尿中可见白细胞管型。

2. 白细胞排泄率 准确留取3小时尿液，立即进行尿白细胞计数，所得白细胞数按每小时折算，正常人白细胞计数<2×10^5/h，白细胞数>3×10^5/h为阳性，介于（2~3）×10^5/h为可疑。主要用于慢性肾盂肾炎的诊断。

3. 尿细菌学检查 ①涂片细菌检查：清洁中段尿沉渣涂片，革兰染色用油镜或不染色用高倍镜检查，计算10个视野细菌数，取其平均值，若每个视野下可见1个或更多细菌，提示尿路感染。本法设备简单，操作方便，检出率达80%~90%。②细菌培养：可采用清洁中段尿、导尿及膀胱穿刺做细菌培养，其中膀胱穿刺尿培养结果最可靠。中段尿细菌定量培养≥10^5/ml，称为真性菌尿，可确诊为尿路感染；尿细菌定量培养10^4~10^5/ml，为可疑阳性，需复查；如<10^4，可能为污染。耻骨上膀胱穿刺尿细菌定性培养有细菌生长，即为真性菌尿。

尿细菌定量培养可出现假阳性或假阴性结果。假阳性主要见于：①中段尿收集不规范，标本被污染；②尿标本在室温存放超过1小时才进行接种；③检验技术错误等。假阴性主要原因为：①近7天内使用过抗生素；②尿液在膀胱内停留时间不足6小时；③收集中段尿时，消毒药混入尿标本内；④饮水过多，尿液被稀释；⑤感染灶排菌呈间歇性等。

4. 尿化学检查 目前常用的是亚硝酸盐还原试验，其原理为大肠埃希菌等革兰阴性细菌可使尿内硝酸盐还原为亚硝酸盐，此法诊断尿路感染的敏感性70%以上，特异性90%以上。一般无假阳性，但球菌感染可出现假阴性。该方法可作为尿路感染的过筛试验。

5. 血液检查 急性肾盂肾炎时血液白细胞总数升高，中性粒细胞比例升高，伴核左移及中毒颗粒。

6. 肾功能检查 慢性肾盂肾炎肾功能受损时可出现肾小球滤过率下降，血肌酐升高等。

7. 影像学检查 超声检查、X线腹部平片、静脉肾盂造影（IVP）、排尿期膀胱输尿管反流造影、逆行性肾盂造影等可帮助发现有无尿路结石、梗阻、反流、畸形等导致尿路感染反复发作的因素。尿路感染急性期不宜做静脉肾盂造影（IVP），可做超声检查。对于反复发作的尿路感染或急性尿路感染治疗7~10天无效的女性应行IVP。男性无论首发还是复发，在排除前列腺炎和前列腺肥大之后均应行尿路X线检查以排除尿路解剖和功能上的异常。

【诊断】

1. 诊断要点 ①多见于生育期女性；②出现尿路刺激征，伴或不伴感染中毒症状；

③尿常规检查发现大量白细胞或脓细胞；④尿液细菌学检查显示真性细菌尿。

真性细菌尿的标准是：在排除假阳性的情况下，清洁中段尿细菌定量培养≥10^5/ml；膀胱穿刺尿细菌定性培养有细菌生长。无症状性细菌尿的诊断主要依据尿细菌学检查，要求两次培养均为同一菌种的真性菌尿。

2. 常见临床类型

（1）急性膀胱炎 ①出现尿路刺激征，可伴肉眼血尿；②尿常规检查发现、红细胞、白细胞或脓细胞，以白细胞或脓细胞为主；③尿细菌学检查显示真性细菌尿。

（2）急性肾盂肾炎 ①出现尿路刺激征；②出现发热、寒战、乏力、全身疼痛等感染中毒症状；③出现腰痛并向大腿内侧或会阴部放射；④出现肾区叩击痛；⑤尿常规检查发现大量白细胞或脓细胞及白细胞管型；⑥尿细菌学检查显示真性细菌尿。

（3）慢性肾盂肾炎的诊断 ①反复发作尿路感染病史；②影像学检查显示肾外形凹凸不平，且双肾大小不等和（或）静脉肾盂造影可见肾盂肾盏变形、缩窄；③持续性肾小管功能损害。

【鉴别诊断】

急性肾盂肾炎与急性肾小球肾炎的鉴别见表 9-1。

表 9-1 急性肾小球肾炎与急性肾盂肾炎的鉴别

	急性肾小球肾炎	急性肾盂肾炎
病因	变态反应	细菌感染
好发人群	儿童、青少年	育龄期妇女
临床表现	典型表现为水肿、血尿、高血压	典型表现为高热寒战等全身急性感染中毒症状和尿急、尿频、尿痛尿路刺激症状
尿液检查	尿沉渣镜检发现大量红细胞，有轻~中度蛋白尿	尿沉渣镜检发现大量白细胞，尿蛋白很少
尿细菌检查	阴性	阳性（多为大肠埃希菌）
血清补体检查	总补体及补体 C3 下降	未见异常
治疗	以休息及对症治疗为主	抗菌治疗为主

【治疗】

1. 一般治疗 急性期注意休息，多饮水、及时排尿。发热者给予易消化、高热量、富含维生素饮食。膀胱刺激征和血尿明显者，可口服碳酸氢钠 1g，每日 3 次，以碱化尿液、缓解症状、抑制细菌生长、避免形成血凝块。尿路感染反复发作者应积极寻找病因，祛除诱发因素。

2. 抗感染治疗 用药原则：①无病原学结果前，一般首选对革兰阴性杆菌有效的抗生素，常用的是复方磺胺甲噁唑（SMZ-TMP，复方新诺明）或喹诺酮类。治疗 3 天症状无改善，应按药敏结果调整用药。②选用在尿和肾内血药浓度高的抗生素。③选用肾毒性小、不良反应少的抗生素。④单一药物治疗失败、严重感染、混合感染、耐药菌株出现时应联合用药。⑤对不同类型的尿路感染给予不同的治疗时间。

（1）急性膀胱炎

单剂量疗法：常用磺胺甲基异噁唑 2.0g、甲氧苄啶 0.4g、碳酸氢钠 1.0g，一次顿服（简称 STS 单剂）；氧氟沙星 0.4g，一次顿服；阿莫西林，3.0g，一次顿服。

短疗程疗法：目前更推荐此法，与单剂量疗法相比，耐药性无增高，治疗效果更好。可选用磺胺类、喹诺酮类、丁胺卡那或头孢类等抗生素，任选一种药物，连用 3 天。

停服抗生素 7 天后，需进行尿细菌定量培养。如结果阴性表示急性细菌性膀胱炎已治愈；如仍有真性细菌尿，应继续给予 2 周抗生素治疗。

（2）急性肾盂肾炎：轻者选用复方新诺明、诺氟沙星等口服。重者选用喹诺酮类、氨基糖苷类或头孢菌素类肌内或静脉途径给药。疗程一般 2 周。待症状消失，尿培养阴性后再用药 3~5 天。此后每周进行一次尿细菌学检查，如连续 2 周阴性、6 周后再复查 1 次仍阴性，即可认为临床治愈。

（3）慢性肾盂肾炎：急性发作时，治疗同急性肾盂肾炎。反复发作者首先寻找并去除易感因素。根据药敏选用药物，常采用联合用药，直至尿细菌检查阴性。

（4）妊娠期尿路感染：宜选用毒性小的抗菌药物，如阿莫西林、呋喃妥因或头孢菌素类等。孕妇的急性膀胱炎治疗时间一般为 3~7 天。孕妇急性肾盂肾炎应静脉滴注抗生素治疗，可用半合成广谱青霉素或第三代头孢菌素，疗程为两周。反复发生尿感者，可用呋喃妥因行长程低剂量抑菌治疗。

【常用药物注意事项与患者教育】

1. 磺胺类药物 磺胺类药物属广谱抑菌药，对大多数革兰阳性菌和阴性菌有良好的抗菌活性。磺胺药通过与对氨苯甲酸（PABA）竞争二氢蝶酸合成酶，阻止敏感菌二氢叶酸合成，从而发挥抑菌作用。临床上常用的主要是复方新诺明。主要不良反应有：①泌尿系统损害，系尿液中的磺胺药结晶析出所致；②过敏反应；③长期用药可能抑制骨髓造血功能；④少数出现头晕、头痛、萎靡和失眠等症状（用药期间避免高空作业和驾驶）；⑤可致肝损害甚至急性重型肝炎。磺胺药与磺酰脲类降血糖药、香豆素类抗凝剂或抗肿瘤药甲氨蝶呤合用时，竞争性地与血浆蛋白结合，使其游离血药浓度升高，严重者出现低血糖、出血倾向或甲氨蝶呤中毒。新生儿、早产儿、孕妇和哺乳妇女不应使用。

2. 喹诺酮类药物 本类药物属广谱抗生素，对大多数革兰阴性菌均有杀菌作用，20 世纪 90 年代后期研制的莫西沙星、加替沙星等，在对革兰阴性菌良好抗菌活性的基础上，进一步增强了对革兰阳性菌、结核分枝杆菌、军团菌、支原体及衣原体的杀灭作用，特别是提高了对厌氧菌和厌氧芽孢梭菌属等的抗菌活性。主要通过作用于细菌的 DNA 回旋酶阻碍 DNA 合成起到杀菌作用，DNA 回旋酶是一类广泛存在于细菌中的拓扑异构酶，故抗菌谱广。本类药物口服吸收良好，食物一般不影响药物的吸收，但富含 Fe^{3+}、Ca^{2+}、Mg^{2+} 的食物可降低药物的生物利用度。临床常用的药物有吡哌酸、环丙沙星、诺氟沙星、氧氟沙星、左氧氟沙星、洛美沙星、氟罗沙星、司帕沙星、莫西沙星等。主要不良反应有胃肠道反应、中枢神经系统毒性、光毒性、心脏毒性及软骨损害等。不宜常规用于儿童，不宜用于精神病或癫痫病史者。禁用于喹诺酮过敏者、孕妇和哺乳妇女。避免与抗酸药、含金属离子的药物同服，慎与茶碱类、NSAIN 合用。

扫码“学一学”

第五节 慢性肾衰竭

慢性肾衰竭（CRF）是各种原因所致的慢性肾脏结构和功能障碍（肾脏损伤病史>3 个月）而引起的肾小球滤过率（GFR）下降及与此相关的代谢紊乱和临床表现组成的临床综合征。慢性肾衰竭简称慢性肾衰，是慢性进行性肾实质损害的结果，是各种慢性肾脏病变发展的最终结局。

【病因与发病机制】

1. 病因 各种慢性肾脏疾病的晚期最后均能导致慢性肾衰竭。①原发性肾脏疾病：慢性肾小球肾炎、慢性肾盂肾炎、多囊肾等；②继发性肾疾病：高血压病肾小动脉硬化、糖尿病肾病、狼疮肾炎等；③其他：尿路梗阻如结石、前列腺肥大、尿道狭窄，重金属（铅、铬、锂）中毒等。

2. 发病机制 慢性肾衰竭的发病机制有以下几种学说。

（1）健存肾单位学说 当肾功能进行性损害时导致相当数量的肾单位毁损而丧失功能。残余的小部分健存肾单位工作量大增，负荷过重，从而代偿性地发生肾小球内高灌注、高压力、高滤过，肾小管的各种功能也随之发生相应的变化。上述“三高”对肾小球内毛细血管可造成机械性损伤，最终导致肾小球硬化而丧失功能。随着健存肾单位逐渐减少，肾功能也逐渐减退，最终发展成尿毒症。

（2）矫枉失衡学说 发生肾衰竭时，机体出现一系列病理现象，机体需行相应的调整（即矫枉）而达到新的平衡。但在调整过程中又出现了新的不平衡，从而使机体受到再次损害。例如，当肾小球滤过率下降，由于尿磷减少而血磷增高，为了矫正磷的潴留，甲状旁腺激素分泌增加，促进排磷，使高磷血症有所改善。但同时由于甲状旁腺激素的溶骨作用促使骨钙游离到血中，引起肾性骨病、转移性钙化等，即出现了新的不平衡，新的病变。

（3）肾小管高代谢学说 当肾小球出现“三高”状态时，肾小管也同样根据代偿需要而出现高代谢状态，由于耗氧量增加，氧自由基增多，肾小管细胞产铵增多，从而引起肾小管进行性损害，肾间质炎症、纤维化，直至肾单位功能丧失。

（4）代谢产物的毒性作用 含氮代谢产物在尿毒症症状的发生中起着重要作用。这些含氮代谢产物统称为尿毒症毒素。①小分子物质：尿素、肌酐、胍类、胺类、酚类等；②中分子物质：激素、多肽等；③大分子物质：甲状旁腺激素、生长激素、促皮质激素等。由于肾脏排泄功能减退，这些物质在血中潴留，导致尿毒症的各种表现。

【临床表现】

1. 胃肠道表现 是首发症状，随病情进展逐渐加重。主要因氮质代谢产物在消化道经细菌分解而产生氨和碳酸铵刺激黏膜所致。初有食欲不振、上腹饱胀等，以后可出现恶心、呕吐、腹泻、口腔黏膜溃疡、舌炎、口腔氨臭味，并可出现胃、十二指肠溃疡及消化道出血。

2. 精神、神经系统表现

（1）尿毒症脑病 早期有头晕头痛、乏力、注意力不集中、记忆力减退、睡眠障碍等，逐渐出现淡漠少语、精神萎靡、性格改变，晚期有幻觉、谵妄、抽搐、昏迷，甚至出现尿毒症脑病（患者两上肢扑翼样震颤，并有阵挛、惊厥和癫痫样发作）。

（2）周围神经系统损害　表现为肢体麻木、皮肤有烧灼感。部分下肢有难以名状的不适，被迫不停地活动下肢以求减轻症状（不宁腿综合征）。

知识链接

不宁腿综合征

不宁腿综合征又称不安腿综合征或多动腿综合征，由 Willis1685 年首先记载，1945 年 Ekbom 称其为不宁腿综合征，后来人们又称为 Ekbom 综合征。本病的病因与发病机制目前尚不明确。多见于 40 岁以上人群，症状主要发生在两下肢，可以一侧为重，或仅限于一侧下肢，受累的患肢深部呈酸、麻、痛、灼热、虫爬样、瘙痒样等多种痛苦感觉。症状在休息时出现（在白天工作、劳动或运动时则无），常迫使患者的小腿不停地活动，甚至在室内、外长久地徘徊，才能使症状缓解。治疗以对症为主，常用药物有卡马西平、溴隐亭、左旋多巴、氯硝西泮等。

3. 血液系统表现

（1）贫血　为本病的必有症状，为正色素正细胞性贫血。其程度与肾功能损害程度一致。原因为肾脏产生促红细胞生成素减少、尿毒症毒素对骨髓的抑制并使红细胞的寿命缩短、体内蛋白质与叶酸等造血物质的缺乏。

（2）出血倾向　常表现为鼻出血、皮下和牙龈出血、月经过多、胃肠道出血等，与血小板数量减少及功能异常、毛细血管脆性增加有关。

4. 心血管系统表现　以高血压为最常见，与水钠潴留、肾素分泌增加有关。长期高血压可致左心室增大、心律失常、心功能不全等，有时可致高血压脑病。尿毒症性心包炎为尿毒症终末期表现，多为纤维蛋白性（干性）心包炎，可有胸痛和心包摩擦音。

5. 呼吸系统表现　有尿毒症性支气管炎、间质性肺炎、胸膜炎等，表现为咳嗽、咳痰、胸痛甚至呼吸困难。出现代谢性酸中毒时，呼吸深而长。干性胸膜炎出现胸膜摩擦感和胸膜摩擦音。

6. 皮肤症状　瘙痒最常见，常为全身性，皮肤干燥无光泽，脱屑弹性差。瘙痒是尿素随汗液分泌在皮肤上形成尿素霜，或因继发性甲状旁腺机能亢进所致钙的沉积刺激皮肤引起。

7. 肾性骨营养不良症（肾性骨病）　常见有纤维性骨炎、肾性骨软化症、骨质疏松及骨硬化症等，可有骨酸痛、骨骼变形，甚至出现自发性骨折。

8. 水、电解质、酸碱平衡失调　由于肾功能的损害使得肾脏对水、电解质、酸碱平衡的调节能力明显下降甚至几乎丧失，故可表现为脱水或水肿、低钠或高钠血症、低钾或高钾血症、低血钙、高血磷和代谢性酸中毒。

另外，还可出现低体温、低蛋白血症、必需氨基酸缺乏等代谢紊乱现象；血胰岛素水平增高、甲状腺、性腺功能低下等内分泌紊乱现象；各种免疫球蛋白下降，机体抵抗力降低，易合并感染等免疫功能低下表现。

【辅助检查】

1. 血常规检查 血红蛋白常低于 80g/L；血小板偏低或正常，感染或严重酸中毒时，白细胞总数可升高。

2. 尿液检查 尿比重降低，多在 1.018 以下，晚期固定在 1.010~1.020 之间。尿蛋白一般为“（+）~（++）”，晚期肾硬化尿蛋白减少甚至消失。镜检可有红细胞、颗粒管型、蜡样管型等。

3. 肾功能检查 根据病变的不同分期，肾小球滤过功能、肾小管浓缩和排泄功能均有相应降低。

4. 其他 X 线、B 超、放射性核素肾图等检查可了解肾脏的大小、外形、结构。如肾脏体积缩小，常是慢性肾功能不全晚期的特征性改变。

【诊断】

1. 诊断要点 ①肾脏疾病或肾脏损害史；②慢性肾衰竭的表现；③肾功能检查的阳性结果。

2. 临床分期 根据肾功能损害程度可将慢性肾衰竭分为 4 期：

（1）肾功能不全代偿期 肾单位减少 25%~50%，内生肌酐清除率（Ccr）为 70~50ml/min；血肌酐、尿素氮多不升高；临床除原发病表现外无症状。

（2）肾功能不全失代偿期（氮质血症期） 肾单位减少 50%~70%，Ccr 降至 50~25ml/min；血肌酐>178μmol/L，尿素氮>9mmol/L；临床有夜尿增多、乏力、食欲不振等症状。

（3）肾衰竭期 肾单位减少 70%~90%，Ccr 降至 25~10ml/min；血肌酐 >445μmol/L，尿素氮>20mmol/L；有较明显的消化道症状、不同程度贫血、代谢异常和代谢紊乱。

（4）尿毒症期 肾单位少于 10%，Ccr < 10ml/min；血肌酐 > 707μmol/L，尿素氮>28.6mmol/L；出现重度贫血、恶心、呕吐、心包炎及精神、神经系统等全身症状，明显尿毒症症状，水、电解质及酸碱平衡严重紊乱。

【治疗】

治疗原则是根治病因，去除可能加剧病情的诱因，调整饮食，纠正水、电解质、酸碱平衡失调及减轻尿毒症症状。

尿毒症晚期只能依靠血液净化疗法或肾移植来维持生命，因此，肾功能不全代偿期及氮质血症期的积极治疗，以及诱因的预防，对保护残存的肾功能极为重要。

1. 病因治疗 对造成尿毒症又可以去除的病因尽早予以有效治疗，如活动性肾盂肾炎的抗生素治疗；糖尿病肾病变的胰岛素治疗，尿路梗阻性疾病去除梗阻的治疗等。去除诱因也是保护肾功能的有效措施，对尿毒症应尽力寻找并去除诱因，如控制感染、降低血压、补足血容量、纠正电解质和酸碱紊乱，避免肾毒性药物等。通过对因治疗，常可使肾功能得到改善，恶化的肾功能部分缓解甚至完全恢复到代偿期。

2. 减轻氮质血症

（1）调整饮食 摄入优质低蛋白、高热量、低磷、多维生素易消化食物，单用或加用必需氨基酸或α-酮酸。优质蛋白为富含人体必需氨基酸的动物蛋白如牛奶、鸡蛋、瘦肉、鱼类等，尽量少食含非必需氨基酸的植物蛋白。供给高热量，以减少蛋白分解，每日至少给予热量125.6kJ/kg（30kcal/kg），以使低蛋白饮食的氮得到充分利用，减少蛋白分解和体内蛋白库的消耗。植物油、食糖、水果通常不严格限制。水、盐的限制依据高血压、水肿和尿量的情况而定。

（2）减少产生　口服新霉素，抑制细菌，减少肠道内蛋白质的分解。

（3）增加排泄　口服氧化淀粉酶或活性炭制剂（吸附疗法），口服大黄制剂或甘露醇（导泻疗法），均可增加尿毒症毒素从肠道排出。

3. 对症治疗

（1）降压　控制高血压是延缓肾衰竭发展的关键。常选用血管紧张素转化酶抑制剂和血管紧张素受体拮抗剂，降压时最好将血压控制在正常范围，但血压过高时，应避免血压骤降。

（2）纠正水、电解质、酸碱平衡失调　由于肾功能损害严重，对水、电解质、酸碱平衡的调节和适应能力差，在治疗上，须根据不同的情况（是补充还是促进排出）分别处理。

（3）纠正贫血　可补充铁剂、叶酸，皮下或静脉注射重组人红细胞生成素（rHuEPO，简称EPO），严重者可输少量新鲜血。

（4）其他　恶心、呕吐可用多潘立酮；上消化道出血，可用去甲肾上腺素8mg加冷生理盐水250ml，分次口服。

4. 透析疗法　此法可替代病变肾脏的排泄功能，减轻症状，维持生命，但不能替代内分泌和代谢功能。常用的透析方法有血液透析、腹膜透析和结肠透析，其中以血液透析效果最好，目前在临床广泛使用。另外还有血液滤过、连续性动静脉滤过、血浆灌流、血浆置换等方法，可酌情选用。

5. 肾移植　是最理想的治疗方法，近年取得很大进展。随着器官移植技术的日臻完善，肾移植必将得到广泛应用。

【常用药物注意事项与患者教育】

1. 必需氨基酸及α-酮酸　可以预防因蛋白质摄入不足而引起的蛋白质营养不良，以长期维持较好的营养状态。必需氨基酸制剂可含有人体不能自行合成的氨基酸，人体必需的8种氨基酸是苏氨酸、赖氨酸、亮氨酸、异亮氨酸、缬氨酸、蛋氨酸、色氨酸、苯丙氨酸。α-酮酸的优点：①它与氨基（NH_2）生成相应的必需氨基酸，有助于尿素氮的再利用和蛋白营养状况；②α-酮酸制剂中含有的钙盐，可纠正钙磷代谢紊乱、减轻继发性甲状旁腺亢进。

2. 重组人红细胞生成素（rHuEPO，EPO）　rHuEPO是以DNA重组技术合成的制剂。rHuEPO与红系干细胞表面上的EPO受体结合，导致细胞内磷酸化及Ca^{2+}浓度增加，促进红系干细胞增生和成熟，并促使网织红细胞从骨髓中释放入血。rHuEPO不良反应少，主要不良反应为与红细胞快速增加、血液黏滞度增高有关的高血压，血凝增强等。影响rHuEPO疗效的主要原因是功能性缺铁，在应用rHuEPO时，应同时重视补充铁剂，否则疗效常不满意。

目标检测

1. 简述肾病综合征的临床特点。
2. 简述尿路感染的主要病因。
3. 试述急性肾小球肾炎与急性肾盂肾炎的区别。

（刘剑辉）

扫码“练一练”

第十章

血液系统疾病

学习目标

1. **掌握** 血液系统常见疾病的病因；血液系统常见疾病的诊断要点。
2. **熟悉** 血液系统常见疾病治疗的常用药物注意事项与患者教育。

血液系统疾病是指原发于或主要累及血液或造血系统的疾病。主要包括红细胞疾病、粒细胞疾病、单核与巨噬细胞疾病、淋巴细胞与浆细胞疾病、造血干细胞疾病、脾功能亢进、出血及血栓性疾病。血液系统由血液与造血器官组成，血液由血浆与悬浮在其中的红细胞、白细胞、血小板组成。主要造血器官有骨髓、胸腺、脾和淋巴结等。血液细胞和免疫细胞均起源于骨髓造血干细胞，自我更新和多向分化是造血干细胞的两大特征。血细胞生存除需骨髓造血干细胞外，还需要良好的造血微环境及正、负造血调控因子的存在。任何环节出了问题都可以引起造血系统疾病。临床上常见的血液系统疾病有贫血、白血病、特发性血小板减少性紫癜等。

第一节　贫　血

扫码“学一学”

一、贫血概述

贫血（anemia）是指外周血液单位容积内红细胞数、血红蛋白量及红细胞比积低于正常的病理状态。在海平面地区，成年男性正常红细胞数为（4.0~5.5）$\times10^{12}$/L，血红蛋白浓度为120~160g/L，红细胞比积为0.40~0.50；成年女性正常红细胞数为（3.5~5.0）$\times10^{12}$/L，血红蛋白浓度为110~150g/L，红细胞比积为0.37~0.48。

【分类】

贫血的分类方法很多，按贫血进展速度分为急性和慢性贫血；按红细胞形态分为大细胞性贫血、正常细胞性贫血和小细胞低色素性贫血；按骨髓增生程度分为增生性贫血（溶血性贫血、缺铁性贫血、巨幼细胞贫血）和增生不良性贫血（再生障碍性贫血）。为有利于诊断和治疗，临床上一般按下列3种方法分类。

1. 病因分类　根据贫血发生的原因分为红细胞或血红蛋白生成不足，红细胞破坏过多

（溶血）和失血性贫血3大类。

（1）红细胞和血红蛋白生成不足 ①造血因子缺乏：如叶酸、维生素B_{12}缺乏致巨幼细胞贫血；铁缺乏致缺铁性贫血；维生素B_6缺乏致铁粒幼细胞性贫血等。②骨髓再生不良：由于各种原因导致骨髓增生不良，如再生障碍性贫血或纯红细胞再生障碍性贫血等。③骨髓微环境异常如感染、炎症及癌性贫血、慢性肾脏病所致的贫血等。

（2）红细胞破坏过多 溶血性贫血可由红细胞内在异常因素或红细胞外在因素引起。①红细胞内在异常：红细胞膜结构缺陷如遗传性球形细胞增多症等；红细胞酶缺陷如葡萄糖6-磷酸脱氢酶缺乏症等；血红蛋白合成缺陷如地中海贫血等。②红细胞外在异常：免疫因素如自身免疫性溶血性贫血等；非免疫因素如药物、毒素或物理、感染等引起的溶血。

（3）失血性贫血 包括急性失血性贫血及慢性失血性贫血。

2. 形态分类 这种分类是根据红细胞数、血红蛋白量和红细胞比容计算红细胞平均容积（MCV）、红细胞平均血红蛋白量（MCH）和红细胞平均血红蛋白浓度（MCHC），将贫血分为3类，见表10-1。

表10-1 贫血的细胞形态分类

项　目	MCV（fl）	MCH（pg）	MCHC（%）	常见疾病
大细胞性	>100	>34	32~36	巨幼细胞贫血、MDS、肝病等
正细胞性	80~100	27~34	32~36	再生障碍性贫血、失血性贫血、骨髓病性贫血
小细胞低色素性	<80	<27	<32	缺铁性贫血，铁粒幼细胞性贫血，血红蛋白异常

3. 血红蛋白浓度分类 轻度贫血，Hb 91g/L~正常值低限；中度贫血，Hb 61~90g/L；重度贫血，Hb 31~60g/L；极重度贫血，Hb<30g/L。

【临床表现】

贫血的临床症状取决于贫血的程度、发生的速度、病人的年龄、有无循环血量的改变、心肺代偿能力等。贫血发生缓慢，或机体代偿能力强者，即使贫血较重，机体尚可代偿，临床表现较轻；反之，贫血发生快，或机体代偿能力差者，即使贫血较轻，机体无法代偿，临床表现较重。

1. 贫血基本表现

（1）疲乏无力 是贫血最早出现的症状，因为器官缺氧所致。

（2）皮肤黏膜苍白 是贫血最主要体征，睑结膜及甲床的颜色比较可靠。

2. 呼吸与循环系统表现 活动后心悸气促是贫血的早期症状。重度贫血时平静状态下也可能有气短甚至端坐呼吸。长期贫血可导致贫血性心脏病，可致心律失常及心功能不全。

3. 消化系统表现 贫血时消化腺分泌减少导致腹胀，食欲减退，消化不良。长期慢性溶血可导致胆石症；缺铁性贫血可有异嗜症；巨幼细胞贫血可引起舌炎，舌萎缩、牛肉舌、镜面舌等。

4. 中枢神经系统 头晕，耳鸣，头痛，失眠，记忆力减退，注意力不集中。小儿可影响智力发育。

5. 泌尿生殖系统 贫血影响性激素分泌，可导致妇女月经失调、不孕不育、性欲减退。贫血可导致肾小管浓缩功能减退，严重者出现肾功能不全。

【辅助检查】

1. 血常规检查 可确定有无贫血及贫血的严重程度，是否伴白细胞减少及血小板变化。红细胞参数（MCV、MCH、MCHC）可对贫血进行形态分类；网织红细胞计数可间接反映骨髓红系增生代偿情况；外周血涂片可观察红细胞、血小板及白细胞的形态改变，为诊断提供线索。

2. 骨髓检查 对诊断不可或缺。骨髓细胞检查可反应骨髓增生程度、细胞成分、比例和形态。骨髓检查对某些贫血、再生障碍性贫血、白血病、骨髓转移癌等疾病具有诊断意义。必要时做骨髓活检。

3. 其他检查 如缺铁性贫血可查铁代谢、骨髓内外铁；巨幼细胞贫血可查叶酸、维生素 B_{12} 及细胞形态学；溶血性贫血可查红细胞脆性试验（脆性增高提示为红细胞膜结构缺陷，减低提示为血红蛋白合成缺陷）；血管内溶血游离血红蛋白增高，结合珠蛋白减低，乳酸脱氢酶增高；自身免疫性溶血性贫血抗人球蛋白试验阳性；阵发性睡眠性血红蛋白尿 CD_{55}、CD_{59} 缺陷，酸溶血试验阳性等。

【诊断】

贫血的诊断应根据病史、临床表现和辅助检查的结果综合分析判断。

1. 病史 营养不良史、月经过多史、慢性上消化道失血史（消化性溃疡、钩虫病等）常提示缺铁性贫血和巨幼细胞贫血；家族性贫血史常提示红细胞内在缺陷引起的遗传性溶血性贫血（海洋性贫血、蚕豆病等）；慢性肾疾病及慢性肾衰竭史可提示红细胞生成素生成不足造成的肾性贫血；有接触磺胺类药物、氯霉素、抗肿瘤药物、苯等化学物质和长期暴露于 X 线、放射性核素等物理因素史提示再生障碍性贫血；睡眠后出现酱油样或红葡萄酒样尿病史提示阵发性睡眠性血红蛋白尿的可能。

2. 临床表现 ①贫血的基本表现；②贫血的其他表现。

3. 辅助检查 ①血常规检查：可做出贫血的诊断；②骨髓检查与其他检查：可做出贫血的病因诊断与分型。

【治疗】

1. 一般治疗 注意休息，调整饮食，加强护理、避免不利因素。

2. 病因治疗 针对贫血的病因及发病机制采取的治疗措施，这是贫血首要的治疗。例如，缺铁性贫血给予铁剂治疗；巨幼细胞贫血给予补充叶酸或维生素 B_{12}；肾性贫血使用红细胞生成素；自身免疫性溶血性贫血给予免疫抑制剂；肿瘤性贫血给予化疗药；用雄激素治疗再生障碍性贫血等。

3. 对症治疗 针对较严重的症状采取的治疗措施，以减轻病人痛苦，为病因治疗赢得宝贵时间。例如，严重贫血出现缺氧症状时给予吸氧和输血，急性大量失血应迅速输注红细胞等。输血的指征为急性失血性贫血（血容量减少大于 20%）、慢性贫血（血红蛋白 $<$ 60g/L）。

4. 其他治疗 脾切除适用于遗传性球形细胞增多症、脾功能亢进所致的贫血等；骨髓移植用于治疗再生障碍性贫血、白血病等。

扫码“看一看”

二、缺铁性贫血

缺铁性贫血是指机体对铁的需求与供给失衡，体内贮存铁缺乏而致红细胞生成减少引起的贫血。缺铁性贫血是临床上最常见的贫血，婴幼儿、育龄期妇女发病率高。缺铁性贫血除具有贫血的共同表现外，还呈现组织缺铁的特殊表现。

【病因与发病机制】

1. 病因

（1）铁的需要量增加　正常成人每天从食物中摄取铁 1～1.5mg，孕妇、哺乳期妇女 2～4mg。婴幼儿、青少年处于生长发育期，妊娠、哺乳期妇女要供养胎儿和哺乳儿，故对铁的需求量增大，由于未及时提供含铁丰富的食物或偏食等原因，导致体内铁不足。

（2）铁吸收障碍　铁的吸收部位主要在十二指肠和空肠，以二价铁（亚铁）的形式吸收，胃酸和维生素 C 等可使三价铁变为二价铁，促进铁的吸收。胃炎、消化性溃疡、胃癌、胃大部切除术后、十二指肠炎、胃肠功能紊乱等病变均可影响铁的吸收。

（3）铁丢失过多　正常成人红细胞合成血红蛋白需要的铁主要来自衰老的红细胞。衰老的红细胞破裂后释放出来的铁被贮存在脾、骨髓等处的单核-巨噬细胞系统，循环使用于合成血红蛋白。失血后，丢失的红细胞中的铁不能再循环使用，故失血即等于失铁。常见于慢性胃肠道失血（消化性溃疡、钩虫病、痔等）、妇女月经过多（功能性子宫出血等）、子宫肌瘤、宫内放置节育环等。

2. 发病机制　铁是合成血红素的重要原料之一，铁缺乏，血红素合成障碍，血红蛋白生成减少，红细胞胞浆少，体积小，呈小细胞低色素性贫血。严重时，亦可使粒细胞和血小板合成减少。

【临床表现】

缺铁性贫血发病缓慢，病程长。往往有诱因或原发病的表现。

1. 贫血的共同表现　疲乏无力，皮肤黏膜苍白；头晕、头痛、注意力不集中、记忆力下降等；活动后心慌、心率增快；呼吸加深、呼吸频率增快、呼吸困难等；食欲不振、恶心、腹胀等；男女性欲减退、生殖力下降。

2. 组织缺铁的特殊表现　①精神行为异常：烦躁、易怒、异食癖；②消化道异常：口腔炎、舌炎、舌乳头萎缩、吞咽困难；③毛发指甲异常：毛发干枯、脱落，指（趾）甲无光泽、脆、薄易裂，匙状甲。

【辅助检查】

1. 血象　呈典型的小细胞低色素性贫血。血涂片中可见红细胞体积小、中央淡染区扩大。网织红细胞正常或轻度升高。

2. 骨髓象　呈增生活跃或极度活跃，以红系增生为主，粒系、巨核系无明显异常。红系中以中、晚幼细胞为主，红细胞体积减小，核染色质致密，胞浆少，边缘不整齐，有血红蛋白形成不良表现。

3. 铁代谢检查　①血清铁降低（$<8.95\mu mol/L$ 或 $<50\mu g/L$）；②总铁结合力升高

(>64.44μmol/L)；③血清铁蛋白降低（<12μg/L）；④转铁蛋白饱和度降低（<15%）；⑤骨髓铁缺乏（骨髓小粒中无棕黄色含铁血黄素颗粒，幼红细胞内铁小粒减少或消失，铁粒幼细胞<15%）。

4. 红细胞内卟啉代谢检查 游离原卟啉（FEP）>0.9μmol/L（当体内铁缺乏时，原卟啉不能与铁结合形成血红素，故血液中原卟啉增多），FEP/Hb>4.5μg/gHb。

5. 血清转铁蛋白受体测定 血清可溶性转铁蛋白受体（sTfR）测定是迄今反映缺铁性红细胞生成的最佳指标。一般 sTfR 浓度>26.5nmol/L（2.25μg/mL）可诊断缺铁。

【诊断】

1. 诊断要点 ①多见于婴幼儿和育龄期妇女，有铁摄入不足、铁吸收障碍、慢性失血等病史；②有贫血的共同表现和组织缺铁的特殊表现；③血象呈现典型的小细胞低色素性贫血；④有体内铁缺乏的客观指标（血清铁降低、血清铁蛋白降低、骨髓铁染色显示骨髓小粒可染铁消失、铁粒幼细胞减少等）；⑤FEP/Hb>4.5μg/gHb。

2. 其他常见贫血的特点

（1）铁粒幼细胞性贫血 此为红细胞利用铁障碍性贫血，其特征是：①小细胞低色素性贫血；②血清铁、血清铁蛋白不降低反而升高；③骨髓小粒中含铁血黄素显著增多，铁粒幼细胞增多并可见到环形铁粒幼细胞。

（2）海洋性贫血 又称地中海贫血，此为基因缺陷造成的 α 珠蛋白链或 β 珠蛋白链合成障碍所致。因为最多见于地中海区域，故又称地中海贫血。其特征是：①有家族史；②有地区和民族分布性，我国多见于南方地区尤其是西南及华南一带的苗、瑶、壮族等少数民族；③呈现溶血性贫血的表现；④血象检查可见大量靶形红细胞；⑤胎儿血红蛋白或血红蛋白 A_2 升高，并可查到血红蛋白 H 包涵体；⑥血清铁、血清铁蛋白及转铁蛋白饱和度升高。

（3）巨幼细胞贫血 ①多见于进食新鲜蔬菜和肉类较少的人群；②有对称性四肢远端麻木等神经症状；③血象呈现大细胞性贫血；④骨髓象呈现红系增生显著、巨幼变，粒系巨幼变，巨核细胞体积增大、分叶增多；⑤骨髓可染铁增多；⑥血清维生素 B_{12} 和叶酸浓度降低。

【治疗】

1. 治疗原发病 消化性溃疡引起者应积极治疗溃疡病；钩虫病引起者使用驱钩虫剂；功能性子宫出血和子宫肌瘤引起者，应请妇科医生先治疗月经不调、采用手术切除肿瘤等。

2. 一般治疗 注意休息，调整饮食，给予富含铁剂的食物。含铁量最高的植物性食物是苔菜和红蘑。含铁丰富的动物性食物有动物血、肝脏、瘦肉、鱼、禽等。动物性食品中的含铁量及铁吸收率都高于植物性食品。绿叶蔬菜和水果中铁的含量虽然低于动物性食品，但由于其中富含维生素 C 和有机酸，可促进铁吸收。茶叶及蔬菜中的鞣酸、菠菜中的草酸都不利于铁的吸收。要注意饮食结构，荤素搭配、混合膳食，从而保证铁的摄入量充足。

3. 铁剂治疗 这是治疗缺铁性贫血的主要方法。铁剂根据使用方法分为口服铁剂和注射铁剂两种。一般首选口服铁剂，口服铁剂效果不好或不良反应过大不能耐受时可使用注射铁剂。

（1）口服铁剂 可选用下列制剂之一：硫酸亚铁，每次 0.3g，每天 3 次，口服；琥珀酸亚铁，每次 0.3~0.6g，每天 3 次，口服；富马酸亚铁，每次 0.2g，每天 3 次，口服；右旋糖酐铁，每次 50mg，每天 2~3 次，口服；多糖铁复合物（力蜚能），每次 150mg，每天 1~2 次，口服。一般常首选硫酸亚铁。

口服铁剂时应注意：①在餐后服用，以减轻铁剂对胃肠刺激的不良反应；②为促进铁剂吸收，同时口服维生素 C 0.1g；③忌与茶同饮，忌与谷类及乳类食物同食。

口服铁剂疗效观察及疗程：口服铁剂有效时，第 3~4 天网织红细胞开始上升，第 10 天左右达高峰，2 周后血红蛋白开始上升，一般在 2 个月左右恢复至正常水平。在血红蛋白恢复至正常后，口服铁剂继续维持 4~6 个月，待铁蛋白正常后停药，总疗程约 6~8 个月。

（2）注射铁剂

1）适应证：①口服铁剂无效；②口服铁剂后因严重胃肠道反应不能耐受；③需迅速纠正的贫血（如妊娠后严重贫血、贫血严重而需及时手术者）；④不易控制的慢性失血。

2）常用制剂及用法：常用制剂为右旋糖酐铁和山梨醇铁。注射铁剂使用总量的计算公式为：总剂量（mg）= 0.33×（需达到的血红蛋白浓度-实测的血红蛋白浓度）×体重（kg）。需达到的血红蛋白浓度可按 150g/L 计。首次 50mg，如无不良反应，每次 100mg，每天或隔天 1 次，深部肌内注射，直至注射完总剂量。注射铁剂易刺激组织造成注射部位出现硬结，除强调深部肌内注射外，出现硬结时及时给予热敷等局部处理。

【常用药物注意事项与患者教育】

铁剂 铁是红细胞成熟阶段合成血红素所需要的物质。吸收到骨髓的铁可吸附在有核红细胞膜上并进入细胞内的线粒体，与原卟啉结合形成血红素。后者与珠蛋白结合形成血红蛋白。临床上用于治疗缺铁性贫血的铁剂分为口服铁剂与注射铁剂。前者主要不良反应是胃肠道刺激引起恶心、呕吐、上腹不适、腹泻等，饭后或餐中服药可减少胃肠道不良反应，从小剂量开始。同时服用维生素 C，增加铁的吸收。避免和谷类、乳类、浓茶、咖啡等同服，以免影响铁的吸收。液体铁剂应使用吸管或滴管将药液送至舌根部咽下，再饮温开水并漱口。口服铁剂期间大便可呈黑色或柏油样。后者主要不良反应是肌内注射部位疼痛、静脉注射静脉周围疼痛及血栓性静脉炎。禁用于各种原因血色病、含铁血黄素沉着症、铁粒幼细胞性贫血、严重肝肾功能异常和对铁剂过敏者。

三、再生障碍性贫血

再生障碍性贫血，简称再障，是一种获得性骨髓造血功能衰竭症。由于骨髓造血功能衰竭，血液中红细胞、白细胞、血小板三者均减少，临床上出现贫血、感染、出血的表现。目前通常将其分为重型再障（急性再障）和非重型再障（慢性再障）两型。重型再障起病急，病程短，症状重，预后不良；非重型再障起病缓，病程长，症状轻，预后相对较好。

再障的发病率在欧美为（4.7~13.7）/100 万人口，日本为（14.7~24.0）/100 万人口，我国为 7.4/100 万人口。

【病因与发病机制】

1. 病因 再障的病因尚未完全明确，目前认为与下列因素有关。

（1）病毒感染 与发生再障有关的病毒主要是肝炎病毒和微小病毒。

（2）化学因素 使用或接触氯霉素、磺胺类药物、抗肿瘤药物、杀虫剂、苯等可发生再障。再障的发生与使用或接触氯霉素、磺胺类药物、杀虫剂的量关系不大，主要与个人敏感程度有关；使用或接触抗肿瘤药物和苯的量与再障的发生关系密切，剂量越大，发生的可能性越大。

（3）物理因素 长期受到X线、放射性核素等照射易发生再障。

2. 发病机制

（1）造血干细胞受损减少 造血干细胞是从卵黄囊全能间叶细胞分化而来的，具有保持自我更新和分化的能力。在细胞因子作用下，可分化成各种不同的血细胞。目前认为造血干细胞受损、成熟缺陷、减少是再障发生的机制之一。有人将其称为再障发生的“种子”学说。

（2）造血微环境异常 造血微环境是指骨髓中支持造血的结构成分及影响造血调节作用的调节因素。主要由造血基质细胞、血液微循环、体液调节因子等组成，是造血干细胞自我更新、进一步分化成各种血细胞的内环境。造血微环境异常，如骨髓“脂肪化”、静脉窦壁水肿、出血、毛细血管坏死以及造血调控因子异常等，不能为造血干细胞提供良好的自我更新、分化成熟为各种血细胞的条件，生成的血细胞减少。有人将其称为再障发生的“土壤”学说。

（3）免疫异常 包括体液免疫异常和细胞免疫异常。体液免疫异常表现为体内出现抗造血干细胞的抗体。细胞免疫异常表现为T淋巴细胞比例增高，T淋巴细胞亚群失衡，T淋巴细胞分泌的造血调控因子明显增多。体液免疫异常和细胞免疫异常造成造血干细胞损伤、造血微环境改变、髓系细胞凋亡亢进。近年来，多数学者认为免疫异常是再障发生的主要机制。

【临床表现】

1. 贫血 进行性加重的全身乏力、倦怠、皮肤黏膜苍白、头晕、心悸、呼吸困难等贫血共同的表现。

2. 感染 可出现呼吸道感染、消化道感染、泌尿生殖道感染、皮肤黏膜感染等，以呼吸道感染最常见。致病菌以革兰阴性杆菌、金黄色葡萄球菌、真菌常见。感染的主要表现一是发热，尤其是高热，部分病人甚至出现难以控制的高热；二是感染部位的症状和体征，例如上呼吸道感染时出现咳嗽、咽痛、咽黏膜充血肿胀等。

3. 出血 程度不同的皮肤黏膜出血和内脏出血。皮肤出血表现为出血点或瘀斑；黏膜出血表现为口腔黏膜血疱、鼻出血、牙龈出血、眼结膜出血等；胃肠道出血表现为呕血、便血、腹痛、腹泻等；泌尿道出血表现为血尿等；呼吸道及肺出血表现为咳嗽、咯血及呼吸困难等；眼底出血表现为视物模糊及视力下降；颅内出血最为严重，可出现剧烈头痛、呕吐、意识障碍、局灶神经症状（瘫痪、感觉障碍），甚至出现脑疝，造成死亡。

4. 重型再障和非重型再障的区别 重型再障和非重型再障均可出现贫血、感染、出血的表现，但表现有较大差异，两者的区别见表 10-2。

表 10-2 重型再障和非重型再障临床表现区别

项目	重型再障	非重型再障
临床特点	起病急、进展快、病情呈进行性加重	起病缓、进展较慢、病情较轻
贫血	为早期突出表现	为主要表现，出现较晚
感染	多为严重感染，呈现高热，且难以控制	严重感染少见，多易于控制
出血	广泛而严重，常有内脏出血，可因颅内出血而死亡	多局限于皮肤黏膜，内脏出血少见
脾大	无	可有

【辅助检查】

1. 血象 全血细胞减少。红细胞减少，红细胞形态正常，网织红细胞绝对值低于正常；白细胞减少，中性粒细胞百分率降低，淋巴细胞百分率增高；血小板减少，可见畸形血小板。

2. 骨髓象 ①重型再障：呈多部位增生减低或增生缺乏，镜下有核细胞明显减少，幼红细胞和粒系细胞减少或缺如，找不到巨核细胞。非造血细胞、淋巴细胞增加，骨髓小粒皆空虚。②非重型再障：不同穿刺部位骨髓象表现不同。部分部位呈增生减低或增生缺乏，与重型再障相似或稍轻。部分部位可呈代偿性灶性增生，有核细胞增生较好，甚至有幼粒、幼红细胞增生，巨核细胞显著减少或无，多数骨髓小粒空虚，非造血细胞及脂肪细胞增多，脂肪滴增多。

3. 骨髓活检 ①重型再障：红髓几乎全部变成脂肪髓，三系细胞均减少，巨核细胞多有变性。造血组织面积<2.4%（正常为 50.3%）。②非重型再障：红髓亦发生脂肪变，在脂肪组织中可见造血灶。三系细胞减少，巨核细胞多有变性，程度轻于重型再障。造血组织面积<38%。

【诊断】

1. 再障诊断标准 ①全血细胞减少，网织红细胞百分数<0.01，淋巴细胞比例增高；②一般无肝脾肿大；③骨髓多部位减低（<正常 50%）或重度减低（<正常 25%），造血细胞减少，非造血细胞比例增高，骨髓小粒空虚（骨髓活检可见造血组织均匀减少）；④除外引起全血细胞减少的其他疾病，如阵发性睡眠性血红蛋白尿（PNH）、Fanconi 贫血、Evans 综合征、骨髓纤维化症、某些急性白血病、恶性组织细胞病、免疫相关性全血细胞减少、骨髓增生异常综合征、急性造血功能停止等。

2. 重型再障诊断标准 ①起病急，贫血呈进行性加重，常伴严重感染、出血；②血象具备 3 项中的 2 项：网织红细胞绝对值<15×10^9/L，中性粒细胞<0.5×10^9/L 和血小板<20×10^9/L；③骨髓象显示多部位骨髓增生重度减低；④如果中性粒细胞<0.2×10^9/L，可诊断为极重型再障。

3. 非重型再障诊断标准 ①起病缓，贫血、感染、出血相对较轻；②网织红细胞绝对值减少，中性粒细胞减少（常$>0.5\times10^9/L$）和血小板减少（常$>20\times10^9/L$）；③骨髓象显示多部位骨髓增生减低，造血细胞减少，非造血细胞比例增高，多数骨髓小粒空虚；④非重型再障病情突然恶化时，临床表现、血象、骨髓象同重型再障。

【治疗】

1. 一般治疗 避免过劳，注意休息，必要时卧床休息。给予易消化、富含维生素饮食，注意营养平衡。保持环境卫生和个人卫生，做好皮肤黏膜的清洁护理，预防感染。不做剧烈活动，小心碰伤。避免接触与再障发生有关的因素。

2. 促造血治疗

（1）雄激素 有刺激骨髓造血作用，对非重型再障效果较好。

1）常用制剂及用法：①司坦唑醇（康力龙），每次2mg，每天3次，口服；②十一酸睾酮（安雄），每次40~80mg，每天3次，口服；③达那唑，每次0.2g，每天3次，口服；④丙酸睾酮，每次100mg，每天1次，肌内注射。

2）疗效观察与疗程：治疗有效，一般在治疗1个月左右网织红细胞开始上升，3个月左右红细胞开始上升。疗程一般为1年左右，但应根据药物不良反应随时调整剂量和疗程。经4个月治疗无改善者为无效，应停药。

3）不良反应：主要出现肝功能损害、水钠潴留、女性男性化、男性性欲亢进、儿童骨骺早期愈合等。

（2）造血生长因子 对骨髓造血有刺激作用，对重型再障效果明显。

1）常用制剂及用法：①粒-单系集落刺激因子（GM-CSF），5μg/（kg·d），肌内注射；②粒系集落刺激因子（G-CSF），5μg/（kg·d），肌内注射；③红细胞生成素（EPO），50~100μg/（kg·d），肌内注射。

2）疗程：一般应在免疫抑制剂治疗后使用，疗程3个月以上。

3. 抑制免疫治疗

（1）抗淋巴细胞球蛋白（ALG）和抗胸腺细胞球蛋白（ATG） 主要适用于重型再障。①马ALG 10~15mg/（kg·d），静脉滴注，连用5天。②兔ATG 3~5mg/（kg·d），静脉滴注，连用5天。

使用时应注意：①先做皮肤过敏试验；②用药过程中同时使用糖皮质激素以预防过敏反应；③静脉滴注速度宜慢，每日量应维持静脉滴注12~16小时；④可与环孢素组成强化免疫抑制方案。

（2）环孢素A 适用于重型再障和非重型再障。3~5mg/（kg·d），口服，疗程1年以上。不良反应有肝功能损害、肾功能损害、牙龈出血、胃肠道反应等。应根据个体敏感程度，调整剂量和疗程。

4. 骨髓移植（BMT） 适用于造血干细胞受损、缺陷引起的重型再障。骨髓移植即向骨髓内注入健康的造血干细胞。根据造血干细胞来源，骨髓移植分为自身骨髓移植、同基因骨髓移植和同种异基因骨髓移植。临床上多采用人类白细胞抗原（HLA）配型相合的同种异基因骨髓移植，可使半数以上的移植病人长期存活。

知识链接

骨髓移植

骨髓移植属于造血干细胞移植的一种。造血干细胞移植是指对患者进行全身照射、化疗和免疫抑制处理后，将正常供体或自体的造血干细胞注入体内，使之重建正常的造血和免疫功能。依据造血干细胞来源不同，可分为骨髓移植、外周血干细胞移植和脐血移植。骨髓移植是将正常供者骨髓输入患者体内，以取代病变骨髓的治疗方法。骨髓移植成功率受诸多因素及时间考验，一般要经过五大关口：①移植前化疗关；②移植关；③移植后免疫排异关；④感染关；⑤移植后化疗关。只有依次顺利通过以上这五关，并在半年后做基因检查，在患者体内发现供髓者的基因表达，且骨髓、血象及重要脏器检查趋于正常、无其他症状，才算真正移植成功。骨髓移植主要用于治疗造血功能异常、免疫功能缺陷、血液系统恶性肿瘤等，该疗法可显著提高疗效，改善预后，延长生存期乃至根治。

5. 改善微循环　改善骨髓微循环对促进骨髓造血有一定作用。①一叶萩碱，每次 8mg，每天 1 次，肌内注射，如无不良反应，一周后改为每次 16mg，每天 1 次，肌内注射，疗程 6 个月以上。②654-2，每次 16mg，每天 3 次，口服。

6. 对症治疗

（1）纠正贫血　血红蛋白低于 60g/L 时，常出现明显缺氧症状，应给予吸氧和输血，一般输入浓缩红细胞。

（2）控制感染　应根据细菌培养和药物敏感试验结果选择有效的抗菌药物。在细菌培养和药物敏感试验结果做出之前，可先选择广谱抗菌药物，如先锋霉素类的头孢曲松等。

（3）制止出血　可先使用促凝血药如止血敏、安络血等，如效果不佳，应输注血小板和凝血因子。

（4）护肝治疗　肝功能受损者可选用护肝药物。

【常用药物注意事项与患者教育】

1. 抗淋巴细胞球蛋白（ALG）或抗胸腺细胞球蛋白（ATG）　该制剂是一种免疫抑制剂。具有 T 细胞及非 T 细胞的细胞毒性免疫抑制作用，能去除抑制性 T 细胞骨髓造血抑制作用。临床应用于严重的再生障碍性贫血、准备接受骨髓移植、患有移植物抗宿主病等。不良反应为在输液时出现输液反应，如寒战、发热，严重时可出现休克。可用苯海拉明和皮质类固醇预防或减轻不良反应。

2. 麦考酚吗乙酯（霉酚酸酯，MMF，骁悉）　MMF 是霉酚酸（MPA）的 2-乙基酯类衍生物，吸收后在体内迅速转变为生物活性物质 MPA。MPA 是高效、选择性、非竞争性、可逆性的次黄嘌呤单核苷酸脱氢酶（IMPDH）抑制剂，可抑制鸟嘌呤核苷酸的经典合成途径。MPA 对淋巴细胞具有高度选择作用。临床用于预防和治疗同种异体器官移植或骨髓移植的排斥反应或移植物抗宿主反应及经其他免疫抑制剂治疗无效的红斑狼疮性肾炎、难治性肾病综合征等自身免疫性疾病，对再生障碍性贫血也有一定的疗效。本药不能与硫唑嘌呤同时使用，不宜与能干扰肠肝再循环的药物同时使用，因这些药物可能会降低本药的药效。主要的不良反应包括呕吐、腹泻等胃肠道症状，白细胞减少症，败血症，尿频等。偶见血尿酸升高、高血钾、肌痛或嗜睡。对 MMF 或 MPA 发生过敏反应的病人禁用。

3. 重组人粒-单系集落刺激因子（GM-CSF） 该制剂为利用基因重组技术生产的人粒细胞集落刺激因子（rhG-CSF）。与天然产品相比，生物活性在体内、外基本一致。rhG-CSF 是调节骨髓中粒系造血的主要细胞因子之一，选择性作用于粒系造血祖细胞，促进其增殖、分化，并可增加粒系终末分化细胞的功能。临床用于治疗和预防肿瘤放疗、化疗等导致的中性粒细胞减少症，促进骨髓移植后的中性粒细胞数升高，骨髓发育不良综合征引起的中性粒细胞减少症，再生障碍性贫血引起的中性粒细胞减少症，先天性、特发性中性粒细胞减少症，骨髓增生异常综合征伴中性粒细胞减少症，周期性中性粒细胞减少症。主要不良反应有肌肉酸痛、骨痛、腰痛、胸痛、食欲不振，少数可出现发热、头疼、乏力及皮疹，ALP、LDH 升高，极少数会出现休克、间质性肺炎、成人呼吸窘迫综合征、幼稚细胞增加。对粒细胞集落刺激因子过敏者以及对大肠埃希菌表达的其他制剂过敏者，严重肝、肾、心、肺功能障碍者，骨髓中幼稚粒细胞未显著减少的骨髓性白血病患者或外周血中检出幼稚粒细胞的骨髓性白血病患者禁用。

4. 司坦唑醇 本药是高效蛋白质同化激素，能促进机体蛋白质合成及抑制组织的异化分解，能降低胆固醇和减低钠、磷的排泄，并有抵抗骨髓抑制的作用。女性患者长期使用可能会有痤疮、多毛、阴蒂肥大、闭经或月经紊乱等症。男性患者长期使用可能会有痤疮、精子减少、精液减少等症。消化系统症状多见恶心、呕吐、消化不良、腹泻。电解质紊乱多见水钠潴留、水肿。皮肤症状常见皮疹、颜面潮红。用于再生障碍性贫血、血小板减少症、慢性消耗性疾病等。长期使用可引起肝功损害、黄疸等不良反应。前列腺癌及孕妇禁用。

扫码“学一学”

第二节　白血病

白血病是一类造血干细胞的恶性克隆疾病，其克隆中的白血病细胞增殖失控、分化障碍、凋亡受阻，停滞在发育的不同阶段。大量增殖的白血病细胞在骨髓及其他造血组织堆积，抑制了正常的造血功能。白血病细胞并可浸润身体其他部位的组织和器官，出现相应的临床表现。我国白血病的发病率为（3~4）/10 万，致死率在儿童及 35 岁以下成人中占恶性肿瘤致死率的第一位。

【病因与发病机制】

尚未完全清楚，但目前认为与下列因素有关。

1. 病毒感染 已知有关的病毒有 EB 病毒、HIV 病毒、人类 T 淋巴细胞病毒 I 型等。病毒感染机体后，病毒的基因与人体细胞的基因发生整合重组，在某些因素的刺激下被激活，异常增殖，发生白血病。

2. 电离辐射 X 线、γ-射线、放射性核素等产生的电离辐射可诱发白血病。电离辐射使骨髓产生抑制作用，骨髓造血细胞 DNA 突变、断裂、重组，异常增殖发生白血病。

3. 化学因素 与白血病发生有关的化学物质或药物有苯、乙双吗啉、氯霉素、保泰松、烷化剂（抗肿瘤药物）等，它们可使造血细胞的染色体发生畸变，异常增殖，发生白血病。

4. 遗传因素 白血病的发生与造血细胞的遗传缺陷有关。在染色体先天异常的情况下，某些外界因素可诱发造血细胞异常增殖，发生白血病。

5. 其他血液病 MDS、多发性骨肉瘤、淋巴瘤等都有可能发展为白血病。

【分类】

白血病可分为急性白血病和慢性白血病两大类。急性白血病细胞的分化程度停滞在较早的阶段，多为原始细胞及早期幼稚细胞。起病急、病情重、进展快，自然病程平均 3 个月。慢性白血病细胞的分化程度停滞在发育较晚的阶段，多为较成熟的幼稚细胞和成熟细胞。起病缓、病情相对较轻、进展慢，自然病程平均可达 3~5 年。

1. 急性白血病 根据受累细胞系列可分为急性淋巴细胞白血病（简称急淋）和急性髓系细胞白血病。根据法美英（FAB）分类法又将急淋分为 3 个亚型、急性髓系细胞白血病分为 8 个亚型。

（1）急性淋巴细胞白血病（ALL）

L_1：原始和幼稚淋巴细胞以小细胞（直径≤12μm）为主。

L_2：原始和幼稚淋巴细胞以大细胞（直径>12μm）为主。

L_3（Burkitt 型）：原始和幼稚淋巴细胞以大细胞为主，大小较一致，细胞内有明显空泡，胞浆嗜碱性，染色深。

（2）急性髓系细胞白血病（AML）

M_0（急性髓细胞白血病微分化型）：骨髓原始细胞>30%，无嗜天青颗粒及 Auer 小体，核仁明显，髓过氧化物酶（MPO）及苏丹黑 B 阳性细胞<3%；电镜下 MPO 阳性；CD_{33}或CD_{13}等髓系标志可呈阳性，淋巴细胞抗原通常为阴性，血小板抗原阴性。

M_1（急性粒细胞白血病未分化型）：原粒细胞（Ⅰ型+Ⅱ型，原粒细胞浆中无颗粒为Ⅰ型，出现少数颗粒为Ⅱ型）占骨髓非红系有核细胞（NEC，指不包括浆细胞、淋巴细胞、组织嗜碱细胞、巨噬细胞及所有红系有核细胞的骨髓有核细胞计数）的 90% 以上，其中至少 3% 以上的细胞 MPO 阳性。

M_2（急性粒细胞白血病部分分化型）：原粒细胞占骨髓 NEC 的 30%～89%，其他粒细胞≥10%，单核细胞<20%。

M_3（急性早幼粒细胞白血病）：骨髓中以颗粒增多的早幼粒细胞为主，此类细胞在 NEC 中≥30%。

M_4（急性粒-单核细胞白血病）：骨髓中原始细胞占 NEC 的 30% 以上，各阶段粒细胞占 30%～80%，各阶段单核细胞≥20%。

M_4E_0（M_4嗜酸）：除上述 M_4型的各特点外，嗜酸性粒细胞在 NEC 中≥5%。

M_5（急性单核细胞白血病）：骨髓 NEC 中原单核、幼单核≥30%，且原单核、幼单核及单核细胞占非幼红细胞≥80%。如果原单核细胞占全单核细胞≥80% 为 M_{5a}，如果原单核细胞<80% 为 M_{5b}。

M_6（红白血病）：骨髓中幼红细胞≥50%，NEC 中原始细胞（Ⅰ型+Ⅱ型）≥30%。

M_7（急性巨核细胞白血病）：骨髓中原始巨核细胞≥30%，血小板抗原阳性，血小板过氧化物酶阳性。

我国又将 M_2型分为 M_{2a}型和 M_{2b}型，M_{2a}型即 M_2，M_{2b}型是我国提出的一个亚型，其特点是骨髓中原始及早幼粒细胞增多，但以异常的中性中幼粒细胞为主，有明显的核浆发育不平衡，核仁常见，此类细胞>30%。

2. 慢性白血病 分为慢性髓细胞白血病（即慢性粒细胞白血病）、慢性淋巴细胞白血病和其他少见类型白血病如毛细胞白血病、幼淋巴细胞白血病等。慢性白血病以慢性髓细胞白血病多见。

急性白血病不经特殊治疗平均自然生存期3个月，经有效治疗可长期存活。1~9岁且白细胞数<50×10^9/L的急淋病人预后最好，经有效治疗50%~70%可长期存活甚至痊愈。

慢性粒细胞白血病经化疗后中位生存时间39~47个月，25%~50%病人可存活5年以上，个别达10~20年。ph染色体阳性病人预后差，一旦发生急性变大多在几周或几个月内死亡。

慢性淋巴细胞白血病病程长短差别很大，平均生存时间3~4年，长者可达10年以上。主要死亡原因为并发感染，尤其是肺部感染，其次是出血和贫血。慢性淋巴细胞白血病一般不发生急性变。

【病理】

特异性病理改变为白血病细胞的增生与浸润。非特异性病变则为出血及组织营养不良和坏死、继发感染等。白血病细胞的增生和浸润主要发生在骨髓及其他造血组织中，也可出现在全身其他组织中，致使正常的红系细胞、巨核系细胞显著减少。骨髓中可因某些白血病细胞增生明显活跃或极度活跃，而呈灰红色或黄绿色。淋巴组织也可被白血病细胞浸润，后期则淋巴结肿大。有50%~80%白血病死者有明显中枢神经系统白血病改变，改变为血管内白血病细胞瘀滞、血管周围白细胞增生。其他最常发生白血病浸润的脏器是肾、肺、心、胸腺、睾丸等。

【临床表现】

1. 急性白血病

（1）骨髓造血功能受抑制表现

1）贫血：轻重不一，表现为疲乏无力、皮肤黏膜苍白等贫血共同表现。

2）发热：高低不等，主要为继发感染引起。感染可发生在身体的各个部位，以口腔炎、牙龈炎、咽喉炎最常见，严重者可出现败血症。最常见的致病菌为革兰阴性杆菌（肺炎克雷伯杆菌、铜绿假单胞菌、大肠埃希菌、硝酸盐不动杆菌等）。亦可继发病毒感染和真菌感染。

3）出血：出血可发生在全身各部位，以皮肤出血、鼻出血、牙龈出血、月经过多常见。颅内出血可引起脑疝而致死亡。

（2）白血病细胞浸润其他脏器引起的表现 全身各部位均可受累，常见受累部位的临床表现如下。

1）肝、脾、淋巴结肿大：以急淋多见，少数急性髓细胞白血病亦可出现。肝脾呈轻中度肿大，淋巴结肿大常见于颈部、腋下、腹股沟。纵隔淋巴结明显肿大常见于T细胞性淋巴母细胞白血病。

2）骨、关节表现：骨痛及四肢关节痛，并有压痛，尤以儿童多见。胸骨下段的压痛尤为明显，对急性白血病有提示诊断的意义。

3）眼部表现：白血病细胞产生的粒细胞肉瘤或绿色瘤，易出现在眼眶周围，可致突眼、复视或失明。

4）睾丸表现：多出现一侧睾丸的无痛性肿大。

5）皮肤表现：出现丘疹、包块或结节。以蓝灰色斑丘疹多见。

6）口腔表现：牙龈增生肿胀。

7）中枢神经系统白血病：多发生于急淋，儿童常见。表现为头痛、头晕、呕吐、颈项强直、昏迷、抽搐等。

2. 慢性粒细胞白血病

（1）慢性期（稳定期）　乏力、多汗、体重减轻、脾大、胸骨压痛、眼底渗出或出血，亦可出现白细胞淤滞症（表现为呼吸困难、甚至呼吸窘迫、低氧血症、反应迟钝、言语不清、颅内出血、阴茎异常勃起等）。脾大为最显著的体征，肿大的脾可达脐或脐水平以下，质地坚硬，平滑、无压痛，发生梗死后表现为明显压痛、闻及摩擦音。本期持续1~4年。

（2）加速期（增殖期）　发热、虚弱无力、进行性体重下降、骨骼疼痛及压痛、贫血、出血、脾持续或进行性肿大。对原来治疗有效的药物变得无效。本期持续几个月至数年。

（3）急性变期　多数为急粒变，少数为急淋变或急单变，偶有巨核细胞变和红白细胞变。其表现类似急性白血病，预后极差，可在数月内死亡。

3. 慢性淋巴细胞白血病

（1）全身症状　早期常无症状或仅感乏力、体倦、活动时呼吸困难，继之可出现食欲不振、低热、多汗、消瘦、贫血，晚期可出现感染症状（发热等）、出血（皮肤出血、鼻出血、牙龈出血等）。

（2）淋巴结、肝、脾肿大　淋巴结肿大常被首先发现，多见于颈部、锁骨上、腋窝、腹股沟处淋巴结，以颈部淋巴结肿大最常见。肿大的淋巴结质韧、无压痛、可移动。脾轻度至中度肿大，出现脾梗死时，可出现压痛。肝轻度肿大。

（3）皮肤改变　白血病性皮肤浸润、红皮病、皮肤棕红色结节或皮肤增厚。

【辅助检查】

1. 急性白血病

（1）血象　红细胞和血红蛋白减少，网织红细胞减少，红细胞形态正常。白细胞大多数增多，$>10\times10^9/L$，甚至超过 $100\times10^9/L$，称为白细胞增多性白血病。少数白细胞减少，$<1\times10^9/L$，称为白细胞减少性白血病。血涂片可见原始细胞和幼稚白细胞。血小板可减少，常低于 $60\times10^9/L$。病变晚期，血小板往往极度减少。

（2）骨髓象　是诊断所必须的检查。有核细胞增生活跃或极度活跃，原始细胞占骨髓全部有核细胞的30%以上，甚至超过90%。原始细胞为主，成熟中间阶段的白细胞缺如，可残留少量粒细胞，称为“裂孔”现象。急性粒细胞白血病细胞胞浆中可出现 Auer 小体，急性淋巴细胞白血病细胞胞浆中无 Auer 小体，因而 Auer 小体有助于急淋和急性髓系白血病的区别。少数骨髓呈增生低下，但原始细胞>30%以上。

（3）细胞化学检查

1）过氧化物酶（POX）检查：急淋白血病细胞阴性；急性粒细胞白血病细胞分化差的原始细胞阴性，分化好的原始细胞阳性；急性单核细胞白血病细胞阴性或弱阳性（各型低分化原始细胞为阴性）。

2）糖原染色（PAS）：急淋原始淋巴细胞阳性，染色呈粗粒或块状；急性粒细胞白血病原始粒细胞阴性或阳性或染色呈弥漫性红色；急性单粒细胞白血病原始单核细胞阴性或弱阳性，染色呈弥漫性淡红色或颗粒状。

3）非特异性酯酶：急淋白血病细胞阴性；急性粒细胞白血病细胞阴性或阳性，氟化钠（NaF）抑制<50%；急性单核细胞白血病细胞阳性，氟化钠抑制≥50%。

4）中性粒细胞碱性磷酸酶（NAP）：急淋白血病细胞增加；急性粒细胞白血病细胞减少或阴性；急性单核细胞白血病细胞正常或增加。

（4）免疫学检查　检测白血病细胞表达的系列相关抗原，确定其系列来源。白血病细胞的来源可分为4个系列，即淋巴（T/B）系、粒-单系、红系、巨核系。其中后三系又称髓系。根据白血病细胞表达的淋巴系和髓系抗原的不同，白血病免疫分型欧洲组将急性白血病分为4型。①急性未分化型白血病（髓系和淋巴系抗原积分均≤2）；②急性混合细胞白血病（髓系和淋巴系抗原积分>2）；③伴有髓系抗原表达的急性淋巴细胞白血病（髓系抗原积分>2，淋巴系抗原积分≤2）；④单表型急性白血病（表达淋巴系者，髓系抗原积分为0，表达髓系者，淋巴系抗原积分为0）。

（5）染色体与基因检查　白血病可伴有特异的染色体和基因异常，其改变不仅有助于白血病的诊断，还有助于白血病的治疗。常见的染色体异常和改变基因见表10-3。

表10-3　白血病常见染色体异常与改变基因

染色体异常	改变基因	白血病类型
t（8；21）（q22；q22）	AML_1-ETO	M_2
t（15；17）（q22；q21）	PML-RARa	M_3
t（11；17）（q23；q21）	PLZF-RARa	M_3
inv（16）（p13；q22）	CBF_β-MYH_{11}	M_4EO
t（16；16）（p13；q22）	CBF_β-MYH_{11}	M_4EO
t（Variable；11q23）	MLL	M_4/M_5或其他型
t（8；14）（q24；q23）	MYC-IgH	L_3
t（9；22）（q34；q11）	BCR-ABL	CML，ALL，AML

2. 慢性粒细胞白血病

（1）血象　白细胞明显升高，多>20×10^9/L，甚至>100×10^9/L，粒细胞显著增多，各阶段粒细胞均可见，以中性中幼、晚幼和杆状粒细胞为主，原始粒细胞<10%，嗜酸性粒细胞、嗜碱性粒细胞增多；红细胞减少，红细胞形态正常；血小板早期正常，晚期减少。

（2）骨髓象　骨髓增生活跃或极度活跃，以粒系为主，粒/红比例明显增高，中性中幼、晚幼及杆状粒细胞显著增多，原始细胞<10%，嗜酸性粒细胞、嗜碱性粒细胞增多；红细胞相对减少；巨核细胞正常或增多，晚期减少。

（3）其他检查　①白血病细胞内中性粒细胞碱性磷酸酶（NAP）活性减低或呈阴性反

应。②中性粒细胞中出现 ph 染色体（小 22 号染色体）、9 号染色体长臂上的 C-ABL 原癌基因易位至 22 号染色体长臂的断裂点簇集区（BCR），形成 BCR-ABL 融合基因。

3. 慢性淋巴细胞性白血病

（1）血象　白细胞>10×10^9/L，淋巴细胞增多，占 50%以上，绝对值≥5×10^9/L（持续 3 个月以上），以小淋巴细胞为主，可见少数幼淋巴细胞或不典型淋巴细胞，易见到破裂细胞，中性粒细胞百分率降低；红细胞逐渐减少；血小板减少。

（2）骨髓象　骨髓有核细胞增生活跃，淋巴细胞≥40%，以成熟淋巴细胞为主。红系、粒系、巨核系细胞减少。

（3）免疫学检查　小鼠玫瑰花结试验阳性，膜表面免疫球蛋白（SmIg）弱阳性，CD5、CD19、CD20、CD21 阳性，CD10、CD22 阴性，提示白血病细胞系自 B 淋巴系分化而来；绵羊玫瑰花结试验阳性，CD2、CD3、CD8 或 CD4 阳性，提示白血病细胞系自 T 淋巴系分化而来。

（4）染色体及基因检查　染色体核型呈 $13q^-$（预后较好），染色体核型呈 12 号染色体三体、$11q^-$、$17p^-$（预后较差）。

【诊断】

1. 急性白血病诊断要点　①急性淋巴细胞白血病以儿童多见，急性粒细胞白血病以成人多见；②有骨髓造血功能受抑制和白细胞浸润的临床表现；③血象中发现原始和幼稚白细胞；④骨髓象发现原始细胞占骨髓全部有核细胞的比例≥30%；⑤细胞化学检查、免疫学检查、染色体和基因检查可协助急性白血病的分型诊断。

2. 慢性粒细胞白血病诊断要点　①多见于中年人，起病缓慢；②逐渐出现乏力、虚弱、发热、骨骼疼痛及压痛、脾大、贫血、出血等临床表现，尤以脾大为突出特点；③血象显示粒细胞显著增多，以中幼、晚幼和杆状核粒细胞为主，嗜酸性粒细胞和嗜碱性粒细胞亦增多；④骨髓象显示增生活跃或极度活跃，以粒系为主，粒/红比例明显增高，中性中、晚幼及杆状核粒细胞明显增多，嗜酸性粒细胞增多；⑤ph 染色体阳性。

3. 慢性淋巴细胞白血病诊断要点　①多见于老年人（50 岁以上），起病极为缓慢；②逐渐出现乏力、体倦、淋巴结肿大、脾大、贫血等临床表现，颈部淋巴结肿大常为本病诊断提供重要线索；③血象显示白细胞增多，淋巴细胞比例≥50%，淋巴细胞绝对值≥5×10^9/L（持续 3 个月以上），以小淋巴细胞增多为主；④骨髓象显示有核细胞增生活跃，淋巴细胞比例≥40%，以成熟淋巴细胞为主；⑤免疫学检查有助于确定白血病淋巴细胞的来源。

【治疗】

1. 一般治疗　充分休息，必要时卧床休息。给予易消化富有营养食物，必要时静脉补充营养。保持个人与环境卫生，防止感染。小心碰伤，避免出血。

2. 急性白血病的化学治疗　急性白血病的化学治疗，简称化疗，一般分为诱导缓解、维持缓解两个阶段。诱导缓解是指在治疗开始时迅速地将大量白血病细胞杀灭，达到完全缓解。所谓完全缓解是指白血病的症状和体征消失；外周血中性粒细胞绝对值>1.0×10^9/L，血小板≥100×10^9/L，白血病分类中无白血病细胞；骨髓中原粒细胞+早幼粒细胞（原单+

幼单核细胞或原淋+幼淋巴细胞）≤5%，M_3型除原粒+早幼粒细胞≤5%，还应无 Auer 小体，红细胞系及巨核细胞系正常，无髓外白血病。经诱导缓解达到完全缓解后，体内仍残留一定量的白血病细胞，继续用化学治疗等方式杀灭残存的白血病细胞，防止复发称为维持缓解。维持缓解又分为强化巩固治疗和维持治疗。诱导缓解后按原诱导方案或其他方案立即进行的较大剂量的化疗称强化巩固治疗；强化巩固治疗后采取较小剂量长期维持的治疗称为维持治疗。

（1）急淋的化学治疗

1）诱导缓解：长春新碱（V）与泼尼松（P）联合组成的 VP 方案是急淋诱导缓解的基本方案。实际临床应用中，常在此方案的基础上加上其他药物构成实施方案。加上柔红霉素（D）构成 DVP 方案，加上柔红霉素和左旋门冬酰胺酶（L）构成 DVLP 方案。

DVP 方案（4 周）：长春新碱 1.5mg/m^2，第 1、8、15、21 天静脉注射；泼尼松，1mg/(kg·d)，分 3 次口服；柔红霉素，30mg/m^2，第 8、9、10 天静脉滴注。

DVLP 方案（4 周）：DVP 方案不变，加上左旋门冬酰胺酶，5 000IU/m^2，第 19 天起，每天 1 次，静脉滴注，连续 10 天。

上述药物的主要不良反应有：末梢神经炎、便秘（长春新碱），心脏中毒（柔红霉素），肝功能损害、胰腺炎、凝血因子及白蛋白合成减少、过敏反应（左旋门冬酰胺酶）。

2）强化巩固：可用原诱导缓解方案治疗 2~4 个疗程，也可采用其他化疗方案。全国白血病学术讨论会议建议的 6 疗程方案。第 1、4 疗程用原诱导方案；第 2、5 疗程用依托泊（75mg/m^2，第 1~3 天静脉滴注），阿糖胞苷（100~150mg/m^2，第 1~7 天，静脉滴注）；第 3、6 疗程用甲氨蝶呤（1~1.5mg/m^2，第 1 天，静脉滴注），停药后 12 小时以四氢叶酸钙（6~9mg/m^2，6 小时 1 次，肌内注射，共 8 次）解救。

3）维持治疗：维持治疗常用 6-巯基嘌呤（6-MP）和甲氨蝶呤（MTX），可单纯使用，亦可交替使用。6-巯基嘌呤，75mg/m^2，每周 1 次，口服；甲氨蝶呤 20mg/m^2，每周 1 次，口服。一般维持 3 年。

（2）急性髓系白血病的化学治疗

1）诱导缓解：国内外普遍采用的方案为柔红霉素（D）和阿糖胞苷（A）构成的 DA 方案，国内采用的还有高三尖杉酯碱（H）、阿糖胞苷（A）、长春新碱（O）和泼尼松（P）构成的 HOAP 方案。

DA 方案：柔红霉素 45mg/(m^2·d)，第 1~3 天，静脉注射；阿糖胞苷 100mg/(m^2·d)，第 1~7 天，静脉滴注。

HOAP 方案：高三尖杉酯碱 2~4mg，第 1~7 天，静脉注射；长春新碱，2mg，第 1 天，静脉注射；阿糖胞苷，50~75mg，每 12 小时一次，静脉滴注，第 1~7 天；泼尼松，40mg，口服，第 1~7 天。

另外，国内对 M_3型白血病采用全反式维甲酸（ATRA）和三氧化二砷治疗，取得良好效果。

2）强化巩固治疗：可选择下列方案之一：①原诱导方案治疗 4~6 个疗程；②阿糖胞苷，2~3g/m^2，静脉滴注 3 小时，连续 6 个剂量，至少用 4 个疗程。

3）维持治疗：与急淋不同，因近年来发现长期维持治疗并不能明显延长急性髓系白血病病人的生存期，故目前主张在诱导缓解后早期强化治疗，无须长期维持。

3. 慢性粒细胞白血病的化学治疗

（1）羟基脲　具有细胞周期性特异性抑 DNA 合成的作用。每次 1g，每天 3 次，口服；待白细胞降至 $20\times10^{9}/L$ 时，剂量减少；待白细胞降至 $10\times10^{9}/L$ 时，改为每天 0.5~1g 维持。

（2）白消安（马利兰）　属于烷化剂，作用于早期祖细胞。初始剂量每天 4~6mg，口服；当白细胞降至 $20\times10^{9}/L$ 时停药（停药后疗效可维持 2 周），稳定后改为每 1~3 天口服 2mg，或每天口服 1~2mg，使白细胞维持在 $7\times10^{9}/L$。当白细胞 $<5\times10^{9}/L$，血小板 $<100\times10^{9}/L$ 时应停药。白消安对骨髓的毒性作用很强，可造成血小板减少，甚至全血细胞减少，且恢复较难。长期应用白消安还导致肺间质纤维化、白内障、皮肤色素沉着、性欲减退、闭经、精液缺乏等。

（3）分子靶向治疗　甲磺酸伊马替尼（IM）为 2-苯胺嘧啶衍生物，能特异性阻断 ATP 在 ABL 激酶上的结合位置，使酪氨酸残基不能磷酸化，从而抑制 BCR-ABL 阳性细胞的增殖。

（4）其他化疗药物　干扰素、阿糖胞苷、高三尖杉酯碱、靛玉红、6-巯基嘌呤、二溴卫茅醇、美法仑、三氧化二砷、环磷酰胺等。

4. 慢性淋巴细胞白血病的化学治疗　化学治疗能改善本病的症状和体征，但不能延长生存和治愈本病。因此，慢性淋巴细胞白血病的化学治疗根据病人的临床分期和全身情况而定。通行的国际临床分期分为 3 期。1 期，血液中淋巴细胞 $\geqslant15\times10^{9}/L$，骨髓中淋巴细胞 $\geqslant40\%$，无贫血或血小板减少；肝脾和淋巴结肿大少于 3 个区域（脾、肝各为一个区域，颈、腋下、腹股沟淋巴结不论一侧或两侧各作为一个区域，共 5 个区域。2 期，血液和骨髓中淋巴细胞数同上，无贫血及血小板减少，但淋巴结、肝、脾肿大，大于 3 个区域。3 期，血液和骨髓淋巴细胞数同上，但有贫血（血红蛋白男性 $<110g/L$，女性 $<100g/L$）或血小板减少（血小板 $<100\times10^{9}/L$），肝、脾、淋巴结累及区域可不计。一般 1 期病人不需化疗，定期复查即可；2 期出现症状者和 3 期病人均应化疗。

（1）苯丁酸氮芥　成人初始剂量每天 6~10mg，口服。7~14 天后，如有骨髓造血功能抑制倾向可减至每天 2~6mg，口服，直至缓解。本方案适于用 2 期病人。苯丁酸氮芥加泼尼松每天 10~20mg，口服，维持半年停药，适用于 3 期病人。复发后可再用药。苯达莫司汀是一种新型烷代剂，对初治和复发难治性患者均有明显疗效。

（2）氟达拉滨　25~30mg/（$m^{2}\cdot d$），静脉滴注，连续 5 天，每 4 周重复 1 次。

（3）环磷酰胺　每天 50~100mg，口服。

对难治性慢性粒细胞白血病可采用氟达拉滨和环磷酰胺联合治疗。

5. 骨髓移植　病人有条件者在完全缓解后尽快进行骨髓移植是治愈该病的理想方法。急性白血病可采用自身骨髓、同基因骨髓（单卵孪生子骨髓）或异基因骨髓（亲兄弟姐妹骨髓）移植，年龄最好在 35 岁以下。慢性粒细胞白血病一般采用异基因骨髓移植和无血缘关系志愿者骨髓移植，年龄最好在 45 岁以下。

6. 对症治疗

（1）纠正贫血　严重贫血出现缺氧症状时，给予吸氧、输浓缩红细胞或新鲜全血。

（2）控制感染　根据不同的病原体选择有效的抗菌药物。对细菌感染可先用广谱抗生素如先锋类的头孢曲松，然后根据培养结果和药物敏感试验选择适宜药物。对病毒感染可选择抗病毒药物和α-干扰素。对真菌感染应选用氟康唑和两性霉素B，并停用其他抗生素。伴有粒细胞缺乏症的严重感染，可输注白细胞悬液。伴有低免疫球蛋白血症的感染可输注免疫球蛋白。

（3）制止出血　血小板$<20\times10^9$/L时，应输注浓缩血小板悬液。因弥散性血管内凝血（DIC）引起者可给予抗凝治疗。

（4）高白细胞血症的处理　当循环血液中白细胞数$>100\times10^9$/L时，可产生白细胞淤滞症。表现为呼吸困难、呼吸窘迫、低氧血症、反应迟钝、言语不清、颅内出血、阴茎异常勃起等。处理方法：①紧急使用白细胞分离机，单系清除过高的白血病细胞。②同时采用化疗前短期预处理。急淋用地塞米松$10mg/m^2$，静脉注射；急性髓系白血病用羟基脲每6小时口服1.5~2.5g，共36小时，总量6~10g。③预防高尿酸血症、酸中毒、电解质紊乱、凝血异常等并发症。

（5）防治高尿酸血症肾病　白血病细胞大量破坏（化疗时更甚）可产生高尿酸血症，积聚在肾小管引起阻塞可致尿酸性肾病。处理方法：①多饮水，或24小时持续静脉补液，保持尿量每小时$>150ml/m^2$，碳酸氢钠1~2g，口服保持碱性尿；②别嘌醇，每次100mg，每天3次口服保持碱性尿；③出现少尿或无尿时按急性肾衰竭处理。

【常用药物注意事项与患者教育】

1. 羟基脲　为核苷酸还原酶抑制剂，能抑制核糖核酸还原为脱氧核糖核酸，选择性抑制DNA合成，对RNA及蛋白质无阻断作用。为细胞周期特异性药物，选择性杀伤S期细胞，并能使癌细胞集中于G1期达到同步化，而G1期细胞对放射线高度敏感，故与放疗合并应用可能起增敏作用。主要用于治疗慢性髓细胞白血病、黑色素瘤、真性红细胞增多症、多发性骨髓瘤。对头颈部原发性鳞状细胞癌、复发性转移性卵巢癌、肾细胞癌等亦有一定的疗效。与放射治疗同时应用或作为放射的增敏剂，可增加治疗头颈部肿瘤的疗效。水痘、带状疱疹患者及各种严重感染者禁用。慎用于严重贫血者、骨髓抑制者、肾功能不全者、有痛风者、有尿酸盐结石史者。与活疫苗（如轮状病毒疫苗）合用，将增加活疫苗感染的风险。

2. *α*-干扰素　见第二十三章第八节病毒性肝炎。

3. 伊马替尼　能特异阻断ATP在ABL激酶上的结合位点，使酪氨酸残基不能磷酸化，从而抑制BCR-ABL阳性细胞的增殖。还可抑制另外两种酪氨酸激酶c-kit和血小板衍化生长因子受体（PDGF-R）的活性。临床可用于治疗慢性髓性白血病慢性期、急变期、加速期或α-干扰素治疗失败后的慢性期患者。用于治疗不能切除和（或）发生转移的恶性胃肠道间质肿瘤的成人患者。多数患者在服用甲磺酸伊马替尼期间会出现一些不良反应，但绝大多数属轻到中度。最常见与药物治疗相关的不良事件有轻度恶心（50%~60%）、呕吐、腹泻、肌痛及肌痉挛。CYP3A4抑制剂可增加甲磺酸伊马替尼的药物浓度26%和曲线下面积40%，因此同时服用甲磺酸伊马替尼和CYP3A4抑制剂（如酮康唑、伊曲康唑、红霉素和克拉仙）时必须谨慎。CYP3A4诱导剂（地塞米松、卡他咪嗪、利福平、苯巴比妥等）降低甲磺酸伊马替尼的血浆浓度。

扫码“学一学”

第三节　过敏性紫癜

过敏性紫癜（allergic purpura）又称出血性毛细血管中毒症或 Schönlein-Henoch 综合征，是一种血管变态反应性疾病，致敏原导致机体产生变态反应，使血管脆性和通透性增加、血液外渗，致皮肤紫癜、黏膜及某些器官的出血。本病多发生于儿童和青少年，男女比例约为 3∶2。

【病因与发病机制】

1. 病因　致敏原有多种，与本病有关的主要有以下几种。

（1）感染　细菌中以 β-溶血性链球菌为常见，引起急性扁桃体炎和上呼吸道感染。其次有金黄色葡萄球菌、结核杆菌和肺炎球菌等。病毒中以流感、水痘、风疹等为最常见。寄生虫感染以蛔虫多见，寄生虫侵入人体后，其代谢产物和死亡后的分解产物可引起本病。

（2）食物　主要有鱼、虾、蟹、牛奶、蛋、鸡等所含的异物蛋白。

（3）药物　常用的抗生素（青霉素、氨苄西林、头孢菌素类、链霉素、氯霉素、红霉素等）、各种磺胺类药物、解热镇痛药（水杨酸类、氨基比林、保太松、安乃近）、镇静剂（苯巴比妥、水合氯醛、安宁）、激素类（人工合成雌激素、丙酸睾酮、胰岛素）、抗结核药（异烟肼）、其他药物（洋地黄、奎尼丁、阿托品、噻嗪类利尿药、碘化物、砷剂、铋剂等）。

（4）其他　如寒冷、外伤、昆虫叮咬、花粉、接种、结核菌素试验、更年期甚至精神因素等都能诱发本病。

2. 发病机制　以上因素对某些人有致敏作用，使机体产生变态反应。作用机制为：①蛋白质及其他大分子物质的致敏原刺激浆细胞产生 IgG 抗体（也可产生 IgA 和 IgM 抗体），IgG 抗体与相应抗原在血流中结合成抗原-抗体复合物，能在血流中长期存在。复合物沉积在血管壁和肾小球基底膜上并激活补体，其 C3a、C5a、C567 可吸引中性粒细胞，对复合物进行吞噬，并释放溶酶体酶类物质，引起血管炎症及组织损伤。②小分子致敏原作为半抗原进入机体，刺激产生 IgE 抗体，IgE 抗体为一种亲细胞抗体，以其 Fc 分段与肥大细胞和嗜碱粒细胞表面的受体相结合，而以其 Fab 分段与抗原相结合。当致敏原再次入侵机体时，即与肥大细胞上的 IgE 结合，激发了细胞内一系列酶反应，释放组胺和慢反应物质（SRS-A）。此外，致敏原与 IgE 结合后，不仅可使 α_2 球蛋白释放缓激肽，也能刺激副交感神经兴奋，释放乙酰胆碱。组织胺、SRS-A、缓激肽和乙酰胆碱作用于血管平滑肌，引起小动脉及毛细血管扩张，通透性增加，进而导致出血和炎症。

【临床表现】

多在春、秋季发病。发病前 1~3 周可有低热、乏力及上呼吸道感染等前驱症状。依据临床表现不同主要分为 5 型。

1. 单纯型过敏性紫癜（紫癜型）　是最常见的类型。主要表现是皮肤紫癜。初发时呈深红色，压之不褪色，单独或互相融合，对称性分布，以四肢伸侧及臀部多见，很少侵犯躯干，可伴有痒感或疼痛，成批反复出现。数日内，紫癜渐变成紫色、黄褐色、淡黄色，经7~14日逐渐消退。除紫癜外，还可并发荨麻疹、血管神经性水肿、多形性红斑或溃疡坏死等。

2. 腹型过敏性紫癜（Henoch型） 除皮肤紫癜外，消化道黏膜和腹膜脏层毛细血管受累。腹痛最常见，常发生在出疹的1~7日，多呈阵发性绞痛，以脐周及下腹痛明显，亦可遍及全腹，发作时可因腹肌紧张而出现明显压痛、肠鸣音亢进，应与“急腹症”进行鉴别。可伴有恶心、呕吐、腹泻与黑便。因肠壁水肿、肠道不规则蠕动，可导致肠套叠，扪及包块，多见于儿童。

3. 关节型过敏性紫癜（Schönlein型） 除皮肤紫癜外，关节可有轻微疼痛，或明显的红、肿、痛及活动障碍。病变常累及大关节，以膝、踝、肘、腕等关节多见，可呈游走性，常易误诊为“风湿病”。主要是关节周围病变，可反复发作，不遗留关节畸形。

4. 肾型过敏性紫癜 过敏性紫癜肾炎的病情最为严重。肾损害多发生于紫癜出现后1周，轻重不一，有的仅为短暂血尿，有的很快进展为肾功衰竭，但少见。主要表现为水肿、高血压、血尿、蛋白尿、管型尿等急性肾小球肾炎表现，少数可为慢性肾炎、肾病综合征的表现，个别可转入慢性肾衰竭。

5. 混合型过敏性紫癜 皮肤紫癜合并上述两种以上临床表现时称为混合型过敏性紫癜。

另外，少数紫癜可累及其他部位。累及脑和脑膜血管，表现为头痛、呕吐、谵妄、抽搐、瘫痪和昏迷等。累及呼吸系统，表现为咯血、哮喘、胸膜炎、肺炎等。累及眼部，表现视神经萎缩、虹膜炎、视网膜出血等。

【辅助检查】

1. 血象 白细胞计数正常或轻度升高，有感染时可增高。红细胞和血红蛋白正常或轻度降低。血小板计数多正常。

2. 出凝血机制检查 除出血时间（BT）可能延长外，其他均正常。

3. 尿常规 肾型或混合型可有血尿、蛋白尿、管型尿。

4. 肾功能 肾型或混合型可有不同程度的肾功能损害，如尿素氮升高、内生肌酐清除率下降等。

【诊断】

1. 诊断要点 ①发病前1~3周多有低热、咽痛、全身乏力或上呼吸道感染病史；②四肢出现对称分布、分批出现的紫癜，尤以下肢为主；③紫癜出现前后，可伴有腹痛、关节肿痛、血尿及水肿等；④血小板计数、功能及出凝血检查正常；⑤排除其他原因引起的血管炎及紫癜。

2. 临床分型 过敏性紫癜诊断确立后，还应做出分型诊断（见临床表现）。

【治疗】

1. 一般治疗 寻找并清除过敏原，避免进食致敏的食物，避免服用致敏的药物，控制扁桃体炎。

2. 抗过敏治疗

（1）抗组胺药物 盐酸异丙嗪12.5~25mg，每日3次，口服；马来酸氯苯那敏片4mg，每日 3 次，口服；氯雷他定 10mg，每日 1 次，口服。

（2）糖皮质激素　可抑制抗原-抗体反应，改善毛细血管通透性。对关节型、腹型和皮肤型效果较好。泼尼松 1～2mg/（kg·d），每日 1 次，口服；严重者可用氢化可的松 100～200mg 或地塞米松 10～20mg 每日 1 次，静脉滴注，连续 3～5 天，病情好转后改口服。糖皮质激素治疗一般不超过 30 天，肾型者可酌情延长。

（3）其他药物　复方芦丁 20～40mg，每日 3 次，口服；维生素 C 2～3g，每日 1 次静脉注射或加入葡萄糖液中静脉滴注；西咪替丁 400mg，每日 2 次，口服；葡糖糖酸钙 1g，稀释后缓慢静脉注射，每日 1 次。

3. 免疫抑制剂治疗　上述治疗效果不佳或反复发作者，可试用免疫抑制剂，特别是合并肾脏损伤者。可采用环磷酰胺 2～3mg/（kg·d），分次口服，或硫唑嘌呤 2～3mg/（kg·d），口服，但应注意监测血常规及其他不良反应。

4. 抗凝治疗　适用于肾型。初以肝素 100～200U/（kg·d）静脉滴注，4 周后改用华法林 4～15mg/d，2 周后改用维持量 2～5mg/d，2～3 个月，使凝血酶原时间维持在正常 1～2 倍。

5. 中医药治疗　以凉血、解毒、活血化瘀为主，代表方为犀角地黄汤加减。适用于慢性反复发作或肾型。

【常用药物注意事项与患者教育】

1. 抗组胺药物　组胺是广泛存在人体内各组织中的一种自体活性物质，合成后储存于肥大细胞和嗜碱性粒细胞的颗粒中，局部组织受到刺激和发生损伤时被迅速释放，作用于组胺受体发挥调节作用。作用于 H_1 受体主要引起支气管、胃肠、子宫平滑肌痉挛和皮肤毛细血管扩张、通透性增高、血浆渗出、水肿；作用于 H_2 受体主要引起胃酸分泌、血管舒张、心脏收缩力增强及心率加快；作用于神经末梢引起痛痒尤其是痒感。抗组胺药物通过阻断其受体发挥拮抗作用。阻断 H_1 受体主要拮抗支气管、胃肠、子宫平滑肌的痉挛，减轻水肿及痒感，另外，阻断中枢受体可产生镇吐、镇静及催眠作用。临床主要用于治疗过敏性疾病、晕动病等。常用制剂马来酸氯苯那敏（扑尔敏）、赛庚啶、氯雷他定、西替利嗪等。主要不良反应有头晕、嗜睡、乏力、视物模糊、便秘、尿潴留等。驾驶员与高空作业者工作时间不宜使用，孕妇忌用。阻断中枢 H_2 受体主要抑制胃酸分泌，故临床主要用于治疗消化性溃疡。长期使用可致男性阳痿、乳房发育，偶致便秘、腹胀、皮疹、头痛、头晕等，孕妇忌用。常用制剂有西咪替丁、雷尼替丁、法莫替丁、尼扎替丁、罗莎替丁等。

2. 复方芦丁　本品为复方制剂，其组分为芦丁与维生素 C。芦丁，是一种脱氢黄素酮的糖苷，属维生素 P 类，在食物中常与维生素 C 共存。维生素 P 是一种氢的传递体，可能参与体内氧化还原酶的作用。在体内，能增强维生素 C 的作用和促进维生素 C 在体内蓄积，维生素 C 其主要药理作用是维持血管弹性，增强毛细血管抵抗力，降低其脆性与通透性，并促进其细胞增生和防止血细胞凝集。临床主要用于脆性增加的毛细血管出血症，也用于高血压脑病、脑出血、视网膜出血、出血性紫癜、急性出血性肾炎、再发性鼻出血、创伤性肺出血、产后出血等的辅助治疗。

扫码“学一学”

第四节　原发免疫性血小板减少症

原发免疫性血小板减少症（idiopathic thrombocytopenic purpura，ITP）既往称为特发性血小板减少性紫癜，是指因血小板免疫性破坏，导致外周血中血小板减少和生成受抑制的出血性疾病。主要临床表现为广泛的皮肤黏膜出血和内脏出血。发病率为（5~10）/10万，男女发病率相近，高龄期妇女发病率高于男性，60岁以上人群发病率是60岁以下人群的两倍。

【病因与发病机制】

尚未完全明确，目前认为与下列因素有关。

1. 病毒感染与免疫异常　病毒感染主要发生在上呼吸道。常见的病毒有风疹病毒、麻疹病毒、水痘病毒、腮腺炎病毒、巨细胞病毒等。感染造成机体免疫异常使血小板破坏。机体免疫紊乱产生抗血小板自身抗体或病原作为半抗原与某些血小板上的糖蛋白结合形成完整抗原，刺激机体产生抗血小板自身抗体，自身抗体作用于血小板使血小板直接破坏，或使血小板结构产生变化易于被单核-巨噬细胞清除或使血小板吸附补体，通过补体溶解破坏血小板。

2. 脾、肝作用　脾、肝内的单核-巨噬细胞系统功能亢进，使血小板破坏增多。

3. 遗传缺陷　遗传缺陷致血小板结构异常，易于被单核-巨噬细胞系统清除。

【临床表现】

1. 急性起病

（1）起病方式　起病急骤，可有畏寒、寒战、发热等全身症状。

（2）出血

1）皮肤黏膜出血：全身皮肤瘀点、紫癜、瘀斑，严重者可出现血疱或血肿。黏膜出血表现为鼻出血、牙龈出血等。皮肤操作处或注射部位可渗血不止。

2）内脏出血：胃肠道出血表现为呕血、便血；呼吸道出血表现为咯血、呼吸困难；泌尿生殖道出血表现为尿血、阴道出血；颅内出血可致剧烈头痛、呕吐、意识障碍、局灶神经症状（瘫痪、感觉障碍），甚至出现脑疝，颅内出血是本病死亡的主要原因。

3）贫血或失血性休克：长期慢性失血可致缺铁性贫血，急性大量失血可致失血性休克。

2. 慢性起病

（1）起病方式　起病隐匿，一般无法确定起病的确切时间。

（2）出血

1）皮肤黏膜出血：轻而局限，表现为皮肤出血点、鼻出血、牙龈出血。

2）月经过多：月经过多常见，有时甚至是唯一表现，其他内脏出血少见。

3）贫血：长期慢性失血可致缺铁性贫血。

另外，有的慢性患者可因感染使病情突然加重出现广泛的皮肤黏膜出血及颅内出血。

【辅助检查】

1. 血象　血小板计数明显减少，血小板形态可正常，或出现异形血小板（表现为体积增大、畸形）；可出现正常细胞或小细胞低色素性贫血。

2. 骨髓象　骨髓巨核细胞正常或增多，幼稚型巨核细胞比例增多，胞浆少，体积小，颗粒少或无颗粒，无血小板形成；产板型巨核细胞显著减少（<30%）；红系、粒系及单核系正常。

3. 血小板抗体检查　80%以上病人血清中可查到血小板相关抗体（PAIg），主要抗体成分为IgG，亦可为IgA。

4. 止血与凝血功能检查　出血时间延长，血块退缩不佳，束臂试验（在试验者上臂缠以血压计袖带，维持在收缩压与舒张压之间8分钟，然后观察前臂屈侧直径5cm圆圈内新出血点的数目，正常少于10个，大于10个为阳性，提示毛细血管壁脆性增加）阳性，血清凝血酶时间及凝血时间均正常。放射性核素^{51}Cr或^{111}In测定，血小板寿命缩短。

【诊断】

1. 诊断要点　①2次或2次以上检查血小板计数均减少，其他血细胞形态可正常；②往往不伴有肝、脾大；③骨髓象显示幼稚巨核细胞增多，血小板形成明显减少或无血小板形成；④排除其他继发性血小板减少症等。

2. 分型与分期　①新诊断的ITP：初次确诊后3个月以内的患者；②持续性ITP：确诊后3~12个月内血小板持续减低的患者；③慢性ITP：血小板减低持续超过12个月；④重症ITP：血小板<10×10^9/L，就诊时需要治疗出血症状或治疗过程中出现新的出血症状，需用其他提升血小板的药物或增加现用药物剂量；⑤难治性ITP：满足三种情况，即脾切除无效或复发；需长期治疗以降低出血的危险；除外其他病因引起的血小板减少。

【治疗】

1. 一般治疗　注意休息，必要时卧床休息。给予易消化富含营养食物。做好皮肤黏膜出血部位的清洗、护理。避免外伤。

2. 糖皮质激素治疗　这是原发免疫性血小板减少症的首选治疗，在血小板<50×10^9/L时可予以实施。糖皮质激素能够减少血小板相关抗体生成及减轻抗原抗体反应、抑制单核-巨噬细胞系统对血小板的破坏，降低毛细血管通透性，刺激骨髓造血及血小板向外周血的释放，近期有效率约为80%。一般情况下，泼尼松每天30~60mg，分3次口服或顿服。如果病情严重可用等剂量地塞米松或泼尼松龙静脉滴注，好转后再改为泼尼松口服。血小板恢复到接近正常时，开始减量，每周减5mg，最后以泼尼松每天5~10mg口服维持3~6个月。

3. 促血小板生成药物　主要用于糖皮质激素治疗无效或难治性患者。常用药物包括重组人血小板生成素、非肽类TPO类似物等。起效快，副作用小，但停药后疗效不能维持。

4. 免疫抑制剂治疗

（1）适应证　①糖皮质激素治疗或脾切除无效者；②不适用糖皮质激素治疗或脾切除者；③联合糖皮质激素治疗以减少糖皮质激素用量或提高疗效者。

（2）常用药物　长春新碱，每次 1mg，每周 1 次，静脉注射，4～6 周 1 疗程。环磷酰胺，2～3mg/（kg·d），口服，3～6 周 1 疗程或 0.3～0.6mg/m^2，每 3 周 1 次，静脉注射。硫唑嘌呤，1～3mg/（kg·d），口服，2～3 个月 1 疗程。

难治性 ITP 亦可使用下列药物：环孢素，250～500mg/d，口服，维持量 50～100mg/d，可持续半年以上。霉酚酸酯，0.5～1.0g/d，口服。利妥昔单克隆抗体（CD20 单抗），375mg/m^2，静脉注射。

5. 其他药物治疗

（1）达那唑　每天 300～600mg，口服，2～3 个月 1 疗程，常与糖皮质激素联合使用。

（2）氨肽素　每天 1g，分次口服，8 周 1 疗程。

6. 脾切除　是本病治疗的有效方法之一。脾切除能够减少血小板抗体生成，消除血小板破坏场所。其有效率 70%～90%。

（1）适应证　①正规糖皮质激素治疗 3～6 个月无效者；②糖皮质激素维持量>每天 30mg；③不适用糖皮质激素治疗者；④^{51}Cr 扫描脾区放射指数增高者。

（2）禁忌证　①<2 岁的婴幼儿；②妊娠期；③伴有其他疾病不能耐手术者。

7. 急症处理　全身出血广泛而严重，有颅内出血，血小板<20×10^9/L，属于原发免疫性血小板减少症的急症，有生命危险，需紧急处理。处理措施如下：

（1）泼尼松龙　每天 1g，静脉注射，3～5 天 1 疗程。

（2）丙种球蛋白　0.4g/kg，静脉滴注，4～5 天 1 疗程，1 个月后可重复一次。

（3）血浆置换　每次置换 3 000ml 血浆，每天 1 次，连续 3～5 天。

（4）血小板输注　成人每次 10～20U（每 200ml 循环血液中采得的血小板为 1U），静脉滴注，可根据病情重复使用，但仅限于威胁生命的严重出血。

8. 原发免疫性血小板减少症疗效参考标准

（1）显效　无出血，血小板数恢复正常，持续 3 个月以上，两年以上无复发。

（2）良效　无或基本无出血，血小板升至 50×10^9/L 以上，或较原水平提高 30×10^9/L 以上，持续 2 个月。

（3）进步　出血改善，血小板较原水平有所上升，持续半月以上。

（4）无效　出血及血小板计数无改善。

【常用药物注意事项与患者教育】

1. 糖皮质激素　见第九章第二节慢性肾小球肾炎。

2. 利妥昔单克隆抗体（CD20 单抗）　利妥昔单抗是一种嵌合鼠/人的单克隆抗体，该抗体与纵贯细胞膜的 CD20 抗原特异性结合。此抗原位于前 B 淋巴细胞和成熟 B 淋巴细胞，但在造血干细胞、后 B 细胞、正常血浆细胞或其他正常组织中不存在。利妥昔单抗与 B 淋巴细胞上的 CD20 结合，并引发 B 细胞溶解的免疫反应。细胞溶解的可能机制包括补体依赖性细胞毒性（CDC）和抗体依赖性细胞毒性（ADCC）。此外，体外研究证明，利妥昔单抗可使药物抵抗性的人体淋巴细胞对一些化疗药的细胞毒性敏感。该抗原表达于 95% 以上的 B 淋巴细胞型的非何杰金淋巴瘤，临床已用于 B 细胞性淋巴瘤的治疗，并取得良好效果。因其有确切的外周血 B 淋巴细胞清除效应，近年来在难治性 ITP 中进行了一些临床研究。目前美国 FDA 已经批准利妥昔单抗（美罗华）治疗类风湿关节炎。不良反应：静脉滴注时可有发热和寒战，主要在第一次静脉滴注时，通常发生在2个小时内。其他随后的症状包括恶心、荨麻疹、皮疹、疲劳、头痛、瘙痒、支气管痉挛、呼吸困难、舌或喉头水肿（血管神经性水肿）、鼻炎、呕吐、暂时性低血压、皮肤潮红、心律失常等。其次常见的是原有的心脏病，如心绞痛和充血性心力衰竭加重。用药的不良反应随着静脉滴注的继续而减轻。少数病人发生出血性不良反应，常常是轻微和可逆性的。严重的血小板减少和中性粒细胞减少的发生率为1.8%，严重贫血的发生率为1.4%。禁忌证：已知对该产品的任何成分及鼠蛋白高敏感的病人、孕妇、哺乳期妇女、儿童。目前尚未见本药与其他药物相互作用的报道。

扫码“练一练”

目标检测

1. 简述常用的口服铁剂。
2. 简述再生障碍性贫血的临床特点。
3. 简述过敏性紫癜的病因。
4. 试述贫血的分类。

（李俊峰）

第十一章

内分泌与代谢疾病

学习目标

1. **掌握** 内分泌与代谢常见疾病的病因；内分泌与代谢常见疾病的诊断要点。
2. **熟悉** 内分泌与代谢常见疾病治疗的常用药物注意事项与患者教育。

内分泌与代谢疾病包括内分泌疾病与代谢疾病。内分泌疾病是指内分泌器官产生激素异常及靶组织对激素反应异常所导致的疾病，常见的内分泌代谢疾病有甲状腺功能亢进症、甲状腺功能减退症、甲状腺炎、肾上腺皮质功能亢进症、原发性醛固酮增多症等。代谢疾病是指中间代谢（营养物质进入机体后在体内合成和分解代谢过程中的一系列化学反应称为中间代谢）的某一环节出现障碍引起的疾病。常见的代谢疾病有糖尿病、痛风、低血糖等。

扫码“学一学”

第一节　单纯性甲状腺肿

单纯性甲状腺肿是指由多种原因引起的非炎症性或非肿瘤性甲状腺肿大，不伴甲状腺功能失调。根据病因和发病机制可分为地方性甲状腺肿（儿童单纯性甲状腺肿的患病率超过 10%）、散发性甲状腺肿和生理性甲状腺肿。女性发病率是男性的 3~5 倍。

【病因与发病机制】

1. 碘缺乏 这是地方性甲状腺肿最常见的原因。离海较远的多山地区和高原地区，土壤中碘含量低，造成饮水和食物中碘含量不足。碘是合成甲状腺激素的原料，碘不足，甲状腺组织代偿性增生，形成甲状腺肿。

2. 甲状腺激素合成或分泌障碍 这是散发性甲状腺肿的原因。①摄碘过多：摄入过量的碘（海边居民）或含碘药物（胺碘酮），造成甲状腺中碘的有机化障碍，竞争过氧化物酶上的活性基团，酪氨酸碘化障碍抑制甲状腺激素的合成和释放，甲状腺组织代偿性增生形成甲状腺肿。②致甲状腺肿物质：硫脲类物质、硫氰酸盐、碳酸锂等能够通过抑制甲状腺激素合成引起甲状腺肿。③先天性甲状腺激素合成障碍：由于甲状腺激素合成过程中的酶先天缺陷，影响甲状腺激素合成致甲状腺肿。

3. 甲状腺激素需要量增加 青春发育期人群（尤其女性）、妊娠或哺育期妇女，出现相对性碘缺乏而致生理性甲状腺肿。

【病理】

疾病早期，甲状腺滤泡上皮细胞增生肥大，血管丰富，甲状腺呈均匀、弥漫性增大。疾病中期，滤泡细胞呈扁平状，滤泡腔内充满胶质。疾病后期，甲状腺组织不规则增生并形成结节，可发生结节内出血、钙化或退行性变形成囊肿。

【临床表现】

1. 甲状腺肿大 这是单纯性甲状腺肿的主要表现。甲状腺呈弥漫性肿大，表面光滑，质地较软，无压痛，亦可触及结节。

2. 压迫症状 甲状腺肿大明显时，可压迫气管、食管、喉返神经等周围组织器官，表现为咳嗽与呼吸困难、吞咽困难、声音嘶哑等。

【辅助检查】

1. B 型超声检查 甲状腺呈均匀、弥漫性肿大。

2. 血清甲状腺激素检查 TT_3和 TT_4、FT_3和 FT_4基本在正常范围。

3. 放射性核素扫描 可见弥漫性甲状腺肿大，核素分布均匀，但亦可呈现有或无功能性结节图像。

【诊断】

诊断要点：①地方性缺碘病史或处于青春期、妊娠期或哺乳期人群；②均匀、弥漫性甲状腺肿大而甲状腺功能基本正常；③血清甲状腺激素在正常范围。

【治疗】

1. 病因治疗 碘缺乏，应进食含碘丰富食物如海带，并食用碘化食盐。摄入致甲状腺肿物质或碘摄入过多者，应少食含致甲状腺肿物质的食物如白菜、豆类，停用含碘药物。

2. 甲状腺激素治疗 ①干甲状腺片，开始 15~30mg/d，渐增至 60~120mg/d，分 2~3 次口服。②左甲状腺素，开始 25μg/d，渐增至 50~100μg/d，分次口服。

3. 手术治疗 甲状腺极度肿大并产生压迫症状者可行手术切除。

4. 预防 地方性甲状腺肿流行地区根本的防治措施是补碘。补碘需遵循补碘的全民性、长期性和经常性 3 个原则。食盐加碘是最根本的预防措施。我国目前规定在食盐内加入碘酸钾，采用的碘与盐的比例多在 1∶20 000~50 000 间。以每日服食盐 10g 计，至少可得 200μg 碘，足以满足人体对碘的需要。碘化饮水也是补碘方法之一。碘油是继碘盐后又一较方便而有效的措施，有注射针剂及口服碘油丸 2 种，目前多采用口服碘油丸替代肌内注射。

在高碘地方性甲状腺肿流行地区，应给予低碘饮食，避免饮用高碘水。

【常用药物注意事项与患者教育】

甲状腺激素 甲状腺激素是维持机体正常代谢、促进生长发育所必需的激素，包括甲状腺素（T_4）和三碘甲状腺原氨酸（T_3），主要生理、药理作用是：①维持正常生长发育；②促进代谢和产热；③提高机体交感-肾上腺系统的反应性。临床上治疗单纯性甲状腺肿是通过给予适量甲状腺激素补充内源性甲状腺激素不足，并达到抑制 TSH 过多分泌，缓解腺体代偿性增生肥大的作用。常用甲状腺激素制剂：①干甲状腺片，家畜（猪、牛、羊等）甲状腺的干燥粉末；②左甲状腺素，人工合成的四碘甲状腺原氨酸的钠盐；③碘塞罗宁，人工合成的三碘甲状腺原氨酸的钠盐。不良反应：甲状腺激素过量可引起心悸、手震颤、多汗、体重减轻、失眠等甲亢症状，重者可致腹泻、呕吐、发热、脉搏快而不规则，甚至心绞痛、心力衰竭、肌肉震颤或痉挛。一旦出现上述现象，应立即停药，用β-受体阻断药对抗，停药 1 周后再从小剂量开始应用。

扫码“学一学”

第二节　甲状腺功能亢进症

甲状腺功能亢进症（简称甲亢）是指甲状腺激素分泌过多引起的临床症候群。其主要临床表现为高代谢状态、甲状腺肿大和眼征。引起甲亢的原因很多，但以 Graves 病最多见。下面介绍 Graves 病。

Graves 病又称毒性弥漫性甲状腺肿或 Basedow 病，它是一种自身免疫性疾病。本病有遗传倾向，常因精神刺激和感染等因素诱发。发病年龄多在 20~40 岁，女性多于男性。

【病因与发病机制】

本病的病因与发病机制尚未完全明确，目前认为是在遗传缺陷的基础上，由精神刺激、感染等因素诱发的一种器官特异性自身免疫性疾病。病人体内抑制性 T 淋巴细胞的免疫监护和调节功能存在遗传缺陷，在外界因素刺激下，针对甲状腺组织的免疫“禁株”细胞失控，B 淋巴细胞大量增生，功能变异，在辅助性 T 淋巴细胞的辅助下分泌大量特异性抗体，其中最重要的是促甲状腺激素受体抗体（TSH-receptor antibodies，TRAb）。TRAb 包括促甲状腺激素受体刺激性抗体（TSH-stimulating antibody，TSAb）、刺激阻断性抗体（TSH-stimulating blocking antibody，TSBAb）和甲状腺生长免疫球蛋白（thyroid growth immunoglobulins，TGI）三种，它们与促甲状腺激素受体结合的部位可能不同。TSAb 与促甲状腺激素受体结合产生类似促甲状腺激素的生物效应，促进甲状腺组织增生，提高合成、分泌和释放甲状腺激素的能力，大量甲状腺激素进入血液，导致一系列临床表现，是引起 Graves 病的直接原因。TGI 与促甲状腺激素受体结合仅引起甲状腺细胞增生，不引起甲状腺功能亢进。TSBAb 则可能与 Graves 病患者自发性出现的甲状腺功能减退有关。

【病理】

1. 甲状腺　甲状腺呈不同程度的弥漫性增生，甲状腺内血管扩张、增生。腺泡上皮细胞增生，腺泡内胶质减少。间质组织中有大量淋巴细胞和浆细胞浸润，甚至出现淋巴组织生发中心。

2. 其他器官　部分病人有眼球后组织脂肪增加，淋巴细胞浸润，水肿，眼肌水肿、变性。胫前黏液性水肿。骨骼肌萎缩变性。心肌细胞肥大变性。皮肤增厚并有淋巴细胞浸润。骨质疏松，骨吸收多于骨形成。

【临床表现】

1. 甲状腺激素分泌过多症候群

（1）高代谢状态　表现为低热、怕热多汗、疲乏无力、消瘦。

（2）神经系统　表现为烦躁易怒、神经过敏、紧张多虑、失眠不安、记忆力减退。出现手指、舌、眼睑震颤，腱反射亢进。偶有寡言抑郁、表情淡漠。

（3）心血管系统　表现为心悸、胸闷、气短、心动过速、心音亢进、心律失常、心脏增大、收缩压增高等。

（4）消化系统　表现为食欲增多、大便次数增多及粪便稀薄、消化不良。

（5）其他　肌肉软弱无力，胫前黏液性水肿，女性月经不调，男性阳痿，两性生殖能力均下降。

2. 甲状腺肿大　一般呈弥漫、对称性肿大，肿大程度与甲亢轻重无明显关系。质软、无压痛，随吞咽上下移动，于腺体上可听到血管杂音或触及震颤，为诊断本病的重要体征。少数可触及结节。极少数无甲状腺肿大或甲状腺位于胸骨后纵隔内者，需用放射性核素扫描或 X 线检查才能确定。

3. 突眼（眼征）

（1）非浸润性突眼　又称良性突眼，占大多数，呈对称性。主要由于交感神经兴奋致眼外肌群和上睑肌张力增高所致。

（2）浸润性突眼　又称恶性突眼，较少见，眼球重度突出，伴眼球胀痛、畏光、流泪等。其形成可能与垂体产生的致突眼物质、体内产生的致突眼抗体等有关。

4. 特殊表现

（1）甲状腺危象　在甲亢过程中，结合甲状腺激素过多转化为游离甲状腺激素所致，常因精神刺激、感染、术前准备不充分等诱发。主要表现为高热（39℃以上）、心动过速（140~240 次/分）、大汗淋漓、恶心、呕吐、腹泻、烦躁不安，甚至出现休克和昏迷。

（2）老年性甲亢　又称淡漠性甲亢。甲亢的症状不明显，而以表情淡漠、嗜睡、反应迟钝、食欲减退、乏力、明显消瘦为主要表现，亦可仅表现为阵发性或持续性房颤。

【辅助检查】

1. 实验室检查

（1）血清甲状腺激素测定　TT_3和TT_4、FT_3和FT_4升高，FT_3和FT_4比TT_3和TT_4更为敏感。大多数情况下，TT_3、FT_3与TT_4、FT_4相平行，甲亢时，两者均升高。T_3型甲亢，TT_3、FT_3升高而TT_4、FT_4正常；T_4型甲亢，TT_4、FT_4升高而TT_3、FT_3下降。

（2）血清反-T_3（γ-T_3）测定　甲亢早期即可升高，治疗时最后恢复正常。甲亢时，T_4转化为无生物活性的γ-T_3，因此，它是甲亢诊断和治疗较敏感的指标之一。

（3）血清促甲状腺激素（TSH）测定　Graves 病时，TSH 降低。

（4）甲状腺自身抗体测定　TRAb、血清甲状腺球蛋白抗体（TGAb）、甲状腺微粒体抗体（TMAb）、甲状腺过氧化物酶抗体（TPOAb）等均升高。

2. 影像学检查　甲状腺超声检查显示甲状腺弥漫性、对称性肿大，血流丰富，呈“火海”征。

【诊断】

诊断要点：①多见于20~40岁女性，起病缓慢，起前常有精神刺激史；②有甲状腺激素分泌增多、甲状腺肿大、突眼等临床表现；③血清甲状腺激素升高；④血清中可查到甲状腺自身抗体。

【治疗】

1. 一般治疗 适当休息，给予热量充足和营养丰富的饮食，避免精神刺激。

2. 抗甲状腺药物治疗

（1）常用药物 目前临床上常用的为硫脲类的丙硫氧嘧啶和咪唑类的甲巯咪唑。其主要作用机制是抑制甲状腺激素的合成，另外尚有免疫抑制（减少自身抗体产生和甲状腺内淋巴细胞浸润）作用和在外周组织抑制T_4转化为T_3的作用。

（2）适应证 ①病情轻、甲状腺轻至中度肿大者；②年龄在20岁以下，或孕妇、年迈体弱者；③合并严重心、肝、肾疾病而不宜手术者；④术前准备；⑤甲状腺次全切除术后复发而不宜用^{131}I治疗者；⑥放射性^{131}I治疗前后的辅助用药。

（3）使用方法 用药一般分为3个阶段，总疗程1.5~2年。①初治阶段：丙硫氧嘧啶300~400mg/d，或甲巯咪唑30~40mg/d，分3次口服，需1~3个月。②减药阶段：当病情显著减轻、体重增加、心率降至80~90次/分、甲状腺激素接近正常时，开始减量。每2~4周减一次，丙硫氧嘧啶每次减50~100mg，甲巯咪唑每次减5~10mg，需2~3个月。③维持阶段：丙硫氧嘧啶的维持量为50~100mg/d，甲巯咪唑的维持量为5~10mg/d，维持1~1.5年。在治疗过程中，除非有较严重反应，一般不宜中断用药。

（4）不良反应 ①白细胞减少：多见于开始服药的2~3个月内，故在初治阶段每1~2周检查一次血象，减量或维持阶段也要注意监测。白细胞低于4.0×10^9/L或粒细胞低于1.5×10^9/L时，应停药，同时给予维生素B_4、鲨肝醇、利血生等升高白细胞。②药疹：轻型为多，可给予氯苯那敏等抗组胺药，亦可改换抗甲状腺药物。出现严重的剥脱性皮炎时，应立即停药，并给予糖皮质激素。

3. 放射性^{131}I治疗 甲状腺具有高选择性摄取^{131}I的能力，口服^{131}I后，大部分被甲状腺摄取，其释放的射线破坏甲状腺组织，使甲状腺激素合成减少。适用于药物治疗无效者、严重过敏不能继续服药者、有手术禁忌证者。禁用于妊娠或哺乳期妇女、年龄小于25岁者、严重突眼者、有严重肝或肾功能不全者。一般按每克甲状腺组织一次给予^{131}I 2.6~3.7MBq（70~100μCi）放射量。

4. 手术治疗 手术方法为甲状腺次全切除术。适用于中、重度甲亢，服药无效或甲状腺巨大有压迫症状者。禁用于轻症可用药物治疗者、严重突眼者、妊娠前3个月或妊娠6个月后、有严重疾病不能耐受手术者。

5. 对症治疗 心率增快、多汗、震颤等交感神经兴奋症状可给予普萘洛尔，但伴支气管哮喘或房室传导阻滞者禁用。精神紧张、烦躁不安者可给予地西泮。补充维生素B_1、维生素B_6和维生素C。

6. 甲状腺危象治疗 ①抑制甲状腺激素合成：丙硫氧嘧啶首次600mg口服或经胃管注入，继之200mg/次，每日3次口服，待症状缓解后减至一般剂量。②抑制甲状腺激素释放：服丙硫氧嘧啶 1~2 小时后，口服复方碘溶液 30~60 滴，以后每 6~8 小时 5~10 滴，视病情逐渐减量，一般用 3~7 天。③拮抗交感神经兴奋症状：如无心功能不全或支气管哮喘，普萘洛尔 30~50mg，每 6~8 小时口服 1 次，或 1mg 稀释后缓慢静脉注射，视需要间歇给 3~5 次。④使用糖皮质激素：氢化可的松 100mg 加入 5% 或 10% 的葡萄糖液中静脉滴注，6~8小时 1 次。⑤其他对症治疗：吸氧、抗感染、降温、纠正水或电解质紊乱、纠正酸中毒等。

7. 浸润性突眼的防治　保护眼球可采用戴墨镜、用眼罩、用抗生素眼膏等，用氯霉素眼药水及时治疗结膜炎、角膜炎。高枕卧位、限制食盐及应用利尿剂能减轻水肿。据报道生长抑素类似物奥曲肽有抑制眼球后组织增生作用。亦可选用手术或球后放射治疗。

【常用药物注意事项与患者教育】

抗甲状腺药物　主要药理作用：①通过抑制甲状腺过氧化物酶，进而抑制酪氨酸的碘化及耦联，减少甲状腺激素的生物合成。对已合成的甲状腺激素无效，须待体内已合成的激素被消耗到一定程度后才能生效。一般症状改善常需 2~3 周，基础代谢率恢复正常需 1~2 个月。②能迅速控制血清中生物活性较强的 T_3 水平，故在重症甲亢、甲状腺危象时，该药可列为首选。③除能控制高代谢症状外，还能降低血循环中的 TSI，故对甲亢病因也有一定的治疗作用。主要药物有：丙硫氧嘧啶、甲硫氧嘧啶、甲巯咪唑（他巴唑）、卡比马唑（甲亢平）。主要不良反应有过敏反应、消化道反应、粒细胞缺乏、甲状腺肿及甲状腺功能减退等，丙硫氧嘧啶和甲巯咪唑发生较少，故临床上常用，甲硫氧嘧啶和卡比马唑发生较多，临床已较少使用。该类药物易通过胎盘和进入乳汁，妊娠时慎用或不用，哺乳期妇女禁用；结节性甲状腺肿合并甲亢及甲状腺癌病人禁用。锂、磺胺类、对氨水杨酸、对氨苯甲酸、保泰松、巴比妥类、酚妥拉明、磺酰脲类、维生素 B_{12} 等药物都能不同程度地抑制甲状腺功能，如与上述药物合用，可能增加抗甲状腺效应。碘剂可明显延缓硫脲类起效时间，一般情况下不应合用。

第三节　甲状腺功能减退症

扫码“学一学”

甲状腺功能减退症（简称甲减）是指由多种原因引起的甲状腺激素（TH）合成、分泌或生物效应不足所致的一种内分泌疾病。按发病年龄可分为呆小症，起病于胎儿或新生儿；幼年型甲减，起病于儿童；成年型甲减，起病于成人。

【病因与发病机制】

1. 甲状腺性甲减　又称原发性甲减，由甲状腺组织本身病变引起。甲状腺组织破坏或甲状腺激素合成障碍导致甲状腺激素减少。常见的原因有：先天性甲状腺缺如或发育不全、甲状腺次全切除术后、甲状腺 ^{131}I 放射治疗后、食物或饮水中碘缺乏、甲状腺炎、甲状腺激素合成过程中酶或其他环节缺陷。

2. 下丘脑-垂体性甲减　又称继发性甲减，主要由下丘脑或垂体病变所引起。①下丘脑因外伤、手术、肿瘤、结核等破坏，引起促甲状腺激素释放激素（TRH）生成不足。②垂体因炎症、外伤、肿瘤、出血等破坏，引起促甲状腺激素（TSH）分泌减少。

3. 周围性甲减 ①周围组织对甲状腺激素不敏感：甲状腺激素受体的敏感性异常或数量、结构、效应上有缺陷。②存在甲状腺激素结合抗体：甲状腺激素与特异性 T_3、T_4 抗体结合形成复合物，使甲状腺激素的生理效应减低或消失。

【病理】

1. 甲状腺 慢性淋巴细胞性甲状腺炎、甲状腺放疗后或手术后、继发性甲减等呈萎缩性变；缺碘引起弥漫性肿大或伴结节；先天发育不全或缺如。

2. 垂体 原发性甲减时腺垂体肥大，甚至发生肿瘤；垂体性甲减时呈萎缩性变。

3. 其他 皮肤增厚，真皮层有黏多糖沉积，PAS 或甲苯胺蓝染色阳性，形成黏液性水肿。

【临床表现】

1. 成年型甲减

（1）一般表现 畏寒、少汗、乏力、少言懒动、表情淡漠、面色苍白、眼睑浮肿、唇厚舌肥，全身皮肤干燥、增厚、粗糙，手、脚掌呈姜黄色，指甲厚而脆。

（2）神经系统 记忆力减退，智力低下，反应迟钝，嗜睡，精神抑郁，后期痴呆，昏迷（黏液性水肿昏迷）。

（3）心血管系统 心动过缓、心音低钝，心浊音界扩大，心包积液。久病者并发冠心病。

（4）消化系统 食欲减退、腹胀、便秘。

（5）其他 肌肉软弱无力，亦可有暂时性肌强直、痉挛、疼痛，黏液性水肿病人可伴膝、手关节肥厚、强直、疼痛。男性性欲减退、阳痿，女性性欲减退、月经紊乱，两性生殖能力均下降。

2. 呆小病 体格、智力发育迟缓，表情呆钝，声音低哑，肤色苍白，眶周浮肿，眼距增宽，鼻梁塌陷，唇厚流涎，舌大外伸，前后囟增大并关闭延迟，出牙、换牙延迟，头发稀疏，眉毛脱落，行走晚呈鸭步，心率慢，心浊音界扩大，腹部膨大伴脐疝，性器官发育延迟。

3. 幼年型甲减 介于成人型甲减与呆小病之间。幼儿多表现为呆小症，较大儿童多表现为成年型甲减。

【辅助检查】

1. 实验室检查

（1）血清甲状腺激素测定 TT_3 和 TT_4、FT_3、FT_4 下降，以 FT_4 变化最敏感。

（2）垂体促甲状腺激素（TSH）测定 原发性甲减，明显升高；周围性甲减轻度升高；继发性甲减，多降低。

（3）其他检查 血常规检查呈轻度或中度贫血，血脂检查胆固醇、甘油三酯、β-脂蛋白升高。

2. 影像学检查 X 线检查见呆小症病儿骨龄明显延迟、骨化中心呈不均一性斑点状钙化阴影。CT 检查可发现垂体病变。甲状腺同位素扫描可发现甲状腺发育不良或缺如。

3. 心电图检查　显示窦性心动过缓、低电压、T 波平坦或倒置，有时可见到其他心律失常。

【诊断】

诊断要点：①可有甲状腺切除、放射治疗、脑部缺血或外伤等病史；②甲减的临床表现；③血清甲状腺激素低于正常。

【治疗】

1. 一般治疗　适当休息，注意保暖，给予合理的饮食，保证热量，补充维生素 B_1、B_6 和维生素 C。

2. 替代治疗　这是本病的主要治疗方法，呆小症或永久性甲减者需终生替代。长期维持量左甲状腺素片为 50～150μg/d，干甲状腺片 60～180mg/d。使用时应从小剂量开始，逐渐调整至替代维持量。使用过程中应注意药物不良反应和并发症，定期复查甲状腺激素水平，按需要调整药物剂量。

3. 对症治疗　贫血者可根据情况补充铁剂、维生素 B_{12}、叶酸。胃酸缺乏者给予 1% 稀盐酸。黏液性水肿昏迷患者即刻补充甲状腺激素（静脉注射三碘甲状腺原氨酸起效更快）、给予氢化可的松或地塞米松、静脉滴注 10% 葡萄糖液或 5% 葡萄糖盐溶液、吸氧、保暖、抗休克、抗感染等。

【常用药物注意事项与患者教育】

甲状腺激素　见本章第一节单纯性甲状腺肿。

第四节　糖 尿 病

扫码“学一学”

扫码“看一看”

糖尿病是指由多种因素引起的以慢性高血糖为特征的代谢紊乱疾病。胰岛素的绝对不足（分泌减少）或相对不足（胰岛素作用不敏感或受体减少）均可引起糖尿病。糖尿病发病人数正随着人民生活水平的不断提高、人口老龄化、生活方式改变以及诊断技术的进步而迅速增加。

根据美国糖尿病协会（ADA）1997 年提出的新的分类法建议主要将糖尿病分成 1 型糖尿病、2 型糖尿病、其他类型糖尿病和妊娠期糖尿病 4 大类型。

1 型糖尿病：包含以前所称的胰岛素依赖性糖尿病（IDDM）、1 型或青少年发病糖尿病，因病人胰岛 β 细胞被破坏，造成胰岛素绝对不足，有酮症酸中毒倾向。它分为免疫介导和特发性两个亚型。前者由胰岛 β 细胞发生介导的自身免疫性损伤而引起，能够找到自身免疫的证据；后者人数很少，主要来自某些人种（如美国黑人、南亚印度人），始终找不到自身免疫反应证据。

2 型糖尿病：包含以前所称的非胰岛素依赖性糖尿病（NIDDM）、2 型或成年糖尿病，病人无胰岛 β 细胞的自身免疫损伤，但有胰岛素抵抗和胰岛素分泌障碍。这类糖尿病发病的危险性随着年龄、肥胖，以及缺乏体力活动而增长。

其他特殊类型的糖尿病：本型按病因及发病机制分为 β 细胞功能遗传性缺陷、胰岛素作用遗传性缺陷、胰腺外分泌疾病（胰腺炎、胰腺切除术后等）、内分泌疾病（胰升血糖素瘤、库欣综合征等）、药物或化学药品所致糖尿病（苯妥英钠、噻嗪类利尿剂等）、感染（先天性风疹、巨细胞病毒等）、不常见的免疫介导糖尿病（僵人综合征、抗胰岛素受体抗体等）和其他可能与糖尿病相关的遗传性综合征 8 个亚型，临床上极为少见。

妊娠期糖尿病：在确定妊娠后，若发现有各种程度的葡萄糖耐量减低或明显的糖尿病，不论是否用胰岛素治疗或仅用饮食治疗，也不论分娩后这一情况是否持续，均认为是妊娠期糖尿病。

本节仅介绍 1 型糖尿病和 2 型糖尿病。

【病因与发病机制】

糖尿病的病因和发病机制较为复杂，至今尚未完全清楚，目前一般认为是遗传因素与环境因素共同造成。

1. 免疫介导 1 型糖尿病 在糖尿病易感基因的基础上，因病毒感染（多为柯萨奇 B_4病毒、腮腺炎病毒、风疹病毒等）等外部因素引起体内自身免疫反应产生胰岛细胞自身抗体、胰岛素自身抗体、谷氨酸脱羧酶自身抗体等破坏胰岛 β 细胞和胰岛素，胰岛 β 细胞逐渐消失，胰岛素逐渐减少，最终发展成临床糖尿病。病毒感染也可直接损伤胰岛 β 细胞。

2. 2 型糖尿病 在糖尿病遗传易感性基础上，加上肥胖、体力活动不足、化学毒物、热量过剩、人口老龄化等因素共同促发。①胰岛素抵抗：胰岛素受体及受体后的遗传缺陷（受体不敏感、数量少或受体后低效应）、肥胖（胰岛素受体少且不敏感）、老龄化（受体敏感性降低）等因素造成胰岛素抵抗，胰岛代偿性分泌过多的胰岛素，过重的负担最终导致 β 细胞功能下降而发病。②胰岛素分泌缺陷：β 细胞遗传缺陷等因素造成胰岛素分泌异常。

【病理生理】

糖尿病主要的病理生理改变是糖、脂肪、蛋白质代谢紊乱。胰岛素的相对或绝对不足，造成葡萄糖在肝、肌肉和脂肪组织的利用减少以及肝糖原输出增多，出现高血糖症。胰岛素不足，脂肪合成减少，血清游离脂肪酸和甘油三酯升高；胰岛素极度缺乏时，脂肪大量分解，产生大量酮体，超过机体的处理能力，形成酮症和酮症酸中毒。蛋白代谢紊乱表现为蛋白合成减少，分解增强，导致负氮平衡。

【临床表现】

1. 代谢紊乱表现 糖尿病的典型表现为“三多一少”，即多尿、多饮、多食和体重减轻（消瘦）。另外，尚有皮肤瘙痒（尤其外阴瘙痒），视物模糊（高血糖致眼房水、晶体渗透压改变而引起屈光改变）等。

2. 并发症表现

（1）急性并发症

1）糖尿病酮症酸中毒：多见于 1 型糖尿病，由感染、胰岛素治疗中断或不适当减量、饮食不当、创伤、手术、妊娠或分娩等诱发。糖尿病加重时，脂肪加速分解，产生大量酮体（β-羟丁酸、乙酰乙酸、丙酮的总称），酮体为较强的有机酸，超过机体缓冲能力时，发生代谢性酸中毒。临床表现为先有多尿、烦渴、多饮和乏力，随后出现食欲减退、恶心呕吐、头痛、嗜睡、烦躁不安、呼吸深快，呼气中有烂苹果味（丙酮）。病情进一步发展，出现失水、尿量减少、皮肤弹性降低、眼球下陷、脉搏细速、血压下降，至晚期各种反射迟钝甚至消失，出现昏迷。血糖多为 16.7～33mmol/L（300～600mg/dl），甚至高达 55.5mmol/L（1 000mg/dl）。CO_2结合力降低，pH<7.35。

2）高渗性非酮症糖尿病昏迷：简称高渗性昏迷，好发于 50～70 岁病人，常因感染、急性胃肠炎、急性脑血管病、胰腺炎以及服用糖皮质激素、免疫抑制剂、利尿剂和 β 受体阻滞剂等诱发。约 2/3 病人病前无糖尿病史。主要表现为多尿、多饮，但多食不明显或食欲减退。失水随病程进展逐渐加重，出现嗜睡、幻觉、定向障碍、偏盲、扑翼震颤、癫痫样抽搐，进而昏迷。血糖高达 33.3mmol/L 以上，血钠 155mmol/L 以上，血浆渗透压 350mmol/L 以上。

3）感染：常见的感染有皮肤疖或痈，有时可出现败血症或脓毒症、足癣、真菌性阴道炎、尿路感染、肺结核等。

（2）慢性并发症　糖尿病的慢性并发症可遍及全身各重要器官，有时在糖尿病诊断之前先发现并发症，并可成为诊断糖尿病的线索。

1）大血管病变：表现为大、中、小动脉粥样硬化，常见的有主动脉硬化、冠状动脉硬化、脑动脉硬化、下肢动脉硬化。下肢动脉硬化时，可出现下肢感觉异常和间歇性跛行，重者导致肢体坏疽。

2）微血管病变：微血管是指微小动脉和微小静脉之间、管径在 100μm 以下的血管及血管网。其典型病理改变为微循环障碍、微血管瘤形成和基底膜增厚。重要的微血管病变有糖尿病肾病和糖尿病视网膜病。①糖尿病肾病常见于病史超过 10 年的病人，是 1 型糖尿病死亡的主要原因。开始表现为蛋白尿，尿蛋白逐渐增加，并伴有水肿和高血压，肾功能逐渐减退，最后出现尿毒症。②糖尿病视网膜病见于糖尿病病史超过 10 年的病人。眼底改变逐渐发展：微血管瘤；微血管瘤破裂出血并有硬性渗出；棉絮状软性渗出；新生血管形成、玻璃体出血；机化物增生；继发性视网膜脱离。临床表现为视物模糊、失明。

3）神经病变：以周围神经受累常见。开始表现为手套、袜子样感觉异常伴麻木、刺痛或烧灼样痛。后期可有运动神经受累，表现为肌张力、肌力减弱以至肌萎缩和瘫痪，肌萎缩多见于手、足和大腿肌。腱反射早期亢进，后期减弱或消失。亦可出现自主神经改变，如瞳孔异常（不规则缩小、对光反射消失、调节反射存在）、排汗异常（多汗或无汗）、直立性低血压、尿失禁或尿潴留等。

4）其他：眼的其他改变有黄斑病、白内障、青光眼等；糖尿病足表现为足痛、溃疡、坏疽等。

【辅助检查】

1. 尿糖测定　尿糖阳性是诊断糖尿病的重要线索，但阴性不能排除糖尿病。同时，尿糖测定可作为调整降糖药物剂量或判定疗效的参考指标。

2. 血糖测定　血糖升高是目前诊断糖尿病的主要依据，同时也是判断糖尿病病情和控制情况的主要指标。

3. 葡萄糖耐量试验　当血糖高于正常范围而又未达到诊断糖尿病标准时可行口服葡萄糖耐量试验（OGTT）。OGTT 最好在清晨进行，成人取无水葡萄糖 75g 溶于 250～350ml 水中，5 分钟内饮完。2 小时后测静脉血糖。

4. 糖化血红蛋白 A_1 测定 其含量与血糖浓度呈正相关。能反映患者取血前 8~12 周血糖的总水平，是糖尿病控制情况的监测指标之一，正常值为 8%~10%。

5. 血浆胰岛素和 C-肽测定 胰岛素和 C-肽以等分子数从胰岛细胞生成和释放。由于 C-肽清除慢，周围血中 C-肽/胰岛素比例大于 5。正常人空腹基础血浆胰岛素水平约为 35~145pmol/L（5~20mU/L），C-肽约为 0.4nmol/L。

【诊断】

糖尿病应根据家族史、临床表现和血糖测定等做出诊断。在做出糖尿病诊断时，应考虑是否符合诊断标准、原发性或继发性、分类、有无并发症和伴发病或加重糖尿病的因素存在。目前国际上通用 WHO 糖尿病专家委员会提出的诊断标准（1999）。

1. 诊断标准 糖尿病症状加任意时间血浆葡萄糖≥11.1mmol/L（200mg/dl），或 FPG≥7.0mmol/L（126mg/dl），或 OGTT 2h PG≥11.1mmol/L（200mg/dl）。需重复一次确认，诊断才能确立。

糖尿病诊断标准是基于空腹血糖（fasting plasma glucose，FPG）、任意时间或 OGTT 中 2 小时血糖值（2h PG）。空腹指至少 8 小时内无任何热量摄入。任意时间指一日内任何时间，无论上一次进餐时间及食物摄入量。OGTT 采用 75g 无水葡萄糖负荷。糖尿病症状指多尿、烦渴多饮和难于解释的体重减轻。①空腹血浆葡萄糖（FPG）3.9~6.0mmol/L（70~108mg/dl）为正常；6.1~6.9mmol/L（110~125mg/dl）为空腹血糖调节受损（impaired fasting glucose，IFG），≥7.0mmol/L（126mg/dl）应考虑糖尿病。②OGTT 2h PG<7.7mmol/L（139mg/dl）为正常糖耐量；7.8~11.1mmol/L（140~199mg/dl）为葡萄糖耐量减退（impaired glucose tolerance，IGT）；≥11.1mmol/L（200mg/dl）考虑为糖尿病。

2. 1 型糖尿病和 2 型糖尿病的主要特点（主要区别） 见表 11-1。

表 11-1 1 型糖尿病和 2 型糖尿病的主要特点

特　点	1 型糖尿病	2 型糖尿病
病史特点	青少年多见，体型较瘦，起病急	中老年多见，体型较胖，起病缓
临床表现	“三多一少”明显，常有酮症	“三多一少”可不明显，少有酮症
辅助检查	胰岛素水平低下，自身抗体多阳性	胰岛素可降低、正常或升高，自身抗体多阴性
治疗	需要胰岛素治疗	可不需胰岛素治疗

【治疗】

治疗目的是使血糖达到或接近正常水平，纠正代谢紊乱，消除症状，防止或延缓并发症，保障生长发育，维持良好的社会活动能力，提高生活质量，延长寿命，降低病死率。治疗原则是早期治疗、长期治疗、综合治疗、治疗措施个体化。治疗要点是糖尿病教育、饮食控制、运动疗法、血糖监测和药物治疗。

1. 一般治疗

（1）糖尿病教育 使病人及家属了解糖尿病基本知识，如目前不能根治、需终身治疗，生活中应注意的事项，治疗药物的不良反应预防及处理等；学会简单的血糖、尿糖测量方法（如使用便携式血糖计）及胰岛素注射技术。

（2）运动疗法　了解运动疗法是糖尿病的基础治疗之一，根据不同情况选择适宜的、长期的运动方法。

2. 饮食治疗

（1）计算总热量　成人休息状态下每日每千克理想体重给予 105～125.5kJ（25～30kcal），轻体力劳动 125.5～146kJ（30～35kcal），中度体力劳动 146～167kJ（35～40kcal），重体力劳动 167kJ（40kcal）以上。儿童、孕妇、乳母、营养不良者、消瘦者以及伴有消耗性疾病者酌增，肥胖者酌减，使病人恢复到正常体重。

（2）食物及各营养素的比例　碳水化合物占总热量 50%～60%，提倡用粗制米面和一定量杂粮，忌食葡萄糖、蔗糖、蜜糖及其制品（各种糖果、甜糕点饼干、冰淇淋、含糖软饮料等）；蛋白质占总热量 15%，成人每千克理想体重 0.8～1g，儿童、孕妇、哺乳期妇女、营养不良者或伴有消耗性疾病者每千克理想体重 1.5～2g，糖尿病肾功能正常者每千克理想体重 0.8g，糖尿病血尿素氮升高者每千克理想体重 0.6g，蛋白质至少 1/3 来自动物蛋白；脂肪占总热量 30%，其中饱和脂肪、多价不饱和脂肪和单价不饱和脂肪的比例应为 1∶1∶1，每日胆固醇摄入量应在 300mg 以下。另外，各种富含可溶性食用纤维的食物可延缓食物吸收，降低餐后血糖高峰，纤维素食物每日不少于 40g。多食用绿叶蔬菜、豆类、块根类、粗谷物、含糖分低的水果等，忌食葡萄糖、蔗糖、蜜糖及其制品。

（3）餐量分配　按计算的热量和各营养素比例转化为食物重量，并根据生活习惯、病情和药物治疗情况合理安排。一般按每日三餐分配为 1/5、2/5、2/5 或者 1/3、1/3、1/3；按每日四餐分配为 1/7、2/7、2/7、2/7。

3. 口服降糖药治疗

（1）磺脲类降糖药　主要作用是促进胰岛 β 细胞分泌胰岛素。适用于 2 型糖尿病经饮食治疗和运动疗法不能获得良好控制者。常见不良反应为低血糖、消化道反应、肝功能损害、白细胞减少。常用药物及使用方法见表 11-2。

表 11-2　磺脲类常用药物及使用方法

药物名称	一般剂量（mg/d）	剂量范围（mg/d）	每日服药次数	生物半衰期（h）	作用时间（h）		
					开始	最强	持续
甲苯磺丁脲	1 500	50～3 000	2～3	4～8	0.5	4～6	6～12
氯磺丙脲	250	100～500	1	36	4	10	10
格列本脲	5	2.5～20	1～2	10～16	0.5	2～6	1～24
格列吡嗪	5	2.5～30	1～2	3～6	1	1.5～2	1～24
格列齐特	80	80～240	1～2	12	—	5	16～24
格列波脲	25	12.5～100	1～2	6～12	—	—	16～24
格列喹酮	30	30～180	1～2	—	—	—	—
格列美脲	1	1～8	1	—	—	—	10～20

（2）非磺脲类胰岛素促泌剂　主要作用是促进胰岛 β 细胞分泌胰岛素。常用药物为瑞格列奈（每次 0.5～4mg，从小剂量开始，根据病情逐渐增加剂量，餐前或进餐时口服，不进餐不用药）和那格列奈（每次 120mg，餐前口服）。

（3）双胍类降糖药　主要作用是促进组织细胞吸收和利用葡萄糖。适用于 2 型糖尿病经饮食治疗和运动疗法不能获得良好控制者。常见不良反应为消化道反应。通常与磺脲类药合用。常用药物为二甲双胍（甲福明），500~1 500mg/d，分 2~3 次口服，从小剂量开始。

（4）α-葡萄糖苷酶抑制剂　主要作用是抑制餐后肠道对葡萄糖的吸收。适用于 2 型糖尿病尤其是餐后高血糖者。常见不良反应为消化道反应，忌用于胃肠功能障碍者，也不宜用于孕妇、哺乳期妇女和 18 岁以下人群。可单独使用也可与磺脲类药、双胍类药或胰岛素合用。常用药物：①阿卡波糖（拜糖平），开始 25mg，每日 3 次，在进第一口饭时服药，若无不良反应，渐增至 50mg，每日 3 次，最大剂量 100mg，每日 3 次；②伏格列波糖，每次 0.2μg，每日 3 次，在进第一口饭时服药。

（5）胰岛素增敏剂　主要作用是增强靶组织对胰岛素的敏感性。常用药物有罗格列酮（4~8mg/d，1 次或分 2 次服）、吡格列酮（15~30mg/d，1 次服）。

4. GLP-1（胰高血糖素样肽-1）受体激动剂和 DDP-IV 抑制剂

（1）GLP-1 受体激动剂　①艾塞那肽，起始剂量每次 5μg，可根据情况增加至每次 10μg，每日 2 次，于早餐前和午餐前 1 小时皮下注射。②利拉鲁肽，起始剂量每次 0.6mg，至少 1 周后，增至 1.2mg，部分病人可增至 1.8mg，每日 1 次，皮下注射（注射时间无限定，但每天应固定在同一时间）。主要使用于 2 型糖尿病，尤其是伴有肥胖或胰岛素抵抗者。可单独使用或与口服降糖药物联合使用。两药均禁用于有胰腺炎病史者，艾塞那肽禁用于 GFR<30ml/min 的病人，利拉鲁肽还禁用于有甲状腺髓样癌史或家族史的病人。

（2）DDP-IV（二肽基肽酶 IV）抑制剂　①西格列汀，每次 100mg，每日 1 次，口服。②沙格列汀，每次 5mg，每日 1 次，口服。③维格列汀，每次 50mg，每日 1~2 次，口服。主要用于 2 型糖尿病，可单独使用或与二甲双胍联合使用。禁用于孕妇、儿童和对 DDP-IV 抑制剂有过敏反应者。

5. 胰岛素治疗

（1）适应证　①1 型糖尿病；②糖尿病酮症酸中毒、高渗性昏迷和乳酸性酸中毒伴高血糖；③合并重症感染、消耗性疾病、视网膜病变、肾病、神经病变、急性心肌梗死、急性脑血管病；④因伴发病需外科手术治疗的围手术期；⑤妊娠和分娩；⑥2 型糖尿病经饮食及口服降糖药治疗未获得良好控制；⑦胰腺切除引起的继发性糖尿病。

（2）常用制剂类型　胰岛素常用制剂类型见表 11-3。

表 11-3　胰岛素常用制剂类型

作用类别	制　剂	皮下注射作用时间（h）		
		开始	高峰	持续
速（短）效	普通胰岛素（regular insulin）	0.5	2~4	6~8
	半慢胰岛素锌混悬液（semilente insulin）	1~2	4~6	10~16
中效	低精蛋白锌胰岛素（NPH） 慢胰岛素锌混悬液（lente insulin）	1~3	6~12	18~26
长效	精蛋白锌胰岛素注射液（PZI） 特慢胰岛素锌混悬液（ultralente insulin）	3~8	14~24	28~36

（3）使用方法　①1 型糖尿病，应使用合理的组合方案达到接近生理状态下胰岛素两种分泌形式，即基础分泌和餐后高分泌。保持基础分泌量可选择睡前和早晨注射中效胰岛

素，或每天注射 1~2 次长效胰岛素。餐后高分泌的形成可采用每餐前 20~30 分钟注射速效胰岛素。初次用药应审慎确定剂量，一般初始剂量为 0.5~1U/（kg·d），总量的 40%~50% 用于维持基础分泌量，剩余的按需要分配于餐前注射。以后根据血糖及尿糖情况逐步调整，以期达到良好控制（每餐前及睡前血糖 4.0~7.2mmol/L）。在疾病早期或相对稳定阶段（蜜月期），胰岛素剂量常较小，若出现感染、病情加重、手术等其他情况应增加胰岛素剂量。②2 型糖尿病，空腹血糖<7.8mmol/L 时，通常不需胰岛素治疗；空腹血糖在 7.8~11.1mmol/L 时，若需用胰岛素，可于睡前使用，必要时，睡前、早晨注射中效胰岛素，亦可每天注射 1~2 次长效胰岛素，以维持基础分泌量。空腹血糖>11.1mmol/L 时，可每天注射 2 次中效胰岛素，或加用速效胰岛素，或用预混胰岛素制剂（速效胰岛素占 30%、中效胰岛素占 70%）；空腹血糖达到 13.9mmol/L 以上时，可采用 1 型糖尿病的用法。由于 2 型糖尿病有较明显的胰岛素抵抗，初始剂量可偏大些，待血糖控制后再减少用量。胰岛素用量<0.3U/（kg·d）时，提示可改用口服降糖药。③其他：通过使用胰岛素容器或泵、微型计算机、血糖感受器等可行持续皮下胰岛素输注或形成人工胰，使胰岛素使用更符合生理情况。

（4）不良反应　胰岛素治疗的主要不良反应是低血糖反应和过敏反应。①低血糖反应，多见于 1 型糖尿病病人，尤其是接受强化胰岛素治疗者，多因胰岛素注射过量或注射后未进食导致。表现为心慌、出汗、流涎、面色苍白、软弱无力、手足震颤等交感神经兴奋症状和精神不集中、头晕、迟钝、视物不清、步态不稳、甚至昏迷等中枢神经低糖症状。血糖低于 2.8mmol/L（50mg/dl）时，轻者进食糖水或糖果，重者静脉注射 50% 葡萄糖液 60~100ml，可反复注射，直至病人清醒，并密切观察病情，必要时继续静脉滴注 5%~10% 葡萄糖液。②过敏反应，表现为注射部位瘙痒及荨麻疹样皮疹。出现全身性荨麻疹时，可伴恶心、呕吐、腹痛等症状。严重过敏反应（如过敏性休克）罕见。发生过敏反应后，应更换胰岛素制剂，并根据不同情况给予抗组胺药物、糖皮质激素及其他对症处理。

6. 胰腺移植和胰岛组织移植　由于移植手术的复杂性、手术并发症的严重性等问题，尚未在临床推广使用。

7. 糖尿病酮症酸中毒的治疗

（1）输液　这是抢救该症的极其关键的措施。一般使用生理盐水，补量总量可按原体重 10% 计算，如无心力衰竭，开始补液速度应较快，前 2 小时内输入 1 000~2 000ml，以补充血容量、改善周围循环和肾功能。以后根据血压、心率、每小时尿量、末梢循环情况以及必要时通过测量中心静脉压调整输液速度。再后的 4 小时内输入 1 000~2 000ml，第 1 个 24 小时输入 4 000~5 000ml，严重失水者 6 000~8 000ml。如治疗前已有低血压或休克，快速输液不能有效升高血压，应输入胶体溶液并采用其他抗休克措施；对伴有心脏病、心力衰竭者，应在中心静脉压监护下调节输液速度和输液量。

（2）胰岛素治疗　首次负荷量静脉注射普通胰岛素 10~20U（2 小时血糖不降可再输注 20U），然后以每小时每千克体重 0.1U 加入生理盐水中持续静脉滴注，当血糖降至 13.9mmol/L 时，改输 5% 葡萄糖液，并按每 3~4g 葡萄糖加 1U 普通胰岛素静脉滴注。酮症酸中毒纠正后，改为皮下注射。

（3）纠正酸中毒　轻症病人经补液和使用胰岛素后，酸中毒可逐渐纠正，不必补碱。当血 pH 降至 7.1 或 HCO_3^- 降至 5mmol/L 时，用 5% 碳酸氢钠溶液 84ml，以注射用水稀释成 1.25% 溶液后静脉滴注。

（4）补钾　应用胰岛素后或病人有尿时即行补钾，每小时补氯化钾 1.5g，24 小时内补充氯化钾总量6~10g。补钾过程中，最好用心电图监护。病情恢复后仍需继续口服钾盐数天。

【常用药物注意事项与患者教育】

1. 磺脲类降糖药 该类药物通过刺激胰岛B细胞释放胰岛素降低血糖。常见不良反应是皮肤过敏、胃肠不适、嗜睡及神经痛，也可引起肝损害，尤以氯磺丙脲多见。少数病人可有白细胞、血小板减少及溶血性贫血。主要药物相互作用：与保泰松、水杨酸钠、吲哚美辛、青霉素、双香豆素等药物竞争血浆蛋白结合部位，使游离血药浓度升高而引起低血糖反应；消耗性病人血浆蛋白低，黄疸病人血浆胆红素水平高，也能竞争血浆蛋白结合部位，发生低血糖；乙醇抑制糖原异生和肝葡萄糖输出，故病人饮酒会导致低血糖；氯丙嗪、糖皮质激素、噻嗪类利尿剂、口服避孕药均可降低磺脲类的降血糖作用。

2. 双胍类降糖药 该类药物通过促进脂肪组织摄取葡萄糖、降低葡萄糖在肠的吸收及糖原异生、抑制胰高血糖素释放等而使血糖降低，降低糖尿病病人血糖，但对正常人血糖无明显影响。主要用于轻症糖尿病者，尤适用于肥胖及单用饮食控制无效者。本类药物可引起乳酸性酸血症、酮血症等严重不良反应，其他不良反应有食欲下降、恶心、腹部不适及腹泻等，发生率较磺脲类高。

3. 胰岛素 胰岛素对代谢过程具有广泛的影响，主要通过以下三方面促进肝脏、脂肪、肌肉等靶组织糖原和脂肪的储存：①增加葡萄糖的转运，加速葡萄糖的氧化和酵解，促进糖原的合成和贮存，抑制糖原分解和异生而降低血糖；②增加脂肪酸的转运，促进脂肪合成并抑制其分解，减少游离脂肪酸和酮体的生成；③增加氨基酸的转运和蛋白质的合成（包括mRNA的转录及翻译），同时抑制蛋白质的分解。不良反应主要有：①低血糖，为胰岛素过量所致，是最重要也是最常见的不良反应。②过敏反应，较多见，一般反应轻微而短暂，偶可引起过敏性休克。使用高纯度制剂或人胰岛素可减少过敏反应的发生。③胰岛素抵抗，临床上只有极少数患者表现为胰岛素抵抗，即在无酮症酸中毒也无拮抗胰岛素因素存在的情况下，每日胰岛素需要量超过100U或200U。产生急性抵抗性常发生于并发感染、创伤、手术等应激状态下。出现急性耐受时，需短时间内增加胰岛素剂量。产生慢性耐受的原因较为复杂，可能是体内产生了抗胰岛素受体抗体（AIRA），对此可用免疫抑制剂控制症状，能使患者对胰岛素的敏感性恢复正常；也可能是胰岛素受体数量的变化，如高胰岛素血症时，靶细胞膜上胰岛素受体数目减少；还可能是靶细胞膜上葡萄糖转运系统及某些酶系统失常。此时换用其他动物胰岛素或改用高纯度胰岛素，并适当调整剂量常可有效。④脂肪萎缩，见于注射部位，女性多于男性。应用高纯度胰岛素制剂后已较少见。

知识链接

胰岛素抵抗

胰岛素抵抗（insulin resistance）是指脂肪细胞、肌肉细胞和肝细胞等对正常浓度的胰岛素产生反应不足的现象，亦即这些细胞需要更高的胰岛素浓度才能对胰岛素产生反应。在脂肪细胞内，胰岛素抵抗导致储存的甘油三酯水解，进而提高血浆内自由脂肪酸的含量；在肌肉细胞内，胰岛素抵抗降低葡萄糖的吸收，在肝细胞内，胰岛素抵抗降低葡萄糖的储备，两者共同导致血糖含量的提高。胰岛素抵抗引起血浆中高胰岛素血症和高血糖，最后导致2型糖尿病、痛风、代谢综合征等。

第五节　痛　风

扫码“学一学”

痛风是长期嘌呤代谢障碍、血尿酸增高引起组织损伤的一组异质性疾病。根据血液中尿酸增高的原因，可分为原发性痛风和继发性痛风。前者由于先天性嘌呤代谢紊乱引起，后者因某些疾病、药物使尿酸生成过多或排泄减少所致。根据病程可分为急性期和慢性期。急性期临床表现的主要形式是急性痛风性关节炎，慢性期临床表现的主要形式是痛风石及慢性关节炎、间质性肾炎和肾结石。本病好发于中老年男性，受寒、饮酒、进食高嘌呤食物等常为急性痛风性关节炎发作的诱因。

【病因与发病机制】

1. 病因

（1）尿酸生成过多　尿酸是嘌呤代谢的最终产物，主要由细胞代谢分解的核酸和其他嘌呤类化合物以及食物中的嘌呤经酶的作用分解而来。次黄嘌呤和黄嘌呤是尿酸的直接前体，在黄嘌呤氧化酶作用下，次黄嘌呤氧化为黄嘌呤，黄嘌呤氧化为尿酸。①与嘌呤代谢有关的酶先天异常：磷酸核糖焦磷酸（PRPP）合成酶活性增高，磷酸核糖焦磷酸酰基移换酶的浓度或活性增高，次黄嘌呤-鸟嘌呤磷酸核糖转移酶部分缺乏，黄嘌呤氧化酶活性增高。上述酶的异常引起嘌呤代谢紊乱，尿酸生成增多。②进食高嘌呤食物：含嘌呤丰富的食物有动物内脏、鱼、虾、蛤、蟹、肉类、豌豆及啤酒等，大量进食时致嘌呤过多分解，尿酸生成增多。③细胞大量破坏或细胞异常增殖：溶血、白血病、淋巴瘤等疾病因细胞大量破坏或异常增殖，大量核酸分解，尿酸生成过多。

（2）尿酸排泄减少　①先天肾排泄尿酸功能缺陷致肾排泄尿酸减少。②肾脏疾病如肾中毒、肾衰竭等使肾脏排泄尿酸能力下降。

2. 发病机制　由于尿酸生成过多或排泄减少使尿酸在血液中浓度升高，造成高尿酸血症，这是痛风发生的生物化学基础。血液中尿酸过高（37℃时，血浆尿酸饱和度 420μmol/L）时，尿酸渗到关节、皮下、肾间质等处组织，形成结晶在组织中沉积，诱发炎症反应。在尿酸排出时，受到氢离子浓度等的影响可析出形成肾及尿路结石。

【病理】

1. 关节病变　急性痛风性关节炎时，可见尿酸盐沉积于关节组织内，并被白细胞吞噬，导致白细胞坏死，释放激肽等多种炎症因子，引起关节组织水肿、渗出。慢性关节炎时，尿酸盐呈细小针状结晶在关节组织沉积，围以上皮细胞、巨核细胞，刺激滑膜囊增厚、血管翳形成、软骨退行性变、骨质侵蚀、关节周围软组织纤维化，关节畸形。

2. 痛风石　在关节周围、耳轮等处皮下组织沉积的尿酸盐结晶形成痛风石，刺激周围的纤维组织增生，形成结节（图 11-1）。结节可向皮肤表面破溃。

3. 肾病变　肾髓质和锥体内有尿酸盐结晶沉积，周围有白细胞和巨噬细胞浸润，纤维组织增生，肾单位逐渐萎缩。

【临床表现】

多见于 40 岁以上的中老年男性，女性多在更年期后发病，常有家族遗传史。痛风症状

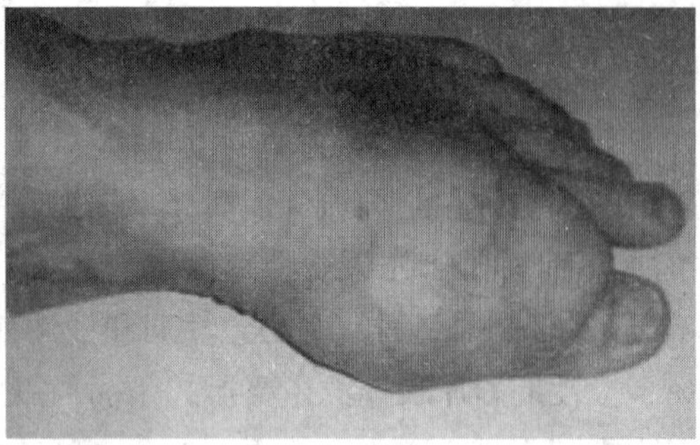

图 11-1　痛风石

出现前，可经历长达数年甚至数十年的无症状期，仅表现为持续性或波动性的高尿酸血症。随着年龄的增长，出现痛风症状的比率升高。

1. 急性痛风性关节炎　此为痛风的首发表现，多为单一关节受累，最易受累的部位是拇趾及第一跖趾关节，其余依次为踝、膝、腕、指、肘等关节。起病前常有受寒、劳累、饮酒、进食高嘌呤食物史。常在半夜起病，因疼痛而惊醒，受累关节红、肿、热、痛，可有关节腔积液，并出现功能障碍。发作持续数小时、数天（一般不超过 2 周），可自然缓解（缓解期数月、数年），缓解时局部可出现脱屑与瘙痒。缓解期可无任何表现，但可反复发作。

2. 痛风石及慢性关节炎　①痛风石：除中枢神经外，痛风石可出现在身体的任何部位，最常见于耳轮、跖趾关节、掌指关节、指间关节等处。呈黄白色芝麻到鸡蛋大小不一的隆起，经破溃皮肤排出白色尿酸盐结晶，形成的溃疡不易愈合，但一般不继发感染。②慢性关节炎：慢性关节炎通常累及多个关节，且多见于关节远端，关节滑膜囊肥厚，随痛风石增大，骨及软骨破坏，出现以骨质缺损为中心的关节肿胀，关节僵硬、畸形。疼痛发作频繁、剧烈，甚至不完全缓解。

3. 间质性肾炎及肾结石　①间质性肾炎：早期表现为间歇性蛋白尿，病情进展缓慢。随病程发展出现持续性蛋白尿、血尿、夜尿增多、等渗尿、高血压等，晚期出现肾衰竭。②肾结石：发生率在 10%～25%之间，结石为泥沙样，多无症状。结石较大时可表现为肾绞痛、血尿。结石引起梗阻和局部损伤时，可继发感染出现肾盂肾炎、肾积脓或肾周围炎表现。

4. 代谢综合征　高尿酸血症常伴有肥胖、高脂血症和糖尿病，后三者合称为代谢综合征。

【辅助检查】

1. 血尿酸检查　男性>420μmol/L（7.0mg/dl），女性>350μmol/L（6.0mg/dl）。

2. 尿酸结晶检查　痛风石结节破溃物或穿刺物、关节腔穿刺物在旋光显微镜下检查，可见白细胞内有双折光现象的针形尿酸盐结晶。

3. X 线检查　急性关节炎期，可见非特征性软组织肿胀。慢性期或反复发作后，可见受累关节软骨缘破坏，关节面不规则，邻近关节的骨质形成圆形或不整齐的穿凿样、虫蚀样透亮缺损，为痛风的特征。

【诊断】

诊断要点：①好发于中老年男性，常有家族史；②急性痛风性关节炎的典型表现（起病前有受寒、过劳、饮酒、进高嘌呤食物史，半夜发作且常见于拇趾及第一跖趾关节，2 周内自然缓解）；③痛风石及慢性关节炎表现；④间质性肾炎和肾结石表现；⑤血尿酸升高；⑥关节腔穿刺物或结节抽吸物检查证实为尿酸盐结晶；⑦X 线检查受累关节骨质显示特征性圆形或不整齐的穿凿样、虫蚀样透亮缺损；⑧秋水仙碱疗效显著。

【治疗】

1. 一般治疗　注意休息，急性期应绝对卧床休息，避免受累关节负重，至疼痛缓解 72 小时后始恢复活动。调节饮食，不进食高嘌呤食物（动物内脏、沙丁鱼等），严格戒酒，多饮水，每日尿量保持在 2 000ml 以上。

2. 急性期治疗（控制急性关节炎）

（1）秋水仙碱　这是治疗痛风急性发作的特效药物。首次剂量 1mg，口服，以后每小时 0.5mg，口服，直至症状缓解或出现腹泻、恶心、呕吐等胃肠道反应时停用。如果首次使用即出现严重胃肠道反应，应改为静脉给药。静脉注射用秋水仙碱 1～2mg 溶于 20ml 生理盐水中，5～10 分钟内缓慢静脉注射，必要时，4～5 小时后再静脉注射 1mg，24 小时总量不超过 4mg。静脉注射时特别注意勿使药液外漏，以免产生剧烈疼痛和局部组织坏死。症状缓解后（多于用药 48 小时内疼痛缓解），秋水仙碱每次 0.5mg，每天 2～3 次，口服，持续数天后停药。口服秋水仙碱主要出现胃肠道反应，静脉注射可出现骨髓抑制、肾衰竭、弥散性血管内凝血、肝坏死等不良反应，故应十分慎重。

（2）非甾体抗炎药　常用的有吲哚美辛、萘普生、布洛芬等。吲哚美辛首次 75～100mg，以后每次 50mg，6～8 小时 1 次，口服；布洛芬每次 0.3～0.6g，每天 2 次，口服；萘普生每次 0.4g，每天 3 次，口服。以上药物任选一种，用至症状缓解后减量，维持 5～7 天。

（3）糖皮质激素　①适用于秋水仙碱或非甾体药物治疗无效或严重不良反应不能使用者。②常用药物为泼尼松，每次 10mg，每天 3～4 次口服，疗程不超过 2 周。为预防“症状反跳”，可同时每天给予秋水仙碱 1～2mg，口服。

3. 慢性期及发作间歇期治疗

（1）促进尿酸排泄　适用于肾功能尚好，每天尿酸排出量<600mg 的病人。常用药物有丙磺舒（苯磺胺）、磺吡酮（苯磺唑酮）、苯溴马隆。丙磺舒，开始 0.25g，每天 2 次，2 周内渐增至 0.5g，每天 2～3 次，口服，最大剂量不超过每天 2g。磺吡酮，开始 50mg，每天 2 次，2 周内渐增至 100mg，每天 3 次，口服，最大剂量不超过每天 600mg。苯溴马隆，25～100mg，每天 1 次。上述药物服用期间，应多喝水，并同时每天口服碳酸氢钠 3～6g 以碱化尿液。

（2）抑制尿酸合成　别嘌醇，每次 100mg，每天 3 次，口服，最大剂量每天不超过 600mg。

（3）痛风石处理　痛风石较大影响功能或破溃时可行手术剔除。

【常用药物注意事项与患者教育】

1. 秋水仙碱　通过抑制中性粒细胞、单核细胞释放白三烯 B_4、糖蛋白化学趋化因子、白细胞介素-1 等炎症因子，同时抑制炎症细胞的变形和趋化，缓解炎症反应。主要不良反应为恶心、呕吐、厌食、腹胀和水样腹泻，还可引起白细胞减少、血小板减少等骨髓抑制表现以及脱发等。静脉给药可产生严重的不良反应，如骨髓抑制、肾衰竭、弥散性血管内凝血、肝坏死、癫痫样发作甚至死亡，国内极少静脉给药。

2. 丙磺舒 通过竞争性抑制肾小管对有机酸的转运、抑制肾小管对尿酸的再吸收，增加尿酸的排泄。本药脂溶性大，易被再吸收，排泄慢。尿液碱性时排泄增加。血浆半衰期的长短取决于剂量的大小，不良反应少见。因没有镇痛及抗炎作用，不适用于急性痛风。

3. 苯溴马隆 通过抑制肾小管对尿酸的再吸收作用，促进尿酸排泄，从而降低血中尿酸的浓度。本品不良反应较少。少数患者可出现粒细胞减少，应定期检查血象。极个别病例出现抗药性及持续性腹泻。

4. 别嘌醇 通过使尿酸合成受阻，血浆中尿酸浓度降低，尿中排出减少，并能使痛风病人组织内的尿酸结晶重新溶解，使痛风症状得到缓解。不良反应较少，偶见皮疹、胃肠反应、转氨酸升高和白细胞减少。

扫码“练一练”

目标检测

1. 简述单纯性甲状腺肿的类型。
2. 简述甲状腺功能亢进症的诊断要点。
3. 简述糖尿病的临床类型。
4. 简述痛风的病因。
5. 试述1型糖尿病与2型糖尿病的区别。
6. 试述常用口服降糖药物的注意事项。

（刘欣燕）

第十二章

神经精神系统疾病

学习目标

1. **掌握** 神经精神系统常见疾病的病因；神经精神系统常见疾病的诊断要点。
2. **熟悉** 神经精神系统常见疾病治疗的常用药物注意事项与患者教育；短暂性脑缺血发作、脑血栓形成、脑栓塞、脑出血、蛛网膜下腔出血的区别。

人类神经系统具有极其复杂精细的结构与功能，由中枢神经和周围神经两大部分组成，能够感受内外环境的刺激并对其做出适当的反应，调节机体的运动、感觉及自主神经活动，参与意识、学习、记忆和综合等高级神经活动。

神经系统疾病包括感染性疾病、血管性疾病、肿瘤、外伤、变性疾病、自身免疫疾病、遗传性疾病、中毒性疾病等。

精神疾病的特征是情绪、认知、行为等方面的改变伴有痛苦体验和（或）功能障碍，通常被称为精神障碍。目前大多数精神障碍没有找到明确的病因和发病机制，这些所谓的功能性精神障碍可能与遗传有关，心理与社会因素是重要的诱发因素；在少数已知的器质性疾病中出现的精神障碍主要由感染、外伤、营养不良、缺血、中毒等造成。本章中主要介绍轻型精神障碍神经症。

第一节 急性脑血管疾病

扫码“学一学”

急性脑血管病（active cerebral vascular diseases）又称脑血管意外、脑中风或脑卒中，是临床常见疾病，是目前人类疾病三大死亡原因之一。依据病理性质，临床上通常分为缺血性急性脑血管病和出血性急性脑血管病两大类，前者包括短暂性脑缺血发作、脑血栓形成与脑栓塞；后者包括脑出血、蛛网膜下腔出血。缺血性卒中占70%～80%，出血性卒中占10%～30%。急性脑血管疾病主要导致突发的神经功能缺失，因脑及其血管系统的复杂解剖结构，临床表现具有极大的可变性。急性脑血管病的发病率随着年龄的增加而增加，当老龄人口增长时，脑卒中的数目亦增加。在我国脑卒中每年的新发病例为250万，而每年死于脑卒中的病例为150万，这意味着每12秒有一个中国人死于脑卒中，而在有幸存活的患者中，2/3留下了不同程度的残疾，无疑已成为一个重大的公共卫生问题。因此，在对急性脑血管疾病进行有效治疗的同时，积极开展针对脑血管疾病危险因素的预防尤为重要。

一、短暂性脑缺血发作

短暂性脑缺血发作（transient ischemic attack，TIA）为局部性缺血造成的短暂性脑或视网膜的神经功能缺损，其相应的症状和体征在24小时内完全回复，不遗留后遗症。

【病因与发病机制】

TIA病因尚不完全清楚，研究发现与高血压病、动脉粥样硬化、糖尿病及肥胖等有关，可能因多种因素引起。发病机制有以下几种：

1. 微栓子栓塞 颈内动脉和椎-基底动脉系统动脉硬化狭窄处的附壁血栓、硬化斑块及其中的血液分解物、血小板聚集物等游离脱落后，血管内血流分层平流现象使某一来源的微栓子被反复带向同一血管分支，形成微栓塞并反射性引起周围小动脉痉挛，导致局灶性脑缺血，由于栓子较小易破裂，栓塞血管内皮细胞刺激分泌链激酶溶解微栓子，使血管再通，症状消失。

2. 颈部动脉受压 颈部动脉扭曲、过长、打结或椎动脉受颈椎骨质增生的骨刺压迫，当头颈过伸或突然向一侧扭转时椎动脉受压，导致局灶性脑缺血，体位恢复后，血管受压解除，症状消失。

3. 脑血管痉挛 颈内动脉或椎-基底动脉系统动脉硬化斑块使血管腔狭窄，该处产生血流旋涡流，当涡流加速时，刺激血管壁导致血管痉挛，出现短暂性脑缺血发作，旋涡减速时，症状消失。

4. 盗血综合征 颈动脉和椎-基底动脉系统闭塞或严重狭窄时，脑血流从交通支逆行至闭塞或严重狭窄动脉的远端，导致脑缺血。

5. 血液成分改变 红细胞增多症时红细胞在微循环中淤积，严重贫血时携氧不足，白血病时白细胞堆积，高凝状态时微血管阻塞等均可引起TIA。

6. 心脏原因 心律失常、心肌损害等使心脏射血量一过性减少，导致脑局部血流量突然减少产生TIA。

【临床表现】

TIA好发于中老年人，男性多于女性，常有高血压病、糖尿病、心脏病和高脂血症病史。起病突然，迅速出现局限性神经功能或视网膜功能障碍，5分钟左右达到高峰，持续数分钟至数小时不等，不超过24小时，不留后遗症状。可反复发作，每次发作的症状相对较恒定，主要出现颈动脉系统或椎-基底动脉系统表现。

1. 颈动脉系统表现 包括大脑半球及眼部受累的表现，前者症状出现在病灶对侧，后者出现在病灶同侧，大脑半球受累常表现为发作性偏瘫或单瘫，也可出现偏身感觉障碍、偏瘫、偏盲，主侧半球受累出现失语。眼部受累表现为短暂性单眼视力障碍，出现黑矇、失明，为颈内动脉TIA特征性症状。颈动脉系统TIA较椎-基底动脉系统TIA发作少，但持续时间较久，且易引起完全性卒中。

2. 椎-基底动脉系统表现 主要出现脑干、小脑、枕叶、颞叶及脊髓近端的神经缺损症状，常见为眩晕、眼球震颤、站立或行走不稳、视物模糊或变形、视野缺损、复视、恶心或呕吐、听力下降、延髓性麻痹、交叉性瘫痪，轻偏瘫和双侧轻度瘫痪等。椎-基底动脉系统 TIA 有 2 种特征性症状：①跌倒发作（drop attack），转头或仰头时下肢突然失去张力而跌倒，无意识丧失，常可很快自行站起，系下部脑干网状结构缺血所致。②短暂性全面性遗忘症（transient global amnesia，TG），出现短时间记忆丧失，对时间、地点定向障碍，但谈话、书写和计算能力保持，少数可有意识障碍，持续数分钟至数十分钟。椎-基底动脉 TIA 较颈动脉系统 TIA 多见，发作次数也多，但时间较短。

【辅助检查】

1. 影像学检查　CT 检查或 MRI 检查通常正常，部分病例 MRI 弥散加权可显示片状缺血灶。颈动脉超声检查、彩色经颅多普勒（TCD）检查、数字减影血管造影（DSA）检查可发现颅内外供血动脉狭窄、动脉粥样硬化斑块。微栓子监测适合发作频繁的 TIA 病人，TCD 发泡试验可发现右向左分流异常通道。颈椎 X 线平片等有助于发现颈椎骨质增生等。

2. 其他检查　血常规检查、血糖检查、血脂检查、血液流变学及心电图检查对本病的诊断有一定帮助。

【诊断】

突发性、反复性、短暂性和刻板性出现的典型临床症状符合血管支配区，历时数分钟或数小时，不超过 24 小时，不遗留任何后遗症，CT 或 MRI 检查正常，即可做出诊断。须与其他急性脑血管病和其他病因引起的眩晕、昏厥等鉴别。

【治疗】

治疗目的是消除病因，减少及预防复发，采取有效的措施防止发生脑梗死。

1. 病因治疗　病因明确者应针对病因治疗，控制脑卒中危险因素，如动脉粥样硬化、高血压病、心脏病等，消除栓子来源。

2. 药物治疗

（1）抗血小板聚集　可选用下列药物。肠溶阿司匹林，50~100mg，每日 1 次；氯吡格雷，75mg，每日 1 次；双嘧达莫 50~100mg，每日 3 次。

（2）扩张血容量　低分子右旋糖酐或 706 代血浆具有扩容、改善微循环和降低血液黏度的作用，常用低分子右旋糖酐或 706 代血浆 500ml 静脉滴注，每日 1 次，14 天为 1 疗程。

（3）抗凝治疗　对于伴发房颤和冠心病的 TIA 者，建议使用抗凝治疗，若患者发作频繁，用其他药物疗效不佳，又无出血疾病禁忌，可采用抗凝治疗。常用药物为肝素、双香豆素、达比加群酯等。肝素可用超小剂量（1 500~2 000U）加入 5%~10% 葡萄糖 500ml 静脉滴注，每日 1 次，7~10 天为 1 疗程。必要时可重复应用，疗程间隔时间为 1 周，但在应用期间，要注意出血并发症。本治疗不作为 TIA 的常规治疗。

（4）保护脑细胞　缺血再灌注使钙离子大量内流引起细胞内钙超载，可加重脑组织损伤，可应用钙通道拮抗剂尼莫地平、氟桂利嗪等。

3. 手术治疗　血管检查证实为中度至重度血管狭窄病变，通过颈动脉内膜切除术可减少颈内动脉 TIA 或发生脑梗死风险，近期一些国内外研究发现血管内支架植入术也有益于减少发生 TIA 或卒中风险。

【常用药物注意事项与患者教育】

1. 抗血小板聚集药 ①阿司匹林：是应用最早、最为广泛的抗血小板聚集药物，是唯一有循证医学证据的缺血性卒中急性期抗血小板聚集的药物。可增加氨基糖苷类抗生素的血药浓度；可降低降压药和利尿药的作用；甲氧氯普胺可增加本药的吸收；非甾体抗炎镇痛药（除水杨酸类药）可降低其生物利用度，且胃肠道不良反应（包括溃疡和出血）增加。②氯吡格雷：选择性抑制二磷酸腺苷与血小板受体结合，继而抑制 ADP 介导的糖蛋白Ⅱb/ma 复合物的活化，从而抑制血小板聚集。常见的不良反应有皮疹、腹泻、腹痛、消化不良、颅内出血、消化道出血，严重粒细胞减少等。③双嘧达莫：通过抑制磷酸二酯酶，阻止环磷酸腺苷（cyclic adenosine monophosphate，cAMP）的失活，使血小板内的 cAMP 增多，导致细胞质内第二信使活性降低。本药的不良反应与剂量有关，不良反应持续或不能耐受者少见，停药后可消除。由于双嘧达莫可能使冠状动脉盗血，不推荐将其应用于冠心病患者。与阿司匹林合用有协同作用，故两者联用时，本药应减量；与肝素、香豆素类药、头孢孟多、头孢替坦、普卡霉素或丙戊酸等合用，可加重低凝血酶原血症，或进一步抑制血小板聚集，引起出血。

2. 抗凝血药 见第二十章第三节动脉栓塞。

二、脑血栓形成

脑血栓形成指在脑动脉血管壁发生病理性改变的基础上形成血栓，在无足够的侧支循环支持的情况下，该动脉供血区域的脑组织发生缺血坏死。脑动脉血栓形成是急性脑血管病最常见的临床类型。多发生于 50~60 岁以上有动脉硬化的人。

【病因与发病机制】

主要病因为动脉粥样硬化，其他病因有非特异动脉炎、药源性、钩端螺旋体病、动脉瘤、胶原性病等。由于动脉粥样硬化斑破裂形成溃疡或其他病因造成动脉内膜损伤，血小板、血液中其他有形成分及纤维黏附于受损的粗糙的内膜上，形成附壁血栓，在血压下降、血流缓慢、血流量减少、血液黏度增加、血管痉挛等情况影响下，血栓逐渐增大，最后导致动脉完全闭塞。脑血栓形成的好发部位为颈总动脉、颈内动脉、基底动脉下段、椎动脉上段、椎-基底动脉交界处、大脑中动脉主干、大脑后动脉和大脑前动脉等。

【病理】

闭塞血管内可见动脉粥样硬化、血管炎改变、血栓形成。动脉完全闭塞后，脑组织由于缺血缺氧发生软化和坏死。脑梗死病灶是由中心坏死区及其周围的缺血半暗带组成，坏死区由于完全性缺血导致脑细胞死亡，周围缺血半暗带仍存在侧支循环，可获得部分血液供应，尚有大量可存活的神经元，如果血流迅速恢复使脑代谢改善，损伤仍然可逆，神经细胞仍可存活并恢复功能。因此，保护这些可逆性损伤神经元是急性脑梗死治疗的关键。

【临床表现】

常于安静时或睡眠中发病，逐渐出现脑局灶性神经症状，1~3 天内达到高峰，意识多清楚，颅内压增高不明显。一部分病人病前已有一次或多次短暂缺血发作。

脑局灶性神经症状变异较大，与闭塞血管部位、闭塞血管大小、闭塞血管阻塞的程度及侧支循环是否形成有关。

1. 颈内动脉系统

（1）颈内动脉主干血栓形成　以偏瘫、偏身感觉障碍、偏盲“三偏征”和精神症状为多见，主侧半球病变尚有不同程度的失语、失用和失认，还出现病灶侧的原发性视神经萎缩，出现特征性的病侧眼失明伴对侧偏瘫（称黑矇交叉性麻痹），Horner 征，动眼神经麻痹和视网膜动脉压下降。如颅外段动脉闭塞时，颈动脉可有触痛，呈条索状，搏动减退或消失，颈部可听到异常血管杂音。如侧支循环良好，临床上可不出现症状。

（2）大脑中动脉血栓形成　最为常见。主干闭塞时出现偏瘫、偏身感觉障碍、偏盲“三偏征”，主侧半球病变时尚有失语。中动脉表浅分支前中央动脉闭塞时可有对侧面、舌肌无力，主侧受累时可有运动性失语；中央动脉闭塞时可出现对侧上肢单瘫或不完全性偏瘫和轻度感觉障碍；豆纹动脉外侧支闭塞时可有对侧偏瘫。

（3）大脑前动脉血栓形成　由于前交通动脉提供侧支循环，近端阻塞时可无症状；周围支受累时，常累及额叶内侧面，瘫痪以下肢为重，可伴有下肢的皮质性感觉障碍及排尿障碍；深穿支阻塞，影响内囊前支，常出现中枢性面、舌瘫及上肢轻瘫。双侧大脑前动脉闭塞时可出现精神症状伴有双侧瘫痪。

2. 椎-基底动脉系统

（1）基底动脉血栓形成　出现高热、昏迷、针尖样瞳孔、四肢软瘫及延髓麻痹。急性完全性闭塞时可迅速危及病人生命，个别病人表现为闭锁综合征。闭锁综合征又称闭锁症候群，即去传出状态。主要见于脑干的血管病变，多为基底动脉脑桥分支双侧闭塞，导致脑桥基底部双侧梗死所致。因大脑半球和脑干被盖部网状激活系统无损害，表现为意识清醒，对语言的理解无障碍；因动眼神经与滑车神经的功能保留，表现为以眼球上下示意与周围的环境建立联系；因脑桥基底部损害，双侧皮质脑干束与皮质脊髓束均被阻断，外展神经核以下运动性传出功能丧失，表现为不能讲话，眼球水平运动障碍，双侧面瘫，舌、咽及构音、吞咽运动均有障碍，不能转颈耸肩，四肢全瘫，出现病理反射。因此虽然意识清楚，但因身体不能动，不能言语，常被误认为昏迷。

（2）小脑后下动脉血栓形成　出现眩晕、眼球震颤，病灶侧舌咽、迷走神经麻痹，小脑性共济失调及 Horner 征，病灶侧面部对侧躯体、肢体感觉减退或消失即瓦伦堡（Wallenberg）综合征。

（3）小脑前下动脉血栓形成　出现眩晕、眼球震颤，两眼球向病灶对侧凝视，病灶侧耳鸣、耳聋，Horner 征及小脑性共济失调，病灶侧面部和对侧肢体感觉减退或消失。

（4）大脑后动脉血栓形成　出现枕顶叶综合征，以偏盲和一过性视力障碍如黑矇等多见，此外还可有体象障碍、失认、失用等。如累及深穿支可伴有丘脑综合征，有偏身感觉障碍及感觉异常以及锥体外系等症状。

（5）基底动脉供应脑桥分支血栓形成　可出现 3 种综合征。①脑桥旁正中综合征（Foville 综合征），病灶侧外展不能，两眼球向病灶对侧凝视，对侧偏瘫。②脑桥腹外综合征（Millard-Gubler 综合征），病灶侧周围性面瘫及外直肌麻痹，伴病灶对侧偏瘫，可有两眼向病灶侧凝视不能。③脑桥被盖综合征（Raymond-Cestan 综合征），病灶侧有不自主运动及小脑体征，对侧肢体轻瘫及感觉障碍，眼球向病灶侧凝视不能。

（6）腔隙性梗死　腔隙性梗死是长期高血压引起脑深部白质及脑干穿通动脉病变和闭塞，导致缺血性微梗死，缺血、坏死和液化脑组织由吞噬细胞移走形成腔隙。由于病变很小，常位于脑相对静区，许多病例临床上不能确认，多达3/4的尸检病例证实，生前无卒中史或检查无明确神经功能缺损证据。这是最常见的高血压性脑血管病变，CT和MRI等神经影像学的广泛应用使本病临床诊断已无困难。梗死部位多位于豆状核，亦可见于皮质下、脑干和小脑。腔隙性梗死灶呈不规则圆形、卵圆形或狭长形，直径多为3～4mm，小者0.2mm，大者达1.5mm。本病常见于中、老年人，男性较多，多有高血压病史。通常在白天活动中急性发病，约20%的病例表现TIA样起病。临床表现多样，有20种以上临床综合征，临床特点是症状较轻、体征单一、预后较好，无头痛、颅内压增高和意识障碍等。识别腔隙性卒中综合征很重要，因其可完全或近于完全恢复。临床主要有4种经典的腔隙综合征，分别为纯运动性轻偏瘫、纯感觉性卒中、共济失调性轻偏瘫、构音障碍-手笨拙综合征。

【辅助检查】

1. 影像学检查

（1）CT检查　多数病例发病24小时后逐渐显示低密度梗死灶，发病后2~15天可见均匀片状或楔形的明显低密度灶。大面积脑梗死伴脑水肿和占位效应，出血性梗死呈混杂密度，应注意病后2~3周梗死吸收期，病灶水肿消失及吞噬细胞浸润可与脑组织等密度，CT上难以分辨，称为“模糊效应”，增强扫描有诊断意义。梗死后5~6天出现增强现象，1~2周最明显，约90%的梗死灶显示不均匀的病变组织，但有时CT不能显示脑干、小脑较小梗死灶。腔隙性梗死时，CT检查可见内囊基底节区、皮质下白质单个或多数圆形、卵圆形或长方形低密度病灶，边界清晰，无占位效应，增强可出现轻度斑片状强化。CT检查最好在发病7日内进行，以除外小量出血。

（2）磁共振检查　可清晰显示早期缺血性梗死、脑干及小脑梗死、静脉窦血栓形成等。梗死后数小时即出现T1低信号T2高信号病灶，出血性梗死显示其中混杂T1高信号。钆增强MRI较平扫敏感。功能性MRI弥散加权成像（DWI）可早期诊断缺血性卒中，发病2小时内即可显示缺血病变，为早期治疗提供重要信息。腔隙性梗死时，MRI可显示脑干腔隙病灶，并可准确定位病灶。因受累动脉很小，脑血管造影正常，因此无须做此项检查。

（3）DSA检查　可发现血管狭窄及闭塞部位，显示动脉炎、Moyamoya病、动脉瘤和动静脉畸形等。

（4）经颅多普勒（TCD）检查　可发现颈动脉及颈内动脉狭窄、动脉粥样硬化斑或血栓形成。超声心动图检查可发现心脏附壁血栓、心房黏液瘤和二尖瓣脱垂。多普勒超声扫描除可发现颈动脉狭窄或闭塞外，还可见到颞浅动脉血流量呈逆向运动。

2. 其他检查　血尿常规、血沉、血糖、血脂及心电图应列为常规检查项目。脑脊液多正常。脑电图也无阳性发现。

【诊断】

诊断要点：①年龄在50岁以上具有动脉硬化、糖尿病、高血脂等病史或既往有短暂性脑缺血发作史；②多在安静状态下发病，起病缓慢；③颈内动脉系统血栓形成主要表现为偏瘫、偏身感觉障碍、偏盲“三偏征”和失语等；④椎-基底动脉系统血栓形成主要表现为眩晕、眼球震颤、小脑性共济失调、耳聋、耳鸣、交叉性瘫痪，甚至高热、昏迷、针尖样瞳孔、四肢软瘫及延髓麻痹等；⑤意识多清楚，较少头痛、呕吐等颅内高压征象；⑥脑影像学检查，特别是CT检查和磁共振检查可确定诊断。

【治疗】

急性期的治疗原则：①力争发病后尽早采取最佳治疗方案；②针对脑梗死后的缺血半暗带及再灌注损伤进行综合保护治疗；③要采取个体化治疗；④要考虑脑与心脏及其他器官功能的相互影响，重症患者要积极防治并发症，并进行早期康复治疗。

1. 溶栓治疗 对严格选择的发病3小时内的患者应积极采用静脉溶栓治疗，发病时间在6小时内可采用动脉溶栓（椎基底动脉血栓可适当放宽时间）。首选rt-PA，无条件时可用尿激酶替代。

（1）适应证 尚无统一标准，以下可供参考。①年龄<75岁；②无意识障碍，但椎-基底动脉系统血栓形成因预后极差，故即使昏迷较深也可考虑；③发病在3小时内；④治疗前收缩压<200mmHg或舒张压<120mmHg；⑤CT排除颅内出血，且本次病损的低密度梗死灶尚未出现，证明确为超早期；⑥排除TIA（其症状和体征绝大多数持续不足1小时）；⑦无出血性疾病及出血体质；⑧患者或家属同意。

（2）溶栓方法 ①尿激酶100万~150万IU，溶于生理盐水100~200ml中，持续静脉滴注30分钟；②rt-PA 0.9mg/kg，先静脉推10%（1分钟），其余剂量连续静脉滴注，60分钟滴完。

2. 降纤治疗 通过降解血中纤维蛋白原，增强纤溶系统活性，抑制血栓形成，适用于合并高纤维蛋白原血症者。可供选择的药物有降纤酶、巴曲酶、蚓激酶等。

3. 抗凝治疗 主要目的是防止血栓扩展为进展性卒中，防止卒中复发，并预防发生深静脉血栓及肺栓塞。临床上常用的药物有肝素、低分子肝素及华法林（药物用法详见TIA）。用药期间也须严密注意出血倾向，出血性疾病、活动性溃疡、严重肝肾疾病、感染性血栓及高龄者忌用。

4. 抗血小板聚集药 阿司匹林100~300mg，每日1次或氯吡格雷75mg，每日1次，口服，可降低死亡率和复发率，但在进行溶栓及抗凝治疗时不要同时应用，以免增加出血的风险。

5. 脑保护治疗 临床常用的是依达拉奉及胞二磷胆碱。依达拉奉30mg，以适量生理盐水稀释后滴注，每次30分钟内滴完，每日2次。

6. 手术治疗 可采用颈内动脉颅外段血栓切除术，或颅内-外动脉吻合术。但疗效不佳，近几年应用较少。也有应用颈动脉腔内血管成形术。如系颈椎病骨质增生所致者可行骨刺清除术和颈椎侧前方减压术等。

在治疗过程中，将血压维持适当水平，不宜偏低。对瘫痪肢体，应早期进行被动活动及按摩，以促进功能恢复，并防止肢体挛缩畸形。恢复期继续加强瘫痪肢体功能锻炼和言语功能训练，除药物外，可配合使用理疗、体疗和针灸等。

【常用药物注意事项与患者教育】

1. 溶栓药物 见第七章第三节冠状动脉粥样硬化性心脏病。

2. 降纤药物 目前我国常用的降纤药物主要如下。①降纤酶：本药系从蛇毒中提取的丝氨酸蛋白酶单成分制剂。有降低血浆凝血因子Ⅰ、降低血液黏度和抗血小板聚集的作用，不良反应较少。与抗凝血药、水杨酸类药（如阿司匹林）合用，可增强本药的作用，从而引起意外出血；与抗纤溶药合用，可拮抗本药的作用，故两者禁止联用。②巴曲酶：可降低血中纤维蛋白原的含量。静脉给药后，能降低全血黏度、血浆黏度，使血管阻力下降，增加血流量。不良反应多为轻度，主要为注射部位出血、创面出血。

3. 脑保护剂（神经保护剂） 可保护脑细胞，提高对缺血缺氧的耐受性。目前临床上常用的有依达拉奉及胞二磷胆碱。①依达拉奉是一种抗氧化剂和自由基清除剂，国内外多个随机双盲安慰剂对照试验提示该药能改善急性脑梗死的功能结局且安全。主要不良反应为：急性肾衰竭、肝功能异常、黄疸、血小板减少。主要药物相互作用为：与头孢类等抗生素合用时，有致肾衰竭加重的可能。②胞二磷胆碱是一种细胞膜稳定剂，不良反应少，多为一过性低血压、恶心、皮疹、头晕、头痛、惊厥、失眠、倦怠感。

三、脑栓塞

脑栓塞是指因异常的固态、液态、气态物体（被称作栓子）沿血循环进入脑动脉系统，引起动脉管腔闭塞，当侧支循环不能代偿时，导致该动脉供血区局部脑组织坏死。该病占急性脑血管的15%~20%，主要为血栓栓子，最常见的血栓栓子来源于心脏。

【病因与发病机制】

心源性栓子主要见于风湿性心脏病病人，亦可见于心肌梗死、心内膜炎、心房纤颤、心脏手术等疾病或状态。非心源性栓子见于颈部动脉粥样硬化斑块脱落、外伤骨折或气胸、潜水或高空飞行减压不当、孕妇生产等。

【病理】

脑动脉栓塞后，由其供应的脑组织发生缺血、缺氧、水肿和坏死。如缺血梗死区中伴有点状出血时，称为出血性或红色梗死，否则称为缺血性或白色梗死。梗死后8小时脑组织灰白质界限不清，梗死区脑组织水肿，随后软化和坏死，约1个月左右液化的脑组织被吸收，并形成胶质瘢痕或空洞。小栓子易引起脑血管痉挛，大栓子可形成脑水肿、颅内压增高，甚至脑疝。此外炎性栓子还可引起局限性脑炎或脑脓肿。

【临床表现】

本病发病急骤，症状多在数分钟或短时间内达到高峰。临床表现的轻重与栓子的大小、数量、部位、心功能状况等因素有关。

1. 颈内动脉系统栓塞 主要表现为偏瘫、偏身感觉障碍、同向偏盲“三偏征”，可伴有失语、局灶性癫痫发作等，偏瘫以面部和上肢为重。

2. 椎-基底动脉系统栓塞 主要表现为眩晕、眼球震颤、小脑性共济失调、交叉性瘫痪、四肢瘫痪、饮水呛咳、吞咽困难、构音障碍等。

3. 颈内动脉或椎-基底动脉主干栓塞或多发性栓塞　迅速出现颅内压增高、昏迷表现。

【辅助检查】

1. 影像学检查

（1）CT 检查　可对梗死部位、范围做出准确判断，具体表现基本同脑血栓形成。

（2）磁共振检查　起病在 24～48 小时以内、CT 检查正常的病人可选择磁共振检查，能更为准确地显示脑梗死及脑水肿的部位、范围，并有助于脑梗死的病因诊断，具体表现基本同脑血栓形成。

2. 其他检查　血常规、尿常规、大便常规、肝肾功能检查等列为常规检查，以便了解其他脏器的功能情况。心电图、超声心动图、血脂、血细菌培养、血液学检查等对病因诊断有帮助。

【诊断】

诊断要点：①有风湿性心脏病等心源性栓子或非心源性栓子病史；②急骤发病，症状多在数分钟或短时间内达到高峰；③出现颈内动脉系统栓塞或椎-基底动脉系统栓塞等临床表现；④影像学检查，特别是 CT 检查和磁共振检查可确诊。

【治疗】

治疗基本同脑血栓性脑梗死。注意以下几点：①急性期应卧床数周，避免活动，减少再发的风险。②当发生出血性脑梗死时，应立即停用溶栓药、抗凝药物及抗血小板聚集药物，防止出血加重和血肿扩大。③同时治疗原发病，防止再发生栓塞。④当有心力衰竭时，应及时纠正心力衰竭、改善心功能。⑤气体栓子时，取头低侧卧位和高压氧疗法，脱水剂用量宜少，以利尿剂为主。⑥进行抗凝和抗血小板聚集治疗，预防脑栓塞发生。

【常用药物注意事项与患者教育】

抗血小板聚集药　见本节一、短暂性脑缺血发作。

四、脑出血

脑出血（intracerebral hemorrhage，ICH）是指原发性非外伤性脑实质内出血，约 80% 发生于大脑半球，以基底节区为主，其余 20% 发生于脑干和小脑。多见于 50 岁以上的中老年人，特别是有高血压病史者或脑动脉粥样硬化病史者。

【病因与发病机制】

高血压和动脉硬化是脑出血的主要因素，还可由先天性脑动脉瘤、脑血管畸形、脑瘤、血液病（如再生障碍性贫血、白血病、血小板减少性紫癜及血友病等）、感染、药物（如抗凝及溶栓剂等）、外伤及中毒等所致。

高血压和动脉硬化等主要造成：①脑内小动脉壁改变，小动脉分叉处或其附近中层类纤维性坏死（内膜玻璃样变）、平滑肌细胞不规则性萎缩以至消失，呈节段性、虫蚀样，豆纹动脉处改变多见且病变严重。②微小动脉瘤，呈囊状或梭形，好发于大脑半球深部（如壳核、丘脑、尾状核）处，其次为脑皮质及皮质下白质，中脑、脑桥及小脑皮质下白质中亦可见到。绝大多数微小动脉瘤位于大动脉的第一分支上。由于脑动脉壁变的薄弱，在情绪激动、体力过度等诱因下，血压急剧升高超过其血管壁所能承受的压力时，血管就会破裂出血，形成脑内大小不同的出血灶。

【病理】

脑出血一般单发，也可多发，出血灶大小不等。大脑半球出血量超过30ml、小脑出血量超过15ml、脑干出血量超过5ml一般认为出血量较大，病情重，亦出现昏迷。较大新鲜出血灶，其中心是血液或血凝块（坏死层），周围是坏死脑组织，并含有点、片状出血（出血层），再外周为明显水肿、淤血的脑组织（海绵层）并形成占位效应。如血肿较大而又发生在大脑半球深部，可使整个半球严重肿胀，对侧半球严重受挤，整个小脑幕上的脑血流量明显下降，此种继发性脑缺血又加重了脑水肿。脑室亦同时受挤、变形及向对侧移位，又加上部分血肿破入脑室系统，使已经移位变小的脑室内灌入了血液并形成血凝块，造成脑室系统的脑脊液循环严重梗阻，这些继发的梗阻性单、双侧脑积水或积血，又加重了脑水肿的过程。血肿亦可以向附近皮质表面、外侧裂或小脑裂处穿破，于是血液进入蛛网膜下腔造成脑沟、脑池及上矢状窦蛛网膜颗粒阻塞，构成了继发性脑脊液回吸障碍，间接地又增加了脑水肿，减少了脑血循环量，严重的幕上脑出血多伴发患侧半球的大脑镰下扣带回疝以及钩回疝（小脑幕切迹疝），它们又继发造成了脑干扭曲、水肿及出血等。

当脑出血进入恢复期后，血肿和被破坏的脑组织逐渐被吸收，小者形成胶质瘢痕，大者形成一中间含有黄色液体的囊腔。

【临床表现】

多在情绪激动、劳动或活动以及爆冷时发病，少数可在休息或睡眠中发生，寒冷季节多发。

1. 全脑症状

（1）意识障碍　轻者躁动不安、意识模糊不清，严重者多在半小时内进入昏迷状态，眼球固定于正中位，面色潮红或苍白，鼾声大作，大汗、尿失禁或尿潴留等。

（2）头痛与呕吐　神志清或轻度意识障碍者可述头痛，以病灶侧为重；朦胧或浅昏迷者可见病人用健侧手触摸病灶侧头部，病灶侧颞部有明显叩击痛，亦可见向病灶侧强迫性头位。呕吐多见，多为喷射性，呕吐物为胃内容物，多数为咖啡色，呃逆也相当多见。

（3）去大脑强直　若病灶位于中脑水平或上位脑桥时出现的一种伴有特殊姿势的意识障碍。表现为角弓反张、牙关紧闭、双上肢伸直旋内、双下肢伸直跖屈，病理征阳性，多有双侧瞳孔散大固定。

（4）呼吸与血压　呼吸较快，病情重者呼吸深而慢，病情恶化时转为快而不规则，或呈潮式呼吸、叹息样呼吸、双吸气等。出血早期血压多突然升高，可达200/120mmHg以上。血压高低不稳和逐渐下降是循环中枢功能衰竭征象。

（5）体温　出血后即刻出现高热，提示丘脑下部体温调节中枢受到出血损害；早期体温正常，而后体温逐渐升高并呈现弛张热，提示合并感染（以肺部感染常见）；始终低热为出血后的吸收热；脑桥出血和脑室出血均可引起高热。

（6）瞳孔与眼底　早期双侧瞳孔可时大时小。若病灶侧瞳孔散大，对光反应迟钝或消失，是小脑幕切迹疝形成的征象；若双侧瞳孔均逐渐散大，对光反应消失，是双侧小脑幕切迹全疝或深昏迷的征象；若两侧瞳孔缩小或呈针尖样，提示脑桥出血。

（7）脑膜刺激征　见于脑出血已破入脑室或脑蛛网膜下腔时。倘有颈项僵直或强迫头位而 Kernig 征不明显时，应考虑颅内高压引起枕骨大孔疝可能。

2. 局限性神经症状

（1）大脑基底节区出血　病灶对侧出现不同程度的偏瘫、偏身感觉障碍和偏盲，病理反射阳性。双眼球常偏向病灶侧。主侧大脑半球出血者尚可有失语、失用等。

（2）脑叶出血　大脑半球皮质下白质内出血，多表现为病灶对侧单瘫或轻偏瘫，或为局部肢体抽搐和感觉障碍。

（3）脑室出血　多数昏迷较深，常伴强直性抽搐，可分为继发性和原发性两类。前者多见于脑出血破入脑室系统所致；后者为脑室壁内血管自身破裂出血引起。脑室出血本身无局限性神经症状，仅三脑室出血影响丘脑时，可见双眼球向下方凝视，临床诊断较为困难，多依靠头颅 CT 检查确诊。

（4）脑桥出血　视出血部位和波及范围而出现相应症状。常见出血侧周围性面瘫和对侧肢体瘫痪（Millard-Gubler 综合征）。若出血波及两侧时出现双侧周围性面瘫和四肢瘫，少数可呈去脑强直。两侧瞳孔可呈针尖样，两眼球向病灶对侧偏视。

（5）小脑出血　一侧或两侧头后部疼痛，眩晕，视物不清，恶心呕吐，行走不稳，如无昏迷，可检出眼球震颤、共济失调、构音障碍、周围性面瘫、锥体束征以及颈项强直等。如脑干受压可伴有去脑强直发作。

3. 并发症

（1）消化道出血　轻症或早期病人可出现呃逆，随后呕吐胃内容物；重者可大量呕吐咖啡样液体及排柏油样便。多为丘脑下部自主神经中枢受损，引起胃部血管舒缩功能紊乱，血管扩张，血流缓慢及淤滞而导致消化道黏膜糜烂坏死所致。

（2）脑-心综合征　出现急性心肌缺血或心肌梗死等，多与额叶眶面、丘脑下部、中脑网状结构损害，交感神经功能增高及血中儿茶酚胺增多等有关。

（3）呼吸道不畅与肺炎　因昏迷，口腔及呼吸道分泌物不能排出，易发生呼吸道通气不畅、缺氧、甚至窒息，也易并发肺炎等。少数病人亦可发生神经性肺水肿。

【辅助检查】

1. CT 检查　怀疑脑出血时，首选 CT 检查。能够清楚显示脑出血部位、血肿大小和形状、脑室有无受压移位和积血，以及出血性周围脑组织水肿等。脑出血在 CT 片上显示圆形或卵圆形高密度影，边界清楚。血肿吸收后变为低密度影或囊性变。

扫码“看一看”

2. 脑脊液检查　颅内压力多增高，并呈血性，但约 25% 的局限性脑出血脑脊液外观也可正常。腰穿易导致脑疝形成或使病情加重，故须慎重考虑。

3. 脑血管造影检查　可见大脑前动脉向对侧移位，大脑中动脉和侧裂点向外移位，豆纹动脉向下移位。

4. 脑电图检查　颅内压增高可出现弥散性慢波，如为大脑半脑出血，出血侧还可有局灶性慢波灶等变化。

5. 其他检查 重症脑出血白细胞总数增高，中性粒细胞比例增高，部分病人可出现暂时性尿糖和蛋白尿。

【诊断】

诊断要点：①大多数发生在50岁以上有高血压病史者；②常在情绪激动或体力活动时突然发病；③病情进展迅速，具有典型的全脑症状和（或）局限性神经症状；④脑脊液检查压力增高，多数为血性；⑤CT检查可确诊。

【治疗】

积极合理的治疗可挽救生命、减少神经功能残疾程度和降低复发。

1. 一般治疗 ①安静卧床，床头抬高，保持呼吸道通畅，定时翻身，拍背排痰，防止肺炎、压疮。②对烦躁不安者或癫痫者，应用镇静、止痉和止痛药。③用冰帽或冰水冷敷以降低脑部温度，减少脑组织的新陈代谢。

2. 调整血压 保持血压在相对正常范围内。血压较低，可使用多巴胺、间羟胺等升压药物及时升高血压；血压较高（应用脱水剂降低颅内压后）时，可给予乌拉地尔、拉贝洛尔等降压药物。但不宜在短时间内把血压降得过快、过多，以免影响脑血循环。

3. 降低颅内压 这是脑出血非常关键的治疗。脑出血后脑水肿48小时达到高峰，颅内压增高并可导致脑疝形成，是脑出血死亡的主要原因。降低颅内压可选用下列药物：①20%甘露醇或25%山梨醇250ml于30分钟内加压静脉滴完毕，依照病情每2~4小时、6~8小时1次，7~15天为1疗程。②呋塞米40~60mg溶于50%葡萄糖液20~40ml静脉注射，6~8小时一次，最好与脱水剂在同一天内定时交替使用，以防止脱水剂停用后的“反跳”现象。③10%甘油溶液250~500ml静脉滴注，每日1~2次，5~10天为1疗程。④甘油果糖500ml静脉滴注，每日1~2次。⑤20%人血白蛋白注射液50~100ml静脉滴注，每日1次。

4. 补充热量与保持水、电解质及酸碱平衡 昏迷病人、消化道出血或严重呕吐病人，可先禁食1~3天，并从静脉内补充营养和水分，每日总输液量以1 500~2 500ml为宜，每日补充钾盐3~4g，应根据电解质及血气分析结果及时调整。如无消化道出血或呕吐者可酌情早期开始鼻饲疗法，同时减少输液。

5. 防治并发症

（1）呼吸系统并发症的防治 保持呼吸道通畅，防止吸入性肺炎或窒息，必要时给氧并吸痰，注意定时翻身、拍背，如呼吸道分泌物过多影响呼吸时应行气管切开。如有呼吸道感染时，及时使用抗生素。

（2）压疮的防治 要做到勤翻身（避免长期受压出现皮肤损伤）、勤擦洗（保持局部皮肤清洁）、勤按摩（促进局部皮肤的血液循环）、勤整理与勤更换（避免局部皮肤受到硬性刺激）。压疮的治疗：①淤血红润期，防止局部继续受压，使之悬空，避免摩擦潮湿等刺激，保持局部干燥，增加翻身次数。②炎性浸润期，除继续加强上述措施外，对未破的小水疱应减少摩擦，防感染，让其自行吸收；大水疱用无菌注射器抽出水疱内液体（不剪表面）后，表面涂以2%碘酒或用红外线照射，保持创面干燥。溃疡期，清洁创面，祛腐生新，促其愈合。碘酊涂抹，紫草油纱布覆盖，坏死严重者，手术修刮引流，清除坏死组织，植皮修补缺损。

（3）其他并发症的防治　①尿路感染，尿潴留者可导尿或留置导尿管，并用 1∶5 000 呋喃西林液 500ml 冲洗膀胱，每日 2 次。②呃逆，肌内注射甲氧氯普胺 2mg 或用筷子或压舌板直接压迫咽后壁 30~50 秒。③上消化道出血，可早期下胃管引流胃内容物，灌入止血药物，亦可用冰盐水 500ml 加入去甲肾上腺素 8~16mg，注入胃内，也可使用奥美拉唑 40mg 静脉滴注，每日 1 次，或选用其他抗纤溶止血剂。

6. 手术治疗

（1）适应证　①颅内压增高伴脑干受压体征（如脉缓、血压升高、呼吸节律变慢、意识水平下降等）；②小脑半球血肿量≥10ml 或蚓部>6ml，血肿破入第四脑室或脑池受压消失，出现脑干受压症状或急性阻塞性脑积水征象；③重症脑室出血导致梗阻性脑积水；④脑叶出血，特别是 AVM（一团扭曲的动脉和一团扭曲的静脉形成的动静脉瘘脑血管畸形）所致和占位效应明显者。

（2）禁忌证　①脑干出血、大脑深部出血、淀粉样血管病导致脑叶出血。②高龄体质差或多器官功能衰竭或脑疝晚期。③严重消化道出血以及血压过低或呼吸及循环衰竭。

（3）手术方法　①小脑减压术是高血压性小脑出血最重要的外科治疗，可挽救生命和逆转神经功能缺损，病程早期病人处于清醒状态时手术效果好。②开颅血肿清除术，清除血肿，减轻周围脑组织受压，恢复中线结构移位和初期脑疝。③钻孔扩大骨窗血肿清除术。④钻孔微创颅内血肿清除术。⑤脑室出血脑室引流术。

手术治疗中，以钻孔微创颅内血肿清除术较为常用。在头颅 CT 片指引下，选择出血层最大部位为穿刺点，头皮局部麻醉后，用颅钻钻孔，再接血肿穿刺针刺入血肿内，用注射器缓慢抽吸，若因凝血一次抽不完者，可向血肿腔内注射尿激酶，使血块溶解后 6~12 小时再行抽吸，直到将血肿基本排空为止。

7. 脑保护剂　为减少脑细胞损伤，促进脑细胞的恢复，常选用脑复康、胞二磷胆碱、脑活素、γ-氨酪酸、辅酶 Q_{10}、维生素 B、维生素 E 及扩张血管药等药物，也可选用活血化瘀、益气通络，滋补肝肾、化痰开窍等中药。

8. 康复治疗　只要病情平稳，病情不再进展，康复治疗应尽早进行。最初 3 个月内神经功能恢复最快，是康复治疗的最佳时机。治疗方法主要包括功能锻炼、理疗、针灸、按摩、推拿、高压氧等。

【常用药物注意事项与患者教育】

1. 甘油果糖　是高渗制剂，通过高渗透性脱水，能使脑水分含量减少，降低颅内压。本品降低颅内压作用起效较缓，持续时间较长，作用温和，特别适用于合并慢性肾衰竭者。一般无不良反应，偶可出现溶血现象。

2. 乌拉地尔　又称为利喜定、压宁定，具有外周和中枢双重降压作用。外周作用主要阻断突触后 α_1 受体，使血管扩张显著降低外周阻力。同时也有较弱的突触前 α_2 阻滞作用，阻断儿茶酚胺的收缩血管作用；中枢作用主要通过激动 5-羟色胺-1A（5-HT1a）受体，降低延髓心血管中枢的交感反馈调节而产生降压作用。在降血压同时，一般不会引起反射性心动过速。可用于各种类型的高血压，亦可用于高血压危象及手术前、中、后对高血压升

高的控制性降压。不良反应较少，偶见头痛、头晕、恶心、疲乏、心悸、心律失常、瘙痒、失眠等

五、蛛网膜下腔出血

蛛网膜下腔出血是指脑底或脑浅表部位的血管破裂，血液直接进入蛛网膜下腔。各年龄均可发病，以青壮年多见，在情绪激动或过度用力时发病。

【病因与发病机制】

蛛网膜下腔出血由颅内动脉瘤、动静脉畸形、高血压动脉硬化症、脑底异常血管网（moya-moya 病）和血液病等引起，以动脉瘤和动静脉畸形为最常见病因。动脉瘤好发于脑底动脉环的大动脉分支处，尤其是该环的前半部。动静脉畸形多位于大脑半球大脑中动脉分布区。在情绪激动、体力过度等诱因下，血压急剧升高超过其血管壁所能承受的压力时，破裂的动脉瘤常常不规则或呈多囊状，破裂点常在动脉瘤的穹隆处，大动脉瘤可部分或全部充满血凝块，偶尔发生钙化。当血管破裂血流入脑蛛网膜下腔后，颅腔内容物增加，压力增高，并继发脑血管痉挛。

知识链接

moya-moya 病

moya-moya 病又称为烟雾病或自发性基底动脉环闭塞症，1955 年由日本的清水和竹内描述，1966 年由铃木命名。该病是一种以双侧颈内动脉末端及大脑前、大脑中动脉起始部动脉内膜缓慢增厚，动脉管腔逐渐狭窄以至闭塞，脑底穿通动脉代偿性扩张为特征的疾病，扩张的血管在血管造影时的形态如烟囱里冒出的袅袅炊烟，故称烟雾病。根据颅内供血动脉血管内膜增厚、管腔狭窄导致脑血流量减少的速度与代偿性血管扩张形成增加脑血流速度的情况从轻到重分为 6 型，轻者表现为短暂性一过性脑缺血、头痛、癫痫、肢体无力、感觉异常及视力视野改变等，重者则以脑梗死或脑出血起病而危及生命。行 MRA 或 DSA 检查，如发现双侧颈内动脉末端狭窄或闭塞伴有烟雾状血管形成即可确诊。

【病理】

血液进入蛛网膜下腔后，血染脑脊液可激惹血管、脑膜和神经根等脑组织，引起无菌性脑膜炎反应。脑表面常有薄层凝块掩盖，其中有时可找到破裂的动脉瘤或血管。随时间推移，大量红细胞开始溶解，释放出含铁血黄素，使软脑膜呈现铁锈色并有不同程度的粘连。如脑沟中的红细胞溶解，蛛网膜绒毛细胞间小沟再开通，则脑脊液的回吸收可以恢复。

【临床表现】

蛛网膜下腔出血的典型临床表现是：突然发生剧烈头痛、呕吐、脑膜刺激征及血性脑脊液。常见的伴随症状有短暂意识障碍、项背部或下肢疼痛、畏光等。因发病年龄、病变部位、破裂血管的大小及发病次数不同，临床表现各异。轻者可无明显症状和体征，重者

突然昏迷并在短期内死亡。

1. 头痛与呕吐 突发剧烈头痛、呕吐、颜面苍白、全身冷汗。多在剧烈活动中或活动后出现爆裂样局限性或全头部剧痛，其始发部位常与动脉瘤破裂部位有关。头痛局限某处有定位意义，如前头痛提示小脑幕上和大脑半球（单侧痛）、后头痛表示后颅凹病变。

2. 意识障碍 多数无意识障碍，但可有烦躁不安，危重者可有谵妄、昏迷。

3. 脑膜刺激征 绝大多数在病后数小时内出现，包括颈强直、Kernig 征阳性、Brudzinski 征阳性。

4. 其他 低热、腰背腿痛、轻偏瘫、视力障碍，颅神经（Ⅲ、Ⅴ、Ⅵ、Ⅶ）麻痹、精神症状、癫痫等。

【辅助检查】

1. CT 检查 是诊断该病的首选方法。CT 影像显示蛛网膜下腔内呈高密度影。CT 影像可初步判断或提示颅内动脉瘤的位置。颈内动脉段动脉瘤破裂显示鞍上池不对称积血；大脑中动脉段动脉瘤破裂多显示外侧裂积血；前交通动脉段动脉瘤破裂显示前间裂基底部积血。动态 CT 检查还有助于了解出血的吸收情况，有无再出血、继发脑梗死、脑积水及其程度等。

2. 脑脊液（CSF）检查 通常 CT 检查已确诊者，腰穿不作为临床常规检查。如果出血量少或者距起病时间较长，CT 检查可无阳性发现，而临床怀疑蛛网膜下腔出血时可行腰穿检查 CSF。均匀一致血性脑脊液是蛛网膜下腔出血的特征性表现且为新鲜出血，如 CSF 黄变或者发现吞噬了红细胞、含铁血黄素或胆红素结晶的吞噬细胞等，则提示已存在不同时间的蛛网膜下腔出血。

3. 脑血管造影（DSA） 是诊断颅内动脉瘤最有价值的方法（阳性率达 95%），可以清楚显示动脉瘤的位置、大小、与载瘤动脉的关系、有无血管痉挛等。条件具备、病情许可时应争取尽早行全脑 DSA 检查以确定出血原因和决定治疗方法、判断预后。但由于脑血管造影可造成脑缺血、动脉瘤再次破裂出血等并发症，因此，造影时机宜避开脑血管痉挛和再出血的高峰期，即出血 3 天内或 3 周后进行为宜。

4. 其他检查 CT 血管成像（CTA）和 MR 血管成像（MRA）是无创性的脑血管显影方法，主要用于有动脉瘤家族史或破裂先兆者的筛查，动脉瘤患者的随访以及急性期不能耐受 DSA 检查的患者。经颅超声多普勒（TCD）动态检测颅内主要动脉流速是及时发现脑血管痉挛（CVS）倾向和痉挛程度的最灵敏的方法。

【诊断】

诊断要点：①多在情绪激动或过度用力时发病；②突发剧烈头痛、呕吐、脑膜刺激征阳性等临床表现；③脑脊液检查可发现血性脑脊液；④头颅 CT 检查显示蛛网膜下腔呈现高密度影可确诊；⑤脑血管造影可确定颅内动脉瘤的位置。

【鉴别诊断】

各种急性脑血管病的鉴别见表 12-1。

表 12-1　急性脑血管病的鉴别

鉴别要点	脑出血	脑蛛网膜下腔出血	脑血栓形成	脑栓塞	短暂性脑缺血发作
年龄	中年以上	青壮年	中老年	青壮年	中老年
常见病因	高血压、动脉硬化	动脉瘤、动静脉畸形	动脉硬化	房颤、心脏病	动脉硬化、颈椎病、低血压等
发病形式	急骤，多在用力或情绪激动时发生	同脑出血	缓慢，多在安静中发生	急骤，随时发生	急骤，随时发生
意识状态	昏迷深，持续时间长	多无或仅有短暂昏迷	多清醒	昏迷轻，时间较短	可无或仅有短暂昏迷
脑膜刺激征	可有，但较轻	明显	无	无	无
局灶神经症状	三偏征，失语	无或轻偏瘫	三偏征，失语	三偏征，失语	偏瘫、单瘫或眩晕、眼球震颤
头颅 CT	高密度阴影，占位效应	高密度阴影	低密度阴影	低密度阴影	无异常或有较小低密度阴影
脑脊液	压力高，可呈血性	压力高，呈血性	正常	正常	正常

【治疗】

1. 一般治疗　绝对卧床休息 4~6 周（避免一切可能引起血压或颅内压增高的原因，如用力排便、咳嗽、喷嚏、情绪激动、劳累等）。给予适当的镇静、镇痛药物以保持安静。

2. 调控血压　既往血压正常，蛛网膜下腔出血后血压升高，将血压控制到接近正常水平；既往血压高，控制血压到接近平时血压水平。一般收缩压不宜高于 150~180mmHg。

3. 控制抽搐　有痫性发作者可给予抗癫痫药如苯妥英钠、卡马西平、丙戊酸钠、地西泮等。

4. 纠正低血钠　有低血钠时，给予等渗液体，血容量不足时及时补液纠正，避免使用低渗液体。

5. 降低颅内压　颅内压增高是由于血肿的占位效应和脑脊液循环通路被阻塞而致急性脑积水以及脑血管痉挛所致的脑缺血和脑水肿所致。可给予甘露醇、呋塞米、甘油果糖、复方甘油、白蛋白、地塞米松等。

6. 止血及预防再出血　用抗纤维蛋白溶解药抑制纤溶酶原的形成，推迟血块溶解，防治再出血的发生。可选用：①6-氨基己酸，4~6g 溶于 NS 或 5%~10% GS 中静脉滴注，每天 24g，持续 7~10 天，逐渐减量至 8g/d，维持 2~3 周。②止血芳酸（PAMBA），0.1~0.2g 缓慢静脉滴注，2 次/日，共用 2~3 周。

7. 防治脑血管痉挛　一般选用钙通道拮抗剂，常选用：①尼莫地平注射液，10~20mg，1mg/h，缓慢静脉滴注，每日 1 次，连续 5~14 天，注意监控血压。②尼莫地平片 20~40mg，每日 3 次，口服。

8. 放脑脊液置换疗法　可根据颅压情况，每次放脑脊液 5~10ml。

9. 手术治疗　可根除病因，防止复发。DSA 发现脑动脉瘤可行动脉瘤钳闭术。

【常用药物注意事项与患者教育】

1. 抗纤维蛋白溶解药　通过抑制纤维蛋白酶原的激活因子，使纤维蛋白溶酶原不能被激活，从而抑制纤维蛋白的溶解。因本品排泄快，需持续给药才能维持有效浓度，故一般皆用静脉滴注法。代表药物有6-氨基己酸、氨甲苯酸、氨甲环酸、抑肽酶等，其中6-氨基己酸较为常用。这类药对慢性渗血效果较好，对癌症出血及创伤出血效果较差。常见的不良反应有头痛、头晕、恶心、呕吐、腹泻。用时要小心选择病人，必须明确有纤溶功能亢进，否则会将出血性疾病转变成致命的血栓病。老年病人慎用，有血栓性倾向和栓塞性血管病史者禁用。

2. 抗脑血管痉挛药　尼莫地平为钙通道阻滞剂，它通过抑制钙离子进入细胞而抑制血管平滑肌细胞的收缩。尼莫地平因具较高的亲脂性而易通过血脑屏障，从而对脑动脉有较强的作用。尼莫地平通过对与钙通道有关的神经元受体和脑血管受体的作用，保护神经元的功能。改善脑供血，增加脑的缺血耐受力。对急性脑血流障碍患者的研究表明，尼莫地平能扩张脑血管并改善脑供血，且对大脑既往损伤区灌流不足部位灌注量的增加通常高于正常区域。尼莫地平能明显地降低蛛网膜下腔出血患者的缺血性神经损伤及死亡率。治疗期预防性用药：静脉治疗应在出血后4天内开始，并在血管痉挛最大危险期连续给药，持续到蛛网膜下腔出血后的10~14天。如果在预防性应用尼莫地平期间，经外科手术去除出血原因，应继续静脉输注本品，至少持续至术后第5天。静脉输注治疗结束后，建议继续口服尼莫地平片7天，每隔4小时服用一次（每次60mg，每日6次）。治疗性用药：如果蛛网膜下腔出血后已经出现血管痉挛引起的缺血性神经功能损伤，治疗应尽早开始，并应持续至少5天，最长14天。其后建议口服尼莫地平片7天，每隔4小时服用一次（每次60mg，每日6次）。如果在使用尼莫地平注射液预防或治疗期间，出血灶已经外科手术治疗，手术后继续应用本品输液治疗至少5天。不相容性：由于尼莫地平可被聚氯乙烯（PVC）吸收，所以在输注尼莫地平时仅允许使用聚乙烯（PE）输液管。尼莫地平有轻微的光敏感性，应避免在太阳光直射下使用。如果输液过程不可避免暴露于太阳光下，应采用黑色、棕色或红色的玻璃注射器及输液管，或用不透光材料将输液管包裹或遵医嘱。但如果在散射性日光或人工光源下，使用本品10小时内不必采取特殊的保护措施。

第二节　癫　痫

扫码“学一学”

癫痫（epilepsy）是指脑神经元高度同步化异常放电引起的短暂脑功能障碍的慢性脑部疾病，具有发作性、反复性、刻板性的特征。在癫痫中，具有特殊病因，由特定的症状和体征组成的特定的癫痫现象称为癫痫综合征。由于异常放电神经元所涉及的部位不同，可表现为发作性的运动、感觉、自主神经、意识及精神障碍。癫痫是多种原因引起的临床常见的症状之一。据国内流行病学调查，其发病率约为人群的1‰，患病率约为人群的5‰。①特发性癫痫：病因不明、暂时不能确定脑内器质性病变者，主要由遗传因素所致，可为单基因或多基因遗传，表现部分性或全面性发作，药物疗效较好；②症状性癫痫：脑内各种明确的病变或损伤所致，遗传可能起一定作用，药物疗效较差。随着影像学和分子遗传学的发展，逐渐发现许多特发性癫痫患者脑内存在器质性病变。

【病因】

引起癫痫的原因繁多，可分为原发性和继发性两类：

1. 原发性癫痫 又称特发性癫痫或隐源性癫痫，原因未明，目前认为主要由遗传因素所致，可为单基因或多基因遗传，可以表现为部分性发作，也可表现为全面性发作，药物治疗效果较好。虽经现代各种诊查手段检查仍不能发现明显的器质性病灶。

2. 继发性癫痫 又称症状性癫痫，指能找到明确病因的癫痫，主要由各种原因的脑损伤所致，药物疗效较差。

（1）脑部疾病

1）颅脑肿瘤：颅脑原发性肿瘤（少突胶质细胞瘤、脑膜瘤、星形细胞瘤等）、颅脑转移性肿瘤（白血病颅脑转移、鼻咽癌颅脑转移、肺癌颅脑转移等）。

2）颅脑外伤：脑挫裂伤、颅脑复合伤、产伤、颅内血肿等。

3）颅脑感染：各种细菌性、病毒性、真菌性及寄生虫性感染所引起的颅内炎症，如脑炎、脑膜炎、脑膜脑炎、脑脓肿、蛛网膜炎、脑囊虫病、脑弓形体病、脑艾滋病等。

4）脑血管病：脑出血、脑蛛网膜下腔出血、脑栓塞、脑血栓形成、脑动脉瘤、脑动静脉畸形、脑动脉粥样硬化等。

5）脑变性疾病：多发性硬化、老年性痴呆（Alzheimer 病）、皮克（Pick）病等。

6）脑先天性疾病：结节性硬化、Sturge-Weber 综合征、脑穿通畸形、小头畸形等。

（2）全身或系统性疾病

1）心血管疾病：阿-斯综合征、二尖瓣脱垂、高血压脑病等。

2）内分泌疾病：甲状旁腺功能减退、糖尿病、胰岛素瘤等。

3）代谢障碍疾病：低血糖、低血钙、苯丙酮酸尿症、尿毒症、碱中毒、水潴留等。

4）中毒性疾病：有机磷农药中毒、某些重金属中毒、一氧化碳中毒、中枢兴奋剂中毒等。

5）其他：肺性脑病、电击、淹溺等。

【发病机制】

癫痫发作的发生机制十分复杂，迄今尚未完全阐明。许多研究结果表明它的电生理本质是神经元过度同步放电的结果，与神经生化、神经生理、神经生物学、免疫学等密切相关。

1. 神经元痫性放电的发生 正常情况下，每一种神经元都有节律性的自发放电活动，但频率较低，一般为 10~20Hz。在癫痫病灶的周围部分，其神经元的膜电位与正常神经元有所不同，在每次动作电位发生之后出现，称为“阵发性去极化偏移”（PDS）的持续性去极化状态，并产生高幅高频（可达 500Hz）的棘波放电。在历时数十至数百毫秒之后转入超极化状态。

2. 癫痫性放电的传播 当异常放电仅局限于大脑皮质的某一区域时，表现为部分性发作。若在此局部的反馈回路中长期传导，则导致部分性发作持续状态。通过电场效应及传播通路，也可扩及同侧其他区域甚至一侧半球，表现为杰克逊（Jackson）发作。当异常放电不仅扩及同侧半球而且扩及对侧大脑半球时，引起继发性全身性发作。当异常电位的起始部分在中央脑（丘脑和上部脑干）而不在大脑皮质并仅扩及脑干网状结构上行激活系统时，则表现为失神发作；而广泛投射至两侧大脑皮质和网状脊髓束受到抑制时则表现为全身强直-阵挛性发作。

3. 癫痫性放电的终止　其机制未明，可能脑内存在主动的抑制机制。即在癫痫发作时，癫痫灶内巨大突触后电位，通过负反馈的作用而激活抑制机制，使细胞膜长时间处于过度去极化状态，抑制放电过程的扩散，并减少癫痫灶的传入性冲动，促使发作放电的终止。此外，在此过程中，抑制发作的代谢产物积聚，神经胶质细胞对钾及已经释放的神经介质的摄取也起重要作用。

4. 癫痫性放电的影响因素　癫痫性放电的发作、传播和终止，与遗传、生化、电解质、免疫和微量元素等多种因素有关。具有癫痫遗传素质者其膜电位稳定性差，在后天因素及促发因素作用下容易引起癫痫性放电及临床发作。癫痫性放电与神经介质关系极为密切，正常情况下兴奋性与抑制性神经介质保持平衡状态，神经元膜稳定。当兴奋性神经介质过多或抑制性介质过少，都能使兴奋与抑制间失调，使膜不稳定并产生癫痫性放电。细胞内外钠、钾的分布也影响膜的稳定性。血清钙、镁离子减少，可使神经元兴奋性增强，微量元素铁、锌、铜、锰、锂等在癫痫发作中也起一定的作用。近来对癫痫发作与免疫因素的关系也做过许多研究，认为在致癫痫病因作用下，血脑屏障破坏，脑组织抗原进入血液循环可产生抗脑抗体，后者作用于突触，封闭抑制性受体，减少抑制性冲动，亦可促成癫痫性放电。

【病理】

原发性癫痫无特征性病理改变，甚至有多年癫痫发作史者，仍无重大的病理变化，常见者仅为继发的缺氧、缺血性改变。继发性癫痫的病理改变因病因不同而异，可呈现肿瘤病灶、寄生虫病灶、脓肿病灶、出血病灶、胶质瘢痕病灶或囊性病灶等。

【临床表现】

扫码“看一看”

癫痫的临床发作形式繁多，常见的有如下类型。

1. 全身强直-阵挛性发作　又称大发作，按其发展过程可分以下三期。

（1）先兆期　约半数患者有先兆，指在意识丧失前的一瞬间所出现的各种体验。常见的先兆可为特殊感觉性的幻视、幻嗅、眩晕，一般感觉性的肢体麻木、触电感，内脏感觉性的如腹内气体上升或热血上涌感，运动性的如头眼向一侧斜视，精神性的如恐怖感、奇异感等。一般持续1~数秒钟。有先兆者，可利用此段时间坐、卧，或可避开危险。同一患者其先兆症状多固定不变，常指明大脑皮质有局限性损害，故可根据先兆症状协助定位。原发性全身强直-阵挛性发作无先兆。

（2）痉挛期　继先兆期后，随即意识丧失，进入痉挛发作期。首先为强直性发作（强直期），表现突然尖叫一声，跌倒在地，全身肌肉强直，上肢伸直或屈曲，双手握拳，下肢伸直，头转向一侧或后仰，眼球向上凝视。呼吸肌强直致呼吸暂停，面唇发绀。瞳孔散大，对光反应消失。唇、舌或口腔黏膜有咬伤。持续约20秒钟，进入阵挛期，表现全身肌肉呈节律性抽搐，频率开始较快，随之逐渐减慢，随最后一次痉挛后抽搐停止。此后，自动呼吸恢复，面、唇发绀逐渐减轻，口腔内分泌物增多，口吐白沫或血沫。还可伴尿失禁、全身大汗。持续约1分钟。

在痉挛发作期尚可出现心跳加快、血压升高等，且由于意识障碍，突然跌倒，可致外伤、溺毙、触电、烧伤或引起火灾及各种安全事故。

（3）昏睡期　抽搐停止后进入昏睡、昏迷状态，然后逐渐清醒，部分在清醒过程中有精神行为异常，表现为挣扎、抗拒、躁动不安。醒后除先兆外，对发作过程不能回忆，并可感到头痛、全身乏力、疼痛、恶心等。持续5~10分钟。

在一次发作之后意识尚未恢复又连续多次发作称全身强直-阵挛性发作持续状态。常由于突然撤除或更换抗癫痫药物或感染等引起。由于癫痫大发作持续状态期间脑神经元能耗骤增，脑内pH下降，加之全身性缺氧，肌肉强烈而持久性收缩，酸性代谢产物增加，可导致脑缺氧、脑水肿、甚至脑疝，表现为去大脑皮质综合征、昏迷、甚至死亡。

2. 失神发作　又称小发作，通常有以下类型。

（1）简单性失神发作　又称典型失神发作。临床表现为突发突止的意识障碍，可在工作、活动、进食和步行等情况下发生，表现为突然动作中顿、呆立（坐）不动，手中持物跌落，呼之不应，但从不跌倒，持续5~30秒。对发作过程不能回忆，一日发作数次至上百次不等，多见于6~12岁儿童。脑电图呈爆发性、两侧对称同步性3Hz棘慢波发放，深呼吸可诱发。

（2）复杂性失神发作　又称失神（小）发作自动症。临床表现除发作性意识丧失外，还出现咂嘴、无目的摸索、双手摩擦、徘徊等一些刻板动作，对发作期不能回忆。发作时间较短，无感觉性及精神性先兆，发作期及间歇期均无颞叶损害证据，发作时脑电图为3Hz棘慢波综合发放，而非为一侧或双侧颞叶波及（或）棘波放电，过度换气容易诱发。

（3）肌阵挛性失神发作　又称肌阵挛性小发作。临床表现为两侧对称性眼、面、颈、四肢或躯干短暂肌阵挛发作，伴或不伴有短暂意识障碍。脑电图呈典型3Hz的棘慢波爆发或发作性多棘慢波综合发放。2/3的患者过度换气可诱发发作，约半数儿童患者对光敏感。

（4）运动不能性发作　又称失张力性猝倒发作。临床表现为突然出现短暂意识障碍，肌张力丧失，姿势不能维持而跌倒。脑电图表现与简单性失神发作相同。

3. 简单部分性发作　又称局限性发作，是不伴有意识障碍的运动、感觉和自主神经症状的发作。

（1）简单运动性发作　多数呈阵挛性发作，少数呈强直性发作。常见于一侧肢体远端如手指、足趾或一侧口角或眼部，持续数秒至数十秒后自然终止。若发作持续数时、数日、数周甚至数月者称部分性癫痫持续状态或称Koshevnikov癫痫。若发作按大脑皮质运动区排列顺序扩展，发作可从某一局部扩及整个一侧头面及肢体，但不伴有意识障碍，称Jackson发作。当发作扩及皮质下的丘脑、中脑网状结构并扩及对侧大脑皮质时可引起意识障碍及全身强直-阵挛性发作，称继发性全身性发作。若部分性运动发作持续时间长或较严重时，发作停止后可使原有瘫痪暂时加重或出现暂时性局限性瘫痪者称Todd麻痹。

（2）简单感觉性发作　多表现为手指、足趾、口角或舌部的发作性麻木感、针刺感、触电感等。亦可与简单运动性发作一样，神经元异常放电沿大脑皮质感觉区顺序扩散，成为Jackson发作，若扩及中央前回则呈部分性运动性发作，扩及中央脑及对侧皮质则呈继发性全身强直-阵挛性发作。

4. 复杂部分性发作　又称精神运动性癫痫。系伴有意识障碍的部分性发作。其多数病例病灶在颞叶，故又称为颞叶癫痫（发作）。但有的病灶并不在颞叶而在额叶或边缘叶。

（1）特殊感觉性发作　多为幻觉发作。嗅幻觉者多闻及难于形容的怪味，如腐尸臭气、烧焦或霉烂气味等，若伴有意识模糊、梦境感者称钩回发作，病变多在颞叶钩回。视幻觉者表现为眼前闪光、视物变大、变小、变形、变近、变远等。听幻觉者为听到模糊或清晰的语声、噪声或乐声等。味幻觉者为尝到异味感。前庭性者有旋转感、飘浮感等。

（2）内脏感觉性发作　常表现为自感腹部或胸部有一股热气向头部方向上升，还可有心悸、腹痛、肠鸣、急便感等。

（3）记忆障碍发作　常见的为对陌生的人、地有似曾相识（人物）或旧地重游（环境）的熟悉感；或反之，对熟人、熟地有陌生感或失真实感。

（4）情感障碍发作　表现为恐惧、焦虑、不安、愤怒、忧郁或欣快等。

（5）思维障碍发作　表现为强迫思维、妄想等。

（6）自动症　发作期间意识混浊，做出一些简单或复杂的动作，分别称为简单自动症和复杂自动症。前者可表现为咂嘴、咀嚼、吞咽、流涎等（称摄食或口咽自动症），或为反复搓手、拍手、解开衣扣、掏摸衣袋等症状（称行为或习惯性自动症）。后者可分为梦游症和漫游症两种。梦游症多在夜间睡眠中突然起床活动，做出一些不可理解或可以理解的动作及行为，如整理室内物品、清扫、洗衣、开关抽屉等，然后又复入睡，次晨对发作经过毫无所知。漫游症又称神游症，系指发作发生在白昼，表现为离开原工作岗位，无目的漫游，或搭乘车船，外出旅游等，对发作过程亦多不能回忆。有时伴有精神运动兴奋，表现为赤身裸体、无理吵闹、越墙、跳楼等。若伴有幻觉，可做出一些伤人、毁物，甚至杀人、放火等危害社会治安的暴力行为。每次发作可持续数分、数时、数日乃至数月之久。

5. 功能性部分性发作　以往认为部分性（局限性）癫痫均为继发性者。但功能性部分性发作系一种原发性良性发作，多见于儿童。

（1）儿童良性中央-颞棘波灶癫痫　多在 3~13 岁发病，多于睡眠中发作，表现为一侧口角、齿龈的感觉异常及一侧口唇、面部、舌咽部强直性或阵挛性抽搐，伴言语困难，但意识清楚。抽搐可波及上肢，甚或发展成全身强直-阵挛性发作。因父母在患儿全身抽搐时才发现发作，故常误诊为全身强直-阵挛性发作。脑电图呈一侧或双侧中央区和颞部棘波灶。发作频度较少，常为数月发作一次。约占儿童癫痫的 15%~20%。对抗癫痫药物有良效，至青春期自愈，预后良好。

（2）儿童良性枕部放电灶癫痫　属原发性、良性癫痫。发病年龄自 15 个月至 17 岁，平均 7 岁。多表现为发作性黑矇、幻视（单纯性）、错视，继之可有偏侧肢体阵挛性抽搐或全身强直-阵挛性发作。闭目状态下脑电图可见发作性枕部高波幅棘波、尖波或棘慢波发放，睁眼时消失。

6. 其他类型

（1）婴儿痉挛症　又称 West 综合征，以短暂、激剧和强烈的多发性肌强直或阵挛性收缩发作为其主要表现，以“折刀样”或“鞠躬样”、“点头样”发作最多，亦可呈 Moro 反射（拥抱反射）样痉挛发作。常在婴儿期（4~6 个月）起病，多伴有智力发育迟滞，脑电图呈高度失常，可由胎儿期、围产期及出生后多种原因引起。

（2）热性惊厥　小儿急性发热性疾病伴有的一种痉挛发作。以3岁以前婴幼儿多见，多呈全身强直-阵挛性发作，与热度高低不呈正相关，有的低热即可引起，与遗传因素有一定关系。预后多良好，多数不需服用预防性抗癫痫药物，在学童期自愈。亦有一部分患儿在反复出现热性惊厥后转变为无热惊厥（癫痫）。

【辅助检查】

1. 脑电图检查　这是癫痫的首选检查。脑电图不仅对确定痫性发作和判断癫痫类型有重要的诊断价值，而且对于癫痫的病因诊断也有实用意义。长时间脑电图监测和电视录像能进一步提高检测的阳性率。失神发作为双侧对称、同步3Hz的棘慢波发放，肌阵挛性癫痫为多棘慢波发放，部分性发作为局限性棘波、尖波、棘慢波发放，婴儿痉挛为高度失律脑电图。

2. 影像学检查　能够发现脑部的器质性病变。CT检查的临床应用，成为癫痫诊断的重要手段。根据大宗病例资料报告，非选择性癫痫病人CT检查脑部病变的阳性率一般在50%以上。MRI检查对癫痫病因诊断比CT更有价值。

3. 脑脊液检查　主要为排除颅内感染、颅内出血等疾病。除常规、生化、细菌培养涂片外，还应做支原体、弓形体、巨细胞病毒、单纯疱疹病毒、囊虫病等病原体检查。

4. 血生化检查　通常检查血清钙、血清镁、血清钠、血清钾、血糖、血胆红素、血乳酸、血氨等。

【诊断】

1. 确定癫痫的诊断　诊断要点：①癫痫发作的脑功能障碍表现；②脑电图检查异常放电；③具有发作性、反复性、刻板性的特征病史。

人类癫痫有2个特征，即癫痫的临床发作和脑电图上的痫样放电。脑电图检查是诊断癫痫极为有价值的辅助手段，间歇期检查其阳性率可达50%以上。若重复检查，并适当选用过度换气、闪光刺激、睡眠及药物等诱发试验，其异常率可增加到90%。如不能确诊而又有癫痫可疑者，可试投抗癫痫药物治疗，若为癫痫可减少或完全控制发作。

2. 确定癫痫的类型　癫痫的分类繁乱而复杂，目前癫痫发作的国际分类主要根据发作的临床表现及脑电图特点。根据定义，“首次临床和脑电图改变提示大脑半球某部分神经元首先被激活”的发作是部分性或局灶性发作；反之，提示双侧半球最初同时受累的发作为全面（泛化）性发作。此外，由于资料不充足或不完整而不能进行分类或无法归类的不能分类的发作。

（1）部分性发作　根据发作过程是否有意识障碍分为单纯部分性发作（发作时无意识障碍）和复杂部分性发作（发作时有不同程度意识障碍）。

1）单纯部分性发作：部分运动性发作、部分感觉性发作、自主神经性发作、精神性发作。

2）复杂部分性发作：单纯意识障碍、意识障碍与自动症、意识障碍与运动症状。

（2）全面性发作　全面性强直-阵挛发作（大发作）、失神发作（典型失神发作、非典型失神发作）、强直性发作、阵挛性发作、失张力性发作。

（3）不能分类的发作　新生儿表现节律性眼动、咀嚼及游泳样运动的发作。

3. 确定癫痫的病因　确定癫痫诊断和临床类型之后，应设法查明继发性癫痫病因。病因的确定主要靠病史（家族史、产伤史、头颅外伤史、颅脑感染史）、体格检查（全身性疾病及神经系统局限体征）和适当的辅助检查（头颅影像学检查、血液生化检查等）。

【治疗】

癫痫是可治性疾病，大多数预后较好。一组癫痫患者经 20 年长期随访显示，70%~80% 患者发作可在最初 5 年内缓解，其中 50% 可完全停药。但癫痫的治疗不仅要完全控制发作，还要使患者有较高的生活质量，最近 20 年来抗癫痫药物（AEDs）治疗的进步、药代动力学研究的深入、新型 AEDs 的问世和外科手术方法的改进都为实现这一目标准备了条件。

对癫痫源进行精确定位及合理选择手术治疗可望使约 80% 难治性癫痫彻底治愈。

1. 药物治疗　这是目前癫痫治疗的主要方法。

（1）一般原则

1）控制发作与病因治疗并重原则：在控制发作的同时，病因明确者应进行病因治疗，病因治疗不彻底的继续使用药物控制发作。

2）根据发作类型选择 AEDs 原则：因癫痫类型与药物治疗的关系密切，故需根据癫痫发作类型选择适当的抗癫痫药物。

3）坚持单药治疗原则：约 80% 癫痫单药治疗有效，不良反应较小，故应提倡单药治疗，切勿滥用多种药物。药物应自小剂量开始，缓慢增量至能最大限度地控制发作而无不良反应或反应很轻的最低有效剂量。如单药无法控制发作或出现严重不良反应时，亦可采取联合用药。30% 以上病人需联合治疗才能较好地控制发作，但化学结构相同的药物，如苯巴比妥和扑痫酮，氯硝西泮和地西泮等不宜联合使用。

4）坚持长期治疗原则：AEDs 控制发作后必须坚持长期服用，除非出现严重不良反应，不宜随意减量或停药，以免诱发癫痫持续状态。特发性癫痫通常在控制发作 1~2 年后减量，减量 1 年内无发作可停药，非特发性癫痫在控制发作 4~5 年后才考虑减量，减量 0.5~1 年内无发作可停药。某些癫痫患者需要终生服药。

5）药物增减与药物转换原则：①增加药量。药物应自小剂量开始，缓慢增量至能最大限度地控制发作而无不良反应或反应很轻的最低有效剂量。②减少药量。减药一定要缓慢、逐渐，通常完全减掉需要 1~2 年。③更换药物。应在第 1 种药逐渐减量同时逐渐增加第 2 种药的剂量至控制发作或出现不良反应，并应监控血药浓度。

6）个体化治疗及长期监控原则：由于癫痫患者个体差异颇大，有的在较低血药浓度就已经有效，有的在治疗浓度内即出现明显的毒性反应，临床应注意监测疗效及药物毒性及不良反应，及时调整剂量以达到最佳疗效和避免不良反应。

（2）常用的抗癫痫药物　传统的抗癫痫药物有苯妥英钠、卡马西平、丙戊酸钠、苯巴比妥、氯硝西泮等，新型的抗癫痫药物有托吡酯、拉莫三嗪、加巴喷丁等。根据癫痫的发作类型选择抗癫痫药物（表 12-2）。

表 12-2 抗癫痫药物的选择

发作类型	一线药物	二线或辅助药物
①单纯及复杂部分性发作、部分性发作继发大发作	卡马西平、丙戊酸钠、苯妥英钠、苯巴比妥、扑痫酮	氧异地西泮、氯硝西泮
②大发作	卡马西平、苯巴比妥、丙戊酸钠、苯妥英钠、扑痫酮	乙酰唑胺、奥沙西泮、氯硝西泮
特发性大发作合并失神发作	首选丙戊酸钠，其次为苯妥英钠或苯巴比妥	
继发性或不明原因的大发作	卡马西平、苯妥英钠或苯巴比妥	
③失神发作	丙戊酸钠、乙琥胺	乙酰唑胺、氯硝西泮、三甲双酮
④强直性发作	卡马西平、苯巴比妥、苯妥英钠	奥沙西泮、氯硝西泮、丙戊酸钠
⑤失张力性和非典型失神发作	奥沙西泮、氯硝西泮、丙戊酸钠	乙酰唑胺、卡马西平、苯妥英钠、苯巴比妥/扑痫酮
⑥肌阵挛性发作	丙戊酸钠、乙琥胺、氯硝西泮	乙酰唑胺、奥沙西泮、氯硝西泮、苯妥英钠
⑦婴儿痉挛症	促皮质激素（ACTE）、泼尼松、氯硝西泮	
⑧有中央-颞部或枕部棘波的良性儿童期癫痫	卡马西平或丙戊酸钠	

2. 手术治疗 经 2 年以上正规的抗癫痫治疗，尽管试用所有主要的抗癫痫药物单独或联合应用，且已达到患者所能耐受的最大剂量，但每月仍有 4 次以上发作称为难治性癫痫，其中包括 20%~30% 的复杂部分性发作，用各种 AEDs 治疗难以控制发作。由于难治性癫痫可能造成病人智力及躯体损害，并带来一系列心理、社会问题，因此，应采取手术治疗。常用手术方法包括前颞叶切除术、癫痫病灶切除术、颞叶以外脑皮质切除术等。

【常用药物注意事项与患者教育】

抗癫痫药物 抗癫痫药的作用机制有多种，但可归纳为 2 种方式，即抑制病灶神经元过度放电或作用于病灶周围正常神经组织，抑制异常放电的扩散。抗癫痫药的生物化学机制：①稳定细胞膜作用。增加正常脑细胞 Na^+，K^+-ATP 酶的活性，促进 K^+ 内流，抑制 Na^+、Ca^{2+} 进入神经细胞内，从而降低了细胞膜的兴奋性，使动作电位不易产生；抑制癫痫病灶神经元异常放电的扩散，封闭 Na^+ 通道，延长动作电位的兴奋期，使神经元降低再点燃率。②促进 GABA 的抑制作用。延长 Cl^- 通道开放时间或增加 Cl^- 通道开放频率，使 Cl^- 进入细胞内增加细胞内负电位。抑制 GABA 转移酶，从而抑制 GABA 的分解，抑制突触 GABA 的再摄取，增加突触间 GABA 的含量，增强 GABA 能神经元的机能。③其他。阻断谷氨酸受体，抑制兴奋性神经元的功能。临床常用的抗癫痫药：①苯妥英钠。对 GTCS 和部分性发作有效，可加重失神和肌阵挛发作。胃肠道吸收慢，半清除期长，达到稳态后成人可日服 1 次，儿童日服 2 次。因治疗量与中毒量接近，小儿更不易发现其毒性反应，故不适于新生儿和婴儿。不良反应为剂量相关的神经毒性反应，如皮疹、齿龈增厚、毛发增生和面容粗糙，干扰叶酸代谢可发生巨红细胞性贫血，建议同时服用叶酸。②卡马西平。适应证同苯妥英钠，是单纯及复杂部分性发作的首选药物，对复杂部分性发作疗效优于其他 AEDs。治疗 3~4 周后半清除期降低一半以上，需增加剂量维持疗效。与其他药物呈复杂而难以预料的交互作用，20%病人可发生白细胞减少。③苯巴比妥。适应证同苯妥英钠。临床常作为小儿癫痫的首选药物，对GTCS疗效好，也可用于单纯及复杂部分性发作，对少数失神发作或肌阵挛发作也有效，对热性惊厥有预防作用。不良反应常见，但较安全，价格低廉，但可致儿童兴奋多动和认知障碍，应尽量少用。④扑痫酮。适应证主要是GTCS，对单纯及复杂部分性发作也有效。经肝代谢成为具抗痫作用的苯巴比妥和苯乙基丙二酰胺。⑤丙戊酸钠。是一种广谱抗癫痫药，胃肠道吸收快，可抑制肝的氧化、结合、环氧化功能，与血浆蛋白结合力高，故与其他AEDs有复杂的交互作用。半清除期短，联合治疗时半清除期为8~9小时。可使90%失神发作和GTCS得到良好控制，也用于单纯部分性发作、复杂部分性发作及部分性发作继发GTCS，也可作为GTCS合并失神小发作的首选药物。2岁以下婴儿有内科疾病时不要用此药治疗，因有引起致死性肝病的危险。⑥乙琥胺。仅用于单纯失神发作和肌阵挛，吸收快，几乎不与血浆蛋白结合，约25%的原型由肾排泄，与其他AEDs很少相互作用。⑦加巴喷丁。不经肝代谢，以原型由肾排泄，可作为部分性发作和GTCS的添加治疗。⑧拉莫三嗪。对部分性发作、GTCS和Lennox-Gastaut综合征有效。胃肠道吸收完全，经肝代谢。起始剂量应小，经6~8周逐渐增加剂量。⑨非氨酯。对部分性发作和Lennox-Gastaut综合征有效，可用作单药治疗。胃肠道吸收好，90%以原型经肾排泄。可发生再生障碍性贫血和肝毒性，其他AEDs无效时才考虑试用。⑩氨己烯酸。不可逆性抑制GABA转氨酶，增强GABA能神经元作用。用于部分性发作、继发GTCS和Lennox-Gastaut综合征，尤对婴儿痉挛症有效，也可用作单药治疗。经胃肠道吸收，主要经肾脏排泄。有精神病史的病人不宜应用。⑪托吡酯。亦称妥泰，为天然单糖基右旋果糖硫代物，可作为丙戊酸的替代药物。对难治性部分性发作、继发GTCS、Lennox-Gastaut综合征和婴儿痉挛症等有效。远期疗效好，无明显耐受性，大剂量也可用作单药治疗。卡马西平和苯妥英可降低托吡酯血药浓度，托吡酯也可降低口服避孕药的疗效及增加苯妥英的血药浓度。

第三节　周围神经疾病

扫码“学一学”

周围神经包括嗅神经和视神经以外的脑神经和脊神经。周围神经疾病是指周围运动、感觉和自主神经的结构和功能障碍。

一、原发性三叉神经痛

是指三叉神经支配区域内反复发作的短暂的阵发性剧痛。有原发性、继发性2种，本节主要指前者。

【病因与发病机制】

原发性三叉神经痛的病因与发病机制尚未明确，但多数认为其病变在三叉神经的周围部分，即在三叉神经半月节感觉根内。根据显微外科和电镜观察，可能与小血管畸形、岩骨部位的骨质畸形等因素有关，三叉神经在脑桥被异行扭曲的血管压迫三叉神经根或半月神经节，三叉神经半月节及感觉根发生脱髓鞘性变，导致脱髓鞘的轴突与邻近无髓鞘纤维之间发生“短路”又转成传入冲动，再次传到中枢，使冲动迅速“总和”起来而引起疼痛发作。

【病理】

原发性三叉神经痛的病理研究较少。主要表现为三叉神经节细胞浆中出现空泡，轴突不规则增生、肥厚、扭曲或消失，髓鞘明显增厚、瓦解，多数纤维有阶段性脱髓鞘改变。

【临床表现与诊断】

多见于中老年人，40 岁以上者占 70%～80%，女性较多。有明显的发作期与间歇期之分，间歇期如常人，发作期出现发作性疼痛，每天发作频率不等，一般病程越长，发作越频繁。疼痛发作时主要特点如下。

1. 疼痛部位 常局限于一侧，多累及一支，以三叉神经第二支最常受累。

2. 疼痛性质 疼痛呈电击样、刀割样、撕裂样剧痛，尤以电击样剧痛具有特征性。疼痛严重时，病人极为痛苦，甚至出现求死的欲望与举动。

3. 疼痛时间 每次发作疼痛持续数秒至 2 分钟。可几天发作 1 次，也可一日发作数次，甚至昼夜发作。随病程进展，发作间歇期逐渐缩短，发作次数更加频繁。

4. 疼痛诱发因素及“扳机点” 疼痛发作常由说话、咀嚼、刷牙、洗脸等动作诱发，甚至风吹或响声也能引起发作。有些病人触摸鼻旁、口周、牙龈、眉弓内端等区域即可引起疼痛发作，这些敏感区域称为“扳机点”或“触发点”。麻醉“扳机点”常可使疼痛发作暂时缓解。病人为了减免发作常常不敢洗脸、不敢大声说话甚至不敢进食。

5. 疼痛发作时伴随症状 可伴有同侧面肌抽搐、面部潮红、流泪和流涎，故又称痛性抽搐。疼痛发作时，病人常用手揉搓同侧面部，久而久之面部皮肤变得粗糙、增厚、眉毛脱落，再因不敢吃饭、洗脸、不修边幅，病人往往显得消瘦、面容憔悴、蓬头垢面、情绪抑郁。但经检查无三叉神经功能缺损表现及其他局限性神经体征。

【治疗】

1. 药物治疗 是本病的基本治疗，适用于初患、年迈或合并有严重内脏疾病或手术不能耐受者。

（1）控制疼痛 ①卡马西平。为首选治疗药物，对三叉神经痛有较好的疗效。一般自小剂量开始，初服 100mg，每天 2 次，以后每天增加 100mg，至疼痛控制或不能耐受时为止。通常有效剂量宜为 200mg，每天 3～4 次。②苯妥英钠。通常剂量为 0.1～0.2g，每天 2～3 次，日总量不宜超过 0.6g。③氯硝西泮。卡马西平或苯妥英钠无效时可以试用。每天剂量 6～8mg。

（2）改善神经营养 ①B 族维生素。维生素 B_1、B_6 各 10～20mg，每天 3 次，口服，连续 2～3 个月。维生素 B_{12} 100～500μg，每天 1 次，肌内注射，10 天 1 疗程，连续 2～3 个疗程。②山莨菪碱（654-2）。5～10mg，每天 3 次，口服，或 10mg，每天 2 次，肌内注射。

2. 神经阻滞疗法 即封闭疗法，适用于药物治疗无效或有明显不良反应、拒绝手术或不适于手术者。将药物直接注入三叉神经半月节或周围支，使之发生凝固性坏死，因感觉神经受破坏而止痛。疗效可持续数月至数年。常用的注射药物有无水乙醇、甘油、平阳霉素等。

3. 半月神经节射频热凝治疗　该法优点为可选择性破坏三叉神经的痛觉纤维，而基本上不损害触觉纤维。近期疗效尚可，但容易复发。一般做 1~2 次，间隔 1~2 天。

4. 手术治疗　适用于药物和神经阻滞治疗无效者。对血管压迫所致三叉神经痛效果较好。常用的手术方法有微血管减压术、三叉神经周围支切断术、三叉神经感觉根部分切断术、三叉神经脊髓束切断术。

【常用药物注意事项与患者教育】

卡马西平　卡马西平止痛可能是通过作用于 γ-氨基丁酸（GABA）B 受体而产生镇痛效应，并与调节钙通道有关。主要不良反应为：中枢神经系统为头晕、头痛、共济失调、嗜睡、疲劳、复视；胃肠道为恶心、呕吐；其他有白细胞减少、皮肤过敏反应。一般不严重，减量或停药可消除。与丁丙诺啡、美沙酮、对乙酰氨基酚、非那宗（安替比林）、曲马朵、多西环素等合用可减弱甚至消除这些药物的活性作用。

二、面神经炎

面神经炎又称 Bell 麻痹、特发性面神经麻痹，系指茎乳孔以上面神经管内面神经非特异性炎症所致的周围性面神经麻痹。

【病因与发病机制】

面神经炎的病因与发病机制尚未明了。目前推测与面部受冷风吹袭、病毒感染及自主神经不稳定致面神经的营养微血管痉挛有关。面神经经面神经管出颅，面神经管是一狭长的骨性管道，当面部受冷风吹袭、病毒感染及自主神经不稳定致面神经的营养微血管痉挛时，面神经缺血缺氧，水肿的面神经受到骨性挤压，髓鞘及轴突发生不同程度的变性，甚至坏死，出现周围性面神经瘫痪。有人认为某些人的岩骨发育异常致面神经管先天性狭窄，更易发生面神经炎。有人认为面神经炎的改变可能是一种免疫反应。

【病理】

病理变化早期主要为面神经水肿，髓鞘或轴突有不同程度的变性。晚期可有不同程度的轴突变性，以在茎乳突孔和面神经管内的部分尤为显著。

【临床表现】

可见于任何年龄，以 20~40 岁最为多见，男性略多。多为单侧，双侧者甚少。发病与季节无关。通常急性起病，一侧面部表情肌突然瘫痪，可于数小时内达到高峰。有的发病前 1~3 天患侧外耳道、耳后乳突区疼痛，常于清晨洗漱时发现或被他人发现口角歪斜。检查可见同侧额纹消失，不能皱眉，因眼轮匝肌瘫痪，眼裂增大，做闭眼动作时，眼睑不能闭合或闭合不全，而眼球则向外上方转动并露出白色巩膜，称 Bell 现象。下眼睑外翻，泪液不易流入鼻泪管而溢出眼外，称为“鳄泪征”。病侧鼻唇沟变浅，口角下垂，示齿时口角被牵向健侧。不能做噘嘴和吹口哨动作，鼓腮时病侧口角漏气，进食及漱口时汤水从病侧口角漏出。由于颊肌瘫痪，食物常滞留于齿颊之间。

若病变波及鼓索神经，除上述症状外，尚可有同侧舌前 2/3 味觉减退或消失。镫骨肌支以上部位受累时，因镫骨肌瘫痪，同时还可出现同侧听觉过敏。膝状神经节受累时除面瘫、味觉障碍和听觉过敏外，还有同侧唾液、泪腺分泌障碍，耳内及耳后疼痛，外耳道及耳廓部位带状疱疹，称膝状神经节综合征（Ramsay-Hunt syndrome）。

面神经麻痹通常在起病1~2周内开始恢复，大部分人在1~2个月内基本恢复正常。重者可遗留程度不同的面瘫、面肌痉挛、“鳄泪征”等。

【辅助检查】

检查面神经兴奋阈值和复合肌肉动作电位能估计预后。肌电图的面神经传导速度测定，对于鉴别面神经是暂时性传导障碍，还是永久性失神经支配有帮助。

【诊断】

诊断要点：①有面部经风受寒或病毒感染史；②突然出现一侧面神经周围性瘫痪，可伴有同侧舌前2/3味觉减退或消失、听觉过敏、耳内及耳后疼痛等表现；③多在1~2个月内恢复，极少数留有后遗症。

【治疗】

早期（2周内）以改善局部血液循环，消除面神经的炎症和水肿为主要治疗，后期（2周后）以促进神经功能恢复为其主要治疗。

1. 早期（急性期）治疗

（1）糖皮质激素　泼尼松20~30mg或地塞米松1.5~3.0mg，每天1次，或分2~3次，口服，连续7~10天。

（2）扩张血管或减低血液黏稠度药物　复方丹参片4~6片，每天3次，口服；妥拉苏林25mg或烟酸100mg，每天3次，口服；706代血浆或低分子右旋糖酐250~500ml，每天1次，静脉滴注，连续7~10天。

（3）神经营养药物　维生素B_1 100~200mg，每天3次，口服；维生素B_{12} 100~500μg，每天1次，肌内注射；胞二磷胆碱250mg或辅酶Q_{10} 10mg，加入5%葡萄糖溶液中，静脉滴注，每天1次，连续10~14天。

（4）理疗　茎乳孔附近超短波透热疗法、红外线照射、直流电碘离子导入等，可促进炎症消散。亦可用晶体管脉冲治疗机刺激面神经干，以防止面肌萎缩，减轻瘫痪侧肌受健侧肌的过度牵引。

（5）针刺治疗　取翳风、听会、太阳、地仓、下关、颊车，并配曲池、合谷等穴。

（6）保护暴露的角膜　为防止发生结膜炎或角膜炎，可采用戴眼罩、滴氯霉素药水、涂红霉素眼药膏等方法。

2. 后期（恢复期）治疗

（1）药物治疗　①继续给予神经营养药物。②地巴唑，10~20mg，每天3次，口服，改善血液循环。③加兰他敏2.5~5mg，每天1次，肌内注射，促进面神经功能恢复。

（2）康复训练　主要是功能训练，对着镜子练习举额、皱眉、闭眼、露齿、吹口哨、鼓腮等动作，一日数次，配合面部按摩。

（3）神经移植　对长期（1~2年后）不恢复者可考虑行神经移植治疗。一般取腓肠神经或邻近的耳大神经，连带血管肌肉，移植至面神经分支，有效率约60%左右。

【常用药物注意事项与患者教育】

地巴唑　主要药理作用为：①血管平滑肌有直接松弛作用，使血压略有下降；②对胃肠平滑肌有解痉作用；③对中枢神经系统有轻度兴奋作用。临床用于轻度（Ⅰ期）高血压、脑血管痉挛、内脏平滑肌痉挛（胃溃疡、幽门及肠痉挛）、神经疾患（脊髓灰质炎的后遗症、周围面神经麻痹）等的治疗。不良反应有多汗、头痛、发热等。禁用于血管硬化。

三、坐骨神经痛

坐骨神经是全身最长最粗的神经，由腰4～骶3神经根组成，经臀部分布于整个下肢。坐骨神经痛是指沿坐骨神经根和坐骨神经干通路（腰、臀部、大腿后、小腿后外侧和足外侧）及分布区域出现的疼痛症候群。

【病因】

根据病因可分为原发性坐骨神经痛和继发性坐骨神经痛。

1. 原发性坐骨神经痛　也称为坐骨神经炎，临床上少见，多与感染（牙齿、鼻窦和扁桃体等感染）、代谢障碍（糖尿病等）有关，上述因素造成坐骨神经损伤，出现坐骨神经痛。

2. 继发性坐骨神经痛　临床上多见，一般所说的坐骨神经痛即指继发性坐骨神经痛。它是坐骨神经根和坐骨神经干通路附近组织、器官病变压迫或刺激坐骨神经根或干所致，根据病变部位分为根性坐骨神经痛和干性坐骨神经痛。

（1）根性坐骨神经痛　主要由椎管内和脊椎病变压迫坐骨神经根造成，主要原因有腰椎间盘脱出症、腰椎肥大性脊柱炎（腰椎骨质增生）、腰骶硬脊膜神经根炎、腰骶段椎管内肿瘤或蛛网膜炎，其次为脊柱结核、先天性椎管狭窄、血管畸形等，以腰椎间盘脱出症最常见。

（2）干性坐骨神经痛　多为腰骶丛和神经干邻近病变压迫或损伤坐骨神经干所致，主要原因有梨状肌发育异常、髋关节炎、髋关节结核或半脱位、盆腔肿瘤、子宫附件炎、妊娠子宫压迫、臀肌注射不当、臀部外伤和感染等，以各种原因造成的梨状肌孔狭窄挤压坐骨神经干最常见，又称为“梨状肌综合征”。

【临床表现】

好发于男性青壮年，一般为单侧。疼痛程度及时间常与病因及起病缓急有关。

1. 根性坐骨神经痛　具有以下特点：①常在用力、弯腰或剧烈活动等诱因下，急性或亚急性起病；②自一侧腰部开始沿臀部、股后、腘窝、小腿外侧及足部放射的烧灼样或刀割样剧烈疼痛；③咳嗽及用力时可使疼痛加剧，夜间更甚；④为避免神经牵拉、受压，常取特殊的减痛姿势（睡时卧向健侧，髋、膝关节屈曲，站立时着力于健侧、坐位时臀部向健侧倾斜等），日久造成脊柱向健侧侧弯；⑤直腿抬高试验（Lasegue sign）阳性（病人仰卧，伸直的下肢上抬不到30°即引起腿部疼痛，正常可抬高70°）；⑥坐骨神经通路各点（腰旁点－第4或5腰椎两侧、臀点－坐骨大孔上缘、腘点－腘窝中央、踝点－外踝后方及跖点）压痛；⑦压颈静脉试验（压迫颈静脉直至头感觉发胀时，出现下肢疼痛加剧）阳性。⑧可伴有臀肌张力松弛、小腿外侧和足背麻木及感觉减退、伸拇及屈拇肌力减弱、跟腱反射减弱或消失。

2. 干性坐骨神经痛 具有以下特点：①多有臀部受寒或外伤史，急性或慢性起病；②从臀部开始沿股后、腘窝、小腿后外侧及足外侧放射的烧灼样或刀割样剧烈疼痛；③行走、活动及牵引坐骨神经时疼痛加重；④脊椎侧弯多弯向患侧以减轻对坐骨神经干的牵拉；⑤直腿抬高试验（Lasegue sign）阳性；⑥坐骨神经通路臀点、腘点、踝点及跖点压痛；⑦麦（Macey）氏试验（取坐位，固定下肢，躯干后仰时，出现下肢疼痛或疼痛加剧）阳性。⑧可伴有臀肌张力松弛、小腿外侧和足背麻木及感觉减退、伸拇及屈拇肌力减弱、跟腱反射减弱或消失。

【辅助检查】

1. 影像学检查 腰骶部X线摄片、CT摄片、MRI摄片等检查可发现腰椎间盘脱出症、腰椎肥大性脊柱炎、脊柱结核、脊柱肿瘤、椎管狭窄等征象；骶髂关节与髋关节X线摄片、CT摄片、MRI摄片等检查可发现骶髂关节、髋关节病变征象。

2. 血糖检查 血糖升高且达到糖尿病标准有助于确定原发性坐骨神经炎的病因。

【诊断】

1. 坐骨神经痛的诊断要点 ①根性坐骨神经痛的疼痛特点；②干性坐骨神经痛的疼痛特点；③辅助检查有助于病因的确定。

2. 常见疾病的诊断要点

（1）腰椎间盘突出症 ①常有较长期的反复腰痛史，或重体力劳动史，在一次腰部损伤或弯腰劳动后急性发病；②典型的根性坐骨神经痛的疼痛特点；③腰肌痉挛、腰椎活动受限和身体前屈度消失、椎间盘突出部位的椎间隙可有明显压痛和放射痛；④CT检查或磁共振检查可确诊。

（2）马尾肿瘤 ①起病缓慢，逐渐加重；②病初常为单侧根性坐骨神经痛，逐渐发展为双侧根性坐骨神经痛，夜间疼痛明显加剧；③出现括约肌功能障碍及鞍区感觉减退；④腰椎穿刺发现蛛网膜下腔梗阻及脑脊液蛋白定量明显增高，甚至出现Froin征（脑脊液黄色、放置后自行凝固）；⑤磁共振检查可确诊。

（3）腰椎管狭窄症 ①多见于中年男性；②早期常有“间歇性跛行”，行走后下肢痛加重，但弯腰行走或休息后症状减轻或消失，当神经根或马尾受压严重时，也可出现一侧或两侧根性坐骨神经痛特点，病程呈进行性加重，卧床休息或牵引等治疗无效；③腰骶椎CT检查可确诊。

（4）腰骶神经根炎 ①有感染、中毒、营养代谢障碍、劳损、受寒等病史；②一般起病较急，且受损范围常常超出坐骨神经支配区域，表现为整个下肢无力、疼痛、轻度肌肉萎缩、跟腱反射与膝腱反射减弱或消失。

【治疗】

1. 病因治疗 这是坐骨神经痛的主要治疗，应根据不同病因采取不同的治疗措施。例如腰椎间盘脱出症可采用卧硬板床休息、牵引、髓核吸出、手术切除等。

2. 对症治疗　①止痛：可选用非甾体类镇痛药如阿司匹林、对乙酰氨基酚、萘普生、布洛芬、丁苯乙酸等，严重病例可使用糖皮质激素如泼尼松、地塞米松等。②肌肉痉挛：可选用地西泮、环苯扎林、氯唑沙宗等。③理疗：急性期可用超短波疗法、紫外线照射等治疗。慢性期可用短波疗法直流电碘离子导入。

3. 其他治疗　针灸、按摩、药物封闭等。

【常用药物注意事项与患者教育】

1. 环苯扎林　骨骼肌松弛剂，主要作用于中枢神经系统脑（非脊髓水平、神经接头、骨骼肌）的水平，通过影响 γ 和 α 运动系统而降低强直躯体的运动能力，减轻局部骨骼肌痉挛，而不影响肌肉功能。临床用于缓解局部肌肉痉挛及其伴随症状，如疼痛、触痛、活动受限以及日常生活行为限制等。主要不良反应有嗜睡、口干和眩晕等。禁用于 2 周内服用过单胺氧化酶抑制剂者、急性心肌梗死、心脏传导阻滞或充血性心力衰竭、甲状腺功能亢进症、儿童、妊娠期妇女等。中枢神经系统抑制药（如催眠药、抗焦虑药、抗抑郁药等）可增强本品作用，抗胆碱药可增强本品的抗胆碱能作用；与胍乙啶及同类药物合用时，降低其抗高血压作用，与曲马朵合用可增加癫痫发作的危险性。

2. 氯唑沙宗　骨骼肌松弛剂，主要作用于脊髓和大脑皮层下中枢，抑制致肌肉痉挛有关的多突触反射而产生肌松作用，缓解痉挛所致疼痛并增加受累肌肉的灵活性。临床用于缓解局部肌肉痉挛及其伴随症状，如疼痛、触痛、活动受限以及日常生活行为限制等。肝、肾功能不全者慎用，孕妇慎用。与乙酰氨基酚合用产生镇痛协同效果，与酚噻嗪类、巴比妥酸类衍生物等中枢抑制药及单胺氧化酶抑制药合用时，应减少本品用量。

第四节　帕金森病

扫码“学一学”

帕金森病（Parkinson disease，PD），又称震颤麻痹（paralysis agitans），是中老年常见的神经系统变性疾病，以黑质多巴胺（DA）能神经元变性缺失和路易小体（Lewy body）形成为特征。临床表现静止性震颤、运动迟缓、肌强直和姿势步态异常等。由英国人 James Parkinson（1817）首先描述，因原因不明，称特发性帕金森病。65 岁以上人群患病率为 1 000/10 万，男性稍多于女性，且随年龄增长而增高。

【病因与发病机制】

特发性帕金森病的病因迄今未明，发病机制可能与下列因素有关。

1. 遗传　绝大多数 PD 为散发性，约 10% 有家族史，呈不完全外显的常染色体显性遗传或隐性遗传。基因和某些线粒体 DNA 突变可能是 PD 发病的易感因素之一。

2. 环境因素　流行病学调查显示，长期接触杀虫剂、除草剂或某些工业化学品等可能是 PD 发病的危险因素。PD 患者黑质区存在明显脂质过氧化，还原型谷胱甘肽显著降低，提示抗氧化机制障碍及氧化应激可能与 PD 发病和病情进展有关。

3. 年龄老化　PD 主要发生于中老年人，40 岁以前发病少见，提示老龄与发病有关。研究发现自 30 岁以后，黑质 DA 能神经元、酪氨酸羟化酶（TH）和多巴脱羧酶（DDC）活力和纹状体DA递质水平随年龄增长逐渐减低。然而，仅少数老年人患PD，说明生理性DA能神经元退变不足以致病，年龄老化只是PD发病的促发因素。

目前普遍认为，PD可能与遗传、环境因素和年龄老化三者共同作用有关。遗传因素可使患病易感性增加，在环境因素及衰老的相互作用下，通过氧化应激、线粒体功能衰竭、钙超载、兴奋性氨基酸毒性作用、细胞凋亡、免疫异常等机制导致黑质DA能神经元大量变性丢失而发病。

【病理】

主要病理改变是含色素神经元变性丢失，黑质致密部DA能神经元尤著，出现临床症状时此处DA能神经元丢失50%以上，症状明显时丢失更严重，残留神经元胞浆中出现嗜酸性包涵体（路易小体），内含α-突触核蛋白和泛素（ubiquitin）。类似改变也可见于蓝斑、中缝核、迷走神经背核等，但程度较轻。PD由于黑质DA能神经元变性丢失、黑质-纹状体DA通路变性，纹状体DA含量显著降低，造成乙酰胆碱系统功能相对亢进，是导致肌张力增高、动作减少等运动症状的生化基础。近年来发现，中脑-边缘系统和中脑-皮质系统DA含量亦显著减少，可能是智能减退、行为情感异常、言语错乱等高级神经活动障碍的生化基础。

【临床表现】

多于60岁以后发病，起病隐匿，缓慢进展。初发症状以震颤最多（60%~70%），其次为步行障碍（12%）、肌强直（10%）和运动迟缓（10%）。症状常自一侧上肢开始，逐渐波及同侧下肢、对侧上肢及下肢，常呈“N”字形进展（65%~70%），有的病例症状先从一侧下肢开始（25%~30%）。症状出现孰先孰后因人而异。

1. 静止性震颤（static tremor） 常为首发症状，多由一侧上肢远端开始，手指呈节律性伸展和拇指对掌运动，如“搓丸样”动作，频率为4~6次/秒，静止时出现，精神紧张时加重，随意动作时减轻，睡眠时消失。可逐渐扩展到同侧及对侧上下肢，下颌、口唇、舌及头部一般较少受累。少数患者，尤其70岁以上发病可不出现震颤。部分患者可合并姿势性震颤。

2. 肌强直（rigidity） 肌强直表现屈肌与伸肌张力同时增高，关节被动运动时始终保持阻力增高，称为“铅管样强直”；肌强直与伴随的震颤叠加，检查时可感觉在均匀阻力中出现断续停顿，称为“齿轮样强直”。肌强直与锥体束受损时肌张力增高或痉挛不同，后者表现被动运动开始时阻力明显，随后迅速减弱，如同打开水果刀的折刀样感觉（折刀样强直），常伴腱反射亢进和锥体束征。

3. 运动迟缓（bradykinesia） 随意动作减少、主动运动缓慢，面部表情呆板，常双眼凝视，瞬目少，笑容出现和消失减慢，如同“面具脸”。由于肌张力增高、姿势反射障碍使起床、翻身、步行、变换方向等运动缓慢，手指精细动作如系纽扣或鞋带困难，书写时越写越小，呈现“写字过小征”。

4. 姿势步态异常 由于四肢、躯干和颈部肌强直使站立时呈特殊屈曲体位，头前倾，躯干俯屈，肘关节屈曲，腕关节伸直，前臂内收，髋和膝关节略弯曲。早期走路拖步，起步困难，迈步前身体前倾，随病情进展呈小步态，行走时自动摆臂动作消失，躯干与颈部僵硬使转弯时用连续小步。由于姿势平衡障碍导致重心不稳，晚期由坐位、卧位起立困难，行走呈“慌张步态”，即迈步后以极小的步伐前冲，愈走愈快，不能立刻停步，下坡时更明显。

5. 其他症状　反复叩击眉弓上缘产生持续眨眼反应（Myerson 征），正常人反应不持续。可有眼睑阵挛（闭合的眼睑轻度颤动）或眼睑痉挛（眼睑不自主闭合）。口、咽和腭肌运动障碍，使讲话缓慢、音量低（发音过弱）、流涎，严重时吞咽困难。常见皮脂腺、汗腺分泌亢进引起脂颜、多汗，消化道蠕动障碍引起顽固性便秘，交感神经功能障碍导致直立性低血压等，括约肌功能不受累。部分患者晚期出现轻度认知功能减退，常见抑郁和视幻觉，通常不严重。

【辅助检查】

本病的辅助检查无特异性。

1. 生化检测　采用高效液相色谱（HPLC）可检出脑脊液中多巴胺主要代谢产物高香草酸（HVA）水平降低。

2. 基因检测　在少数家族性 PD 患者中，采用 DNA 印迹技术 PCR、DNA 序列分析等可能发现突变的基因。

3. 功能影像学检测　采用 PET 或 SPECT 用特定的放射性核素检测，疾病早期可显示脑内多巴胺转运体（DAT）功能显著降低，D_2型 DA 受体活性在早期超敏，后期低敏，DA 递质合成减少。

【诊断】

诊断要点：①中老年发病，缓慢进行性病程；②临床表现四主征（静止性震颤、肌强直、运动迟缓、姿势步态障碍）中至少具备两项，前两项至少具备其中之一，症状不对称；③左旋多巴治疗有效；④无眼外肌麻痹、小脑体征、直立性低血压、锥体系损害和肌萎缩等。

【治疗】

疾病早期无须特殊治疗，应鼓励患者进行适度的活动和体育锻炼，若疾病影响患者的日常生活和工作能力则需药物治疗。

1. 药物治疗　可用抗胆碱能药物阻断乙酰胆碱作用或增强 DA 能递质功能药物，恢复纹状体 DA 与乙酰胆碱递质的平衡。但药物治疗只能改善症状，不能阻止病情发展，需要终生服药。

（1）抗胆碱能药　对震颤和强直有效，对运动迟缓疗效较差，适于震颤突出且年龄较轻者。常用药物有：①安坦（artane），1~2mg，3 次/天，口服；②开马君（kemadrin），开始 2.5mg，3 次/天，逐渐增至 20~30mg/d，分 3 次口服。主要不良反应有口干、视物模糊、便秘和排尿困难，严重者有幻觉、妄想。青光眼及前列腺肥大患者禁用。老年患者可影响记忆功能，应慎用。

（2）金刚烷胺（amantadine）　可单独或与抗胆碱能药合用，适合于治疗早期轻症患者。100mg，2 次/天，口服，不宜超过 300mg/d。

（3）多巴胺能药　主要为左旋多巴（L-dopa）和复方左旋多巴。L-Dopa 是治疗 PD 最有效的药物。L-Dopa 作为 DA 合成前体可透过血脑屏障，被脑 DA 能神经元摄取后脱羧转变成 DA，可改善 PD 所有临床症状，对运动减少有特殊疗效。为增强疗效和减少外周不良反应，将 L-Dopa 与外周多巴脱羧酶抑制剂（DCI）制成复方 L-Dopa，用量较 L-Dopa 减少 3/4。常用复方 L-Dopa 有美多芭（madopar）和帕金宁（sinemet），分别由 L-Dopa 加苄丝肼或卡比多巴组成。常规选用此剂型治疗，开始时 62.5mg（1/4 片），2~3 次/天，可视症状控制情况增至 125mg，2~3 次/天，最大不超过 250mg，3~4 次/天，空腹用药效果较好。餐前 1 小时或餐后 2 小时服用（中性氨基酸影响 L-Dopa 在小肠吸收和阻碍通过血脑屏障）。另外，尚可选用息宁控释片、弥散型美多巴等。L-Dopa 类药物在闭角型青光眼、精神病患者禁用，活动性消化道溃疡患者应慎用。L-Dopa 常见急性不良反应为恶心、呕吐、低血压、不安和意识模糊等，偶出现心律失常。疾病后期 L-Dopa 迟发合并症包括症状波动、异动症和精神症状等。症状波动（motor fluctuation）包括 2 种形式。①疗效减退（wearing off）。为每次用药有效时间缩短，症状随血药浓度发生规律性波动，可增加每日服药次数或每次服药剂量、用缓释剂或加用其他辅助药物等。②开关现象。症状在突然缓解（开期）与加重（关期）间波动，开期常伴异动症，与服药时间、血药浓度无关，处理较困难。可试用 DA 受体激动剂、控释型息宁。异动症又称运动障碍，表现为舞蹈症或手足徐动样不自主运动，可累及头面部、四肢和躯干，有时表现单调刻板的不自主动作或肌张力障碍。精神症状表现形式多样，如生动梦境、抑郁、焦虑、错觉、幻觉、欣快、轻躁狂、精神错乱和意识模糊等。经药物调整无效可加用抗精神病药氯氮平治疗，可减轻意识模糊和精神障碍，应用氯氮平需定期监测白细胞计数。

（4）其他药物　DA 受体激动剂（溴隐亭、甲磺酸麦角腈、阿扑吗啡、米拉帕等）、单胺氧化酶 B 抑制剂（司来吉兰、雷沙吉兰等）、儿茶酚-氧位-甲基转移酶抑制剂（托卡朋、安托卡朋）等，可根据病情选用。

2. 外科治疗　①苍白球或丘脑底核毁损或切除术：丘脑手术对震颤有效，苍白球手术对运动迟缓有效，弥漫性脑血管病为手术禁忌证。②脑深部电刺激：靶点主要是丘脑底核和苍白球，原理是纠正基底节过高的抑制性输出以改善症状。适用于药物治疗失效、不能耐受或出现异动症者，对年龄较轻，症状以震颤、强直为主且偏于一侧者效果较好，术后仍需药物治疗。③细胞移植术：自体或胎儿肾上腺髓质或胎儿黑质移植至壳核或尾状核，认为可继续合成释放多巴胺，但仍处于试验阶段。

3. 康复治疗　进行语言、进食、走路及日常生活训练和指导，日常生活帮助如设在房间和卫生间的扶手、防滑橡胶桌垫、大把手餐具等，可改善生活质量。晚期卧床者应加强护理，减少并发症。中药或针灸对 PD 治疗有一定的辅佐作用。

【常用药物注意事项与患者教育】

1. 左旋多巴　左旋多巴透过血脑屏障，在脑内转变为多巴胺，补充纹状体中多巴胺的不足，产生抗帕金森病的疗效。主要不良反应有：①胃肠道反应。出现恶心、呕吐、食欲减退等，偶见溃疡出血或穿孔。②心血管反应。轻度直立性低血压、头晕、心动过速或心律失常。③神经精神障碍。不自主异常运动（张口、咬牙、伸舌、皱眉、头颈部扭动等）、失眠、焦虑、恶梦、狂躁、幻觉、妄想、抑郁等。药物相互作用有：①维生素 B_6 是多巴脱羧酶的辅基，可增强左旋多巴的外周不良反应。②抗精神病药能对抗左旋多巴的作用。

2. 金刚烷胺 金刚烷胺通过促进神经末梢释放DA和减少DA再摄取，改善PD运动减少、强直和震颤等症状，适合于治疗早期轻症患者。主要不良反应有不安、意识模糊、下肢网状青斑、踝部水肿和心律失常等，但较少见。肾功能不全、癫痫、严重胃溃疡和肝病患者慎用，哺乳期妇女禁用。

第五节 痴 呆

扫码“学一学”

痴呆是由于脑功能障碍而产生的获得性和持续性智能障碍综合征。智能损害包括不同程度的记忆、语言、视空间功能、人格异常及认知（概括、计算、判断、综合和解决问题）能力的降低，常常伴有行为和情感的异常，这些功能障碍导致病人日常生活、社会交往和工作能力的明显减退。

痴呆的发病率和患病率随年龄增高而增加。国外调查显示，痴呆患病率在60岁以上人群中为1%，而在85岁以上人群中达40%以上；据报道，我国痴呆患病率在60岁以上人群中为0.75%~4.69%。随着全球人口的老龄化，痴呆的患病率还将快速上升。由于本病的患病率和致残率高、病程长和治疗开支大等，给病人的家庭和社会都会带来巨大负担和影响。

通常引起痴呆的原因包括变性病性和非变性病性，前者主要包括阿尔茨海默病（Alzheimer disease，AD）、路易体痴呆、Pick病和额颞痴呆等；后者包括血管性痴呆、感染性痴呆、代谢性或中毒性脑病等。

随着对痴呆研究的深入，痴呆的诊断也变得具有挑战性，当认知功能改变继发于某一明显的全身性疾病时，痴呆的诊断可能比较简单；但如病人并无明显的神经系统损害症和体征，仅有认知功能改变，或病人合并某些神经系统损害症状而无特异性时，诊断就变得比较困难。

一、阿尔茨海默病

阿尔茨海默病是老年人最常见的神经变性疾病，由Alzheimer在1907年首先描述。AD的发病率随年龄增高，65岁以上患病率约为5%，85岁以上为20%，妇女患病率3倍于男性。家族性AD（FAD）约占AD患者的10%以下，为常染色体显性遗传，一级亲属，尤其女性危险性高，常于70岁前发病。

【病因与发病机制】

AD的病因与发病机制迄今仍不清楚，一般认为可能与遗传和环境因素有关。AD海马和新皮层胆碱乙酰转移酶（ChAT）及乙酰胆碱（acetylcholine，Ach）显著减少引起皮层胆碱能神经元递质功能紊乱，被认为是记忆障碍和其他认知功能障碍的原因之一。Meynert基底核是新皮层胆碱能纤维的主要来源，AD早期此区胆碱能神经元即减少，ACh合成持续明显不足。ChAT减少与痴呆严重性有关，同时与老年斑及神经元纤维缠结数量增多也有关。非胆碱能递质如5-羟色胺（5-HT）、γ-氨基丁酸（GABA）、生长抑素（somatostatin）、去甲肾上腺素（norepinephrine）及5-HT受体、谷氨酸受体、生长抑素受体均减少，但这些改变是原发性还是继发于神经细胞减少尚未确定。

约10%的AD患者有明确家族史，尤其是65岁前发病的患者。许多流行病学研究结果提示AD的发生亦受环境因素的影响，脑外伤、文化程度低、吸烟、重金属接触史、父母怀孕时年龄轻和一级亲属患有Down综合征等被认为可增加患病的危险性，而长期使用雌激素和非甾体类抗炎药物及$ApoE_2$等位基因可能对患病有保护作用。

【病理】

颞、顶及前额叶萎缩，其病理改变包括老年斑（SP）、神经元纤维缠结（NFTs）、神经元减少及轴索和突触异常、颗粒空泡变性、星形细胞和小胶质细胞反应和血管淀粉样改变。其中最重要、最特征的病理所见是老年斑和神经元纤维缠结增多，主要分布在新皮质、海马、丘脑、杏仁核。①老年斑：老年斑是由一类淀粉物质为轴心，围绕以变性的轴索、树突突起、类淀粉纤维和胶质细胞及突起组成。绝大多数为球形，直径5~200μm。β淀粉样蛋白是构成老年斑的主要核心物质。β淀粉样蛋白是一种叫作类淀粉前体蛋白（APP）断裂产生的一种41~43个残基的多肽，尽管所有的细胞都有产生APP的潜能，但神经元是产生这种物质的主要来源。②神经元纤维缠结：神经元纤维缠结主要成分是异常过度磷酸化的微管相关蛋白Tau，以成对螺旋丝形成平行束状以细丝彼此连接成混合微丝，成对螺旋丝表现独特的不溶解性和对蛋白酶解的抵抗性。

【临床表现】

1. 记忆障碍　多为隐匿起病，早期易被患者及家人忽略，主要表现为逐渐发生的记忆障碍，当天发生的事不能记忆，刚刚做过的事或说过的话不记得，熟悉的人名记不起来，忘记约会，忘记贵重物品放在何处，词汇减少。早期出现经常性遗忘主要表现近记忆力受损，随后远记忆力也受损，使日常生活受到影响。

2. 认知障碍　是AD特征性的临床表现。掌握新知识、熟练运用知识与社交能力下降，并随时间的推移而逐渐加重。渐渐出现语言功能障碍，不能讲完整的语句，口语量减少，找词困难，命名障碍，出现错语症，交谈能力减退，阅读理解受损，但朗读可相对保留，最后完全失语。计算力障碍常表现算错账、付错钱，最后连最简单的计算也不能。严重时出现时空定向力障碍，穿外套时手伸不进袖子，铺台布不能把台布的角和桌角对齐，迷路或不认家门，不能画最简单的几何图形，不会使用最常用的物品，如筷子、汤匙等，但仍可保留运动的肌力和协调。

3. 精神障碍　伴随的思维、心境、行为等精神障碍往往是病人就医的原因，精神症状包括抑郁、情感淡漠或失控、焦躁不安、兴奋和欣快等。主动性减少，注意力涣散，白天自言自语或大声说话，恐惧害怕单独留在家里。部分病人出现妄想、幻觉状态和攻击倾向等，有的怀疑自己年老的配偶有外遇，有的怀疑子女偷他的钱物，把不值钱的东西也当作财宝藏匿起来。可忽略进食或贪食，多数病人有失眠或夜间谵妄。

4. 检查所见　坐立不安、易激动、少动、不修边幅、个人卫生不佳。一般视力、视野保持相对完整，无锥体束征和感觉障碍等。步态一般正常，后期可出现小步、平衡障碍等。

【辅助检查】

1. 神经心理学检查及其相应量表的使用　对痴呆的诊断及鉴别诊断起重要作用。简易精神状态检查量表（MMSE）、韦氏成人智力量表（WAIS-RC）、临床痴呆评定量表（CDR）、Blessed 行为量表（BBS）及 Hachinski 缺血积分（HIS）等是常用的量表。

2. 其他检查　CT 检查和 MRI 检查可见侧脑室扩大和脑沟增宽，尤其在额颞叶；MRI 冠状切面可显示海马萎缩；PET、SPECT 及功能性 MRI（f-MRI）可发现额、颞顶叶脑区代谢率或脑血流量减低，尤其在中、重度病人。CSF 多正常，EEG 可有广泛慢波。

【诊断】

AD 的诊断主要根据详细的病史、临床表现，结合神经精神量表检查及有关的辅助检查（神经影像学、相关基因突变检测），诊断准确性可达 85%～90%。临床应用较广泛是 NINCDS-ADRDA 的诊断标准，此标准由美国 NINCDS-ADRDA 专题工作组（1984）推荐应用，将 AD 分类为确诊、很可能及可能 3 种。2005 年由 Dubois 和 Schehens 发起、包括国际上 15 名 AD 研究领域专家共同讨论总结后，于 2007 年提出了更符合 AD 研究现状、以促进 AD 的早期干预为目的新的 AD 诊断标准，即改进的 NINCDS-ADRDA 诊断标准。

1. 诊断证据

（1）核心证据（A）　存在早期、显著的情景记忆损害。①持续进展的、由患者或知情者反映的记忆损害，时间超过 6 个月。②客观检测发现有情景记忆损害，包括延迟记忆受损，且经线索或多选提示改善不明显（训练后）。③情景记忆损害可在 AD 早期或进展阶段单有或合并其他认知损害。

（2）支持证据（B）　存在内侧颞叶萎缩。MRI 定性或定量分析显示海马、内嗅区、杏仁核结构的萎缩（根据年龄匹配的正常人群对照）。

（3）支持证据（C）　异常的 CSF 标志物。①$A\beta_{1-42}$ 含量降低和（或）Tau 蛋白和（或）过磷酸化 Tau 升高。②其他可能被证实的标志物。

（4）支持证据（D）　PET 等分子神经影像学提示特定脑区代谢异常。①双侧颞顶皮质糖代谢下降。②其他分子标志物 PIB 或 FDDNP 等。

（5）支持证据（E）　家族遗传性基因异常；21 号染色体（APP）、14 号（早老素 1）或 1 号（早老素 2）等。

（6）排除性证据（F）　①病史：突发局灶性神经功能缺损；早期出现步态异常、癫痫发作、行为异常等。②临床表现：局灶定位特征包括偏瘫、感觉障碍、视力（野）损害等；早期椎体外系表现。③可以解释记忆障碍及相关症状的其他疾病：非 AD 痴呆、抑郁、脑血管病、中毒及代谢性疾病等；癫痫、脑炎、脑血管病等导致海马、内侧颞叶的异常改变。

2. 确诊的 AD　临床支持+病理学符合 NIH 里根标准；临床支持+遗传学有染色体 1、14 或 21 号突变。

3. 临床分期

（1）临床前期 AD（preclinical AD）　指个体从第一次脑损害的发生到第一个认知障碍症状的出现这一漫长阶段，这一类个体长期认知功能正常，但认知损害逐渐加重，最终发展为 AD 型痴呆。

（2）临床早期 AD（prodromal AD）　指有认知损害但没有严重到痴呆阶段的早期阶段，通常是指 aMCI 个体。

（3）AD 型痴呆（AD dementia） 指出现严重认知障碍的个体。即符合现阶段典型的阿尔茨海默病（AD）的诊断。

【治疗】

目前尚无特效治疗方法，主要为对症治疗。

1. 脑保护治疗 使用扩血管药物增加脑血流及脑细胞代谢药可能改善症状或延缓疾病进展。常用银杏叶提取物制剂、脑复康和都可喜等。抗氧化剂维生素 E 和单胺氧化酶抑制剂司来吉兰（丙炔苯丙胺）可延缓其进展，但仍有待于研究。

2. 改善认知功能 目前常用乙酰胆碱酯酶（AChE）抑制剂，抑制 AChE 降解并提高其活性，改善神经递质传递功能。①毒扁豆碱：从 6mg/d 开始，逐渐加量 10~24mg/d，分 4~6 次，口服。使用时间延长，疗效降低，不良反应增加，现已少用。②他克林（tacrine）：是美国第一个批准使用治疗 AD 的药物，非选择性与 ACh 和丁酰胆碱酯酶（DChE）结合而抑制其活性，并可能抑制老年斑形成，改善病人认知功能。开始给药 40mg/d，每 6 周增加每日剂量 40mg，60~80mg/d 以上时才有效，但有较严重肝脏毒性作用。③donepezil 或 aricept 是第二个被美国批准治疗 AD 的 AChE 抑制药，选择性与 AChE 结合，不良反应明显减少，半清除期 70 小时，可每日用药一次，对认知障碍有显著改善作用。5~10mg/d，口服。④石杉碱甲（哈伯因）：是我国从中草药千层塔中提取的 AChE 抑制剂，作用强度大于上述药物，且对 AChE 有选择性，可改善认知功能。50~100mg/d，口服。

3. 其他治疗 ①雌激素替代疗法：流行病学研究发现，使用雌激素替代疗法的更年期妇女 AD 患病风险明显降低，小规模临床试验证实，雌激素可延缓疾病发生、改善病人认知功能。研究证实雌激素可改善海马细胞的糖转运，促进胆碱吸收和转运，增加脑血流量，促进神经元及神经突触完整性。②非甾体类抗炎药：有可能防止和延缓 AD 发生。③康复治疗及社会参与：鼓励病人尽量参加各种社会日常活动，维持生活能力，加强家庭和社会对病人的照顾、帮助和训练。有定向和视空间能力障碍的患者应尽量减少外出，以防意外。

【常用药物注意事项与患者教育】

他克林 主要作用机制：①抑制脑内 AChE，增加脑内 ACh 含量；②促进脑内 AChE 的释放；③增加大脑皮质和海马的 N-R 密度；④促进脑组织对葡萄糖的利用。临床自 1993 年开始使用，与磷脂酰胆碱合用治疗阿尔茨海默痴呆，可延缓病程 6~12 个月，提高患者的认知能力和自理能力。最常见的不良反应为肝毒性及消化道反应。

二、血管性痴呆

血管性痴呆（vascular dementia，VD）是脑血管疾病导致的智能及认知功能障碍临床综合征。它是我国占第二位的痴呆，患病率仅次于 AD。

【病因与发病机制】

主要脑动脉闭塞引起大面积皮质梗死，梗死脑组织容积超过 80~150ml 临床即可出现痴呆，额叶、颞叶及边缘系统等部位血管源性病变更易导致痴呆，主要病因是动脉粥样硬化，或由于皮质下白质、基底节或丘脑多发性腔隙梗死所致。多梗死性痴呆（multi-infarct dementia，MID）是 VD 中最常见类型，占 VD 的 39.4%。

【病理】

脑血管病变是 VD 的基础，脑实质可见出血性或缺血性损害，以缺血性损害多见。常见病理改变为多发性腔隙性病变或大面积梗死灶及脑动脉粥样硬化等，脑组织病变可为弥漫性、局限性或多发腔隙性，以皮质损害或皮质下病变为主。多发性梗死使脑组织容积显著减少，导致脑萎缩和侧脑室扩张。

【临床表现】

多有卒中史，常表现波动性病程、阶梯式恶化、斑片状智能损害。VD 在时间及地点定向、事件或短篇故事即刻和延迟回忆、命名和复述等方面损害较轻，在执行功能方面如自我整理、计划、精细运动的协同作业等方面损害较重。认知功能障碍表现近记忆力和计算力减低，不能胜任以往熟悉的生活、工作程序及正常交往等，以致外出迷路，不认家门，穿错衣裤，最终生活不能自理。精神症状有表情淡漠、少语、焦虑、抑郁或欣快等。多梗死性痴呆（MID），除上述表现外，常有高血压和双侧半球多次缺血性卒中病史，神经系统检查常见局灶性神经体征，常见的表现为假性延髓麻痹伴构音障碍、吞咽困难、中枢性面舌瘫、偏瘫、偏身感觉障碍、共济失调、步态异常、腱反射亢进和锥体束征。

【辅助检查】

1. CT 检查　显示双侧半球多发性梗死灶。

2. MRI 检查　可见双侧基底节、脑皮质及白质内有大小不等的病灶，呈 T1 低信号、T2 高信号，病灶周围脑组织局限性脑萎缩。皮质下白质或侧脑室旁白质广泛低密度区称为脑白质疏松症。

【诊断】

血管性痴呆的诊断主要依靠脑血管疾病病史、临床表现及辅助检查的结果。血管性痴呆中最常见的类型多梗死性痴呆诊断标准如下：①有高血压病或糖尿病史，呈阶梯式进展的病程和斑片状分布的神经功能缺损，痴呆伴随多次脑血管事件后突然发生，每次卒中后症状加重；②认知功能障碍伴局灶性神经功能缺损体征，如失语、轻偏瘫、偏身感觉障碍、偏盲及锥体束征等，提示皮质及皮质下多发性广泛病变；③CT 或 MRI 检查证实多发性梗死，可伴脑白质疏松改变。

【治疗】

1. 调控血压　将血压控制在适当水平，收缩压维持在 135～150mmHg 水平为宜，可改善认知功能，血压过低会使症状加重。

2. 改善脑血液循环，防止血小板凝集　改善脑血液循环可选用川芎嗪、银杏制剂等，防止血小板凝集可选用阿司匹林（50～150mg/d，一次口服）或噻氯匹定（250mg/d，一次口服）或氯吡格雷（75mg/d，一次口服）。

3. 脑保护治疗　神经保护剂可用维生素 C、维生素 E、单胺氧化酶抑制剂司来吉兰等，可能延迟痴呆进展。钙离子拮抗剂如尼莫地平、氟桂利嗪等也可试用。

脑代谢剂如胞二磷胆碱、脑活素、吡拉西坦（脑复康）、甲氯芬酯和双氢麦角碱等，可促进脑细胞对氨基酸、磷脂及葡萄糖利用，增强反应性和记忆力。

4. 康复治疗 康复治疗和功能训练常可收到较好疗效，要鼓励病人多与外界接触，参与一定的社交活动，可提高生活质量或部分地回归社会。

【常用药物注意事项与患者教育】

神经保护剂 见本章第一节急性脑血管疾病二、脑血栓形成。

扫码“学一学”

第六节 神经症

神经症又称神经官能症或精神神经症，是一组主要表现为焦虑、抑郁、恐惧、强迫、疑病症状，或神经衰弱症状的精神障碍。包括神经衰弱、广泛性焦虑症、惊恐症、恐惧症、强迫症、癔症、疑病症等。神经症有一定人格基础，起病常受心理、社会（环境）因素影响。症状没有可证实的器质性病变作基础，与病人的现实处境不相称，但病人对存在的症状感到痛苦和无能为力，自知力完整或基本完整，病程多迁延。通常，神经症患者不会像精神病患者那样完全失去与外界现实的接触，他们对自己的病态仍然有充分的自知，并可主动寻求帮助。通常仍维持某种水平的正常生活，但需要某种专门的帮助。这一组心理疾病在病因、病理和临床表现上有着很大的区别。

一、神经衰弱

神经衰弱是指一种以脑和躯体功能衰弱为主的神经症，以精神易兴奋却又易疲劳为特征，表现为紧张、烦恼、易激惹等情感症状和肌肉紧张性疼痛、睡眠障碍等生理功能紊乱症状。这些症状不是继发于躯体或脑的疾病，也不是其他任何精神障碍的一部分。多缓慢起病，就诊时往往已有数月的病程，并可追溯导致长期精神紧张、疲劳的应激因素。偶有突然失眠或头痛起病，却无明显原因者。病程持续或时轻时重。近年来，神经衰弱的概念经历了一系列变迁，随着对神经衰弱认识的变化和各种特殊综合征和亚型的分出，在美国和西欧已不做此诊断，我国神经衰弱的诊断也明显减少。

【病因与发病机制】

1. 病因 精神因素是诱发神经衰弱的重要原因。凡能引起神经活动过度紧张并伴有不良情绪的情况都可能是神经衰弱的致病因素。如亲人死亡、家庭不睦、事业失败、人际关系紧张、生活节律颠倒及长期心理矛盾得不到解决等均可能诱发本症。个人性格特征也是重要原因，此类患者敏感、多疑、胆怯、主观、自制力差。性格特征明显者可因一般性精神刺激而发病；性格特征不显者则须较强烈或较持久的精神刺激之后才发病。

2. 发病机制 精神紧张和各种精神刺激引起高级神经活动功能失调，内抑制过程弱化，兴奋过程相对亢进。大脑皮层功能的失调削弱了对皮层下自主神经中枢的调节，从而出现自主神经功能的紊乱。

【临床表现】

1. 易兴奋与易疲劳 是神经衰弱的常见症状。易兴奋主要体现在：①联想与回忆增多，思维内容杂乱无意义，使人感到苦恼；②注意力不集中，易受无关刺激的干扰；③感觉阈值降低，对外界的声光等刺激反应敏感，情绪易激惹。易疲劳以精神疲劳为主，可伴有躯体疲劳。疲劳具有以下特点：①疲劳常伴有不良心境，如烦恼、紧张，甚至苦闷、压抑感，休息不能缓解，服用滋补品也无效，但随着心境的好转而消失；②疲劳常有情境性，如一看业务书就打呵欠，眼睛看着书，脑子里却杂乱无章，昏沉沉的，但在看喜爱的电视节目时则可能没有疲劳感；③疲劳常有弥散性，往往干什么都觉得累，除非是做自己喜爱做而且能胜任的事情；④疲劳不伴有欲望与动机的减退，其欲望与动机不但没有减退，反而有“心有余而力不足”之感，在感到疲劳的同时往往伴有精神的易兴奋，欲念十分活跃，常为自己有病而不能实现自己的抱负而感到苦恼。

2. 情绪症状 主要为烦恼、易激惹与紧张。焦虑、抑郁情绪在神经衰弱的病人中一般程度较轻，不持久，甚至没有。这些情绪在健康人中也可见到，一般认为这些情绪症状必须具备以下特点才算病态。①病人感到痛苦或影响社会功能而求助；②病人感到难以自控；③情绪的强度及持续时间与生活事件或处境不相称。

3. 躯体症状 是生理功能紊乱的表现，多与病人的心理状态有关。可出现睡眠障碍、紧张性头痛、头昏、眼花、耳鸣、心慌、胸闷、腹胀、消化不良、尿频、多汗、阳痿、早泄及月经不调等。以睡眠障碍与紧张性头痛最常见。睡眠障碍多表现为入睡困难与易惊醒。而紧张性头痛最典型的描述是“头部像有一个紧箍咒，头脑发胀”，头痛往往持续存在，但程度不严重，部位不固定，似乎整个头部都不适。紧张性头痛可伴有头昏，典型的描述是“整天昏昏沉沉，云里雾里的”，这种头昏不同于头晕，患者并无眩晕感，只是感到思维不清晰，不敏捷，“渴望有一种水洗后的清新感”。

【诊断】

1. 诊断要点 ①起病常与精神因素有密切关系且具有易感素质和性格特点；②有容易兴奋与疲劳、情绪症状（烦恼、易激惹、紧张等）、躯体症状（紧张性头痛、睡眠障碍及自主神经功能紊乱）表现；③对自己的病有自知力，一般有求治要求；④人格保持完整，适应现实社会能力良好；⑤排除相应的躯体疾病和精神疾病；⑥起病缓慢，具有易反复波动或迁延的特点，病程至少3个月以上。

2. 排除标准 ①排除以上任何一种神经症亚型；②排除分裂症、抑郁症。

【治疗】

1. 心理治疗

（1）认知疗法 神经衰弱大多可找到一些心理冲突的原因，而心理冲突的产生除与外界因素有关外，也与患者的易感素质有关。因此，促进患者的认知转变，尤其是帮助患者调整对生活的期望，减轻现实生活中的精神压力，往往有事半功倍的效果。

（2）放松疗法 神经衰弱的患者大多有紧张的情绪，也可伴有紧张性头痛、失眠等。各种放松方法，包括气功、瑜伽、生物反馈训练，均可使患者放松、缓解紧张。

（3）森田疗法　神经衰弱的患者，部分具有疑病素质，但求生欲望强烈。森田疗法建设性地利用这一精神活力，把注意点从自身引向外界，以转移患者对自身感觉的过分关注，对消除症状有一定效果。

2. 药物治疗　目前市场上治疗神经衰弱的药物有数十种之多，但至今为止尚未发现哪一种药物有独特的疗效。药物治疗主要是对症处理。头痛给予止痛剂，易兴奋或失眠给予镇静剂，自主神经功能紊乱给予谷维素等。

（1）镇静催眠药　睡眠障碍明显者可选用三唑仑 0.25~0.5mg 或硝西泮 5~10mg 或艾司唑仑 1~2mg，每晚睡前服，连续服用 1~2 周。

（2）抗焦虑药物　常选用苯二氮䓬类，地西泮 2.5~5mg 或阿普唑仑 0.4~0.8mg 或劳拉西泮 0.5~1mg，每日 3 次，连续用药 1~2 周。

（3）三环类药物　可选用多虑平或阿米替林，25~50mg，睡前服，以缓解焦虑和抑郁情绪，延长睡眠时间。

3. 其他　调整不合理的学习或工作方式、体育锻炼、工娱疗法、旅游疗养、针灸、推拿、理疗等，中医药治疗也可产生较好的疗效。

【常用药物注意事项与患者教育】

镇静催眠药　能避免失眠对人体的严重危害，治疗失眠病，提高睡眠质量。镇静药和催眠药之间并没有明显界限，只有量的差别。小剂量的催眠药具有镇静效果。临床上应用的镇静催眠药有巴比妥类、苯二氮䓬类、非苯二氮䓬类、中药等。

巴比妥类药物是巴比妥酸（丙二酰脲）的衍生物，它能选择性地抑制丘脑网状上行激活系统，从而阻断兴奋向大脑皮层的传导。主要药物有苯巴比妥、异戊巴比妥和司可巴比妥等。由于此类药物对肝、肾产生严重毒性及不良反应，久用可产生耐受性和依赖性、蓄积中毒，故临床现已不用于治疗失眠症。

苯二氮䓬类药物具有使用安全、起效快、耐受性良好的特点。目前，仍是使用最广泛的催眠药。主要作用机制：通过与中脑网状结构的苯二氮䓬受体结合，增强 γ-氨基丁酸（GABA）能神经的功能，促进 Cl^- 内流，使神经细胞膜超极化，减弱其对网状结构的激活，促进睡眠。同时，可抑制边缘系统神经元活动，有效减轻情绪活动。临床上用于镇静催眠、抗焦虑、抗惊厥等。按药物的半衰期长短分为短效、中效、长效三类。①短效类（半衰期<12 小时）：三唑仑、咪达唑仑（速眠安）、去甲羟地西泮、溴替唑仑等。主要用于入睡困难和易醒。②中效类（半衰期 12~20 小时）：常用的有羟基地西泮、氯羟地西泮、舒乐地西泮、阿普唑仑（佳乐定）、氯氮䓬（利眠宁）等，主要用于入睡困难。③长效类（半衰期 20~50 小时）：如地西泮、硝西泮、氯硝西泮、氟基地西泮、氟硝西泮等，对于早醒和惊醒后难以再入睡较有效。不良反应有嗜睡、困倦、轻微头痛、轻度抑制呼吸中枢、乏力、运动失调，视物模糊、皮疹、尿潴留等，长期应用可致耐受与依赖性，突然停药有戒断症状出现，宜从小剂量起用。新生儿、哺乳期妇女、孕妇（尤其妊娠开始 3 个月及分娩前 3 个月）忌用。青光眼、重症肌无力、粒细胞减少、肝肾功能不良慎用。老年人剂量减半。

非苯二氮䓬类药物作用机制与苯二氮䓬类药物作用机制基本相同，但因具有特异选择性与苯二氮䓬受体结合的能力，故不良反应较苯二氮䓬类药物少。具有入睡快、延长睡眠时间，明显增加深睡眠，基本不改变正常睡眠生理结构，醒后无宿醉感，不易产生耐药性和依赖性等特点。这类药正逐渐被临床接受，用量逐渐增加，代表药物有唑吡坦、佐匹克隆、曲唑酮、扎莱普隆等。

二、癔症

癔症，又称歇斯底里（hysteria），大多突然发病，出现感觉、运动和自主神经功能紊乱或短暂的精神异常等表现，这些出现的临床表现具有因暗示产生、也可因暗示消失的特点，并且不能查到这些临床表现相应的病理解剖改变。癔症的发病率和症状表现随时代和环境的演变而改变。本病在居民中的患病率据国外统计为5‰，在国内神经精神门诊初诊病例中约占3‰，并有下降趋势。发病年龄多在16～30岁之间，以女性较多见。常由于精神因素或不良暗示引起发病，故有人称其为“疾病模仿家”。

【病因与发病机制】

1. 病因

（1）遗传因素　一些研究显示，癔症病人的父亲、兄弟、儿子癔症发生率分别为1.7%、2.7%和4.6%；母亲、姊妹、女儿的患病率分别为7.3%、6.0%和6.9%。全部男性亲属的患病率为2.4%，女性为6.4%，这些结果表示癔症与遗传有一定的关系。血型研究发现，癔症病人中A型血的比例大于正常人群。

（2）心理因素　精神紧张刺激引起的惊恐、气愤、委屈、悔恨、忧虑等。

（3）人格特征　癔症病人的病前个性是有强烈情感，缺少坚定理智，意志不稳定，幻想多，争强好胜，虚荣，情感不稳定，易冲动。

2. 发病机制　癔症常在特殊性格的基础上，由于急剧的或持久的精神紧张刺激作用，以及其他因素的参与而发生。精神因素包括暗示和自我暗示，常决定起病的形式、症状的特点、病程和转归。癔症性格特点为高度情感性、高暗示性、幻想丰富和以自我为中心。精神紧张刺激引起的惊恐、气愤、委屈、悔恨、忧虑等，尤其是愤怒和悲哀等不能表达时，成为导致癔症发生的重要精神因素。当病人遭受精神创伤时，身体虚弱有病、长期劳累、妇女在经期或产后，或脑外伤后等，均将助长本病的发生。目前有三种主要学说：①心理动力学派根据压抑原理，认为受到超我不完全成功压抑的愿望，采取伪装形式，通过“转换”或转化为症状。②巴甫洛夫学派从高级神经活动病理生理学观点出发，认为癔症患者的高级神经活动（特别是第二信号系统）的弱化，使受其调节和控制的第一信号系统与皮质部位的活动相对增强或脱抑制，是癔症症状发生的病理生理基础。③“反射”说学派认为癔症症状本质是一类神经系统原始的、本能的反应，这种反应可因继发性得益而强化，或因条件反射性联系而习惯化，成为主动化反应。

【临床表现】

癔症的临床表现多种多样，在躯体方面，称之为转换型，在精神方面，称之为分离型。

1. 躯体方面（转换型）　症状的性质和发生的部位即使在同一人也因时间不同而相异，但也有单一症状多年保持不变的。

（1）感觉障碍　以麻木较常见，而多发生于肢体，呈手套型、靴子型和半侧型等。发生部位不能以神经的解剖生理来解释。其广度和深度易受暗示而改变。感觉过敏区即使轻触也会引起剧痛或异常不舒服。特殊感官以耳聋和失明为常见。正常人的视野是愈远愈大，愈近则愈小，呈圆锥状，而有些癔症病人的视野远近都一样，形成管状视野。癔症失明常突然发生，但瞳孔对光反应仍存在，对周围光刺激尚能感知，所以病人在走路时不致碰撞。耳聋常为突然发生的完全性听力丧失，病人根据对方讲话时嘴唇的动作而了解讲话的内容。

（2）运动障碍　痉挛发作表现为倒地、抽搐，常为手足乱舞而无规律性，也有呈四肢挺直、角弓反张状。发作前，往往心情不乐、烦躁或郁闷。发作时，意识不完全丧失，故无咬伤舌头或其他外伤，大小便也不失禁。发作时间的长短取决于周围人的言语和态度。

瘫痪常为单瘫、偏瘫和截瘫，为弛缓性，无肌肉萎缩（除非长期不用而出现失用性萎缩），也无病理反射。这种瘫痪与周围性神经损害或中枢性神经损害引起的瘫痪不符。

2. 精神方面（分离型）　常因精神创伤或心理矛盾的痛苦情感体验所引起。各种形式之间有联系，常难严格区分。

（1）情感爆发　病人突然哭笑不止、撞头、咬衣物、撕头发、捶胸蹬足、满地打滚。常伴有情绪急剧转变和戏剧性表现。从病人的言语中可反映出愤怒或其他痛苦的体验。发作时间的长短常受周围人的言语和态度的影响。发作时意识轻度模糊，发作后部分遗忘。

（2）睡行症　发作时环境意识丧失，与外界脱离接触，两眼凝视空间，说话时心情激动和难以理解，并重复做一些似乎有意义的活动。发作终止后，病人不能回忆。

（3）遗忘症　常见的是生活中一段时间内的事件遗忘（界限型），所产生的记忆脱漏病人是不知道的，除非给他提示，才能回忆起来。

（4）神游症　患者突然离开他原来的活动地点，外出漫游，可历时数日。这一发作与他当时从事的活动无关。从发作开始到记忆恢复，这一段时间的经历全部遗忘。

（5）多重人格　较睡行症和神游症更为复杂。病人在不同时间内以 2 种或更多种的身份出现，而每一身份出现都有他的独特人格，并决定各自行为的性质和态度。

（6）癔症性精神病　患者表现情绪激昂，言语零乱，短暂幻觉、妄想，盲目奔跑或伤人毁物，一般历时 3~5 日即愈。

（7）其他　癔症还有多种意识障碍。在农村常见一种癔症发作，大多为妇女，意识处于朦胧状态，她们以死去多年的亲人或邻居的口气说话，或自称是某某神仙的化身，或称进入阴曹地府，说一些“阴间”的事情，有如神鬼附体，与迷信、宗教或文化落后有关。

【诊断】

诊断要点：①大多突然起病和突然消失，而无残留症状；②急剧的或持久的精神刺激常是导致发病的重要原因，以后发病可因联想到初次发病时的情景而引起；③大多具有癔症性格特点；④躯体症状特异，常不能以神经的解剖生理来解释，精神症状常带有浓厚的情感色彩，并有表演、夸张的特点；⑤对躯体症状常泰然漠视，而精神症状阵发性发作时防御反应存在；⑥暗示和自我暗示对症状的发生和消失有明显影响。

【治疗】

癔症以心理治疗包括心理支持、暗示和催眠法为主，配合药物、针刺和物理疗法等，常取得良好的效果。

1. 心理治疗　在医生的指导下，提高病人对疾病本质的认识，消除顾虑，增强信心，以调动他们的主观能动作用，这种支持疗法的内容与治疗神经衰弱相似。结合癔症的特点，通常需进行以下疗法。

（1）暗示疗法　如治疗转换型肢体瘫痪的病人，在进行言语暗示的同时，用感应电刺激，使病人亲自看到肌肉的收缩。如属下肢瘫痪，可扶着他走，鼓励他努力走动，以后把扶持力量逐渐减少，直至他单独行走为止。也可静脉注射10%葡萄糖酸钙或应用电兴奋治疗等。在情感爆发或痉挛发作时，可采取氨水吸入或针刺等。暗示疗法的成功在于病人高度自信心和迫切期待心情。

（2）催眠疗法　用一般的言语催眠或2.5%硫喷妥钠做静脉缓慢注射，诱导病人进入催眠状态后，再进行言语暗示。如为癔症性遗忘，病人进入催眠状态后，可诱导病人将遗忘的事一一回忆起来。

2. 药物治疗　极度兴奋躁动者，可肌内注射氯丙嗪50mg或氟哌啶醇5mg。病情轻者常给服抗焦虑药、地西泮或阿米替林等。

3. 其他治疗

（1）针刺　一般宜用强刺激，或电针治疗。取穴应结合具体症状。如癔症性痉挛发作，可取人中、合谷、太冲等穴；下肢瘫痪，可取涌泉、太冲、阳陵泉等穴。

（2）物理治疗　瘫痪、挛缩、呃逆等可用直流感应电兴奋治疗。躯体感觉缺失者可选用感应电刺激治疗。

【常用药物注意事项与患者教育】

苯二氮䓬类药物　见本章本节一、神经衰弱。

三、抑郁症

心境障碍是以显著而持久的情感或心境改变为主要特征的一组疾病。临床上主要表现为情感高涨或低落，伴有相应的认知和行为改变，可有精神病性症状，如幻觉、妄想。大多数病人有反复发作的倾向，部分可有残留症状或转为慢性。根据中国精神疾病分类方案与诊断标准（第三版），心境障碍包括双相障碍、躁狂症和抑郁症等类型。抑郁症（depression），是由各种原因引起的以抑郁为主要症状的一组心理障碍或情感性障碍，是一组以抑郁心境自我体验为中心的综合征。抑郁症患者有10%～15%面临自杀的危险。截至2011年，在世界范围内，抑郁性障碍的发病年龄提早，发病率增加。终身患病率在不同国家中不尽相同，有调查显示，中国的患病率约为6%，而日本的患病率则高达20%。

【病因与发病机制】

病因尚不清楚，大量的研究资料提示与遗传因素、性格特质因素、环境或社会因素等有关。

发病机制尚不明确，主要有以下两大学说：①神经递质学说。大脑神经递质五羟色胺和去甲肾上腺素在神经突触间的浓度相对或绝对不足，导致整体精神活动和心理功能的全面性低下状态。②神经回路学说。2007年国际权威科学杂志《自然》发表了中科院上海生命科学院神经科学研究所客座研究员、美国杜克大学教授冯国平的研究成果，首度揭示了强迫、焦虑和压抑的生理机制，指出“皮质-纹状体-丘脑-皮质回路”出现信息传导不畅是神经症的病理原因，在清华大学出版社《心灵杀毒 2.0-弗洛伊德的拼图》中进一步验证了神经回路学说，指出抑郁症是心灵呼吸的哮喘症，发明了以此原理开发的思维自助方法。

【临床表现】

抑郁症大多数表现为急性或亚急性起病，好发季节为秋冬季。单相抑郁发病年龄较双相障碍晚，每次发作持续时间比躁狂症长，但也有短的，只有几天，长者可以超过 10 年，平均病程为 6~8 个月。病程的长短与年龄、病情严重程度以及发病次数有关。一般认为发作次数越多，病情越严重，病程持续时间越长，缓解期也相应越短。抑郁发作临床上主要表现为情感低落、思维迟缓、意志活动减退及躯体症状。

1. 情感低落 情感低落显著而持久，终日忧心忡忡、郁郁寡欢、愁眉苦脸、长吁短叹，兴趣缺乏及乐趣丧失。程度较轻者感到闷闷不乐，无愉快感，凡事缺乏兴趣，平时非常爱好的活动如看足球比赛、打牌、种花草等也觉乏味，任何事都提不起劲，感到“心里有压抑感”“高兴不起来”；程度较重者感到痛不欲生，悲观绝望，有度日如年、生不如死之感，常诉说“活着没有意思”“心里难受”等。部分可伴有焦虑、激越症状。典型的病例其抑郁心境具有晨重夜轻的节律特点，即情绪低落在早晨较为严重，而傍晚时可有所减轻。

在情感低落的影响下，自我评价低，自感一切都不如人，将所有的过错归咎于自己，常产生无用感、无希望感、无助感和无价值感。感到自己无能力、无作为，觉得自己连累了家庭和社会。回想过去，一事无成，并对过去不重要的、不诚实的行为有犯罪感；想到将来，感到前途渺茫，预见自己的工作要失败，财政要崩溃，家庭要出现不幸，自己的健康必然会恶化。在悲观失望的基础上，产生孤立无援的感觉。因自责自罪，出现罪恶妄想；因躯体不适出现疑病妄想（怀疑自己身患绝症）；因幻觉出现被害妄想。

2. 思维迟缓 自觉“脑子好像是生了锈的机器”“脑子像涂了一层浆糊一样开不动了”。表现为思维联想速度缓慢，反应迟钝，思路闭塞，主动言语减少，语速明显减慢，声音低沉，思考问题困难，工作和学习能力下降。

3. 意志活动减退 意志活动呈显著持久的抑制。表现为行为缓慢，生活被动、疏懒，不想做事，不愿和周围人接触交往，疏远亲友，回避社交，常独坐一旁，或整日卧床，不愿外出，不想去上班或上学，不愿参加平常喜欢的活动和业余爱好。严重时，连吃、喝、个人卫生都不顾，甚至发展为不语、不动、不食，呈木僵状态，称为“抑郁性木僵”。但仔细精神检查，仍流露痛苦抑郁情绪。伴有焦虑者，可有坐立不安、手指抓握、搓手顿足或踱来踱去等症状。严重抑郁发作者常伴有消极自杀的观念或行为。认为“结束自己的生命是一种解脱”“自己活在世上是多余的人”，并会促进计划自杀，发展成自杀行为。自杀行为是抑郁症最危险的症状，应提高警惕。长期追踪发现，约 15% 的抑郁症最终死于自杀。自杀观念通常逐渐产生，轻者仅感到生活没意思，不值得留恋，逐渐产生突然死去的念头，随抑郁加重，自杀观念日趋强烈，千方百计试图了结自己的生命。

4. 躯体症状 主要有睡眠障碍、食欲减退、体重下降、性欲减退、便秘、身体不适或疼痛、阳痿、闭经、乏力等。睡眠障碍主要表现为早醒，一般比平时早醒 2~3 小时，醒后不能再入睡，这对抑郁发作诊断具有特征性意义。有的表现为入睡困难，睡眠不深。少数患者表现为睡眠过多。体重减轻与食欲减退不一定成比例，少数可出现为食欲增强、体重增加。

5. 其他　抑郁发作时也可出现人格解体、现实解体及强迫症状。老年抑郁症除有抑郁心境外，多数有突出的焦虑、烦躁情绪，有时也可表现为易激惹和敌意。因思维联想明显迟缓以及记忆力减退，可出现较明显的认知功能损害症状，类似痴呆表现，如计算力、记忆力、理解力和判断能力下降，国内外学者将此种表现称之为抑郁性假性痴呆。

【辅助检查】

临床常用评价存在有无抑郁症状的量表有：①汉密尔顿抑郁量表（HAMD），是目前使用最为广泛的抑郁量表，具有很好的信度和效度，它能较敏感地反映抑郁症状的变化，并被认为是治疗学研究的最佳评定工具之一，其总分能较好地反映抑郁症的严重程度，病情越轻总分越低。②抑郁自评量表（SDS），是使用最广泛的抑郁症测量工具之一，它的使用和计分简便易行，在住院患者中测量的效度肯定，但进一步使用需要有更多的信度数据，特别是再测信度数据。由于还未证明 SDS 对少数有严重抑郁背景的患者的测量效度，所以如用于非住院患者或非精神科领域要十分慎重，且推荐的计分标准不能代替精神科诊断。

【诊断】

以心境低落为主，并至少有下列四项、持续至少 2 周以上，排除器质性精神障碍，或精神活性物质和非成瘾物质所致者可诊断为抑郁症：①兴趣丧失，无愉快感；②精力减退或疲乏感；③精神运动性迟滞或激越；④自我评价过低、自责，或有内疚感；⑤联想困难或自觉思考能力下降；⑥反复出现想死的念头或有自伤、自杀行为；⑦睡眠障碍，如失眠、早醒或睡眠过多；⑧食欲减退或体重明显减轻；⑨性欲减退。

社会功能受损，给本人造成痛苦或不良后果者为严重抑郁症。

【治疗】

1. 药物治疗　抗抑郁药是当前治疗各种抑郁障碍的主要方法，能有效解除抑郁心境及伴随的焦虑、紧张和躯体症状。虽然抗抑郁药的维持用药在一定程度上预防抑郁症的复发，但不能防止转向躁狂发作，甚至可能促发躁狂的发作，当使用抗抑郁药物发生转躁时，即应按双相障碍治疗。

（1）选择性 5-HT 再摄取抑制剂（SSRIs）　目前已在临床应用的有氟西汀、帕罗西汀、舍曲林、氟伏沙明（氟伏草胺）、西酞普兰等。有效治疗剂量氟西汀为 20mg/d、帕罗西汀 20mg/d、舍曲林 50mg/d、氟伏草胺 100mg/d、西酞普兰 20mg/d，口服。少数疗效欠佳者剂量可加倍，个别剂量可更大一些。由于 SSRIs 的半衰期都较长，大多在 18~26 小时，每日只需服药一次，见效需 2~4 周。SSRIs 不良反应较少而轻微，尤其是抗胆碱能及心脏的不良反应少。常见的不良反应有恶心、呕吐、厌食、便秘、腹泻、口干、震颤、失眠、焦虑及性功能障碍等，偶尔出现皮疹，少数能诱发轻躁狂。不能与单胺氧化酶抑制剂（MAOI）合用。

（2）去甲肾上腺素（NE）和 5-羟色胺（5-HT）双重摄取抑制剂（SNRIs）　疗效肯定，起效较快，有明显的抗抑郁及抗焦虑作用，对难治性病例亦有效。临床应用药物为文拉法辛，有效治疗剂量为 75~300mg/d，一般为 150~300mg/d，速释剂分 2~3 次口服，缓释剂为胶囊，每日1次口服。常见不良反应有恶心、口干、出汗、乏力、震颤和射精障碍等。无特殊禁忌证，严重肝肾疾病、高血压、癫痫患者应慎用。不能与单胺氧化酶抑制剂（MAOI）合用。

（3）去甲肾上腺素（NE）和5-羟色胺（5-HT）能抗抑郁药（NaSSAs） 代表药物是米氮平，有良好的抗抑郁、抗焦虑及改善睡眠作用，口服吸收快，起效快，抗胆碱能作用小，有镇静作用，对性功能几乎没有影响。起始剂量30mg/d，必要时可增至45mg/d，晚上顿服。常见不良反应为镇静、倦睡、头晕、疲乏、食欲和体重增加。

（4）三环类及四环类抗抑郁药 米帕明（丙咪嗪）、氯米帕明（氯丙咪嗪）、阿米替林及多塞平（多虑平）是临床上常用的三环类抗抑郁药，主要用于抑郁症的急性期和维持治疗，总有效率约为70%，对环性心境障碍和恶劣心境障碍疗效较差。临床用药应从小剂量开始，逐渐增加，有效治疗剂量为150~300mg/d，分2次口服，也可以每晚睡前一次服用。一般用药后2~4周起效。若使用治疗剂量4~6周仍无明显疗效应考虑换药。三环类抗抑郁药的不良反应较多，主要是抗胆碱能和心血管等不良反应。常见有口干、嗜睡、便秘、视物模糊、排尿困难、心动过速、直立性低血压和心率改变等。老年和体弱者用药剂量要减小，必要时应注意监护。原有心血管疾病者不宜使用。

马普替林为四环抗抑郁药，其抗抑郁作用与三环类药物相似，也有明显的镇静作用，但起效较快（4~7天），有效治疗剂量为150~250mg/d，不良反应较少，主要有口干、嗜睡、视物模糊、皮疹、体重增加等，偶可引起癫痫发作。

（5）其他抗抑郁药 单胺氧化酶抑制剂。新型的单胺氧化酶抑制剂吗氯贝胺、曲唑酮、噻奈普汀等均有较好的抗抑郁作用。

第一次抑郁发作且经药物治疗临床缓解者，药物的维持治疗时间需6~12个月；若为第二次发作，主张药物的维持治疗时间为3~5年；若为第三次发作，应长期使用药物维持治疗。维持治疗的药物剂量多数学者认为应与治疗剂量相同，亦有学者认为可略低于治疗剂量，但应定期随访。

2. 电抽搐治疗和改良电抽搐治疗 对严重抑郁症，特别是有自杀言行或抑郁性木僵者，电抽搐治疗应是首选的治疗，对使用抗抑郁药治疗无效者也可采用电抽搐治疗，6~10次为1疗程。电抽搐治疗见效快，疗效好。电抽搐治疗后仍需用药物维持治疗。改良电抽搐治疗（无抽搐电休克治疗）适用范围可扩大。

3. 心理治疗 对有明显心理社会因素作用的抑郁症，在药物治疗的同时常需配合心理治疗。支持性心理治疗，通过倾听、解释、指导、鼓励和安慰等帮助患者正确认识和对待自身疾病，主动配合治疗。认知治疗、行为治疗、人际心理治疗、婚姻及家庭治疗等一系列的治疗技术，能帮助患者识别和改变认知歪曲，矫正患者适应不良性行为，改善患者人际交往能力和心理适应功能，提高患者家庭和婚姻生活的满意度。

【常用药物注意事项与患者教育】

抗抑郁药物 ①单胺氧化酶抑制剂。通过抑制单胺氧化酶，减少儿茶酚胺的代谢灭活，促使突触部位的儿茶酚胺含量增多，产生抗抑郁作用，并有降压作用。代表药物有肼类的苯乙肼、异羧肼、尼拉米；非肼类的反苯环丙胺。该类药物为最早发现的抗抑郁剂，曾广泛应用，经长期观察，疗效不很理想，且引起高血压危象、急性黄色肝萎缩等严重不良反应，现已少用。②三环抗抑郁药。其主要药理作用为阻滞单胺递质（主要为肾上腺素和5-HT）再摄取，使突触间隙单胺递质含量升高而产生抗抑郁作用。对血压的影响和对心脏的毒性较大，可引起心肌损害，应密切观察心律及心电图变化。还可诱发躁狂、双手细震颤及抗胆碱能（口干、便秘、排尿困难）作用。抑郁症患者用该药2~3周后，会出现明显的情绪高涨和精神振奋。代表药物有阿米替林、多虑平、丙咪嗪、氯丙咪嗪、甲咪帕明、去甲替林等。③新型抗抑郁药。目前临床主要以选择性五羟色胺（5-HT）再摄取抑制剂为主。代表药物有氟西汀、帕罗西汀、舍曲林、氟伏沙明、西酞普兰、艾司西酞普兰。该类药物不良反应少，主要有恶心、头痛、紧张不安和失眠，但对性功能有影响，轻者引起性快感缺失，重者可致性功能障碍如阳痿等，停药后可渐恢复正常。

目标检测

扫码“练一练”

1. 简述急性脑血管病的临床类型。
2. 简述癫痫的病因。
3. 简述原发性三叉神经痛的诊断要点。
4. 简述面神经炎的诊断要点。
5. 简述坐骨神经痛的诊断要点。
6. 简述痴呆的临床类型。
7. 试述常见急性脑血管病的鉴别。
8. 试述控制癫痫大发作的常用药物注意事项与患者教育。

（杨 峥 李彦娴）

第十三章

风湿性疾病

学习目标

1. **掌握** 风湿性疾病的临床特点；风湿性常见疾病的诊断要点。
2. **熟悉** 治疗风湿性常见疾病的常用药物注意事项与患者教育；风湿性关节炎与类风湿关节炎的区别。

风湿性疾病（rheumatic diseases）是一组侵犯骨、关节及其周围软组织，如肌肉、滑囊、肌腱、筋膜、神经等的一组疾病，其中多数为自身免疫性疾病，其病因各不相同。在日常医疗实践活动中，以风湿性疾病就诊者约占总门诊量的 10%。风湿性疾病发病率高，有一定的致残率，危害人类健康，同时给社会及家庭带来沉重的经济负担。

风湿性疾病根据其发病机制、病理及临床特点被分为十大类近 200 种疾病。①弥漫性结缔组织病：类风湿关节炎、红斑狼疮、多肌炎、硬皮病等。②脊柱关节病：强直性脊柱炎、银屑病关节炎等。③退行性变：骨关节炎等。④与代谢和内分泌相关的风湿病：痛风、马方综合征等。⑤感染相关的风湿病：反应性关节炎、风湿热等。⑥肿瘤相关的风湿病：原发性（滑膜瘤等）、继发性（多发性骨髓瘤等）。⑦神经血管疾病：神经性关节病、雷诺病等。⑧骨与软骨病变：骨质疏松、软骨病、骨炎等。⑨非关节性风湿病：关节周围病变、椎间盘病等。⑩其他有关节症状的疾病：周期性风湿病、药物相关的风湿综合征等。此类疾病有某些相似或共同的临床表现，但也有其各自的表现特点。治疗上虽多可选用糖皮质激素，但其疗效不一。各种疾病的预后亦有较大差异。本章主要介绍风湿热、类风湿性关节炎和系统性红斑狼疮。

扫码“学一学”

第一节 风湿热

风湿热是一种反复发作的急性或慢性全身性结缔组织变态反应性炎症，主要累及心脏、关节、中枢神经系统、皮肤和皮下组织。临床表现以心脏炎和关节炎为主，可出现发热、皮疹、皮下小结、舞蹈症等。急性发作时通常以关节炎较为明显，急性发作后常遗留轻重不等的心脏损害，尤以瓣膜病变最为显著，形成慢性风湿性心脏病（风湿性心瓣膜病）。急性风湿热可发生于任何年龄，以 5~15 岁的儿童和青少年最为常见，男女患病机会大致相等，复发多在初发后 3~5 年内，复发率高达 5%~50%。各种环境（地理、湿度、季节等）

因素、经济状况以及年龄等都影响风湿热的发病率。我国以东北、华北地区发病较高，发病季节以晚冬早春居多，寒冷和潮湿是本病的主要诱因。

【病因与发病机制】

目前尚未完全明了。风湿热和其他自身免疫疾病一样，存在遗传易感性，多种基因可能与风湿热发病密切相关。研究提示，D8/17 抗原是识别风湿热高危人群的标志基因。一般认为 A 组乙型溶血性链球菌咽喉部感染是诱发风湿热的病因。该菌荚膜成分与人体滑膜及关节液中的透明质酸存在共同的抗原，细胞壁和细胞膜的蛋白成分也与人的心脏、肾脏、脑基底节组织等的蛋白组成类似，从而产生交叉反应诱发免疫损伤。

【病理】

风湿热是全身性结缔组织的炎症，早期以关节和心脏受累为最常见。按病变的发展过程分为以下 3 期。①变性渗出期。特点是结缔组织中胶原纤维分裂、肿胀，形成玻璃样和纤维素样变性。病灶周围有淋巴细胞、浆细胞、嗜酸细胞、中性粒细胞等炎性反应细胞浸润。本期可持续 1~2 个月。②增殖期。在上述病变基础上出现风湿性肉芽肿即风湿小体（又称 Aschoff 小体），这是风湿热的特征性病理改变，是病理学确诊风湿热的依据和风湿活动的指标。风湿小体呈球形、椭圆形或梭形，小到由数个细胞组成，大到直径近 1cm，其中心为纤维素样坏死灶，周围环绕有风湿细胞、淋巴细胞和浆细胞。风湿细胞由巨噬细胞吞噬裂解的纤维转变而来，体积大，呈圆形、椭圆形或三角形，胞浆丰富呈嗜碱性，胞核为单核或多核，具有明显的核仁，有时可出现双核或多核。本期可持续 2~3 个月。③硬化期。风湿小体中央的变性坏死物质逐渐被吸收，渗出的炎性细胞减少，风湿细胞转变为成纤维细胞，产生大量胶原纤维，使风湿小体逐渐纤维化，最后形成瘢痕组织。本期持续 2~3 个月。上述病变进程持续 4~6 个月，由于风湿热反复发作，上述 3 期的病理变化在受累处可同时存在。

【临床表现】

多数在发病前 2~3 周有扁桃体炎或咽喉炎等上呼吸道感染病史。主要临床表现有以下几个方面。

1. 发热　不规则发热，轻中度发热较常见，亦可有高热。脉率加快，大量出汗，往往与体温不成比例。

2. 关节炎　典型表现是呈游走性、多发性关节炎。以膝、踝、肘、肩等大关节对称性受累为主，局部可有红、肿、热、痛。炎症消退后不遗留关节畸形和功能障碍，但常反复发作。

3. 心脏炎　包括心内膜炎、心肌炎、心包炎，以心内膜炎和心肌炎多见，如三者同时出现，称为风湿性全心炎。①风湿性心内膜炎：风湿性心内膜炎常侵犯心瓣膜，其中二尖瓣最常被累及，其次为二尖瓣和主动脉瓣同时受累，主要表现为在受累瓣膜听诊区闻及心脏杂音。②风湿性心肌炎：主要表现为心尖部第一心音低钝、心律失常、心脏增大，严重时出现心力衰竭。③风湿性心包炎：干性心包炎（纤维素渗出造成）主要表现为心前区疼痛，触诊可触及心包摩擦感，听诊可闻及心包摩擦音；渗出性心包炎主要表现为胸闷不适，叩诊心浊音界呈烧瓶样改变，听诊心音弱而遥远。

4. 皮肤表现 皮下结节和环形红斑。①皮下结节：多发生于关节周围骨突部位，如尺骨鹰嘴、枕骨隆凸、手、膝、跟腱等处，直径0.2~3cm，圆形质硬，多可推动，无触痛，数目多少不定，可单个出现，也可对称分布。②环形红斑：呈环形或半环形边界明显的淡红色斑，中心苍白，大小不等，一般直径约3cm。出现在躯干和四肢屈侧面，呈一过性，或时隐时现呈迁延性，可存在数周。

5. 舞蹈症 常发生于4~7岁儿童。表现为突发、急促、不规则、无目的舞蹈样不自主动作。常起自一侧肢体，然后波及对侧，上肢症状多较下肢症状重，偶也可限于一侧，不时地出现手指屈伸，翻举旋臂、踢腿屈膝等动作。面肌的不自主动作可见挤眉弄眼、张口吐舌等，犹如做鬼脸。以上不自主动作在情绪激动时加剧，安静时减轻，睡眠时消失。

【辅助检查】

1. 链球菌感染的证据 咽拭子培养链球菌阳性及抗链球菌溶血素“O”（ASO）阳性，提示近期内有链球菌感染。

2. 风湿炎症活动的证据 ①血常规：白细胞计数轻度至中度增高，中性粒细胞增多；有轻度红细胞计数和血红蛋白含量降低，呈正细胞正色素性贫血。②非特异性血清成分改变：红细胞沉降率（ESR）增快；C反应蛋白（CRP）升高。③免疫指标检测：免疫球蛋白（IgM、IgG、IgA）急性期增高；循环免疫复合物（CIC）检测阳性及血清总补体和补体C_3风湿活动时降低；抗心肌抗体（AHRA）阳性等。

3. 心电图检查 心电图主要显示窦性心动过速、房室传导阻滞等心律失常征象。

【诊断】

临床上沿用1992年美国心脏协会修订的Jones诊断标准，主要依靠临床表现，辅以实验室检查。

1. 主要表现

（1）心脏炎　①心脏杂音；②心脏增大；③心包炎；④充血性心力衰竭。

（2）多发性关节炎。

（3）舞蹈症。

（4）环形红斑。

（5）皮下结节。

2. 次要表现

（1）临床表现　①既往风湿热病史；②关节痛（如关节炎已列为主要表现，则关节痛不能作为一项次要表现）；③发热。

（2）实验室检查　①血沉增快，C反应蛋白阳性，白细胞增多，贫血；②心电图（如心脏炎已列为主要表现，则心电图不能作为一项次要表现）：P-R间期延长，Q-T间期延长。

3. 链球菌感染证据

（1）近期患过猩红热。

（2）咽拭子培养溶血性链球菌阳性。

（3）ASO 或其他抗链球菌抗体增高。

如具有 2 项主要表现，或 1 项主要表现加 2 项次要表现，并有链球菌感染证据，可诊断风湿热。

【鉴别诊断】

风湿性关节炎与类风湿关节炎的鉴别见表 13-1。

表 13-1　风湿性关节炎与类风湿关节炎的鉴别

	风湿关节炎	类风湿关节炎
受累关节	多为大关节（腕、肘、肩、膝、踝），呈游走性、对称性	多为小关节（指/趾间关节、掌指关节、跖关节），呈持续性，对称性、时轻时重
晨僵	无	有
关节畸形与功能障碍	无	有
ASO	阳性	阴性
RF	阴性	阳性
X 线表现	骨质无改变、关节间隙正常	骨质改变（疏松、破坏）、关节改变（间隙变窄、畸形）

【治疗】

1. 一般治疗　风湿热活动期必须卧床休息。若无明显心脏受损表现，控制活动量至症状消失，血沉正常。恢复期也应适当控制活动量 3~6 个月。病程中进食易消化和富有营养的食物。

2. 抗风湿治疗　常用药物有水杨酸制剂和糖皮质激素两类。

（1）水杨酸制剂　是治疗急性风湿热的最常用药物。以阿司匹林（乙酰水杨酸）和水杨酸钠最为常用，尤以阿司匹林效果最好。阿司匹林，开始剂量成人每天 4~6g，儿童每天 80~100mg/kg，分 4~6 次口服。水杨酸钠每日 6~8g，分 4 次服用。使用水杨酸制剂应逐渐增加剂量，直至取得满意的临床疗效，或出现全身毒性反应。症状控制后剂量减半，维持 6~12 周。

（2）糖皮质激素　一般认为急性风湿热出现心脏受累表现时，宜先用水杨酸制剂，如效果不佳，则应及时加用糖皮质激素。激素治疗开始剂量宜大，可用泼尼松，成人每天 60~80mg，儿童每天 2mg/kg，分 3~4 次口服，直至炎症控制，血沉恢复正常。以后逐渐减量，以每天 5~10mg 为维持量，总疗程需 2~3 个月。病情严重者，可用氢化可的松每日 300~500mg，或地塞米松每天 0.25~0.3mg/kg，静脉滴注。

3. 抗感染治疗　目的是消灭体内残存的链球菌，首选药物是青霉素。一般用普鲁卡因青霉素 40~80 万 U，每天 1 次，肌内注射，共 10~14 天；或苯唑西林钠（苯唑青霉素钠）120 万 U，肌内注射 1 次。对青霉素过敏或耐药者，可改用红霉素或罗红霉素，每天 4 次，每次 0.5g，共 10 天。

4. 舞蹈病的治疗　避免强光噪音刺激，首先丙戊酸，也可使用氟哌啶醇、地西泮、巴比妥或氯丙嗪等控制不自主动作。

【常用药物注意事项与患者教育】

阿司匹林（乙酰水杨酸） 阿司匹林，为在临床使用最为广泛和持久的水杨酸类药物，主要药理作用有：①解热镇痛。具有显著的解热镇痛作用，能使发热者的体温降低到正常，而对体温正常者一般无影响。其镇痛作用对轻中度体表疼痛，尤其是炎症性疼痛有明显疗效。临床常用于感冒发热头痛、偏头痛、牙痛、神经痛、关节痛、肌肉痛和痛经等。②抗风湿。在使用最大耐受剂量（每天3~4g）下有明显抗炎、抗风湿作用，急性风湿热在用药后24~48小时内临床症状缓解，血沉下降，因此常作诊断性用药和治疗，也能明显减轻风湿性关节炎和类风湿性关节炎的炎症和疼痛。③抗血栓形成。血小板聚集是血栓形成的重要环节，血栓素 A_2（thromboxane A_2，TXA_2）和前列环素（PGI_2）诱导血小板的聚集。血小板内存在COX-1（环氧化酶-1）和 TXA_2 合成酶，能催化花生四烯酸形成 TXA_2。阿司匹林能与COX-1氨基酸序列第530位丝氨酸共价结合，通过乙酰化不可逆性抑制了COX-1的活性，干扰了 TXA_2 的生物合成，进而使血小板和血管内膜 TXA_2 生成减少。因此，小剂量阿司匹林可用于预防和治疗血栓形成性疾病。较常见的不良反应有恶心、呕吐、上腹部不适或疼痛（由于该品对胃黏膜直接刺激引起）等胃肠道反应（发生率3%~9%）。较少见或很少见的不良反应有（发生率<3%）：①胃肠道出血或溃疡；②支气管痉挛性过敏反应；③皮肤过敏反应，表现为皮疹、荨麻疹、皮肤瘙痒等；④肝、肾功能损害，与剂量大小有关，尤其是剂量过大使血药浓度达250μg/ml时易发生。损害均是可逆性的，停药后可恢复。

第二节　类风湿关节炎

扫码“学一学”

类风湿关节炎（rheumatoid arthritis，RA）是一种慢性自身免疫性疾病。以慢性、对称性、多滑膜关节炎和关节外病变为主要临床表现，滑膜炎持久反复发作，最终导致关节内软骨和骨的破坏、关节畸形、关节功能障碍，甚至残废。血管炎病变累及全身各个器官，故又被称为类风湿病。本病呈全球性分布，是造成人类丧失劳动力和致残的主要原因之一。RA可发生于任何年龄，约80%发病年龄在25~50岁，以青壮年为多，男女之比为1：(2~4)。我国RA的患病率为0.32%~0.36%，略低于0.5%~1%的世界平均水平。

【病因与发病机制】

本病的病因和发病机制尚未完全阐明，目前一般认为与包括遗传因素和环境因素在内的多种因素共同作用造成自身免疫功能紊乱，出现自身免疫性损伤。

1. 遗传因素 流行病学调查显示RA家族发病率比健康人群家族中高出2~10倍，同卵双生子发病率为21%~32%，高于异卵双生子（发病率为9%），提示遗传因素在RA发病中的作用。作为遗传基础的人类白细胞抗原（HLA），其携带HLA-DR4的个体对RA具有易感性，HLA-DR4阳性者患RA的相对危险性是阴性者的5~7倍。HLA-DR4不仅与RA的发病有关，而且还与RA的病情严重程度有关。

2. 感染因素 虽然至今尚无证据证实有导致RA的直接感染因子，但国内外的研究资料显示某些细菌（白喉杆菌、链球菌、结核杆菌）、病毒（EB病毒、单纯疱疹病毒、风疹病毒）、支原体等的感染作为起因，引起机体系统调节功能紊乱，造成自身免疫性损伤。

3. 其他 寒冷、潮湿、精神刺激、创伤、营养不良、内分泌失调等常为本病诱发或加重的因素。

【病理】

类风湿关节炎的组织病理变化虽可因部位而略有变异，但基本变化相同。其特点有：①组织中弥漫或局限性的淋巴细胞或浆细胞浸润，甚至淋巴滤泡形成。②血管炎，伴随内膜增生，管腔狭小、阻塞，或管壁的纤维蛋白样坏死。③类风湿性肉芽肿形成。肉芽肿中央是一团由坏死组织、纤维素和含有 IgG 的免疫复合物沉积形成的无结构物质，边缘为栅状排列的成纤维细胞，再外则为浸润着单核细胞的纤维肉芽组织。

【临床表现】

RA 临床表现多样，从主要的关节炎症状到关节外多系统受累表现。RA 病情和病程有个体差异，表现也不同。

1. 关节炎 主要累及手足等小关节。可分滑膜炎症状和关节结构破坏的表现，前者经治疗后有一定可逆性，但后者一经出现很难逆转。

（1）晨僵 早晨起床后病变关节感觉僵硬，称“晨僵”，一般持续 1 小时左右，活动后可减轻。95% 以上 RA 出现晨僵。僵硬程度和持续时间，常和疾病的活动程度一致，可作为对病变活动性的评价。

（2）疼痛与压痛 关节疼痛往往是最早出现的症状，疼痛最常累及的部位是腕关节、掌指关节、近端指间关节，足趾关节等，尤以手足小关节多见，常呈对称性、持续性，时轻时重，伴压痛，受累关节皮肤出现褐色色素沉着。

（3）肿胀 多因关节腔内积液或关节周围软组织炎症引起。受累关节均可肿胀，多呈对称性。

（4）关节畸形 见于疾病晚期，关节周围的肌肉萎缩、痉挛使畸形加重。关节畸形常见近端指间关节梭形肿大、掌指关节半脱位、手指向尺侧偏斜、腕关节强直、肘关节强直等，尤以近端指间关节梭形肿大（手指梭形关节）为本病常见的特征性表现。

（5）关节功能障碍 美国风湿病学会根据影响生活的能力将其分为 4 级。Ⅰ级：病人完成正常活动的能力无任何限制；Ⅱ级：虽有中度限制，但仍能适应，可进行一般的日常生活和某种职业活动；Ⅲ级：重度限制，不能完成大部分的日常工作或活动；Ⅳ级：失去活动能力，卧床，或仅能应用轮椅活动。

2. 关节外表现

（1）类风湿结节 是本病最常见的关节外表现，可见于 20%～30% 的患者，多位于关节隆突部及受压部位皮下。其大小不一，质硬、无压痛、对称性分布。其存在提示本病处于活动期。

（2）肺表现 肺受累很常见，男性多于女性，有时可为首发症状。表现为肺间质病变、结节样改变、Caplan 综合征（又称类风湿性尘肺病，是指尘肺患者合并类风湿关节炎时出现大量肺结节，临床和胸部 X 线表现均类似肺内的类风湿结节，数量多，较大，可突然出现并伴关节症状加重。病理检查结节中心坏死区内含有粉尘）、胸膜炎和肺动脉高压。

（3）心脏表现　心脏可累及心肌、心瓣膜、心包，其中心包炎最常见。类风湿性心包炎只有少量心包积液，临床表现不明显。

（4）血管表现　类风湿性血管炎可出现在身体的任何部位，检查可见指甲下或指端出现小点状或丘疹状棕色小结节瘀点，少数引起局部组织的缺血性坏死，如肠坏死、心肌梗死、脑梗死等。

（5）肾表现　很少累及，偶有轻微膜性肾病、肾小球肾炎等报道。

（6）神经系统　为类风湿炎症压迫神经所致，最常受累的神经有正中神经、尺神经及桡神经。主要表现为渐起的双手感觉异常和力量减弱，腱反射亢进、霍夫曼征阳性。

（7）血液系统　贫血程度通常和病情活动相关，尤其是和关节的炎症程度相关。贫血一般为正细胞正色素性贫血，出现小细胞低色素性贫血时，可因病变本身或因服用非甾体抗炎药而造成胃肠道长期少量出血所致。在病情活动的 RA 常见血小板增多。

（8）干燥综合征　主要表现为口干、眼干。30%～40% RA 在疾病的各个时期出现干燥综合征，随病程的延长，患病率逐渐增高。

【辅助检查】

1. 血象　一般有轻度至中度贫血，白细胞总数及分类大多正常，在活动期血小板可增高。

2. 炎性标志物　红细胞沉降率和 C 反应蛋白在活动期升高，缓解期下降。

3. 自身抗原

（1）类风湿因子（RF）　是一种抗自身变性免疫球蛋白的抗体，包括 IgG 型 RF、IgM 型 RF、IgA 型 RF 和 IgE 型 RF 等类型。目前临床主要检测 IgM-RF，成年 RA 患者约 3/4 呈阳性，其滴度与本病的活动性和严重程度成正比。IgM-RF 阳性且呈高滴度者，病变活动重，病情进展快，不易缓解，预后较差，且有比较严重的关节外表现。

（2）抗角蛋白抗体谱　有抗核周因子（APF）抗体、抗角蛋白（AKA）抗体、抗聚角蛋白微丝蛋白抗体（AFA）和抗环瓜氨酸肽（CCP）抗体。抗 CCP 抗体在此抗体谱中对 RA 的诊断敏感性和特异性高，已在临床中普遍使用。

4. 免疫复合物和补体检查　类风湿性关节炎活动期和 RF 阳性者，血清中可出现各种类型的免疫复合物，补体均匀升高，只有少数有血管炎者出现低补体血症。

5. 关节滑液检查　滑液增多，滑液内白细胞数明显增高，达 $2\,000\times10^6/L \sim 75\,000\times10^6/L$，中性粒细胞占优势。

6. 类风湿结节的活检　典型的病理改变有助于本病诊断。

7. 关节影像学检查　X 线检查对 RA 诊断、关节病变分期、病变演变的监测都有重要价值。其次 X 线数码成像、CT 检查与 MRI 检查，对诊断早期 RA 有帮助。临床常规选双手相（包括腕）或双手相加双足相。参照美国风湿病协会的分期标准，国内将类风湿关节炎的 X 线表现分为 4 期。

（1）早期（骨质疏松期）　普遍性骨质疏松和软组织肿胀。

（2）中期（破坏期）　除早期所见外，还有骨端边缘腐蚀，软骨下囊性改变和关节间隙狭窄。

（3）晚期（严重破坏期）　除上述所见外，还有关节严重破坏、骨质吸收、脱位和畸形。

（4）末期（强直期）　关节已呈纤维性或骨性强直。

此分期主要是根据 X 线上所显示的关节破坏程度制定，而不是根据病程长短。另外，在同一位病人中各个受累关节的病期也不尽相同，有的可能尚处于中期，有的可能已达到晚期或末期。

【诊断】

目前 RA 诊断通常采用美国风湿病协会 1987 年修订的诊断标准：①关节每天晨僵持续至少 1 小时，病程≥6 周；②3 个或 3 个以上的关节肿胀或积液，≥6 周；③腕、掌指、近端指间关节至少 1 个关节肿胀，≥6 周；④对称性关节炎，≥6 周；⑤有类风湿结节；⑥手部 X 线片改变（至少有骨质疏松和关节间隙的狭窄）；⑦血清 RF 阳性（滴度>1∶32）。

凡符合上述 7 项者为典型的类风湿性关节炎；符合上述 4 项者为肯定的类风湿性关节炎；符合上述 3 项者为可能的类风湿性关节炎；符合上述标准不足 2 项而具备下列标准 2 项以上者为可疑的类风湿性关节炎：①晨僵；②持续的或反复的关节压痛或活动时疼痛至少 6 周；③现在或过去曾发生关节肿大；④皮下结节；⑤血沉增快或 C 反应蛋白升高；⑥虹膜炎。

2010 年 ACR 和欧洲抗风湿联盟（EULAR）提出了新的 RA 分类标准和评分系统，见表 13-2。患者按照表中所示标准评分，6 分以上可确诊为 RA，少于 6 分目前不能确诊 RA，但患者有可能在将来满足诊断标准，需密切观察。新标准纳入了炎症标志物 ESR、CRP 和抗 CCP 抗体，提高了诊断的敏感性，为早期诊断提供了重要证据。

表 13-2　2010 年 ACR/EULAR 的 RA 分类标准

项　目	评　分
关节受累情况（0~5 分）	
1 个中到大关节	0 分
2~10 个中大关节	1 分
1~3 个小关节	2 分
4~10 个小关节	3 分
超过 10 个小关节	5 分
血清学（0~3 分）	
RF 和抗 CCP 抗体均阴性	0 分
RF 或抗 CCP 抗体低滴度阳性	2 分
RF 或抗 CCP 抗体高滴度阳性	3 分
急性期反应物（0~1 分）	
CRP 和 ESR 均正常	0 分
CRP 或 ESR 异常	1 分
症状持续时间（0~1 分）	
<6 周	0 分
≥6 周	1 分

【治疗】

现行类风湿关节炎治疗的目的在于：①控制关节及其他组织的炎症，缓解症状；②保持关节功能和防止畸形；③修复受损关节以减轻疼痛和恢复功能。为达到上述目的，早期诊断和早期治疗是极为重要的。

1. 一般疗法　包括休息、关节制动（急性期）、关节功能锻炼（恢复期）、物理疗法等。

2. 药物治疗

（1）非甾体类抗炎药（NSAIDs）　对于初发或轻症病例具有镇痛、消肿作用，是改善关节炎症状的常用药，但不能阻止类风湿性关节炎病变的自然过程，需与改变病程的抗风湿药同服。①塞来昔布：每日剂量200～400mg，分1～2次服用，有磺胺过敏者禁用；②美洛昔康：每日剂量7.5～15mg，分1～2次服用；③双氯芬酸：每日剂量75～150mg，分2次服用；④吲哚美辛：每日剂量75～150mg，分3次服用；⑤萘普生：每日剂量0.5～1.0g，分2次服用；⑥布洛芬：每日剂量1.2～3.2g，分3次服用。无论使用何种NSAIDS，都会出现胃肠道不良反应，使用中应加以注意，只有在一种NSAIDS足量使用1～2周后无效才能更换另一种，应避免2种或2种以上NSAIDs同时服用。

（2）改变病程的抗风湿药（DMARDs）　该类药物较NSAIDs发挥作用慢，临床症状的改善需1～6个月，有改善病理变化和延缓病程的作用。一般首选甲氨蝶呤（MTX），并将其作为联合治疗的基本药物。常用的本类药物如下。①甲氨蝶呤（MTX）：每周剂量7.5～25mg，以口服为主（1日之内服完），亦可静脉注射或肌内注射，疗程至少半年；②柳氮磺吡啶：剂量每日2～3g，分2次服用，对磺胺过敏者禁用；③来氟米特：剂量50mg，每日1次；3天后，剂量10～20mg，每日1次。④氯喹和羟氯喹：前者每日250mg，每日1次；后者每日200～400mg，分2次服用。长期应用须注意视网膜的退行性变和视神经萎缩等。⑤金制剂：常用的注射剂为硫代苹果酸金钠，第1周10mg肌内注射，第2周25mg肌内注射，若无不良反应，以后每周50mg肌内注射，病情改善后每月50mg肌内注射维持。口服金诺芬，剂量为每日6mg，分2次口服，2～3月后开始见效。⑥青霉胺：开始剂量为125mg，每日2～3次，若无不良反应，2～4周后剂量加倍，至每日500～750mg，症状改善后减量维持。⑦硫唑嘌呤：每日剂量100mg口服，病情稳定后改为50mg口服维持。

（3）糖皮质激素　在关节炎急性发作期可给予短效激素，泼尼松每日10mg，可使关节炎症状得到迅速而明显地缓解。有系统症状者，可给予泼尼松每日30～40mg，症状控制后递减，以每日10mg或低于10mg维持。

（4）植物药制剂　①雷公藤多苷，每日剂量30～60mg，分3次口服；②青藤碱，每次60mg，每日3次，饭前口服；③白芍总苷，每次0.6g，每日2～3次，口服。

3. 外科治疗　适用于较晚期有畸形并失去功能的关节，常用的手术方式有滑膜切除术、腕管松解术、关节成形术、关节融合术、人工关节置换术等。

【常用药物注意事项与患者教育】

1. 非甾体类抗炎药（NSAIDs）　非甾体类抗炎药是一类不含有甾体结构的抗炎药，这类药物包括阿司匹林、对乙酰氨基酚、吲哚美辛、萘普生、萘普酮、双氯芬酸、布洛芬、尼美舒利、罗非昔布、塞来昔布等，其药理作用机制主要是通过抑制环氧化酶，减少炎性介质前列腺素的生成，产生抗炎、镇痛、解热的作用。不良反应主要表现在：①胃肠道。可出现上腹不适、隐痛、恶心、呕吐、饱胀、嗳气、食欲减退等消化不良症状。长期口服有 10%～25% 的病人发生消化性溃疡。②肝脏。在治疗剂量下，能导致 10% 的患者出现肝脏轻度受损的生化异常，但丙氨酸氨基转氨酶明显升高的发生率低于 2%。③神经系统。可出现头痛、头晕、耳鸣、耳聋、弱视、嗜睡、失眠、感觉异常、麻木等症状。④泌尿系统。可引起尿蛋白、管型，尿中可出现红细胞、白细胞等，严重者可引起间质性肾炎。⑤血液系统。部分 NSAIDs 可引起粒细胞减少、再生障碍性贫血、凝血障碍等。⑥过敏。特异性体质者可出现皮疹、血管神经性水肿、哮喘等过敏反应。⑦心血管系统。能明显干扰血压，使平均动脉压上升。⑧妊娠期。NSAIDs 被认为是诱发妊娠期急性脂肪肝的潜在因素，孕妇服用阿司匹林可导致产前、产后和分娩时出血，吲哚美辛可能会引起某些胎儿短肢畸形、阴茎发育不全。

2. 甲氨蝶呤（MTX）　MTX 有免疫抑制与抗炎作用，可降低血沉，改善骨侵蚀。不良反应有厌食、恶心、呕吐、口腔炎、脱发、白细胞或血小板减少、药物性间质性肺炎与皮疹。

3. 青霉胺　是一种含巯基的氨基酸药物，治疗慢性类风湿性关节炎有一定效果。它能选择性抑制某些免疫细胞使 IgG 及 IgM 减少。不良反应有血小板减少、白细胞减少、蛋白尿、过敏性皮疹、食欲不振、视神经炎、肌无力及转氨酶增高等。

4. 雷公藤多苷　雷公藤多苷为卫矛科植物雷公藤（又称黄藤、黄腊藤、菜虫药、红药、水莽草）根的提取物制剂，具有非甾体类抗炎药类似的抗炎作用，又有免疫抑制或细胞毒作用，可以改善炎症症状，使血沉和 RF 效价降低。不良反应有女性月经不调及停经、男性精子数量减少、皮疹、白细胞和血小板减少、腹痛、腹泻等，停药后可消除。

第三节　系统性红斑狼疮

扫码"学一学"

系统性红斑狼疮（systemic lupus erythematosus，SLE）是一种侵犯皮肤和多脏器的一种全身性自身免疫性疾病，其血清含有以抗核抗体为代表的多种自身抗体。我国患病率为（0.7～1）/1 000，以女性多见，尤其是 20～40 岁的育龄期妇女。

【病因与发病机制】

1. 病因　本病病因至今不明，可能与下列因素有关。

（1）遗传　下述研究资料提示本病与遗传有关。①同卵孪生发病率 14%～57%，而异卵孪生发病率为 3%；②近亲发病率 5%～12%；③不同人种发病率有差异；④HLA-Ⅱ类基因较 HLA-Ⅰ类基因与 SLE 的相关性更明显，HLA-Ⅱ类基因的 HLA-DR2、HLA-DR3 在病人中的发生频率明显高于正常人。

（2）雌激素　下列研究资料提示本病与雌激素有关。①本病育龄期女性的发病率比同龄男性高 9～15 倍；②青春期前和绝经期后的女性发病率显著减少，略高于男性；③SLE 病人不论男女，体内雌二醇的代谢产物 16α-羟雌酮显著增高；④女性避孕药有时可诱发狼疮样综合征；⑤雌性 SLE 模型小鼠阉割可使病情缓解，而雄性 SLE 模型鼠阉割可使病情加重。

（3）环境　①紫外线照射可诱发皮损或使原有皮损加剧，并能使某些局限性盘状红斑狼疮发展为系统性红斑狼疮，约 1/3 SLE 病人对日光过敏，紫外线可使 DNA 形成抗原性强的胸腺嘧啶二聚体，刺激产生相应抗体或使 DNA 性态不稳定发生基因突变，导致 SLE 发病。②某些药物可引发狼疮样综合征，这些药物包括芳香胺类（普鲁卡因胺、磺胺嘧啶和 β 受体阻断剂等）、肼类（肼苯哒嗪、异烟肼等）、巯基化合物（巯甲丙脯酸、青霉胺、丙硫氧嘧啶与甲硫氧嘧啶等）、苯类（氯丙嗪、苯妥英钠等）。③某些食物成分也可诱发 SLE 发生。

2. 发病机制　尚不明确。目前认为在遗传因素和环境因素的共同作用下，使机体自身免疫耐受机制破坏、稳定功能紊乱、出现多种免疫异常，导致机体多系统、多器官的自身免疫性损伤。主要表现为：①抑制性 T 细胞减少，功能下降，辅助性 T 细胞活性增强及 B 淋巴细胞过度增殖、高度活化，产生多克隆免疫球蛋白和多种自身抗体，引起免疫复合物型及细胞毒型变态反应；②从 SLE 病人外周血分离的淋巴细胞其凋亡细胞数增加，且凋亡细胞与正常细胞的比例与 SLE 活动性呈正比，凋亡的淋巴细胞导致大量核小体释放，核小体在抗核抗体的产生中具有重要意义。

【病理】

SLE 的基本病理变化是结缔组织的黏液性水肿、纤维蛋白样变性和坏死性血管炎。黏液样水肿见于疾病早期，发生在基质；纤维蛋白样变性是自身免疫球蛋白、补体和 DNA 等抗原以及纤维蛋白混合构成的嗜酸性无结构物质，沉积于结缔组织而成；中小血管壁的结缔组织发生纤维蛋白样变性、甚至坏死，血栓形成、出血和局部缺血等病变，构成坏死性血管炎。在内脏器官可见到苏木素小体，是由中性粒细胞、淋巴细胞和组织细胞的胞核受相应的自身抗体作用后变性所形成的嗜酸性均匀团块。

1. 皮肤　皮肤的组织病理变化为表皮萎缩，基底细胞液化变性，真皮上部有嗜色素细胞增加，胶原纤维肿胀，纤维蛋白样变性，血管和皮肤附属器周围有淋巴细胞、浆细胞和组织细胞浸润。

2. 肌肉　肌肉以横纹肌受累常见，肌束间和肌束内的结缔组织呈小病灶性纤维蛋白样变性，淋巴细胞、浆细胞等浸润，有时可见肌纤维萎缩或透明变性。

3. 肾脏　肾脏中肾小球先受累，后出现肾小管病变，主要为肾小球毛细血管壁发生纤维蛋白样变性或局灶性坏死，内有透明血栓以及苏木素小体，或毛细血管袢基底膜呈灶性增厚，严重时弥漫性增厚，形成所谓“铁丝圈”损害。肾小球除毛细血管病变外，细胞数目也可增多，主要为系膜细胞增生，多呈灶性。肾小球囊壁上皮细胞可增生形成新月体。晚期病例肾小球纤维组织增多，血管闭塞，甚或与囊壁粘连而纤维化。

4. 心脏　心包结缔组织发生纤维蛋白样变性伴淋巴细胞、浆细胞、组织细胞和成纤维细胞浸润，心肌变化与横纹肌相似。

5. 肺脏　肺脏病变初起为血管炎和血管周围炎，以后波及间质和实质，肺泡壁和毛细血管呈纤维蛋白样变性、坏死和透明性变，伴有淋巴细胞和浆细胞浸润。

6. 神经系统　神经系统可见小血管和毛细血管的内皮细胞增殖和淋巴细胞等浸润，有广泛的微血栓和局限性软化灶等。

7. 脾脏　脾脏有包膜纤维增厚，滤泡增生，红髓中浆细胞增多，中心动脉出现特殊纤维化，周围出现又厚又密的同心状胶原纤维硬化环，称为“洋葱脾”。

【临床表现】

本病临床表现复杂，虽以多系统受累为主要特点，但在病程的某一时期，可以某一器官或某一系统症状为突出表现，容易误诊。大多数病人起病缓慢，但也有急性发病者。

1. 全身表现　活动期大多数有全身症状，主要为各种热型的发热、疲劳、乏力及体重减轻等。

2. 皮肤和黏膜表现　颊部蝶形红斑、盘状皮损、光过敏、红斑或丘疹、口腔、外阴或鼻溃疡、脱发等，其中以颊部蝶形红斑最具特征性。蝶形红斑是两侧面颊对称性的红斑通过鼻梁相连，起初为鲜红色或紫红色，后可变为暗红色，高于皮肤，边缘或清楚或模糊，表面多光滑，严重者可伴有水疱、结痂，继之出现鳞屑、毛囊角质栓和毛细血管扩张，消退后可遗留色素沉着。因形似一只蝴蝶，故称为“蝶形红斑”。

3. 关节肌肉表现　关节痛是常见的症状之一，常出现对称性多关节疼痛、肿胀，可出现肌痛和肌无力，5%～10%患者出现肌炎。

4. 肾脏表现　出现不同程度的肾损害，类似慢性肾炎或肾病综合征，称为狼疮肾炎。主要表现为水肿、高血压、尿改变（大量蛋白尿、血尿、管型尿），随着病程的发展，最终出现尿毒症，是 SLE 死亡的常见原因。

5. 心血管表现　①心包炎：最常见，多为纤维素性心包炎，主要表现为心前区疼痛和心包摩擦音。也可有心包积液，量多时可出现心包压塞征，少数发展为缩窄性心包炎。②心肌炎：有气短、心前区疼痛、心动过速、心音减弱、脉压缩小、心脏扩大等表现，严重者出现心力衰竭。③动脉炎和静脉炎：较常见的为锁骨下静脉血栓性静脉炎、四肢血栓闭塞性脉管炎及游走性静脉炎。

6. 呼吸系统表现　以胸膜炎多见，多为干性，也可为渗出性，少量或中等量积液。少数可发生狼疮性肺炎，表现为发热、干咳、气急，偶见咯血。X 线显示肺部片状浸润阴影，多见于双下肺。

7. 神经系统表现　往往在急性期或终末期出现，少数为首发表现。神经系统损害以中枢神经系统尤其脑损害为最常见。脑损害称为狼疮性脑病，表现为躁动、幻觉、猜疑、妄想、强迫观念等精神症状和头痛、恶心、呕吐、颈项强直、惊厥、癫痫发作或昏迷等神经症状。

8. 消化系统表现　食欲减退、腹痛、腹泻、恶心、呕吐等，少数并发胰腺炎、肠坏死、肠梗阻等。

9. 血液系统表现　白细胞减少、贫血、血小板减少、淋巴结肿大、脾肿大等。

10. 其他表现　①干燥综合征：约 30%有继发性干燥综合征，唾液腺和泪腺功能不全，表现为口干、眼干。②眼底变化：眼底出血、视乳头水肿等。

【辅助检查】

1. 自身抗体　血清中可以查到多种自身抗体，主要有：①抗核抗体，是指一组对细胞核或细胞浆内核酸和核蛋白的抗体，约 95% 的病人呈阳性反应，但特异性差。②抗双链 DNA 抗体，特异性高达 95%，阳性率约 70%，本抗体滴定度高者常有肾损害，预后差。③

抗 Sm 抗体（Sm 系被发现有此抗体的首例患者 Smith 的缩写），特异性高达 99%，阳性率约 30%。④其他：抗组蛋白抗体、抗核糖核蛋白（RNP）抗体、抗 SSA 抗体（SSA 是一种核糖核酸蛋白）、SSB 抗体（SSB 是一种核糖核酸蛋白）、抗磷脂抗体、抗组织细胞抗体等。

2. 补体 目前常用的有总补体（CH50）、补体 C3 和 C4 的检测。补体低下，尤其是 C3 低下常提示有 SLE 活动。

3. 狼疮带试验 取腕上方的正常皮肤，用免疫荧光法检查其表皮与真皮交接处是否有免疫球蛋白（IgG）沉积带，出现免疫球蛋白（IgG）沉积带为阳性，狼疮带试验阳性代表 SLE 处于活动期。

4. 狼疮细胞 在血液、骨髓、浆膜腔积液和脑脊液中可检出狼疮细胞。①狼疮细胞的形成：抗核蛋白的免疫球蛋白 G（IgG）抗体作用于细胞膜，使得细胞膜受损，并使细胞核胀大形成一种均匀无结构的圆形烟雾状物质，这种物质被多形核白细胞吞噬后形成红斑狼疮细胞。②狼疮细胞阳性：主要见于系统性红斑狼疮，偶可见于风湿病、类风湿病、硬皮病、皮肌炎、活动性肝炎等。

5. 其他 ①血常规：血小板减少、白细胞减少、急性溶血性贫血。②尿液检查：蛋白尿、红细胞尿、白细胞尿、管型尿。③血沉：活动期血沉明显加快。

【诊断】

目前普遍采用美国风湿病学会 1997 年推荐的 SLE 分类标准：①颊部红斑；②盘状红斑；③光过敏；④口腔溃疡；⑤非侵蚀性关节炎；⑥浆膜炎；⑦肾脏病变（蛋白尿或管型尿）；⑧神经病变（癫痫发作或精神症状）；⑨血液学病变（溶血性贫血，或白细胞减少，或血小板减少）；⑩免疫性异常（抗双链 DNA 抗体阳性，或抗 Sm 抗体阳性，或抗磷脂抗体阳性）；⑪抗核抗体滴度异常。

该分类标准的 11 项中，符合 4 项或 4 项以上者，在除外感染、肿瘤和其他结缔组织病后，可诊断 SLE。其敏感性和特异性分别为 95% 和 85%。

【治疗】

治疗原则：SLE 活动且病情重者，给予强有力的药物控制，病情缓解后，则接受维持治疗。

1. 糖皮质激素 一般选用泼尼松或甲泼尼松龙，只有鞘内注射时用地塞米松。病情轻者，可先试用泼尼松每日 0.5~1mg/kg，晨起顿服，病情稳定后 2 周或疗程 8 周内，开始以每 1~2 周减 10% 的速度缓慢减量，减至小于每日 0.5mg/kg 后，减药速度按病情适当调慢，如病情允许，维持剂量应小于泼尼松每日 10mg。

激素冲击疗法：用于急性爆发性危重 SLE，甲泼尼松龙 500~1 000mg，溶于 5% 葡萄糖 250ml 中，缓慢静脉滴注，每天 1 次，连用 3 天为 1 疗程，之后使用如上所述的泼尼松。

2. 免疫抑制剂 活动程度较严重的 SLE，在给予大剂量激素的同时，加用免疫抑制剂，常用环磷酰胺和硫唑嘌呤。

（1）环磷酰胺（CTX） CTX 冲击疗法，每次剂量 0.5~1.0g/m^2 体表面积，加入 0.9% 的氯化溶液 250ml 中，静脉缓慢滴注，时间不少于 1 小时。除病情危重每 2 周冲击 1 次外，一般每 4 周冲击 1 次，冲击 8 次后，如病情好转，改为每 3 月冲击 1 次，至活动静止后至少 1 年，可停止冲击。CTX 口服剂量为每日 1~2mg/kg，分 2 次口服。

（2）硫唑嘌呤　适用于中等度严重病人，剂量每日 1~2mg/kg。

3. 免疫球蛋白　静脉注射大剂量免疫球蛋白适用于某些病情严重或并发全身性严重感染者，每日 0.4g/kg，静脉滴注，连续 3~5 天为一个疗程。

4. 其他治疗　根据病情选择治疗方案。

（1）血浆置换　对于危重或经多种治疗无效的患者可进行血浆置换，有迅速缓解病情的功效。

（2）人造血干细胞移植　是通过异体或自体的造血干细胞植入获得造血和免疫功能重建的医疗手段。多项研究证实，人造血干细胞移植可以使传统免疫抑制剂治疗无效的患者病情得以缓解。

（3）一般及对症治疗　①急性活动期应卧床休息；②心理治疗；③预防和控制感染；④避免强光暴晒和紫外线照射，避免使用可能诱发狼疮的药物；⑤活动期不进行疫苗注射，缓解期疫苗注射不用活疫苗；⑥对症治疗。

【常用药物注意事项与患者教育】

环磷酰胺　该药是临床常用的烷化剂类免疫抑制剂，可用于治疗各种自身免疫性疾病，能抑制细胞增殖，非特异性杀伤抗原敏感性小淋巴细胞，限制其转化为免疫母细胞。不良反应有：①骨髓抑制，主要为白细胞减少；②泌尿道症状，尿频、尿急、膀胱尿感强烈、血尿，甚至排尿困难；③消化系统症状，恶心、呕吐及厌食；④脱发，但停药后可再生细小新发；⑤长期应用，男性可致睾丸萎缩及精子缺乏，妇女可致闭经、卵巢纤维化或致畸胎，孕妇慎用；⑥偶可影响肝功能，出现黄疸及凝血酶原减少，肝功能不良者慎用。主要药物相互作用有：与抗痛风药如别嘌呤醇、秋水仙碱、丙磺舒等同时使用时，应调整抗痛风药物的剂量；环磷酰胺可抑制胆碱酯酶活性，因而延长可卡因的作用并增加毒性；大剂量巴比妥类、皮质激素类药物可影响环磷酰胺的代谢，同时应用可增加环磷酰胺的急性毒性。

目标检测

1. 简述风湿热的诊断要点。
2. 简述类风湿关节炎的诊断要点。
3. 试述风湿性关节炎与类风湿关节炎的区别。
4. 试述系统性红斑狼疮主要治疗药物环磷酰胺的注意事项与患者教育。

扫码“练一练”

（邓海霞）

第十四章

理化因素所致疾病

学习目标

1. **掌握** 理化因素所致疾病常见疾病的病因；理化疾病所致疾病常见疾病的诊断要点。
2. **熟悉** 理化因素所致疾病常见疾病治疗的常用药物注意事项与患者教育。

理化因素所致疾病是指在人类生存环境中，不利的物理因素和有害的化学物质危害人类身体健康的疾病。常见的疾病有中毒、中暑、冻僵、高原病、电击、淹溺、晕动病等。本章介绍中毒和中暑。

扫码“学一学”

第一节 中 毒

一、中毒概述

毒物进入人体，达到中毒量而产生组织和器官损害引起的全身性疾病称为中毒。引起中毒的化学物质称为毒物。中毒可分为急性和慢性两大类，主要由接触毒物的剂量和时间所决定。短时间内吸收大量毒物可引起急性中毒，长时间接触小剂量毒物则引起慢性中毒。

【病因与发病机制】

1. 病因

（1）毒物种类 造成中毒的毒物广泛存在于人类生存的环境中，有工业性毒物、农业杀虫剂、杀鼠剂、药物等。

1）工业性毒物：①腐蚀性毒物。浓硫酸、浓硝酸、浓盐酸、氢氧化钠、氢氧化钾等。②金属类。汞、铅、镉等。③有机溶剂。甲醇、汽油、煤油、苯等。④刺激性气体。氨、氯、一氧化碳、二氧化氮等。⑤窒息性毒物。氰化钾、亚硝酸盐、苯胺、硝基苯等。

2）农业杀虫剂：①有机磷类。甲拌磷、内吸磷、敌敌畏、乐果、稻丰散等。②氨基甲酸酯类。呋喃丹、西维因、叶蝉散等。③拟除虫菊酯类。溴氢菊酯（敌杀死）、氰戊葡酯（速灭杀丁）等。④杀虫脒。

3）杀鼠药：毒鼠强、氟乙酰胺、溴鼠隆、磷化锌等。

4）药物：地西泮、氯丙嗪、阿托品、阿司匹林、异烟肼等。

5）有毒动植物：①植物类（包括中药）。马钱子、巴豆、附子、川乌、草乌、发芽马铃薯、毒蕈等。②动物类。蟾蜍、河豚、蛇毒等。

（2）中毒原因

1）职业性中毒：由于职业关系，在生产、运输、保管和使用过程中，防护不利或意外情况发生，接触毒物引起中毒。

2）生活性中毒：①误食毒物。如错把亚硝酸钠当作食盐炒菜食用。②意外接触。如不小心撞翻盛装强酸或强碱的容器使毒物接触身体。③自杀或他杀。

2. 发病机制　毒物通过呼吸道、消化道和皮肤黏膜等途径进入人体。毒物种类繁多，中毒机制不一。

（1）局部刺激、腐蚀作用　强酸和强碱可吸收组织中的水分，并与蛋白质或脂肪结合，造成细胞变性、坏死。

（2）缺氧　一氧化碳、氰化物、亚硝酸盐等通过阻碍氧的吸收、转运和利用造成机体缺氧。

（3）麻醉作用　有机溶剂和吸入性麻醉药有强亲脂性，它们通过血脑屏障与富含脂类的脑组织结合，抑制脑功能。

（4）抑制酶活力　酶是生命活动的重要活性物质，许多毒物通过抑制酶活性影响机体功能造成中毒。有机磷杀虫药通过抑制胆碱酯酶造成中毒；氰化物通过抑制细胞色素氧化酶造成中毒；铅、砷、汞通过抑制含巯基的酶造成中毒。

（5）干扰细胞或细胞器的功能　二硝基酚、五氯酚等酚类物质可作用于线粒体，妨碍三磷酸腺苷的形成和贮存，造成发热；四氯化碳在体内经酶催化形成三氯甲烷自由基，自由基作用于肝细胞使肝细胞坏死。

（6）其他　如受体的竞争、出血、溶血等。

【诊断】

1. 毒物接触史　询问是否有毒物接触、接触方式及剂量，病人的精神状态、生活情况、服用药物情况，病人职业、工种、环境条件及防护情况。

2. 临床表现　急性中毒起病急，变化快，可产生发绀、惊厥、呼吸困难、休克、昏迷、心跳呼吸骤停等严重表现。不同的毒物中毒常呈现某些特殊表现，对提示诊断有重要意义。例如，呼气呈大蒜味提示有机磷农药中毒；口唇呈樱桃红色提示一氧化碳中毒；皮肤呈黑色痂皮提示浓硫酸烧伤；瞳孔扩大提示阿托品和莨菪碱类中毒；瞳孔缩小可提示有机磷农药等中毒。慢性中毒多见于职业中毒和地方病。出现某些表现时应想到慢性中毒的可能。例如，痴呆可见于四乙铅、一氧化碳中毒；周围神经异常表现可见于铅、砷、铊、二硫化碳等中毒；贫血表现可见于苯、三硝基甲苯等中毒。

3. 辅助检查　中毒的辅助检查主要是实验室检查。一方面常规留取剩余毒物或可能含毒的标本（病人的呕吐物、胃内容物、血、尿等）通过化验确定毒物种类；另一方面通过对血液等标本的检查发现某些中毒的特异性改变，如有机磷杀虫药中毒时血清胆碱酯酶活力降低、一氧化碳中毒时血液碳氧血红蛋白浓度升高。

扫码"看一看"

【治疗】

中毒的治疗原则：立即终止接触毒物；清除尚未吸收的毒物；促进已吸收毒物的排出；使用特殊解毒药；对症治疗及一般治疗。

1. 立即终止接触毒物　毒物经呼吸道或皮肤吸收时，要立即将病人撤离中毒现场，并脱去污染的衣服、口罩、帽子等。

2. 清除尚未吸收的毒物

（1）清除胃肠道尚未吸收的毒物

1）催吐：适合于意识清楚且合作的病人。让病人饮温水300~500ml，然后刺激舌根或咽部诱吐，反复进行，直至胃内容物完全吐出。

2）洗胃：越早越好，一般在服毒后6小时内有效。即使超过6小时，由于部分毒物仍可滞留胃内，多数病人仍有洗胃的必要。吞服强腐蚀剂和食管静脉曲张病人不宜洗胃。洗胃液一般使用温开水，亦可使用自来水，若确已肯定毒物种类，方可选用具有解毒作用的洗胃液。每次灌入洗胃液200~250ml，每次灌液后尽量全部排出。如此反复进行，直至回收液澄清，毒物排净。

3）导泻：洗胃后，给予泻药以清除进入肠道内的毒物。常用导泻剂及用法：25%硫酸钠30~60ml口服；50%硫酸镁40~50ml口服。

4）灌肠：除腐蚀性毒物中毒外，适用于口服中毒超过6小时以上、导泻无效者及抑制肠蠕动的毒物（巴比妥类、颠茄类、阿片类）。可用1%温肥皂水5 000ml高位连续多次灌肠。

（2）清除皮肤上的毒物　用肥皂水、大量温水或自来水清洗皮肤和毛发，必要时，剃掉头发。

（3）清除眼内的毒物　用清水彻底冲洗眼，局部一般不用化学拮抗剂。

3. 促进已吸收毒物的排出

（1）利尿　静脉滴注葡萄糖液可增加尿量而促进毒物的排出，有少数毒物如苯巴比妥、水杨酸类和苯丙胺中毒时可加用呋塞米等强利尿剂，加速排泄毒物。

（2）氧疗　一氧化碳中毒时，吸氧可使碳氧血红蛋白解离，加速一氧化碳排出。高压氧治疗效果更好。

（3）透析疗法　可迅速清除血液中的毒物，一般在中毒12小时内进行效果较好。可选择血液透析或腹膜透析，氯酸盐、重铬酸盐能损害肾脏引起急性肾衰竭，是血液透析的首选指征。

（4）血液灌流　血液流过装有活性炭的灌流柱，毒物被吸附后，血液再输回体内。此法能吸附脂溶性或与蛋白结合的化学物。

4. 使用特殊解毒药

（1）金属中毒　依地酸二钠钙治疗铅中毒；二巯基丙醇治疗汞等中毒；二巯丙磺酸钠治疗汞、铜等中毒；二巯丁二钠治疗锑、铅、汞、铜等中毒。

（2）高铁血红蛋白血症　小剂量（1~2mg/kg）亚甲蓝（美蓝）治疗亚硝酸盐等中毒引起的高铁血红蛋白血症。

（3）有机磷杀虫药中毒　包括碘解磷定、氯磷定、双复磷等胆碱酯酶复能剂和毒蕈碱受体阻断剂阿托品。

（4）氰化物中毒　亚硝酸盐-硫代硫酸钠疗法。

（5）中枢神经抑制解毒药　纳洛酮治疗阿片类麻醉药中毒和酒精中毒；氟马西尼治疗苯二氮䓬类中毒。

5. 对症及支持治疗　许多中毒，尤其是急性中毒并无特殊解毒疗法，采取积极的对症治疗措施，可保护病人的生命器官，促其恢复功能：出现脑水肿时使用甘露醇等脱水剂；出现抽搐时使用地西泮等止痉剂；出现休克时应采取补充血容量、使用血管活性药物等抗休克措施；出现呼吸衰竭时采取吸氧、辅助呼吸、注射呼吸兴奋剂等措施；出现感染时选择敏感的抗生素等。

中毒病人机体抵抗力明显下降，应卧床休息，注意保暖，保证供应足够的热量和维生素，不能进食者可鼻饲进食或静脉输入营养液。注意观察病人意识、呼吸、脉搏、血压、体温等变化，以便及时采取治疗措施。

二、有机磷杀虫药中毒

有机磷杀虫药是目前农业生产和生活中应用最广泛的农药之一。因此，在临床上有机磷杀虫药中毒极常见。有机磷杀虫药中毒主要表现为毒蕈碱样症状、烟碱样症状和中枢神经系统症状，严重者可出现昏迷和呼吸衰竭，导致死亡。

【病因与发病机制】

1. 有机磷杀虫药的分类　根据其毒性分为以下4类。

（1）剧毒类　甲拌磷（3911）、内吸磷（1059）、对硫磷（1605）、特普等。

（2）高毒类　甲基对硫磷、甲胺磷、谷硫磷、氧化乐果、敌敌畏等。

（3）中度毒类　乐果、乙硫磷、敌百虫、二嗪农、稻丰散、大亚仙农等。

（4）低毒类　马拉硫磷、氯硫磷、杀螟松、辛硫磷、稻瘟净等。

2. 中毒方式

（1）职业性中毒　由于职业关系，在生产、运输、保管和使用过程中，防护不利或意外情况发生，接触毒物引起中毒。在工业方面主要由于生产设备密封不严或管道发生故障，使有机磷外溢，或原液溅在皮肤上，引起中毒。农民喷洒农药时，不按操作规程工作，身上沾染农药，或吸入农药雾滴可引起中毒。喷药时手上沾染大量农药，不洗手就吃东西，毒物经口侵入人体也可引起中毒。

（2）生活性中毒　①误食。摄入被有机磷杀虫药污染的水、瓜果、蔬菜、食物、毒死的家禽；②自杀或他杀。有些轻生者，大量吞服有机磷农药而造成急性中毒，投毒杀害他人。

3. 中毒机制　有机磷杀虫药经消化道、呼吸道、皮肤及黏膜吸收后迅速分布到全身各器官，其中以肝脏含量最高。有机磷杀虫药大多在肝脏进行生物转化，转化过程有氧化、水解、脱胺、脱烷基、还原等。一般氧化后毒性增强，水解后毒性减弱。有机磷杀虫药排泄较快，48小时后可完全排出体外。

有机磷杀虫药对人的毒性作用机制是抑制体内的胆碱酯酶（ChE），ChE的功能是分解乙酰胆碱（ACh），ACh是胆碱能神经的传导介质。正常情况下，完成神经冲动后的ACh在

ChE 的参与下迅速被水解而失去活性。有机磷杀虫药进入体内后与 ChE 结合形成较稳定的磷酰化 ChE，使其失去分解 ACh 的能力。ACh 积聚引起胆碱能神经先兴奋后抑制，临床上出现相应的中毒表现。

【临床表现】

急性中毒发作时间与毒物种类、剂量和侵入途径有关。口服中毒在 10 分钟至 2 小时内出现症状，经皮肤吸收中毒一般在接触 2~6 小时后发病。

1. 毒蕈碱样表现 主要与副交感神经兴奋致平滑肌痉挛和腺体分泌增加有关。表现为恶心、呕吐、腹痛、多汗、流泪、流涕、流涎、腹泻、尿频、大小便失禁、心跳减慢和瞳孔缩小，可出现咳嗽、气促，甚至肺水肿。

2. 烟碱样表现 ACh 在骨骼肌神经肌肉接头处过多积蓄所致。表现为面、眼睑、舌、四肢和全身骨骼肌纤维颤动，甚至全身肌肉强直痉挛，而后发生肌力减退和瘫痪。呼吸肌麻痹可表现为周围呼吸衰竭。交感神经节处受过多 ACh 刺激表现为血压升高、心跳加快和心律失常。

3. 中枢神经系统表现 头晕、头痛、疲乏、共济失调、烦躁不安、谵妄、抽搐和昏迷。

4. 其他

（1）局部损害 敌敌畏、敌百虫、对硫磷、内吸磷等接触皮肤后可引起皮肤出现红斑、丘疹、水泡和皮肤剥脱；有机磷杀虫药进入眼内可引起结膜充血、瞳孔缩小。

（2）迟发性脑病 个别重症病人在中毒症状消失后 2~3 周出现肢体末端病变及下肢瘫痪、四肢肌肉萎缩等神经症状。目前认为可能是有机磷杀虫药抑制神经靶酯酶并使其老化所致。

（3）中间综合征 少数病人在急性中毒症状缓解后和迟发性脑病发生前，约在急性中毒 24~96 小时突然发生死亡。其发生可能与 ChE 受到长期抑制，影响神经-肌肉接头处突触后功能有关。

另外，乐果和马拉硫磷口服中毒，经急救后，临床症状好转，但可在数日或 1 周后突然再次昏迷，甚至发生肺水肿和突然死亡。病情复发可能与残留在皮肤、毛发和胃肠道的毒物重新吸收或解毒药停用过早有关。

【辅助检查】

1. 全血 ChE 活力测定 这是诊断有机磷杀虫药中毒的特异性实验指标。正常人全血 ChE 活力值为 100%，有机磷杀虫药中毒时其活力下降至 70% 以下。

2. 有机磷杀虫药及分解产物测定 通过对呕吐物、胃内容物等标本的检测或尿分解产物的检测，可确定有机磷杀虫药及其种类。

【诊断】

1. 诊断要点 ①有机磷杀虫药接触史；②呼气有大蒜味、多汗、流涎、流泪、流涕、瞳孔缩小、肌纤维颤动和意识障碍等中毒表现；③全血 ChE 活力下降。

2. 临床分级 ①轻度中毒：头痛、头晕、恶心、呕吐、多汗、胸闷、视物模糊、乏力、瞳孔缩小等中毒表现；全血 ChE 活力值 70%~50%。②中度中毒：在轻度中毒基础上，出现肌纤维颤动、瞳孔明显缩小、轻度呼吸困难、腹痛、腹泻、步态蹒跚表现，但意识清楚；全血胆碱酯酶活力值50%~30%。③重度中毒：在中度中毒基础上，出现昏迷、惊厥、肺水肿、呼吸麻痹；全血胆碱酯酶活力值30%以下。

【治疗】

1. 立即撤离中毒现场，迅速消除尚未吸收毒物 通过呼吸和皮肤吸收中毒者应立即脱离中毒现场，脱去污染衣服，用肥皂水清洗污染的皮肤、毛皮和指甲；眼内溅入者可用清水或生理盐水冲洗。口服中毒者，用清水或2%碳酸氢钠溶液（敌百虫忌用）或1∶5 000高锰酸钾溶液（对硫磷忌用）反复洗胃，直至洗净为止。然后用硫酸钠导泻。硫酸钠20~40g溶于20ml水中一次口服，观察30分钟无泻出，则再口服500ml水。

2. 使用特效解毒药 应用原则是早期、足量、联合、重复用药。

（1）ChE复活剂 ChE复活剂通过与磷酰化ChE中的磷形成结合物，使其与ChE的酯解部位分离，从而恢复ChE的活力，但对已老化的ChE无复活作用。常用药物有解磷定、氯磷定、双复磷、双解磷等。氯磷定和解磷定对内吸磷、甲胺磷、甲拌磷中毒效果较好，双复磷对敌敌畏、敌百虫中毒效果较好。ChE复活剂应用后可有短暂的眩晕、视物模糊、复视、血压升高等不良反应，用量过大，可引起癫痫样发作和抑制ChE活力，应予注意。使用方法见表14-1。

表14-1 有机磷杀虫药中毒解毒药使用方法

药名	用药阶段	轻度中毒	中度中毒	重度中毒
氯磷定	首剂	0.25~0.5g稀释后缓慢静脉注射，必要时2小时后重复1次	0.5~0.75g稀释后缓慢静脉注射	0.75~1.0g稀释后缓慢静脉注射，半小时后可重复1次
	以后		0.5g稀释后缓慢静脉注射，每2小时1次，共3次	0.5g/h静脉滴注，6小时后如病情显著好转，可停药观察
碘解磷定	首剂	0.4g稀释后缓慢静脉注射，必要时2小时后重复1次	0.8~1.2g稀释后缓慢静脉注射	1.0~1.6g稀释后缓慢静脉注射，必要时半小时后再给予0.6~0.8g
	以后		0.4~0.8g稀释后缓慢静脉注射，每2小时重复1次，共3次	0.4g/h静脉滴注，6小时后好转，可停药观察
双复磷	首剂	0.125~0.25g肌内注射，必要时2~3小时重复1次	0.5g稀释后缓慢静脉注射，2~3小时后可重复0.25g	0.5~0.75g稀释后缓慢静脉注射，半小时后可重复0.5g
	以后		0.25g酌情用药1~3次	0.25g，每2~3小时给1次，共2~3次
阿托品	开始	1~2mg皮下注射，每1~2小时1次	2~4mg静脉注射，1~2mg每半小时1次静脉注射	3~10mg静脉注射，2~5mg每10~30分钟1次
	阿托品化后	0.5mg皮下注射，每4~6小时1次	0.5~1.0mg皮下注射，每4~6小时1次	0.5~1.0mg皮下注射，每2~4小时1次

（2）抗胆碱药阿托品 阿托品具有阻断ACh对副交感神经和中枢神经系统毒蕈碱受体的作用，对缓解毒蕈样症状和对抗呼吸中枢抑制有效，但对烟碱样症状和恢复ChE活力没有作用，其使用方法见表14-1。阿托品给药要达到毒蕈样症状明显好转或病人出现“阿托

品化”。所谓阿托品化即临床出现瞳孔较前扩大、口干、皮肤干燥、颜面潮红、肺啰音消失、心率加快。如出现瞳孔扩大、意识模糊、烦躁不安、抽搐，甚至昏迷和尿潴留等，提示阿托品中毒，应停用阿托品。在阿托品应用过程中，应密切观察病人全身反应和瞳孔大小，并随时调整剂量。另外，对有心动过速及高热者，慎用阿托品。

3. 对症治疗 严重的有机磷农药中毒可出现脑水肿、呼吸肌麻痹、中枢性呼吸衰竭、惊厥、休克等严重症状，应根据不同情况采取积极的治疗措施。以维持正常心肺功能为重点，保持呼吸道通畅，正确给氧，使用辅助呼吸或呼吸兴奋剂。抽搐时，可给予地西泮；脑水肿时，给予20%甘露醇和地塞米松；休克时，给予抗休克治疗。

【常用药物注意事项与患者教育】

1. 胆碱酯酶复活剂 肟类化合物能使被抑制的胆碱酯酶恢复活性。其原理是肟类化合物吡啶环中的氮带正电荷，能被磷酰化胆碱酯酶的阴离子部位所吸引；其肟基与磷原子有较强的亲和力，因而可与磷酰化胆碱酶中的磷形成结合物，使其与胆碱酯酶的酯解部位分离，从而恢复了乙酰胆碱酶活力。胆碱酯酶复活剂对解除烟碱样毒作用较为明显，但对各种有机磷杀虫药中毒的疗效并不完全相同。解磷定和氯磷定对内吸磷、对硫磷、甲胺磷、甲拌磷等中毒的疗效好，对敌百虫、敌敌畏等中毒疗效差，对乐果和马拉硫磷中毒疗效可疑。双复磷对敌敌畏及敌百虫中毒效果较解磷定为好。胆碱酯酶复活剂对已老化的胆碱酯酶无复活作用。胆碱酯酶复活剂使用后的不良反应有短暂的眩晕、视物模糊或复视、血压升高等。用量过大，可引起癫痫样发作和抑制胆碱酯酶活力。解磷定剂量较大时，尚有口苦、咽痛、恶心。注射速度过快可导致暂时性呼吸抑制。双复磷不良反应较明显，有口周、四肢及全身发麻，灼热感、恶心、呕吐和颜面潮红。剂量过大可引起室性早搏和传导阻滞，个别发生中毒性肝病。

2. 抗胆碱药阿托品 阿托品有阻断乙酰胆碱对副交感神经和中枢神经系统毒蕈碱受体的作用，对缓解毒蕈碱样症状和对抗呼吸中枢抑制有效，但对烟碱样症状和恢复胆碱酶活力没有作用。如出现瞳孔扩大、神志模糊、狂躁不安、抽搐、昏迷和尿潴留等，提示阿托品中毒，应停用阿托品。对有心动过速及高热者，阿托品应慎用。在阿托品应用过程中应密切观察患者全身反应和瞳孔大小，并随时调整剂量。阿托品延长某些药物（如地高辛）在胃肠道内的溶解时间，从而增加它的吸收，对镇静药及其他抗胆碱药起相加作用。

三、杀鼠药中毒

杀鼠药（rodenticide）是指一类可以杀灭啮齿类动物（如鼠类）的化合物。目前国内有10多种，广泛用于农村和城市。

【病因与发病机制】

1. 病因 ①误食、误用灭鼠药制成的毒饵；②有意服毒或投毒；③二次中毒，灭鼠药被动植物摄取后，当人食用或使用中毒的动物或植物时，造成二次中毒；④在生产过程中经皮肤接触或呼吸道吸入。

2. 发病机制

（1）毒鼠强 经口服致死量为一次口服5～12mg，对中枢神经系统有强烈的兴奋性，中毒后出现剧烈惊厥。惊厥是其拮抗 γ-氨基丁酸（GABA）的结果。

（2）氟乙酰胺 人经口服致死量 0.1～0.5g。经消化道、呼吸道及皮肤接触进入机体，经脱胺后形成氟乙酸，氟乙酸与三磷酸腺苷和辅酶结合，在草乙酰乙酸作用下生成氟柠檬酸。氟柠檬酸不能被乌头酸酶作用，拮抗乌头酸酶，使柠檬酸不能代谢产生乌头酸，中断三羧酸循环，称为“致死代谢合成”。同时，因柠檬酸代谢堆积，丙酮酸代谢受阻，使心、脑、肺、肝和肾脏细胞发生变性、坏死，导致肺、脑水肿。

（3）溴鼠隆 干扰肝脏利用维生素 K，抑制凝血因子Ⅱ、Ⅶ、Ⅸ、Ⅹ及影响凝血酶合成，导致凝血时间延长。其分解产物苄叉丙酮能严重破坏毛细血管内皮作用。

（4）磷化锌 口服后在胃酸作用下分解产生磷化氢和氯化锌。磷化氢抑制细胞色素氧化酶，使神经细胞内呼吸功能障碍。氯化锌对胃黏膜的强烈刺激与腐蚀作用导致胃出血、溃疡。磷化锌吸入后会对心血管、内分泌、肝和肾功能产生严重损害，发生多脏器功能衰竭。

【临床表现】

1. 毒鼠强 经呼吸道或消化道黏膜迅速吸收后导致严重阵挛性惊厥和脑干刺激的癫痫大发作。

2. 氟乙酰胺 潜伏期短，起病急，临床分 3 型。①轻型：头痛、头晕、视物模糊、全身乏力、四肢麻木、抽动、口渴、上腹痛。②中型：除上述临床表现外，可有分泌物增多、烦躁、呼吸困难、肢体痉挛、心脏损害及血压下降等表现。③重型：昏迷、惊厥、严重心律失常、瞳孔缩小、肠麻痹、二便失禁、心肺功能衰竭。

3. 溴鼠隆 ①早期：食欲不振、恶心、呕吐、腹痛、低热、情绪异常；②中晚期：皮下广泛出血、血尿、鼻和牙龈出血、咯血、呕血、便血，甚至心、脑、肺出血，可致失血性休克。

4. 磷化锌 ①轻者表现：胸闷、咳嗽、鼻咽发干、呕吐、腹痛；②重者表现：惊厥、抽搐、肌肉抽动、口腔黏膜糜烂、呕吐物有大蒜味；③严重者表现：肺水肿、脑水肿、心律失常、昏迷、休克。

【辅助检查】

1. 毒鼠强

（1）毒物检测 薄层层析法和气相色谱分析，可检出血、尿及胃内容物中的毒鼠强成分。

（2）心电图检查 心肌受损时，显示心律失常和 ST 段改变。

2. 氟乙酰胺

（1）毒物检测 巯靛反应法可检出血、尿及胃内容物中的氟乙酰胺或氟乙酸钠代谢产物氟乙酸；气相色谱法可检出氟乙酸钠。

（2）血液其他检查 血清柠檬酸增高（尿液亦可增高），血清酮体增高，血清钙降低，血清肌酸磷酸激酶可明显升高。

（3）心电图检查 心肌受损时，显示 QT 延长和 ST-T 改变。

3. 溴鼠隆

（1）毒物检测　胃内容物中可检出溴鼠隆成分。

（2）出血与凝血检查　出血时间延长，凝血时间和凝血酶原时间延长，Ⅱ、Ⅶ、Ⅸ、Ⅹ凝血因子减少或活动度下降。

4. 磷化锌

（1）毒物检测　从胃内容物中可检出磷化锌及分解产物磷化氢和氯化锌。

（2）血液检查　血清磷升高，血清钙降低。心、肝受损时，可出现血清心肌酶升高和转氨酶升高。

【诊断】

诊断要点：①杀鼠药密切接触（误食、误吸、误用、皮肤密切接触或职业密切接触）史；②不同杀鼠药中毒的临床特点；③辅助检查检出相应毒物成分可确诊。

【治疗】

1. 清除毒物　迅速洗胃、催吐、导泻，越早越好。有皮肤接触中毒者，应更换衣服，清洗皮肤。有吸入中毒史者，立即转移至空气新鲜处。毒鼠强中毒可使用清水洗胃。洗胃后，轻度中毒立即给予活性炭1次，成人每次50~100g，儿童每次1g/kg，配成8%~10%混悬液经洗胃管灌入，中、重度中毒洗胃后最初24小时内每6~8小时使用活性炭1次，24小时后仍可使用。氟乙酰胺中毒洗胃液可用0.15%石灰水或1∶5 000高锰酸钾溶液。洗胃后，胃管内注入适量白酒（可在肝内氧化成乙酸）或胃管内注入食醋150~300ml。溴鼠隆中毒立即清水洗胃，洗胃后，胃管内注入活性炭50~100g，吸附后，胃管内再注入20%~30%硫酸镁30~60ml导泻。磷化锌中毒，催吐内服1%硫酸铜溶液10ml，每5~10分钟1次，3~5次/疗程，总量不超过100ml；洗胃用1∶5 000高锰酸钾溶液（使磷氧化为磷酸酐而失去毒性）或10%硫酸铜溶液（使磷变为不溶性黑色磷化铜）洗胃，直至洗出液澄清无磷臭时为止；导泻（清洗彻底后）胃内注入液体石蜡（使磷溶解而不被吸收）100~200ml及硫酸钠30g，但禁用硫酸镁、牛奶、鸡蛋清、油类等，以免促进磷的吸收和溶解。

2. 特效解毒剂

（1）毒鼠强中毒　二巯基丙磺酸钠（Na-DMPS）和VitB$_6$对毒鼠强有解毒作用。用法：Na-DMPS每次0.125~0.25g，肌内注射，每日2~4次，连用7~10天。VitB$_6$首剂0.5~1.0g加入25%葡萄糖注射液20~40ml中静脉注射，或1~2g加入生理盐水250ml中静脉滴注，每日2~4次。

（2）解氟灵（乙酰胺）　其与氟乙酰胺代谢物氟乙酸有竞争作用，使三羧酸循环恢复，起到解毒作用。每次2.5~5g，每日2~4次（危重病人首剂可用10g），肌内注射，可连续用药1周。在无乙酰胺的情况下，可用乙醇治疗或醋精（6~30mg肌内注射，每30分钟1次）。

（3）溴鼠隆中毒　维生素K$_1$ 10~20mg，肌内注射，每3~4小时1次，控制后改维生素K$_1$ 60~80mg静脉滴注，总量每天120mg，1~2周为1疗程。亦可输新鲜冰冻血浆。

3. 对症治疗

（1）毒鼠强中毒　全身性持续性抽搐可导致呼吸肌痉挛性麻痹或窒息、骨骼肌损伤以及机体严重缺氧和脑水肿，最终导致多器官功能不全（multiple organ dysfunction syndrome, MODS）和死亡。因此，尽快彻底地控制抽搐是挽救病人生命、提高抢救成功率的关键。控制抽搐应联合苯巴比妥和地西泮治疗。①苯巴比妥：轻度中毒每次 0.1g，每 8 小时肌内注射一次，中、重度中毒每次 0.1~0.2g，每 6~8 小时肌内注射一次，儿童每次 2mg/kg，抽搐停止后减量，使用 3~7 天。②地西泮：癫痫样大发作和癫痫持续状态的首选药，成人每次 10~20mg，儿童每次 0.3~0.5mg/kg，缓慢静脉注射，成人速度不超过 5mg/min，儿童注射速度不超过 2mg/min。必要时重复使用，间隔时间在 15min 以上。亦可使用 50~200mg 加入生理盐水 250ml 中静脉滴注，滴速以能控制抽搐为宜，但必须注意呼吸功能。③其他药物：对于顽固性抽搐病人、地西泮效果不好者可选用硫喷妥钠（成人 50~100mg 静脉注射直至抽搐停止）、γ-羟基丁酸钠（成人每小时 60~80mg/kg）、异丙酚（成人每小时 2~12mg/kg）或肌松剂。

（2）磷化锌中毒　①头痛可用布洛芬（0.1~0.2g，每日 3 次，口服）或索米痛（0.3~0.6g，每日 3 次，口服）；②烦躁可用苯巴比妥 0.1g 肌内注射或地西泮 10mg 肌内注射；③呕吐、腹痛时可用阿托品 0.6mg 肌内注射；④抽搐、惊厥可用 10% 水合氯醛 15~20ml 保留灌肠。

（3）其他药物　1，6-二磷酸果糖具有保护心肌作用，5~10g 加入 5% 葡萄糖注射液 250~500ml 中静脉滴注，每日一次，连用 7~10 天。

【常用药物注意事项与患者教育】

1. 二巯基丙磺酸钠　又名二巯基丙醇磺酸钠、解砷灵、二巯丙磺酸钠等。该药是一种具有 2 个活性巯基的化合物，对某些重金属的亲和力比蛋白质巯基更大，能竞争性与金属离子结合，形成稳定的络合物，经尿和胆汁排出而解毒。临床主要用于汞、砷、铬、铋、铜、锑等中毒。不良反应有恶心、心动过速、头晕等，不久可消失。

2. 异丙酚　异丙酚，又名丙泊酚、普鲁泊酚。该药的作用机制尚不完全明了，可能对脂膜具有非特异性作用，影响中枢神经系统多种受体及离子通道（如钠离子通道、GABA 受体等）。该药属于快速强效的全身麻醉剂，其临床特点是起效快，持续时间短，苏醒迅速而平稳，该药已广泛应用于临床各科麻醉及重症病人镇静。不良反应少，常见注射时疼痛，偶有恶心、呕吐和头痛。

四、急性一氧化碳中毒

含碳物质燃烧不完全，可产生一氧化碳（CO），人体吸入过量 CO 可发生急性 CO 中毒，急性 CO 中毒是较为常见的生活性中毒和职业性中毒。

【病因与发病机制】

1. 病因　CO 是无色、无臭、无味的气体，比重 0.967。空气中 CO 浓度达到 12.5%时，有爆炸的危险。工业上，高炉煤气和发生炉含 CO 30%~35%，水煤气含 CO 30%~40%。炼钢、炼焦、烧窑等生产过程中，炉门或窑门关闭不严，煤气管道漏气都可逸出大量 CO；在室内试内燃机或内燃机火车通过隧道时，空气中 CO 可达到有害浓度；矿井打眼放炮产生的炮烟中也含有较高浓度的 CO；煤矿瓦斯爆炸时可产生大量 CO。日常生活中，吸烟、煤炉燃烧、浴室内使用的燃气加热淋浴均能产生 CO。失火现场空气中 CO 的浓度可高达 10%，北方燃煤炉烟囱堵塞，逸出的 CO 含量可达 30%。

2. 发病机制 CO 中毒主要引起组织缺氧，对缺氧敏感的脑和心最易受到损害。CO 经呼吸道进入肺内，被吸收入血液循环，与血液中的血红蛋白结合形成碳氧血红蛋白，随血流分布全身。一般认为 CO 与血红蛋白的亲和力比氧与血红蛋白的亲和力大 230～270 倍，故把血液内氧合血红蛋白中的氧排挤出来，形成碳氧血红蛋白，又由于碳氧血红蛋白的离解比氧合血红蛋白慢 3 600 倍，故碳氧血红蛋白较之氧合血红蛋白更为稳定。碳氧血红蛋白不仅本身无携带氧的功能，它的存在还影响氧合血红蛋白的离解，于是组织受到双重的缺氧作用，最终导致组织缺氧和二氧化碳潴留，产生中毒症状。当 CO 浓度较高时，还可以和还原型细胞色素氧化酶的二价铁结合，抑制细胞色素氧化酶的活性，影响细胞呼吸和氧化过程，阻碍氧的利用。

【病理】

急性 CO 中毒在 24 小时内死亡者，血呈樱桃红色；各器官充血、水肿和点状出血。昏迷数日后死亡者，脑明显充血、水肿；苍白球出现软化灶；大脑皮质可有坏死灶，海马区受累明显；小脑有细胞变性；心肌可见缺血性损害或心内膜下多发性梗死。

【临床表现】

1. 急性中毒 正常人血液中 COHb 含量可达 5%～10%。中毒的表现与血液中 COHb 含量有密切关系，同时也与病人中毒前的健康状况，如有无心、脑血管疾病以及中毒时的体力活动等情况有关。按中毒程度分为以下 3 级。

（1）轻度中毒 剧烈头痛、头晕、心悸、口唇黏膜呈樱桃红色、四肢无力、恶心、呕吐、嗜睡或意识模糊、视物不清、感觉迟钝、谵妄、幻觉、抽搐等。冠心病病人可出现心绞痛。血液 COHb>10%。脱离中毒环境，吸入新鲜空气或氧疗后症状迅速消失。

（2）中度中毒 呼吸困难，昏睡或浅昏迷。对疼痛刺激可有反应，对光反射和角膜反射迟钝，腱反射减弱，呼吸、脉搏和血压可有改变。血液 COHb>30%。经治疗后可以恢复正常且无明显并发症。

（3）重度中毒 深昏迷，各种反射均消失。可呈去大脑皮质状态，睁眼但无意识，不语，不动，不主动进食或大小便，呼之不应，推之不动，肌张力增强；常有脑水肿、肺水肿、惊厥、呼吸衰竭、上消化道出血、休克和严重的心肌损害、心律失常，偶可发生心肌梗死；有时可出现脑局灶损害，出现锥体系或锥体外系损害体征；昏迷时肢体受压迫部位皮肤可有大水疱和红肿，该部位还可导致压迫性肌肉坏死（横纹肌溶解症）。坏死肌肉释放的肌球蛋白可引起急性肾衰竭。血液 COHb>50%。

2. 急性 CO 中毒迟发性脑病（神经精神后发症） 10%～30% 的病人在意识障碍恢复后，经过 2～60 天的“假愈期”，出现下列表现之一。①精神意识障碍：呈现痴呆状态、谵妄状态或去大脑皮质状态；②锥体外系功能障碍：震颤麻痹综合征；③锥体系损害：偏瘫、病理反射阳性、大小便失禁；④大脑皮质局灶性功能障碍：失语、失明、继发性癫痫。

【辅助检查】

1. 血液 COHb 测定 这是诊断 CO 中毒的可靠方法，不仅能够明确诊断，还有助于分级和估计预后。COHb>10% 或呈阳性。现场生物样品采集应注明采集时间，末梢血采集 10μl（肝素抗凝），死亡病人应采集心腔血 5ml，（抗凝试管），立即加帽，旋转混匀，密封保存。冷藏转运，血样应 24 小时内检测。

2. 脑电图检查　缺氧性脑病，脑电图可呈现弥漫性低波幅慢波。

3. 脑 CT 及 MRI 检查　CT 典型改变为双侧大脑皮层下白质及苍白球或内囊出现大致对称的密度减低区。MRI 早期可见双侧苍白球、侧脑室周围白质 T2 加权像呈典型对称性高信号，T1 加权像呈等信号或低信号。急性 CO 中毒迟发性脑病病变部位以海马、皮层和纹状体为主。

【诊断】

1. 急性中毒诊断要点　①较高浓度的 CO 接触吸入史；②急性发生的中枢神经系统症状和体征；③血液 COHb>10%。

2. 急性一氧化碳中毒迟发脑病诊断要点　①急性一氧化碳中毒病史；②有“假愈期”；③“假愈期”后的神经精神表现。

【治疗】

1. 现场急救　①立即终止 CO 接触，将病人转移至空气新鲜处，解开衣领；②卧床休息，保暖，保持呼吸道通畅；③密切观察生命体征及意识、瞳孔等病情变化，必要时行心肺复苏术；④对于病情危重者及早建立静脉通道；⑤及时转运到距离近、有高压氧舱的医院。

2. 氧疗　这是治疗 CO 中毒的关键措施。①立即吸入高流量（7~10L/min）的纯氧或 95% 氧与 5% 二氧化碳的混合气体；②病情较重（COHb>25%、出现昏迷或心血管症状）应给予高压氧舱治疗。

3. 防治脑水肿　急性 CO 中毒 2~4 小时即可出现脑水肿，24~48 小时达高峰，并可维持数日。治疗使用 20% 甘露醇等脱水剂，配合使用利尿剂呋塞米和糖皮质激素如地塞米松。

4. 改善脑细胞代谢　给予葡萄糖液、ATP、辅酶 A、细胞色素 C、胞二磷胆碱、丹参、银杏叶、神经节苷脂、维生素（B_1、B_2、B_6、C）等药物，以促进脑细胞代谢。

5. 对症治疗　①高热：头部用冰帽、体表用冰袋等物理降温或冬眠疗法；②呼吸停止：立即进行人工呼吸、呼吸机辅助呼吸；③昏迷：加强护理、供给足够营养、防止压疮等并发症；④感染：选择有效抗生素。

【常用药物注意事项与患者教育】

甘露醇　20% 的甘露醇注射液作为高渗性脱水剂，静脉快速注入后能迅速提高血浆渗透压，使组织间隙水分向血浆转移而产生脱水作用。是临床抢救特别是脑部疾病抢救常用的一种药物，具有降低颅内压药物所要求的降压快、疗效准确的特点。不良反应：水和电解质紊乱最为常见；寒战、发热；排尿困难；血栓性静脉炎；头晕、视物模糊等。甘露醇可增加洋地黄毒性作用，与低钾血症有关，也可增加利尿药及碳酸酐酶抑制剂的利尿和降眼内压作用。

扫码“学一学”

第二节 中 暑

中暑一般是指在高温和湿度较大的环境中，出现以体温调节中枢障碍、汗腺功能衰竭和水、电解质丢失过多为特征的疾病。相同环境下，老年人、体弱者、肥胖者、术后病人和产妇更容易发生中暑，过度疲劳、大量饮酒、睡眠不足也促进中暑的发生。

【病因与发病机制】

1. 病因 对高温环境的适应能力不足是引起中暑的主要原因。处于大气温度较高（>32℃）、湿度较大（>60%）的环境中，长时间劳作又无充分防暑降温时，极易发生中暑。具体原因有：①环境温度过高。在工厂的炼钢车间、烈日照射的田间等从事劳动。②散热障碍。湿度较高的环境下工作、穿透气不良的衣服等。③产热增加。从事重体力劳动，患有发热、甲状腺功能亢进症，服用苯丙胺等药物。④汗腺功能障碍。硬皮病、广泛皮肤烧伤后瘢痕形成等。

2. 发病机制 下丘脑体温调节中枢通过控制产热和散热，维持正常体温的相对恒定。体内产热过多、散热不良，以及对热应激的适应能力不强均可导致体内温度升高，发生中暑。中暑损伤主要是体温过高对细胞的直接损伤作用及引起代谢紊乱，造成广泛性器官功能障碍。

【病理】

小脑和大脑皮质神经细胞坏死；心脏有局灶性出血，心肌细胞、坏死和溶解；肝细胞不同程度坏死和胆汁淤积；肾上腺皮质出血。劳力性热射病可见肌肉组织变性和坏死。

【临床表现】

根据发病机制和临床表现不同，通常将中暑分为热痉挛、热衰竭和热（日）射病。三者可先后发病，也可重叠发生。

1. 热痉挛 热痉挛是在大量出汗后、活动停止时出现骨骼肌痉挛，一般无体温升高。可能与人体缺钠和过度通气有关。可以是热射病的早期表现。

2. 热衰竭 表现为疲乏、头痛、眩晕、恶心、呕吐，有心动过速、低血压、直立性晕厥等明显脱水征象，呼吸增快、肌肉痉挛、多汗，体温可轻度升高。多发生于老人、儿童和慢性病病人，在严重热应激下，体液和钠盐丢失过多所致。如不及时治疗，可发展为热射病。

3. 热（日）射病 这是一种致命性急症，表现为高热（>40℃）和意识障碍。可分为劳力性和非劳力性 2 种类型。

（1）劳力性热射病 多发于高温环境、湿度大和无风天气中进行重体力劳动或剧烈活动时，病人多为平素健康的青壮年，在劳动或活动数小时后发病。表现为持续出汗、心动过速（心率可达 160~180 次/分）、脉压增大，严重者出现骨骼肌溶解、急性肾衰竭、急性肝衰竭、弥散性血管内凝血、多脏器衰竭乃至死亡。由于多在烈日直射下发病，故也称为日射病。

（2）非劳力性热射病　在高温环境下，多发生于居住拥挤和通风不良的老年居民。表现为皮肤干热无汗、发红，体温常在41℃以上。初起有各种行为异常或癫痫发作，继之出现谵妄、昏迷、瞳孔先缩小后散大，严重时出现脑水肿、肺水肿、急性肾衰竭、弥散性血管内凝血，甚至死亡。

【辅助检查】

1. 紧急血生化检查　了解血清电解质（钠、钾等）及水分丢失情况。

2. 紧急动脉血气分析　了解动脉血氧分压和血氧饱和度情况。

3. 脏器损害检查　了解肝功能损害可查血清天门冬氨酸氨基转移酶、丙氨酸氨基转移酶等；了解骨骼肌损害可查肌酸激酶、醛缩酶等；了解肾功能损害可查尿常规、血肌酐及尿素氮等。

【诊断】

诊断要点：①有在高温、高湿环境下进行生产劳动或剧烈活动史；②中暑的临床表现；③实验室检查有电解质、体液丢失情况和脏器损害情况。

【治疗】

降温治疗是关键，降温速度决定病人预后。通常应在1小时内使直肠温度降至37.8~38.9℃。

1. 降温治疗

（1）物理降温　①体外降温。迅速将病人转移至通风良好的低温环境，用井水、冷水擦浴，或将冰袋放在头部及四肢大血管处。如无虚脱征象可将躯体浸入27~30℃水中浸浴。②体内降温。体外降温效果不好时，可用冰盐水做胃或直肠灌洗，也可用20℃或9℃生理盐水进行腹膜透析或血液透析。必要时，将自体血液体外冷却后回输体内。

（2）药物降温　出现肌肉痉挛、烦躁时，可使用氯丙嗪25~50mg加入5%葡萄糖盐水500ml中静脉滴注1~2小时，用药过程中应注意监测血压。

2. 对症治疗

（1）抽搐　地西泮10mg肌内或静脉注射，亦可用10%水合氯醛保留灌肠。

（2）低血压　静脉补充生理盐水或乳酸林格液。必要时，静脉滴注异丙基肾上腺素。注意不要使用血管收缩剂，以防影响皮肤散热。

（3）脑水肿　给予20%甘露醇脱水，同时使用糖皮质激素如地塞米松，补充维生素B_1、B_2和维生素C，使用脑细胞代谢促进药物如胞二磷胆碱、ATP、辅酶A等。

（4）其他　积极处理肝衰竭、肾衰竭、弥散性血管内凝血及多脏器衰竭。

【常用药物注意事项与患者教育】

氯丙嗪　系吩噻嗪类抗精神药的代表药物，为中枢多巴胺受体的阻断剂，具有多种药理活性。其降温作用主要通过抑制体温调节中枢，使体温降低，体温可随外环境变化而变化。用较大剂量时，置患者于冷环境中（如冰袋或用冰水浴），可出现镇静、嗜睡、体温降低至正常以下（如34℃或更低）、基础代谢降低、器官功能活动减少、耗氧量减低而呈

“人工冬眠”状态。主要不良反应有口干、视物不清、上腹部不适、乏力、嗜睡、便秘、心悸，偶见泌乳、乳房肿大、肥胖、闭经等。与乙醇或中枢神经抑制药并用时，可彼此增效；与苯丙胺类药并用时，前者的效应可减弱；与抑酸药或止泻药并用，可抑制口服吩噻嗪类药的吸收；与抗胆碱药并用时，效应彼此加强；与肾上腺素并用时，可导致明显的低血压和心动过速。

扫码“练一练”

目标检测

1. 简述急性中毒的治疗原则。
2. 简述有机磷农药中毒的主要原因。
3. 简述有机磷农药中毒的诊断要点。
4. 简述一氧化碳中毒的诊断要点。
5. 简述中暑降温治疗的方法。

（邓海霞）

第三篇

外科疾病

外科疾病是指以手术或手法为主要治疗方法的疾病。在古代，外科疾病仅限于一些体表的疾病与外伤，但随着时代的发展，外科的疾病谱不断发生变化，有些外科疾病或外科疾病的某些阶段，药物也成为治疗的重要手段之一。按病因外科疾病主要包括损伤、感染、肿瘤、畸形及其他性质（器官梗阻、器官结石等）疾病。

第十五章

外科基础

学习目标

1. **掌握** 心跳呼吸骤停的诊断要点、初期复苏的基本任务、胸外心脏按压与人工呼吸的具体操作步骤、后期复苏常用的药物注意事项与患者教育。
2. **熟悉** 常见体液失调的概念、诊断要点、常用药物注意事项与患者教育；输血的适应证、输入血液的种类；休克的概念、病因分类、早期诊断要点、常用药物注意事项与患者教育。

外科基础主要包括无菌术、体液失调、输血、休克、麻醉、心肺脑复苏术等外科基本知识与基本操作技能、基础疾病，本章只介绍体液失调、输血、休克、心肺脑复苏术。

扫码“学一学”

第一节 体液失调

体液的主要成分是水和电解质。它分为细胞内液和细胞外液两部分，其含量随性别、年龄和营养状况而异。成年男性的体液量一般占体重的60%；成年女性的体液量约占体重的55%。小儿的脂肪较少，故体液量所占体重的比例较高，在新生儿，可达体重的80%。体内脂肪量随年龄而增多，14岁以后，儿童的体液量所占体重的比例即和成人相近。

细胞内液绝大部分存在于骨骼肌中，细胞内液在男性约占体重的40%，女性的肌肉不如男性发达，故女性的细胞内液约占体重的35%。细胞外液男、女性均占体重的20%。细胞外液可分为血浆和组织间液两部分。血浆约占体重的5%，组织间液约占体重的15%。绝大部分的组织间液能迅速地和血管内液体或细胞内液进行交换，取得平衡，在维持机体的水和电解质平衡上，发挥着重要的作用，故称为功能性细胞外液。另有一小部分组织间液仅有缓慢地交换和取得平衡的能力，虽也发挥着各自的生理功能，但维持体液平衡的作用甚小，故称为无功能性细胞外液。结缔组织液和所谓透细胞液，如脑脊液、关节液、消化液等都属此种无功能性细胞外液。但是，有些无功能性细胞外液在产生或丢失显著增多时，也可引起不同类型的体液平衡失调。无功能性细胞外液一般仅占组织间液的10%左右，即体重的1%~2%。

细胞外液中最主要的阳离子是Na^+，主要的阴离子是Cl^-、HCO_3^-和蛋白质。细胞内液中的主要阳离子是K^+和Na^+，主要阴离子是HPO_4^{2-}。细胞外液和细胞内液的渗透压相等，一般为280~310mmol/L。

一、体液平衡

体液在正常情况下有一定的容量、分布和电解质离子浓度。机体必须保持它们的平衡，才能保持内环境稳定。

（一）水平衡

机体主要通过肾脏来维持体液的平衡，保持内环境稳定。肾的调节功能受神经-内分泌反应的影响。一般先通过下丘脑-垂体后叶-抗利尿激素系统来恢复和维持体液的正常渗透压，然后通过肾素-醛固酮系统来恢复和维持血容量。但是，当血容量锐减时，机体优先保持和恢复血容量，使重要生命器官的灌流得到保证，以维持其生命安全。

当体内水分丧失时，细胞外液渗透压增高，刺激下丘脑-垂体后叶-抗利尿激素系统，产生口渴，增加饮水，以及促使抗利尿激素分泌增加。远曲肾小管和集合管上皮细胞在抗利尿激素的作用下，加强水分的再吸收，于是尿量减少，保留水分于体内，使细胞外液渗透压降低。反之，出现相反变化。这种抗利尿激素分泌的反应十分敏感，血浆渗透压较正常增减1%~2%时，即有抗利尿激素分泌的变化，使机体的水分保持动态平衡。

（二）电解质平衡

当细胞外液减少，特别是血容量减少时，血压下降，肾入球小动脉的血压也相应下降，位于管壁的压力感受器受到压力下降的刺激，使肾小球旁细胞增加肾素的分泌。同时，随着血容量减少和血压下降，肾小球滤过率也相应下降，以致流经远曲肾小管的Na^+量明显减少。钠的减少能刺激位于远曲肾小管致密斑的钠感受器，引起肾小球旁细胞增加肾素的分泌。此外，全身血压下降也可使交感神经兴奋，刺激肾小球旁细胞分泌肾素。肾素作用于血浆中的血管紧张素原，使其转变为血管紧张素Ⅰ，进一步再转变为血管紧张素Ⅱ，后者引起小动脉收缩和刺激肾上腺皮质球状带，增加醛固酮的分泌，促进远曲小管对Na^+的再吸收和促使K^+、H^+的排泌。随着钠再吸收的增加，Cl^-的再吸收也有增加，再吸收的水也就增多，结果是细胞外液量增加。循环血量回升和血压逐渐回升后，即反过来抑制肾素的释放，醛固酮的产生减少，于是Na^+的再吸收减少，从而使细胞外液量不再增加，保持稳定。

（三）酸碱平衡

正常人的体液保持着一定的pH（动脉血浆的pH为7.35~7.45），以维持正常的生理和代谢功能。人体在代谢过程中，既产酸也产碱，故体液中H^+浓度经常发生变动。但人体能通过体液的缓冲系统，即肺组织细胞和肾的调节来维持，使血液内H^+浓度仅在小范围内变动，保持血液的pH在7.35~7.45之间。

血液中的HCO_3^-和H_2CO_3是最重要的一对缓冲物质。HCO_3^-的正常值平均为24mmol/L，H_2CO_3平均为1.2mmol/L，两者比值$HCO_3^-/H_2CO_3=24/1.2=20/1$。只要$HCO_3^-/H_2CO_3$的比值保持为20/1，则血浆的pH仍能保持为7.40。就酸碱平衡的调节而言，肺的呼吸是排出CO_2和调节血中的H_2CO_3。因此，机体的呼吸功能失常，既可直接引起酸碱平衡紊乱，又可影响对酸碱平衡紊乱的调节。肾是最重要的酸碱平衡调节系统，能排出固定酸和过多的碱性物质，以维持血浆HCO_3^-浓度的稳定。肾调节酸碱平衡的机制是：①H^+-Na^+的交换；

②HCO_3^-的重吸收；③分泌 NH_3 与 H^+结合成 NH_4^+排出；④尿的酸化而排出 H^+。

二、水和电解质平衡失调

体液平衡失调可以表现为容量失调、浓度失调和成分失调。容量失调是指等渗性体液的减少或增加，只引起细胞外液量的变化，而细胞内液容量无明显改变。浓度失调是指细胞外液中的水分增加或减少，以致渗透微粒的浓度发生改变，也就是渗透压发生改变。由于构成细胞外液渗透微粒的 90% 是 Na^+，因此低钠血症或高钠血症均可以发生浓度失调。细胞外液中其他离子的浓度改变虽能产生各自的病理生理影响，但因渗透微粒的数量小，不会造成对细胞外液渗透压的明显影响，仅造成成分失调，如低钾血症或高钾血症。

（一）水和钠平衡失调

水和钠的关系非常密切，故缺水和失钠常同时存在。引起水和钠代谢紊乱的原因不同，在缺水和缺钠的程度上也有所不同。水和钠既可按比例丧失，也可缺水多于缺钠，或缺水少于缺钠，如水过多时又可发生水中毒，因而引起的病理生理变化和临床表现也各有不同。

1. 等渗性缺水　又称急性缺水或混合性缺水。外科病人最易发生这种缺水。水和钠成比例丧失，血清钠仍在正常范围，细胞外液的渗透压也保持正常。它造成细胞外液量（包括循环血量）的迅速减少。肾入球小动脉壁的压力感受器受到管内压力下降的刺激，以及肾小球滤过率下降所致的远曲肾小管液内 Na^+的减少，引起肾素-醛固酮系统的兴奋，醛固酮的分泌增加。醛固酮促进远曲肾小管对钠的再吸收，随钠一同被再吸收的水量也有增加，使细胞外液量回升。由于丧失的液体为等渗液，基本上不改变细胞外液的渗透压。最初细胞内液并不向细胞外间隙转移，故细胞内液的量并不发生变化。但这种液体丧失持续时间较久后，细胞内液将逐渐外移，随同细胞外液一起丧失，以致引起细胞内缺水。

（1）病因　①消化液的急性丧失，如大量或频繁呕吐、肠瘘等；②体液丧失在感染区或软组织内，如腹腔内或腹膜后感染、肠梗阻等，这些丧失的液体与细胞外液基本相同。③大量抽放胸水、腹水，大面积烧伤等。

（2）临床表现　出现尿少、厌食、恶心、乏力等，但不口渴。舌干燥，眼窝凹陷，皮肤干燥、松弛。如短期内体液的丧失达到体重的 5% 时，即丧失细胞外液的 25% 时，病人出现脉搏细速、肢端湿冷、血压不稳定或下降等血容量不足的症状。体液继续丧失达体重的 6%～7% 时（相当丧失细胞外液的 30%～35%），则出现更严重的休克表现，常伴代谢性酸中毒。如丧失的体液主要为胃液，因有 H^+的大量丧失，则可伴代谢性碱中毒。

（3）诊断要点　①有消化液的急性丧失及体液丧失在感染区或软组织内等病史；②有厌食、皮肤干燥、松弛，但不口渴等临床表现；③血清 Na^+和 Cl^-一般无明显降低；④存在血液浓缩现象；⑤尿少，尿比重增高。

（4）治疗　积极处理原因，以减少水和钠的丧失。针对细胞外液量的减少，用平衡盐溶液或等渗盐水尽快补充血容量。脉搏细速和血压下降等症状常表示细胞外液的丧失量已达体重的 5%，可先从静脉给病人快速滴注上述溶液约 3 000ml（按体重 60kg 计算），以恢复血容量。如无血容量不足的表现时，则可给病人上述用量的 1/2～2/3，即 1 500～2 000ml，补充缺水量。此外，还应补给日需水量 2 000ml 和氯化钠 4.5g。

等渗盐水含 Na^+和 Cl^-各 154mmol/L，而血清内 Na^+和 Cl^-的含量分别为 142mmol/L 和 103mmol/L。两者相比，等渗盐水的 Cl^-含量比血清的 Cl^-含量高 50mmol/L。正常人肾有保

留 HCO_3^-、排出 Cl^- 的功能，故 Cl^- 大量进入体内后，不致引起高氯性酸中毒。但在重度缺水或休克状态下，肾血流减少，排氯功能受到影响。从静脉内输给大量等渗盐水，有导致血 Cl^- 过高，引起高氯性酸中毒的危险。平衡盐溶液的电解质含量和血浆内含量相仿，用来治疗缺水比较理想，可以避免输入过多的 Cl^-，并对酸中毒的纠正有一定帮助。目前常用的平衡盐溶液有乳酸钠和复方氯化钠溶液（1.86%乳酸钠溶液和复方氯化钠溶液之比为 1∶2）与碳酸氢钠和等渗水溶液（1.25%碳酸氢钠溶液和等渗盐水之比为 1∶2）两种。在纠正缺水后，钾的排泄有所增加，K^+ 浓度也会因细胞外液量增加而被稀释降低，故应注意低钾血症的发生。一般应在尿量达 40ml/h 后补充氯化钾。

2. 低渗性缺水 又称慢性缺水或继发性缺水。水和钠同时缺失，但缺水少于失钠，故血清钠低于正常范围，细胞外液呈低渗状态。机体减少抗利尿激素的分泌，使水在肾小管内的再吸收减少，尿量排出增多，以提高细胞外液的渗透压。但细胞外液量反而减少，组织间液进入血液循环，虽能部分地补偿血容量，但使组织间液的减少更超过血浆的减少。面临循环血量的明显减少，机体将不再顾及渗透压而尽量保持血容量。肾素-醛固酮系统兴奋，使肾减少排钠，Cl^- 和水的再吸收增加，故尿中氯化钠含量明显降低。血容量下降又会刺激垂体后叶，使抗利尿激素分泌增多，水再吸收增加，导致少尿。如血容量继续减少，上述代偿功能不能维持血容量时，将出现休克。

（1）病因 ①胃肠道消化液持续性丧失，如反复呕吐、长期胃肠减压或慢性肠梗阻，以致钠随着大量消化液而丧失；②大创面慢性渗液；③肾排出水和钠过多，例如应用排钠利尿剂（氯噻酮、利尿酸等）时，未注意补给适量的钠盐，以致体内缺钠相对地多于缺水。

（2）临床表现 随缺钠程度而不同。常见症状有头晕、视觉模糊、软弱无力、脉搏细速、起立时容易晕倒等。当循环血量明显下降时，肾的滤过量相应减少，以致体内代谢产物潴留，可出现神志不清、肌痉挛性疼痛、肌腱反射减弱、昏迷等。根据缺钠程度，低渗性缺水可分为 3 度。

1）轻度缺钠：疲乏无力、头晕、手足麻木，口渴不明显。尿中 Na^+ 减少。血清钠在 135mmol/L 以下，每千克体重缺氯化钠 0.5g。

2）中度缺钠：除上述症状外，尚有恶心、呕吐，脉搏细速，血压不稳定或下降，脉压变小，浅静脉萎陷，视物模糊，站立性晕倒。尿量少，尿中几乎不含钠和氯。血清 Na^+ 在 130mmol/L 以下，每千克体重缺氯化钠 0.5～0.75g。

3）重度缺钠：神志不清，肌痉挛性抽痛，肌腱反射减弱或消失，出现木僵，甚至昏迷。常发生休克。血清 Na^+ 在 120mmol/L 以下，每千克体重缺氯化钠 0.75～1.25g。

（3）诊断要点 ①有反复呕吐、长期胃肠减压、大创面慢性渗液等病史；②有头晕、软弱无力、脉搏细速，起立时容易晕倒等临床表现；③血清钠在 135mmol/L 以下；④尿 Na^+、Cl^- 测定常有明显减少，尿比重常在 1.010 以下。⑤红细胞计数、血红蛋白量、红细胞比容、血尿素氮均有增高。

（4）治疗 积极处理原发病。针对细胞外液缺钠多于缺水和血容量不足的情况，采用含盐溶液或高渗盐水静脉输注，以纠正体液的低渗状态和补充血容量。

1）轻度和中度缺钠：根据临床缺钠程度估计需要补给的液体量。以体重 60kg 的病人为例，测定血清钠为 135mmol/L 时，则估计每千克体重丧失氯化钠 0.5g，共缺钠盐 30g。一般可先补给一半，即 15g，再加上钠的日需要量 4.5g，共 19.5g，可通过静脉滴注 5%葡葡糖盐水约 2 000ml 来补完。此外，还应给日需液体量 2 000ml，并根据缺水程度，再适当增加一些补液量。其余一半的钠，可在第二日补给。

2）重度缺钠：对出现休克者，应先补足血容量，以改善微循环和组织器官的灌流。晶体液如乳酸复方氯化钠溶液、等渗盐水和胶体溶液如羟乙基淀粉、右旋糖酐和血浆蛋白溶液等都可应用。但晶体液的用量一般要比胶体液用量大 2~3 倍。继而静脉滴注高渗盐水（一般 5%氯化钠溶液）200~300ml，尽快纠正血钠过低，以进一步恢复细胞外液量和渗透压，使水从水肿的细胞内移出。以后根据病情再决定是否需继续输给高渗盐水或改用等渗盐水。

一般可按下列公式计算需要补充的钠盐量：

需补充的钠盐量（mmol）=［血钠的正常值（mmol/L）-血钠测得值（mmol/L）］×体重（kg）×0.60（男性）或 0.55（女性）。

按 17mmol Na^+ = 1g 钠盐计算补给氯化钠的量。当天补给一半和日需量 4.5g，其中 2/3 的量以 5%葡萄糖氯化钠溶液补给，其余量以等渗盐水补给。以后可测定血清 Na^+、K^+、Cl^-和作血气分析，作为进一步治疗时的参考。

3）缺钠伴有酸中毒：在补充血容量和钠盐后，由于机体的代偿调节功能，酸中毒常可同时得到纠正，一般不需一开始就用碱性药物治疗。如经血气分析测定，酸中毒仍未完全纠正时，可静脉滴注 1.25%碳酸氢钠溶液 100~200ml 或平衡盐溶液 200ml，以后视情况再决定是否继续补给。在尿量达到 40ml/h 后，应补充钾盐。

3. 高渗性缺水　又称原发性缺水。水和钠虽同时缺失，但缺水多于缺钠，故血清钠高于正常范围，细胞外液呈高渗状态。位于视丘下部的口渴中枢受到高渗刺激，病人感到口渴而饮水，使体内水分增加，以降低渗透压。另一方面，细胞外液的高渗可引起抗利尿激素分泌增多，以致肾小管对水的再吸收增加，尿量减少，使细胞外液的渗透压降低和恢复其容量。如继续缺水，则因循环血量显著减少引起醛固酮分泌增加，加强对钠和水的再吸收，以维持血容量。缺水严重时，因细胞外液渗透压增高，使细胞内液移向细胞外间隙，结果是细胞内、外液量都有减少。最后，细胞内液缺水的程度超过细胞外液缺水的程度。脑细胞缺水将引起脑功能障碍。

（1）病因　①水分摄入不足，如食管癌的咽下困难、重危病人的给水不足、鼻饲高浓度的要素饮食或静脉注射大量高渗盐水溶液。②水分丧失过多，如高热大量出汗（汗中含氯化钠 0.25%）、烧伤暴露疗法、糖尿病未控制致大量尿液排出等。

（2）临床表现　随缺水程度而异。根据症状轻重，一般将高渗性缺水分为 3 度：轻度缺水除口渴外，无其他症状。缺水量为体重的 2%~4%。中度缺水极度口渴，唇舌干燥，皮肤弹性差，眼窝凹陷，伴有乏力、尿少和尿比重增高，常出现烦躁。缺水量为体重的 4%~6%。重度缺水者除上述症状外，出现躁狂、幻觉、谵妄，甚至昏迷等脑功能障碍症状。缺水量超过体重的 6%。

（3）诊断要点　①有水分摄入不足及水分丧失过多的病史；②有口渴、乏力、尿少、躁狂、谵妄等临床表现；③血清钠升高，在 150mmol/L 以上；④尿比重增高；⑤红细胞计数、血红蛋白量、红细胞比容轻度增高。

（4）治疗　应尽早去除病因。不能口服的病人，静脉滴注 5%葡萄糖溶液或 0.45%氯化钠溶液，以补充已丧失的液体。估计需要补充液体量可根据临床表现估计丧失水量占体重的百分比来估计。每丧失体重的1%，补液400~500ml。计算所得的补水量不宜在当日一次补给，以免发生水中毒。一般可分两日补给。当日先给补水量的一半，余下的一半在次日补给。此外，还应补给日需要量2 000ml。

必须注意，血清Na^+测定虽有增高，但因同时有缺水，血液浓缩，体内总钠量实际上仍有减少，故在补水的同时应适当补钠，以纠正缺钠。如同时有缺钾需纠正时，应在尿量超过40ml/h后补钾，以免引起低钾血症。经过补液治疗后，酸中毒仍未纠正时，可补给1.25%或5%碳酸氢钠溶液。

4. 水中毒 又称稀释性低血钠。水过多较少发生，系机体入水总量超过排出量，以致水在体内潴留，引起血液渗透压下降和循环血量增多。

（1）病因 ①抗利尿激素分泌过多；②肾功能不全，排尿能力下降；③机体摄入水分过多或接受过多的静脉输液。

此时，细胞外液量增大，血清钠浓度降低，渗透压下降。

（2）临床表现 可分为2类。

1）急性水中毒：脑细胞肿胀造成颅内压增高。发病急，出现各种神经精神症状，如头痛、失语、精神错乱、定向能力失常、嗜睡、躁动、惊厥、谵妄，甚至昏迷，甚至可发生脑疝。

2）慢性水中毒：可有软弱无力、恶心、呕吐、嗜睡等，但往往被原发疾病的症状所掩盖。病人的体重明显增加，皮肤苍白而湿润。有时唾液、泪液增多。一般无凹陷性水肿。

（3）实验室检查 可发现红细胞计数、血红蛋白量、红细胞比容和血浆蛋白量均降低；血浆渗透压降低以及红细胞平均容积增加和红细胞平均血红蛋白浓度降低，提示细胞内外液量均增加。

（4）诊断要点 ①有抗利尿激素分泌过多、水分丧失过多、摄入水分过多等病史；②有颅内压增高及软弱无力等临床表现；③血清钠浓度降低；④尿比重降低；⑤红细胞计数、血红蛋白量、红细胞比容和血浆蛋白量均降低。

（5）治疗 立即停止水分摄入，在机体排出多余的水分后，程度较轻者，水中毒即可解除。程度较重者，除禁水外，用利尿剂促进水分排出。一般用渗透性利尿剂，如20%甘露醇或25%山梨醇250ml快速静脉滴注，以减轻脑细胞水肿和促进水分排出，也可静脉注射袢利尿剂，如呋塞米和利尿酸。尚可静脉滴注5%氯化钠溶液，以迅速改善体液的低渗状态和减轻脑细胞肿胀。

水中毒的预防很重要，对容易发生抗利尿激素分泌过多的情况，如疼痛、失血、休克、创伤和大手术等，急性肾功能不全的病人和慢性心功能不全的病人，应严格限制入水量。

5. 药物评估

（1）复方氯化钠注射液 为复方制剂，含有氯化钠0.85%、氯化钾0.03%、氯化钙0.033%。上述离子是体液中重要的电解质，对维持正常的血液和细胞外液的容量和渗透压起着重要作用。主要用于补充体液及离子。适用于各种原因所致的缺水，包括低渗性、等渗性和高渗性缺水。输液过多、过快，可致水钠潴留，引起水肿、血压升高、心率加快、胸闷、呼吸困难，甚至急性左心衰竭。

（2）右旋糖酐注射液 为血容量扩充剂。静脉滴注后能提高血浆胶体渗透压，吸收血管外水分进入体循环而增加血容量，升高和维持血压。可使已经聚集的红细胞和血小板解聚，降低血液黏滞性，改善微循环，防止血栓形成，还具有渗透性利尿作用。主要用于休克、血管栓塞性疾病的治疗以及预防手术后静脉血栓形成。本品具有强抗原性。初次注射本品，有可能发生过敏反应，主要在皮肤和黏膜部位。

（3）5%葡萄糖注射液　葡萄糖是人体主要的热量来源之一，每 1g 葡萄糖可产生 16.7kJ（4kcal）热能。主要用于补充体液及低血糖的治疗。当葡萄糖和胰岛素一起静脉滴注时，可降低血钾浓度，用来治疗高钾血症。长时间输入可导致静脉炎、高血糖、反应性低血糖等不良反应。糖尿病酮症酸中毒未控制者以及高血糖非酮症性高渗状态者禁用。

（4）葡萄糖氯化钠注射液　每 100ml 葡萄糖氯化钠注射液含葡萄糖 5g、氯化钠 0.9g。葡萄糖是人体主要的热量来源之一。钠和氯是机体内重要的电解质，主要存在于细胞外液，对维持人体正常的血液和细胞外液的容量和渗透压起着非常重要作用。主要用于补充热能、体液及电解质。适用于各种原因引起的进食不足或大量体液丢失。输注过多、过快，可致水钠潴留，引起水肿、血压升高、心率加快、胸闷、呼吸困难，甚至急性左心衰竭。

（二）钾平衡失调

1. 低钾血症　血清钾的正常值为 3.5～5.5mmol/L。低于 3.5mmol/L 为低钾血症。

（1）病因　①长期进食不足，如禁食或补液病人长期接受不含钾盐的液体。②钾丢失过多，呕吐、持续胃肠减压、腹泻、肠瘘等胃肠道液体丢失；应用呋塞米、利尿酸等利尿剂或肾小管性酸中毒、盐皮质激素分泌过多等，使钾从肾排出增多。③钾分布异常，如代谢性碱中毒、静脉输注葡萄糖和胰岛素后钾向细胞内转移。

（2）临床表现　肌无力为最早表现，一般先出现四肢软弱无力，以后延及躯干和呼吸肌，严重时可有软瘫、腱反射减弱或消失。消化道可表现为吞咽困难、腹胀和肠麻痹等。心脏受累主要影响心脏的除极和复极过程，典型的心电图改变为早期出现 T 波降低、变宽、双相或倒置，随后出现 ST 段降低、QT 间期延长和 U 波。此外，血清钾过低时，K^+由细胞内移出，与 Na^+、H^+交换增加（每移出 3 个 K^+，即有 2 个 Na^+和 1 个 H^+移入细胞内），细胞外液的 H^+浓度降低，而远曲肾小管排 K^+减少、排 H^+增多，结果发生碱中毒。病人出现碱中毒症状，但尿呈酸性（反常性酸性尿）。

（3）诊断要点　①有长期进食不足及钾丢失过多等病史；②有肌无力、吞咽困难、腹胀等临床表现；③心电图早期出现 T 波降低、变宽、双相或倒置，随后出现 ST 段降低、QT 间期延长和 U 波；④血清钾低于 3.5mmol/L。

（4）治疗　应尽早治疗原发病，补充钾盐以纠正低钾血症。临床较难判定缺钾的程度，可根据血钾水平，一日补氯化钾 4～5g 甚至 6～8g，不宜更多输入。补钾注意事项：①能口服者尽量口服补钾；②见尿补钾，血容量不足者以尽快恢复血容量，待每小时尿量超过 40ml 后，再从静脉输给氯化钾溶液；③静脉输入时，钾的浓度不宜过高，每 500ml 液体中钾的含量不宜超过 1.5g；④静脉输入时，补钾的速度不宜过快，滴速每分钟不超过 60 滴；⑤完全纠正体内缺钾需时较长，病人能够口服后，可将注射钾盐改为口服钾盐；⑥补钾过程中，特别是静脉补钾过程中，注意观察血钾变化。

2. 高钾血症　血清钾超过 5.5mmol/L 时，即称高钾血症。

（1）病因　①进入体内（或血液内）的钾增多，如口服或静脉输入过多氯化钾，服用含钾药物，以及大量输入保存期较久的库血等。②肾排钾功能减退，如急性肾衰竭，应用保钾利尿剂（如安体舒通、氨苯喋啶），盐皮质激素分泌不足等。③细胞内钾外移，如酸中毒、缺氧、组织损伤、大面积烧伤、脓毒症等。

（2）临床表现　一般无特异性症状，有时有轻度神志模糊或淡漠、感觉异常和四肢软弱等。严重高钾血症有微循环障碍的表现，如皮肤苍白、发冷、青紫、低血压等。常出现心跳缓慢或心律不齐，甚至发生心搏骤停。高钾血症，特别是血钾超过 7mmol/L 时，几乎都有心电图的改变。典型的心电图改变为早期 T 波高尖且基底部增宽呈“帐篷状”、Q-T 间期延长，随后出现 QRS 增宽，P-R 间期延长。

（3）诊断要点　①有进入体内（或血液内）钾增多及肾排钾功能减退等病史；②有轻度神志模糊或淡漠、感觉异常、皮肤苍白、发冷等的临床表现；③心电图早期 T 波高尖呈“帐篷状”、Q-T 间期延长，随后出现 QRS 增宽，P-R 间期延长；④血清钾超过 5.5mmol/L。

（4）治疗　高钾血症病人有心搏突然停止的危险，故发现病人有高钾血症后，除尽快处理原发病和改善肾功能外，同时采取如下紧急措施：

1）停止钾盐摄入：停用一切含钾的药物或溶液，以免血钾更加增高。

2）促使 K^+ 暂时向细胞内转移：①静脉注射 5% 碳酸氢钠溶液 60~100ml 后，继续静脉滴注碳酸氢钠 100~200ml。高渗碱性溶液可使血容量增加，K^+ 得到稀释，又可使 K^+ 移入细胞内或由尿排出，同时，注入的 Na^+ 也可对抗 K^+ 的作用。②25% 葡萄糖注射液 100~200ml，每 3~4g 糖加 1U 普通胰岛素，静脉滴注。可使 K^+ 转移入细胞内，暂时降低血清钾浓度，必要时，每 3~4 小时重复给药。③10% 葡萄糖酸钙溶液 100ml、11.2% 乳酸钠溶液 50ml、25% 葡萄糖溶液 400ml，加入普通胰岛素 30U，持续静脉滴注 24 小时，每分钟 6 滴，适用于肾功能不全、不能输过多液体者。

3）减少钾的吸收：阳离子交换树脂，每日口服 2~3 次，每次 15g，可从消化道携带走较多的钾离子。同时，口服山梨醇或甘露醇导泻，以防发生粪块性肠梗阻。

4）透析疗法：主要为血液透析，一般用于上述疗法仍不能降低血清钾浓度时。

5）对抗钾的毒性：当血清钾过高（>6.5mmol/L）出现心脏毒性时，立即静脉注射 10% 葡萄糖酸钙注射液 20ml，可重复使用，或 10% 葡萄糖酸钙注射液 30~40ml 加入静脉补液内滴注。钙与钾有对抗作用，能缓解 K^+ 对心肌的毒性作用。

3. 药物评估　10% 氯化钾注射液：每 10ml 氯化钾注射液含有氯化钾 1g。钾是细胞内的主要阳离子，正常的细胞内外钾离子浓度及浓度差与细胞的某些功能有着密切的关系，如糖类代谢、心肌的兴奋性和传导性等。该注射液适用于各种原因引起的低钾血症，如进食不足、呕吐、严重腹泻、应用排钾性利尿药等。静脉滴注浓度较高，速度较快或静脉较细时，易刺激静脉内膜引起疼痛。滴注速度较快或原有肾功能损害时，应注意发生高钾血症。一旦出现高钾血症，应紧急处理。

（三）低钙血症

在血清钙代谢过程中，临床上常见的是低钙血症。

1. 病因　发生于维生素 D 缺乏、急性胰腺炎、坏死性筋膜炎、肾衰竭、胰损伤、甲状旁腺功能减退或损伤、小肠瘘等。

2. 临床表现　主要由神经肌肉的兴奋性增强所引起，如容易激动、口周和指（趾）尖麻木及针刺感、手足抽搐、肌肉和腹部绞痛、腱反射亢进、Chvostek 征阳性（Chvostek 征的检查方法与阳性判断：用叩诊锤轻叩外耳道前 2~3cm 处的面神经，正常无面肌收缩。引起口角抽搐或面肌收缩为阳性反应，称为 Chvostek 征阳性。根据抽搐的程度分为+～++++：+是仅可察觉的嘴角抽动，++是明显的嘴角抽搐，+++是面肌见轻微抽搐，++++是面肌明显抽搐）。

3. 诊断 血清钙测定低于 2.25mmol/L 时，可确定诊断。

4. 治疗 应治疗原发疾病，同时用 10% 葡萄糖酸钙注射液 20ml 或 5% 氯化钙注射液 10ml 静脉注射，以缓解症状。如有碱中毒，需同时纠治，以提高血清离子钙的浓度，必要时可多次给药。对需要长期治疗的病人可服乳酸钙，或同时补充维生素 D。

5. 药物评估 10% 葡萄糖酸钙注射液：钙可以维持神经肌肉的正常兴奋性，血清钙降低时可出现神经肌肉兴奋性升高，发生抽搐。高浓度钙离子与钾离子之间存在竞争性拮抗作用。本溶液为钙补充剂，用于低血钙抽搐、荨麻疹、急性湿疹、皮炎等。也用于高钾血症时的心肌毒性。静脉给药可出现全身发热感，静脉滴注速度过快可产生心律失常、恶心、呕吐。

（四）低镁血症

在血清镁代谢过程中，临床上常见的是低镁血症。

1. 病因 长时间的胃肠道消化液丧失，如肠瘘或大部小肠切除术后，同时伴进食减少是造成缺镁的主要原因。其他原因有长期应用无镁溶液治疗、静脉高营养未加适量镁作补充和急性胰腺炎等。

2. 临床表现 主要表现为记忆力减退、精神紧张、易激动、神志不清、烦躁不安、手足徐动症样运动、面容苍白等，严重缺镁者可有癫痫发作。

3. 诊断 镁缺乏常和缺钾与缺钙同时存在，在某些低钾血症病人中，补钾后情况仍无改善时，应考虑有镁缺乏。血清镁浓度的测定对诊断低镁血症价值不大，因为镁缺乏不一定出现血清镁过低，血清镁过低也不一定表示有镁缺乏。镁负荷试验，有助于镁缺乏的诊断。正常人在静脉输注氯化镁或硫酸镁 0.25mmol/kg 后，注入量的 90% 即很快地从尿内排出，而在镁缺乏病人，注入相同量的溶液后，输入镁的 40%～80% 可保留在体内甚至每日从尿中仅排出镁 1mmol。

4. 治疗 镁缺乏时可用氯化镁溶液或硫酸镁注射液静脉滴注，一般可按 0.25mmol/(kg·d) 的剂量补充镁盐。如病人的肾功能正常，而镁缺乏又严重时，可按 1mmol/(kg·d) 补充镁盐。病人有抽搐时，一般用硫酸镁溶液静脉滴注，可以较快地控制抽搐。剂量为每千克体重按 10% 硫酸镁 0.5ml 计算给予。静脉给镁时应避免给镁过多、过速，以免引起急性镁中毒和心搏骤停。如遇镁中毒，应即静脉注射葡萄糖酸钙或氯化钙注射液对抗。完全纠正镁缺乏需要时较长，故在解除症状后，仍应继续每日补镁 1～3 周。一般用量为 50% 硫酸镁 5～10mmol（相当 50% 硫酸镁 2.5～5ml），肌内注射或稀释后静脉注射。

5. 药物评估 硫酸镁注射液：临床常用浓度为 10% 或 25% 硫酸镁注射液。镁离子主要通过抑制中枢神经的活动，抑制运动神经-肌肉接头乙酰胆碱的释放，阻断神经肌肉联接处的传导，达到降低或解除肌肉收缩作用，同时对血管平滑肌有舒张作用，使痉挛的外周血管扩张，降低血压，因而对子痫有预防和治疗作用，对子宫平滑肌收缩也有抑制作用，可用于治疗早产。注射用于治疗低镁血症、妊娠期高血压疾病；外敷可局部消炎、消肿；口服为容积性泻药及利胆解痉药。应用硫酸镁注射液前须检查肾功能，如肾功能不全应慎用，用药量应减少。有心肌损害、心脏传导阻滞时应慎用或不用。每次用药前和用药过程中，定时做膝腱反射检查，测定呼吸次数，观察排尿量，抽血查血镁浓度。出现膝腱反射明显减弱或消失，或呼吸次数每分钟少于14~16次，每小时尿量少于25~30ml或24小时少于600ml，应及时停药。外敷不良反应少。口服过量会导致严重腹泻、脱水。

三、酸碱平衡失调

正常人的体液保持着一定的酸碱度，是机体维持正常生命活动的基础。不论发生哪种酸碱平衡失调，机体都有继发性代偿反应，使pH恢复至正常范围，以维持内环境的稳定。原发性酸碱平衡失调有代谢性酸中毒、代谢性碱中毒、呼吸性酸中毒和呼吸性碱中毒4种。有2种或2种以上的原发性酸碱平衡失调同时存在的情况，称为混合型酸碱平衡失调。临床上最常见的是代谢性酸中毒。

（一）代谢性酸中毒

代谢性酸中毒临床最为常见，由于细胞外液H^+增加和（或）HCO_3^-丢失所引起，以血浆原发性HCO_3^-减少为特征。

1. 病因 ①丧失HCO_3^-过多：见于腹泻、肠瘘、胆瘘和胰瘘等，也可见于输尿管乙状结肠吻合术后，偶见于回肠代膀胱术后。②体内有机酸形成过多：组织缺血、缺氧、碳水化合物氧化不全等，产生大量丙酮酸和乳酸，发生乳酸性酸中毒。在糖尿病或长期不能进食时，体内脂肪分解过多，可形成大量酮体积聚，引起酮体酸中毒。休克、抽搐、心搏骤停等同样引起体内有机酸的过多形成。③肾功能不全：肾小管功能不全，不能将内生性H^+排出而积聚在体内。因治疗需要，应用氯化铵、盐酸精氨酸或盐酸过多，以致血Cl^-增多，HCO_3^-减少，引起酸中毒。

2. 临床表现 轻症常被原发病的症状所掩盖，重症出现疲乏、眩晕、嗜睡、感觉迟钝或烦躁，严重时出现昏迷。最突出的表现是呼吸深而快，伴有鼾音，呼吸频率有时可达每分钟50次（称为酸中毒大呼吸）。酮症酸中毒者，呼气中带有酮味，面部潮红，心率加快，血压常偏低，心律不齐。有对称性肌张力减退、腱反射减弱或消失，常伴有严重缺水的症状，可发展至急性肾衰竭和休克。

3. 诊断 ①根据病人有严重腹泻、肠瘘或输尿管乙状结肠吻合术等的病史，出现深而快伴有鼾音的大呼吸，即应怀疑有代谢性酸中毒。②血气分析可以明确诊断，并可了解代偿情况和酸中毒的严重程度。部分代偿时，血液pH、HCO_3^-和$PaCO_2$均有一定程度的降低；失代偿时，血液pH和HCO_3^-明显下降，$PaCO_2$正常。③血清Na^+、K^+、Cl^-等的测定，也有助于判定病情。④尿液检查一般呈酸性反应。

4. 治疗 消除引起代谢性酸中毒的原因。由于机体具有加速肺部通气，以排除CO_2和通过肾排出H^+，保留Na^+和HCO_3^-等来调节酸碱平衡的能力，只要病因被消除和辅以补液纠正缺水，较轻的酸中毒（血浆HCO_3^-在16~18mmol/L）常可自行纠正，一般不需应用碱剂治疗。

对血浆HCO_3^-低于10mmol/L的病人，应立刻用液体和碱剂进行治疗。常用碱性溶液为碳酸氢钠溶液。一般可稀释成1.25%溶液后应用。下列公式可计算拟提高血浆HCO_3^-所需的$NaHCO_3$的量。所需$NaHCO_3$的量（mmol）= HCO_3^-（正常值-测得值）mmol/L×体重（kg）×0.4。一般可将应输补给量的一半在2~4小时内输完，以后再决定是否继续输给剩下量的全部或一部分。不宜过快地使血浆 HCO_3^-超过 14～16mmol/L，以免发生手足抽搐、神志改变和惊厥。过快纠正酸中毒还能引起大量 K^+转移至细胞内，引起低钾血症。在酸中毒时，离子化 Ca^{2+}增多，即使病人有低钙血症，也可无手足抽搐出现。但在纠正酸中毒后，离子化 Ca^{2+}减少，便有发生手足抽搐的可能，应及时静脉注射葡萄糖酸钙注射液予以控制。

5. 药物评估 碳酸氢钠注射液：临床常用 5% 碳酸氢钠注射液。本品使血浆内碳酸氢根浓度升高，中和氢离子，从而纠正酸中毒。适应证：①治疗代谢性酸中毒。治疗轻至中度代谢性酸中毒，以口服为宜；重度代谢性酸中毒则应静脉滴注。②碱化尿液。用于尿酸性肾结石的预防，减少磺胺类药物的肾毒性，防止急性溶血时血红蛋白在肾小管沉积。③中和胃酸。控制十二指肠溃疡等引起的胃酸。④其他。静脉滴注对巴比妥类、水杨酸类及甲醇等药物中毒有非特异性的治疗作用。不良反应：①大量注射时可出现心律失常、肌肉痉挛、疼痛、异常疲倦虚弱等；②剂量偏大或存在肾功能不全时，可出现水肿、精神症状、口内异味、异常疲倦虚弱等；③长期应用时可引起尿频、尿急、恶心呕吐、异常疲倦虚弱等。

（二）代谢性碱中毒

代谢性碱中毒由体内 HCO_3^-增多所引起。

1. 病因 ①酸性胃液丧失过多：如严重呕吐，长期胃肠减压等，由于肠液中的 HCO_3^-未能被来自胃液的盐酸所中和，使血液中 HCO_3^-增高。此外，大量胃液的丧失也丢失了钠、氯和细胞外液，引起 HCO_3^-在肾小管内的再吸收增加，K^+和 Na^+的交换及 H^+和 Na^+的交换增加，引起 H^+和 K^+丧失过多，造成碱中毒和低钾血症。②碱性物质摄入过多：几乎都是长期服用碱性药物所引起。③缺钾：低钾血症时，每 3 个 K^+从细胞内释出，即有 2 个 Na^+和 1 个 H^+进入细胞内，引起细胞内酸中毒和细胞外碱中毒。④某些利尿药的作用：呋塞米和利尿酸能抑制近曲肾小管对 Cl^-和 Na+的再吸收，而并不影响远曲肾小管内 Na^+和 H^+交换。因此，随尿排出的 Cl^-比 Na^+多，重吸收入血的 Na^+和 HCO_3^-增多，可发生低氯性碱中毒。

2. 临床表现 一般无明显症状，主要可有呼吸变浅变慢或神经精神方面的异常，如谵妄、精神错乱或嗜睡等，严重时发生昏迷。

3. 诊断 ①有酸性胃液丧失过多及碱性物质摄入过多等病史。②有呼吸变浅变慢或神经精神方面异常等临床表现。③血气分析可确定诊断。

4. 治疗 在积极处理原发疾病的基础上，纠正碱中毒。对丧失胃液所致的代谢性碱中毒，可静脉输注等渗盐水或葡萄糖盐水，恢复细胞外液量和补充 Cl^-，纠正低氯性碱中毒，使 pH 恢复正常。碱中毒时几乎都伴发低钾血症，故须考虑同时补给氯化钾，才能加速碱中毒的纠正，但补钾盐应在病人尿量超过 40ml/h 后。对缺钾性碱中毒，补充钾才能纠正细胞内外离子的异常交换和终止从尿中继续排酸。

治疗严重碱中毒时（血浆 HCO_3^-45～50mmol/L、pH>7.65），可应用盐酸的稀释溶液来迅速排除过多的 HCO_3^-。输入的酸只有一半可用于中和细胞外 HCO_3^-，另一半要被非碳酸氢盐缓冲系统所中和。配制盐酸的稀释溶液的方法为：取 1mol/L 盐酸 150ml，溶入生理盐水 1 000ml，即稀释成 0.15mol/L 浓度。以 25～50ml/h 速度通过导管从中心静脉缓慢滴注。

纠正碱中毒不宜过快，一般也不要求完全纠正。在治疗过程中，可以经常测定尿内的氯含量，如尿内有多量的氯，表示补氯量已足够，不需继续补氯。

5. 药物评估 生理盐水：为0.9%的氯化钠水注射液，其渗透压和正常人的血浆、组织液大致相同。适用证：①各种原因所致的失水，包括低渗性、等渗性和高渗性失水；②高渗性非酮症糖尿病昏迷，应用等渗或低渗氯化钠可纠正失水和高渗状态；③低氯性代谢性碱中毒；④外用生理盐水冲洗眼部、洗涤伤口等；⑤还用于产科的水囊引产。不良反应：输液过多、过快，可致水钠潴留，引起水肿、血压升高、心率加快、胸闷、呼吸困难，甚至急性左心衰竭。

（三）呼吸性酸中毒

呼吸性酸中毒系指肺泡通气功能减弱，不能充分排出体内生成的 CO_2，以致血液中 $PaCO_2$ 增高，引起高碳酸血症。

1. 病因 ①全身麻醉过深、镇静剂过量、心搏骤停、气胸、急性肺水肿、支气管痉挛、喉痉挛和呼吸机使用不当等，显著地影响呼吸，使通气不足，引起急性、暂时性的高碳酸血症。②肺组织广泛纤维化、重度肺气肿等慢性阻塞性肺部疾病，这些疾病有换气功能障碍或肺泡通气-血流比例失调，引起 CO_2 在体内潴留，导致高碳酸血症。③喉头痉挛或水肿、异物堵塞气管、溺水等可引起急性呼吸性酸中毒。

2. 临床表现 表现为呼吸困难、换气不足和全身乏力，有时有气促、发绀、头痛、胸闷。随着酸中毒的加重，可出现血压下降、谵妄、昏迷等。

3. 诊断 ①有呼吸功能降低的病史；②急性呼吸性酸中毒，血气分析显示血液 pH 明显下降，$PaCO_2$ 增高，血浆 HCO_3^- 正常；慢性呼吸性酸中毒时，血气分析显示血液 pH 下降不明显，$PaCO_2$ 增高，血浆 HCO_3^- 增加。

4. 治疗 在治疗原发病的基础上，改善通气功能：通过吸痰、扩张支气管、消除支气管黏膜肿胀等手段通畅呼吸道，促进二氧化碳的排出。必要时，行气管插管或气管切开术，或使用呼吸机。如因呼吸机使用不当而发生酸中毒，则应调整呼吸机的频率、压力或容量。

（四）呼吸性碱中毒

呼吸性碱中毒系指肺泡通气过度，体内生成的 CO_2 排出过多，以致血液中的 $PaCO_2$ 降低，引起低碳酸血症。

1. 病因 癔病、精神过度紧张、发热、创伤、感染、中枢神经系统疾病、轻度肺水肿、肺栓塞、低氧血症、肝功能衰竭和使用呼吸机不当等。慢性呼吸性碱中毒在外科病人中比较少见。

2. 临床表现 一般无症状，可出现眩晕，手、足和口周麻木和针刺感，肌震颤，手足抽搐，心动过速，Trousseau 征阳性。这些症状很可能是引起碱中毒的疾病的症状，而不是碱中毒本身的症状。危重病人发生急性呼吸性碱中毒，常提示预后不良，或将发生急性呼吸窘迫综合征。Trousseau 征即陶瑟征，用止血带或血压计缚于前臂充气至收缩压以上20mmHg 持续3分钟，使手血供减少，若诱发不出手足搐搦则为阴性反应，若诱发出手足搐搦则为阳性反应。阳性反应提示可能是碱中毒、低镁血症、低钾血症、低钙血症或者高钾血症。

3. 诊断 诊断要点：①有癔病、精神过度紧张、发热、创伤等病史；②有眩晕，手、足和口周麻木和针刺感，肌震颤，手足抽搐，心动过速，Trousseau 征阳性等临床表现；③血液 pH 增高，$PaCO_2$ 和 HCO_3^- 下降。

4. 治疗　在积极处理原发疾病的基础上，通过不同途径减少 CO_2 的排出和增加 CO_2 的吸入。用纸袋罩住口鼻，增加呼吸道死腔，减少 CO_2 的呼出和丧失，也可给予含 5% CO_2 的氧气吸入。如系呼吸机使用不当所造成的通气过度，应调整呼吸机参数。静脉注射葡萄糖酸钙注射液可消除手足抽搐。

扫码“学一学”

第二节　输　血

输血是促进外科发展的三大要素（无菌术、麻醉、输血）之一。可以补充血容量、改善循环、增加携氧能力、提高血浆蛋白、增进凝血机能。正确掌握输血的适应证，合理选用各种血液制品，有效防止输血可能出现的并发症，对保证外科治疗的成功和节约血液资源有重要意义。

【输血适应证】

1. 大出血　是输血的主要适应证，特别是严重创伤和手术中出血。一次失血量在500ml 以内，可由组织间液进入循环而得到代偿，在生理上不会引起不良反应。失血 500~800ml，首先考虑输入晶体液或血浆增量剂，而不是输全血或血浆。失血量超过 1 000ml，要及时输血。除上述制剂外，应输给适当的全血，有时还需补充浓缩血小板或新鲜血浆。

2. 严重贫血或低蛋白血症　手术前如有严重贫血（血红蛋白<60g/L）或血浆蛋白过低（<30g/L），应予纠正。若条件许可，血容量正常的贫血，原则上应输给浓缩红细胞；低蛋白血症可补充血浆或白蛋白。

3. 严重感染　输血可提供抗体、补体等，以增强抗感染能力。输用浓缩粒细胞，同时采用针对性抗生素，对严重感染（脓毒症、恶性肿瘤化疗后致严重骨髓抑制继发难治性感染）常可获得较好疗效。

4. 凝血异常　对凝血功能障碍的病人，手术前应输给有关的血液成分，如血友病应输抗血友病球蛋白，纤维蛋白原缺少症应输冷沉淀或纤维蛋白原制剂。如无上述制品时，可输给新鲜血或血浆。

【输血方法与注意事项】

1. 输血方法　静脉输血是最简便易行的常规输血途径，通常用来输液的浅表静脉均可用作输血。输血方法一般采用间接重力滴输法，对塑料血袋加压或使用专门的加压输血器，可加快输血速度。病情紧急而静脉穿刺困难或施行大手术时，可通过静脉切开，将导管插入中心静脉，进行快速输血。为防止输入的血液在进入心脏前从创伤部位流失，上肢和头颈部出血，应选用下肢的静脉输血，而下肢、盆部、腹部的出血，应选用上肢及颈部的静脉。输血速度需根据病人的具体情况来决定，成人一般调节在每分钟 5~10ml，老年人或心脏病病人每分钟约 1ml，小儿每分钟为 10 滴左右。对大量出血引起的休克，应快速输入所需的血量，对血容量正常的贫血，则每次输血量不可过多，以 200~400ml 为宜。

2. 注意事项　①输血前必须仔细核对病人和供血者姓名、血型和交叉配血单，并检查血袋是否渗漏，血液颜色有无异常。②除生理盐水外，不可向全血或浓缩红细胞内加入任何药物，以免产生药物配伍禁忌或溶血（例如，加入葡萄糖液，会使输血器内剩余的红细胞发生凝集，随之发生溶血）。③输血过程中要严密观察病人有无不良反应，检查体温、脉搏、血压及尿的颜色等。④输血完毕后，血袋应保留2小时，以便必要时进行化验复查。

【输入血液种类】

1. 血液成分制品 由于应用血液成分输血具备许多优点，对于血液成分制品的研究，迅速取得进展，并且在临床上日益受到重视和推广。血液成分为血细胞、血浆和血浆蛋白成分3大类。

（1）血细胞成分 血细胞成分有红细胞、白细胞和血小板3类。

1）红细胞：①浓缩红细胞，即压积红细胞，其细胞压积以70%～80%为宜。主要用于血容量正常而须补充红细胞的贫血，如各种慢性贫血，特别是合并心功能不全者、老年人或儿童的慢性贫血。优点是不含或少含血浆，容量小而效果大，不致引起不良反应或循环超负荷。②去白细胞的红细胞，这是移除白细胞在70%以上和保留红细胞的血液，适用于多次输血后产生白细胞凝集抗体而出现发热反应的贫血。③洗涤红细胞，其80%～90%的白细胞、血小板和99%以上的蛋白已被洗除，适应证与去白细胞的红细胞相同，另外，还适用于器官移植、尿毒症以及血液透析（高钾血症）。

2）白细胞：主要有浓缩粒细胞，可用于治疗因粒细胞减少而抗生素治疗无效的严重感染。但由于输注后并发症多，现已较少应用。

3）血小板：有多血小板血浆和浓缩血小板血浆等，适于治疗严重的再生障碍性贫血、输大量库存血或体外循环心脏手术后血小板锐减，以及其他血小板减少所引起的出血。

（2）血浆成分 有新鲜冰冻血浆、普通冰冻血浆和冷沉淀等。

1）新鲜冰冻血浆：其内含有各种凝血因子（特别是不稳定的Ⅴ和Ⅷ因子）、白蛋白和球蛋白，适用于多种凝血因子的缺乏，如肝功能不全、DIC和输大量库存血后引起的出血倾向，也适用于免疫球蛋白缺乏感染性疾病的治疗。新鲜冰冻血浆在-20℃或更低保存1年后，可转为普通冰冻血浆而继续保存到5年，后者适用于补充血容量，如在休克、烧伤和手术等情况中应用。一次输用量不宜超过100ml，否则需加用新鲜冰冻血浆。

2）冷沉淀：是血浆内在低温下不溶解的物质，内含纤维蛋白原、凝血因子Ⅷ、Ⅻ（纤维蛋白稳定因子），适用于特定凝血因子缺乏所引起的疾病，包括血友病、获得性凝血因子缺乏、纤维蛋白原缺乏等。

（3）血浆蛋白成分 以血浆为原料，应用物理和化学方法加工而成的制品。目前外科应用的主要是白蛋白制剂，其他尚有免疫球蛋白和各种凝血因子制品。

1）白蛋白制剂：通常有两类。第一类是高纯度（95%以上）的白蛋白低盐溶液，蛋白浓度为25%、20%或5%，临床常用5%溶液，除能提高血浆白蛋白以外，尚可补充血容量。浓缩白蛋白液（20%或25%）具有脱水作用。第二类是含白蛋白并含少量球蛋白的5%溶液，其主要用途是补充血容量。

2）免疫球蛋白制剂：有正常人免疫球蛋白、静脉注射丙种球蛋白、特异性免疫球蛋白等。专供肌内注射的正常人免疫球蛋白，大都用于某种传染病的预防，静脉注射丙种球蛋白主要与抗生素合用，以治疗用抗生素不能控制的感染，一次输注量为4～8g。

3）凝血因子制品：有浓缩抗血友病因子（AHF）、浓缩凝血酶原复合物（Ⅸ因子复合物）、浓缩凝血因子Ⅻ、抗凝血酶Ⅲ和纤维蛋白原制剂等，适用于血友病和各种有关凝血因子缺乏所引起的出血，其中浓缩凝血因子Ⅻ还能形成纤维蛋白聚合物，有利于促进伤口愈合。抗凝血酶Ⅲ则可用于抗凝血酶Ⅲ缺乏所引起的血栓栓塞症的防治。

2. 全血　将人体内血液采集到采血袋内所形成的混合物称全血。全血由液态血浆和血细胞组成。主要用于急性大失血、体外循环和换血治疗。由于输注全血弊端很多，除上述适应证外已较少使用。

3. 血浆增量剂　血浆增量剂是天然或人工合成的高分子物质制成的胶体溶液，可以代替血浆扩充血容量。目前常用的和不良反应较少的是右旋糖酐和羟乙基淀粉。

【并发症与防治】

输血一般是安全的，但有时可能出现各种反应和并发症，发生率达12%。严重者可危及病人生命，必须采取必要预防措施。

1. 发热反应　为最常见的早期输血并发症之一，发生率为2%~10%。发热反应多发生在输血后15分钟~2小时内，往往先有发冷或寒战，继以高热，体温可高达39~40℃，伴有皮肤潮红、头痛，多数血压无变化。症状持续少则十几分钟，多则1~2小时后缓解。但要注意其他反应也可首先表现为发热。

主要原因：①致热源。细菌的代谢产物或死亡的细菌等污染保存液或输血用具，输血后即可引起发热反应。②免疫反应。病人血内有白细胞凝集素、粒细胞特异性抗体或血小板抗体，输血时对输入的白细胞和血小板发生作用，引起发热。

处理措施：发热反应症状出现后，要立即减慢输血速度，严重者须停止输血。抑制发热反应的常用药物有阿司匹林，初始剂量为1g，以后每小时1次，共3次。有寒战时，肌内注射异丙嗪25mg或哌替啶50mg。

预防措施：采用无热源技术配制保存液，严格清洗、消毒采血及输血用具，或用一次性处理输血器，可去除致热源。输血前进行白细胞交叉配合试验，选用洗涤红细胞或用尼龙滤柱过滤血液移除大多数粒细胞和单核细胞，可以减少免疫反应所致的发热。

2. 过敏反应　多发生在输血数分钟后，亦可发生在输血中或输血后。发生率约3%。主要表现为皮肤红斑、荨麻疹和瘙痒，严重者出现呼吸困难（支气管痉挛与会厌水肿所致）、面色潮红、腹痛、腹泻、意识障碍、过敏性休克等，可危及生命。

主要原因：①过敏体质。具有过敏体质的病人对血中蛋白类物质或其他物质过敏。②血清病反应。因多次输血，体内已产生了抗血清免疫球蛋白抗体，再次输血时，输入血液中的免疫球蛋白便与被输入者血液中的抗血清免疫球蛋白抗体发生反应出现过敏表现。

处理措施：密切观察，若30分钟内症状无改善，立即停止输血。保持静脉输液畅通，根据不同情况给予处理。首先给予抗过敏药物，轻者，苯海拉明25mg，口服；重者，异丙嗪25mg、地塞米松10mg肌内注射；出现过敏性休克时，皮下注射1∶1 000肾上腺素，0. 5~1ml，必要时做气管切开。

3. 溶血反应　这是输血最严重的并发症。典型症状是输入几十毫升血型不合的血后，出现寒战、高热、呼吸困难、腰背酸痛、心前区压迫感、头痛、血红蛋白尿、异常出血等，甚至出现休克，可致死亡。麻醉中的手术病人唯一最早的征象是伤口渗血和低血压。

主要原因：绝大多数是免疫性的，即输入ABO血型不合的红细胞所致，少数是非免疫性的，如输入低渗液体、冰冻或过热破坏红细胞等。

处理措施：怀疑有溶血反应时，即应停止输血，核对受血者与供血者姓名和血型。并立即抽静脉血以观察血浆色泽，正常血浆肉眼观察呈澄明黄色，只要输入异型血超过 8~10ml，血浆游离血红蛋白增至 250mg/dl，血浆即呈粉红色，可协助诊断。观察病人每小时尿量，同时做尿血红蛋白测定。取供血者血袋内血和受血者输血前后血样本重新化验血型和进行交叉配血试验，同时做细菌涂片和培养，以排除细菌污染反应。此外，还要检查有无非免疫性溶血反应的原因。治疗重点是：①抗休克，静脉注射地塞米松，输入血浆、右旋糖酐或 5% 白蛋白液等来纠正低血容量，维持血压，同时需纠正电解质失调和酸中毒。溶血原因查明后，可输同型新鲜血液，以补充凝血因子和纠正溶血性贫血。②保护肾功能，可给予 5% 碳酸氢钠 250ml 静脉滴注，使尿液碱化，促使血红蛋白结晶溶解，防止肾小管阻塞。血压稳定时，可用呋塞米或 20% 甘露醇等利尿，防止肾衰竭，后期如无尿、氮质血症或高钾血症等出现，可用腹膜透析或血液透析等治疗。③防治弥散性血管内凝血（DIC），输入血型不合血量超过 200ml 时，要考虑使用肝素治疗。④换血疗法，能去除循环血内不合的红细胞及其破坏的有害物质和抗原-抗体复合物。

预防措施：主要在于加强工作责任心，严格核对病人和供血者姓名、血袋号和配血报告有无错误，采用同型输血。

4. 细菌污染反应 较少见，发病率为 1%~5%，但后果严重。污染血液的细菌，品种繁多，可以是非致病菌或致病菌，后者大多数是革兰染色阴性细菌，如大肠埃希菌等。这类细菌可在 4~6℃冷藏温度中迅速滋生。如果污染血液的是非致病菌，由于毒性小，可能只引起一些类似发热反应的症状。但因多数是毒性大的致病菌，即使输入 10~20ml，也可立刻发生休克。库存低温条件下生长的革兰染色阴性杆菌，其内毒素所致的休克，可出现血红蛋白尿和急性肾衰竭。简单而快速的诊断方法是对血袋内剩余血做直接涂片检查，同时进行病人血和血袋血浆的细菌培养。必要时，病人的血、尿需重复做多次培养。

处理措施：与感染性休克的治疗相同。

预防措施：从采血到输血的全过程中，各个环节都要严格遵守无菌操作。凡血袋内血浆混浊，有絮状物或血浆呈玫瑰红色（溶血）或黄褐色，以及血浆中有较多气泡者，均应认为有细菌污染可能而废弃不用。

5. 循环超负荷 主要表现为心力衰竭，甚至出现急性肺水肿。早期症状是头部剧烈胀痛、胸部发紧等。右心衰竭出现全身水肿、颈静脉怒张、肝脏肿大、发绀、静脉压升高等表现；左心衰竭与急性肺水肿出现呼吸困难、咳嗽、吐大量粉红色泡沫痰、肺部闻及湿啰音与哮鸣音等表现。

主要原因：发生在心脏代偿功能减退的病人，如心脏病病人、老年人、幼儿或慢性严重贫血病人（红细胞减少而血容量增多者），输血过量或速度太快。

处理措施：立即停止输血，按心力衰竭处理。

6. 其他

（1）出血倾向 大量快速输血可发生创面渗血不止或术后持续出血等凝血异常表现。主要原因是病人体内凝血因子被稀释，凝血因子Ⅴ、Ⅷ和Ⅸ的消耗以及血小板因子减少等。大量出血时，在损失大量血小板和凝血因子的同时，剩下的血小板和凝血因子又将在止血过程中被消耗。处理措施：可根据凝血因子缺乏的情况，补充有关血成分，如新鲜冰冻血浆、凝血酶原复合物、多血小板血浆等。

（2）酸碱平衡失调　主要由于库存血保存时间较长，细胞溶解，钾离子从细胞内释放所致。大量输血常有一过性代谢性酸中毒和高钾血症，若机体代偿功能良好，酸中毒和高钾血症可迅速纠正。但对已有高钾血的病人（如挤压伤合并肾功能不全），机体不能代偿，需采取治疗措施。大量输血时，其中的枸橼酸盐代谢后产生碳酸氢钠，可引起代谢性碱中毒，发生低钾血症。根据不同情况采取不同的治疗措施。

（3）疾病传播　输血或输血液制品都可能传播疾病，其中最常见而严重的是输血后肝炎，我国发生率达7.6%～19.7%，主要有乙型肝炎和丙型肝炎。近年来迅速蔓延的艾滋病（AIDS），也可经输血传播。此外，疟疾、梅毒、巨细胞病毒感染、黑热病、回归热和布氏杆菌病等，均可通过输血传播。预防输血传播疾病的主要措施有：①严格掌握输血适应证，避免不必要的输血；②对献血者进行血液和血液制品病原学检测；③在血液制品生产过程中采用加热或其他有效方法灭活病原体；④鼓励自体输血。

【常用药物注意事项与患者教育】

羟乙基淀粉　为复方制剂，由羟乙基淀粉130和氯化钠构成。静脉滴注后可以较长时间停留于血液中，提高血浆渗透压，迅速增加血容量，并增加细胞膜负电荷，使已聚集的细胞解聚，降低全血黏度。属血容量补充剂，临床用于失血性、烧伤性等低容量性休克。偶可发生输液反应，少数出现荨麻疹、瘙痒。

第三节　休　克

扫码“学一学”

休克是机体对有效循环血量锐减、组织灌注不足、细胞缺氧反应的一种临床综合征，最终导致机体代谢紊乱、器官功能受损。氧供给不足和需求增加是休克的本质，产生炎性介质是休克的特征。因此，恢复组织细胞的供血，促进其有效利用氧气，重建氧的供需平衡和保持正常的细胞功能是休克治疗的关键环节。现代观点视休克为一序贯事件，是一个亚临床阶段的组织灌注不足向多器官功能障碍综合征（MODS）或衰竭（MOF）连续发展的过程。

【病因与分类】

按照引起休克的原因，将休克分为低血容量休克、感染性休克、心源性休克、神经源性休克和过敏性休克五类。低血容量性和感染性休克在外科最常见。

1. 低血容量休克　主要见于：①急性大出血。如胃十二指肠溃疡大出血、门脉高压症所导致的食管胃底曲张静脉破裂大出血、外伤性肝破裂、外伤性脾破裂、外伤性大动脉（股动脉、腹主动脉等）刺破等，临床上称为失血性休克。②大量血浆丧失。如严重烧伤时，大量血浆样体液丧失，临床上称失液性休克。③脱水。如急性肠梗阻、高位肠瘘等，由于剧烈呕吐，大量体液丢失。④创伤。严重创伤（如骨折、挤压伤、大手术等）引起，通常称为创伤性休克，引起创伤休克的原因是综合性的，包括血管破裂、组织损伤后大量体液渗出、疼痛、细菌及细菌毒素等。

2. 感染性休克　严重的细菌感染引起，多见于烧伤并发感染、脓毒症、重症胰腺炎、急性阻塞性化脓性胆管炎、急性腹膜炎等。感染的细菌主要为革兰阴性杆菌，也可见革兰阳性菌、霉菌、病毒和立克次体。临床上按其血液动力学改变分为低排高阻型（低动力型、心输出量减少、周围血管收缩）和高排低阻型（高动力型、心输出量增加，周围血管扩张）两种类型。低排高阻型休克在血液动力学方面的改变，与一般低血容量休克相似，高排低阻型休克的主要特点是血压接近正常或略低，心输出量接近正常或略高，外周总阻力降低，中心静脉压接近正常或稍高，动静脉血氧分压差缩小。

3. 心源性休克 由于急性心肌梗死、严重心律失常、心包填塞、肺动脉栓塞等使左心室收缩功能减退或舒张期充盈不足，致心输出量锐减。

4. 神经源性休克 由于剧烈的刺激（如疼痛、外伤等），引起强烈的神经反射性血管扩张，周围阻力锐减，有效循环量相对不足。

5. 过敏性休克 某些物质如药物、异体蛋白等，使人体发生过敏反应致全身血管骤然扩张、毛细血管通透性增加，引起休克。

外科常见的休克多为低血容量休克，尤其是创伤性休克，其次为感染性休克。

【病理生理】

有效循环血量锐减、组织灌注不足以及产生炎性介质是各类休克共同的病理生理变化基础，这是一个连续性的病理过程，按照微循环变化可将休克分为三期。

1. 微循环收缩期 当循环血量锐减时，血压下降，主动脉弓和颈动脉窦的压力感受器反射性使延髓循环中枢和交感神经兴奋，作用于心脏、小血管和肾上腺等靶器官，使心跳加快提高心排出量，肾上腺髓质和交感神经节后纤维释放大量儿茶酚胺，使周围皮肤、骨骼肌和内脏（肝、脾等）的小血管和微血管的平滑肌（包括毛细血管前括约肌）强烈收缩，动静脉短路和直接通道开放。结果是微动脉的阻力增高，毛细血管的血流减少，保持一定的静脉回心血量，血压维持不变或基本不变，重要生命器官（脑、心、肾）仍得到较充足的血液灌流。由于毛细血管的血流减少，使血管内压力降低，血管外液体进入血管内，血容量得到部分补偿。此期又称为休克代偿期，脏器功能和结构基本正常。

2. 微循环扩张期 在微循环收缩期的基础上，由于长时间、广泛的微动脉收缩、动静脉短路及直接通道开放，使进入毛细血管的血流量持续减少，组织灌流更加不足，氧和营养不能进入组织，出现了组织代谢紊乱。无氧代谢所产生的酸性物质（如乳酸、丙酮酸等）增多，又不能及时清除，形成酸中毒，使毛细血管前括约肌失去对儿茶酚胺的反应能力。此时，微动脉及毛细血管前括约肌舒张，但毛细血管后小静脉对酸中毒的耐受性较大，仍处于收缩状态，以致大量血液滞留在毛细血管网内，循环血量进一步减少。毛细血管网内的静水压增高，水分和小分子血浆蛋白渗至血管外，血液浓缩、血液黏稠度增加。同时，组织缺氧后，毛细血管周围的肥大细胞受缺氧的刺激而分泌出大量的组织胺，促使处于关闭状态的毛细血管网扩大开放范围，甚至全部毛细血管同时开放。这样，毛细血管容积剧增，血液滞留其中，使回心血量锐减，心排出量进一步降低，血压下降。此期脏器功能下降。

3. 微循环衰竭期 滞留在微循环内的血液，由于血液黏稠度增加和酸性血液的高凝特性，使红细胞和血小板容易发生凝集，在毛细血管内形成微血栓，出现弥散性血管内凝血，使血液灌流停止，组织细胞缺氧加重，细胞内的溶酶体崩解，释放出蛋白溶解酶。蛋白溶解酶除直接消化组织蛋白外，还可催化蛋白质形成各种激肽，造成细胞自溶，并且损伤其他细胞，引起各器官的功能性和器质性损害。弥散性血管内凝血消耗了各种凝血因子，且激活了纤维蛋白溶解系统，结果出现严重出血倾向。此期又称为微循环衰竭期，脏器功能明显下降，脏器结构受损。

休克继续发展，各重要器官组织可发生广泛的缺氧和坏死，出现多器官功能障碍综合征。①肺：缺氧使毛细血管内皮细胞和肺泡上皮细胞受损。血管壁通透性增加，肺泡表面活性物质生成减少，使肺泡内液-气界面的表面张力升高，促使肺泡萎缩，造成肺不张，肺泡内有透明膜形成。临床上出现进行性呼吸困难等一系列症状，这种急性呼吸衰竭称为急性呼吸窘迫综合征。②肾：肾缺血超过 3 小时，可发生肾实质的损害，出现急性肾衰竭，表现为少尿、无尿、高氮质血症。③脑：因动脉压过低和脑血流量降低致脑缺氧。持续性低血压中引起脑的血液灌流不足，使毛细血管周围胶质细胞肿胀，同时由于毛细血管通透性升高，血浆外渗至脑细胞间隙，引起脑水肿和颅内压增高。④心：冠状动脉灌流量主要发生于舒张期。进入休克抑制期，心排出量和主动脉压力降低，舒张期血压也下降，可使冠状动脉灌流量减少，心肌缺氧受损，造成心功能不全。此外，低氧血症、代谢性酸中毒及高血钾也可损害心肌。心脏微循环内血栓，可引起心肌局灶性坏死，进一步发展为心力衰竭。⑤肝脏及胃肠：休克时，内脏血管发生痉挛，肝脏血流减少，引起肝脏缺血、缺氧、血液淤滞，肝血管窦和中央静脉内微血栓形成，造成肝小叶中心坏死，甚至大块坏死，使肝脏受损。肝脏代谢和解毒功能不全，导致肝功能衰竭。胃肠道缺血、缺氧，引起黏膜糜烂出血，肠黏膜屏障功能受损。

知识链接

微循环

微循环是指微动脉和微静脉之间的血液循环。典型的微循环一般由微动脉、后微动脉、毛细血管前括约肌、真毛细血管、通血毛细血管、动-静脉吻合支和微静脉等 7 个部分组成，微循环的血液可通过 3 条途径由微动脉流向微静脉。微循环的基本功能是进行血液和组织液之间的物质交换。正常情况下，微循环的血流量与组织器官的代谢水平相适应，保证各组织器官的血液灌流量并调节回心血量。如果微循环发生障碍，将会直接影响各器官的生理功能。

【临床表现】

根据临床表现分为休克代偿期（休克早期）和休克抑制期（休克期）。

1. 休克代偿期　表现为精神紧张、兴奋、烦躁不安、皮肤苍白、四肢厥冷、心率加快、呼吸加快、脉压下降、尿量下降等。此时，如得到及时治疗，休克很快得到纠正。否则，将进入休克抑制期。

2. 休克抑制期　表现为表情淡漠、意识逐渐模糊，乃至昏迷；皮肤黏膜苍白、潮湿，有时可发绀、肢端发凉、出血斑；血压进行性下降，脉搏细弱无力，桡动脉、足背动脉等周边动脉触摸不清；尿量减少，甚至出现尿闭。

病情继续发展，出现多脏器衰竭表现。

【辅助检查】

1. 血液检查 通过红细胞计数、血红蛋白和红细胞压积检查，了解血液稀释或浓缩情况；通过血浆电解质测定，了解钾、钠、氯等的含量；通过血气分析，了解血液氧合、二氧化碳潴留和酸碱变化情况；通过血小板计数和血液凝血功能（纤维蛋白原含量、凝血酶无时间及其他凝血因子等）测定，了解血液黏稠度、凝血与出血情况。

2. 尿液检查与肾功能检查 通过尿液一般检查和血尿素氮、肌酐、内生肌酐清除率等检查了解肾实质损害的程度，判断休克的严重程度。

3. 肝功能检查 通过血清转氨酶、胆红素及蛋白质含量的检查，了解肝脏损害的程度，判断休克的严重程度。

4. 中心静脉压测定 中心静脉压（central venous pressure，CVP）是指右心房或上、下腔静脉胸腔段内的压力。中心静脉压测定是判断血容量、心功能和血管张力等综合情况的一种有效方法。休克时，通过测定中心静脉压，可以鉴别低血容量性休克或非低血容量性休克，尤其是心源性休克。同时，对休克的治疗有重要的指导作用。CVP 正常值为 50～100mmH_2O（10mmH_2O=0.098kPa）。①若休克患者 CVP<50mmH_2O 时，表示血容量不足，立即补充血容量。②若经补充血容量后，CVP>100mmH_2O，患者仍处于休克状态，则应考虑有无容量血管过度收缩或心功能不全的可能，应控制输液速度及输液量，严密观察病情，分析原因，并即时做出相应处理。③若 CVP>150～200mmH_2O，则提示有容量负荷过重或心力衰竭、急性肺水肿可能，应严格控制入量或停止补液，并根据具体情况静脉注射快速洋地黄制剂、利尿剂或静脉滴注血管扩张剂。

5. 其他检查 X 线检查、心电图检查、细菌学检查、肺动脉压和肺动脉楔压监测等对休克的诊断和治疗均具有一定价值。

【诊断】

当有交感神经-肾上腺功能亢进征象时，即应考虑休克的可能。

1. 早期症状诊断要点 ①血压基本正常而脉压减少；②心率增快；③口渴；④皮肤潮湿、黏膜发白、肢端发凉；⑤皮肤静脉萎陷；⑥尿量减少至 25～30ml/h。

2. 确定诊断要点 存在下列征象时，则可肯定休克诊断。

（1）收缩压<80mmHg，脉压<20mmHg。

（2）有组织血灌注不良的临床表现，如表情淡漠、烦躁不安、肢体湿冷、皮肤苍白或发绀等。

（3）尿量明显减少（<25ml/h）。

（4）出现代谢性酸中毒，SB 低于 22mmol/L 或动脉血乳酸量超过 15mg/dl。

3. 休克严重程度的临床估计 根据临床表现一般将休克分为轻度、中度和重度，见表 15-1。

表 15-1　休克的临床分度

分期	程度	神志	口渴	皮肤黏膜		脉搏	血压	体表血管	尿量	估计损失量*
				色泽	温度					
休克代偿期	轻度	神志清楚，伴有痛苦表情，精神紧张	口渴	开始苍白	正常或发凉	100 次/分以下，尚有力	收缩压正常或稍升高，舒张压增高	正常	正常	20%以下（800ml 以下）
休克抑制期	中度	神志尚清楚，表情淡漠	很口渴	苍白	发冷	100~120 次/分	收缩压为 90~70mmHg，脉压小	表浅静脉塌陷，毛细血管充盈迟缓	尿少	20%~40%（800~1 600ml）
	重度	意识模糊甚至昏迷	非常口渴，可能无主诉	显著苍白，肢端青紫	厥冷（肢端更明显）	速而细弱，或摸不清	收缩压在 70mmHg 以下或测不到	毛细血管充盈非常迟缓，表浅静脉塌陷	尿少或无尿	40%以上（1 600ml 以上）

注：* 为成人的低血容量性休克。

【治疗】

治疗原则是尽早去除病因，尽快恢复有效循环血量，纠正微循环障碍，增进心脏功能和恢复人体正常代谢。

1. 一般措施

（1）放置适宜的体位　休克时的体位一般采取仰卧位，头和胸部抬高 20°~30°，下肢抬高 15°~20°。此种体位可以增加回心血量，减轻呼吸的负担。

（2）保持呼吸道通畅与吸氧　及时清除呼吸道分泌物，必要时可做气管插管或气管切开。间断吸氧，增加动脉血氧含量，减轻组织缺氧。

（3）镇静与保暖　避免过多搬动，保持安静与身体温暖。通常不用镇静剂，以免加重休克，甚至造成死亡。

2. 病因治疗　根据休克的不同原因进行病因治疗。门脉高压症所导致的食管或胃底曲张静脉破裂大出血可先给予垂体后叶素静脉滴注，亦可采用三腔二囊管压迫止血。必要时，在内镜直视下将硬化剂（5%鱼肝油酸钠、1%乙氧硬化醇、5%油酸氨基己酸等）注射至曲张的静脉，或用皮圈套扎曲张的静脉。胃十二指肠溃疡大出血先静脉给予西咪替丁和奥美拉唑等胃酸分泌抑制剂，进一步的治疗为使用胃镜（高频电灼、激光、止血夹等）止血，必要时行手术治疗。外伤性肝破裂和外伤性脾破裂给予手术修补或切除。外伤性大动脉（股动脉、腹主动脉等）刺破给予结扎与缝合。在快速补充有效循环量后，应抓紧时机施行手术去除原发病变，才能从根本上控制休克。在紧急止血方面，可先用暂时性止血措施，待休克初步纠正后，再进行根本的止血手术。若暂时性止血措施难以控制出血，应一面补充血容量，一面进行手术止血。

3. 补充血容量　补充血容量，及时恢复血流灌注，是抗休克的根本措施。故应在连续监测动脉血压、尿量、CVP 的基础上，结合病人尿量、脉搏、收缩压、脉压、呼吸、神志状态、四肢温度、末梢循环充盈情况，判断补充血容量的效果。首先输入平衡盐溶液，根据情况给予容量扩增剂，并同时采血配血，必要时进行成分输血或输全血。

4. 纠正酸碱平衡失调 休克时，由于组织灌注不足和细胞缺氧常有不同程度的酸中毒，而酸性内环境对心肌、血管平滑肌和肾功能均有抑制作用。在休克早期，又可能因过度换气，引起低碳酸血症、呼吸性碱中毒。按照血红蛋白氧合解离曲线的规律，碱中毒使血红蛋白氧离曲线左移，氧不易从血红蛋白释出，可使组织缺氧加重，故不主张早期使用碱性药物，而酸性环境有利于氧与血红蛋白解离，从而增加组织供氧。机体在获得充足血容量和微循环改善后，轻度酸中毒常可缓解而不需再用碱性药，而重度休克合并酸中毒经扩容治疗不满意时，仍需使用碱性药物。用药前需保证呼吸功能正常，以免引起 CO_2 潴留和继发呼吸性酸中毒。纠正酸中毒常用 5% 碳酸氢钠注射液静脉滴注。

5. 应用血管活性药物 严重休克时，单用扩容治疗不易迅速改善循环和升高血压。若血容量已基本补足但循环状态仍未好转时，则应选用下列血管活性药物。

（1）血管收缩剂 去甲肾上腺素、间羟胺和多巴胺等。去甲肾上腺素是以兴奋 α-受体为主、轻度兴奋 β-受体的血管收缩剂，能兴奋心肌，收缩血管，升高血压及增加冠状动脉血流量，作用时间短。常用量为 0.5~2mg，加入 5% 葡萄糖溶液 100ml 内静脉滴注。间羟胺（阿拉明）间接兴奋 α、β-受体，对心脏和血管的作用同去甲肾上腺素，但作用弱，维持时间约 30 分钟。常用量为 2~10mg 肌内注射或 2~5mg 静脉注射，也可 10~20mg 加入 5% 葡萄糖溶液 100ml 静脉滴注。多巴胺是最常用的血管收缩剂，具有兴奋 α、β1 和多巴胺受体作用，其药理作用与剂量有关。小剂量［<10μg/（min · kg）］时，主要是 β1 和多巴胺受体作用，可增强心肌收缩力，并扩张肾和胃肠道等内脏器官血管；大剂量［>15μg/(min · kg）］时，则为 α 受体作用，增加外周血管阻力。抗休克时主要取其强心和扩张内脏血管的作用，宜采取小剂量。为提升血压，可将小剂量多巴胺与其他缩血管药物合用，而不增加多巴胺的剂量。

（2）血管扩张剂 包括 α 受体阻滞剂和抗胆碱能药两类。前者包括酚妥拉明、酚苄明等，能解除去甲肾上腺素所引起的小血管收缩和微循环淤滞，并能增强左室收缩力。酚妥拉明作用快，持续时间短，多用 0.1~0.5mg/kg 加于 5% 葡萄糖溶液 100ml 内静脉滴注。酚苄明是一种 α-受体阻滞剂，兼有间接反射性兴奋 β-受体的作用。能轻度增加心脏收缩力、心排出量和心率，同时能增加冠状动脉血流量，降低周围循环阻力和血压。作用可维持 3~4 天，用量为 0.5~1.0mg/kg，加入 5% 葡萄糖溶液或 0.9% 氯化钠溶液 100~200ml 内静脉滴注，1~2 小时滴完。抗胆碱能药物包括阿托品、山莨菪碱和东莨菪碱。临床上较多用于休克治疗的是山莨菪碱（人工合成品为 654-2），可对抗乙酰胆碱所致平滑肌痉挛使血管舒张，从而改善微循环。还可通过抑制花生四烯酸代谢，降低白三烯、前列腺素的释放而保护细胞，是良好的细胞膜稳定剂。尤其是在外周血管痉挛时，对提高血压、改善微循环、稳定病情等，效果较明显。用法是每次 10mg，每 15 分钟 1 次，静脉注射，或 40~80mg/h 持续泵入，直到临床症状改善。

休克时血管活性药物的选择应结合当时的病情与临床表现。休克初期，未补充血容量之前，为保证重要脏器的供血，可皮下注射 1∶1 000 的去甲肾上腺素；补充血容量后，微血管痉挛时，静脉给予扩血管药物，恢复微循环的血液供应；微循环、微动脉充分扩张而微静脉和小静脉仍痉挛时，采用血管扩张剂和血管收缩剂配合使用。

6. 应用糖皮质激素 皮质类固醇可用于感染性休克和其他较严重的休克。其作用主要有：①阻断 α-受体兴奋作用，使血管扩张，降低外周血管阻力，改善微循环；②保护细胞内溶酶体，防止溶酶体破裂；③增强心肌收缩力，增加心排血量；④增进线粒体功能和防止白细胞凝集；⑤促进糖异生，使乳酸转化为葡萄糖，减轻酸中毒。一般主张应用大剂量静脉滴注，一次滴完，为了防止多用皮质类固醇后可能产生的不良反应，一般只用1~2次。临床常用氢化可的松 200~300mg 或地塞米松 10~20mg 加入 5% 葡糖糖溶液中静脉滴注。

7. 处理 DIC 对诊断明确的 DIC 可用肝素抗凝，一般 1.0mg/kg，6 小时 1 次，成人首次可用 10 000U（1mg 相当 125U 左右）。还使用抗纤溶药如氨甲苯酸、氨基己酸，抗血小板黏附和聚集药阿司匹林、潘生丁和小分子右旋糖酐。

8. 保护重要脏器 出现心力衰竭时，给予强心剂，可选用多巴胺和多巴酚丁胺，亦可使用小剂量强心苷（一般选用西地兰），增强心肌收缩力，减慢心率。出现肾衰竭时，给予呋塞米等强利尿剂。出现脑水肿和颅内压升高时，给予 20% 甘露醇快速加压滴注。

【常用药物注意事项与患者教育】

1. 去甲肾上腺素 为肾上腺素去掉 N-甲基后形成的物质，属于儿茶酚胺类。主要激动 α 受体，对 β 受体激动作用很弱，具有很强的血管收缩作用，使全身小动脉与小静脉都收缩（但冠状血管扩张），外周阻力增高，血压上升，保证对重要器官（如脑、心）的血液供应。兴奋心脏及抑制平滑肌的作用比肾上腺素弱。主要用于治疗各种休克（但出血性休克禁用）。使用时间不宜过长，否则可引起血管持续强烈收缩，使组织缺氧情况加重。使用过程中药液外漏可引起局部组织坏死。逾量时可出现严重头痛及高血压、心率缓慢、呕吐甚至抽搐。

2. 酚妥拉明 为 α-受体阻断药，通过阻断 α-受体和间接激动 β-受体，迅速使周围血管扩张，可显著降低外周血管阻力，增加周围血容量，改善微循环。本品对心脏有兴奋作用，使心肌收缩力增加、心率加快、心输出量增加。主要用于治疗肺充血或肺水肿的急性心力衰竭、血管痉挛性疾病、手足发绀症、感染性休克及嗜铬细胞瘤的诊断试验等。不良反应有直立性低血压、鼻塞、瘙痒、眩晕、胃肠道反应，严重者可出现心率加速、心律失常和心绞痛。

3. 多巴胺 为去甲肾上腺素生物合成的前体，具有兴奋 β-受体、α-受体和多巴胺受体的作用，兴奋心脏 β-受体可增加心肌收缩力，增加心输出量。兴奋多巴胺受体和 α-受体使肾、肠系膜、冠脉及脑血管扩张、血流量增加。对周围血管有轻度收缩作用，升高动脉血压，本药的突出作用为使肾血流量增加，肾小球滤过率增加，从而促使尿量增加，尿钠排泄也增加。用于各种类型的休克，尤其适用于休克伴有心收缩力减弱、肾功能不全者。不良反应有胸痛、呼吸困难、心悸、心律失常（尤其用大剂量时）、全身软弱无力感。长期大剂量应用或小剂量用于外周血管病，可出现手足疼痛或发凉。使用过量时可出现血压升高，此时应停药，必要时给予 α-受体阻滞剂。

扫码“学一学”

第四节　心肺脑复苏术

心肺脑复苏术（CPCR）指当任何原因引起呼吸和心搏骤停时，为恢复呼吸、心跳及神经系统（主要是脑）功能所实施的一系列基本急救操作和措施。心跳骤停是指各种原因导致的心脏射血功能突然终止。呼吸骤停是指自主呼吸突然停止。心脏性猝死是指未能预料的于突发心脏症状1小时内发生的心脏原因死亡。心跳呼吸骤停不治是心脏性猝死最常见的直接死因。

心肺脑复苏术是抢救生命最基本的医疗技术和方法，包括心脏按压、人工通气、电除颤，以及药物治疗等。

【心跳呼吸骤停的原因】

1. 各种意外 溺水、触电、麻醉意外。

2. 呼吸系统 窒息、气管异物阻塞、喉痉挛。

3. 神经系统 颅脑外伤、癫痫持续状态、脑炎和脑膜炎引起的脑水肿及脑疝。

4. 循环系统 休克、心律失常、心肌炎、心肌病、先天性心脏病等。

5. 药物过敏 青霉素过敏等。

6. 各种中毒 一氧化碳中毒、有机磷中毒、地高辛中毒等。

7. 代谢及电解质紊乱 代谢性酸中毒、高钾血症、低钾血症、低钙血症等。

【心跳呼吸骤停的临床表现】

心跳呼吸骤停表现为意识突然丧失、呼吸动作停止和大动脉搏动消失的“三联征”。

【心跳呼吸骤停的诊断】

诊断要点：①意识突然丧失，面色可由苍白迅速呈现发绀。②大动脉搏动消失，触不到颈、股动脉搏动。③呼吸停止或开始叹息样呼吸，逐渐缓慢，继而停止。④双侧瞳孔散大。⑤可伴有短暂抽搐、大小便失禁、全身松软。⑥心电图表现为心室颤动、无脉性室性心动过速、心室静止、无脉性心电活动（指的是心脏组织有电活动存在，但无有效的机械活动）。

【心肺脑复苏】

随着医学的发展，复苏的内容和概念已发生变化：现代医学将有关抢救各种重危病人所采取的措施都称为复苏。早年所谓的“复苏”主要是指“心肺复苏”即针对心跳和呼吸骤停所采取的抢救措施。以人工呼吸替代病人的自主呼吸，以心脏按压形成暂时的人工循环并诱发心脏的自主搏动。但是，心肺复苏成功的关键不仅是自主呼吸和心跳的恢复，更重要的是中枢神经系统功能的恢复。从心脏停搏到细胞坏死的时间以脑细胞最短，因此，维持脑组织的灌流是心肺复苏的重点。从心肺复苏开始就积极防治脑细胞的损伤，力争脑功能的完全恢复，故将“心肺复苏”扩展为“心肺脑复苏”。心肺脑复苏过程可分为3个阶段：初期复苏、后期复苏和复苏后治疗。脑复苏成功的关键是时间。在心脏停搏后4分钟内开始初期复苏、8分钟内开始后期复苏者的恢复出院率最高。因此早期开始复苏是提高存活率和脑功能完全恢复率的基础。

1. 初期复苏 初期复苏又称心肺复苏，是呼吸、循环骤停时的现场急救措施。主要任务是迅速有效地恢复生命器官（特别是心脏和脑）的血液灌流和供氧。初期复苏的任务和步骤可归纳为CAB：C（circulation）指建立有效的人工循环，A（airway）指保持呼吸道顺畅，B（breathing）指进行有效的人工呼吸。心脏按压和人工呼吸是初期复苏时的主要措施。

（1）心脏按压　心脏按压是指间接或直接按压心脏以形成暂时的人工循环的方法。心脏停搏时丧失其排血能力，全身血液循环处于停止状态。心脏停搏可表现为三种形式：①心室停顿（ventricular standstill），心脏完全处于静止状态。②心室纤颤（ventricular fibrillation），心室呈不规则蠕动而无排血功能。③心肌电-机械分离（electro-mechanical dissociation），心电图显示有心电活动，但无机械收缩和排血功能。当出现神志突然丧失，大动脉搏动消失（触诊颈总动脉或股动脉）及无自主呼吸时，即可诊断为呼吸心跳骤停。切忌反复测血压或听心音、等待心电图，延迟复苏时间。心脏停搏使全身组织细胞失去血液灌流和缺氧，而脑细胞经受4~6分钟的完全性缺血缺氧，即可引起脑组织不可逆性损伤。因此，尽早建立有效的人工循环对预后产生明显影响。有效的心脏按压能维持心脏的充盈和搏出，诱发心脏的自律性搏动，并可能预防生命重要器官（如脑）因较长时间的缺血缺氧而导致的不可逆性改变。心脏按压分为胸外心脏按压和开胸心脏按压2种方法。

1）胸外心脏按压（external chest compression）：在胸外心脏按压时，胸内压力明显升高并传递到胸内的心脏和血管，再传递到胸腔以外的大血管，驱使血液流动。当按压解除时，胸内压下降并低于大气压，静脉血又回流到心脏，称为胸泵机制。近来研究认为，压迫胸壁所致的胸内压改变起着主要作用，但无论其机制如何，只要正确操作、即能建立暂时的人工循环。动脉压可达80~100mmHg，足以防止脑细胞的不可逆损害，施行胸外心脏按压时，病人必须平卧，术者立于或跪于病人一侧。沿季肋摸到剑突，选择剑突以上4~5cm处，即胸骨上2/3与下1/3的交接处为按压点。亦可选择病人双侧乳头连线中点部位。将一手掌根部置于按压点，另一手掌根部覆于前者之上。手指向上方翘起，两臂伸直，凭自身重力通过双臂和双手掌，垂直向胸骨加压，使胸骨下陷至少5~6cm，然后立即放松，使胸廓自行恢复原位但双手不离开胸壁。如此反复操作，按压时心脏排空，松开时心脏再充盈，形成人工循环（图15-1）。按压与松开的时间比为1：1时，心排血量最大，推荐胸外按压频率为至少100次/分，按压不应被人工呼吸打断。胸外按压与人工呼吸的比例，现场急救人员不管是成人还是儿童都为30：2，专业人员急救时儿童为15：2。如果已经气管内插管，人工呼吸频率为8~10次/分，可不考虑是否与心脏按压同步的问题。

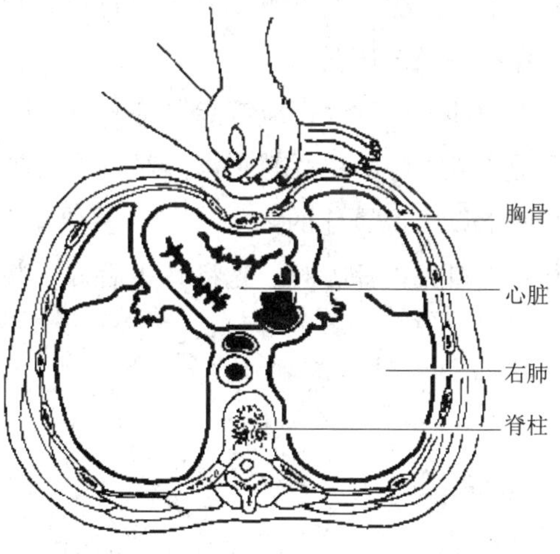

图15-1　胸外心脏按压方法

心脏按压有效时可以触及颈动脉或股动脉的搏动。监测呼气末CO_2分压（$ETCO_2$）用于判断胸外心脏按压的效果更为可靠，$ETCO_2$升高表明心排出量增加，肺和组织的灌注改善。心脏按压过程中如果瞳孔立即缩小并有对光反射者，预后较好，如无药物的影响而瞳孔始终完全散大且角膜呈灰暗色者，预后一般不良。但瞳孔的变化只能作为复苏效果的参考，不宜根据瞳孔的变化来决定是否继续复苏。

胸外心脏按压较常见的并发症是肋骨骨折，肋骨骨折可损伤内脏，引起内脏的穿扎、破裂及出血等，尤以心、肺、肝和脾较易遭受损伤，应尽量避免。老年人由于骨质较脆而胸廓又缺乏弹性，更易发生肋骨骨折，应倍加小心。

2）开胸心脏按压（open chest compression）：虽然胸外心脏按压可使主动脉压升高，但右房压、右室压及颅内压也升高。因此冠脉的灌注压和血流量并无明显改善、脑灌注压和脑血流量的改善也有限。而开胸直接心脏按压更容易刺激自主心跳的恢复，且对中心静脉压和颅内压的影响较小，因而有效增加心肌和脑组织的灌注压和血流量，有利于自主循环的恢复和脑细胞的保护。但开胸心脏按压在条件和技术上的要求都较高，且难以立即开始，可能会延迟复苏时间。因此，开胸心脏按压不作为首选。下列情况可首选开胸心脏按压：①胸廓严重畸形、胸外伤引起的张力性气胸、多发性肋骨骨折、心包填塞和胸主动脉瘤破裂需要立即进行体外循环者；②心脏停搏发生于已行开胸手术者；③胸外心脏按压效果不佳并超过 10 分钟且具备开胸条件者。如果心跳、呼吸骤停发生在手术室内，应于胸外心脏按压的同时，积极作开胸的准备，一旦准备就绪而胸外心脏按压仍未见效时，应立即行开胸心脏按压。

（2）人工呼吸　保持呼吸道通畅是进行人工呼吸的先决条件。因此，首先应保持呼吸道通畅，同时以耳靠近病人的口和鼻，以听或感觉是否有气流，并观察胸廓是否有起伏，以判断呼吸是否停止。如胸廓无起伏亦无气流，表示呼吸已经停止，应立即进行人工呼吸。昏迷病人很容易因各种原因而发生呼吸道梗阻，其中最常见原因是舌后坠和呼吸道内的分泌物、呕吐物或其他异物引起呼吸道梗阻。因此，在施行人工呼吸前必须清除呼吸道内的异物或分泌物，利用托下颌或（和）将头部后仰的方法可消除由于舌根后坠引起的呼吸道梗阻。有条件时（后期复苏）可通过放置口咽或鼻咽通气道、气管内插管、气管切开等方法，保持呼吸道通畅。

有效的人工呼吸，应该能保持 PaO_2 和 $PaCO_2$ 接近正常。人工呼吸方法可分为两类：一类是徒手人工呼吸法，其中以口对口人工呼吸最适于现场复苏；另一类是利用器械或特制的呼吸器以求得最佳的人工呼吸，主要用于后期复苏和复苏后处理，须有专业人员使用。施行口对口人工呼吸时，先将其头后仰，并一手将其下颌向上、后方勾起以保持呼吸道顺畅，另一手压迫于前额保持头部后仰位置，同时以拇指和示指将鼻孔捏闭。然后术者深吸一口气、对准病人口部用力吹入（图 15-2）。开始时可连续吹入 3~4 次，然后以每 5 秒钟吹气一次的频率进行。每次吹毕即将口移开并深吸气，此时病人凭其胸肺的弹性被动地完成呼气。施行过程中应观察胸壁是否起伏，吹气时的阻力是否过大，否则应重新调整呼吸道的位置或清除呼吸道内的异物或分泌物。施行口对口人工呼吸的要领是每次深吸气时必须尽量多吸气，吹出时必须用力。

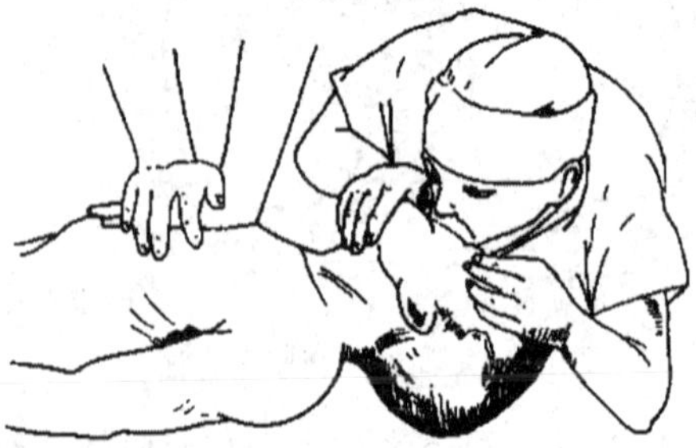

图 15-2　口对口人工呼吸及胸外心脏按压

必须注意：心脏按压与人工呼吸几乎是同步进行的，如两人同时实施，按固定比例，各司其职，如一人实施，按固定比例，交替进行。现将心跳、呼吸骤停后现场判断、胸外心脏按压与口对口人工呼吸的具体操作步骤分五步描述如下：

第一步：确定心跳呼吸骤停的诊断

将患者移至安全地带，下列检查结果可确定诊断：①呼叫无应答。②呼吸停止，颈动脉或股动脉搏动消失，瞳孔散大。③心音消失。

第二步：保持呼吸道通畅

将患者仰卧于坚实平面，清除口腔异物（包括假牙等），头后仰，下颌上抬。

第三步：胸外心脏按压与人工呼吸

单人操作。①胸外心脏按压：先用手握拳猛击患者心前区 1~2 下除颤，继之以左手掌根部紧贴胸骨中段 1/3 与下段 1/3 交界处，右手掌根重叠放在左手背上，使全部手指脱离胸壁，双臂伸直，双肩在病人胸部正上方，垂直向下用力按压，按压要平稳、规则、不间断、下压与放松的时间大致相等，按压频率 100 次/分，按压深度使成人胸骨下移 5~6cm。②口对口人工呼吸：一手抬下颌仰头（压额抬颏法），另一手小鱼际肌处压住额头，手指捏鼻，用力向患者的口内做快而深的吹气，每次吹气 1~1.5 秒，吹至胸部上抬。③两者交替进行：先按压，再吹气，按压/通气比例为 30∶2。

双人操作。①一人进行胸外心脏按压：先用手握拳猛击患者心前区 1~2 下，继之以左手掌根部紧贴胸骨中段 1/3 与下段 1/3 交界处，右手掌根重叠放在左手背上，使全部手指脱离胸壁，双臂伸直，双肩在病人胸部正上方，垂直向下用力按压，按压要平稳、规则、不间断、下压与放松的时间大致相等，按压频率 100 次/分，另一手小鱼际肌处压住额头，按压深度使成人胸骨下移 5~6cm。②一人进行口对口人工呼吸：一手抬下颌仰头（抬颏仰头法），另一手小鱼际肌处压住额头，手指捏鼻，用力向患者的口内做快而深的吹气，每次吹气 1~1.5 秒，吹至胸部上抬。③两者同时进行：按压/通气比例为 30∶2。

第四步：复苏效果观察

每 5 个循环观察呼吸和脉搏一次，复苏有效指征是：自主呼吸出现，触到颈动脉或股动脉搏动，面色及口唇由苍白、青紫变红润，眼球活动，手足抽动，呻吟（检查复苏时间为 10 秒）。

第五步：复苏效果观察后处理。①复苏成功：继续进行监护和综合治疗（后期复苏）。②复苏未成功：继续重复人工呼吸与胸外心脏按压，抢救总时间为 30 分钟。

2. 后期复苏　后期复苏（advanced life support，ALS）是初期复苏的继续，是借助于器械和设备、先进的复苏技术和知识以争取最佳疗效的复苏阶段。后期复苏的内容包括：继续生命支持；借助专用设备和专门技术建立和维持有效的肺泡通气和循环功能；监测心电图，识别和治疗心律失常；建立和维持静脉输液、调整体液、电解质和酸碱平衡失衡；采取一切必要措施（药物、电除颤等）维持病人的循环功能稳定。因此，承担后期复苏任务的必须是受过专门训练的专业人员和具备足够的复苏专用仪器设备。接诊时应首先检查患者的自主呼吸和循环是否已经恢复，否则应继续进行心肺复苏。然后进行必要的生理功能监测。根据监测结果进行更具有针对性的处理，包括药物治疗、电除颤、输液输血以及其他特殊治疗。

（1）呼吸道的管理　需行心肺复苏的患者中，约有 90% 的病人呼吸道都有不同程度的梗阻。托下颌的方法虽可保持呼吸道的通畅，但往往难以持久。放置口咽或鼻咽通气道，适用于自主呼吸已恢复者。为了获得最佳肺泡通气和供氧，或需要行机械通气治疗者，应施行气管内插管。而对于不适宜气管内插管者，可施行气管切开术以保持呼吸道的通畅。

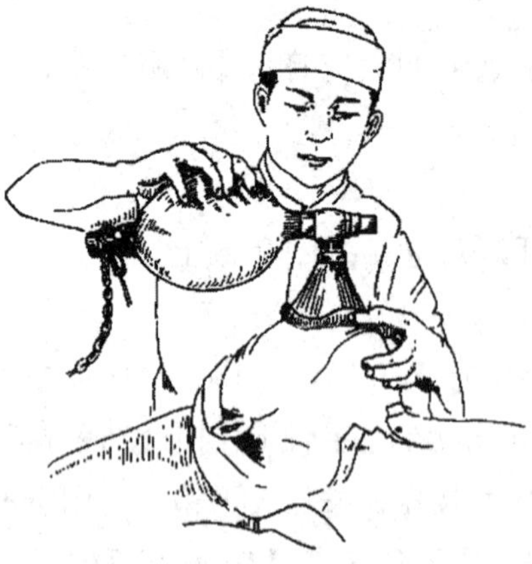

图 15-3　用简易呼吸器人工呼吸

（2）呼吸器的应用　利用器械或呼吸器进行人工呼吸，其效果较徒手人工呼吸更有效。呼吸囊-活瓣-面罩装置为最简单且有效的人工呼吸器（图 15-3），已广泛应用于临床。应用时将面罩紧扣于病人口鼻部，另一手将呼吸囊握于手掌中挤压，将囊内气体吹入病人肺内。当松开呼吸囊时，胸廓和肺被动弹性回缩而将肺内气体“呼”出。由于单向活瓣的导向作用，呼出气体只能经活瓣排入大气。呼吸囊在未加压时能自动膨起，并从另一活瓣吸入新鲜空气，以备下次挤压所用。呼吸囊上还附有供氧的侧管，能与氧气源连接，借以提高吸入氧浓度。多功能呼吸器是性能完善、结构精细的自动机械装置、可按要求调节多项呼吸参数，并有监测和报警系统，使用这种呼吸仪器不仅能进行有效的机械通气，而且能纠正病人的某些病理生理状态，起到呼吸治疗的作用，主要在重症监测治疗室或手术室等固定场所使用。

（3）心电监测与其他监测　心电图可明确心脏停搏的形式，并能随时呈现复苏效果和复苏过程中还可能出现的其他心律失常，故应尽早应用。在后期复苏期间，除应用心电监测外，还应重视呼吸、循环和肾功能的监测。通过动脉血气分析监测 PaO_2 和 $PaCO_2$，在人工呼吸或机械通气时，PaO_2 应维持在正常范围，至少不低于 8kPa（60mmHg），$PaCO_2$ 应维持在 4.8~5.3kPa（36~40mmHg）。通过血压测量，保持血压稳定。通过留置导尿管并取样化验监测尿量、尿比重、尿蛋白、尿糖、尿细胞、尿管型等的情况，以帮助判断肾的灌注和肾功能改变，也为输液提供参考。循环难以维持稳定者，为便于给药和输液，应放置中心静脉导管监测 CVP。

（4）电除颤　复苏的第一步都是进行人工呼吸和心脏按压。但在心脏停搏中以心室纤颤的发生率最高，在医院外发生心脏停搏者，85% 以上的病人开始都有室性心动过速，很快转为室颤。而电除颤是目前治疗室颤的唯一有效方法，对于室颤者，如果除颤延迟，除颤的成功率明显降低，室颤后 4 分钟内、心肺复苏 8 分钟内除颤可使其预后明显改善，发生室颤后几分钟内即可发展为心室停顿，复苏也更加困难。因此，凡具备除颤条件者，应尽快施行电除颤。室颤有细颤和粗颤之分，如不能将细颤转变为粗颤，治疗效果不佳。初期复苏的各种措施再加注射肾上腺素，一般均能使细颤转变为粗颤。电除颤是以一定量的电流冲击心脏使室颤终止的方法。如果已开胸，可将电极板直接放在心室壁上进行电击，称胸内除颤。将电极板置于胸壁进行电击者为胸外除颤。直流电除颤时，所需的电能储存于除颤器的电容器内，通过导线和电极板导向病人放电，即电击。胸外除颤时将一电极板放在靠近胸骨右缘第 2 肋间处，另一电极板置于左胸壁心尖部，电极下应垫以盐水纱布或导电糊并紧压于胸壁，以免局部烧伤和降低除颤效果。胸外除颤所需电能成人为 200J，小儿为 2J/kg；胸内除颤所需电能成人为 20~80J，小儿为 5~50J。操作时先进行充电，并检查电极板放置无误后，令所有人员与病人脱离接触，然后按放电钮即完成一次电除颤。一次除颤未成功者，应立即行胸外心脏按压和人工呼吸。除颤器重新充电，准备重复除颤。再次除颤时应适当加大电能，最大可到 360~400J。对于足以影响血流动力稳定或/和对其他治疗无反应的室上性或室性心动过速。可以电转复治疗，但所需要的电能较低。一般来说，治疗室性心动过速所需电能不越过 50J，治疗心房扑动只需 25J，治疗阵发性室上性心动过速和心房纤颤则需要 75~100J。

（5）药物复苏　复苏时用药的目的是为了激发心脏复跳并增强心肌收缩力，防止心律失常，调整酸碱失衡，补充体液和电解质。复苏时给药务必做到迅速准确，常用的给药途径有心内注射、静脉注射、中心静脉给药（中心静脉置管者）、气管内给药（气管内插管者）等，可根据不同情况具体选择。由于心内注射引起的并发症较多，只有当静脉或气管内注药途径仍未建立时，才采用心内注射。常用的复苏药物有：

1）肾上腺素：该药是心肺复苏的首选药物，具有 α 与 β 肾上腺能受体兴奋作用，有助于自主心律的恢复。其 α 受体兴奋作用可使外周血管阻力增加，而不增加冠状动脉和脑血管的阻力，因而可增加心肌和脑的灌流量，能增强心肌收缩力，使心室纤颤由细颤转为粗颤，提高电除颤成功率，在心脏按压的同时用肾上腺素能使冠状动脉和心内、外膜的血流量明显增加，并增加脑血流量。每次静脉用量为 0.5~1.0mg 或 0.01~0.02mg/kg，必要时每 5 分钟可重复一次。

2）阿托品：该药能降低心肌迷走神经的张力，提高窦房结的兴奋性，促进房室传导，对窦性心动过缓有较好疗效，尤其适用于有严重窦性心动过缓合并低血压、低组织灌注或合并频发室性早搏者。心动显著过缓时，异位心电活动亢进，可诱发室颤。阿托品使心率增快达 60~80 次/分，不仅可防止室颤的发生，而且可增加心排出量。心脏停搏时阿托品用量为 1.0mg 静脉注射，心动过缓时的首次用量为 0.5mg，每隔 5 分钟可重复注射，直到心率恢复达 60 次/分以上。

3）氯化钙：该药可使心肌收缩力增强，延长心脏收缩期，并可提高心肌的激惹性。交感神经兴奋药对心脏的作用也是通过钙离子起效的。如果使用肾上腺素和碳酸氢钠之后仍未能使心搏恢复，可以静脉注射氯化钙。尤其适用于因高血钾或低血钙引起的心脏停搏者，在电-机械分离时，氯化钙也有一定疗效。成人常用 10%氯化钙 2.5~5ml 缓慢静脉注射。

4）利多卡因：该药是治疗室性心律失常的有效药物，尤其适用于治疗室性早搏或阵发性室性心动过速。对于除颤后反复心室纤颤需重复除颤的病例，利多卡因可使心肌的应激性降低，或可防止心室纤颤的复发。常用剂量为 1~1.5mg/kg，缓慢静脉注射，必要时可重复应用，亦可以 2~4mg/min 的速度连续静脉滴注。

5）碳酸氢钠：该药为复苏时纠正急性代谢性酸中毒的主要药物。呼吸心搏骤停后可引起呼吸性及代谢性酸中毒，当 pH 低于 7.20 时，容易发生顽固性室颤，使心肌收缩力减弱，心肌对儿茶酚胺类药物的作用减弱，因而影响复苏效果。在复苏早期主要依靠过度通气来纠正呼吸性酸中毒，如果心脏停搏时间短暂（1~2 分钟），不需要使用碳酸氢钠。如果心脏停搏发生之前已证实存在代谢性酸中毒，就应使用碳酸氢钠。临床一般根据血液 pH 及动脉血气分析结果来指导碳酸氢钠的使用，当碱剩余（SBE）达到-10mmol/L 以上时，是使用碳酸氢钠的指标。用量可按以下公式计算：碳酸氢钠（mmol）= SBE×体重（kg）/4。复苏期间若不能测知 pH 及血气分析值，首次碳酸氢钠的剂量可按 1mmol/kg 给予，然后每 10 分钟给 0.5mmol/kg。静脉注射碳酸氢钠的速度不宜过快，一般主张静脉匀速输注，成人注射 5%碳酸氢钠以 15ml/min 左右的速度为宜。在使用碳酸氢钠的同时，应进行过度通气以免

CO_2蓄积。

6）其他：多巴胺适用于低血压或/和心功能不全者。多巴胺对心血管的作用与用量有关，用量为1~3μg/(kg·min）时主要兴奋多巴胺受体，对肾及内脏血管有扩张作用，而不增加心率和血压；用量为4~10μg/(kg·min）时，主要兴奋β肾上腺能受体，可使心率增快，心肌收缩力增强和心排出量增加，外周及肺血管阻力增加不明显；用量为10μg/(kg·min）以上时，可兴奋α肾上腺能受体，明显增加外周和肺血管阻力，导致肾血管收缩、心动过速和心排出量降低。开始以2~5μg/(kg·min）的速度静脉输注，并根据血流动力学的改变进行调节。去甲肾上腺素适用于外周血管阻力降低合并明显低血压者，开始以0.04μg/(kg·min）速度静脉输注，并根据血压高低来调节。异丙肾上腺素主要用于治疗房室传导阻滞，以2~20μg/min的速度静脉输注，将心率维持在60次/分左右即可。严重窦性心动过缓且对阿托品治疗无反应者，也可以使用异丙肾上腺素治疗。在复苏时应用上述血管活性药物务必慎重，一般只宜视为暂时性提高血压的措施，不宜作为长时间维持血压的方法。

（6）体液治疗　低血容量时可降低心脏充盈压，也严重影响心肌的收缩性。在心肺复苏过程中，低血容量对于自主心跳的恢复和维持循环稳定也是很不利的，对血管活性药也不敏感。由于血液循环停止而引起全身组织的缺血缺氧，无氧代谢增加和酸性代谢产物的蓄积，可使血管平滑肌麻痹和血管扩张引起外周血管阻力降低，使毛细血管壁的通透性增加导致不同程度的血管内液外渗，引起相对或绝对的血容量不足。为了防治脑水肿而采取的脱水、利尿措施，则进一步加重低血容量。因此，积极恢复有效循环血量是复苏工作中一项基本的、也是十分重要的任务。监测CVP，对扩容有一定指导意义。一般来说，心脏停搏后适当扩容才能保持循环功能的稳定，扩容以晶体液（生理盐水、林格液等）为主，适当输入胶体液（右旋糖酐、羟乙基淀粉等），但一般不主张输血，除非有明显的失血。适当的血液稀释可降低血液黏稠度，有利于改善组织灌流。

3. 复苏后治疗　心脏停搏使全身各组织器官立即缺血缺氧，但心、脑、肺、肾和肝脏缺氧损伤的程度对于复苏的转归起到决定性意义。心脏缺氧损害是否可逆，决定病人是否能存活，中枢神经功能的恢复取决于脑缺氧损伤的程度，而肺、肾和肝功能的损害程度决定整个复苏和恢复过程是否平顺。对于病情较轻，初期复苏及时（4分钟内）和非常有效者，其预后较好，无须特殊治疗，但必须加强监测以防再发生呼吸循环骤停。病情较重或初期复苏延迟者，即使循环功能和呼吸功能已经恢复并基本稳定，但脑、心、肾、肺等重要器官的病理生理改变，特别是脑的病理生理改变不仅难以恢复，而且可能会继续恶化。防治缺氧性脑损伤和多器官功能衰竭是复苏后治疗的主要内容。而在防治多器官功能衰竭时，首先应保持呼吸和循环功能的良好和稳定。

（1）维持良好的呼吸功能　心肺复苏后应对呼吸系统进行详细检查并检查胸部X线片，以判断气管内插管的位置、有无肋骨骨折、气胸及肺水肿。如果自主呼吸未恢复、有通气或氧合功能障碍者，应进行机械通气治疗。并根据血气分析结果调节呼吸器以维持良好的PaO_2、$PaCO_2$及pH。氧合功能对复苏后治疗尤其是对心、脑功能的恢复十分重要。如果发生低氧血症，可直接影响对心、脑的供氧，应对其原因进行判断，并作相应治疗。维持良好的通气功能有利于降低颅内压，可借助轻度过度通气，维持$PaCO_2$在3.3~4.7kPa（25~35mmHg）之间，以减缓脑水肿的发展。

（2）确保循环功能的稳定　循环功能的稳定是一切复苏措施之所以能奏效的先决条件，复苏后期必须严密监测循环功能。如循环功能不稳定，表现为低血压和组织器官灌流不足（如少尿、意识障碍），应对有效循环血容量及左心室功能进行评估，并及时纠正。血流动力学监测十分必要，重症病人应监测心电图（ECG）、动脉压、CVP 及尿量，必要时应放置 Swan-Ganz 漂浮导管监测肺动脉楔压或肺毛细血管楔压（PCWP），可以反映肺静脉、左心房和左心室的功能状态，正常值为 0.8~2kPa（6~15mmHg），PCWP 增高反映左心房压力增高，如急性肺水肿，此时即使中心静脉压（CVP）正常，也应该限制输液量以免加重肺水肿。PCWP 低于正常值时，反映血容量不足。应避免发生低血压，即使轻度低血压也可影响脑功能的恢复。维持血压在正常或稍高于正常水平为宜，有利于脑内微循环血流的重建。复苏后期可能仍需要应用某些药物来支持循环功能，其目的是为了给其他更重要的治疗措施创造条件，但不能完全依赖药物，并应及早脱离这些支持。只有在不需要任何药物的支持下仍能保持循环功能正常时，才能认为循环功能确已稳定。

（3）脑复苏　为了防治心脏停搏后缺氧性脑损伤所采取的措施称为脑复苏。人脑组织按重量计算虽只占体重的 2%，而脑血流量却占心排出量的 15%~20%，需氧量占全身的 20%~25%，葡萄糖消耗量占全身的 65%。脑组织的代谢率高，氧耗最大，但能量储备很有限。当脑完全缺血 10~15 秒钟，脑的氧储备即完全消耗，意识丧失；20 秒钟后自发和诱发脑电活动停止，细胞膜离子泵功能开始衰竭；1 分钟后脑干的活动消失，呼吸几乎停止，瞳孔散大；4~5 分钟内脑的葡萄糖及糖原储备和三磷酸腺苷（ATP）即被耗竭；大脑完全缺血 5~7 分钟以上，即发现有多发性、局灶性脑组织缺血的形态学改变。当自主循环功能恢复、脑组织再灌注后，缺血性改变仍然继续发展。脑细胞发生不可逆性损害是在再灌注后，相继发生脑充血、脑水肿及持续低灌流状态，结果使脑细胞继续缺血缺氧，导致细胞变性和坏死，称为脑再灌注损伤。脑细胞从缺血到完全坏死的病理变化过程是非常复杂的。有人观察到，在心跳停止 5 分钟后，以正常压力恢复脑的灌注，可见到多灶性“无再灌注现象”，可能与红细胞凝聚、血管痉挛、有害物质的释放等有关。

缺氧性脑损伤主要表现为：意识障碍、抽搐、体温上升、肌张力的改变等，肌张力完全丧失（即“软瘫”）时，病情往往已接近“脑死亡”的程度。脑复苏的原则在于防止或缓解脑组织肿胀和水肿。脱水、降温和肾上腺皮质激素治疗是现今较为行之有效的防治急性脑水肿的措施。

脑复苏的主要任务是防治脑水肿和颅内压升高，以减轻或避免脑组织的再灌注损伤，保护脑细胞的功能。

1）应用脱水剂：脑复苏时的脱水应以减少细胞内液和血管外液为主，血管内液不仅不应减少和浓缩，还应保持正常或高于正常并适当稀释。脱水应以增加排出量来完成，不应使入量低于代谢需要。脱水时应维持血浆胶体渗透压不低于 20kPa（150mmHg），血浆清蛋白在 30g/L 以上，维持血液渗透压在 280~330mmol/L。脱水治疗一般以渗透性利尿为主，快速利尿药（如呋塞米）为辅助措施。甘露醇是最常用的渗透性利尿药，用量为每次 20% 甘露醇 0.5~1g/kg 静脉滴注，每日 4~6 次，必要时加用呋塞米 20~40mg 保持有效利尿。如颅内压突然剧增或疑有脑疝发生时，可一次快速注入 20% 甘露醇 50~60ml（1ml/kg）。白蛋白的利尿作用缓和且持续，可与甘露醇同时使用。于两次甘露醇用药之间，静脉注射 50% 葡萄糖溶液 50ml，可弥补甘露醇药效难以连续的不足。脑水肿一般在第 3~4 天达到高峰，因此脱水治疗应持续5~7日。

2）低温疗法：低温可降低脑细胞的氧耗量，维持脑氧供需平衡，起到脑保护作用。体温每降低1C°可使代谢率下降5%~6%。心脏停搏未超过3~4分钟或病人已呈软瘫状态时，不是低温疗法的适应证，心跳停搏时间较久，或病人呈现体温升高或肌张力增高者，应给予降温治疗。如果心脏停搏的时间不明，应密切观察，若病人出现体温升高趋势或有肌紧张及痉挛表现时，应立即降温。低温治疗的具体方法有头部带冰帽（直接降低脑部温度，降温效果较好）、将冰袋置于大血管经过部位（颈侧、腋窝、腹股沟和腘窝等）、冬眠疗法（哌替啶100mg、氯丙嗪50mg、异丙嗪50mg）等，开始降温时宜将体温迅速降达预期水平，一般为35~33℃。

3）糖皮质激素：在脑复苏中的应用虽在理论上有很多优点，但临床应用仍有争议，实验研究中激素能缓解神经胶质细胞的水肿，临床经验认为激素对于神经组织水肿的预防作用似较明显，但对于已经形成的水肿，其作用则难以肯定。激素的应用宜尽早开始，开始氢化可的松100~200mg/24h，静脉滴注，以后改用地塞米松20~30mg/24h，静脉滴注。一般使用3~4日即可全部停药。

4）脑细胞营养剂：可使用胞二磷胆碱注射液、磷酸果糖注射液、肌苷等细胞营养药物，增加脑组织能量，改善脑细胞代谢。

（4）防治肾衰竭　呼吸循环骤停可能损害肾功能，严重者可发生肾衰竭。肾衰竭常使整个复苏工作陷于徒劳，必须强调预防，最有效的预防方法是维持循环稳定，保证肾脏的灌注压。尽量避免应用使肾血管严重收缩及损害肾功能的药物，纠正酸中毒及使用肾血管扩张药物（如小剂量多巴胺）等都是保护肾功能的措施。复苏后应监测肾功能，包括每小时尿量、血尿素氮、血肌酐及血、尿电解质浓度等，必要时，给予呋塞米（速尿）等强利尿剂。

【常用药物注意事项与患者教育】

1. 20%甘露醇　为单糖，在体内不被代谢，经肾小球滤过后在肾小管内甚少被重吸收，起到组织脱水及渗透利尿作用。适应证：①组织脱水药，用于治疗各种原因引起的脑水肿，降低颅内压，防止脑疝；②降低眼内压，可有效降低眼内压，应用于其他降眼内压药无效时或眼内手术前准备；③渗透性利尿药，用于鉴别肾前性因素或急性肾衰竭引起的少尿，亦可应用于预防各种原因引起的急性肾小管坏死；④促进毒物排泄，对某些药物（巴比妥类、水杨酸盐、锂剂、溴化物等）逾量或毒物中毒时，可加速排泄，并防止肾毒性；⑤冲洗剂，应用于经尿道内做前列腺切除术。主要不良反应有：①水和电解质紊乱，最为常见；②寒战、发热、排尿困难、血栓性静脉炎；③外渗可致组织水肿、皮肤坏死。

2. 地塞米松　又名氟美松，属糖皮质类激素。与其他糖皮质激素一样，具有抗炎、抗内毒素、抑制免疫、抗休克及增强应激反应等药理作用。主要用于过敏性与炎症性疾病，还用于预防新生儿呼吸窘迫综合征、降低颅内高压以及库欣综合征的诊断。并发感染为主要的不良反应。本品较大剂量易引起糖尿病、消化道溃疡和类库欣综合征症状，对下丘脑-垂体-肾上腺轴抑制作用较强。

目标检测

1. 简述输血的适应证。
2. 简述输血的种类。
3. 简述休克的病因分类。
4. 简述休克的病理分期。
5. 试述胸外心脏按压和人工呼吸的具体操作方法。

（肖　勇）

扫码“练一练”

第十六章

外科感染

学习目标

1. **掌握** 外科感染的分类。
2. **熟悉** 外科感染常用的抗菌药物注意事项与患者教育。

感染是由病原体侵入机体并在体内生长繁殖所引起的炎症反应。外科感染是指需要外科治疗的感染性疾病和并发于创伤、手术、烧伤后的感染。外科感染是外科疾病的重要组成部分，在临床上非常多见，占所有外科疾病的1/3~1/2。其病原菌构成复杂，治疗困难，需高度重视，正确处理。

扫码“学一学”

第一节 外科感染概述

外科感染的特点为：①常为多种细菌所致的混合感染；②以内源性感染为主，即致病菌多来自于自身皮肤、口咽、鼻腔、肠道和前泌尿生殖道；③常有明显而突出的局部症状；④局部病变为组织坏死、化脓，愈合后形成瘢痕组织，严重者引起功能障碍；⑤通常需要手术处理原发病灶才能有效控制其进展。

【分类】

1. 按致病菌种类分类 可分为非特异性感染和特异性感染。

（1）非特异性感染 亦称为化脓性感染或一般感染，此类感染由化脓性细菌所引起，占外科感染的大多数。其特点为：①同一种致病菌可引起多种化脓性感染，而同一种化脓性感染疾病又可由多种细菌所致；②感染后一般先有急性炎症反应，继而发展为局部化脓；③防治原则和方法基本相似。常见有疖、痈、急性淋巴结炎、急性手部感染、急性乳腺炎、急性骨髓炎、急性腹膜炎等。手术后切口感染也多属此类。

（2）特异性感染 特异性感染不同于一般的化脓性感染。此类感染的特点是一种致病菌只能引起一种特定的感染，每一种特异性感染都有各自不同的致病菌，其病程演变和防治方法也各有特点。如结核病、破伤风、气性坏疽、炭疽以及人体抵抗力低下时所发生的真菌感染等。

2. 按病程分类 根据病程不同，外科感染可分为急性、亚急性和慢性感染等3种。病程在3周之内，为急性感染，一般化脓性感染大多数属此类；病程超过2个月者为慢性感染；介于两者之间者为亚急性感染。

【病因】

外科感染是否发生，取决于机体抵抗力和病原菌数量以及细菌毒力等综合因素的影响。

1. 机体抗感染能力削弱

（1）局部抵抗力减弱　①皮肤或黏膜的屏障作用破坏，如各种开放性损伤、烧伤、胃肠道破裂、手术、穿刺等，使细菌易于入侵；②管腔阻塞致使内容物淤积、压力升高造成黏膜受损，致病原菌滞留并繁殖侵袭组织，如乳腺导管阻塞致乳汁淤积所发生的急性乳腺炎，粪石或寄生虫阻塞阑尾腔所发生的急性阑尾炎等；③局部组织血供障碍或组织水肿、积液等，削弱机体局部防御和修复能力；④留置体腔内或血管内的导管因处理不当为病原菌入侵开放了通道；⑤皮肤或黏膜本身存在原发病变，如足癣常继发淋巴管（结）炎或丹毒，口腔溃疡继发的细菌或真菌感染。

（2）全身抵抗力减弱　①严重的创伤、大面积烧伤或休克，使机体抗感染能力降低；②糖尿病、尿毒症、肝功能损害等，降低机体免疫力；③长期使用免疫抑制剂、肾上腺皮质激素以及抗癌的化疗药物和放射疗法等，抑制和削弱抗感染的能力；④长期营养不良、维生素缺乏、贫血、低蛋白血症、白细胞减少症等易遭受感染；⑤高龄老人免疫力下降或婴幼儿免疫力不足；⑥先天性或后天获得性免疫缺陷（艾滋病）等。

2. 常见致病菌　致病菌包括化脓性感染的病原菌和特异性感染的致病菌两大类。一般来说，侵入机体致病菌的种类越多、数量越大、毒力越强，发生外科感染的机会越高。

（1）葡萄球菌　革兰染色阳性菌，定植于人的鼻、咽部黏膜和皮肤及其附属腺体上。其中金黄色葡萄球菌的毒力最强，能产生多种毒素和血浆凝固酶，损害人体的防御功能，故而可引起多种感染。其特点是感染易于局限化，脓液为黄色、稠厚、无臭，若致全身性感染常伴有转移性脓肿。表皮葡萄球菌为条件致病菌，但在医院内的感染力很强，并对多种抗生素耐药，常引起尿路感染或全身性感染。

（2）链球菌　革兰染色阳性菌，广泛定植于人体的皮肤、上呼吸道、消化道、女性外生殖道等部位。链球菌的种类较多，根据其溶血与否和溶血的性质，将其分为溶血性链球菌、绿色链球菌和粪链球菌等 3 种。①溶血性链球菌，毒性最强，可产生溶血素和多种酶，如透明质酸酶、链激酶等，能溶解破坏细胞间质的透明质酸和纤维素，故感染不易局限而迅速扩散。其脓液稀薄、量多、淡红色。常见的感染是急性蜂窝织炎、丹毒、淋巴管炎等，也可引起全身性感染，但一般不发转移性脓肿。②绿色链球菌，为条件致病菌，常引起急性扁桃体炎和亚急性心内膜炎，也可成为胆道感染或腹腔感染的病原菌。③粪链球菌（肠球菌），一般无致病性，但可成为肠道或阑尾穿孔后所致的混合感染的病原菌之一。

（3）大肠埃希菌　革兰染色阴性菌，大量存在于肠道内，参与维生素 K 的合成，单独致病力不大。单纯由大肠埃希菌感染所产生的脓液黄色稠厚并无臭味。但常和其他致病菌（厌氧菌类杆菌、粪链球菌）一起造成混合感染，此时脓液稠厚并有特殊的粪臭味。

（4）铜绿假单胞菌　革兰染色阴性菌，常存于肠道内和皮肤上，有极强的耐药性，常致大面积烧伤的创面感染和脓毒症。脓液的特点是淡绿色，有特殊的甜腥味。

（5）变形杆菌　革兰染色阴性菌，常广泛分布于周围环境中，并定植于人体肠道和前尿道。常为尿路感染、急性腹膜炎和大面积烧伤感染的病原菌之一。因其有广泛的耐药性，故在应用抗生素治疗混合感染后，可转变为单纯的变形杆菌感染。脓液具有特殊的恶臭味。

（6）厌氧类杆菌　属革兰染色阴性无芽孢专性厌氧菌。广泛存在于口腔、胃肠道和外生殖道。厌氧类杆菌是人体内源性感染最主要的致病菌，常与其他需氧细菌一起形成混合感染，为阑尾穿孔和胃肠道手术后感染的重要致病菌，亦可引起浅表感染、深部脓肿、化脓性血栓性静脉炎和全身性感染等。脓液特点为灰褐色、较稠厚、有恶臭，涂片检查可见细菌，但普通培养则无细菌生长。

（7）破伤风杆菌　革兰染色阳性厌氧性芽孢杆菌。侵入局部伤口内生长繁殖，产生毒素而致病，造成特异性感染破伤风。

（8）产气荚膜梭状芽孢杆菌（气性坏疽杆菌）　为一类革兰染色阳性厌氧性梭状芽孢杆菌。该类病菌的毒性很强，一般侵入深部创口后可引起严重的局部感染和全身中毒症状。其特点是肌肉广泛坏死，并有水肿和产气，分泌物有恶臭味，造成特异性感染气性坏疽。

（9）结核杆菌　典型结核杆菌为细长微弯曲或直的、两端钝圆的杆菌，革兰染色阳性，是专性需氧菌，抗酸染色能使菌体被染成红色，但不被酸性乙醇脱色，故称为抗酸杆菌。典型的病理特征为结核结节的形成和干酪样坏死，液化后可形成寒性脓肿（不发热、局部无压痛），造成特异性感染结核病。

（10）真菌　主要有放线菌、白色念珠菌（白假丝酵母菌）等，前者常引起软组织慢性化脓性感染，其特征是常形成窦道或瘘管，并排出硫黄样颗粒；后者多因使用广谱抗生素或联合使用抗生素造成菌群失调或人体抵抗力降低时常见的继发性感染，常引起皮肤和黏膜浅部的感染。其典型表现是病程迁延，持续发热，口腔黏膜出现霉斑，一般抗生素治疗无效。

【临床表现】

1. 局部表现　急性化脓性感染：在炎症及其周围区域出现红、肿、热、痛及功能障碍的典型表现。范围小、炎症弱或位置较深的感染，局部表现轻；范围大而位置表浅或（和）炎症强的感染，局部表现重；浅部感染形成脓肿时，可触及波动感。波动感检查方法：用示指轻按脓肿一侧，同时在水平线的对侧，用另一示指稍用压力或轻轻叩击，对侧示指就感到有液体的波动感。在垂直方向再做一次，两个方向均有波动感。特异性感染：气性坏疽表现为伤部剧痛，局部进行性肿胀并有气泡、局部捻发感；结核病局部可发生寒性脓肿；真菌感染局部可发生溃疡、脓肿、瘘道，其分泌物奇特。

2. 全身症状　急性感染中毒症状表现为畏寒、寒战、发热、头痛、乏力、全身不适、食欲减退等；慢性或长期感染可出现营养不良、贫血、消瘦或低蛋白水肿；革兰阴性杆菌所致的全身性严重感染，极易引起水、电解质平衡失调和代谢性酸中毒，并可发展为中毒性休克及多器官功能不全综合征（MODS）；破伤风表现为全身横纹肌持续收缩和阵发性痉挛等典型表现；结核病常表现为结核中毒症状。

【辅助检查】

1. 血象检查　化脓性细菌感染，白细胞总数明显增加，中性粒细胞百分比明显增加，可出现核左移与中毒颗粒。

2. 病原菌检查　直接涂片或细菌培养可发现相应的病原菌，细菌培养时，做药敏试验可指导临床选用抗菌药物。对疑有全身性感染的病人，一次血培养结果阴性者，可作多次培养检查，如若多次血液细菌普通培养仍为阴性者，可抽血作厌氧菌培养。

3. 其他检查　对深部感染，采用一般方法其诊断仍有困难时，可酌情选用 X 线检查、超声波检查、CT 检查、MRI 检查等。

【治疗】

外科感染的治疗原则是消除感染病因和毒性物质（脓液、坏死组织等），增强人体的抗感染能力和修复能力。

1. 局部疗法

（1）保护患部和制动休息　保护患部不受挤压损伤，局部制动、抬高、休息，必要时加以固定，能减轻疼痛和减少毒素吸收，更有利于炎症消散或局限化。

（2）物理疗法　有改善局部血液循环，增强局部抵抗力，促进炎症吸收或局限化的作用。主要有局部热敷、红外线照射、超短波照射等。

（3）局部外敷　有改善局部血液循环，消炎止痛，加速感染局限化，以及促进肉芽组织生长等作用。该方法大多适用于浅部感染，但有时也可用于部位深在的感染，并要尽早应用。常用方法：①新鲜蒲公英、紫花地丁、马齿苋、败酱草等捣烂外敷，在浅部感染初期有效。②50% 硫酸镁溶液湿敷，可用于蜂窝织炎、淋巴结炎等。③金黄散、玉露散、双柏散等用醋调外敷，适用于浅部或稍深的感染初期或中期。④鲫鱼膏、千捶膏、鱼石脂软膏适用于疖等较小的感染中期。⑤八二丹、生肌玉红膏、红油膏等可用已破溃后脓肿的外敷。

（4）局部封闭或药物注射　某些急性化脓性感染的初期，如急性乳腺炎可采用 1% 普鲁卡因加抗生素溶液，于病灶周围和乳房后封闭；急性化脓性关节炎，可于关节腔穿刺抽脓后注入抗生素；对于寒性脓肿者，可于局部潜行穿刺抽脓后注入抗结核药物。

（5）手术疗法　①脓肿切开或穿刺置管引流术。急性化脓性感染，一旦形成脓肿应及时切开引流；某些位置较深在的脓肿，可在 B 型超声波或 X 线引导下穿刺置管引流；脓肿虽已破溃，但引流不畅者可行扩大引流术；对于颈部或肢体的感染虽未成脓，但局部炎症剧烈，扩展迅速或全身中毒症状明显者，可行切开减压。②病灶切除术。将炎症组织或坏疽的脏器切除，常为控制外科感染的关键环节。③病灶清除术。通过刮除等方式清理局部坏死组织，多用于骨髓炎和结核病等。

2. 全身疗法　适用于感染较重，特别是全身性感染的病人。主要包括改善病人的全身情况和应用抗菌药物控制感染等两个方面。

（1）一般与支持疗法　目的是改善病人的全身情况和增强抗病能力。①休息，保证病人有充分的休息和睡眠，必要时使用镇静、止痛药物。②饮食，给予高热量和易消化的饮食，补充多种维生素，尤其是维生素 B、C。不能正常进食者，应经静脉补充机体所需的热量，并纠正水、电解质代谢和酸碱平衡失调。③降温，高热时应采取降温措施，包括物理降温（冰片冷敷、酒精擦浴）、针刺（可选曲池穴）降温、药物（对乙酰氨基酚）降温，最好先选用物理降温。④输血，对贫血、低蛋白血症或严重全身性消耗者，应予输血，特别是败血症时，多次适量地输入新鲜血液，可补充抗体、补体和白细胞等，对增强抵抗力、恢复体质有很大帮助。⑤使用免疫球蛋白，严重感染者可给予胎盘球蛋白、丙种球蛋白或康复期血清肌内注射，以增加免疫能力。⑥使用糖皮质激素，严重感染者，在给予足量有效抗生素并进行严密观察的基础上，静脉滴注氢化可的松或地塞米松。

（2）抗菌药物的应用　正确合理的应用抗菌药物是治疗和预防外科感染的重要措施。应用抗菌药物必须有一定的适应证，如使用不当，不仅使耐药菌株增加，还可引起过敏、中毒以及二重感染（二重感染，又称重复感染或者菌群失调症，是指长期使用广谱抗生素，使得敏感菌群被杀灭或者受到抑制，而另一些不敏感细菌或者霉菌等则乘机生长繁殖，产生的新感染）等严重并发症。对炎症较轻或较局限的感染，给予局部处理，一般可不用抗菌药物。对炎症较重、范围广或有扩展的感染，则需全身用药。需强调的是抗菌药物不能取代外科治疗的基本原则。

1）抗菌药物使用适应证：①治疗性用药。通常用于全身性感染、深部感染或较重的感染（急性蜂窝织炎、丹毒、急性淋巴管炎或急性淋巴管结炎、手部感染、急性化脓性骨髓炎与关节炎、急性腹膜炎、肝脓肿、脓毒症、气性坏疽等）而无局限趋向者。②预防性用药。严重创伤或创口污染严重、空腔脏器破裂穿孔或严重烧伤、大肠手术前的肠道准备、急症手术病人而身体其他部位有化脓性感染者、全身情况极差（营养不良、免疫功能低下）或正在接受激素或使用抗癌化疗药物而需手术者、重大手术（人造物植入术、心脏换瓣以及器官移植等手术）可能被细菌污染者。

2）抗菌药物使用选择：①经验性选择。如无条件做细菌培养或培养尚无结果时，可根据临床表现、脓液特点、感染来源和脓液涂片检查等来判断致病菌的种类，选择有效的抗菌药物，见表16-1。②根据药敏试验选择。这是目前选择抗菌药物最可靠的依据，应用抗菌药物前最好先做药敏试验。

表16-1　抗菌药物的选择

致病菌	外科感染	首选药物	次选药物
葡萄球菌	软组织急性化脓性感染、骨髓炎、全身性感染	青霉素、磺胺甲噁唑+甲基苄啶、苯唑西林、氯唑西林、万古霉素、左氧氟沙星	红霉素、克林霉素、加替沙星、头孢菌素Ⅰ代或Ⅳ代
链球菌	急性蜂窝织炎、丹毒、急性淋巴管（结）炎、全身性感染	青霉素、磺胺甲噁唑+甲基苄啶、氨苄西林+庆大霉素	大环内酯类、头孢菌素Ⅰ代或Ⅳ代、林可霉素、克林霉素
大肠埃希菌	胆道感染、尿路感染、腹膜炎、全身性感染	哌拉西林、庆大霉素、头孢菌素Ⅱ代或Ⅲ代、加替沙星	氨苄西林、阿米卡星（丁胺卡那霉素）、环丙沙星、头孢菌素Ⅳ代、左氧氟沙星
铜绿假单胞菌	烧伤创面或全身感染	羧苄西林+庆大霉素、哌拉西林、替卡西林、环丙沙星、头孢菌素Ⅲ代或Ⅳ代	妥布霉素、阿米卡星（丁胺卡那）、奈替卡星、左氧氟沙星
变形杆菌	烧伤创面感染、腹膜炎	哌拉西林、庆大霉素、头孢菌素Ⅱ代或Ⅲ代	羧苄西林、阿莫西林、替卡西林、左氧氟沙星、头孢菌素Ⅳ代
厌氧类杆菌	腹膜炎、全身感染	甲硝唑、替硝唑、头孢菌素Ⅲ代、加替沙星、哌拉西林	克林霉素、林可霉素、氯霉素、红霉素、环丙沙星
结核杆菌	结核病	异烟肼、利福平、吡嗪酰胺	阿米卡星（丁胺卡那）、利福定、乙胺丁醇、链霉素
白色念珠菌	二重感染（局部或全身）	氟康唑、两性霉素B（全身感染）制霉菌素（局部感染）	氟胞嘧啶、硝酸咪康唑（局部感染）

3）抗菌药物给药方法：①给药时间。一旦确定外科感染，则应尽早给药。②给药剂量。一开始即应给以足够的剂量。剂量不足，不仅疗效差，而且可导致细菌产生耐药性。剂量过大，不仅造成药源浪费，还可增加抗菌药物的毒性反应。③给药途径。一般感染可通过口服或肌内注射途径给药，对于重症感染，应从静脉途径给药。④停药指征。急性感染一般宜在症状、体征消失，体温和白细胞计数恢复正常后3天酌情停药。

【常用药物注意事项与患者教育】

1. 维生素类 见第八章第五节肝硬化。

2. 抗生素 是细菌、霉菌或其他微生物产生的次级代谢产物或人工合成的类似物，主要用于治疗各种细菌感染或致病微生物感染类疾病。目前，所使用抗生素主要有青霉素类、先锋霉素（头孢菌素）类、大环内酯类、氨基糖苷类、喹诺酮类等。临床上可根据不同类细菌感染选取不同抗生素，革兰阳性菌感染时可选取青霉素类药物，革兰阴性菌感染时可选取氨基糖苷类药物，头孢菌素类对革兰阴性菌感染和革兰阳性菌感染均有效。

第二节 浅部组织的化脓性感染

扫码“学一学”

一、疖

疖是单个毛囊及其周围组织（皮脂腺）的急性化脓性感染。

【病因】

常见致病菌为金黄色葡萄球菌或表皮葡萄球菌。皮肤不洁、损伤以及机体抵抗力降低易诱发。

【病理】

疖的好发部位为毛囊、皮脂腺丰富的头面、颈、背和臀部。病原菌自毛囊或汗腺侵入，引起毛囊及其所属皮脂腺的急性炎症，继而炎症扩展，组织、细胞破坏并混有菌体成分等而形成脓性物质。由于金黄色葡萄球菌所含凝固酶的毒性作用，故而脓栓形成是其病理特征。多个疖同时反复发生于身体不同部位，称为疖病，常见于营养不良的患儿或糖尿病病人。

【临床表现】

初起局部皮肤出现红肿、疼痛的小硬节，以后逐步肿大呈锥形隆起，有时可自行吸收消散。否则在数日后，结节中央因组织坏死而变软，顶部出现黄白色的小脓栓，结节周围伴有炎症反应。再过数日，表面皮肤自行破溃，脓栓脱落，排除脓液，炎症逐渐消失而愈。疖一般无明显的全身症状，但有时可引起淋巴管（结）炎。

面部疖有一定危险性，特别是鼻、唇部（所谓“危险三角区”）的疖尤其危险，如遇挤压或挑刺，感染极易经内眦静脉和眼静脉进入颅内海绵窦，引起化脓性海绵窦炎，表现为眼部及其周围的组织进行性红肿、硬结和压痛，并出现头痛、寒战、高热，甚至昏迷等严重症状。

【诊断】

诊断要点：①有皮肤不洁、损伤以及机体抵抗力降低等病史；②有局部皮肤出现红肿、疼痛的小硬节，逐步肿大呈锥形隆起，进而中央组织坏死破溃的临床表现；③白细胞总数及中性粒细胞比例升高。

【治疗】

治疗原则为力争尽早消退炎症，成脓者及时排除脓液，切忌挤压，防止感染扩散。

1. 局部治疗 疖以局部治疗为主。早期局部可采用热敷或其他物理疗法，外敷可用鱼石脂软膏或中草药制剂，以促进炎症吸收消退。已有脓头时，可在其顶部点涂苯酚烧灼，并用针头或刀尖将脓栓剔出；若有脓肿形成应切开引流，但面部疖应尽量避免作切开引流；切忌挤压病灶部位，以免造成感染扩散。

2. 全身治疗 面部疖或有全身症状的疖以及疖病，应给予抗菌药物治疗，一般选用青霉素、头孢拉定等。如有糖尿病或免疫力低下者应同时积极治疗。

【常用药物注意事项与患者教育】

1. 鱼石脂软膏 为消毒防腐药，具有抑菌、消炎、抑制分泌和消肿等作用。主要成分是鱼石脂（每克含 0.1g），辅料为凡士林。疖病时外敷本药，可有效抑菌、消炎、消肿。不良反应少，与酸、碱、生物碱、碘化物、铁和铅盐有配伍禁忌。

2. 头孢拉定 为第一代头孢菌素，对不产青霉素酶和产青霉素酶的金黄色葡萄球菌、凝固酶阴性葡萄球菌、A 组溶血性链球菌、肺炎链球菌和草绿色链球菌等革兰阳性球菌的部分菌株具良好抗菌作用。厌氧革兰阳性菌对本品多敏感。脆弱拟杆菌对本品呈现耐药。耐甲氧西林葡萄球菌属、肠球菌属对本品耐药。适用于敏感菌所致的呼吸道感染、泌尿生殖道感染及皮肤软组织感染等。不良反应较轻，主要为胃肠道反应。

二、痈

痈是多个相邻毛囊及其周围组织（皮脂腺）的急性化脓性感染，或由多个相邻的疖融合而成。

【病因】

致病菌常为金黄色葡萄球菌。感染的发生多与皮肤不洁、损伤、糖尿病等免疫力降低有关，其中以中老年人多见。

【病理】

痈好发于皮肤厚韧的颈、背部，也可发生于上唇和腹壁等处。感染常先从一个毛囊底部开始，由于皮肤的阻碍，此时的感染仅能沿着阻力较小的皮下组织向四周扩散，然后再向上侵及周围的毛囊群而形成多个脓栓，形同“蜂窝”。

【临床表现】

初发时皮肤表面呈现大片暗红色炎症浸润区，略高出皮肤，质地坚韧，界限不清，水肿及触痛明显。继而在中心部位出现多个脓栓，破溃后状似蜂窝。进而中央部皮肤坏死溶解、塌陷形成溃疡，形似火山口状，溢出脓血性分泌物。患处剧痛，区域性淋巴结肿大，全身症状也较为明显。炎症扩散极易并发全身性感染。发生在颈部和上唇的痈危险性更大，可发展为致命的颅内感染。

【诊断】

诊断要点：①有皮肤不洁、损伤、糖尿病等免疫力降低等病史；②初起皮肤表面呈现大片暗红色炎症浸润、隆起，进而出现脓栓、破溃等的临床表现；③白细胞总数及中性粒细胞比例升高；④脓液或血液的细菌培养和药物敏感试验以及尿糖和血糖测定可以帮助诊断并指导临床治疗。

【治疗】

1. 局部治疗　除唇痈外，大多数痈都因病变范围较大，坏死组织多，引流不畅，感染不易控制而需要及早作切开引流术。一般采用“+”字或“++”字切开（图 16-1）。切口的长度应超过病变皮肤边缘，深达筋膜，将皮瓣翻起，清除坏死组织，充分减压和排除脓液。创面用 3% 过氧化氢溶液冲洗后，填以碘伏或等渗盐水纱布，以后坚持换药直至愈合。如创面过大，可在健康肉芽组织形成后进行植皮，以加速伤口愈合。唇痈一般不宜手术，可在全身治疗的基础上，将病变处敷以药膏，待其自破而排脓消退。

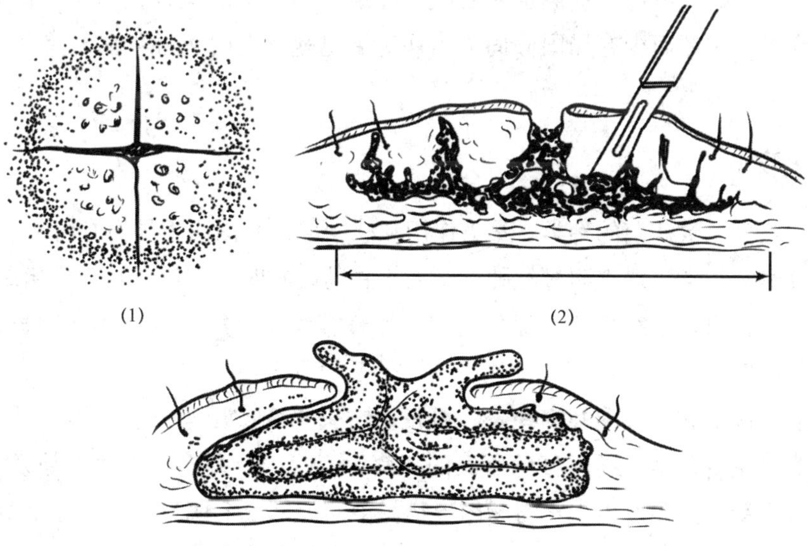

图 16-1　痈的切开引流

（1）十字切口；（2）切口长度要超过炎症范围少许深达筋膜；（3）伤口内填塞纱布条

2. 全身治疗　选用足量有效的抗菌药物，可选用青霉素、头孢拉定、阿莫西林克拉维酸等。有糖尿病或白细胞减少症者给予相应治疗。

【常用药物注意事项与患者教育】

1. 碘伏　碘伏具有穿透有机物的作用，杀菌作用强。碘伏渗入菌体内后，能破坏线粒体，抑制呼吸酶导致能量代谢障碍；能破坏细胞内其他结构，影响DNA复制；能导致芽孢肿胀、变形、凹陷或局部破损；还能引起菌体内多种酶的活性下降。用碘伏纱布填入切开排脓后的伤口，可杀灭各种微生物，促进伤口愈合。不良反应少。

2. 阿莫西林克拉维酸　为阿莫西林和克拉维酸钾的复方制剂。阿莫西林为广谱青霉素类抗生素，克拉维酸钾本身只有微弱的抗菌活性，但具有强大的广谱β内酰胺酶抑制作用。两者合用可保护阿莫西林免遭β内酰胺酶水解。本品对产酶金黄色葡萄球菌、表皮葡萄球菌、凝固酶阴性葡萄球菌及肠球菌均具良好杀菌作用，对某些产β内酰胺酶的肠肝菌科细菌、流感嗜血杆菌、卡他莫拉菌、脆弱拟杆菌等也有较好抗菌活性。适用于敏感菌引起的各种感染，如各种上呼吸道感染、下呼吸道感染、泌尿系统感染、皮肤和软组织感染（疖、脓肿、蜂窝组织炎、伤口感染、腹内脓毒症）等。不良反应主要为胃肠道反应及皮疹。

三、急性蜂窝织炎

急性蜂窝织炎是指皮下、筋膜下、肌间隙或深部疏松结缔组织的急性弥漫性化脓性感染。

【病因】

致病菌主要为溶血性链球菌，其次为金黄色葡萄球菌，也可为大肠埃希菌或厌氧类杆菌。感染可由皮肤、黏膜或软组织损伤后引起，也可由化脓性感染扩散，以及经血液或淋巴传播而发生。溶血性链球菌释放透明质酸酶和链激酶，厌氧类杆菌产生胶原酶和透明质酸酶，使炎症易于扩散而少有局限倾向。本病进展迅速，有时可并发脓毒症等严重的全身性感染。

【临床表现】

常因机体条件，致病菌的种类、毒力作用和感染部位的深浅不同而有所差异。

浅表急性蜂窝织炎，局部明显红肿、剧痛，并迅速向四周扩散，与正常组织界限不清，中央部位因缺血常出现组织坏死；深部组织急性蜂窝织炎，局部红肿多不明显，但局部水肿和深压痛较为明显。常有畏寒、发热、头痛、乏力等全身表现，深部感染者全身表现尤为突出。口底、颌下和颈部的蜂窝织炎，可发生喉头水肿或压迫气管，引起呼吸困难甚至窒息。厌氧类杆菌以及多种肠道杆菌所致的蜂窝织炎，因局部产气，可有捻发音，又称之为捻发音性蜂窝织炎。多发生于被胃肠内容物污染的腹部或会阴部伤口，且病变扩展迅速，包括皮肤在内的局部组织进行坏死，脓液恶臭，全身中毒症状较为严重。

【诊断】

诊断要点：①有皮肤、黏膜或软组织损伤或化脓性感染等病史；②有明显红肿、剧痛、边界不清等局部症状和畏寒、发热、头痛、乏力等全身临床表现；③白细胞总数明显增高及核左移；④有脓性分泌物者涂片可查到相应致病菌；⑤B型超声检查可以明确病变部位和范围；⑥局部穿刺检查可帮助确诊。

【治疗】

局部制动休息，防止受压，炎症早期热敷或物理疗法，以促进炎症吸收或局限。使用足量有效的抗菌药物控制感染，可选用青霉素、头孢拉定、阿莫西林克拉维酸、头孢匹罗等。如经上述处理无效，病变迅速扩散或全身症状不断加重者，应及时做广泛的切开减压及引流。

值得注意的是，口底、颌下、颈部的急性蜂窝织炎，若经短期内积极治疗无效者，应及早切开减压，以防发生喉头水肿或压迫气管；对捻发音性蜂窝织炎应及早做广泛的切开，彻底清除坏死组织，并用3%过氧化氢溶液或甲硝唑溶液冲洗或湿敷伤口。

【常用药物注意事项与患者教育】

1. 头孢匹罗　为半合成第四代头孢菌素，主要通过阻断细胞壁多聚体-肽聚糖的合成而发挥作用。因其可迅速穿透细菌的细胞壁并且与靶酶（青霉素结合蛋白）高亲和的结合，因此在低浓度水平即可对革兰阴性与革兰阳性病原菌具有杀菌作用。适用于下呼吸道感染（支气管肺炎及大叶性肺炎）、泌尿道感染、皮肤及软组织感染（蜂窝织炎，皮肤脓肿及伤口感染）等的治疗。不良反应主要为超敏反应及胃肠道反应。

2. 甲硝唑　又名灭滴灵，对厌氧菌有强大的抗菌作用，广泛用于厌氧菌感染的治疗；对滴虫、阿米巴原虫、蓝氏鞭毛虫亦有很强的杀灭作用，也用于阿米巴痢疾与滴虫性阴道炎的治疗。急性蜂窝织炎疑有肠道菌类感染时加用甲硝唑，或细菌培养后根据结果调整用药。对捻发音性蜂窝织炎可用甲硝唑溶液冲洗或湿敷伤口。主要不良反应有：①胃肠道不适、恶心、呕吐；②大剂量用药可出现感觉异常、头痛、头晕、癫痫。肝功能减退者和孕妇慎用。服药期间应禁止饮酒，防止发生因乙醛脱氢酶抑制而造成的急型乙醛大量蓄积而引发的生命危险。

四、丹毒

丹毒是β-溶血性链球菌引起的皮内网状淋巴管的急性炎症感染。

扫码“看一看”

【病因】

致病菌主要为β-溶血性链球菌，好发于下肢（小腿）和面部。致病菌常从皮肤、黏膜的破损处或糜烂处入侵而致病。其汇流病变区域的淋巴结常伴有炎症，并有明显的全身反应。丹毒蔓延极快，但很少发生组织坏死或化脓。

【临床表现】

起病急，病人常有寒战、高热、乏力、谵妄等全身表现。初起时局部表现为片状红疹，色鲜红、压之退色、境界清楚，高于正常皮肤，局部有灼热及疼痛。红肿向四周蔓延，中央部位红色消退而呈棕黄色，常有轻度脱屑，有时可发生血性水泡。附近的淋巴结常有肿大和疼痛。发生在下肢的丹毒，应高度警惕足癣或丝虫感染所致，若久治不愈或反复发作，则可导致淋巴管阻塞，从而引起下肢水肿，甚至象皮肿。

【诊断】

诊断要点：①有皮肤、黏膜破损或糜烂等病史。②局部为片状红疹，以后向四周蔓延，中央部进而呈棕黄色伴脱屑及血性水泡；全身有寒战、高热、乏力、谵妄等全身表现。③白细胞总数及中性粒细胞比例升高。

【治疗】

休息，患肢抬高制动，局部可用50%硫酸镁溶液湿热敷，并酌情外敷中草药膏。同时应用足量有效的抗生素治疗，可选用青霉素、头孢匹胺等。在全身和局部症状消失后，仍需继续应用抗生素1周，以免复发。如患有足癣或其他相关疾病应予以积极治疗。

【常用药物注意事项与患者教育】

1. 硫酸镁溶液 见第十五章第一节体液失调。

2. 头孢匹胺 系半合成的第三代头孢菌素类抗生素，对革兰阳性菌有很强的抗菌活性，对包括革兰阴性菌在内的细菌亦有广谱抗菌活性，对铜绿假单胞菌等葡萄糖非发酵革兰阴性杆菌亦有很强的抗菌活性。本品为杀菌药，并对各种细菌产生的β-内酰胺酶稳定。适用于各种敏感菌所致的感染。主要不良反应为皮疹、荨麻疹、瘙痒及发热等过敏症状。过敏性休克、伪膜性肠炎罕见。

五、急性淋巴管炎和淋巴结炎

急性淋巴管炎是指细菌感染皮下管状淋巴管及其周围组织引起的急性炎症，细菌引流到相应淋巴结，造成急性淋巴结炎。

【病因】

致病菌主要为金黄色葡萄球菌和溶血性链球菌，皮肤黏膜破损常为其诱因。

【病理】

致病菌可从破损的皮肤及黏膜入侵，或从原发感染病灶（如疖或手足癣等）蔓延到邻近的淋巴管内引起急性炎症，致使淋巴管壁及其周围组织充血、水肿，管腔内充满细菌、凝固的淋巴液和脱落的内皮细胞。如炎症继续扩散，以及原发感染病灶中的细菌沿淋巴管侵及淋巴结，则可引起急性淋巴结炎。

【临床表现】

1. 急性淋巴管炎 按其发生部位可分为浅深两种。浅层淋巴管炎常在感染灶近侧皮肤出现一条或数条“红线”，状如条索，硬而具有压痛；深层淋巴管炎，因其病变的淋巴管位置较深，一般不出现红线，仅表现为患肢肿胀、疼痛和压痛。两种淋巴管炎常伴有全身发热、畏寒、头痛、肌肉酸痛、乏力等全身反应。

2. 急性淋巴结炎 轻者局部淋巴结肿大并有压痛；重者局部淋巴结肿大，红、肿、热、痛，并伴有明显的全身表现；多个淋巴结发炎可相互粘连成团，甚至坏死形成脓肿。

【诊断】

诊断依据：①有皮肤、黏膜破损或有疖病及手足癣等病史；②浅层淋巴管炎近感染灶附近出现一条或数条“红线”，深层淋巴管炎出现患肢肿胀、疼痛和压痛等，急性淋巴结炎出现淋巴结肿大并有压痛或红、肿、热、痛及形成脓肿；③白细胞总数及中性粒细胞比例升高。

【治疗】

积极治疗原发病变，患肢抬高制动休息。发现皮肤有红线时，用呋喃西林等溶液湿敷，如红线向近心侧发展快，可于皮肤消毒后用粗针头沿红线分点垂直刺入皮下，再用抗菌药液湿敷。应用足量有效的抗菌药物控制感染，可选用青霉素、头孢吡肟等。一旦脓肿形成，及时切开引流。如果忽视原发病灶的治疗，急性淋巴结炎则反复发作而转变成为慢性淋巴结炎。

【常用药物注意事项与患者教育】

1. 呋喃西林溶液 局部抗菌药，常用浓度为0.02%。主要通过干扰细菌氧化酶系统而发挥抑菌或杀菌作用，外敷用于多种革兰阳性细菌与革兰阴性细菌引起的感染。急性淋巴管炎和淋巴结炎时，外敷呋喃西林溶液可起到抗菌、消炎作用。不良反应少，主要为过敏性皮炎。

2. 头孢吡肟 为第四代半合成头孢菌素。抗菌谱和抗菌活性与第三代头孢菌素相似，但抗菌谱有了进一步扩大。对革兰阳性菌和革兰阴性菌，包括肠杆菌属、铜绿假单胞菌、嗜血杆菌属、奈瑟淋球菌属、葡萄球菌及链球菌（除肠球菌外）都有较强抗菌活性，对β-内酰胺酶稳定。主要用于各种严重感染如呼吸道感染、泌尿系统感染、胆道感染、皮肤软组织感染、败血症等。本品耐受性良好，不良反应轻微且多短暂，终止治疗少见。

第三节 急性乳腺炎

扫码“学一学”

急性乳腺炎是指乳腺的急性化脓性感染，绝大部分发生在产后哺乳的妇女，尤以初产妇多见，发病常在产后3~4周。

【病因】

在机体抵抗力降低的基础上，先有乳汁淤积，再有细菌侵入。

1. 乳汁淤积 此为发病的重要原因，淤积的乳汁为细菌的生长繁殖提供了有利条件。乳汁淤积的原因有：乳头发育不良（过小或内陷）妨碍哺乳；乳汁分泌过多或婴儿吸乳少，致乳汁不能完全排空；乳房受压，乳管不通，影响排乳。

2. 细菌侵入 致病菌主要是金黄色葡萄球菌。感染的主要途径是：①细菌沿淋巴管侵入；②细菌从乳管直接进入。

【临床表现】

初期乳房肿胀疼痛，患处出现压痛性硬块，表面皮肤红热。随着炎症的继续发展，除上述症状加重外，同时可出现寒战、高热、脉搏加快等全身症状。此时，局部疼痛可呈搏动性，患侧腋窝淋巴结常肿大，并有压痛。炎症肿块常在数日内因组织坏死液化形成脓肿，表浅的脓肿可触及波动，深部的脓肿需穿刺才能确定。乳房脓肿可为单房性的，也可因未及时引流而扩展为多房性的，或自行向外穿破皮肤，或破溃入乳管形成乳头溢脓，同一乳房也可同时存在数个病灶而形成多个脓肿。深部脓肿除缓慢向外破溃外，也可向深部穿至乳房与胸肌间的疏松组织中，形成乳房后脓肿。严重急性乳腺炎可导致乳房组织大块坏死，甚至并发脓毒血症。

【诊断】

诊断依据：①有乳头发育不良、乳管不通、乳头破裂、婴儿口腔感染等诱因；②有乳房肿胀疼痛，出现压痛性硬块、表面皮肤红热、波动感等局部表现，有寒战、高热等全身表现；③B 超检查可以明确病变部位与范围；④白细胞总数明显升高、中性粒细胞升高及核左移。

【治疗】

1. 非手术治疗

（1）患侧乳房暂停哺乳　由于乳汁是细菌的良好培养基，因此，一旦感染发生患侧乳房应停止哺乳，并用吸乳器吸尽乳汁，使乳汁通畅排出。托起乳房，改善乳房血液循环。

（2）局部外敷　患处及其周围热敷，有明显水肿者可用 25% 的硫酸镁湿热敷。

（3）局部封闭　可将青霉素 100 万 U 加在生理盐水 20ml 中在炎性肿块周围封闭，必要时可每 4~6 小时重复注射一次。亦可采用 0.5% 的普鲁卡因溶液 60~80ml 在乳房周围和乳房后作封闭，可减轻疼痛，促使早期炎症消散。

（4）全身抗感染　静脉注射或滴注青霉素、头孢菌素或红霉素等抗生素。

（5）中医药治疗　辨证施治，常选用蒲公英、野菊花等清热解毒类药物。

2. 手术治疗　急性乳腺炎脓肿形成期，其治疗原则是及时切开引流，排出积脓。切开引流时除要有良好的麻醉外，还应注意如下要点：①若炎症明显而未见明显波动时，不应消极等待，应在压痛最明显处进行穿刺，以便及早发现深部脓肿。②为避免手术直接损伤乳管而形成乳瘘，切口应按轮辐方向做放射状切开，至乳晕处为止；乳晕下脓肿，应作沿乳晕边缘的弧形切口；深部脓肿或乳房后脓肿，可沿乳房下缘作弧形切口，经乳房后间隙引流，既可避免乳管损伤，亦有利于引流排脓。③脓肿切开后，应以手指深入脓腔，轻轻分离脓肿的多房纤维间隔，以利引流彻底。④为使引流通畅，可在探查脓腔时，找到脓腔的最低部位，另加切口做对口引流（图 16-2，图 16-3）。⑤局部感染严重或脓肿引流后并发乳瘘时，应停止泌乳。

停止泌乳（退乳）可选择下列方法：①炒麦芽 60g，用水煎后分 2 次服，每日 1 剂，连服 2~3 日。②己烯雌酚，1~2mg，每日 3 次，口服，共 2~3 日。③溴隐亭 1.25mg，每日 2 次，口服，共 7~14 日。④苯甲酸雌二醇 2mg，每日 1 次，直至乳汁分泌停止。

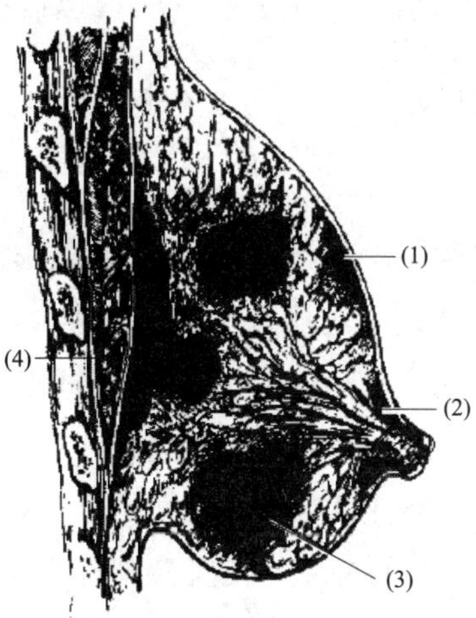

(1) 表浅脓肿；(2) 乳晕下脓肿；(3) 深部脓肿；(4) 乳房后肿

图 16-2　乳房脓肿的不同部位

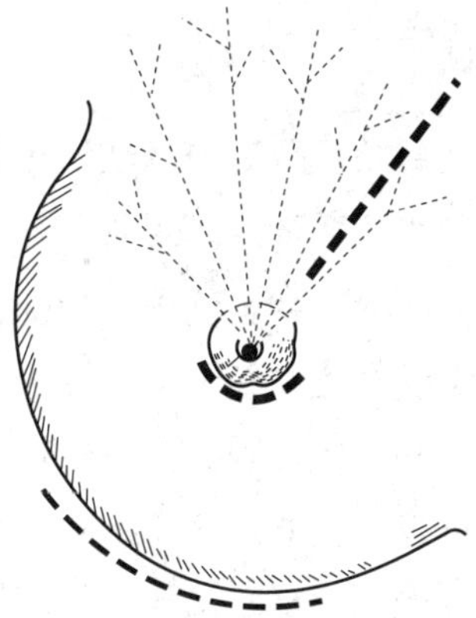

图 16-3　乳房脓肿的切口

【常用药物注意事项与患者教育】

1. 普鲁卡因溶液　作用于外周神经，产生传导阻滞作用，依靠浓度梯度以弥散方式穿透神经细胞膜，在内侧阻断钠离子通道，使神经细胞信息传递被阻断，具有良好的局部麻醉作用。0.25%~0.5%普鲁卡因溶液主要用于局部浸润麻醉（急性乳腺炎通过浸润麻醉达到止痛作用）；1%~2%普鲁卡因溶液主要用于神经阻滞，蛛网膜下腔阻滞常用 1.5%~5%普鲁卡因溶液。本品可发生过敏反应，剂量过大，吸收速度过快或误入血管可致中毒反应，个别可出现高铁血红蛋白症。用药前应常规做过敏试验。

2. 红霉素　是大环内酯类的代表性抗菌药物。通过与敏感菌核糖体 50S 亚基结合抑制蛋白质合成，从而抑制细菌生长。主要对抗革兰阳性菌，是青霉素类药物过敏时的替代品。不良反应主要有胃肠道反应、过敏反应及肝脏损害。

3. 己烯雌酚　是人工合成的非甾体雌激素，具有与天然雌二醇相同的药理作用与治疗作用。急性乳腺炎时使用本药，可以帮助回乳。不良反应较多，如恶心、呕吐、食欲不振、头痛。长期使用可使子宫内膜增生过度而致子宫出血和肥大。

第四节　破 伤 风

扫码“学一学”

破伤风是由破伤风杆菌侵入人体伤口，并在局部伤口内生长繁殖和产生毒素所引起的一种急性特异性感染。典型表现为全身或局部肌肉持续性收缩和阵发性痉挛。

【病因】

致病菌：破伤风杆菌。该菌为革兰染色阳性的专性厌氧性梭状芽孢杆菌。广泛存在于泥土和人畜粪便中。其芽孢抵抗力极强，能耐煮沸，一般不易杀灭。

任何皮肤黏膜破损都有可能发生破伤风杆菌的污染，包括各种开放性损伤、烧伤、冻伤、虫蛇咬伤、木刺或锈钉刺伤后等，脐带消毒不严的新生儿、不洁人工流产、产后感染、摘除异物、直肠或会阴部手术后也可发生，尤其是局部伤口窄而深、缺血、坏死组织多或异物存留、引流不畅、绑扎过紧，以及合并其他需氧菌混合感染时，伤口缺氧或伤口内残留的氧气被消耗掉，则极易发生破伤风。

【病理】

在局部缺氧环境中，破伤风杆菌在伤口内迅速生长繁殖产生大量外毒素。外毒素有 2 种：一种为痉挛毒素，对神经组织具有特别亲和力，是引起肌肉紧张和痉挛的主要毒素；另一种为溶血毒素，仅引起局部组织坏死和心肌损害。痉挛毒素进入血液循环后即与脊髓前角的运动细胞和脑干运动神经核的联络神经细胞的突触结合，抑制突触释放抑制性神经介质。运动神经元因失去中枢抑制而兴奋性增强，从而引起具有特征性的全身随意肌持续收缩和阵发性痉挛。痉挛毒素亦可阻断脊髓对交感神经的抑制，使交感神经兴奋，引起心率增快、血压增高、出汗、体温增高等。

【临床表现】

根据破伤风的临床演变过程可分为 3 个阶段。

1. 潜伏期 潜伏期一般为 7~14 天，短者可在 1~2 日发病，长者可达数月或数年。潜伏期越短，其症状越重，愈后越差。个别伤者可在数月或数年后因清除病灶或异物而发病。

2. 前驱期 是指最初出现前驱症状至典型发作的这一阶段，一般经历 1~2 日。主要表现为全身兴奋性增高，反射亢进等。病人感乏力、头痛、咀嚼无力、局部肌肉有牵拉感，继之有咀嚼肌酸胀不适、张口不便等。

3. 典型表现期 出现肌肉强直性收缩和阵发性痉挛。

（1）肌肉强直性收缩 首先发生于咀嚼肌，以后顺序为面肌、颈项肌、背肌、腹肌、四肢肌，最后是膈肌和肋间肌。出现相应的征象为：①病人开始感咀嚼不便，张口困难，随后牙关紧闭。②面部表情肌痉挛，而呈现独特的“苦笑”面容。③颈项肌持续收缩，出现颈强直，头略后仰，背腹肌同时收缩，因背肌收缩力强大，致使腰部前凸，头和足后屈，形似背弓，称为“角弓反张”。④四肢肌肉收缩时，因屈肌力量强大，形成屈膝、弯肘、半握拳等痉挛姿态。

（2）阵发性痉挛 任何轻微刺激，如光、声音、触碰身体、饮水时，均可诱发抽搐发作致全身肌肉发生阵发性痉挛和抽搐。发作时面色发绀、呼吸急促、口吐白沫、头频频后仰、四肢抽动不止、大汗淋漓。神志始终清楚，表情极为痛苦。每次发作可持续数秒钟甚至数分钟，间歇期长短不等，病情重者发作频繁，持续时间长，间歇时间短。持续的肋间肌和膈肌痉挛，可造成呼吸骤停。强烈的肌痉挛收缩，可使肌、肌腱断裂，甚至骨折。膀胱括约肌痉挛可引起尿潴留。

破伤风病程一般为 3~4 周，自第 3 周开始抽搐发作的次数逐渐减少，症状也有所减轻，缓解期历时约 1 周。某些肌群的紧张和反射亢进仍可持续一段时间。恢复期间还可出现一些精神异常表现，如幻觉、行动错乱等。值得注意的是少数破伤风仅表现为受伤部位肌肉持续性强直。

破伤风体温一般在 38℃左右，如体温过高多为肺部感染所致。肺部感染、窒息、营养不良、循环衰竭等并发症是导致破伤风病人死亡的主要原因。

【诊断】

诊断要点：①明确皮肤黏膜外伤史（不论伤口大小、深浅）；②凡伤后出现肌紧张、扯痛，张口困难、颈部发硬、反射亢进等，均提示破伤风的可能性，特征性表现为肌肉强直性收缩和阵发性痉挛，神志清醒；③排除化脓性脑膜炎（虽有“角弓反张”和颈项强直等症状，但无阵发性痉挛抽搐，具有剧烈头痛、高热、喷射性呕吐、皮肤黏膜出血点、神志不清等）、狂犬病（有狗或猫咬伤史，以咽肌痉挛为主，听见水声或看见水即可诱发，喝水不能咽下，大量流涎）、颞颌关节炎（无外伤史，病程较长，局部肿胀压痛，张口受限，无牙关紧闭、苦笑面容和全身抽搐）、癔病（无外伤史，多与情绪变化有关，症状变化多端，不因声、光、风等刺激而抽搐发作，张口不困难）。

【治疗】

治疗原则为控制和解除痉挛，确保呼吸道通畅，中和游离毒素和预防并发症发生。

1. 控制和解除痉挛 为治疗的重要措施，控制痉挛有利于减轻病人痛苦，降低人体内消耗和防止窒息等并发症发生。其措施如下：

（1）隔离治疗 病人入院后，应住进隔离室，保持环境安静，避免声、光等外界刺激，以防止和减少抽搐和痉挛发作。

（2）镇静、解痉 病情轻者可使用镇静剂或安眠药，一般首选地西泮 10~20mg，每日1次，肌内注射或静脉滴注，亦可选苯巴比妥钠 0.1~0.2g，肌内注射。病情较重者，可用冬眠合剂1号（氯丙嗪、异丙嗪各 50mg、哌替啶 100mg）加入 5% 的葡萄糖溶液 250ml 中，静脉缓慢滴注，每日1次（血容量过低者忌用），目前多主张使用地西泮 10~20mg/kg 加入 5% 葡萄糖溶液 500~1 000ml 静脉滴注，每日1次。痉挛抽搐频繁难以控制者，可用 2.5% 硫喷妥钠 0.5~1.0g，肌内注射或加入 5% 葡萄糖溶液中静脉滴注，应警惕发生喉肌痉挛和呼吸抑制。当上述措施仍不能控制抽搐时，可使用肌松剂，但须在气管切开和控制呼吸的前提下使用。

2. 应用破伤风抗毒素 目的是中和游离毒素。一旦毒素与神经组织结合，破伤风抗毒素则无中和作用，故应尽早使用。一般用量为1万~6万U，分别给予肌内注射与静脉滴注（加入 5% 葡萄糖溶液中缓慢滴入）。用药前应常规做过敏试验。连续或超剂量用药并无意义，且可发生过敏反应或血清病。人体破伤风免疫球蛋白在早期应用疗效显著，一般用 3 000~6 000U，深部肌内注射一次即可。

3. 应用抗生素 大剂量抗生素既可杀灭破伤风杆菌，又可防治肺部感染。首选青霉素，每次80万~160万U，肌内注射，每4~6小时1次，或大剂量静脉滴注。其次可用甲硝唑每天 2.5g，分次口服或静脉滴注，持续7~10天。如伤口为混合感染，则选用相应抗菌药物。

4. 伤口的处理 及时正确的伤口处理能消除毒素来源。应在控制痉挛和使用破伤风抗毒素之后，选择良好的麻醉，对伤口进行彻底清创，清除坏死组织和异物，伤口敞开充分引流，并采用 3% 过氧化氢溶液或 0.1% 高锰酸钾溶液冲洗或湿敷伤口。

5. 支持疗法 注意营养，补充维生素和多种氨基酸，维持体液平衡。病情严重时，可输血浆或全血，必要时给以管饲，或采用深静脉肠外营养。还可利用高压氧舱辅助治疗。

6. 防治并发症 对频繁抽搐，可能发生窒息者，应尽早行气管切开，改善通气；防止发生坠床、骨折、咬伤舌头等并发症。

【常用药物注意事项与患者教育】

1. 人工冬眠合剂1号 由氯丙嗪50mg、异丙嗪50mg、哌替啶100mg 3种药物组成。氯丙嗪对体温中枢的抑制作用使体温降低，组织耗氧量降低。在其他2种药物的配合下，使机体进入一种类似变温动物“冬眠”的深睡状态，此即人工冬眠。人工冬眠可降低机体对各种病理刺激的反应，提高机体组织对缺氧的耐受力。破伤风时，机体痉挛、抽搐，处于衰竭状态，此时应用人工冬眠合剂1号可使患者处于冬眠状态，度过危险阶段，延长救治时间。

2. 肌松剂 能选择性地作用于运动神经终板膜上的N_2受体，阻断神经冲动向骨骼肌传递，导致肌肉松弛。破伤风时，本类药可以松弛肌肉、缓解痉挛，解除病人紧张状态。肌松剂分为去极化型和非去极化型2大类，常用去极化型肌松药，如琥珀胆碱。非去极化型不良反应多，较少使用。

目标检测

扫码“练一练”

1. 简述外科感染常见的致病菌。
2. 简述外科感染的分类。
3. 试述外科感染常用的抗菌药物注意事项与患者教育。

（肖　勇）

第十七章

损　伤

扫码“学一学”

学习目标

1. **掌握**　损伤的分类。
2. **熟悉**　损伤的治疗原则。

损伤是指人体受各种致伤因子作用后发生组织结构破坏和功能障碍。无论平时或战时，损伤均多见，故在外科领域中占有重要地位。

【病因与分类】

1. 按致伤因素分类　①机械性损伤：包括刃器伤、挤压伤、火器伤、冲击伤、爆震伤。②物理性损伤：包括烧伤、冻伤、电击伤、放射伤等。③化学性损伤：由强酸、强碱、黄磷、军用毒气致伤。④生物性损伤：由毒蛇、狂犬、毒虫咬蜇致伤等。

2. 按受伤部位分类　一般分为颅脑伤、颌面颈伤、脊柱脊髓伤、胸部伤、腹部伤、骨盆伤、上肢伤和下肢伤等 8 个部位。如多个脏器或多部位损伤，则称为多发伤。

3. 按伤后皮肤完整性分类　伤部皮肤黏膜完整者称闭合伤，如挫伤、扭伤、挤压伤、冲击伤等。伤部皮肤黏膜破损者为开放伤，如擦伤、切割伤、撕裂伤、刺伤和火器伤等。

4. 按伤情轻重分类　可分为轻伤、中伤、重伤和特重伤。

【病理】

损伤后机体迅速发生各种局部和全身性防御性反应，这些反应有利于机体对抗致伤因子的有害作用，维持内环境的稳定和促进机体的康复。但如反应过于强烈，对机体也会造成有害的影响，需要在治疗中加以调整。

1. 局部反应　主要表现为局部炎症反应，其基本病理过程与一般炎症相同。组织受伤后，局部有出血、血凝块、失活的细胞等，其周围未损伤的部分可发生炎症。炎症导致局部微血管扩张和充血，血管通透性增高，水分、电解质和血浆蛋白渗入组织间隙，而且白细胞（中性粒细胞、单核细胞等）可从内皮细胞间进入组织间隙和裂隙内。如果创伤外加细菌沾染和异物进入，炎症反应就较迅速、剧烈。组织变质、渗出和增生，先后出现，彼此联系，又互相影响。许多介质参与局部炎症反应。伤后血液中的激肽、补体和凝血因子等发生变化，可产生缓激肽、补体碎片（C3a、C5a）、纤维蛋白降解物（FDP）等。组织细胞可释出血管活性胺（组胺、5-羟色胺）、前列腺素（PG）、血栓素（TX）、白三烯（LT）、血小板活化因子（PAF）、肿瘤坏死因子（TNF）、白介素（IL）、氧自由基、蛋白酶等。

2. 全身反应 损伤后全身反应与损伤性质、程度、机体状态和治疗等因素有关，主要是伤后人体神经内分泌系统活动增强而引发一系列功能和代谢变化的过程，是一种非特异性应激反应。在损伤初期由于疼痛、精神紧张、失血等，使下丘脑-脑垂体-肾上腺皮质轴和交感神经-肾上腺髓质轴产生大量的儿茶酚胺、促肾上腺皮质激素（ACTH）、抗利尿素（ADH）、生长激素（GH）和胰高血糖素，肾素-血管紧张素-醛固酮系统也被激活，表现为机体能量代谢、蛋白质和脂肪分解代谢均明显增加，糖异生作用加强，血糖升高，尿素氮排出增加，从而出现负氮平衡。机体消化系统功能暂时受抑制，免疫功能紊乱。这些反应大约持续1~4天，此后逐渐恢复至正常状态。

【损伤的修复】

组织修复的基本方式是伤后增生的细胞和细胞间质再生增殖、填充、连接或替代损伤后的缺损组织。理想的损伤修复是组织缺损完全由原来性质的细胞来修复，恢复原有的结构和功能，称完全修复。然而，人体各种组织细胞固有的增生能力有所不同，如表皮、黏膜、血管内膜等的细胞增生能力强，而心肌、骨骼肌等的增生能力弱。因此，各种组织创伤后修复情况不一。若组织伤后不能由原来性质的细胞修复，而靠其他性质的细胞（常是成纤维细胞）增生来代替，称为不完全修复。其形态和功能虽不能完全复原，但仍能修复创伤（纤维组织-瘢痕愈合），有利于内环境稳定。现代外科已能用异体的组织（皮肤、骨等）或人造材料辅助修复某些创伤，但自身的组织修复功能仍是创伤治愈的基础。

1. 组织的修复过程 可分3个阶段。

（1）纤维蛋白充填 受伤后伤口和组织裂隙先为血凝块所充填，继而发生的炎症过程中继续有纤维蛋白附加其间。其功用是止血和封闭创面，可减轻损伤。

（2）细胞增生 创伤性炎症出现不久，即可有新生的细胞在局部出现。伤后24~48小时有血管等共同构成肉芽组织，可充填组织裂隙。而原有的血凝块、坏死组织等可被酶分解、巨噬细胞吞噬、吸收或从伤口排出。伤后局部成纤维细胞、成肌纤维细胞、血管内皮细胞、上皮细胞、成骨细胞等逐渐增多，形成肉芽组织，以后变为纤维组织（瘢痕组织），填充于断裂的组织之间，连接伤口。细胞增生可产生各种胶原纤维和氨基多糖，对组织修复也具有重要意义，胶原纤维能使新的组织具有较强的张力和韧性。氨基多糖类在胶原纤维间和细胞间可起连接作用。同时，上皮细胞从创缘向内增生，成肌纤维细胞可使创缘周径收缩（伤口收缩），于是伤口趋向愈合。

（3）组织塑形 经过细胞增生和基质沉积，伤处组织可以初步修复。然而所形成的新组织如纤维（瘢痕）组织、骨痂等，在数量和质量方面并不一定都适宜于生理功能需要。例如瘢痕内含胶原过多，形成瘢痕疙瘩，不利于修复处的活动。机体对新生的组织可以变化调整，如瘢痕内的胶原和其他基质有一部分被转化吸收，使瘢痕软化又仍保持张力强度；如骨痂，可以在运动应力作用下，一部分被吸收，骨修复处的坚强性并不减弱或更增加。组织塑形使其损伤处的结构和功能更趋于接近正常或达到损伤前状态。

以上细胞增生和组织塑形的过程中，有巨噬细胞和多种介质参与。巨噬细胞能释放多种因子（如纤维组织生长因子、上皮生长因子、转化生长因子等）促进细胞增生，而且能释出酶类影响基质的增减。血小板、淋巴细胞等其他细胞也释放出各种因子参与组织修复过程。

2. 影响损伤愈合的因素

凡有抑制创伤性炎症、破坏或抑制细胞增生和基质沉积的因素，都将阻碍损伤修复使伤口不能及时愈合。

（1）感染　是破坏组织修复的最常见原因。金黄色葡萄球菌、溶血性链球菌、大肠埃希菌、铜绿假单胞菌等致病菌，都可损害细胞和基质，使局部成为化脓性病灶。

（2）异物存留或失活组织过多　伤处组织裂隙被此类物质充填，阻隔新生的细胞和基质连接，成为组织修复的不利因素。

（3）血液循环障碍　较重的休克使组织（包括伤处组织）处于低灌流，各种细胞受到不同程度损害，伤后组织修复势必延迟。伤口包扎或缝合过紧，使局部缺血。止血带缚扎时间过久，也可使远侧组织缺血。

（4）局部制动不够　因组织修复需要局部稳定，否则新生的组织受到继续损伤。

（5）全身性因素　①营养不良，如蛋白质、维生素 C、铁、铜、锌等微量元素的缺乏，使细胞增生和基质形成缓慢或质量欠佳。②使用糖皮质激素、消炎痛、细胞毒药物或放射线照射等，创伤性炎症和细胞增生可受抑制。③免疫功能低下的疾病，如糖尿病、肝硬化、尿毒症、白血病或艾滋病等，使中性粒细胞、单核-巨噬细胞、淋巴细胞的功能降低，影响组织修复过程。

临床上处理创伤时，必须重视上述不利因素，采取相应的措施。

3. 创伤愈合的类型　开放伤依据损伤程度、有无感染及治疗情况分为以下 3 种。

（1）一期愈合　组织修复以原来的组织细胞为主，再生修复过程迅速，结构与功能恢复良好。多见于组织损伤少、创缘整齐、无感染、经清创缝合后对合良好的开放伤，或无菌手术切口的缝合。上皮于术后 1~2 天可将创口覆盖，肉芽于伤后 2~3 天即可从创缘长出，2~3 周创口完全愈合，仅留一条线形瘢痕。

（2）二期愈合　以纤维组织修复为主，再生过程较缓慢，结构与功能不能恢复到原来的状态。见于组织缺损较多，创缘不整齐，或有感染的创口。肉芽组织自底部和边缘生长将创口填平后，上皮细胞才开始迅速生长覆盖创面，愈合时间显著延长，瘢痕明显。

（3）三期愈合　开放伤口清创后经 4~7 天再行延期缝合，或 8 天后行二期缝合，以缩短愈合时间。

【临床表现】

1. 局部表现

（1）疼痛　创伤后即可出现疼痛，疼痛的程度与受伤部位、创伤轻重及炎症反应的状态相关。一般的创伤在 2~3 日后疼痛可缓解，疼痛持续或加重表示可能并发感染。疼痛部位有指示受伤部位的诊断意义，因此在诊断尚未确定以前应慎用麻醉止痛药，以免漏诊或误诊。

（2）肿胀　为局部出血和（或）炎性渗出所致。受伤部位较浅者，肿胀处可伴有触痛、发红、青紫或波动感（血肿表现）。肢体节段的严重肿胀，因其组织内张力增高阻碍静脉血回流，可致远侧肢体也发生肿胀，甚至可影响动脉血流而致远端苍白、皮温降低等。一般在 2~3 周后逐渐消退。

（3）伤口或创面　为开放性创伤所共有。其形状、大小和深度不一，伤口有出血或血块。出血情况由受伤的血管口径或是否已止血所决定。伤口或创面还可能有泥沙、木刺、弹片等异物存留。

（4）功能障碍　组织结构破坏可直接造成功能障碍，例如：骨折或脱位的肢体不能正常运动；创伤性气胸使呼吸失常；咽喉部创伤后水肿可造成窒息；腹部伤肠穿孔后的腹膜炎可发生呕吐、腹胀、肠麻痹等。此外，局部疼痛常使病人运动受限。某些急性功能障碍可直接致死，如窒息、开放性或张力性气胸引起的呼吸衰竭，必须立即抢救。

2. 全身表现

（1）发热　一般在 38℃左右。为损伤组织出血及其他组织成分的分解产物吸收所引起。体温过高，除了可由脑损伤引起（中枢性高热），一般为并发感染所致。

（2）循环、呼吸的改变　伤后儿茶酚胺释放增多，可使心率和脉搏加快。周围血管收缩，故舒张压可上升，收缩压可接近正常或稍高，脉压缩小。但如发生大出血或休克，则心搏出量明显减少，血压降低，脉搏细弱。一般创伤，呼吸多无明显改变，较重的创伤常使呼吸加快，其原因可能是换气不足使机体缺氧、失血或休克等，也可能与精神紧张、疼痛等有关。

（3）其他变化　口渴、尿少、疲惫、焦虑、失眠、食欲不振、肌肉无力等，妇女可发生月经失调。

3. 并发症

（1）感染　开放性创伤一般都有污染，如污染严重，处理不及时或处理不当，伤口很容易发生感染。感染的伤口有疼痛、红肿、触痛、脓性分泌物等，同时出现体温增高和中性粒细胞增多。闭合性创伤如伤及消化道或呼吸道，也会并发感染。伤后还可能发生破伤风或气性坏疽等特异性感染。

（2）休克　早期因创伤而受强烈刺激，精神紧张，剧烈疼痛，可发生创伤性休克；伤后因失血失液，使血容量急剧减少，微循环障碍，发生低血容量性休克；部分还可能由于心包填塞、纵隔移位或摆动等，导致心输出量降低，血压下降，出现心源性休克。休克愈重愈久，预后愈差。

（3）器官功能衰竭　重度创伤并发感染或（和）休克后可继发多系统器官功能衰竭（MSOF），如成人呼吸窘迫综合征（ARDS）、急性肾衰竭（ARF）、应激性溃疡等。

【诊断】

诊断主要应明确损伤部位、损伤性质、受伤程度、全身变化和并发症。为了对伤员做出及时、全面、正确的诊断，避免误诊、漏诊，必须详细询问病史，进行仔细全面的体格检查，必要时进行实验室检查、影像学检查、穿刺检查等辅助检查，另外，需密切观察病情演变，以防延误诊断和治疗。

1. 询问损伤病史　包括受伤原因、受伤时间、受伤地点、受伤时的姿势、伤后局部表现和全身表现（有无昏迷、抽搐等）、处理经过等。

2. 详尽体格检查　先检查呼吸、脉搏、血压、体温生命体征与意识状态，然后对各系统做全面仔细检查，确定有无休克、重要脏器伤或多发伤。如伤员有危及生命的严重损伤或并发症，应先采取相应的急救措施，待伤情好转后再做全面检查。注意局部形态改变、功能丧失等情况，确定损伤部位、性质、程度和范围。对开放伤要了解伤口形状、大小、深度、出血情况、污染程度、有无异物存留，以及深层重要组织器官损伤情况等。对闭合伤要查明深部重要组织器官有无损伤。

3. 适当辅助检查　根据具体情况选择适当的辅助检查。通常使用的检查有血液一般检查、尿液一般检查、血液生物化学检查、X 线检查、CT 检查、磁共振检查、超声检查、心电图检查、各种穿刺检查等。

4. 严密观察伤情变化　某些创伤造成的器官与组织损害，其临床表现需要一定时间才能表现出来；某些创伤造成病人反应能力低下或迟钝；某些闭合性损伤造成的内部器官与组织损害，在外部检查时不易发现。上述情况均需在伤后一段时间的密切观察下才能发现，应予高度重视与警惕。

【治疗】

损伤治疗原则：①确保伤员生命安全；②尽可能保存或修复损伤的组织与器官，并恢复其功能；③积极防治全身与局部各种并发症。

发生损伤时，首先是抢救伤员的生命。在抢救工作中应分秒必争，在治疗方法上应分轻重缓急。对呼吸、心跳已经完全停止的伤员，应就地立即进行复苏术。抢救重伤员的程序，首先是治疗窒息，因为窒息可立刻致死。如遇严重出血或胸部开放性损伤，也应尽快止血或封闭胸部伤口。其次是治疗休克和固定骨折等。最后再做全面的检查。对尚不能肯定的创伤，如内出血、内脏破裂、颅脑损伤等，则需密切观察，根据诊查结果进行治疗。在抢救生命的同时，必须防止加重或增加创伤，如疑有脊柱骨折，搬动时应注意防止脊髓的损伤。倘若遇到同时有大批伤员，则需按病情的轻重分类治疗。

1. 现场急救和转运　创伤发生于工地、厂矿、农村或战地时，首先要组织现场急救。如抢救塌方压伤的伤员，先搬离现场，按上述原则进行抢救，然后迅速转运。现场抢救急需的器材，应因地制宜、灵活采用。开放性伤口用无菌急救包和纱布覆盖伤口，并缠上绷带。出血较多时，可采取加压包扎。如属动脉大出血，要上止血带，并注明缚扎时间，每隔 1 小时放松一次，每次 1~2 分钟，以免肢体因长时间缺血引起缺血性组织坏死。运送四肢骨折的伤员时，必须用夹板固定伤肢，脊柱骨折的伤员需卧床板，以免造成或加重脊髓损伤。已判明无合并颅脑损伤及无腹部内脏损伤而疼痛剧烈的伤员，可以注射哌替啶或吗啡止痛。昏迷伤员，特别是头颈部或胸部受伤者，在转运途中须保持呼吸道通畅，防止舌根后坠阻塞呼吸道。简单的方法是把伤者的下颌骨向前上方托起，或用手指垫纱布或手帕将舌拉出，长时间牵拉易致疲劳，则用一只安全别针穿过舌尖中部，别针别在口外。也可在口腔中放一通气管，最好行气管内插管。伤员面向一侧，头部略放低，可防止呕吐物造成突然窒息或吸入性肺炎。

2. 入院后的全身处理

（1）体位和局部制动　较重损伤后伤员应卧床休息。半卧位利于呼吸，抬高受伤的肢体可减轻肿胀，受伤的局部适当制动，可缓解疼痛，且利于组织修复。有骨折、血管损伤、神经损伤、肌腱损伤等，更应重视制动。制动可选用绷带、夹板、石膏、支架等。

（2）维持体液平衡和营养代谢　伤后有口渴和尿少提示体液不足，应及时检查和输液补充；失血较多者应考虑适当输血；伤后初期机体能量消耗增加和分解代谢加速，导致体质下降、组织修复迟滞和免疫功能降低，容易出现并发症。因此，如果伤员不正常进食，就应选用要素饮食或静脉营养法支持。

（3）镇痛、镇静和心理治疗　适当选用药物镇痛、镇静，使伤员可以安静休息和恢复生活起居。由于伤员有恐惧、焦虑等，个别可发生伤后精神异常，适当进行心理治疗，利于康复。

（4）预防和治疗感染　凡有开放性创伤，均需重视感染的防治。腹内、胸内组织器官受损的闭合性创伤和组织破坏较重的开放性损伤需选用有效抗生素，并注射破伤风抗毒血清。

（5）防治其他并发症　包括全身和局部的并发症，如休克、呼吸衰竭、肾衰竭等。重型损伤或限制功能时间过久者还应进行必要的功能训练，争取达到完全康复。

3. 入院后的局部处理

（1）闭合伤处理原则　除合并有重要脏器伤或血管伤需紧急手术处理外，多无须特殊处理。早期局部冷敷以减轻肿胀，1~2 日后用热敷、理疗等，以促进消肿和损伤愈合。可口服或局部外敷活血化瘀、消肿止痛的中草药。

（2）开放伤处理原则　对新鲜污染伤口应即时彻底清创，转化为闭合伤。对感染伤口要保持引流通畅，换药直到愈合。伤口分类及处理如下：①清洁伤口。通常是指“无菌手术”（如甲状腺切除术、腹股沟疝修补术等）的切口，缝合后一般都达到一期愈合。②污染伤口。是指伤口沾染有细菌但尚未发展成感染的伤口，一般伤后 8 小时以内进行伤口处理。如伤口污染严重或细菌毒性强，在 4~6 小时即可变成感染，此时不宜按污染伤口处理。而头面部伤口，因局部血循环良好，伤后 12 小时或更多时间仍可按污染伤口处理。如果感染较少、失活组织不多（如刀刃切伤）、伤后早期使用抗生素，伤后处理时间稍迟也仍可按污染伤口处理。处理污染伤口的方法称为清创术，目的是使其转变成或接近于清洁伤口，当即缝合或延期缝合，争取达到一期愈合。③感染伤口。包括延迟处理的开放性创伤、脓肿切开、手术切口感染等，有渗出液、脓液、坏死组织，周围皮肤常有红肿。伤口须经过换药逐渐达到二期（瘢痕组织）愈合。

清创术是一种用手术处理新鲜伤口的方法，清除伤口内的污物和异物，切除因损伤而失去活力的组织，彻底止血，并做一期缝合。这样，既清除了感染源，又使经过清创的健康组织能够直接对合，为伤口一期愈合创造条件。清创术最好在受伤后 6~8 小时内施行，因为此时间内细菌仅在表面轻度繁殖而未深入组织。随着各种抗生素的发展和应用，清创缝合的时限，可根据伤口污染情况，适当延长至伤后 12~24 小时。若清创无菌技术操作严格，术后仍可能避免伤口感染。但一般超过 12 小时或污染严重者，均应按感染伤口处理，或仅清创而不予缝合。关节附近或有大血管、神经等重要结构暴露的伤口，清创后也应尽量缝合。有些污染较重的伤口清创后暂不予缝合。2~3 日后如无明显感染，再行缝合，称为延期缝合。

清创术的步骤是：①先用无菌敷料覆盖伤口，用无菌刷和肥皂液清洗周围皮肤；②去除伤口敷料后可取出明显可见异物、血块及脱落的组织碎片，用生理盐水反复冲洗；③常规消毒铺巾；④沿原伤口切除创缘皮肤 1~2mm，必要时可扩大伤口，但肢体部位应沿纵轴切开，经关节的切口应做“S”形切开；⑤由浅至深，切除失活的组织，清除血肿、凝血块和异物，对损伤的肌腱和神经可酌情进行修复或仅用周围组织掩盖；⑥彻底止血；⑦再次用生理盐水反复冲洗创腔，污染重者可用3%过氧化氢溶液清洗后再以生理盐水冲洗；⑧彻底清创后，伤后时间短和污染轻的伤口可予缝合，但缝合不宜过密、过紧，以伤口边缘对合为度。缝合后消毒皮肤，外加包扎，必要时固定制动。

【常用药物注意事项与患者教育】

维生素C 为维生素类药。主要参与氨基酸代谢、神经递质的合成、胶原蛋白和组织细胞间质的合成，可降低毛细血管的通透性，加速血液的凝固，刺激凝血功能，促进铁在肠内吸收，促使血脂下降，增加机体对感染的抵抗力，参与解毒功能，且有抗组胺及阻止致癌物质（亚硝胺）生成的作用。临床常用于坏血病、慢性铁中毒、特发性高铁血红蛋白症等的治疗。下列情况对维生素C的需要量增加：①接受慢性血液透析、胃肠道疾病（长期腹泻、胃或回肠切除术后）、结核病、癌症、溃疡病、甲状腺功能亢进症、发热、感染、创伤、烧伤、手术等；②接受肠道外营养者、因营养不良体重骤降者、妊娠期妇女、哺乳期妇女；③应用巴比妥类药物、四环素类药物、水杨酸类药物，或以维生素C作为泌尿系统酸化药时。不良反应：①长期应用（每日2~3g可）引起停药后坏血病；②长期应用大量维生素C偶可引起尿酸盐、半胱氨酸盐或草酸盐结石；③快速静脉注射可引起头晕、晕厥。

目标检测

1. 简述损伤的分类。
2. 简述损伤的处理原则。

扫码“练一练”

（肖 勇）

扫码“学一学”

第十八章

肿　瘤

学习目标

1. **掌握**　肿瘤的分类与命名；良性肿瘤与恶性肿瘤的区别。
2. **熟悉**　恶性肿瘤治疗的常用药物注意事项与患者教育。

肿瘤是指人体正常细胞在内外致瘤因素长期作用下产生的细胞过度增生和异常分化所形成的新生物。形成的新生物不受生理调节，且破坏正常组织和器官。我国常见的恶性肿瘤，在城市依次为肺癌、胃癌、肝癌、肠癌与乳癌；在农村依次为胃癌、肝癌、肺癌、食管癌与肠癌。

【病因】

恶性肿瘤的病因尚未完全明确，目前认为是环境与机体内外因素交互作用的结果。

1. 外界因素

（1）化学因素　在动物实验中，已证明有致癌因素的化学物质有1 000多种，含直接和经代谢活化后间接的致癌物质。目前认为某些化学物质与某些肿瘤的发生相关，亚硝酸盐与食管癌、胃癌和肝癌的发生有关；烷化剂（硫芥、乙酯杀螨醇等）与肺癌及造血器官肿瘤等有关；多环芳香烃类化合物（沥青、煤焦油及煤炭不完全燃烧的产物）与肺癌和皮肤癌的发生有关；氨基偶氮类染料易诱发膀胱癌与肝癌；氯乙烯能诱发肝血管肉瘤；黄曲霉素可致肝癌、肾癌、胃与结肠的腺癌；金属镍、铬、砷等可致肺癌；三氯乙烷、苯可致肝癌；滑石粉与胃癌有关；石棉纤维与肺癌有关。

（2）物理因素　已经证实某些肿瘤的发生与某些物理因素相关，放射线与辐射可致骨肉瘤和甲状腺肿瘤等；紫外线可引起皮肤癌（尤其对易感性个体如着色性干皮病作用明显）；电离辐射致皮肤癌与白血病等。

（3）生物因素　霉菌、病毒等在一定条件下可致癌，如EB病毒与伯基特（Burkitt）淋巴瘤、鼻咽癌有关，单纯疱疹Ⅱ型病毒、乳头瘤病毒与子宫颈癌有关，乙型肝炎病毒与肝癌有关。某些寄生虫与恶性肿瘤的发病有关，如中华分支睾吸虫与肝癌有关、日本血吸虫与大肠癌有关、埃及血吸虫可致膀胱癌等。

（4）其他因素　皮肤慢性溃疡可并发皮肤鳞癌；慢性胃溃疡可并发胃癌；慢性溃疡性结肠炎可并发结肠癌。

2. 体内因素

（1）遗传因素　与人类癌症的关系虽无直接证据，但癌症确有遗传倾向，具有这种遗传素质的人在环境因素的作用下易发生癌变，称为“遗传易感性”。如结肠息肉病、神经纤维瘤、视网膜母细胞瘤都有明显的遗传易感性。

（2）免疫缺陷因素　先天或后天免疫缺陷者容易发生恶性肿瘤，如获得性免疫缺陷性疾病（艾滋病）易患恶性肿瘤；丙种球蛋白缺乏症易患白血病及淋巴造血系统肿瘤；肾移植术后长期使用免疫抑制剂肿瘤发病率明显增高。

（3）内分泌失调因素　某些激素与肿瘤的发生有关，如催乳素、雌激素与乳癌有关；子宫内膜癌与雌激素有关。

【分类与命名】

根据肿瘤细胞的基本生物学特征及肿瘤对机体的影响，可分为良性与恶性两大类。在临床上有小部分肿瘤，形态上属良性，但常呈浸润性生长，切除后易复发，在生物形态上显示良性与恶性之间的类型，称临界性或交界性肿瘤。良性肿瘤一般称为瘤，对人体健康无大的影响。恶性肿瘤包括癌和肉瘤，来自上皮组织的恶性肿瘤称为“癌”；来自间叶组织的恶性肿瘤称为“肉瘤”；同时具有癌和肉瘤两种成分的恶性肿瘤称为癌肉瘤。胚胎性肿瘤称为母细胞瘤，如肾母细胞瘤、视网膜母细胞瘤。某些恶性肿瘤仍沿用传统名称“瘤”或“病”，如恶性淋巴瘤、白血病等。

肿瘤的命名方法一般是部位+组织+癌或瘤，如胃黏液腺癌、乳腺纤维瘤等。临床上常用器官+肿瘤，如膀胱癌、肺癌、结肠癌等。相同器官或组织可发生不同细胞形态的肿瘤，如肺鳞状细胞癌与肺腺癌，胃腺癌与胃类癌等。同一细胞类型的癌，由于细胞分化程度不一，又分为高分化癌、中分化癌与低（未）分化癌，如肺高分化腺癌、肺未分化腺癌等。

在病理学上，癌是指上皮组织的恶性肿瘤。平常所谓的“癌症”泛指所有恶性肿瘤，包括癌和肉瘤等。

【病理】

肿瘤是不受机体控制而异常增生的新生物，其细胞有其独特的分裂增生方式，构成其独特的生物学行为。

1. 恶性肿瘤的发生与发展　可分为癌前期、原位癌、浸润癌3个阶段。通常情况下，癌前期病变在致癌因素的作用下，经过30~40年可恶变为原位癌，原位癌经过3~5年可发展成浸润癌，浸润癌的病程一般在1年左右。胃溃疡、慢性萎缩性胃炎、黏膜白斑、交界痣等均为癌前期病变。

2. 肿瘤细胞的分化　肿瘤的分化是指肿瘤组织在形态和功能上与某种正常组织的相似之处；相似的程度称为肿瘤的分化程度。良性肿瘤的细胞分化成熟，如同正常的同种细胞，只是瘤体结构与正常的同种组织不同。有的良性肿瘤细胞仍保持着正常的生理功能。恶性肿瘤的细胞与正常细胞有明显的差异，分化程度不同，其恶性程度也不同。根据分化程度可分为高分化、中分化、低分化（或未分化）3类，或称Ⅰ、Ⅱ、Ⅲ级。高分化或Ⅰ级分化细胞接近正常分化程度，恶性程度低。未分化或Ⅲ级分化，核分裂较多，恶性程度高。

3. 肿瘤细胞的生长特点　由于机体对肿瘤细胞的分裂和分化失去调控的能力，使其细胞无限制的分裂增殖，失去分化成熟的能力，因而肿瘤细胞与其他疾病时细胞的病理改变有着显著的区别。恶性肿瘤是浸润性生长，瘤细胞沿组织间隙和毛细淋巴管向外扩张，包膜不完整，境界不清，增殖较快，破坏所在器官结构与功能，肿瘤本身可发生坏死、出血和感染。手术时易残留肿瘤细胞，术后极容易复发。良性肿瘤为膨胀性生长，有较完整的包膜，挤压周围组织器官可出现压迫、阻塞等症状，生长缓慢，手术易完整切除，术后罕见复发。

4. 肿瘤的临床分期 国际上广泛采用 TNM 分期系统。T 指肿瘤原发灶的情况，随着肿瘤体积的增加和邻近组织受累范围的增加，依次用 T_1 ~ T_4 来表示。Tis 代表原位癌。N 指区域淋巴结受累情况。淋巴结未受累时，用 N_0 表示。随着淋巴结受累程度和范围的增加，依次用 N_1 ~ N_3 表示。M 指远处转移（通常是血道转移），没有远处转移者用 M_0 表示，有远处转移者用 M_1 表示。在此基础上，用 TNM 三个指标的组合划出特定的分期。

5. 肿瘤的转移 良性肿瘤不转移，恶性肿瘤的转移有以下四种方式：①直接浸润，肿瘤细胞直接蔓延至相邻的组织器官；②淋巴转移，多数情况为区域淋巴结转移，但也可出现跳跃式，即不经区域淋巴结而转移至“第二、第三站”淋巴结，淋巴转移是肿瘤细胞的主要转移途径；③血行转移，肿瘤细胞经血液循环向全身播散；④种植转移，胸、腹内脏器的癌细胞脱落后，可黏附在胸、腹等部位的浆膜上，形成种植性癌结节。

良性肿瘤与恶心性肿瘤的区别见表 18-1。

表 18-1 良性肿瘤与恶性肿瘤的区别

项目	良性肿瘤	恶性肿瘤
生长速度	慢	快
生长方式	膨胀性生长或外生性生长	浸润性生长或外生性生长
与周围组织的关系	有包膜，不侵犯周围组织，界限清楚，活动度大	无包膜，破坏周围组织，界限不清，活动受限
转移	不转移	可转移
全身影响	基本不影响全身一般情况，若体积巨大或发生在重要器官亦可威胁生命	影响全身一般状况，易出现消瘦、贫血、发热，晚期呈恶病质，身体极度衰弱而死亡
治疗后复发	不易复发	容易复发

【临床表现】

1. 局部表现

（1）肿块 肿块常是第一症状，肿瘤的性质不同，其肿块硬度和移动性也不同。深部或空腔脏器内的肿块可出现脏器受压和空腔脏器梗阻等症状。良性肿瘤边界清楚，表面光滑，生长速度缓慢，不发生转移。恶性肿瘤边界不清，表面凹凸不平，生长速度较快，容易发生转移。

（2）溃疡 若肿瘤生长过快，血供不足，常发生中央坏死和溃疡，继发感染也可形成溃疡，有恶臭及分泌物。

（3）出血 肿瘤发生破溃、血管破裂，可致出血。上消化道出血可表现为呕血或黑便，下消化道出血可表现为便血，肺癌可有咯血，子宫颈癌可表现为血性白带或阴道不规律出血，肝癌破裂可造成腹腔内出血。

（4）疼痛　当肿块膨胀性生长、破溃或感染等压迫或刺激末梢神经或神经干时，导致局部隐痛、刺痛、跳痛、灼热痛、放射痛，严重时疼痛剧烈，常难以忍受，尤以夜间更为明显。空腔脏器肿瘤可致痉挛而产生绞痛，如肿瘤引起肠梗阻致肠绞痛。

（5）梗阻　良性或恶性肿瘤均可影响胃肠道、胆道、呼吸道、泌尿道的通畅，引起呼吸困难、腹胀、呕吐、黄疸、尿潴留等梗阻症状。

（6）转移症状　如区域淋巴结肿大；相应部位静脉回流受阻，致肢体水肿或静脉曲张；骨转移可有疼痛或触及硬结，甚至发生病理性骨折；肺癌、肝癌、胃癌可致癌性胸水、腹水等。

2. 全身表现　良性肿瘤与恶性肿瘤早期一般无明显全身症状，中晚期恶性肿瘤出现贫血、消瘦、低热、乏力等表现，晚期呈恶病质表现，全身极度衰竭。

某些部位的肿瘤可表现出相应的功能亢进或低下，继发全身性改变。例如：甲状旁腺瘤引起骨质改变，肾上腺嗜铬细胞瘤引起高血压，颅内肿瘤引起颅内压增高和神经局灶症状等。

【辅助检查】

1. 基本化验项目检查　包括血液一般检查、尿液一般检查、粪便一般检查、骨髓检查等，对肿瘤，尤其是对恶性肿瘤的诊断有一定帮助。例如：恶性肿瘤血沉加快；胃癌大便隐血试验阳性；肾癌与膀胱癌尿中可查到红细胞与癌细胞；白血病血液中查到大量幼稚白细胞；多发性骨髓瘤血液中丙种球蛋白增高，尿中出现 Bence-Jones（本-周）蛋白。这些基本化验项目的异常发现，有些并不一定是恶性肿瘤特异性标志，但检查阳性结果可作为诊断的参考线索。

知识链接

本-周蛋白

本-周（Bence-Jones）蛋白是免疫球蛋白轻链单体或二聚体，具有特殊的物理性质，加热至56℃左右时凝固，在100℃时又可溶解，冷却到56℃左右时重又发生凝固，因而又称为凝溶蛋白。由于分子量小，可以通过肾小球滤过膜进入尿液。正常人尿本-周蛋白试验为阴性，当人体合成免疫球蛋白的浆细胞发生病理性增殖时，过多的轻链就由尿排出，主要见于多发性骨髓瘤，亦可见于白血病、骨肉瘤、骨软化症以及癌肿骨转移等。

2. 肿瘤标志物检查　机体发育过程中有一些胚胎时期获得的基因，在出生后受阻遏得不到表达，但在患恶性肿瘤时，由于被阻遏的基因可能会脱阻遏而被表达出来。这些肿瘤自身，或被累及器官及转移的组织器官产生的抗原和生物活性物质（酶、异位多肽、激素等）被称为“肿瘤标志物”，可在肿瘤组织、体液、排泄物中检出。目前，肿瘤标志物对肿瘤诊断有较大意义，因为正常组织和良性肿瘤几乎不产生这些物质或产量甚微，用生化方法测定血清中某些酶、激素、糖蛋白和其他代谢产物，并观察其浓度的变化可帮助发现某些恶性肿瘤。

（1）酶学检查　肝癌、骨肉瘤碱性磷酸酶升高，前列腺癌酸性磷酸酶升高，前列腺癌骨转移伴增生性骨反应，酸性和碱性磷酸酶均可增高。肝癌及恶性淋巴瘤乳酸脱氢酶可有不同程度的增高。

（2）糖蛋白检查　肺癌血清中 α 酸性糖蛋白增高。

（3）激素类检查　某些内分泌器官的肿瘤可出现激素分泌增加，如绒毛膜上皮癌绒毛膜促性腺激素明显增高，垂体肿瘤抗利尿激素或生长激素升高。

（4）免疫学检查　已经发现某些胚胎抗原与肿瘤的关系，有些肿瘤可用极其简便的方法获得特异性很高的诊断效果，如原发生肝癌、卵巢及睾丸胚胎癌血中可出现甲胎球蛋白（AFP），国内用此法普查原发性肝癌，阳性诊断率可达 80% 以上。测定绒毛膜促性腺激素可协助诊断绒毛膜上皮癌和恶性葡萄胎。

3. X 线检查　通常采用透视、摄片、断层摄片和各种造影（钡剂造影、血管造影、注气造影、碘剂造影等）检查，可了解肿瘤的部位、范围、性质以及与周围组织器官的关系，有助于肿瘤的诊断。

4. 电子计算机断层扫描（CT）检查　可显示某部位横切面影像，根据显示的密度及 CT 值，判断肿块性质。常用于颅内肿瘤、脊髓肿瘤、实质性脏器肿瘤等的诊断。

5. 超声检查　能确定肿块的质地（囊性或实质性）、大小与范围，常用于肝、胆、胰、脾、子宫及其附件等部位肿瘤的诊断。

6. 放射性核素检查　放射性核素注入人体后，常选择性聚集于某一器官内，应用扫描仪测定某一脏器对放射性核素的吸收及分布情况，对某些占位性病变有一定的诊断意义。目前常用放射性核素有 ^{99m}Tc、^{131}I、^{198}Au、^{32}P、^{133}Xe、^{67}Ga 等，常用于甲状腺肿瘤等的诊断。

7. 磁共振成像（MRI）检查　是利用人体内大量存在于氢离子核中的质子在强磁场作用下，被激发引起共振，产生的电磁波被接收线圈接收并做空间定位，形成 MRI 图像，显示人体组织的生理或病理状态下的图像。常用于神经系统及软组织等肿瘤的诊断。

8. 内镜检查　能直视空腔器官内肿瘤的病变情况，并可做活组织检查。常用的有食管镜、胃镜、膀胱镜、结肠镜、乙状结肠镜、支气管镜、子宫镜、阴道镜等，用于相应部位肿瘤的诊断。

9. 病理学检查　这是诊断肿瘤直接而可靠的方法。检查标本可取自病变部位的分泌物（如胃液、痰液和尿液的沉淀物）、病变部位的刮出物（如宫颈、食管和直肠肿块的刮出物）或钳取、切取、切除肿瘤的活组织，通过涂片或病理切片查找癌细胞。手术过程中，取下组织后立即做快速冰冻切片检查，对于肿瘤的诊断和确定手术方式有重要意义。

【诊断】

早期诊断是提高恶性肿瘤治疗效果的关键。目前缺乏特异性强的早期诊断方法，尤其对深部肿瘤的早期诊断更为困难。结合病史与体格检查及各种辅助检查进行综合分析是当前早期诊断的有效方法。

1. 病史　凡以肿块为主诉的病人，应详细询问病史，尤其注意病人年龄、病程、生活习惯与嗜好、致癌物质接触史、家族人员情况等。对不明原因的食欲下降、消瘦、长期低热、出血、贫血、咳嗽、黄疸等应深入询问，并结合年龄、病程综合分析。

2. 体格检查　既要全面系统，又要重点突出。如有肿块应注意其部位、大小、形态、硬度、活动度以及有无出血、溃疡等。还要注意心、肝、肺、肾等重要脏器的功能有无变化，表浅淋巴结有无肿大等。

3. 辅助检查　根据不同情况选择适宜的辅助检查，根据检查结果确定肿瘤的诊断。

【治疗】

1. 良性肿瘤及临界性肿瘤的治疗　常采用手术疗法，对易恶变和有恶变倾向的良性肿瘤，应尽早手术。手术时，应将肿瘤完整切除（图 18-1）。尤其对临界性肿瘤必须彻底切除，否则易复发或恶性变。术后常规做病理学检查。

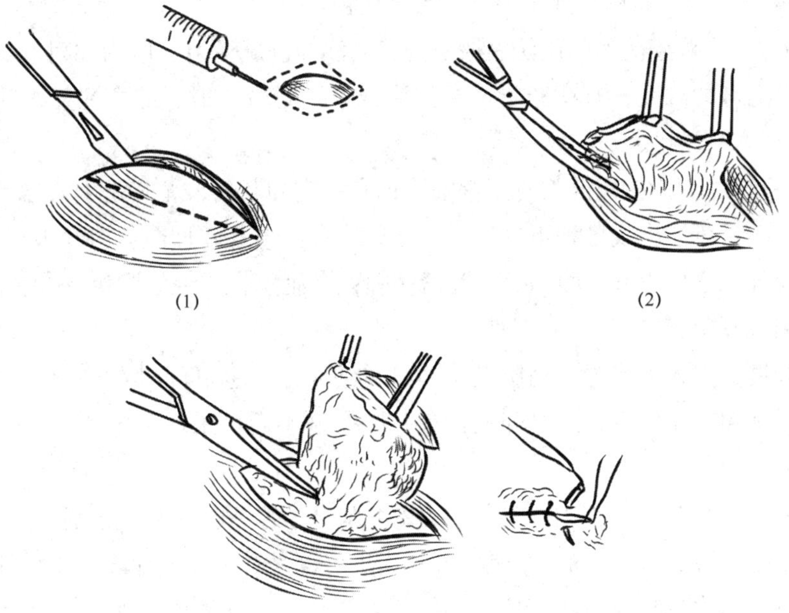

(1)　(2)　(3)

图 18-1　体表良性肿瘤切除术

（1）局麻后做梭形切口；（2）用止血钳剥离出肿瘤壁；（3）完全摘除肿瘤，止血后细丝线间断缝合皮肤

2. 恶性肿瘤的治疗　恶性肿瘤常伴浸润和转移，仅局部治疗不易根治，必须从整体考虑，制定综合治疗方案。恶性肿瘤第一次治疗的正确与否对预后有密切关系。其治疗原则是以手术切除为主的综合疗法。

（1）手术治疗　是目前治疗恶性肿瘤的主要手段之一。

1）根治性手术：为根除肿瘤，需将原发癌所在器官的部分或全部、周围可能受累的组织和区域淋巴结整块切除。

2）扩大根治术：在根治术基础上，适当扩大切除原发性肿瘤周围邻近的器官及扩大区域淋巴结的清除范围。

3）姑息性手术：对已经失去根治机会的病人，以手术解除或减轻症状，维持营养、尽可能延长病人生命。如晚期胃癌伴幽门梗阻时行胃空肠吻合术。

4）其他：激光手术切割或激光气化治疗，快速简便，出血少，对正常组织损伤少，多应用于头面部肿瘤的治疗。超声手术切割亦有出血少，损伤少的特点，现已较成功地运用于颅内肿瘤及肝叶切除等手术。冷冻手术为应用液氮气化后降温原理杀死肿瘤细胞，具有安全、出血少、组织反应较轻等特点，应用于治疗血管瘤、脑肿瘤等。

（2）化学治疗　目前已能单独运用化疗药物治愈一些恶性肿瘤如绒毛膜上皮癌、睾丸精原细胞癌、Burkitt 淋巴瘤、急性淋巴细胞白血病等。对某些肿瘤可获得长期缓解。

1）常用的抗癌药物：①细胞毒素类，烷化剂，如环磷酰胺、白消安（马利兰）、氮芥、卡莫司汀（卡氮芥）、洛莫司汀（环已亚硝脲）等。②抗代谢类，如氟尿嘧啶、甲氨蝶呤、替加氟（呋喃氟尿嘧啶）、阿糖胞苷等。③抗生素类，如放线菌素 D、丝裂霉素、阿霉素、平阳霉素、博莱霉素等。④生物碱类，如长春新碱、喜树碱、羟喜树碱、依托泊苷（VP-16）、替尼泊苷（VM-26）等。⑤激素类，如他莫昔芬（三苯氧胺）、黄体酮、己烯雌酚、丙酸睾丸酮、甲状腺素、泼尼松及地塞米松等。⑥其他类，如甲基苄肼、羟基脲、L-门冬酰胺酶、卡铂、顺铂、抗癌锑、三嗪咪唑胺等。

2）给药方式：抗癌药物的用法一般是静脉滴注、静脉注射、肌内注射、口服。为了提高药物在肿瘤局部的浓度，有些药物可局部涂抹、肿瘤内注射、腔内注射、动脉内注入或者局部灌注。

3）不良反应：因为抗癌药物对正常细胞也有一定的影响，尤其是生长增殖旺盛的正常细胞，所以用药后可能出现各种不良反应。常见的有：①骨髓抑制：白细胞、血小板减少；②消化道反应如恶心、呕吐、腹泻、口腔溃疡等；③血尿；④毛发脱落；⑤免疫功能降低，容易并发细菌或真菌感染。

近年来开展的介入治疗为经动脉定位插管单纯灌注，也可同时在皮下留置微泵持续灌注，在肝癌、肺癌应用较多，经过介入治疗，肿瘤缩小后可采取手术切除，或多次治疗使肿瘤得以控制或缓解。

3. 分子靶向治疗　简称靶向治疗，是在细胞分子水平上，针对已经明确的致癌位点（该位点可以是肿瘤细胞内部的一个蛋白分子，也可以是一个基因片段）来设计相应的治疗药物，药物进入体内特异地与致癌位点相结合发生作用，使肿瘤细胞特异性死亡，而不波及肿瘤周围的正常组织细胞，所以分子靶向治疗又被称为“生物导弹”。具有靶向性的表皮生长因子受体（EGFR）阻断剂吉非替尼（易瑞沙）、埃罗替尼已用于头颈部肿瘤、非小细胞肺癌、卵巢癌、脑恶性胶质瘤等的治疗；针对某些特定细胞标志物的单克隆抗体西妥昔单抗、抗 HER-2 单抗（赫赛汀）已用于结肠癌、乳腺癌等的治疗。靶向治疗药物因具有特异性抗肿瘤作用且不良反应少等优点日益受到临床重视，具有较广阔的应用前景。

4. 放射治疗　治疗肿瘤的放射源有同位素（Ra、^{60}Co、^{137}Cs）、X 线放射治疗机和粒子加速器（产生高能电子束、中子束等）。应用的方法有外照射（用各种治疗机）与内照射（如组织内插植镭针）。

各种肿瘤对放射线的敏感性不一，可归纳为 3 类：①高度敏感，淋巴造血系统肿瘤、多发性骨髓瘤、性腺肿瘤等低分化肿瘤。②中度敏感，鳞状上皮癌及部分未分化癌，如基底细胞癌、肺癌、鼻咽癌、乳癌、食管癌、宫颈鳞癌等。③低度敏感，胃肠道腺癌、软组织肉瘤及骨肉瘤等。

放射治疗的不良反应主要有：抑制骨髓（白细胞减少、血小板减少）、皮肤黏膜改变及胃肠反应等。治疗中必须常规检测白细胞和血小板。发现白细胞降至 3×10^9/L，血小板降至 80×10^9/L 时须暂停治疗。为了减轻放疗的不良反应，可使用利血生、鲨肝醇、单核苷酸钠等药物，也可使用养阴补肾、益气健脾的中药。

5. 生物治疗　应用生物学方法治疗肿瘤病人，改善病人对肿瘤的应答反应及直接效应的治疗。生物治疗包括免疫治疗与基因治疗两大类。

（1）免疫治疗 肿瘤的非特异性免疫疗法，如接种卡介苗、短棒状杆菌、麻疹疫苗等。特异性免疫疗法有接种自身或异体的瘤苗、肿瘤免疫核糖核酸等。

免疫系统具有能够识别人体内正常细胞和外来异物的能力。因此免疫细胞在进攻外来细胞的同时能准确地保证正常细胞不受损害。为了实现这种识别，免疫系统使用了某些免疫细胞上被激活（或灭活）的分子来启动免疫反应，这种分子被称为“检查点”。肿瘤细胞有时通过利用这些检查点，来逃避免疫系统的攻击。免疫检查点抑制剂就是阻断免疫检查点蛋白的活性，增加其摧毁癌细胞的能力，目前主要有 CTLA4，PD-1 抗体/PD-L1 抗体两类。主要用于具有微卫星不稳定性高（MSI-H）或错配修复缺陷（dMMR）的恶性黑色素瘤、结直肠和其他实体肿瘤。

（2）基因治疗 是应用基因工程技术，干预存在于靶细胞的相关基因的表达水平以达到治疗目的，包括直接或间接地抑制或杀伤肿瘤细胞为目的肿瘤治疗。归纳为细胞因子、肿瘤疫苗、肿瘤药物基因疗法及调整细胞遗传系统的基因疗法，但大部分仍处于基础实验研究与临床实验研究阶段。

6. 中医中药治疗 应用扶正、祛邪、化瘀、软坚、散结、祛湿、化痰、清热解毒及通经活络、以毒攻毒等原理，以中药补益气血、调理脏腑。目前中医中药治疗的主要目的是减轻化学治疗和放射治疗的不良反应。

【常用药物注意事项与患者教育】

1. 烷化剂类抗癌药物 是细胞周期非特异性药物，即对静止期和整个增殖周期的瘤细胞均有杀伤作用，是一种广谱抗癌药物。主要药理作用是影响细胞的 DNA、RNA、酶及蛋白质，导致细胞死亡。这类药物的共同缺点是选择性不强，对生长旺盛的正常细胞如骨髓细胞、胃肠上皮细胞、生殖系统细胞、皮层毛囊细胞的核分裂均有抑制作用，并能抑制机体的免疫反应。所以，用药期间须每周查血象 1~2 次，血象低于正常值的低限时则及时停药。代表药物有环磷酰胺、氮芥、白消安（马利兰）、卡莫司汀（卡氮芥）、洛莫司汀（环已亚硝脲）等。

2. 抗代谢类抗癌药物 抗代谢类抗癌药物的化学结构，与体内某些重要代谢物相似，因而可与代谢物竞争正常代谢必需的酶而阻断核酸的生物合成，抑制肿瘤细胞的生长与增殖，故又称为代谢拮抗药。常用药物有氟尿嘧啶、甲氨蝶呤、替加氟（呋喃氟尿嘧啶）、阿糖胞苷等。

3. 抗生素类抗癌药物 是抑制核酸或核酸合成的细胞毒物质，属细胞周期非特异性药物，这类药物中某些药物毒性较大，缺乏特异选择作用。常用的有放线菌素 D、丝裂霉素、阿霉素等。

4. 生物碱类抗癌药物 能抑制细胞的有丝分裂，尤其是干扰细胞的纺锤体形成，使细胞停留在有丝分裂中期。代表药物有长春新碱、喜树碱、羟喜树碱等。

5. 激素类抗癌药物 能改变机体内环境进而影响肿瘤生长，部分激素类药物能增强机体对肿瘤侵害的抵抗力。常用的有他莫昔芬（三苯氧胺）、黄体酮、己烯雌酚、丙酸睾丸酮、甲状腺素、泼尼松及地塞米松等。

扫码"练一练"

目标检测

1. 简述肿瘤的分类。
2. 试述良性肿瘤与恶性肿瘤的区别。
3. 试述恶性肿瘤治疗的常用药物注意事项与患者教育。

（蔡丽生）

第十九章

外科急腹症

学习目标

1. **掌握** 常见外科急腹症的病因；常见外科急腹症的诊断要点。
2. **熟悉** 常见外科急腹症治疗的常用药物注意事项与患者教育。

外科急腹症是指以急性腹痛为突出表现，需要紧急处理的一类腹部疾病的总称。该类疾病起病急、进展快、变化大、病情重、死亡率高。

扫码“学一学”

第一节 急性腹膜炎

急性腹膜炎是腹膜脏层或壁层受到致病因素的刺激或损害引起的急性炎症反应。急性腹膜炎是外科常见急腹症之一，腹痛是其主要症状，压痛、反跳痛、腹肌紧张为其特征性体征。腹膜炎按发病机制分为原发性腹膜炎和继发性腹膜炎；按腹腔内感染范围分为弥漫性腹膜炎和局限性腹膜炎；按临床经过分为急性、亚急性和慢性腹膜炎；按病因可分为细菌性腹膜炎和非细菌性腹膜炎。

【病因】

1. 继发性腹膜炎 腹腔脏器穿孔、损伤、吻合口漏或手术污染等所引起的腹膜化学性与细菌性炎症称为继发性腹膜炎，临床上一般所说的腹膜炎即为继发性腹膜炎。继发性化脓性腹膜炎是临床最常见的腹膜炎，主要致病菌为大肠埃希菌，其次是厌氧菌和链球菌，大多数是混合性感染。胃十二指肠溃疡急性穿孔、急性阑尾炎穿孔、急性胆囊炎穿孔、腹外伤后造成的肠管破裂、膀胱破裂等是急性继发性化脓性腹膜炎最常见的原因。急性胰腺炎、女性生殖器官化脓性感染等也可在腹腔内扩散引起腹膜炎。其他如腹部手术中的腹腔污染，胃肠道、胆管、胰腺吻合口渗漏，腹前、后壁的严重感染也可引起腹膜炎（图 19-1）。

2. 原发性腹膜炎 又称自发性腹膜炎，临床上少见。原发性腹膜炎是指腹腔内无原发病灶而发生的腹膜炎。致病菌多为溶血性链球菌、肺炎双球菌或大肠埃希菌。细菌可通过血行播散、上行性感染、直接扩散、透壁性感染等途径导致腹膜炎，临床上多见于 10 岁以下儿童。

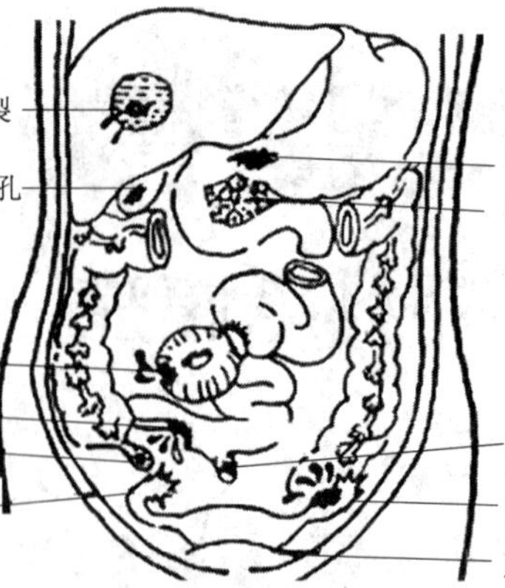

图 19-1　急性腹膜炎的常见原因

【病理】

腹膜由相互连续的壁层腹膜和脏层腹膜组成。壁层腹膜和脏层腹膜之间的潜在间隙称为腹膜腔。男性腹膜腔是密闭的，女性腹膜腔则通过输卵管、子宫、阴道与外界间接相通。腹膜腔分为大、小腹膜腔两部分，即腹腔和网膜囊，经由网膜孔相通。正常情况下，腹膜腔内有 75~100ml 黄色澄清液体。腹膜具有润滑、渗出与吸收、防御和修复作用。壁层腹膜贴附于腹壁、横膈脏面、盆壁的内表面，受体神经（肋间神经和腰神经的分支）支配，故痛觉敏感、定位准确，刺激腹膜前壁时可产生明显的压痛、反跳痛与腹肌紧张。刺激膈腹膜时，由膈神经反射引起肩部放射性疼痛和呃逆。脏层腹膜受自主神经（交感神经和副交感神经末梢）支配，对牵拉和胃肠腔内压力增加或炎症所致组织内压增高等张力刺激较为敏感，常表现为钝痛，定位差，刺激较重时可引起心率缓慢、血压下降和肠麻痹。

腹膜受细菌、肠内容物、血液和尿液刺激后，立即产生炎症反应，表现为腹膜充血、水肿，失去光泽，并产生大量浆液性渗出以稀释腹腔内毒素。同时因大量巨噬细胞、中性粒细胞的出现，加上坏死组织、细菌和凝固的纤维蛋白，使渗出液由清晰变混浊，最后成为脓液。

腹膜炎较重时，腹膜严重充血水肿并渗出大量液体引起缺水及电解质紊乱，腹腔内器官浸泡在大量脓液之中，引起麻痹性肠梗阻，肠腔内大量积液，加之高热、呕吐引起血容量明显减少。同时，肠管因麻痹扩张使膈肌抬高，影响心肺功能。细菌入侵和毒素吸收易致感染性休克，严重者引起死亡。腹膜炎较轻时，病灶被大网膜包裹，炎症局限，形成局限性腹膜炎，渗出物被腹膜吸收，炎症消散而痊愈。如脓液积聚在隔下、盆腔、肠袢间，可形成腹腔脓肿。

【临床表现】

由于病因不同，腹膜炎可以突然发生，也可以逐渐出现。空腔脏器的破裂或穿孔引起的腹膜炎发病较突然，而急性阑尾炎、急性胆囊炎穿孔等引起的腹膜炎多先有原发病症状，以后才逐渐出现腹膜炎的表现。

1. 症状

（1）腹痛　是急性腹膜炎最主要的症状。常于原发病灶开始，逐渐扩散而延及全腹，但仍以原发病变部位较为显著。腹痛剧烈，以持续性疼痛为特点，深呼吸、咳嗽或变动体位时疼痛加剧，常采取平卧位或蜷曲侧卧位，不愿改变体位。

（2）恶心、呕吐　是常见的最早期症状。早期由于腹膜受刺激致反射性呕吐，吐出胃内容物。如呕吐物为黄绿色胆汁样，甚至棕褐色粪水样，则提示出现麻痹性肠梗阻。

（3）感染中毒症状　可出现高热、冷汗、口渴、脉细速、呼吸浅快等症状。进一步发展可出现面色苍白、四肢厥冷、皮肤干燥、眼窝凹陷、呼吸急促、血压下降、神志不清、脉细微弱等重度脱水、代谢性酸中毒和感染性休克等表现。

2. 体征　主要表现为腹部压痛、反跳痛和腹肌紧张，即腹膜刺激征。

（1）视诊　腹部膨隆，腹式呼吸减弱或消失，腹胀越来越重，提示病情逐渐恶化，主要与肠麻痹有关。

（2）触诊　腹部出现压痛、反跳痛和腹肌紧张，三者合称为腹膜刺激征，是急性腹膜炎的标志性体征。其程度和范围能准确反应腹膜受累情况，并随腹膜炎的加重而加重，也随腹膜炎的减轻而减轻。只要有腹膜炎存在，均有压痛，且病灶区最明显。炎症波及壁层腹膜时出现反跳痛和腹肌紧张。腹肌紧张的程度取决于腹膜受刺激的强弱和腹肌的反应情况，胃十二指肠溃疡急性穿孔，腹壁可呈“板样”强直，临床上称为“板状腹”。幼儿、老人或极度衰弱者腹肌紧张较轻或不明显。

（3）叩诊　肠麻痹时，腹部叩诊呈鼓音；胃肠道穿孔时，肝浊音界可缩小或消失；腹腔内有较多积液时，可叩出移动性浊音。

（4）听诊　肠鸣音可能减弱或消失。

【辅助检查】

1. 实验室检查　血常规可见白细胞总数升高，中性粒细胞比例升高，但病情危重或机体抵抗力低下时，白细胞计数可不增多，仅中性粒细胞比例增高，并出现中毒颗粒。

2. 影像学检查

（1）X 线检查　胃肠穿孔时可见膈下游离气体。肠麻痹时，腹部立位 X 线平片可见小肠普遍胀气并呈多个气液平面。

（2）B 超检查　显示腹腔内有不等量的液体，对膈下、盆腔、肠间脓肿均能较好地显示，可在 B 超引导下通过腹腔穿刺抽液或腹腔灌洗帮助确定积液的性质。

（3）CT 检查　腹腔脓肿显示为边界清楚的圆形或椭圆形低密度影，对腹腔脓肿诊断准确率在 90% 以上，还可在 CT 引导下，做腹腔穿刺引流脓肿，对诊断腹腔内实质性脏器病变和腹腔内渗液的评估也有较大帮助。

（4）磁共振（MRI）检查　可用于腹腔内脓肿诊断，但清晰度不如 CT，对腹膜后病变检查效果较好。

3. 腹腔穿刺　以脐与髂前上棘连线的中、外 1/3 处作穿刺点，常规皮肤消毒，用 20ml 注射器垂直、缓慢穿刺入腹腔抽液。根据抽出的液体可判断病因。抽出液体分为透明、浑浊、脓性、血性、含食物残渣、尿液、粪便等情况。上消化道穿孔抽出液为黄绿色混浊液，含有胃液、胆汁，饱食后穿孔时可含食物残渣；急性阑尾炎穿孔抽出液为稀薄带有臭味的脓液；绞窄性肠梗阻肠坏死抽出液为血性、臭味重；急性出血坏死性胰腺炎可抽出血性液体，且淀粉酶含量高；抽出液为不凝血，应想到腹腔内出血。另外，抽出液还可作涂片镜检及细菌培养。

4. 腹腔镜的应用 非典型腹膜炎诊断困难时，可用腹腔镜协助诊断。必要时还可处理腹腔病灶，冲洗和引流腹腔。

5. 其他 直肠指检发现直肠前壁饱满、触痛，提示盆腔已有感染或形成脓肿。已婚女性可经阴道检查或经后穹窿穿刺检查。

【诊断】

1. 诊断要求 ①确定急性腹膜炎的诊断；②确定是原发性腹膜炎还是继发性腹膜炎；③确定急性腹膜炎的范围；④确定急性腹膜炎的原发病灶。

2. 诊断要点 ①多有消化性溃疡、急性阑尾炎、急性胆囊炎、腹部外伤等原发病病史；②突然出现的腹痛、腹膜刺激征、感染中毒症状等临床表现；③血液检查白细胞总数升高，中性粒细胞比例升高；④CT 检查、腹腔穿刺液检查等可协助诊断。

【治疗】

治疗原则：消除病因、局部引流腹内感染、促进吸收、纠正感染所致的病理生理改变。治疗措施分手术疗法和非手术疗法，大多数需要以手术为主的综合治疗。具体治疗方法的选择应根据病情确定。

1. 非手术疗法 适应证：①继发性腹膜炎早期，感染较轻且局限；②继发性腹膜炎后期，炎症已经趋于局限；③原发性腹膜炎或盆腔感染引起的腹膜炎；④腹膜炎病因未明，病变局限，全身情况良好。

（1）体位 无休克病人取半卧位，促使脓液流向盆腔，以减少毒素吸收。鼓励经常活动双腿，适时改变受压部位，避免下肢静脉血栓形成和压疮发生。休克病人取头、躯干抬高 15°~20°，下肢抬高 20°~30°的体位。

（2）禁食、胃肠减压 对胃肠道穿孔者绝对禁食、禁口服药物，同时行胃肠减压抽吸肠内积气、积液，以减轻腹胀，促进胃肠道功能恢复。

（3）补液、输血 主要是为了纠正低血容量，改善循环，纠正缺水、电解质失调和酸碱平衡失调。病情严重的应输血浆、白蛋白，以补充因腹腔内渗出大量血浆引起的低蛋白血症，贫血可输血。注意监测脉搏、血压、尿量、中心静脉压、心电图、血细胞比容、肌酐以及血气分析等，以调整输液的成分和速度，维持每小时尿量 30~50ml。并补充热量和营养，在输入葡萄糖供给热量的同时也可根据病情输入氨基酸和脂肪乳。

（4）抗生素使用 是控制感染的主要措施。必须早期、有针对性、足量和联合使用抗生素。若已经做细菌培养，可根据细菌培养的菌种及药敏结果选用抗生素。需要强调的是，抗生素治疗不能替代手术治疗，有些病例单独通过手术就可获得痊愈。

（5）镇静、止痛、吸氧 已确诊、治疗方案确定和术后病人，可用盐酸哌替啶镇静、止痛。诊断不明确或需观察的病人，暂不用止痛剂，以免掩盖病情。视病情给予鼻导管吸氧。

2. 手术治疗 适应证：①腹膜炎病因不明，病情逐渐恶化；②保守治疗 6~12 小时，症状、体征不缓解反而加重者；③腹腔内原发病严重，坏死组织需及时清除如绞窄性肠梗阻肠坏死、坏疽性阑尾炎穿孔等；④弥漫性腹膜炎，腹腔积液多，肠麻痹严重，或中毒症状明显，无局限趋势者，一般情况较差，尤其出现休克者。

（1）手术方法　①治疗原发病，坏疽性阑尾炎行阑尾切除，胃十二指肠溃疡穿孔行胃大部切除或穿孔修补及肠破裂修补等；②清理腹腔，消除病因后，吸尽腹腔内脓液，清除腹腔内异物，可用甲硝唑及生理盐水反复冲洗腹腔，直至腹腔清洁；③腹腔引流，清理腹腔后，应放置引流管充分引流，引流管须放在病灶附近及最低位，防止折曲，且腹腔内段需剪多个侧孔，大小应与引流管内径接近，必要时可放两根以上引流管。

（2）术后处理　继续禁食和胃肠减压至胃肠功能恢复。继续应用抗生素，若抗菌治疗效果不明显，应根据脓液的细菌培养和药物敏感试验结果选择或更换抗生素。继续补液和营养支持治疗。密切观察引流情况，保证引流管通畅。每天引流量小于 10ml 且引流液呈非脓性，无发热与无腹胀时可拔除引流管。

【常用药物注意事项与患者教育】

镇痛药　镇痛药是作用于中枢神经系统，治疗剂量时能选择性地缓解或解除各种疼痛的一类药物。该类药物在镇痛的同时，能够减轻伴随疼痛的紧张、烦躁不安等情绪，但不影响其他感觉，也不影响意识状态。镇痛药通过激动脑的阿片受体产生镇痛效果。主要药理作用有：①对中枢神经系统的作用。镇痛、镇静、欣快感、抑制呼吸、催吐、缩瞳等。②对心血管系统的作用。直立性低血压。③兴奋平滑肌。胃肠道痉挛、胆道平滑肌和括约肌痉挛、支气管平滑肌痉挛、膀胱括约肌痉挛（尿潴留）。④对免疫系统的作用。抑制细胞免疫和体液免疫。代表药物有吗啡、哌替啶、芬太尼、美沙酮等。该类药物镇痛作用强，但连续使用可引起成瘾，故不宜长期应用，疼痛一旦消失，应及早停药。

第二节　急性阑尾炎

扫码“学一学”

急性阑尾炎是由多种原因引起的阑尾急性化脓性感染，是最常见的外科急腹症，好发于青壮年。转移性右下腹疼痛是急性阑尾炎最主要的症状，右下腹局限压痛、反跳痛、腹肌紧张是急性阑尾炎最主要的体征。手术治疗是急性阑尾炎主要治疗方法，绝大多数病人通过早期手术治疗，能够顺利恢复。延误诊断和治疗，可出现严重的并发症，甚至造成死亡。

阑尾为盲肠后内侧的蚓状盲管，阑尾尖端指向有 6 种类型（图 19-2）：①回肠前位；②盆位；③盲肠后位；④盲肠下位；⑤盲肠外侧位；⑥回肠后位。沿升结肠的纵带朝回盲部追寻即到达阑尾根部，腹壁投影相当于麦氏（McBurney）点（右髂前上棘与脐连线的中、外 1/3 交界处）。阑尾动脉是回结肠动脉的分支，为无侧支的终末动脉，出现血运障碍时，易致阑尾坏死。阑尾静脉与阑尾动脉伴行，最终回流入门静脉。阑尾的淋巴管与系膜内血管伴行，引流到回结肠淋巴结。阑尾的神经由交感神经腹腔丛和内脏小神经传入，由于其传入的脊髓节段在第 10、11 胸节，因此当阑尾梗阻或炎症早期，常表现为脐周的牵涉痛，属内脏性疼痛。阑尾是一个淋巴器官，参与 B 淋巴细胞的产生和成熟，起免疫监督作用。阑尾的淋巴组织在出生后 2 周就开始出现，12～20 岁时达高峰期，有 200 多个淋巴滤泡。30 岁后淋巴滤泡明显减少，60 岁后完全消失。所以成人切除阑尾，机体的免疫功能不受影响。阑尾黏膜深部有嗜银细胞，是发生阑尾类癌的组织学基础。

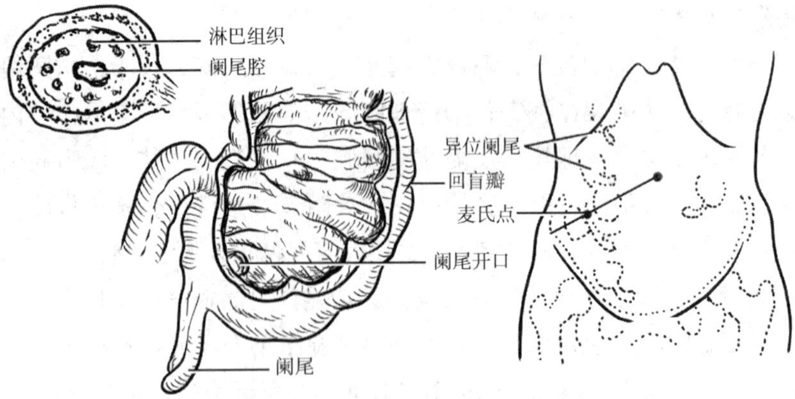

图 19-2　阑尾的解剖图及体表定位

【病因】

1. 阑尾管腔梗阻　这是急性阑尾炎的最常见原因。阑尾梗阻大多由淋巴滤泡明显增生造成，约占 60%，多见于年轻人；粪石造成的阻塞约占 35%；异物、炎性狭窄、食物残渣、蛔虫、肿瘤等亦可造成。阑尾管腔细长、弯曲且为盲管，蠕动缓慢，这些解剖生理特点是造成阑尾管腔易发生梗阻的基础。阑尾腔梗阻后，腔内压力增高，导致水肿而发生炎症。

2. 细菌感染　阑尾腔发生梗阻和炎症后，细菌繁殖，产生内毒素和外毒素，进一步损伤黏膜，加重感染。阑尾壁间质压力升高，阻碍动脉血流，造成阑尾缺血、梗死和坏疽。致病菌多为革兰染色阴性杆菌（大肠埃希菌等）和厌氧菌。

【病理】

1. 急性单纯性阑尾炎　阑尾轻度肿胀，浆膜充血，附有少量纤维素性渗出物，腔内少量渗液。病变局限在黏膜或黏膜下层，临床症状和体征较轻，体温和白细胞总数轻度升高。

2. 急性化脓性阑尾炎　主要为蜂窝组织的化脓性炎症，故亦称急性蜂窝织炎性阑尾炎。阑尾显著肿胀、增粗，病变扩展到肌层及浆膜层，浆膜高度充血，表面覆盖脓性渗出物，腔内积脓，发炎的阑尾可被网膜包裹。临床症状和体征较重。体温和白细胞总数明显升高。

3. 坏疽性及穿孔性阑尾炎　阑尾壁部分坏死或全层坏死，阑尾黏膜溃烂，腔内脓液呈血性，浆膜呈暗红色或紫黑色，坏疽穿孔可引起弥漫性腹膜炎，穿孔部位多在阑尾根部和尖端。此期临床症状和体征明显加重，体温和白细胞总数显著升高。

4. 阑尾周围脓肿　阑尾坏疽或穿孔后，脓液被大网膜包裹粘连可形成阑尾周围脓肿。

急性阑尾炎的转归：①炎症消退。部分单纯性阑尾炎经及时抗感染治疗后炎症消退，不留解剖学上的改变；部分转为慢性阑尾炎，容易复发。②炎症局限化。化脓、坏疽或穿孔性阑尾炎被大网膜包裹粘连，炎症局限，形成阑尾周围脓肿或局限性炎症包块。③炎症扩散。急性阑尾炎在未被网膜包裹之前发生穿孔或未及时手术，可引起急性弥漫性腹膜炎，细菌栓子随阑尾静脉回流至门静脉系统，可以发展为化脓性门静脉炎、细菌性肝脓肿、感染性休克等。

【临床表现】

1. 临床症状

(1) 腹痛　多起于脐周和上腹部，数小时（6～8 小时）后转移并局限在右下腹。

70%～80% 的病人具有这种转移性右下腹痛的特点，是急性阑尾炎的最主要症状。部分病例发病开始即出现右下腹痛。不同类型的阑尾炎其腹痛性质也有差异，单纯性阑尾炎表现为轻度隐痛，化脓性阑尾炎呈阵发性胀痛和剧痛，坏疽性阑尾炎呈持续性剧烈腹痛，穿孔性阑尾炎腹痛可暂时减轻，但出现腹膜炎后，腹痛又会持续加剧。不同位置的阑尾炎，其腹痛部位也有区别，如盲肠后位阑尾炎疼痛在右侧腰部，盆位阑尾炎腹痛在耻骨上区，肝下区阑尾炎可引起右上腹痛，极少数左下腹部阑尾炎呈左下腹痛。

（2）胃肠道症状　恶心、呕吐发生较早，但程度较轻。有时可发生腹泻。盆腔位阑尾炎，炎症刺激直肠和膀胱，可引起排便、里急后重症状。弥漫性腹膜炎时可引起麻痹性肠梗阻。

（3）全身症状　早期一般无明显的全身症状，部分可有乏力、轻度头痛等症状。炎症加重时出现发热、明显乏力、心率增快等中毒症状。单纯性阑尾炎，体温常在 37.5～38℃，化脓性阑尾炎、坏疽性阑尾炎合并穿孔后，出现高热。

2. 体征

（1）右下腹压痛　右下腹固定而明显的局限性压痛点是急性阑尾炎最常见的体征，压痛点通常位于麦氏（McBurney）点，也可随阑尾的变异而改变，压痛的程度与病变的程度有关。当腹痛尚未转移至右下腹以前，压痛已固定在右下腹，这在诊断上具有重要意义。

（2）腹膜刺激征　局部出现压痛、反跳痛、腹肌紧张，提示阑尾炎症累及壁层腹膜，形成局限性腹膜炎。但在老人、小儿、孕妇、肥胖、虚弱者或盲肠后位阑尾炎时腹膜刺激征可不明显。

（3）右下腹包块　右下腹饱满，触及固定而边界不清的压痛性包块时，应考虑阑尾周围脓肿形成。

（4）其他体征　①结肠充气试验（Rovsing 征），取仰卧位，检查者先以右手压住降结肠下部，然后用左手在其上方反复按压，将气体赶向阑尾处，气体冲击发炎的阑尾，引起右下腹痛为该试验阳性。②腰大肌试验（Psoas 征），取左侧卧位，使右大腿向后过伸，引起右下腹痛者为该试验阳性，表明发炎阑尾位于腰大肌前方，盲肠后位或腹膜后位。③闭孔内肌试验（Obturator 征）取仰卧位，右髋、膝关节前屈并被动内旋，引起右下腹痛者为该试验阳性，提示发炎阑尾靠近闭孔内肌。④直肠指检出现直肠壁压痛提示发炎阑尾为盆位，直肠指检触及痛性包块或波动感提示形成盆腔脓肿。⑤阑尾穴压痛试验。该穴位在足三里下 2～4cm 处。左右侧穴位均可以出现压痛，但以右侧明显而多见。

【辅助检查】

1. 实验室检查　大多数急性阑尾炎病人有不同程度的白细胞计数和中性粒细胞比例增高，严重时发生核左移。尿液检查一般无阳性发现，如尿中有少数红细胞，说明发炎阑尾与输尿管或膀胱相接临。

2. B 超检查　在诊断急性阑尾炎中具有一定的价值，其典型图像为阑尾呈低回声管状结构，较僵硬，其横切面呈同心圆似的靶样显影，直径≥7mm。

3. CT 检查　与 B 超检查效果相似，尤其有助于阑尾周围脓肿的诊断。

【诊断】

诊断要点：①有典型转移性右下腹痛，或伴恶心、呕吐；②右下腹出现固定而明显的局限性压痛、反跳痛及腹肌紧张；③发热、白细胞总数与中性粒细胞升高；④B 超、CT 检查可以发现肿大的阑尾或阑尾周围脓肿。

【治疗】

绝大多数急性阑尾炎一旦确诊，应早期行阑尾切除术。

1. 手术治疗 急性阑尾炎可以自行消退，但约 3/4 病人将复发，因此在诊断明确后及早行阑尾切除术（图 19-3）。早期手术操作比较简单，术后并发症少。如阑尾化脓坏疽或穿孔后再行手术，操作困难且术后并发症明显增加。

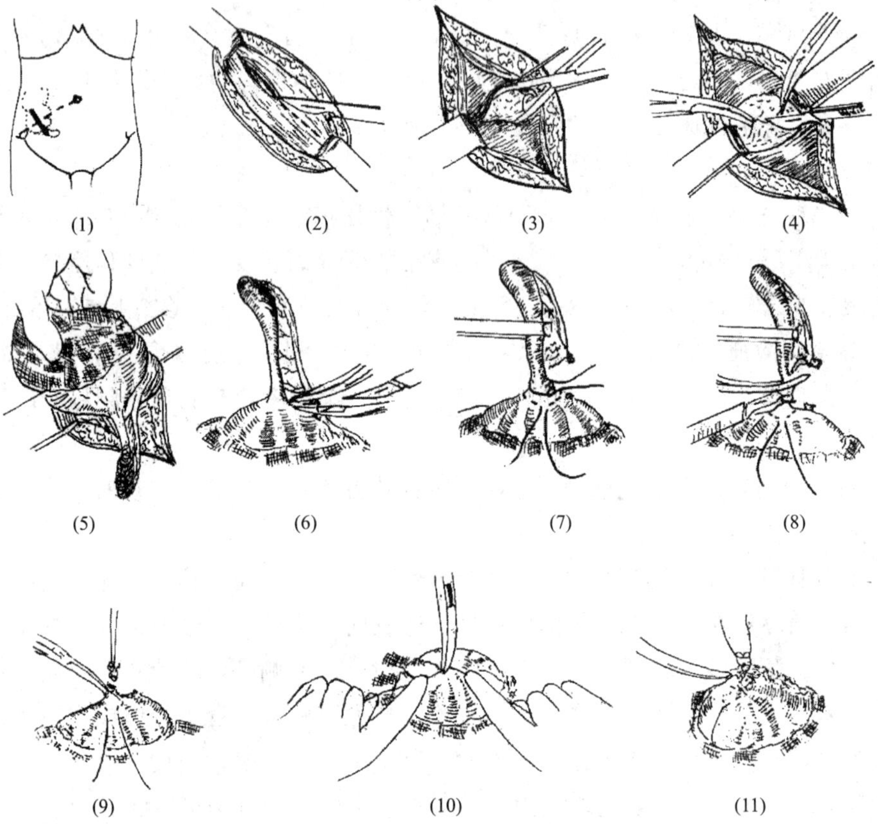

（1）阑尾切口；（2）切开皮肤皮下及腱膜；（3）分离肌组织；（4）切开腹膜；（5）寻找阑尾；
（6）阑尾系膜结扎；（7）切断系膜，作荷包缝合；（8）阑尾切除，残端内翻；
（9）处理阑尾残端；（10）收紧荷包线结扎；（11）检查荷包

图 19-3　阑尾切除术

（1）手术方法选择　①急性单纯性阑尾炎。行阑尾切除术，有条件时，可采用经腹腔镜阑尾切除术。②急性化脓性阑尾炎或坏疽性阑尾炎。行切除阑尾术，仔细清除腹腔内脓液后关腹，但要注意保护切口，避免污染。③穿孔性阑尾炎。切除阑尾，清除腹腔脓液后，根据情况放置腹腔引流条或引流管。术后积极行支持疗法和抗菌治疗。④阑尾周围脓肿。脓肿尚未溃破穿孔按急性化脓性阑尾炎处理，阑尾穿孔已被包裹形成阑尾周围脓肿，病情较稳定，可用抗生素治疗或同时联用中药治疗促使炎症消散，观察 2~3 个月后酌情施行阑尾切除术，也可在 B 超引导下穿刺抽脓或置管引流。保守治疗后脓肿扩大，无局限趋势者，症状明显，行脓肿切开引流，是否切除阑尾应视术中情况而定。术后加强支持治疗，合理使用抗生素。

（2）阑尾切除术要点 ①麻醉。常采用硬脊膜外麻醉，也可采用局部麻醉。②切口。多采用右下腹麦氏切口，当急性阑尾炎诊断不明确或弥漫性腹膜炎疑为阑尾穿孔所致时，可采用右下腹经腹直肌切口。③寻找阑尾。多数阑尾就在切口下，容易显露。沿着三条结肠带向盲肠顶端寻找，即能找到阑尾。另一种方法是沿末端回肠追踪盲肠，找到阑尾根部。如仍未找到阑尾，应考虑盲肠后位阑尾，可切开盲肠外侧腹膜寻找。④处理阑尾系膜。找到阑尾后，尽量将其置于切口中部或提出切口以外。如系膜菲薄，可于阑尾根部处结扎切断，若阑尾系膜肥厚或水肿明显，应分次钳夹、切断或缝扎系膜，阑尾系膜结扎要确实。⑤处理阑尾根部。在距阑尾根部 0.5cm 处结扎并切断，用碘酒、酒精涂擦消毒，收紧缝合的荷包将其包埋于盲肠壁内。

（3）术后并发症防治 ①出血。术后 24 小时内的出血为原发性出血，多因阑尾系膜动脉结扎线松脱或阑尾系膜止血不完善所致。主要表现为腹腔内出血的症状如腹痛、腹胀、休克和贫血等，应立即输血、补液并再次紧急手术止血。部分出血可自行停止，但可继发感染形成脓肿，需要手术切开引流。②切口感染。为术后最常见的并发症。多见于化脓性或穿孔性阑尾炎，多数发生在术后 2~3 天，也有少数在 2 周后才出现。主要表现为切口外有跳痛，局部红肿伴压痛，体温再度升高。应立即拆除缝线，引流脓液，将坏死组织清除，定期换药，待伤口内肉芽新鲜时再行二期缝合。③粘连性肠梗阻。也是阑尾切除术后较常见的并发症，与手术损伤、术后卧床、局部炎症重等多种因素有关。常先行非手术治疗，无效时再手术治疗。④粪瘘。较少见。可因阑尾残端结扎线脱落、盲肠部位存在结核或癌症、盲肠组织水肿、术中损伤附近肠管等有关。主要表现为伤口感染久治不愈，可有气体或粪便溢出。多数行保守治疗粪瘘可愈合。⑤阑尾残株炎。阑尾残端超过 1cm 时，可发生残株炎，仍为阑尾炎表现，症状较重时应再次手术切除阑尾残株。

随着腹腔镜应用于阑尾切除，可缩短住院时间，早期恢复术后活动，是目前治疗急性阑尾炎手术治疗可供选择的方法之一。

2. 非手术治疗 适用于单纯性阑尾炎或急性阑尾炎早期且客观条件不允许或不愿意接受手术治疗者，或伴有其他严重器质性疾病不宜手术者。

（1）抗生素 选择有效的抗生素治疗是非手术治疗的主要措施，可采用氨苄西林、庆大霉素与甲硝唑联合应用。亦可采用头孢菌素或其他新型 β-内酰胺类抗生素与甲硝唑联合应用。

（2）中药 以大黄牡丹皮汤（大黄、丹皮、桃仁、冬瓜子、芒硝）辨证加减。急性单纯性阑尾炎可用阑尾化瘀汤（金银花、川楝子、延胡索、牡丹皮、桃仁、木香、大黄），每日 1 剂，分 2 次服。急性化脓性阑尾炎可用阑尾清化汤（金银花、蒲公英、牡丹皮、大黄、赤芍药、川楝子、桃仁），每日 1~2 剂，分 3~4 次服。

（3）针灸 适用于单纯性阑尾炎或轻型化脓性阑尾炎。取足三里、阑尾（双侧）、天枢及阿是穴。用泻法，伴其他征象时，随证选穴。呕吐加内关、中脘；发热加合谷、曲池、内庭；腹胀加大肠俞、次髎；肿块加天枢。

【常用药物注意事项与患者教育】

1. β-内酰胺类抗生素 是指化学结构中具有 β-内酰胺环的一大类抗生素，包括临床最常用的青霉素与头孢菌素，以及新发展的头孢霉素类、甲砜霉素类、单环β-内酰胺类等其他非典型β-内酰胺类抗生素。此类抗生素具有杀菌活性强、毒性低、适应证广及临床疗效好等优点。本类药化学结构的改变，特别是侧链的改变形成了许多不同抗菌谱和抗菌作用以及各种临床药理学特性的抗生素。

2. 头孢菌素类抗生素 见第六章第五节肺炎。

扫码“学一学”

第三节 肠梗阻

肠腔内容物不能正常运行或顺利通过肠道称为肠梗阻。肠梗阻是外科常见急腹症，临床表现复杂多变，发展迅速，若处理不及时，可危及生命。

扫码“看一看”

一、肠梗阻概述

【病因与分类】

1. 病因分类

（1）机械性肠梗阻　最为常见。是由各种原因引起的肠腔狭窄，使肠内容物通过发生障碍。常见原因有：①肠腔堵塞，如寄生虫、结石、粪块、异物等。②肠壁病变，如肠套叠、先天性肠道畸形、炎症性狭窄、肿瘤等。③肠管受压，如粘连带压迫、腹外疝嵌顿、肠管扭转、肠外肿瘤压迫等。

（2）动力性肠梗阻　神经反射或毒素刺激引起肠管麻痹或痉挛，致肠内容物不能正常运行，肠道本身无器质性病变。常见原因有：①麻痹性肠梗阻。最多见，肠壁肌肉正常蠕动能力减弱造成，见于急性弥漫性腹膜炎、腹部大手术、腹膜后血肿、低钾血症等。②痉挛性肠梗阻。少见，肠壁肌肉强烈痉挛、肠蠕动失常造成，见于慢性铅中毒、肠易激综合征等。

（3）血运性肠梗阻　肠管血液循环障碍，缺血造成肠管运动功能丧失，见于肠系膜血管栓塞或血栓形成等。

2. 肠壁有无血运障碍分类

（1）单纯性肠梗阻　指无肠管壁血运障碍的肠梗阻。

（2）绞窄性肠梗阻　是指肠管壁有血运障碍的肠梗阻。肠管壁血运障碍如不及时解除，则很快出现肠壁坏死穿孔。

扫码“看一看”

3. 梗阻的部位分类

（1）高位梗阻　空肠上段梗阻。

（2）低位梗阻　回肠末段和结肠梗阻。

4. 其他方法分类　根据梗阻程度分为完全性肠梗阻和不完全性肠梗阻；根据发展过程可分为急性肠梗阻和慢性肠梗阻。若一段肠管两端均发生梗阻，称闭袢性肠梗阻，闭袢肠管内压力不断升高，易发生肠坏死和穿孔。

多种原因引起的不同类型的肠梗阻，在一定条件下常可以互相转化。

【病理】

肠梗阻发生后，既可影响肠管本身，又可导致全身生理功能紊乱。

1. 局部改变 不同类型的肠梗阻的病理变化不完全一致。单纯机械性肠梗阻一旦发生，梗阻以上的肠管因大量积液积气而扩张，而梗阻以下的肠管由于肠内容物通过受阻则瘪陷、空虚或仅存积少量粪便。扩张和瘪陷肠管交界处即为梗阻所在，对手术寻找梗阻部位至为重要。为了克服肠内容物运行时的阻力，上部肠管势必逐渐增强蠕动，以求通过梗阻处。若阻力过大，肠壁肌能量消耗过大而疲劳，蠕动减弱，待疲劳恢复后蠕动重新增强，出现阵发性疼痛。肠管顺蠕动无法克服梗阻时，将转化为逆蠕动，引起呕吐。急性完全性肠梗阻时，肠管高度膨胀，肠壁变薄，肠腔内压不断升高，最终可导致静脉回流受阻，同时由于缺氧和毛细血管通透性增加，可致肠壁水肿，肠腔和腹腔内渗出液增多。随着血运障碍的发展继而出现动脉血运受阻，最后肠管因缺血而坏死。

2. 全身改变 主要由肠管膨胀、体液丢失、毒素吸收和感染引起。

（1）体液改变 由于不能进食、频繁呕吐，肠黏膜再吸收障碍，大量消化液不断聚积在第三间隙和梗阻以上肠腔，造成严重的缺水，并导致电解质紊乱和酸碱失衡。

（2）感染和中毒 梗阻以上的肠腔内细菌大量繁殖而产生多种强烈的毒素，同时由于肠壁的血运障碍和失去活力，肠道细菌和毒素渗透入腹腔或肠壁血管内引起严重的腹膜炎和中毒。当肠壁坏死穿孔时，全身中毒表现更加严重。

（3）休克 因严重缺水、血容量减少、电解质紊乱、酸碱平衡失调、感染、中毒等均可引起休克。

（4）呼吸、循环功能障碍 由于肠管膨胀使腹内压增加，膈肌上升，腹式呼吸受限，影响肺内气体交换，同时由于下腔静脉回流受阻，引起呼吸、循环功能障碍。

【临床表现】

1. 基本表现 肠梗阻的共同表现是腹痛、呕吐、腹胀及肛门停止排气排便，通常简称为“痛、吐、胀、闭”。

（1）腹痛 机械性肠梗阻表现为梗阻部位以上阵发性绞痛，疼痛呈波浪式由轻而重，然后又减轻，缓解一段时间后再次发作。若腹痛发作间歇缩短，以至成为持续性腹部剧痛，或持续性腹痛伴阵发性加重，可能已经发展为绞窄性肠梗阻。麻痹性肠梗阻多为持续性胀痛。

（2）呕吐 早期呈反射性呕吐，后期多为反流性。呕吐物的性质和量与梗阻的部位有关，高位肠梗阻呕吐早而频繁，呕吐物主要为胃内容物；低位肠梗阻呕吐出现晚而少，呕吐物可以呈粪样；结肠梗阻到晚期才出现呕吐；闭袢性肠梗阻虽容易发生绞窄，但呕吐并不严重；绞窄性肠梗阻的呕吐物呈血性或咖啡样；麻痹性肠梗阻的呕吐常为溢出性。

（3）腹胀 与梗阻部位和梗阻程度有关。如高位肠梗阻腹胀较轻，有时可见肠型；低位或麻痹性肠梗阻腹胀显著，可遍及全腹。结肠梗阻呈周边性腹胀。腹部隆起不均匀对称，是肠扭转等闭袢性肠梗阻的特点。

（4）肛门停止排气排便 不完全性肠梗阻排便排气减少，完全性肠梗阻排气排便停止。梗阻早期，或高位性肠梗阻可有少量排气排便，绞窄性肠梗阻可排出少量血性黏液便。

2. 腹部体征

（1）视诊 机械性肠梗阻，可见到肠型和蠕动波。麻痹性肠梗阻腹胀多均匀对称，肠扭转时腹部呈不对称隆起。此外，可见腹式呼吸减弱或消失。

（2）触诊　单纯性肠梗阻可有轻度压痛，无反跳痛和肌紧张；绞窄性肠梗阻可有明显压痛、反跳痛和腹肌紧张。触及腹部包块对提示梗阻的病因与类型具有重要意义。触及条索状团块，提示蛔虫性肠梗阻；触及“腊肠样”包块，提示肠套叠；触及痛性包块且有固定压痛和腹膜刺激征时，提示绞窄性肠梗阻。

（3）叩诊　多呈明显鼓音。绞窄性肠梗阻时可有移动性浊音。

（4）听诊　机械性肠梗阻时肠鸣音亢进，有气过水声或金属音；麻痹性肠梗阻时肠鸣音减弱或消失。

3. 其他表现

（1）全身表现　早期常无明显全身症状，随着病情进展可出现脱水、电解质失调和酸碱平衡紊乱。发生绞窄性肠梗阻时，可出现休克表现。

（2）直肠指诊　正常直肠是空虚的。检查时，如触及肿块，应考虑直肠肿瘤或低位肠腔外肿瘤；若指套染血，则可能为结肠肿瘤、肠套叠或肠系膜血管栓塞等。

【辅助检查】

1. 实验室检查　早期变化不明显，后期可有尿比重增高，红细胞、血红蛋白及红细胞比容增高。绞窄性肠梗阻还可出现白细胞总数明显升高及中性粒细胞比例明显增高。呕吐物和大便检查有大量红细胞或大便潜血试验阳性，提示出现血运障碍。血气分析和血电解质、肌酐、尿素氮检测，可显示不同程度的酸碱失衡、电解质紊乱和肾功能状况。

2. X 线检查与 CT 检查　在肠梗阻的诊断中具有较大的价值。立位或侧卧位腹部透视或摄片可见阶梯状的液平面及胀气的肠袢，多出现于肠梗阻发生后 4~6 小时，但无此征象时也不能排除肠梗阻的可能。梗阻部位不同，X 线表现也各有特点：空肠胀气可见“鱼肋骨刺”状的环形黏膜纹；结肠胀气位于腹部周边，并显示结肠袋形；绞窄性肠梗阻，可见孤立、突出胀大的肠袢，不因时间而改变位置。当怀疑肠套叠、乙状结肠扭转或结肠肿瘤时，可做钡灌肠或 CT 检查帮助诊断。

【诊断】

1. 诊断要点　①具有腹痛、呕吐、腹胀、肛门停止排气排便 4 大典型症状；②腹部有肠型及蠕动波，触及条索状或“腊肠样”包块等，肠鸣音亢进、减弱或消失等体征；③X 线检查显示胀气的肠管并有多个气液平面。

2. 诊断分型　根据以上诊断要点确定肠梗阻后，应进一步做出肠梗阻的分型。单纯性肠梗阻与绞窄性的明确判断对于确定治疗方案有极为重要的意义。出现下列情况时应考虑绞窄性肠梗阻的诊断。①腹痛剧烈、部位固定或性质由阵发性转为持续性。有时出现腰背部痛，呕吐出现早、剧烈而频繁。②病情发展迅速，早期出现休克，抗休克治疗后改善不明显。③有明显腹膜刺激征和感染中毒征象，如体温升高、脉率增快、白细胞总数增高、中性粒细胞比例增高并出现中毒颗粒。④腹胀不对称，腹部有局部隆起或触及有压痛的胀大肠袢。⑤呕吐物、胃肠减压抽出液、肛门排出物为血性，或腹腔穿刺抽出血性液体。⑥腹部 X 线检查见孤立、突出且位置固定的胀大肠袢，有假肿瘤状阴影或肠间隙增宽。⑦经积极非手术治疗而症状体征无明显改善。

需要注意的是已经确诊为绞窄性肠梗阻，不必为了病因诊断而再进行复杂的诊断性检查，应及时手术治疗，以免耽误治疗时机。

【治疗】

肠梗阻的治疗原则是解除梗阻和矫正全身生理紊乱。

1. 基础疗法 不论采用非手术治疗或手术治疗均需应用。

（1）胃肠减压 不但能吸出胃内的液体和气体降低胃肠内的压力，减轻腹胀，还能减少肠腔内的细菌及毒素，改善局部和全身情况。常采用较短的单腔胃管。对低位肠梗阻，采用较长的双腔 M-A 管，减压效果较好。

（2）禁食 禁止所有食物和水从口腔摄入。

（3）静脉输液 补充水和电解质，纠正水电解质紊乱和酸碱失衡是治疗肠梗阻的重要一环。所补液体的量和性质根据病情与血清钾、钠、氯和血气分析监测结果确定。

（4）防治感染 除早期单纯性肠梗阻外，均宜早期应用有效的抗生素。

（5）对症治疗 单纯性肠梗阻可经过胃管注入液状石蜡或通便泻下的中药，疼痛剧烈的病人可用止痛、解痉药物，但应遵循急腹症治疗的用药原则。

2. 解除梗阻 可分为手术疗法和非手术疗法。

（1）手术疗法 绞窄性肠梗阻、肿瘤及先天性肠道畸形引起的肠梗阻，以及非手术治疗无效者均应手术治疗。手术疗法的原则和目的是在最短的时间内，以最简单的方法解除梗阻或恢复肠腔的通畅。

手术疗法可归纳为以下 4 种：

1）去除梗阻原因：如粘连松解术、肠内异物切开取出术、肠套叠或肠扭转复位术等。

2）肠切除肠吻合术：切除肠管肿瘤、炎症性狭窄或局部已经坏死的肠袢等，行肠吻合术。梗阻原因解除后，判断肠管有无生机至关重要。有下列情况提示肠管已无生机，应行肠切除。①肠壁呈黑色并塌陷；②肠壁已失去张力和蠕动能力，肠管呈麻痹、扩大、对刺激无收缩反应；③相应的肠系膜终末小动脉无搏动。

3）短路手术：当梗阻原因既不能简单解除，又不能切除时，可作梗阻近端与远端肠袢的短路手术。

4）肠造口或肠外置术：病情危重或局部病变所限不能耐受复杂手术者，可用此术式解除梗阻。若有肠坏死，行肠切除术，可将两断端外置做造口术。

（2）非手术疗法 主要适用于单纯性粘连性肠梗阻、麻痹性或痉挛性肠梗阻、蛔虫或粪块堵塞引起的肠梗阻、肠结核等炎症引起的不完全性肠梗阻、肠套叠早期等。除前述基础疗法外，根据不同病因，采用口服或胃肠道灌注生植物油、低压空气或钡灌肠、经乙状结肠镜插管、颠簸疗法、中医中药疗法、针刺疗法等各种复位方法。治疗过程中，严密观察病情变化，若无好转或反而加重应及时进行手术治疗。

二、粘连性肠梗阻

粘连性肠梗阻是指肠粘连或腹腔内粘连带所致的肠梗阻，临床较为常见。

【病因】

粘连性肠梗阻的直接原因是腹腔内粘连的存在，仅有粘连，梗阻不一定就会发生。在腹腔内粘连的基础上，暴饮暴食、肠功能紊乱、体位突然改变等常可诱发粘连性肠梗阻。临床上可分为先天性或后天性两种。先天少见，主要因发育异常或胎粪性腹膜炎所致。后天性多见，常由于腹腔内炎症、手术、出血、创伤、异物等引起。临床上以术后所致的粘连性肠梗阻最多见。

【病理】

肠粘连引起的肠梗阻呈现形式有：肠袢间紧密粘连成团或固定于腹壁，使肠腔变窄；肠管牵扯扭曲成角；粘连带压迫肠管（图 19-4）；肠袢套粘连带形成内疝；肠袢以粘连处为支点发生扭转等。

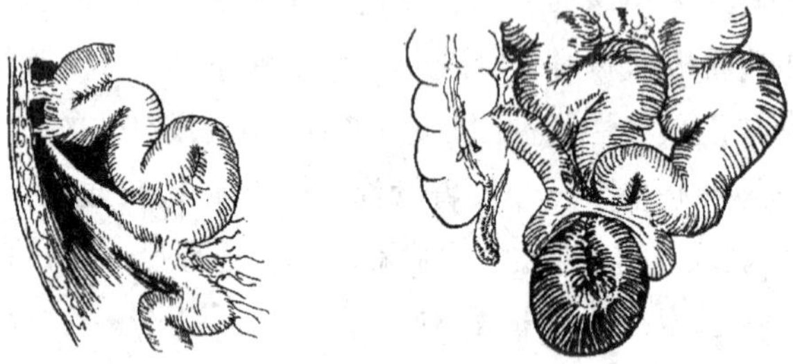

(1)　　(2)

图 19-4　粘连性肠梗阻

（1）粘连牵扯肠管成角；（2）粘连带压迫肠管

【临床表现】

急性粘连性肠梗阻主要是小肠机械性肠梗阻表现。主要特点：①多有腹部手术、外伤或感染史；②反复发作；③发作时可为不完全性或完全性梗阻。

粘连性肠梗阻常为单纯性梗阻，但部分长期无症状，若突然出现急性梗阻症状，腹痛较重，并有腹部局部压痛，甚至腹肌紧张者，即应考虑是粘连带等引起的绞窄性肠梗阻。

【辅助检查】

参见本节肠梗阻概述。

【诊断】

诊断要点：①多有腹腔手术、创伤或感染的病史；②典型的机械性肠梗阻表现；③腹部 X 线检查可见多个气液平面。

【治疗】

1. 非手术治疗　目前认为是治疗粘连性肠梗阻的首选方法。因多为单纯性肠梗阻，一般采用禁食、胃肠减压、输液、应用抗生素即可缓解，必要时可采用中医中药、口服或灌注生植物油、肥皂水灌肠等方法多解除梗阻。

2. 手术治疗

（1）适应证　①粘连性肠梗阻经非手术治疗不见好转甚至病情加重；②绞窄性肠梗阻；

③反复发作的粘连性肠梗阻。

（2）手术方法　根据粘连情况选用不同手术方法。①粘连带和小片粘连可施行简单的切断和分离。②广泛粘连但并未引起梗阻的肠管不分离，或广泛粘连而屡次引起梗阻者，可行折叠排列术。③若一组肠管紧密粘连成团引起梗阻，可将此段肠管切除行肠吻合术，若无法切除则将梗阻近、远端肠管行侧侧吻合。

三、肠扭转

肠扭转是指一段肠袢沿其系膜长轴旋转而造成的闭袢型肠梗阻，常见的肠扭转有部分小肠、全部小肠和乙状结肠扭转。

【病因与病理】

肠袢过长而其系膜根部缩窄是引起肠扭转的解剖基础。肠内容物骤增、肠管蠕动异常、体位的突然改变等是肠扭转的常见诱因。肠扭转可有不同方向，但以顺时针方向旋转多见，肠扭转180°可造成肠梗阻，严重的可扭转540°～720°，扭转程度越大，肠梗阻和绞窄程度越重。因系膜血管受压，属于绞窄性肠梗阻。

【临床表现与诊断】

肠扭转表现为急性机械性肠梗阻，根据其发生的部位，临床上各有特点。

1. 小肠扭转（图19-5）　①多见于青壮年，常在饱食后立即进行剧烈活动时发病。②表现为突然发作的脐周剧烈绞痛，常为持续性疼痛伴阵发性加重，可牵涉到腰背部。呕吐频繁，腹胀不显著或者某一部位特别明显，有时可扪及压痛扩张的肠袢，可以没有高亢的肠鸣音。严重者有明显的腹膜刺激征、移动性浊音、肠鸣音消失，有发生休克的危险。③腹部X线平片常显示有假肿瘤征、咖啡豆征和腹腔内积液等绞窄性肠梗阻的征象，定位检查可见空肠和回肠换位，或排列成多种形态的小跨度蜷曲肠袢等特有的征象。

2. 乙状结肠扭转（图19-5）　①多见于老年男性，常有便秘习惯，或以往有多次腹痛发作经排便、排气后缓解的病史。②临床表现主要为腹部绞痛和高度腹胀，呕吐一般不明显。如做盐水低压灌肠，灌入量往往不足500ml即不能再灌入。③腹部X线平片则显示马蹄状巨大的双腔充气肠袢，圆顶向上，两肢向下，立位可见两个液平面。钡剂灌肠X线检查见扭转部位钡剂受阻，钡影尖端呈“鸟嘴状”阴影。

【治疗】

肠扭转是一种严重的机械性肠梗阻，可在短期时间内发生肠绞窄、坏死，一般应及时手术治疗，仅少数可先试行非手术疗法。

1. 手术治疗　①扭转复位术：将扭转的肠袢按其扭转的相反方向回转复位。复位后若肠系膜血运恢复良好，肠管未失去生机，则尚需预防复发。如为移动性盲肠引起的盲肠扭转，可将其固定于侧腹壁；过长的乙状结肠可将其平行折叠，固定于降结肠内侧，也可行二期手术将过长的乙状结肠切除吻合。②肠切除术：小肠坏死可行一期切除吻合。乙状结肠坏死一般切除坏死肠段后行肠造口术，二期手术再行肠吻合术。

2. 非手术治疗　早期乙状结肠扭转，可在乙状结肠镜下，将肛管插过扭转部位以上扩

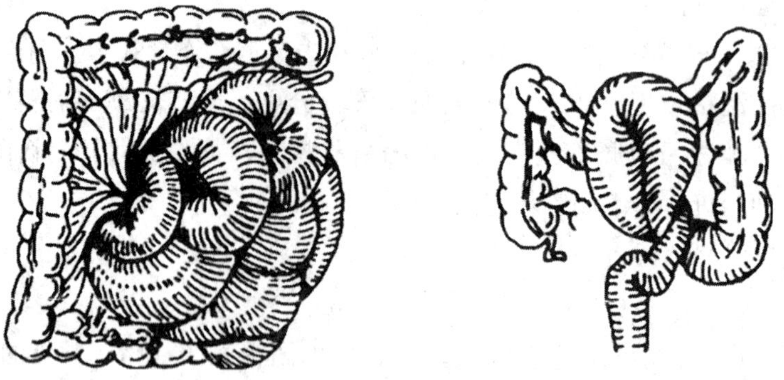

(1) (2)

图 19-5 全小肠扭转与乙状结肠扭转

(1) 小肠扭转；(2) 乙状结肠扭转

张肠管进行减压，如有气体及粪便排出，症状迅速好转，可望肠管自行复位。但应用该法，必须在严密的观察下进行，一旦怀疑有肠绞窄，必须及时改行手术治疗。

四、肠套叠

一段肠管套入其相连的肠管腔内称为肠套叠。本病多发生于 2 岁以下的男性肥胖健壮儿童，偶尔也可发生于成年人。

【病因】

肠套叠可分为急性肠套叠与慢性肠套叠两类。

1. 急性肠套叠 婴幼儿多发，一般认为与小儿肠功能紊乱有关，多发生在哺乳幼儿开始添加副食品或断乳之后。

2. 慢性肠套叠 多见于成人，常继发于肠道器质性病变，如肠息肉、肠肿瘤等，造成肠功能紊乱。

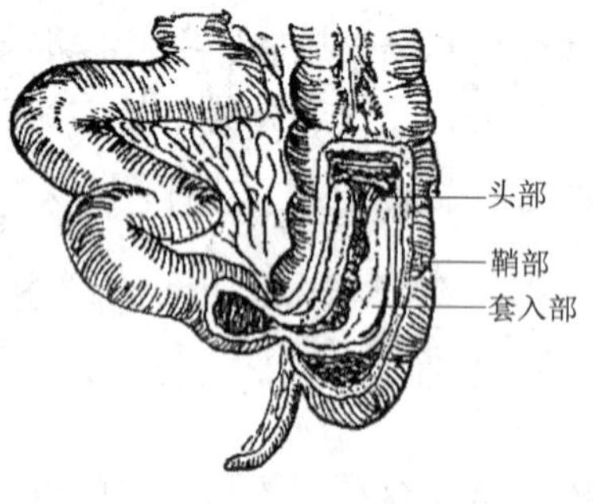

图 19-6 回肠末端套入结肠

【病理】

肠套叠由三层肠壁构成，外层称鞘部，内二层则称套入部，多数情况是近端肠管套入远端肠管。按照肠套叠部位不同，肠套叠可分为回盲部肠套叠（回肠套入结肠）、小肠套叠（小肠套入小肠）与结肠套叠（结肠套入结肠）等类型。临床上最多见的是回肠末端套入结肠（图 19-6）。肠套叠发生后，不仅造成肠腔梗阻，而且使套入肠管出现血运障碍，从而发生肠坏死，故肠套叠属绞窄性肠梗阻。

【临床表现】

1. 急性肠套叠 主要特点：腹痛、呕吐、排黏液血便及腹部包块。

（1）腹痛 为突然发作的阵发性剧烈腹痛。发作时哭闹不安、面色苍白、出汗，可持续数分钟，间歇期安静如常，或表现为精神萎靡。

（2）呕吐　早期呕吐较频繁，呕吐物为胃内容物。常拒乳或拒食。发展为完全性肠梗阻时，呕吐物可为带有臭味的粪样物。

（3）黏液血便　起病4~12小时后即可排出果酱样黏液血便，直肠指诊指套上可染有血迹。

（4）腹部包块　入睡时于腹部可扪及"腊肠样"肿块，表面光滑，质地较软，可稍活动。腹痛发作时，肿块明显，肠鸣音亢进，右下腹有"空虚感"。

2. 慢性肠套叠　多呈反复发做的不完全性肠梗阻。表现为阵发性腹痛，症状较轻，便血较少见，常伴有可消散的腹部痛性包块。套叠可自行复位而症状消失。

【辅助检查】

急性肠套叠行空气或钡剂灌肠X线检查，可见空气或钡剂在结肠受阻，阻端钡剂呈"杯口状"阴影，或呈"弹簧状"阴影。慢性肠套叠钡剂灌肠或纤维结肠镜检查可发现套叠部位或肠道病变存在。

【诊断】

1. 急性肠套叠诊断要点　①多发于2岁以内的男性健壮儿童；②有腹痛、呕吐、黏液血便与腹部包块四大特点；③空气或钡剂灌肠X线检查见空气或钡剂在结肠受阻，阻端钡剂呈"杯口状"阴影，或呈"弹簧状"阴影。

2. 慢性肠套叠诊断要点　①多见于成人，多呈反复发作的不完全性肠梗阻；②症状较轻，便血较少见，套叠可自行复位而症状消失；③钡剂灌肠或纤维结肠镜检查可发现病变所在。

【治疗】

1. 急性肠套叠

（1）低压灌肠或钡剂灌肠　疗效可达90%以上。一般空气压力先用8.0kPa（60mmHg）左右，经肛管灌入结肠内，在X线透视下明确诊断后，继续加压至10.0kPa（75mmHg）左右，直至套叠复位，一旦复位即有大量气体和粪便喷射而出，情况好转安静入睡。

（2）推拿按摩　取仰卧位，术者双手掌涂上滑石粉，轻而有力地紧贴腹壁按摩。先按顺时针或逆时针方向进行短时间内按摩，然后按病人自觉舒服乐于接受的方向继续进行。如疼痛反而加剧，应立即改变推拿方向。

（3）颠簸疗法　取膝肘卧位，充分暴露腰部，术者双手掌轻托其腹部两侧，由上至下或左右震荡，震度由小渐大，以能忍受为度，每次进行5~10分钟，根据病情可反复应用。

（4）手术治疗

1）适应证：①空气或钡剂灌肠复位失败或复位后出现腹膜刺激征及全身情况恶化者。②病程超过48小时，疑有肠坏死者。③反复多次发作的复发性肠套叠。

2）手术方法：①手术复位。开腹找到肠套叠后，将套入部肠管挤出，然后将其固定缝合在侧腹壁或附近的盲肠壁上。②肠切除吻合术。对已发生坏死的套叠肠管行肠切除一期吻合术，如全身情况不良，则先将坏死近端肠管外置，以后择期行二期肠吻合术。

2. 慢性肠套叠 因多继发于肠道器质性疾病，故以手术治疗为主。对无坏死的肠套叠，先行手术复位后，检查如无器质性病变，可将复位后肠段靠拢缝合固定或固定在侧腹壁，如套叠肠段有器质性病变，或已发生坏死者，应一期切除做肠吻合术。

五、肠蛔虫堵塞

肠堵塞是指由于蛔虫团、胆石、粪便或其他异物等堵塞肠腔。肠蛔虫堵塞则是指因蛔虫结聚成团并引起局部肠管痉挛而致的肠腔堵塞。该病多是一种单纯性机械性肠梗阻，最多见于儿童，农村发病率较高。

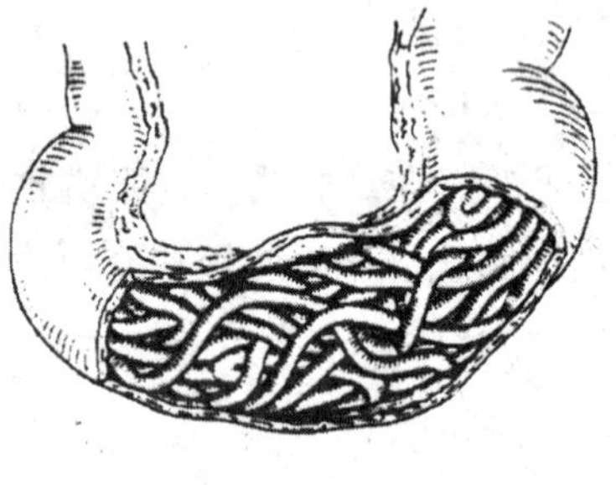

图 19-7 蛔虫团性肠梗阻

【病因与病理】

驱虫治疗不当常为诱因，较多见蛔虫缠绕成团而致肠腔堵塞（图 19-7）。蛔虫团堵塞肠腔后，分泌毒素，刺激肠管而引起痉挛，故可引起阵发性腹痛和呕吐等症状。少数可因蛔虫团过大而引起肠壁坏死穿孔，大量蛔虫进入腹腔后可引起腹膜炎。

【临床表现】

主要表现为脐周阵发性腹痛和呕吐。堵塞的部位常见于回肠，梗阻多为不完全性，一般腹胀不显著，也无腹肌紧张，腹部检查常可扪及可以变形、变位的条索状团块，并且可能随肠管收缩而变硬，肠鸣音可亢进或正常，体温多正常。

【辅助检查】

1. 实验室检查 白细胞计数多正常。

2. X 线检查 腹部 X 线平片偶见小肠充气或有液平面，有时可见到肠腔内成团的虫体阴影。

【诊断】

诊断要点：①多有驱虫治疗不当的诱因，有便蛔虫或吐蛔虫病史；②脐周阵发性腹痛和呕吐，腹胀不显著；③无腹肌紧张，常可扪及可以变形、变位的条索状团块，肠鸣音亢进或正常，体温多正常；④腹部 X 线平片偶见小肠充气或有液平面，或见到肠腔内成团的虫体阴影。

【治疗】

1. 非手术治疗 目前认为是治疗单纯性蛔虫堵塞的首选方法。除采用禁食、输液外，可口服生植物油，也可口服枸橼酸哌嗪等驱虫；腹痛剧烈，可用解痉剂，或配以针刺、腹部轻柔按摩等。症状缓解后驱虫治疗。

2. 手术治疗

（1）适应证 ①经非手术治疗无效；②并发肠扭转；③出现腹膜刺激征。

（2）手术方法　肠壁切开取虫术。需尽量取尽且术后应继续驱虫治疗。

扫码“学一学”

第四节　胆道感染

胆道感染是指胆道系统的细菌性感染，常与胆石症并存，两者多互为因果关系。胆石症可引起胆道梗阻，导致胆汁淤滞，细菌繁殖，而致胆道感染；胆道感染的反复发作又是胆石形成的重要致病因素和促发因素。胆道感染按发病部位可分为胆囊炎和胆管炎 2 类；按发病急缓和病程经过可分为急性、亚急性和慢性炎症 3 种。本节介绍急性胆囊炎和急性梗阻性化脓性胆管炎。

一、急性胆囊炎

胆囊发生急性细菌性感染称急性胆囊炎，是常见外科急腹症之一。约 5% 的急性胆囊炎未合并胆囊结石，称非结石性胆囊炎，男性多见；约 95% 的急性胆囊炎合并胆囊结石，称结石性胆囊炎，女性多见。临床上发现急性非结石性胆囊炎形成胆囊坏死和穿孔的发生率高于急性结石性胆囊炎。

【病因】

1. 胆囊管阻塞　最常见的原因是胆囊结石，其他因素为胆囊管狭窄、肿块压迫、蛔虫堵塞等使胆汁排出受阻，胆汁滞留，胆汁浓缩诱发炎症。

2. 细菌感染　主要通过胆道逆行感染，也可经血行、淋巴途径引起感染。致病菌主要是革兰染色阴性杆菌，以大肠埃希菌最常见，其次有肠球菌、铜绿假单胞菌（铜绿假单胞菌）等。厌氧菌也可引起感染。最近也有幽门螺杆菌（HP）引起胆道感染的报告。

【病理】

根据病理变化，可分为：

1. 单纯性胆囊炎　为急性胆囊炎初期，胆囊肿大，腔内压力升高，胆囊黏膜层充血、水肿、渗出。

2. 化脓性胆囊炎　胆囊壁明显增厚，血管扩张，浆膜面可有纤维素和脓性渗出物。炎症波及胆囊壁各层，有较多中性多核细胞浸润，有片状出血灶。胆囊腔内充满脓液，胆囊与周围组织粘连。

3. 坏疽性胆囊炎　胆囊内压力继续上升，胆囊极度膨胀，压迫胆囊壁致血运障碍，有散在出血、灶性坏死，小脓肿形成，或全层坏死，呈坏疽改变。坏疽胆囊常发生穿孔致急性腹膜炎，穿孔部位多在胆囊底部或颈部。

若急性胆囊炎病变过程中胆囊管梗阻解除，炎症可逐渐消退，大部分组织恢复原来结构。如急性胆囊炎反复发作，可呈慢性胆囊炎改变，甚至萎缩。

【临床表现】

1. 症状　急性胆囊炎常有典型的发病过程，多在饱餐、进食油腻食物后或在夜间发病。主要表现为突发右上腹剧烈绞痛，阵发性加剧且向右肩背部放射，并伴恶心、呕吐、厌食等消化道症状。多有轻度发热，通常无寒战，胆囊化脓时出现高热表现，体温可高达40℃。胆囊坏死穿孔后可有弥漫性腹膜炎表现。

2. 体征 体格检查可见右上腹饱满，右上腹局限压痛、反跳痛、腹肌紧张，墨菲（Murphy）征阳性，并在右上腹触到肿大的胆囊。很少有黄疸或仅有轻度黄疸，若黄疸较重且持续，表示可能是胆总管结石引起梗阻。部分可表现为Mirizzi综合征，即反复发作的胆囊炎、胆管炎及梗阻性黄疸。

【辅助检查】

1. 实验室检查 多数血白细胞总数及中性粒细胞比例增高。血清转氨酶和血清总胆红素可有轻度升高。

2. 超声检查 是首选诊断方法，能显示胆囊增大，囊壁增厚（>4mm）甚至有“双边”征，部分可探及胆囊内结石影。

3. 其他 放射性核素胆囊扫描，如^{99m}Tc-EHIDA检查和CT检查对诊断都有一定帮助。

【诊断】

诊断要点：①常在饱餐、进食油腻食物后诱发；②突发右上腹剧烈绞痛，阵发性加剧且向右肩背部放射，右上腹压痛、反跳痛和腹肌紧张，Murphy征阳性；③血白细胞总数及中性粒细胞比例增高，超声检查显示胆囊增大，囊壁增厚甚至有“双边”征。

【治疗】

目前对于该病的治疗方法主要是手术治疗。手术时机及方法选择应根据具体情况而定。

1. 非手术治疗

（1）适应证 ①病程短、无全身中毒症状、局部体征轻者；②病程超过72小时、症状开始减轻、炎症逐渐局限者。

（2）治疗方法 既可用于治疗，又可作为术前准备。①禁食或进流质饮食，必要时行胃肠减压。②纠正水、电解质及酸碱代谢失衡，加强全身支持疗法。③腹痛剧烈者选用维生素K、阿托品、山莨菪碱、哌替啶等解痉止痛，不宜单独使用吗啡止痛。④选用对革兰阴性细菌、阳性细菌及厌氧菌均有作用的广谱抗生素或联合用药。⑤中药治疗，可选用疏肝利胆、化湿清热、通里攻下等汤剂加减，如柴胡汤（柴胡、黄芩、半夏、木香、郁金、生大黄）加减，热重者加板蓝根、银花、连翘；便秘者重用大黄、芒硝、川朴；疼痛重加元胡、川楝；呕吐加半夏、竹茹。密切观察全身和局部变化，以便随时调整治疗方案。一般经非手术治疗后，病情能够控制，待以后行择期手术。

2. 手术治疗

（1）适应证 ①发病在48~72小时以内者；②非手术治疗无效且病情恶化者；③并发胆囊穿孔、急性化脓性胆管炎、弥漫性腹膜炎、急性坏死性胰腺炎等；④对于年老体弱的高危者，应争取在身体情况处于最佳状态时手术。

（2）手术方法 主要有胆囊切除术和胆囊造口术。如全身情况、胆囊局部及周围组织的病理改变允许，应行腹腔镜胆囊切除或传统胆囊术式切除。病情严重、有生命危险者，或局部炎症水肿、粘连重，解剖关系不清者，特别是在紧急情况下，应选用胆囊造口术减压引流，待3个月后病情稳定再行胆囊切除术。当胆囊壁广泛坏死无法切除或胆囊位置过深，周围广泛粘连，胆囊三角解剖关系不清时，可考虑胆囊部分切除或大部切除，但需注意清除残留胆囊黏膜。

【常用药物注意事项与患者教育】

1. 维生素类 见第二篇第八章第五节肝硬化。

2. 胆碱受体阻断药 胆碱受体阻断药分为M胆碱受体阻断药、N_1胆碱受体阻断药（神经节阻断药）和N_2胆碱受体阻断药（骨骼肌阻断药）三类。

（1）M胆碱受体阻断药 临床常用的M胆碱受体阻断药有阿托品、东莨菪碱、山莨菪碱（654-2）、樟柳碱、颠茄合剂等，通过阻断M受体主要产生以下药理作用。①抑制腺体分泌，出现口干、皮肤干燥、眼干等；②松弛内脏平滑肌，抑制胃肠道强烈痉挛，缓解胃肠道绞痛，亦可缓解胆绞痛；③对眼的作用，扩瞳、升高眼压、调节麻痹；④对心血管系统作用，心率加快、皮肤血管扩张（较大剂量）；⑤对中枢神经系统作用，兴奋延髓呼吸中枢及兴奋大脑。临床除用于治疗各种内脏绞痛外，还用于抗休克、解除心脏传导阻滞、解救有机磷中毒等。东莨菪碱还用于治疗帕金森病、晕动病。由于本药作用广泛，当某一药效作为治疗作用时，其他作用变成为不良反应。青光眼、前列腺肥大禁用。

（2）N_1胆碱受体阻断药 通过选择性阻断神经节N_1受体发挥作用，由于同时阻断交感神经节和副交感神经节，故作用面广，不良反应多，作用强度不易控制，除用于高血压危象抢救、某些手术中控制性降压外，临床几乎不再使用。代表药物有美加明、阿方那特等。

（3）N_2胆碱受体阻断药 通过选择性阻断神经肌肉接头处N_2受体，使骨骼肌松弛。肌松药主要用作全身麻醉的辅助药，根据作用方式不同可分为去极化型和非去极化型两类。①去极化型肌松药。代表药物琥珀胆碱，与N_2受体结合后使其持续兴奋，随后受体失去兴奋性产生肌松作用。作用快而短暂，适用于气管内插管、气管镜、食管镜等短时操作。主要不良反应有心率减慢、长时间肌肉松弛、腺体分泌增加等。琥珀胆碱与氟烷合用时可致恶性高热（体温突然上升超过42℃）。禁用于高血钾、青光眼。②非去极化型肌松药。代表药物筒箭毒碱，小剂量时通过阻断N_2受体产生肌松作用，大剂量时可通过干扰乙酰胆碱的释放产生肌松作用。外科手术时，用作全身麻醉的辅助药。剂量加大可导致血压下降和心率加快，还可引起风团、腺体分泌增加等。中毒时可用新斯的明抢救。

3. 氨基糖苷类抗生素 氨基糖苷类抗生素为一类易溶于水、性质稳定、用途较广的抗生素，这一类药物的主要药理特点是：①抗菌谱较广，对许多革兰阳性菌、革兰阴性菌及结核杆菌均具有较强大抗菌作用，但对厌氧菌无效。②作用机制主要是抑制细菌蛋白质的合成，低浓度时有抑菌作用，高浓度时有杀菌作用，在碱性环境中作用较强。③可逐渐产生耐药性，同类间可出现交叉耐药现象。④胃肠道不吸收，大部分以原形经肾脏排出，肾功能减退时，本类抗生素的血清半衰期延长，必须减少用药量，否则易引起毒性反应。⑤本类抗生素的毒性普遍较大，主要对第八对颅神经有较强的毒性作用，对肾脏也有较强的毒性，特别是对儿童与青少年，应用时必须注意。代表药有链霉素、庆大霉素、卡那霉素、丁胺卡那霉素、新霉素等。

二、急性梗阻性化脓性胆管炎

急性梗阻性化脓性胆管炎（AOSC）又称急性重症胆管炎（ACST），是由于急性完全性胆管梗阻和严重化脓性感染所致。本病发病急，病情凶险，常伴有中毒性休克，死亡率高。

【病因】

急性梗阻性化脓性胆管炎是急性胆管完全梗阻并发严重感染。

1. 急性胆管梗阻 胆管结石是最常见的梗阻因素，其他因素有胆道蛔虫、胆管狭窄、肿瘤、原发性硬化性胆管炎等。胆肠吻合术后、经T管造影或PTC术后亦可引起。

2. 严重胆道感染 致病菌多为革兰阴性杆菌（大肠埃希菌、克雷白杆菌、变形杆菌）和厌氧菌，亦可见革兰阳性菌（粪链球菌、肠球菌），可形成混合感染。细菌多从胆道逆行感染，亦可经血行、淋巴入侵。常并发脓毒血症、胆源性肝脓肿、感染性休克及多器官功能不全综合征。

【病理】

胆管完全性梗阻和胆管内化脓性感染后引起胆管扩张，胆管壁充血、水肿、增厚，胆管黏膜上皮糜烂脱落，形成溃疡。肝脏充血肿大，晚期出现大片肝组织坏死和多发性肝脓肿。大量细菌和内毒素可经肝静脉进入体循环引起全身化脓性感染和多脏器功能损害。细菌进入血流与胆道压力有关，当胆道内压力超过1.96kPa（20cmH_2O）时，就有发生胆血反流的可能；当超过2.45kPa（25cmH_2O）时，血细菌培养阳性率明显高于胆压较低者。

【临床表现】

本病发病急骤，病情危重，进展迅速。以夏柯（Charcot）三联征（腹痛、寒战高热、黄疸）或瑞罗茨（Reynolds）五联征（腹痛、寒战高热、黄疸、休克、中枢神经系统抑制）为主要表现。突发性剑突下或右上腹剧痛，疼痛可放射至腰背及肩部，继之出现寒战、高热、恶心、呕吐等症状。病情迅速发展，很快出现黄疸，有时在黄疸出现前已发生神志淡漠、嗜睡、昏迷等中枢神经抑制症状。病情继续发展，则出现全身发绀、血压下降等休克表现，严重者可在短期内死亡。剑突下及右上腹有不同程度的压痛或腹膜刺激征象。肝脏肿大，肝区叩击痛，可触到肿大的胆囊。

【辅助检查】

1. 实验室检查 血液白细胞计数明显升高，可达$20×10^9/L$以上，中性粒细胞比例升高，胞内可出现中毒颗粒。血小板计数降低，最低可达（10～20）$×10^9/L$，凝血酶原时间延长。血细菌培养可阳性。尿中出现蛋白及管型，尿胆红素阳性。

2. 影像学检查 以B超或彩超最为常用，可明确胆道梗阻部位、病变性质及肝内外胆管扩张情况。如病情允许时可做CT检查、MRCP（磁共振胰胆管造影）检查。

【诊断】

诊断要点：①有胆道疾病发作史和胆道手术史；②有典型的夏柯三联征或瑞罗茨五联征表现；③有上述实验室及影像学检查阳性结果。

对不具备典型五联征者，当其体温持续在39℃以上，脉搏>120次/分，白细胞>$20×10^9/L$，血小板计数降低，即应考虑急性梗阻性化脓性胆管炎。

【治疗】

治疗原则：紧急手术解除胆道梗阻，减压并引流。临床经验证实，只有解除胆管梗阻，才能控制胆道感染，制止病情进展。对病情较轻者也可选用非手术疗法，病情缓解后择期手术治疗。

1. 非手术治疗　既是治疗手段，又可作为术前准备。非手术时间应控制在6小时以内，如治疗后病情继续恶化，立即紧急手术治疗。非手术治疗包括：①联合应用足量有效的抗生素，常用的有氨苄青霉素+庆大霉素+甲硝唑，环丙沙星+甲硝唑，第二代头孢菌素或第三代头孢菌素+甲硝唑。②纠正水、电解质和酸碱平衡紊乱。③使用肾上腺皮质激素、维生素，必要时使用血管活性药物等纠正休克。④改善通气功能，纠正低氧血症。⑤对症与支持治疗，如降温、吸氧、支持疗法等。

2. 手术治疗　目的是切开胆管减压，抢救病人生命。手术应力求简单有效，必须在梗阻以上切开胆管，才能达到治疗目的，并尽可能地仔细探查胆管，力争解除梗阻上段胆管内病变。因胆囊病变多为继发，一般不作急症切除，待二期手术处理。

对于病情特别危重者可采用经皮肝穿刺胆管引流术（PTCD），或经内镜自十二指肠乳头插管引流，待病情好转、胆道感染控制后择期手术。

【常用药物注意事项与患者教育】

1. 肾上腺皮质激素　按照生理活性可分为2类，即盐皮质激素和糖皮质激素，两者具有相似的化学结构，都是皮质醇，主要区别是盐皮质激素在17-位碳上无羟基，糖皮质激素在17-位碳上加上一个羟基。①盐皮质激素。主要有醛固酮和去氧皮质酮，作用于远曲小管，可引起水、钠潴留及钾排泄以维持机体水及盐的平衡。②糖皮质激素。天然糖皮质激素，主要是可的松与氢化可的松，可使蛋白质分解，使氨基酸转变为葡萄糖（糖异生作用）以及对抗炎症反应，对水盐平衡的控制作用较轻，合成代用品有泼尼松（强的松）与氢泼尼松（强的松龙）、地塞米松等，糖异生作用更强，对水盐平衡影响更弱。其生理剂量常用于补充肾上腺皮质功能缺乏，药理剂量则能抑制免疫过程中的多个环节，缓解炎症等。肾上腺皮质激素药物主要有抗炎、抗免疫、抗毒素和抗休克作用。

2. 血管活性药物　通过调节血管舒缩状态，改变血管功能和改善微循环血流灌注以达到抗休克目的。包括血管收缩药和血管扩张药。血管收缩药的作用是收缩皮肤、黏膜血管和内脏血管，增加外围阻力，使血压回升，从而保证重要生命器官的微循环血流灌注。其中肾上腺素能受体兴奋药占有重要地位，以去甲肾上腺素、肾上腺素、多巴胺为代表。血管扩张药包括α-肾上腺素能受体阻滞药、M-胆碱能受体阻滞药及直接作用于血管平滑肌的血管扩张药，能解除血管痉挛，增加微循环灌注，从而改善组织器官缺血、缺氧及功能衰竭状态。以酚妥拉明、654-2为代表。

扫码“学一学”

第五节　胆石症

胆道系统内发生的结石称胆石症。胆石症是一种常见疾病，国内尸检报告胆石发生率为7%，随年龄的增长发病率呈增高趋势。

胆石症按胆石所在部位分为胆囊结石、肝外胆管结石和肝内胆管结石(图 19-8)。①胆囊结石：多数是胆固醇结石或以胆固醇为主的混合性结石，占全部胆石症的 50% 左右。②肝外胆管结石：常为胆红素结石或以胆红素为主的混合性结石，多为原发性结石，小部分为自胆囊排出至胆总管的胆固醇结石。③肝内胆管结石：是原发性胆管结石，占全部胆石症的 20% ~30%，多见于肝左外叶及右后叶，也可分布在两侧肝胆管内，多为胆红素结石或以胆红素为主的混合性结石。

胆石症按所含成分分为胆固醇结石、胆红素结石和混合性结石（图 19-8)。①胆固醇结石：结石中胆固醇的成分占 80% 左右，主要存在于胆囊内。呈白黄、灰黄或黄色，质硬，表面多光滑，形状和大小不一，圆形或椭圆形，剖面呈放射性条纹状，X 线检查多不显影。②胆红素结石：结石成分以胆红素为主，结石呈棕黑色或棕褐色，剖面呈层状，可有或无核心，质地松软易碎，大小不一，形似泥沙，又称泥沙样结石。75% 胆红素结石发生于胆管内，多与胆道感染密切相关。另一种黑色胆红素结石，由不溶性的黑色胆红素多聚体、各种钙盐和黏液糖蛋白组成，几乎均发生于胆囊内，常见于肝硬化和溶血病。由于钙含量少，X 线检查多不显影。③混合性结石：由胆红素、胆固醇、钙盐等多种成分混合组成，约 60% 发生在胆囊内，40% 发生在胆管内。根据其所含成分的比例不同而呈现不同的形状和颜色，剖面呈层状，有的中心呈放射状而外周呈层状。因含钙盐较多，X 线检查常可显影。

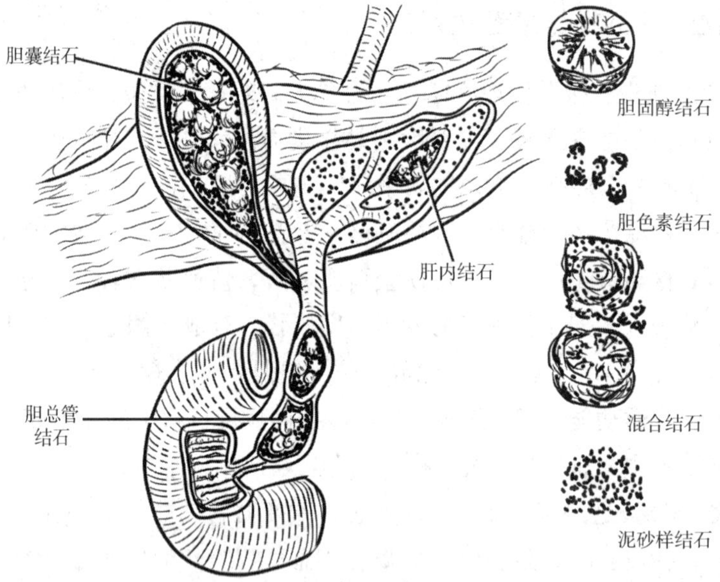

图 19-8　胆石类型

一、胆囊结石

胆囊结石占全部胆石症总数的半数左右，主要为胆固醇结石或以胆固醇为主的混合性结石。多见于成年人，男女之比约为 1∶3，以经产妇和服用避孕药者为常见。但随着年龄增长其性别差异减少，50 岁时男女之比为 1∶1.5，老年人男女发病率基本相等。

【病因】

胆囊结石的成因复杂，目前认为胆汁的成分和理化性质发生改变是胆囊结石形成的基本因素。胆汁中的胆固醇呈过饱和状态，易于沉淀析出结晶而形成结石。另外，胆囊结石病人的胆汁中可能存在一种促成核因子，分泌大量的黏液糖蛋白促使成核和结石形成。胆囊收缩能力减低，胆囊内胆汁淤滞也是结石形成的因素。

【病理】

胆囊结石梗阻，胆囊内容物不能充分排出，造成急性胆囊炎，可演变为化脓、坏疽、穿孔等导致腹膜炎。结石反复刺激胆囊壁，纤维组织增生，囊壁增厚，可引起慢性胆囊炎，也可引起胆囊积液或积脓。结石进入胆总管，可引起急性胆管炎、急性胰腺炎等系列并发症。较大结石压迫致胆囊肠道瘘，结石进入肠道可致肠梗阻。某些人胆囊管和胆总管并行一段后再汇入胆总管，如胆囊管或颈的结石嵌顿，可压迫胆总管导致胆总管部分梗阻及炎症水肿，造成反复发作的胆管炎。结石反复刺激胆囊可诱发胆囊癌。

【临床表现】

1. 症状　取决于结石的部位、大小、有无梗阻和炎症以及胆囊的功能等。约30%的胆囊结石病人，可终生无明显症状，而在其他检查、手术或尸体解剖时被偶然发现，称为静息性胆囊结石。

（1）胃肠道症状　大多数病人在进食后，特别是进食油腻食物后，出现右上腹闷胀不适、饱胀，伴嗳气、呃逆等。

（2）胆绞痛　当胆囊结石嵌顿在胆囊壶腹或颈部时出现，大多发生于饱餐、油脂餐后或夜间。主要表现为上腹部或右上腹阵发性绞痛，可向右肩背部放射，多伴有恶心、呕吐，如合并感染可有发热。胆绞痛是胆囊结石的典型表现。

（3）Mirizzi综合征　结石持续嵌顿、压迫胆囊壶腹部和颈部，可引起肝总管狭窄或胆囊胆管瘘，导致反复发作的胆囊炎、胆管炎及梗阻性黄疸，称Mirizzi综合征。解剖学变异，尤其是胆囊管与肝总管平行是发生本综合征的重要条件。

（4）胆囊积液　胆囊结石嵌顿，不但胆绞痛症状加剧，而且胆汁中的胆红素被胆囊黏膜吸收，并分泌黏液性物质而致胆囊积液。积液透明无色，称为“白胆汁”。

2. 体征　右上腹局限压痛、反跳痛和腹肌紧张，Murphy征阳性。胆囊积液或积脓时，可在右上腹触到肿大的有触痛的胆囊。

【辅助检查】

1. B超检查　正确诊断率在96%以上，是胆囊结石首选的检查方法。可显示胆囊内结石和胆囊壁水肿。

2. 口服法胆囊造影　对诊断有一定帮助，可了解胆囊的功能情况。

3. CT检查与MRI检查　必要时行CT检查和MRI检查。CT检查对含钙结石的敏感性很高，可以发现直径2mm的结石，正确率在80%～100%。MRI检查的正确率基本同CT检查。

【诊断】

诊断要点：①进食油腻食物后，出现右上腹闷胀不适、饱胀、嗳气、呃逆等胃肠道症状；②上腹部或右上腹部阵发性绞痛，可向右肩背部放射；③右上腹局限压痛、反跳痛和腹肌紧张，Murphy 征阳性等。④B 超检查可确定诊断。

【治疗】

1. 手术治疗 手术切除胆囊治疗胆囊结石疗效确切，对于有症状和（或）并发症的胆囊结石，应及时行胆囊切除术。手术时机最好在急性发作后缓解期为宜。对于静息状态的胆囊结石，一般认为不需立即行胆囊切除，只需观察和随诊，但有下列情况时应考虑手术切除：①口服胆囊造影剂胆囊不显影；②结石直径超过 2~3cm；③合并瓷化胆囊（即瓷性胆囊，胆囊壁因钙化而形成质硬、易碎和呈淡蓝色的特殊形状的胆囊，易癌变）；④伴有胆囊息肉≥1cm；⑤胆囊壁增厚（>3mm）即伴有慢性胆囊炎。

行胆囊切除时，如有下列情况应同时行胆总管探查术：①术前已证实或高度怀疑有胆总管结石。②手术中扪及胆总管内有结石、蛔虫或肿块，或发现胆总管扩张，直径 1cm 以上，管壁增厚。③胆囊结石小，可通过胆囊管进入胆总管，或发现有胰腺炎表现或行胆管穿刺抽出脓性、血性胆汁或泥沙样胆色素颗粒。因胆总管探查后需作 T 管引流，可发生一定的并发症。因此有条件者应常规行术中胆管造影，以确定是否行胆总管探查。有条件和病情适合做腹腔镜胆囊切除术者行腹腔镜胆囊摘除。

2. 非手术治疗

（1）基础疗法　给予流质饮食，呕吐剧烈者应禁食。纠正水、电解质酸碱平衡失调。有胆囊积液或积脓时，使用有效抗生素。

（2）利胆疗法　通过促进胆汁分泌和排泄减少结石形成和加快结石自行排出。利胆醇，每次 0.1~0.2g，每日 3 次，口服；去氢胆酸，每次 0.2~0.4g，每日 3 次，口服。

（3）溶石疗法　主要适应于胆囊结石直径在 2cm 以下、含钙较少的结石，且胆囊管通畅、肝功能正常、无明显慢性腹泻史者。多采取熊脱氧胆酸单用或与鹅脱氧胆酸联用。鹅脱氧胆酸每天总量为 15mg/kg，分 3 次口服。熊脱氧胆酸每天总量为 8~ 10mg/kg，分 3 次餐后或晚餐后 1 次口服。疗程 1~2 年。

（4）碎石疗法　体外震波碎石（ESWL）主要适用于有临床症状、胆囊管通畅、胆囊内胆固醇结石直径不超过 3cm，胆囊收缩功能良好者。术后可发生急性胆囊炎或出现胆绞痛、急性胆管炎等。

【常用药物注意事项与患者教育】

1. 利胆药 按病理作用的不同分为两大类，一类是促进肝脏分泌胆盐、胆色素等固体成分的药物，即固体利胆药，它不刺激水分的分泌；另一类是促使肝脏分泌富含水分的胆汁，即水分利胆药，而固体成分的总量并不增加。前一类药物产生的胆汁的比重不下降，而后一类药物产生的胆汁的比重、黏度和固体浓度均减少，固体利胆药除有利胆作用外，还有改善肝功能的作用。常用的固体利胆药有胆维他、利胆醇（苯丙醇）等；常用的水分利胆药有去氢胆酸、舒胆灵、利胆酚（柳氨酚）等。

2. 溶石药 主要通过降低人体胆汁内胆固醇及胆固醇酯的克分子数和胆固醇的饱和指数，从而使结石中的胆固醇逐渐溶解，结石减小甚至消失。长期应用该类药物还可增加胆汁酸的分泌，减少胆固醇的沉积。目前临床上常用的溶石药为熊脱氧胆酸和鹅脱氧胆酸。

该类药物除能溶解胆固醇结石外，对中毒性肝损害、胆囊炎、胆汁性消化不良也有一定的治疗效果。主要不良反应有腹泻、瘙痒、头痛、头晕等。孕妇、胆道完全阻塞者禁用。

二、肝外胆管结石

肝外胆管结石较为常见，是指发生在左、右肝管汇合部以下的胆管结石。根据来源可分为原发性和继发性两种。原发性肝外胆管结石多位于胆总管下端，是原发于胆管系统内的结石，主要为胆红素结石或混合性结石；继发性胆管结石主要是指胆囊内结石排至胆总管，多为胆固醇结石。

【病因】

本病发生的原因比较复杂，主要与胆道感染、胆汁淤滞和胆道寄生虫等有关。

1. 胆道感染　主要致病菌为大肠埃希菌、厌氧菌。进入胆道的细菌可使胆汁变为酸性，使胆固醇容易沉淀，同时由于大肠埃希菌感染而产生大量的β-葡萄糖醛酸酶，将结合性胆红素水解成为非结合性胆红素，易聚结析出与钙结合形成胆红素钙，促发胆红素结石的形成。

2. 胆汁淤滞　胆道梗阻，胆汁排空受限，胆汁淤滞变稠，容易形成结石。

3. 胆道寄生虫　肠道蛔虫或华支睾吸虫进入胆道后，其虫体或虫卵作为核心，引起其他物质逐渐在此沉积，形成结石。

【病理】

肝外胆管结石的病理变化主要有：

1. 胆管梗阻　多为不完全性，梗阻近侧胆管有不同程度扩张和管壁增厚，常伴胆汁淤滞，易致细菌感染。

2. 细菌感染　感染发生后，胆管壁充血、水肿，使胆管梗阻程度加重，导致梗阻性化脓性胆管炎。胆管内压增高，脓性胆汁逆流入血而发生脓毒症，也可因胆管门静脉瘘导致胆道大出血。

3. 其他改变　①梗阻并感染可引起肝细胞损害，甚至发生肝细胞坏死及形成胆源性肝脓肿，也可导致胆汁性肝硬化。②胆石嵌顿于壶腹时可引起胆源性胰腺炎。③胆管长期受结石、炎症及胆汁中致癌物质的刺激可发生癌变。

【临床表现】

1. 症状　取决于有无感染及梗阻。平时可无症状，当结石梗阻胆管并继发感染时，出现腹痛、寒战高热和黄疸，即 Charcot 三联征。

（1）腹痛　多发生在进食油腻食物和体位改变后，常位于剑突下或右上腹，呈阵发性绞痛，或持续性疼痛伴阵发性加剧，并向右肩背部放射，伴恶心、呕吐。这是由于结石嵌顿于胆总管下端或壶腹部，引起胆管梗阻，胆总管平滑肌及 Oddi 括约肌痉挛所致。

（2）寒战高热　约 2/3 在绞痛发作后出现寒战高热，体温可达 39~40℃，多为弛张热。这是因为胆管感染逆行扩散，致病菌和毒素通过肝窦返流入血引起的全身感染中毒症状。

（3）黄疸　胆管梗阻后可出现黄疸，黄疸的轻重、持续时间取决于胆管梗阻程度，是否并发感染，有无胆囊等因素。如梗阻为部分或间歇性，黄疸程度较轻且呈波动性；完全性梗阻，特别是合并感染时，则黄疸重，且呈进行性加深；在有胆囊且功能良好者，即使胆管完全梗阻，也多在48~72小时才出现黄疸；如胆囊切除或有严重病变，则在梗阻后8~24小时内发生黄疸。胆石梗阻所致黄疸多呈间歇性和波动性。

2. 体征 剑突下和右上腹部可有深压痛，右上腹腹直肌较紧张，有时可触及肿大的肝脏和胆囊。并发肝内胆管感染时可有肝区叩击痛。

【辅助检查】

1. 实验室检查 胆道梗阻时，血清胆红素、碱性磷酸酶和胆固醇均增高，尿中胆红素升高，尿胆原降低或消失，粪中尿胆原减少。并发胆管感染时，血白细胞计数和中性粒细胞比例升高。

2. 影像学检查 首选B超检查，可发现胆管内结石及胆管扩张影像。必要时可加做MRCP、ERCP或PTC检查，可明确结石的部位、数量、大小以及胆管梗阻的部位和程度。CT检查一般只在上述检查结果有疑问或不成功时才考虑使用。

【诊断】

诊断要点：①典型的Charcot三联征（腹痛、寒战高热和黄疸）；②B超检查发现胆管内结石及胆管扩张影像，必要时加行MRCP、ERCP、PTC或CT检查可进一步明确诊断。

【治疗】

1. 非手术治疗

（1）基础疗法 给予低脂、高糖、高维生素易消化的流质或半流质饮食，肝功能正常者可给予富含蛋白质饮食，较重者应禁食，纠正水电解质和酸碱平衡失调；腹胀明显及需要手术者考虑胃肠减压；补充维生素B和维生素C，有黄疸和凝血机制障碍者应加用维生素K；曾经发生过胆源性休克者，术前常规使用有效的广谱抗生素。

知识链接

胆源性休克

胆源性休克属于感染性休克的一种，多由梗阻性胆管炎引起，其本质是胆道感染、胆道梗阻。其特点是起病急骤、病情复杂而凶险，病死率高，多见于老年人。诊断标准：①有严重胆道感染疾病；②血压下降，收缩压低于80mmHg，脉压小于20mmHg，原有高血压者收缩压下降大于原基础血压30%；③有微循环灌流不足的临床表现，④除外其他原因引起的休克。

（2）总攻排石疗法

1）适应证：①肝内、外胆管泥沙样结石，或结石直径在1cm左右；②较大的胆总管结石，但无严重并发症；③肝内广泛小结石，手术难以取尽者；④手术前、后用以排出泥沙样或小块结石，有利于手术进行并预防复发。

2）措施与方案：以中药排石汤6号为主要排石药物，其组成包括枳壳、木香、元胡、栀子、虎杖、金钱草、大黄。临床和实验研究证明，排石汤 6 号具有利胆、抑菌、增加胆道排胆汁频率和松弛胆道括约肌、开放十二指肠乳头等作用。临床上用排石汤 6 号与其他措施共同组成胆石总攻疗法方案，见表 19-1。

表 19-1 胆石总攻疗法方案

时间	措 施	
8:30	排石汤 6 号 200ml	口服
9:30	吗啡 5mg	皮下注射
10:10	亚硝酸异戊酯一支	吸入
10:15	33% 硫酸镁 40ml	口服
10:20	0.5% 稀盐酸 30ml	口服
10:25	脂餐（油煎鸡蛋 2~3 个）	食入
10:30	电针：右胆俞（阴极），日月、梁门、太冲（阳极）半小时	

3）原理：首先服用疏肝利胆中药，增加胆汁的分泌；注射小剂量吗啡，使 Oddi 括约肌收缩以关闭胆总管下端，使胆道潴留大量胆汁，胆囊胀大，胆压升高；再用药物、脂餐及电针等以开放括约肌，同时收缩胆囊，使胆汁大量排出，一举攻下结石。

4）疗程：每次总攻约需 2.5 小时。总攻次数及间隔应根据病人体质及攻后反应决定。一般体质强，反应轻者可隔日总攻 1 次，每周 2~3 次；体质弱，反应重者可每周 1 次，总攻 4~6 次为 1 疗程。

5）总攻排石规律：症状发作的初发阶段，宜采用总攻疗法。但发作时间长，局部炎症重者，则应先用中药舒肝利胆、理气开郁、清热解毒或同时应用抗生素，然后总攻为宜。泥沙样结石排出时，多无任何反应。块状结石排出时，则有排石反应，如胆绞痛，随之出现发热、脉速。如果上述反应之后，腹痛突然消失，热度下降，是结石排出征象。

总攻疗法的实施过程中可能突然发生病情恶化而需要紧急中转手术，故该疗法仅限于在有手术条件的医疗单位使用。

2. 手术治疗 肝外胆管结石的治疗采用以手术治疗为主的综合疗法。手术时机和手术方法根据病人病情和术中探查发现来决定。对于症状轻、初次发作、胆管不完全梗阻，经治疗后病情好转时，可待急性发作后择期手术治疗。对于反复发作或结石复发者，应在发作间歇期择期手术。但在结石发生完全梗阻、病情危重、非手术治疗不能控制时，应急诊手术。手术治疗的原则是尽可能取尽结石、解除狭窄和梗阻、保证术后胆汁引流通畅，预防胆石再发。

（1）胆总管切开取石加 T 管引流术 可采用开腹手术或腹腔镜手术。适用于单纯胆管结石，胆管上、下端通畅，胆管无狭窄或其他病变者。有条件者可采用术中胆道造影，术中 B 超或纤维胆道镜检查以避免结石残留。手术中应妥善固定 T 管，防止受压、扭曲或脱落。术后观察每日引流胆汁的量、颜色、性质及有无沉淀物并记录。T 管引流胆汁量平均每天 200~300ml，如超过此量，表示胆总管下端有梗阻，量过少可能因为 T 管阻塞或肝功能衰竭所致，如胆汁正常且流量逐渐减少，手术后 10 天左右，经夹管 2~3 天，病人无腹痛、发热等不适可先行经 T 管造影，若无异常发现，造影 24 小时后，可再次夹管 2~3 天，仍无症状可拔管。注意：①拔 T 管前应常规行 T 管造影。②造影后开放 T 管引流 24 小时以上。③拔管时切忌使用暴力，以免撕裂胆管形成瘘管。④对长期使用激素、低蛋白血症及营养不良、老年人或一般情况差者，应延迟拔管时间。⑤宜采用胶质T管，尽量不用硅胶T管。⑥如造影发现结石残留，则需保留T管4~8周以上，待窦道形成坚固后，再拔除T管经窦道行胆道镜取石。

（2）胆肠吻合术　亦称胆肠内引流术。适用于：①胆总管扩张≥2.5cm，下端有炎性狭窄等梗阻性病变，用手术方法难以解除，上段胆管通畅无狭窄者；②结石呈泥沙样不易取尽，有结石残留或结石复发者。常用手术方式为胆管空肠 Roux-en-Y 吻合术。若年老体弱，而又需行胆肠内引流者，亦可行胆总管十二指肠吻合术，但术后易发生反流性胆管炎，且远期吻合口狭窄发生率较高。行胆肠内引流术时，无论胆囊有无病变，必须同时切除胆囊。

（3）Oddi 括约肌成形术　适应证同胆肠吻合术，特别是胆总管扩张程度较轻而不适于行胆肠吻合术者。

（4）内镜下括约肌切开取石术　适用于胆石嵌顿于壶腹部和胆总管下端良性狭窄，尤其是已行胆囊切除者。但若胆总管内结石数超过5个，或结石大于1cm，或狭窄段过长，该手术效果不佳，宜行开腹手术。其禁忌证为：①已行 BillrothⅡ式手术；②有出血倾向和凝血功能障碍；③近期内发生过胰腺炎；④乳头区及附近有十二指肠憩室。

三、肝内胆管结石

肝内胆管结石是指左右肝管汇合部以上的结石，多为胆红素结石，在我国较常见。多原发于肝内胆管系统，结石可局限于肝内胆管的某个区域，也可广泛分布于肝内胆管，以左肝外叶及右肝后叶多见。

【病因】

肝内胆管结石形成与肝外胆管结石相同，原因与肝内感染、胆汁淤滞、胆道蛔虫等因素有关，具体请参阅肝外胆管结石。

【病理】

肝内胆管结石常合并肝外胆管结石，除具有肝外胆管结石病理改变外，还有：①肝内胆管狭窄，肝总管上段及1~2级肝管狭窄常见，狭窄近端胆管可呈囊状、纺锤状，圆桶状、甚至呈哑铃状扩张，其内充满胆红素性结石及胆泥；②胆管炎，主要表现为慢性增生性或慢性肉芽肿性胆管炎，在此基础上易并发急性感染而发生急性化脓性胆管炎；③肝胆管癌，胆管长期受结石、炎症及胆汁中致癌物质的刺激，可发生癌变。

【临床表现】

1. 症状　症状多不具特异性，合并肝外胆管结石时，其表现与肝外胆管结石相似。未合并肝外胆管结石者，可多年无症状或仅有肝区和胸背部胀痛不适。肝内胆管结石一般不会发生黄疸，除非双侧肝内胆管有梗阻或胆汁性肝硬化晚期。合并感染时可出现寒战、高热，甚至出现急性梗阻性化脓性胆管炎表现，也可引起胆源性肝脓肿，肝脓肿穿破膈肌和肺则可形成胆管支气管瘘，咳出黄色味苦的胆汁样痰液。晚期因胆汁性肝硬化而出现门静脉高压症的表现。对病史较长，近期内频繁发作胆管炎，伴进行性黄疸，腹痛及发热难以控制，出现消瘦等症状者，特别是年龄在 50 岁以上者，应怀疑合并肝胆管癌的可能。

2. 体征 主要表现为肝脏不对称性肿大，肝区有压痛及叩痛。合并感染和并发症时，则出现相应体征。

【辅助检查】

1. 实验室检查 血常规检查及肝功检查可协助并发感染及肝功能改变的判断。

2. 影像学检查 B 超、PTC 检查可显示肝内胆管结石的分布和肝胆管的狭窄和扩张情况，对确定诊断和指导治疗有重要意义，PTC 的 X 线特征有：①肝总管或左右肝管处有环形狭窄，狭窄近端胆管扩张，其中可见结石影；②左右肝管或肝内某部分胆管不显影；③左右叶肝内胆管呈不对称性、局限性、纺锤状或哑铃状扩张。

【诊断】

诊断要点：①多有肝内感染、胆道蛔虫、胆汁淤滞等病史。②临床表现不典型，间歇期仅有右上腹持续不适或隐痛，急性发作期有寒战发热和右上腹胀痛，晚期可出现门静脉高压表现。③B 超、PTC 检查对确定诊断和指导治疗有重要意义。

【治疗】

治疗原则：以手术为主的综合治疗。

手术治疗过程中，尽可能取净结石，解除胆管狭窄及梗阻，去除肝内感染性病灶，建立和恢复通畅的胆汁引流和预防复发。解除狭窄是手术治疗的关键。手术方法是：①高位胆管切开取石。解剖肝门，在较高位置显露肝内胆管至 1~2 级肝管，直视下切开矫正肝胆管狭窄及取出结石。切除病损严重的肝段，切除后经肝断面胆管开口与肝门区胆管切口会师取石。对远离肝门部位并可在肝表面触及的浅表性肝内胆管结石，可直接经肝实质切开胆管取石。如为泥沙样结石，可于肝断面胆管开口部或肝实质切开胆管处置管冲洗。②胆肠内引流。常用术式为肝管或肝（胆）总管与空肠 Roux-en-Y 胆肠内引流手术。应用该方法时，应确保胆肠吻合口上方无狭窄、梗阻及肿瘤存在，否则易发生肝内感染、结石再生，并使再次手术处理困难。需注意的是胆肠内引流术决不能代替对胆管狭窄、结石等病灶的有效手术处理。③切除肝内感染性病灶。肝内胆管结石反复并发感染而形成局限性病灶，同时有肝叶纤维化、萎缩和功能丧失者，可行病变肝叶切除术，常见于左肝外叶和右肝后叶。④机械排石治疗。胆道手术后 T 管造影发现胆管内有残余结石，可通过 T 管窦道插入胆道镜，用取石钳、网篮等直视下取石。如结石过大可采用激光碎石、微爆破碎石或其他方法将残石破裂成小块分别取出。

另外，可采用溶石、消炎、利胆、止痛等其他综合治疗。

目标检测

1. 简述外科急腹症的概念及临床特点。

扫码“练一练”

2. 简述急性腹膜炎（继发性）的诊断要点。
3. 简述急性阑尾炎的诊断要点。
4. 简述肠梗阻的典型症状。
5. 简述胆石症的分类（按构成胆石的成分）。
6. 简述胆石症的分类（按胆石所在部位）。
7. 简述急性梗阻性化脓性胆管炎的诊断要点。
8. 试述肠梗阻的分类。

（蔡丽生）

第二十章

周围血管疾病

学习目标

1. **掌握** 常见周围血管疾病的病因；常见周围血管疾病的诊断要点。
2. **熟悉** 常见周围血管疾病治疗的常用药物注意事项与患者教育；动脉硬化性闭塞症与血栓闭塞性脉管炎的鉴别。

临床上通常将心脑血管病以外的血管疾病统称为周围血管病，包括动脉、静脉及淋巴三个系统的疾病。周围血管疾病是一种危害性极强的高发病种，若长期不愈，病情将呈进行性发展，重者将导致截肢致残，甚至危及生命。

扫码“学一学”

第一节 下肢静脉曲张

下肢静脉曲张是由于先天性静脉壁薄弱或交通支瓣膜功能不全，在某些诱因的作用下，所导致的下肢浅静脉迂曲、扩张、延长的状态。下肢静脉由浅静脉、深静脉、交通静脉和肌肉静脉组成。①浅静脉：位于皮下，主要是大隐静脉和小隐静脉两条主干。大隐静脉是人体最长的静脉，起自足背静脉网的内侧，经内踝前方沿小腿和大腿内侧上行至腹股沟韧带下方的卵圆窝注入股总静脉。在膝平面下，大隐静脉分别由前外侧和后内侧分支与小隐静脉交通。注入股总静脉前，有5个主要分支，即阴部外静脉、腹壁浅静脉、旋髂浅静脉、股外侧静脉和股内侧静脉（图20-1）。小隐静脉起自足背静脉网的外侧，逐渐转至小腿屈侧中线并穿过深筋膜，多数注入腘静脉，少数上行注入大隐静脉。②深静脉：小腿深静脉由胫前、胫后和腓静脉组成。胫后静脉与腓静脉合成胫腓干后与胫前静脉合成腘静脉，进入大腿为股浅静脉。在小粗隆平面，股深静脉与股浅静脉汇合为股总静脉，在腹股沟韧带下方延续为髂外静脉。③小腿肌肉静脉：分为腓肠肌静脉和比目鱼肌静脉，直接汇入深静脉。④交通静脉：穿过深筋膜连接深、浅静脉。小腿内侧的交通静脉，多数位于距足底(13±1) cm处、(18±1) cm和(24±1)cm处；小腿外侧的交通静脉大多位于小腿中段；大腿内侧的交通静脉大多位于大腿中、下1/3处。下肢静脉曲张作为一种症状，单纯由大隐静脉病变（单纯性下肢静脉曲张）引起者较为少见，多数是由原发性深静脉瓣膜功能不全和下肢深静脉血栓形成所引起，是原发性深静脉曲张的共发病和下肢深静脉血栓形成的继发病。本节仅叙述单纯性下肢静脉曲张。

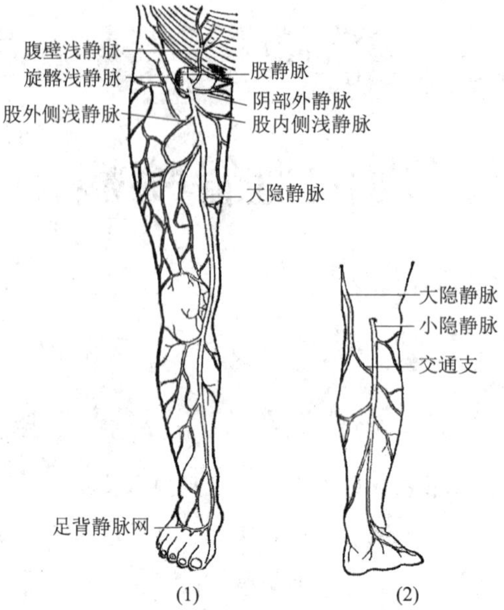

（1）大隐静脉及其分支；（2）小隐静脉及其分支

图 20-1　下肢浅静脉

【病因与病理】

单纯性下肢静脉曲张发病原因主要与静脉瓣膜功能不全、静脉壁薄弱以及浅静脉内压力升高有关。

1. 遗传因素　发育不良导致静脉瓣膜功能不全和静脉壁薄弱，在静脉压增高时，导致静脉扩张、弯曲或血液倒流。

2. 浅静脉内压力升高　长期从事重体力劳动、站立工作、慢性咳嗽、习惯性便秘、妊娠、盆腔肿瘤等都可因静脉瓣膜承受过度的应力而使正常闭合能力受到破坏，发生血液倒流，远端静脉发生曲张。

在单纯性下肢静脉曲张形成的过程中，各种致病因素相互作用，静脉离心愈远则压力愈大，静脉瓣膜和静脉壁的强度愈差，因此小腿的静脉曲张常较早出现，而且比大腿的严重，远端的进展速度也比近端迅速。

【临床表现】

单纯性下肢静脉曲张最常见的是大隐静脉曲张，单独的小隐静脉曲张较少，以左下肢多见，但双侧下肢可先后发病。最常见的症状是下肢乏力、沉重、酸胀或疼痛，尤其在久站或久坐少动后下肢不适感俱增。病程较长者，小腿前内侧浅静脉增粗、隆起、迂曲、扩张，甚至扭曲成团，站立时更加明显。如病程继续发展，当交通静脉瓣膜破坏后，可出现踝部轻度肿胀和足靴区皮肤营养性障碍表现，包括皮肤萎缩、脱屑、瘙痒、色素沉着、皮肤和皮下组织硬结、湿疹和溃疡形成等。溃疡面可经久不愈，若出现恶臭、菜花样改变，提示有恶变可能。

【诊断】

诊断要点：①与遗传有关的静脉瓣膜功能不全和静脉壁薄弱以及各种原因引起的浅静脉内压力升高。②出现下肢静脉迂曲、扩张、局部皮肤萎缩、脱屑、色素沉着、溃疡等表现。③大隐静脉瓣膜功能试验（Trendelenburg 试验）。检测大隐静脉瓣膜的功能。取平卧位，抬高患肢使静脉排空，在大腿根部扎止血带，阻断大隐静脉，但不要过紧，以免压迫深静脉，然后让其站立 10 秒钟，释放止血带，若见大隐静脉自上而下迅速充盈，提示瓣膜功能不全。应用同样原理，在腘窝部扎止血带，可以检测小隐静脉瓣膜的功能。如在未放开止血带前，止血带下方的静脉在 30 秒内已充盈，则表明有交通静脉瓣膜功能不全。④深静脉通畅试验（Perthes 试验）。检查深静脉是否通畅。用止血带在大腿上部阻断浅静脉主干，嘱其用力踢腿或作下蹲活动连续 10 余次，若充盈的浅静脉消退，表示深静脉通畅，若活动后浅静脉曲张更为明显，张力增高，甚至有胀痛，则表明深静脉不通畅。⑤交通静脉瓣膜功能试验（Pratt 试验）。检测交通支静脉瓣膜的功能。取仰卧位，抬高患肢，在大腿根部扎止血带。然后从足趾向上至腘窝缚缠第一根弹力绷带，再自止血带处向下，缠绕第二根弹力绷带，让其站立，一边向下解开第一根弹力绷带，一边向下继续缚缠第二根弹力绷带，若在两条弹力绷带之间的间隙内出现曲张静脉，即表明该处有功能不全的交通静脉（图 20-2）。必要时选用超声多普勒检查、容积描计、下肢静脉压测定和下肢静脉造影等，可以更准确地判断病变性质。

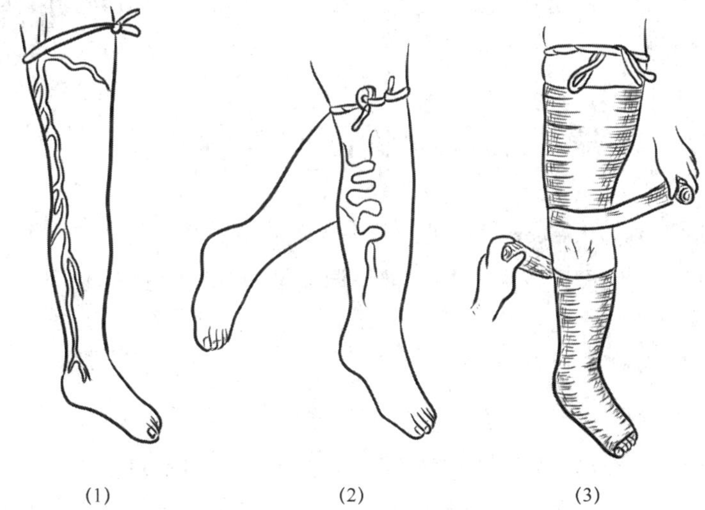

（1）Trendelenburg 试验；（2）Perthes 试验；（3）Pratt 试验

图 20-2 下肢静脉瓣膜功能试验

【治疗】

1. 非手术治疗 适用于：①病变局限，症状较轻者；②妊娠期间发病，分娩后症状有可能消失者；③症状明显，手术耐受力极差者。非手术疗法包括患肢穿弹力袜或用弹力绷带。避免久站、久坐，间歇抬高患肢。

2. 硬化剂注射和压迫疗法 适用于：①少量、局限的静脉曲张；②作为辅助疗法用于治疗手术后残余的静脉曲张及手术后复发；③小腿交通静脉瓣膜关闭不全，伴有皮肤并发症者。常用的硬化剂为5%鱼肝油酸钠。注射时，取平卧位，选用细针穿刺进入静脉，穿刺点上下各用手指压迫，使注射静脉段处于空虚状态。一处注射硬化剂0.5ml，维持手指压迫1分钟后，局部用纱布卷压迫，自足踝至注射处近侧穿弹力袜或缠绕弹力绷带后，立即开始主动活动。大腿部维持压迫1周左右，小腿部维持压迫6周左右。注意避免硬化剂渗漏造成组织炎症、坏死或进入深静脉并发血栓形成。

3. 手术治疗　手术是治疗下肢静脉曲张的根本方法。有症状且无禁忌证者都应手术治疗。手术基本方法有三种：①高位结扎大隐静脉或小隐静脉；②剥脱大隐静脉或小隐静脉；③结扎功能不全的交通支。

切除不尽的扩张静脉，可采用硬化剂注射和压迫疗法。

4. 并发症处理

（1）血栓性浅静脉炎　曲张的静脉内血流缓慢，易引起血栓形成，并伴有感染性静脉炎及曲张静脉周围炎。处理方法有：①穿弹力袜，维持日常活动；②休息，应用抗生素及局部热敷；③症状消退后，可施行静脉曲张手术治疗。

（2）溃疡形成　踝周及足靴区皮肤易发生营养障碍改变，在皮肤损伤破溃后引起经久不愈的溃疡，易并发感染，且愈合后常复发。处理方法：①抬高患肢，创面用3%硼酸溶液和等渗盐水湿敷；②有明显感染时使用抗生素；③炎症消退后可手术治疗，必要时清创植皮，缩短创面愈合期。

（3）曲张静脉破裂出血　多发生于足靴区及踝部。表现为皮下瘀血，或皮肤破溃时外出血，因静脉压力高而出血速度快。发生时，抬高患肢和局部加压包扎，必要时可以缝扎止血，以后再手术治疗。

扫码“学一学”

第二节　血栓闭塞性脉管炎

血栓闭塞性脉管炎（Buerger病）是四肢中小动静脉的炎症性、节段性、周期性发作的闭塞性疾病。本病起病隐匿，进展缓慢，常呈周期性发作，经过长时间后症状逐渐明显和加重。多发生于男性青壮年。

【病因】

本病的确切病因至今尚不清楚，相关因素有：①外部因素，主要有吸烟、寒冷与潮湿的生活环境、慢性损伤、感染、营养不良等。②内在因素，主要有自身免疫功能紊乱、性激素和前列腺激素失调以及遗传因素等。上述因素中，主动或被动吸烟可能是本病发生和发展的重要环节。多数病人有吸烟史，而戒烟可使病情缓解，再度吸烟又可使病情复发。

【病理】

本病的周围血管管壁全层呈炎症性反应并伴管腔内血栓形成和阻塞，主要特征有：①病变主要侵犯下肢血管，进展期可侵犯上肢，通常始于动脉，然后累及静脉，由远而近发展。②血管壁全层呈非化脓性炎症改变，节段性病变血管之间有内膜正常的管壁。③病变部位有淋巴细胞、内皮细胞或纤维细胞增生，偶见巨细胞。④病变后期炎症消退，血栓机化，新生毛细血管形成，动脉周围广泛纤维化，包绕静脉、神经而形成纤维索条。⑤虽有侧支循环逐渐建立，但不足以代偿，因而神经、肌肉和骨骼等均可出现缺血性改变。

【临床表现】

主要表现有患肢皮肤苍白或发绀、温度降低、疼痛、感觉异常、游走性浅静脉炎、动脉搏动减弱或消失、局部营养障碍及局部溃疡或坏疽。临床上按肢体缺血程度分为3期：

1. 局部缺血期　病变早期，患肢皮温低、发凉、苍白、麻木及足背动脉搏动减弱。间歇性跛行，可发生游走性浅静脉炎。以功能性改变为主。

2. 营养障碍期　患肢持续静息痛，夜间抱膝而坐，难入眠，足背动脉搏动消失，出现皮肤干燥、脱屑、肌萎缩、趾（指）甲增厚等营养性障碍表现。以器质性病变为主。

3. 组织坏死期　患肢明显水肿，有持续性疼痛，患趾可发生溃疡、坏疽，并可伴高热畏寒等症状。此期动脉完全闭塞。

【辅助检查】

1. 超声多普勒检查　用多普勒听诊器，根据动脉音的强弱判断动脉血流的强弱。超声多普勒血流仪可以记录动脉血流波形，波形幅度降低或直线状，表示动脉血流减少，或动脉已经闭塞。还可做节段性测压，了解病变部位和缺血严重程度。踝/肱指数，即踝压（踝部胫前或胫后动脉收缩压）与同侧肱动脉压之比，正常值>1.0。如果在0.5~1之间，应视为缺血性疾病；如果<0.5，即可确诊。实时超声多普勒显像仪可显示动脉的形态、直径和血液流速等。

2. 动脉X线造影检查　可明确动脉阻塞的部位、范围、程度及侧支循环的建立情况。患肢中小动脉多节段狭窄或闭塞是血栓闭塞性脉管炎的典型X线征象。常累及小腿的3支主干动脉（胫前、胫后及腓动脉），或其中1~2支，后期可以波及腘动脉和股动脉。动脉滋养血管显影，形如细弹簧状，沿闭塞动脉延伸，是重要的侧支动脉，也是本病的特殊征象。

3. 肢体血流图　利用容积描记仪测定并记录搏动血流量，血流波形平坦或消失，表示血流量明显减少，动脉严重狭窄。

【诊断】

诊断要点：①多见于有吸烟嗜好的青壮年男性。②肢体有程度不同的缺血性表现。③患肢足背动脉、胫后动脉搏动减弱或消失。④有游走性浅静脉炎病史。⑤一般无高血压、高血脂、糖尿病等易致动脉硬化的因素。

【治疗】

治疗原则：防止病变进展，改善和增进下肢血液循环。

1. 一般治疗　严格戒烟，避免寒冷和外伤，适当保暖，但不能热疗，以免增加组织耗氧量而加重症状。疼痛严重者，可用止痛剂及镇静剂，慎用易成瘾药物。患肢进行适度锻炼，以利于建立侧支循环。

2. 药物治疗

（1）血管扩张药　妥拉苏林，每次25mg，每日3次，口服，或25mg肌内注射，每日2

次；25%硫酸镁溶液100ml，静脉滴注，每日1次，15天为1个疗程，间隔2周后可再进行第2疗程。

（2）改善微循环药　低分子右旋糖酐，500ml静脉滴注，每日1次，用10~15天，间隔7天，可重复使用；羟乙基淀粉，500ml静脉滴注，每日1次，用10~15天，间隔7天，可重复使用。

（3）抗生素　并发溃疡感染者，应选用广谱抗生素，或根据细菌培养及药物敏感试验，选用有效抗生素。

（4）中医中药　①脉络寒凝证。患趾（指）喜暖怕冷，肤色苍白冰凉，麻木疼痛，遇冷痛剧，步履不利，多走则疼痛加剧，小腿酸胀，稍歇则痛缓（间歇性跛行），苔白腻，脉沉细，趺阳脉减弱或消失。治宜温经散寒，活血通络，以阳和汤（熟地黄、白芥子、炮姜炭、麻黄、甘草、肉桂、鹿角胶）加减。②脉络血瘀证。患趾（指）酸胀疼痛加重，步履沉重乏力，活动艰难。患趾（指）肤色由苍白转为暗红，下垂时更甚，抬高则见苍白，小腿可有游走性红斑、结节或硬索，疼痛持续加重，彻夜不能入眠，舌质暗红或有瘀斑，苔白，脉弦或涩，趺阳脉消失，治宜活血化瘀，通络止痛，以活血通脉汤（当归、赤芍、土茯苓、桃仁、金银花、川芎）加减。③脉络瘀热证。皮肤干燥，毫毛脱落，趾（指）灼热肿痛，遇热加重，肌肉萎缩，趾（指）干性坏疽，舌红，苔黄，脉弦数，治宜清热利湿，活血化瘀，以四妙勇安汤（玄参、当归、金银花、甘草）加减。④脉络热毒证。患肢剧痛，日轻夜重，喜凉怕热，局部皮肤紫暗，肿胀，渐变紫黑，浸润蔓延，溃破腐烂，气味臭秽，创面肉色不鲜，甚则五趾相传，波及足背，或伴有发热等症，舌红，苔黄，脉弦细数，治宜清热解毒，凉血活血，以四妙勇安汤加减。⑤气血两虚证。面容憔悴，萎黄消瘦，精神倦怠，坏死组织脱落后疮面久不愈合，肉芽暗红或淡红而不鲜，舌质淡胖，脉细无力，治宜益气养血，活血止痛，以八珍汤（人参、白术、茯苓、甘草、当归、白芍、地黄、川芎）加减。

3. 高压氧治疗　在高压氧舱内，通过血氧量的提高，增加肢体的血氧弥散，改善组织缺氧状态。方法是每日1次，每次3~4小时，10次为1疗程，间隔5~7日后，再进行第2疗程，一般可进行2~3个疗程。

4. 手术治疗　手术目的是重建动脉供血、促进血运，以改善缺血所引起的后果。

（1）腰交感神经切除术　适用于腘动脉远端动脉狭窄者。切除范围应包括同侧2、3、4腰交感神经节和神经链。近期效果尚满意，但远期疗效不理想。

（2）动脉重建术　①旁路转流术，适用于主干动脉闭塞，但在闭塞动脉的近端和远端仍有通畅的动脉通道者。②血栓内膜剥脱术，适用于短段的动脉阻塞。③大网膜移植术，可用于动脉广泛性闭塞，即腘动脉远端三支动脉均已闭塞时。手术时，整片取下大网膜后裁剪延长，将胃网膜右动、静脉分别与股动脉和大隐静脉作吻合，经皮下隧道拉至小腿与深筋膜固定，借建立侧支循环为缺血组织提供血运。④分期动、静脉转流术：原理是首先在患肢建立人为的动-静脉瘘，意图利用静脉途径逆向灌注，来为严重缺血肢体提供动脉血，4~6个月后，再次手术结扎瘘近端静脉。尽管目前已取得不同程度成功，但应慎重考虑后方可试用。

5. 创面处理　干性坏疽创面，应予消毒包扎，预防继发感染。感染创面可作湿敷处理。组织已坏死且有明确界限者，或严重感染引起毒血症时需做截肢（趾、指）术。

【常用药物注意事项与患者教育】

1. 妥拉苏林　又名妥拉唑林，α 受体阻滞剂，通过阻断 α 受体，扩张血管，解除痉挛血管。不良反应主要有腹痛、腹泻、恶心、呕吐，注射量较大时，可引起心动过速、心绞痛及直立性低血压。消化性溃疡与冠心病慎用，严重动脉硬化及肾功能不全禁用。

2. 低分子右旋糖酐　属于血容量扩充药（血浆代用品），静脉滴入后可提高血液的胶体渗透压而扩充血容量，同时能降低血黏稠度，改善微循环，抑制血小板聚集。临床常于低血容量性休克、心肌梗死、脑血栓形成、血栓闭塞性脉管炎、突发性耳聋等的治疗。偶见发热、胸闷、呼吸困难等过敏反应。严重肾病、充血性心力衰竭和有出血倾向者禁用。

扫码“学一学”

第三节　动脉栓塞

动脉栓塞是指血块或进入血管内的异物成为栓子，随着血流冲入并停留在口径与栓子大小相似的动脉腔内，造成血流阻塞，引起组织急性缺血的疾病。具有起病急骤、症状明显、进展迅速、预后严重的特点。在周围动脉栓塞中，下肢较上肢多见，依次为股总动脉、髂总动脉、腘动脉和腹主动脉分叉部位；而在上肢，则依次为肱动脉、腋动脉和锁骨下动脉。

【病因】

动脉栓塞的栓子主要是血栓，此外，空气、脂肪、癌栓以及导管折断等异物也能成为栓子。栓子的主要来源有心源性、血管源性和医源性，其中，心源性最多见。①心源性：在风湿性心脏病、冠状动脉粥样硬化性心脏病、细菌性心内膜炎、二尖瓣狭窄、心房纤颤、心肌梗死和人工心脏瓣膜时，易在心内膜，特别是二尖瓣瓣膜上形成血栓，血栓脱落，进入周围动脉。②血管源性：动脉瘤或人工血管腔内的血栓脱落、动脉粥样硬化斑块脱落等。③医源性：动脉穿刺插管时，导管折断成异物，或内膜撕裂继发血栓形成并脱落等。

【病理】

栓子可随血流冲入脑部、内脏和肢体动脉，一般停留在动脉分叉处。早期动脉痉挛，以后发生内皮细胞变性，动脉退行性变；动脉腔内继发血栓形成；严重缺血 6~12 小时后，组织可以发生坏死，肌肉及神经功能丧失。

【临床表现】

急性动脉栓塞的症状轻重取决于栓塞部位、栓塞程度、侧支循环的建立情况及对全身的影响。特征性的临床表现可以概括为 5“P”征，即疼痛（pain）、麻痹（paralysis）、感觉异常（paresthesia）、无脉（pulselessness）和苍白（pallor）。

1. 疼痛　最早出现的症状，主要是由栓塞动脉痉挛和近端动脉内压突然升高引起。疼痛部位从栓塞平面处开始，延及远侧，呈持续性剧痛。当被动活动或改变体位时可使疼痛加剧，故患肢体位呈强迫轻度屈曲位。但在已有良好侧支循环的病人，肢体疼痛可不明显。

2. 皮肤色泽和温度改变　由于动脉缺血，皮下静脉丛血液排空，皮肤呈苍白色，皮下静脉丛的某些部位如积聚少量血液，则有散在的小岛状紫斑，栓塞远侧肢体因供血不足，皮肤温度降低且有冰冷感觉。用手指自趾（指）端向近侧顺序检查，常可扪及骤然改变的变温带，平面一般要比栓塞平面低一手宽的距离，对栓塞部位的定位有一定的临床意义。如腹主动脉末端栓塞者，约在双侧大腿和臀部；髂总动脉栓塞者，约在大腿上部；股总动脉栓塞者，约在大腿中部；腘动脉栓塞者，约在小腿中部。

3. 动脉搏动减弱或消失 栓塞远端肢体动脉搏动明显减弱，甚至消失；栓塞近侧的动脉搏动反而加强。

4. 感觉和运动障碍 由于周围神经缺血，引起栓塞平面远侧肢体皮肤感觉异常、麻木甚至丧失。严重缺血时出现麻痹，深感觉丧失，运动功能障碍以及不同程度的足或腕下垂。

5. 全身影响 栓塞动脉管腔愈大，全身反应愈严重。伴有心脏病者可出现血压下降、休克和心力衰竭，甚至造成死亡。栓塞也可引起严重的代谢障碍，表现为高钾血症、肌红蛋白尿和代谢性酸中毒，最终导致肾衰竭。

【辅助检查】

1. 超声多普勒检查 不仅能探测动脉搏动，且可精确地做出栓塞的定位。

2. 动脉造影 这是确定栓塞部位的最准确的方法。能明确栓塞的部位，远侧动脉是否通畅，侧支循环状况，有否继发性血栓形成等情况。

3. 皮肤测温试验 应用皮肤测温计，能精确指示皮温开始降低的位置以及减低的幅度。

另外，尚需对能引起动脉栓塞的病因作相应的检查，如心电图、心脏 X 线、生化和酶学检查等，以利于制订全身治疗方案。

【诊断】

诊断要点：①有心脏病史伴有心房纤维颤动或前述发病原因。②突然出现 5“P”特殊征象。③超声多普勒检查、动脉造影可以确诊。

【治疗】

本病进展迅速，后果严重，诊断明确后，必须立即采取积极有效的治疗措施。

1. 非手术治疗

（1）适应证 ①小动脉栓塞，如下肢胫腓干远端动脉栓塞、上肢肱动脉远端的动脉栓塞；②全身情况严重，不能耐受手术者；③肢体已出现明显的坏死征象，手术已不能挽救肢体。

（2）治疗措施 保持患肢低于心脏平面，一般下垂 15°，不可热敷及冷敷，以免加重局部耗氧。争取在发病 3 天内使用溶栓、抗凝、扩血管药物。目前最常用的溶栓药物是尿激酶，每次 40 万 U，每日 2 次，静脉内注射或栓塞动脉近端注射以及经动脉内导管利用输液泵持续给药。抗凝治疗先用肝素 3~5 天后，继以香豆素类衍化物维持 3~6 个月，可以防止继发血栓蔓延。

（3）注意事项 治疗期间，必须严密观察凝血功能，及时调整用药剂量或中止治疗，防止重要脏器出血性并发症的发生。

2. 手术治疗 手术方法主要是取栓术。凡是动脉栓塞，除非肢体已发生坏疽，或有良好的侧支建立，可以维持肢体的存活，在全身情况允许的情况下，应及时做手术取栓。发病后12小时内手术效果最佳。发病时间越短，取栓效果越好。需要注意的是，由于动脉栓塞时常伴有严重的心血管疾病，因此，对于施行急症取栓术者，要重视手术前后处理，以期顺利康复。取栓术有两种方法：①切开动脉直接取栓。②利用Fogarty球囊导管取栓。导管取栓不仅简化操作，缩短手术时间，而且创伤小，只要备有球囊导管都应采用该法取栓。术后除了严密观察肢体的血供情况外，仍应适当选择抗凝、溶栓方案。一般选择肝素，辅以低分子右旋糖酐，共1周。尤其应重视肌病肾病性代谢综合征的防治，如不及时处理，将出现不可逆性肾功能损害。术后患肢出现肿胀，肌组织僵硬、疼痛，应及时作肌筋膜间隔切开术；肌组织已有坏死者，需作截肢术。

【常用药物注意事项与患者教育】

1. 溶栓药　见第七章第三节冠状动脉粥样硬化性心脏病。

2. 抗凝血药　通过影响血液凝固过程中的不同环节而发挥作用，防止血栓形成。

（1）肝素　为带阴电荷的大分子物质，现主要从牛肺和猪小肠黏膜内提取。在体内外均有很强的抗凝作用，作用迅速，对凝血过程的多个环节均有抑制作用，主要通过抗凝血酶Ⅲ来实现。另外，还具有抗血小板凝集和降血脂等作用。临床用于血栓栓塞性疾病（心肌梗死、肺栓塞、脑栓塞、外周静脉血栓形成等）、弥散性血管内凝血、体外循环和血液透析的抗凝。主要不良反应为出血、血小板减少、过敏反应等，禁用于肾功能不全、血小板功能不全和血小板减少症、活动性肺结核、脑出血、血友病等。不能与碱性药物合用。

（2）低分子量肝素　利用化学或酶裂解方法制备，抗凝机制、临床应用与肝素相同。抗血栓作用强于肝素，但对血小板的影响较肝素小，出血的危险也较肝素低。临床常用制剂有替地肝素、依诺肝素、弗希肝素、洛吉肝素、洛莫肝素等。

（3）香豆素类抗凝剂　通过拮抗维生素K使肝脏合成凝血酶原及因子Ⅶ、Ⅸ和Ⅹ减少而抗凝，因为用药开始体内仍有足量凝血因子，故只有当这些因子耗尽后才能发挥抗凝作用，所以其作用开始较慢，但作用持续时间较长。临床用于：①防治心房颤动和心脏瓣膜病时的血栓形成和栓塞发生；②心脏瓣膜修复术后的抗凝维持；③肺栓塞与深部静脉血栓形成溶栓后的维持。出血是主要不良反应（可为轻微局部瘀斑至大出血），与其他抗血小板聚集药物同时使用可增加出血风险。临床常用药物有双香豆素、新抗凝和华法林。华法林适用于伴发房颤和冠心病的TIA患者、需较长时间抗凝者如深静脉血栓形成和肺栓塞等。

第四节　动脉硬化性闭塞症

扫码“学一学”

动脉硬化性闭塞症是动脉粥样物质不断扩大和继发性血栓形成，使动脉管腔狭窄、闭塞，引起肢体缺血的周围血管疾病。随着我国人口的老龄化和饮食结构改变，发病率呈上升趋势，45岁以上的男性中老年人高发。临床上主要表现为下肢动脉慢性缺血。

【病因与病理】

病因尚未明确，目前认为可能与高血脂、高血压、肥胖、糖尿病等因素相关。

脂质代谢异常可导致动脉硬化，内膜出现粥样硬化斑块，中膜变性或钙化，腔内有继发血栓形成，最终导致管腔狭窄，甚至完全闭塞，患肢可因缺血导致肢端坏死。病变主要累及腹主动脉远侧与髂-股-腘动脉，后期累及腘动脉远侧主干。

【临床表现】

动脉硬化性闭塞症的表现轻重与病变进展的速度、侧支循环的多寡密切相关。病变部位在腹主-髂动脉者，可出现下腹部、臀部、髂部、大腿后侧或腓肠肌等部位疼痛，伴阳痿；病变发生在股-腘动脉者，疼痛发生在小腿肌，伴远侧动脉（足背动脉）搏动减弱或消失。无论发生在哪一部位，早期主要表现为患肢冷凉、麻木、间歇性跛行；病情进一步发展出现静息痛、麻木和异常感觉加重、肢体营养障碍（皮肤发亮、肌萎缩、毫毛脱落、趾甲增厚变形等）；最后由于长期缺血发生肢端溃疡坏死，易感染导致全身中毒表现。

【辅助检查】

1. 血脂与血糖检查 血脂升高，尤以胆固醇升高明显，高密度脂蛋白降低；血糖升高。

2. 超声多普勒检查 可显示血管狭窄部位、管腔狭窄形态及血流情况，是临床首选的检查手段。

3. 动脉造影检查 可显示血管病变部位、范围、程度、侧支循环和闭塞动脉主干的情况，对选择手术方法具有重要意义。

4. 其他检查 节段性动脉压测定、电阻抗容积描记、核素血流图、磁共振血管造影（MRA）和数字减影血管造影（DSA）等检查均可显示受累动脉的病变部位，临床上可根据需要和条件选择使用。

【诊断】

诊断要点：①好发于45岁以上有高血压、高血脂等病史的中老年男性；②出现患肢皮温低、疼痛、麻木、间歇性跛行或静息痛，伴患肢营养障碍、溃疡、感染等临床表现；③动脉造影检查显示动脉血管广泛不规则性狭窄和节段性闭塞，血管扭曲延长。

【鉴别诊断】

动脉硬化性闭塞症与血栓闭塞性脉管炎的鉴别见表20-1。

表20-1 动脉硬化性闭塞症与血栓闭塞性脉管炎的鉴别

	动脉硬化性闭塞症	血栓闭塞性脉管炎
好发人群	多为男性中老年人（45岁以上）	青壮年男性（20~40岁）
并存疾病	高血压病、高脂血症、糖尿病等	游走性浅静脉炎
受累血管	大、中型动脉	中、小型动、静脉
受累动脉钙化	有	无
动脉造影	广泛不规则性狭窄和节段性闭塞，血管扭曲延长	节段性闭塞，病变远、近端血管壁光滑

【治疗】

1. 非手术治疗 适用于稳定型间歇性跛行者。目的在于降低血脂和血压，解除血液高凝状态。具体措施包括严格禁烟，适宜运动，肥胖者减轻体重，控制高脂血症，溶解纤维蛋白，抗凝。常用药物有烟酸肌醇、潘生丁、阿司匹林、前列腺素等。

2. 手术治疗 手术的关键在于选择正确的手术适应证和熟练掌握血管外科技术，手术方法包括内膜剥脱术、经皮动脉腔内血管成形术、旁路转流术等。

（1）内膜剥脱术 主要适用于短段的主髂动脉闭塞病变者。将增厚的内膜、粥样斑块、继发血栓予以剥除。

（2）经皮腔内血管成形术 用于单个或多处短段狭窄。将带球囊导管经皮插入动脉狭窄段，用适当压力使球囊膨胀，使狭窄的管腔扩大，恢复血流。

（3）旁路转流术 用人造血管或自体静脉在闭塞血管两端之间搭桥转流。

【常用药物注意事项与患者教育】

1. 烟酸肌醇 该药从胃肠道吸收后，在体内缓慢代谢，逐渐水解成烟酸和肌醇，然后通过此两者发挥作用。能缓和、持久地舒张外周血管，改善脂质代谢异常，溶解纤维蛋白，溶解血栓和抗凝。可用于冠心病及各种末梢血管痉挛性疾病（如肢端动脉痉挛症、闭塞性动脉硬化症、偏头痛等）的辅助治疗。

2. 阿司匹林 见第十三章第一节风湿热。

目标检测

1. 简述临床常用的抗凝药物。
2. 试述动脉硬化性闭塞症与血栓闭塞性脉管炎的鉴别。

扫码“练一练”

（蔡丽生）

第四篇

其他临床科疾病

临床疾病除内科疾病和外科疾病外，还包括妇科疾病、儿科疾病、眼科疾病、耳鼻咽喉科疾病、口腔科疾病、皮肤疾病、传染病、性传播疾病等其他临床科疾病。本篇介绍妇科疾病、儿科疾病、传染病和性传播疾病。

第二十一章

妇科疾病

学习目标

1. **掌握** 常见妇科疾病的病因；常见妇科疾病的诊断要点。
2. **熟悉** 常见妇科疾病治疗的常用药物注意事项与患者教育。

女性生殖系统包括女性外生殖器和女性内生殖器。外生殖器是指生殖器官的外露部分，由阴阜、大阴唇、小阴唇、阴蒂阴道前庭组成；内生殖器由阴道、子宫、输卵管、卵巢组成。妇科疾病是指女性生殖器官的疾病，临床上常见的疾病种类有炎症、肿瘤、外伤、月经不调等。

第一节 功能失调性子宫出血

扫码“学一学”

功能失调性子宫出血（dysfunctional uterine bleeding，DUB）是指由于调节生殖的神经内分泌机制失常引起的异常子宫出血，简称“功血”。常表现为月经周期失去正常规律，经量过多，经期延长，甚至不规则阴道流血等。临床上将其分为排卵型功血和无排卵型功血两大类。

【病因与发病机制】

1. 病因 目前认为造成功血的原因有以下几种情况。

（1）全身性因素 包括精神创伤、应激、营养不良、内分泌和代谢紊乱、慢性疾病、环境及气候骤变、饮食紊乱、过度运动、酗酒等。

（2）医源性因素 包括甾体类避孕药、宫内节育器干扰正常 HPO 轴功能。某些全身疾病的药物（尤以精神、神经系）可经神经内分泌机制干扰正常月经周期。

（3）子宫和子宫内膜因素 包括螺旋小动脉、微循环血管床结构和功能异常，内膜甾体激素受体和溶酶体功能障碍，局部凝血机制异常和前列腺素、TXA_2、PGI_2分泌失调。

（4）性激素因素 包括生殖激素释放节律紊乱、反馈功能失调、排卵和黄体功能障碍，如青春期 HPO 轴调节功能尚未成熟、子宫内膜受单一雌激素影响出现子宫内膜增生症、黄体功能不全和黄体萎缩不全等。

2. 发病机制 正常月经受下丘脑-垂体-卵巢（HPO）轴的调节具有明显的规律性和自

限性，排卵后黄体生命期结束，子宫内膜丧失了雌激素和孕激素的支持，其功能层皱缩坏死、脱落出血，月经来潮。下丘脑分泌促性腺激素释放激素（GnRH），通过调节垂体促性腺激素的分泌，调控卵巢功能，同时，卵巢分泌的性激素对下丘脑-垂体又有反馈调节作用。下丘脑、垂体与卵巢之间互相调节、相互影响，形成一个完整而协调的神经内分泌系统，即下丘脑-垂体-卵巢轴。当机体受到上述内部和外界因素影响时，通过大脑皮质和中枢神经系统，使下丘脑-垂体-卵巢（HPO）轴功能紊乱而致月经失调，出现功血。

（1）无排卵性功能失调性子宫出血　无排卵性功血好发于青春期和绝经过渡期，也可发生于生育年龄。青春期，HPO轴激素间的反馈调节尚未成熟，中枢神经系统对雌激素的正反馈存在缺陷，卵泡刺激素（FSH）持续低水平，黄体生成素（LH）陡直排卵峰不能形成，导致无排卵。绝经过渡期，卵巢功能衰退，对垂体促性腺素的反应性下降，卵泡不能正常发育而不能排卵。性成熟期女性因应激等因素也可发生无排卵。各种原因引起的无排卵均可导致子宫内膜受单一雌激素作用却无孕激素对抗而发生雌激素突破性出血或雌激素撤退性出血。

1）雌激素突破性出血有两种类型：低水平雌激素维持在阈值，内膜修复慢，出血时间延长。高水平雌激素维持在有效浓度，导致闭经，因无孕激素作用，内膜持续增生增厚但不牢固，容易发生急性突破性出血，血量汹涌。

2）雌激素撤退性出血：子宫内膜在单一雌激素作用下持续增生增厚，在此过程中多数生长卵泡退化闭锁，导致雌激素短时间内急剧下降，内膜失去激素支持而剥脱出血。

（2）排卵性功能失调性子宫出血　排卵性功血较无排卵性功血少见，多发生于生育年龄妇女。卵巢有排卵，但黄体功能异常，主要有两种类型。

1）黄体功能不足：月经周期中有卵泡发育及排卵，但黄体期孕激素分泌不足或黄体过早衰退导致子宫内膜分泌反应不良和黄体期缩短。

2）黄体萎缩不全：月经周期有排卵，黄体发育良好，但萎缩过程延长，导致子宫内膜不规则脱落。

知识链接

HPO轴

HPO轴，即下丘脑-垂体-卵巢轴，是一个完整而协调的神经内分泌系统，它的每个环节均有其独特的神经内分泌功能，并且互相调节、互相影响。它的主要生理功能是控制女性发育、正常月经和性功能，因此又称性腺轴。此外，它还参与机体内环境和物质代谢的调节。

【病理】

1. 无排卵性功血　子宫内膜受单一雌激素作用而无孕激素拮抗，发生不同程度增生性改变。

（1）子宫内膜增生症

1）单纯型增生：又称瑞士干酪样增生，镜下特点是腺体数量增加，腺腔囊性扩张，大小不一；腺上皮呈单层或假复层、高柱状；增生的间质穿插于腺体之间；发展为子宫内膜癌的几率约为1%。

2）复杂性增生：腺体增生明显，拥挤，结构复杂，出现“背靠背”现象；复层间质减少，发展为子宫内膜癌的几率为3%。

（2）增殖期子宫内膜　月经周期后半期及月经期宫腔镜下内膜表现同正常增生期内膜。

（3）萎缩型子宫内膜　子宫内膜菲薄萎缩，腺体和间质均减少，胶原纤维相对增多。

2. 排卵性功血

（1）黄体功能不足　子宫内膜分泌期腺体分泌不良，间质水肿不明显或间质腺体发育不同步。活检提示分泌反应落后2日。

（2）黄体萎缩不全　月经周期第5~6日子宫内膜呈分泌反应，常表现为混合型子宫内膜。

【临床表现】

1. 无排卵性功血　最常见的症状是子宫不规则出血。

（1）月经过多　周期规则，经期延长，经量增多。

（2）子宫不规则过多出血　周期不规则，经期延长，经量增多。

（3）子宫不规则出血　周期不规则，经期延长，经量正常。

（4）月经过频　月经频发，周期缩短，短于21天。

2. 排卵性功血

（1）黄体功能不足　一般表现为月经周期缩短，有时周期虽然正常，但卵泡期延长，黄体期缩短，导致不易受孕或容易在早孕期间流产。

（2）黄体萎缩不全　月经周期正常，但经期延长至9~10日，经量增多。

【辅助检查】

1. 超声检查　初诊可了解子宫和卵巢有无器质性病变。子宫内膜厚度的随访，有助于治疗方案的选择。

2. 诊断性刮宫　简称诊刮。其目的是止血和明确子宫内膜病理诊断。年龄>35岁、药物治疗无效或存在子宫内膜癌高危因素的异常子宫出血者，应行诊刮明确子宫内膜病变。为确定卵巢排卵和黄体功能，应在经前期或月经来潮6小时内刮宫。不规则阴道流血或大量出血时可随时刮宫。无性生活史者若激素治疗失败或疑有器质性病变，应经本人或其家属知情同意后考虑诊刮。诊刮时必须搔刮整个宫腔，尤其是两宫角，并注意宫腔大小、形态，宫壁是否平滑，刮出物性质和数量。刮出物做病理检查，子宫内膜呈分泌期提示有排卵，子宫内膜呈增生期提示无排卵。

3. 宫腔镜和子宫输卵管造影　两者均可用于检查子宫腔有无占位性病变。

4. 激素测定　测定血中雌、孕激素及促性腺激素水平，了解垂体及卵巢功能。

5. 基础体温（BBT）测定　在每天早晨同一时间，醒后不做任何活动，直接测量体温。一般情况下，在排卵前体温一般在36.5℃左右。排卵时体温稍下降。排卵后平均上升0.5℃左右，一直持续到下次月经来潮，再恢复到原来的体温水平。

（1）基础体温单相型　在整个月经周期中，体温变化不明显，体温曲线呈单一型（图 21-1）。

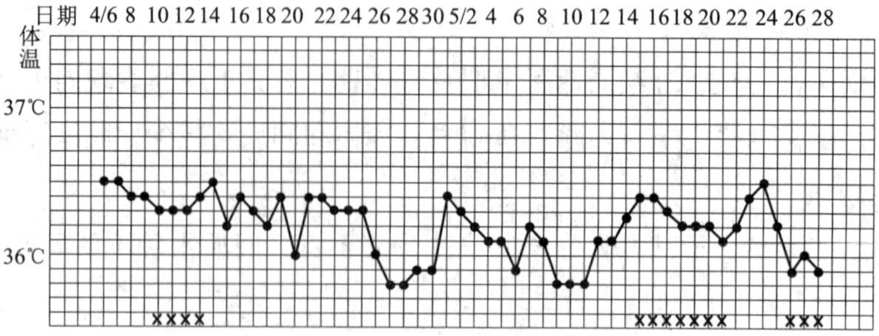

图 21-1　基础体温单相型（无排卵功血）

（2）基础体温双相性　在月经周期后半期，体温明显上升 0.5℃左右，体温曲线呈双相（图 21-2，图 21-3）。

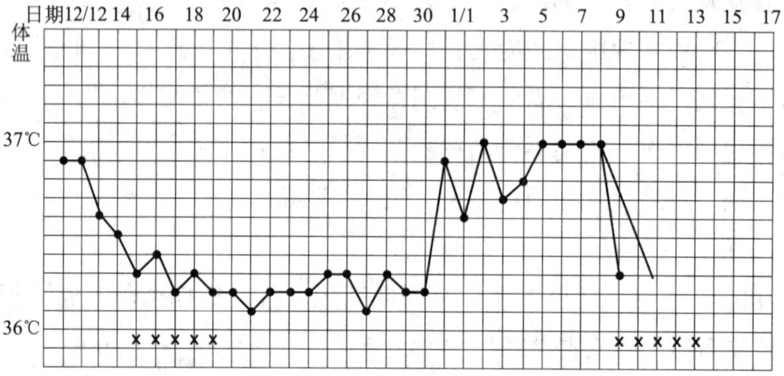

图 21-2　基础体温双相型（黄体期短）

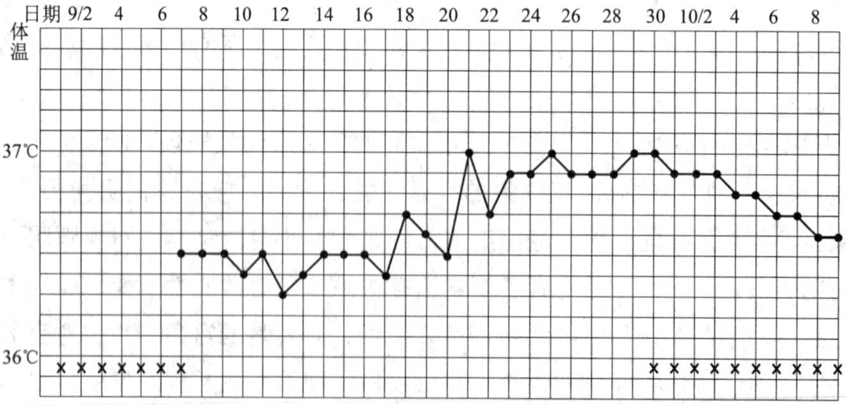

图 21-3　基础体温双相型（黄体萎缩不全）

【诊断】

根据临床表现可做出功血的初步诊断，结合辅助检查进一步确定功血的分类。

1. 无排卵性功血　基础体温呈单向性，诊断性刮宫提示子宫内膜腺体处在增生期，黄体期（一般在月经周期第 21 天）测定孕激素无升高。因无排卵性功血月经周期不规则，注意与异位妊娠、妊娠并发症、生殖器官肿瘤及药物和宫内节育器引起的子宫不规则出血相鉴别。

2. 排卵性功血

（1）黄体功能不足　基础体温双相，但高温相短于 11 天，诊刮显示子宫内膜分泌反应落后。

（2）黄体萎缩不全　基础体温双相，高温相延长，下降缓慢，经期诊刮子宫内膜尚有分泌反应。

【治疗】

基础治疗是改善全身状况，纠正贫血，出血时间长者给予抗生素预防感染，加强营养，注意休息。

1. 无排卵性功血治疗　无排卵性功血的一线治疗是药物治疗。治疗原则是：青春期及生育期无排卵性功血以止血、调整月经周期、促排卵为主；围绝经期以止血、调整月经周期，减少经量，防止子宫内膜病变为主。

（1）止血　少量出血者，选择最低有效剂量激素；大量出血者，要求性激素治疗 8 小时内见效，24~48 小时内出血基本停止。

1）雌激素：急性大量出血时，可用大剂量雌激素，短期内修复创面而止血。可用己烯雌酚 1~2mg，每 6~8 小时 1 次，血止后每 3 日递减 1/3 量，维持量每日 1mg，自血止之日算起服 20 天。

2）孕激素：孕激素可使在雌激素作用下持续增生的子宫内膜转化为分泌期，起到止血作用。停药 3~5 天后子宫内膜脱落，出现撤退性出血，称“药物性刮宫”。适用于体内已有一定雌激素水平的功血者。乙炔诺酮（妇康片）首剂量 5mg（8 片），每 8 小时 1 次，2~3 日血止后每隔 3 日递减 1/3 量，直至维持量每日 2. 5~5mg，持续用到血止后 21 日停药，停药后 3~7 日发生撤药性出血。亦可选择其他孕激素制剂。

3）雌孕激素联合用药：性激素联合用药的止血效果优于单一用药，治疗青春期和生育年龄无排卵性功血常选用口服避孕药。急性大出血，病情稳定，目前多使用第三代口服避孕药：去氧孕烯炔雌醇片、复方孕二烯酮片或炔雌醇环丙孕酮片。用法：每次 1~2 片，每 8~12 小时 1 次，血止 3 日后逐渐减量至每日 1 片，维持至 21 日周期结束。

4）雄激素：仅作为雌、孕激素止血的辅助疗法，可减轻盆腔充血，减少出血量，适用于绝经过渡期功血。常用丙酸睾丸酮 25~50mg，肌内注射，每日 1 次，共 3~5 天，以后改为每周 1 次或口服甲基睾丸素 5mg 每日 1~2 次共用 20 天。每月总量不超过 300mg。

（2）调整月经周期　这是治疗功血的关键步骤。目的是模仿并调节卵巢的生理功能，促使下丘脑-垂体-卵巢轴的功能恢复。常用的调整月经周期的方法有：

1）雌、孕激素序贯疗法（人工周期）：为模仿自然月经周期中卵巢的内分泌变化，将雌、孕激素序贯应用，使子宫内膜发生相应变化，引起周期性脱落，适用于青春期功血和生育期功血内源性雌激素水平较低者。雌激素自血止周期撤药性月经第 5 日起用药，生理替代全量为妊马雌酮（倍美力）1. 25mg 或雌二醇 2mg，每晚 1 次，连服 21 天，于服雌激素以后 10 天加用甲羟孕酮，每天 10mg，连续 3 个周期为 1 个疗程(图 21-4)。

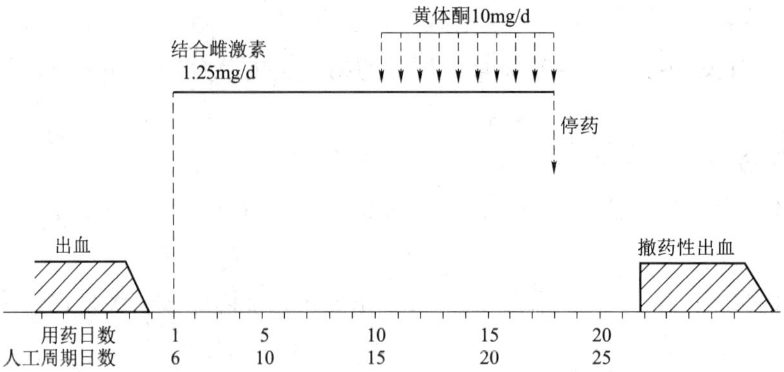

图 21-4　雌孕激素序贯疗法示意图

2）雌孕激素联合法：雌激素可预防治疗过程中孕激素的突破性出血，孕激素用以限制雌激素引起的内膜增生程度。适用于生育期功血但内源性雌激素水平较高或绝经过渡期功血。己烯雌酚 0.5mg 和甲羟孕酮（安宫黄体酮）4mg，于出血第 5 日起两药同服，每晚 1 次，共 21 日。撤药后出现出血，血量较少。3 个周期为 1 个疗程。

3）后半周期疗法：于月经周期后半期（撤药性出血的第 16~25 日）服用甲羟孕酮 10mg/d，连用 10 日为一周期，共 3 个周期为 1 疗程。

（3）促排卵　适用于生育年龄的妇女。

1）氯米酚：为一种具有弱雌激素作用的非甾体制剂，可促进卵泡发育而诱发排卵，适用于有一定内源性雌激素水平的无排卵者。给药方法为月经第 5 日始，每日50~100mg，连用 5 日。

2）促性腺激素：适用于氯米酚促排卵失败者。常用尿促性素/绒促性素（HMG/HCG）联合促排卵。HMG 一般每日剂量 75~150U，于撤药性出血第 2~3 日开始，连续 7~12 日，待优势卵泡成熟，肌内注射 HCG5 000~10 000U 促使排卵。为防止多胎和卵巢过度刺激综合征（ovarian hyperstimulation syndrome，OHSS）等并发症的发生，需要定期经阴道超声检查卵泡大小和数目，随时调整药量。

（4）手术治疗

1）刮宫术：适用于生育年龄和更年期功血。刮宫术不仅可以有效地止血，而且可以通过将刮出组织送病理而明确诊断。

2）子宫内膜切除术：适用于经量多的绝经过渡期功血和经激素治疗无效且无生育要求的生育期功血。通过宫腔镜，使用金属套环、激光、滚动球电凝或热疗等方法，使子宫内膜组织凝固坏死。

3）子宫切除术：经药物治疗效果不佳，反复发作并导致贫血者，经本人同意可施行子宫切除术。

2. 排卵性功血

（1）黄体功能不足

1）促进卵泡发育：卵泡期使用小剂量雌激素能协同 FSH 促进优势卵泡发育，可于月经第 5 日起每日口服妊马雌酮 0.625mg 或戊酸雌二醇 1mg，连续 5~7 日。氯米酚可通过与内源性雌激素受体竞争性结合而促使垂体释放 FSH 和 LH，达到促进排卵的目的，月经第 5 日始每日口服 50mg，共 5 日。

2）促进月经中期LH峰形成：在监测到卵泡成熟后，使用HCG5 000~10 000U 1次或分2次肌内注射。

3）黄体功能刺激疗法：基础体温上升后开始，隔日肌内注射HCG1 000~2 000U，共5次。

4）黄体功能替代疗法：自排卵后开始每日肌内注射黄体酮10mg或口服地屈孕酮10mg，每日2次，共10~14日。

（2）子宫内膜不规则脱落

1）孕激素：孕激素可通过调节下丘脑-垂体-卵巢轴的反馈功能，使黄体及时萎缩，内膜按时完整脱落。自排卵后1~2日开始，每日口服甲羟孕酮片（安宫黄体酮）4~8mg或肌内注射黄体酮10mg，连用10日。

2）HCG：促进黄体功能，用法同黄体功能不足。

【常用药物注意事项与患者教育】

1. 雌激素 雌激素是卵巢合成的主要甾体激素之一，不仅具有促进和维持女性生殖器官和第二性征的生理作用，还对机体的代谢、心血管系统、骨骼的生长及皮肤等都有显著的影响。雌激素的止血作用是使内膜增生，覆盖子宫内膜脱落后的出血创面。此外尚有升高纤维蛋白原水平，增加凝血因子，促使血小板凝聚和使毛细血管通透性降低等作用。目前临床常用药物有苯甲酸雌二醇（注射剂）、孕马雌酮（倍美力）、戊酸雌二醇（补佳乐）等。长期应用雌激素可能会增加心脑血管疾病及妇科肿瘤的风险，大剂量口服合成雌激素常会引起恶心、呕吐、头晕、乏力等，现已经少用，天然雌激素常无不良反应。在雌激素作用基础上，应用大剂量孕激素可导致内膜结构稳定，两者同时撤药时，内膜容易全部脱落，可使出血量减少，持续时间缩短。大剂量雌激素可加重三环类抗抑郁药的不良反应并降低其疗效；卡马西平、苯巴比妥、苯妥英钠及利福平等可降低雌激素疗效；雌激素可降低抗凝药物及降压药物的疗效。

2. 孕激素 孕激素是卵巢合成的另一类重要的甾体激素，其与雌激素协调作用共同维持女性的第二性征及生理周期，对于有子宫的闭经可在雌激素作用的基础上促进子宫内膜由增生期转为分泌期，促进月经来潮。常用药有甲羟孕酮（安宫黄体酮）、炔诺酮（妇康片）、黄体酮（注射剂）、地屈孕酮等。主要不良反应有突破性出血、点滴出血、经量改变、闭经、水肿、体重变化（增加或减少）、胆汁淤积性黄疸、恶心、过敏反应等。可显著抑制氨鲁米特的生物利用度。

3. 雄激素 雄激素可减少盆腔充血和增强子宫肌张力并减少出血量，但不能缩短出血时间和完全止血，仅作为雌孕激素止血的辅助药物。常用药物是甲基睾丸素和丙酸睾丸酮，每月最大剂量不得超过250~300mg。雄激素类药物不良反应主要是女性男性化，青春期功血禁止应用。

4. 氯米芬 氯米芬商品名为克罗米芬或舒经芬，其与雌激素竞争受体，作用于下丘脑、垂体和卵巢，使促性腺激素增加，启动或促使卵泡生长。由于其影响子宫内膜和肌层生长，同时应用雌激素可消除其不利影响。对于有生育要求的功血患者可以提高其妊娠率，最常见的不良反应是多胎妊娠，其他可出现卵巢增大、潮热、腹部不适，甚至卵巢过度刺激综合征，用药后行超声卵泡监测尤为重要。

扫码“学一学”

第二节 闭 经

闭经（amenorrhea）是妇科疾病中最常见的症状之一，表现为无月经或月经停止。既往有月经来潮，现停止3个周期或6个月以上者称为继发性闭经；年龄超过16岁、第二性征已发育、月经还未来潮，或年龄超过14岁、第二性征未发育者称为原发性闭经。青春期前、妊娠期、哺乳期及绝经后的月经不来潮属生理性闭经。

【病因与发病机制】

正常月经的建立和维持有赖于下丘脑-垂体-卵巢轴的功能正常和下生殖道的通畅，其中任何一个环节发生障碍均可导致闭经。按引起闭经的疾病性质可分为6类。

1. 先天性发育缺陷 包括生殖道畸形如先天性宫颈、阴道、处女膜闭锁，先天性无阴道，先天性无子宫，始基子宫，有功能的子宫内膜缺如，卵巢先天发育不全或条索状卵巢。

2. 创伤性闭经 ①子宫内膜遭放射线或手术破坏；②子宫手术切除；③卵巢切除或放射线破坏，免疫性损伤等；④颅底创伤累及垂体或下丘脑。

3. 感染性闭经 ①子宫内膜结核；②卵巢病毒感染（流行性腮腺炎并发卵巢感染）；③颅内感染（脑炎、脑膜炎后影响中枢神经系统对卵巢的调控）。

4. 内分泌失调性闭经 ①下丘脑功能异常（单一性GnRH低下如Kallmann综合征，精神神经性厌食症等）；②垂体功能异常（单一性FSH、LH缺乏，高泌乳素血症，席汉综合征，垂体性矮小症，肢端肥大症等）；③原发性卵巢功能异常（卵巢早衰、无反应性卵巢、卵巢酶系缺陷）；④甲状腺、肾上腺功能异常（甲状腺功能低下、亢进，肾上腺皮质增生症等）。

5. 肿瘤导致闭经 ①卵巢囊肿或肿瘤；②肾上腺肿瘤；③垂体肿瘤（垂体催乳素腺瘤最常见）；④颅咽管瘤或下丘脑肿瘤。

6. 全身性因素导致闭经 包括营养不良、慢性消耗性疾病、贫血、急性传染病、药物等均可引起闭经，此外神经与精神因素如生活不规律、环境变化、情绪波动、不良刺激、工作学习压力等，也可造成暂时性闭经。

【分类】

1. 下丘脑性闭经 下丘脑肿瘤、外伤、功能失调（如神经性厌食症）、运动过度、减肥、药物及精神刺激等引起的闭经。

2. 垂体性闭经 单一性FSH、LH缺乏，席汉（Sheehan）综合征，空蝶鞍综合征和垂体肿瘤等引起的闭经。

3. 卵巢性闭经 先天性卵巢发育不全、卵巢早衰、无反应性卵巢、多囊卵巢综合征、卵巢肿瘤等引起的闭经。

4. 子宫性闭经 先天性无子宫、子宫内膜结核或严重感染、多次人工流产或刮宫术引起子宫内膜创伤、粘连等引起的闭经。

知识链接

席汉（Sheehan）综合征

席汉综合征由于产后大出血，尤其是伴有长时间的失血性休克等，使垂体前叶组织缺氧、变性坏死，继而纤维化，最终导致垂体前叶功能减退的综合征。典型表现为产后无乳汁分泌，然后继发闭经，即使月经恢复，也很稀少，继发不孕。长期衰弱乏力，性欲减退，阴道干燥，阴毛、腋毛脱落，头发、眉毛稀疏，乳房、生殖器萎缩，精神淡漠、反应迟钝、嗜睡，畏寒、无汗、皮肤干燥粗糙等。治疗主要是根据甲状腺、肾上腺皮质、性腺等功能低下的具体情况，分别予以长期的激素替代疗法，其次是加强营养，适当运动，补充维生素、钙剂等。

【临床表现】

1. 继发性闭经　既往有月经来潮，现停止 3 个周期或 6 个月以上。

2. 原发性闭经　年龄超过 16 岁、第二性征已发育、月经还未来潮，或年龄超过 14 岁、第二性征未发育。

【辅助检查】

1. 激素测定

（1）性激素测定　包括卵泡刺激素、黄体生成素、雌二醇、孕酮、睾酮及催乳素。月经周期中 FSH 正常值为 5～20U/L，LH 为 5～25U/L。若两次测定 FSH>25～40U/L，为高促性腺激素性腺功能减退，提示卵巢功能衰竭；若 LH>25U/L 或 LH/FSH 比例>3 时，应高度怀疑多囊卵巢综合征；若 FSH、LH 均<5U/L，为低促性腺激素性腺功能减退，提示垂体功能减退，病变可能在垂体或下丘脑。雌激素水平低，提示卵巢功能不正常或衰竭；睾酮水平高，提示可能为多囊卵巢综合征或卵巢支持-间质细胞瘤等。催乳素（PRL）>25μg/L 时称为高催乳素血症。PRL 升高者测定 TSH，TSH 升高为甲状腺功能减退，TSH 正常，而 PRL<100μg/L，应行头颅 MRI 或 CT 检查，排除垂体肿瘤。PRL 正常应测定垂体促性腺激素。

（2）胰岛素测定　适用于伴有肥胖、多毛、痤疮者，以确定是否存在胰岛素抵抗、高雄激素血症或先天性 21-羟化酶功能缺陷等。Cushing 综合征可通过测定 24 小时尿皮质醇或 1mg 地塞米松抑制试验（试验日早上 8 时抽血备查，晚上 23 时口服地塞米松 1mg，次日晨 8 时抽血查 ACTH 和皮质醇。正常人或单纯性肥胖者，服药后血浆总皮质醇<4μg/dl，或比服药前下降>70%；皮质醇增多症不受抑制或比服药前下降<70%）排除。

2. 药物撤退试验

（1）孕激素试验　黄体酮针剂肌内注射，20mg/d×5d，或醋酸甲羟孕酮口服，10mg/d×5d，停药后有出血，为Ⅰ度闭经，提示体内有一定雌激素影响。

（2）雌孕激素序贯试验（人工周期试验）　每日口服妊马雌酮 1.25mg，共 21 天，后 10 天加服醋酸甲羟孕酮，10mg/d，停药后有出血提示子宫内膜功能正常，为Ⅱ度闭经。

3. 影像学检查

（1）盆腔超声检查　观察盆腔有无子宫，子宫形态、大小及内膜厚度，卵巢大小、形态、卵泡数目等。

（2）子宫输卵管造影　了解有无宫腔病变和宫腔粘连。

（3）CT 或磁共振（MRI）检查　用于盆腔及头部蝶鞍区检查，了解盆腔肿块和中枢神经系统病变性质，诊断卵巢肿瘤、下丘脑病变、垂体微腺瘤、空蝶鞍等。

（4）静脉肾盂造影　怀疑米勒管发育不全综合征时，用以确定有无肾脏畸形。

4. 内镜检查

（1）宫腔镜检查　能精确诊断是否有宫腔粘连。

（2）腹腔镜检查　能直视下观察卵巢形态、子宫大小，对诊断多囊卵巢综合征等有价值。

5. 其他检查

（1）染色体检查　对鉴别性腺发育不全病因及指导临床处理有重要意义。

（2）其他检查　包括基础体温测定、子宫内膜活检等。

【诊断】

通过临床表现可诊断闭经，通过妇科检查和辅助检查（激素测定、药物撤退试验、影像学检查）可确定闭经的原因。临床上，寻找和确定原发性闭经的原因按原发性闭经诊断步骤（图 21-5）执行，寻找和确定继发性闭经的原因按继发性闭经诊断步骤（图 21-6）执行。

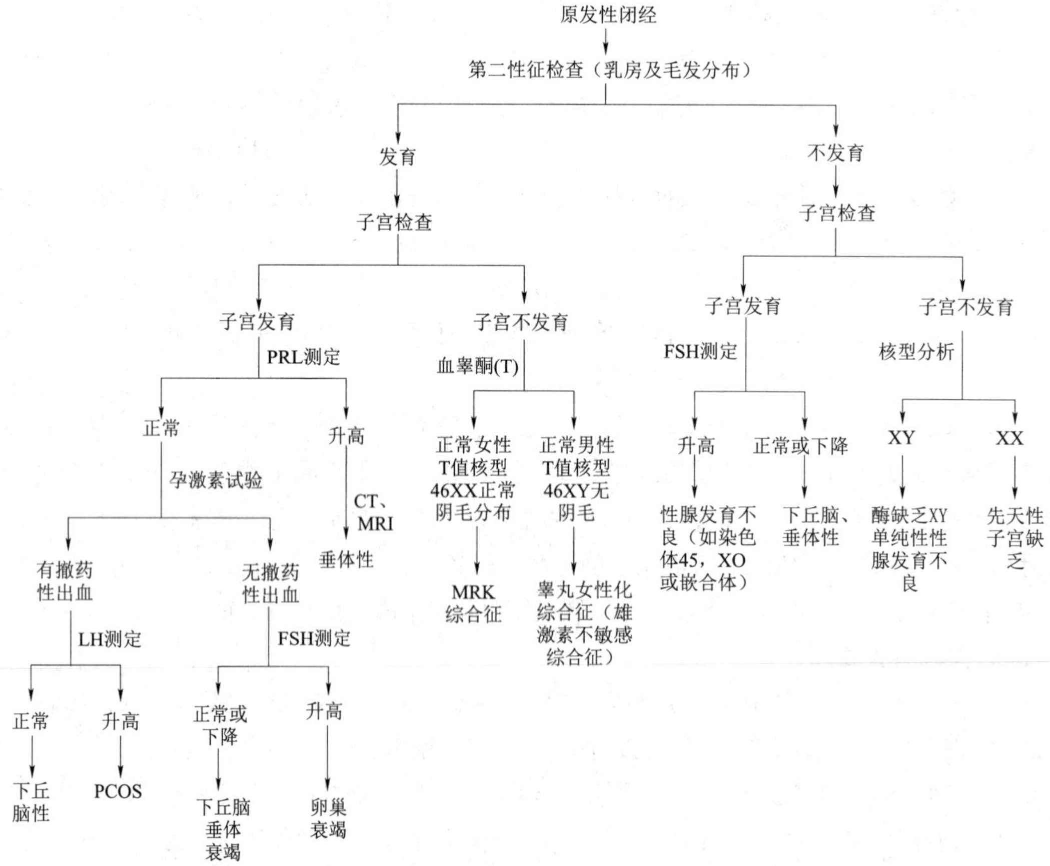

图 21-5　原发性闭经的诊断步骤

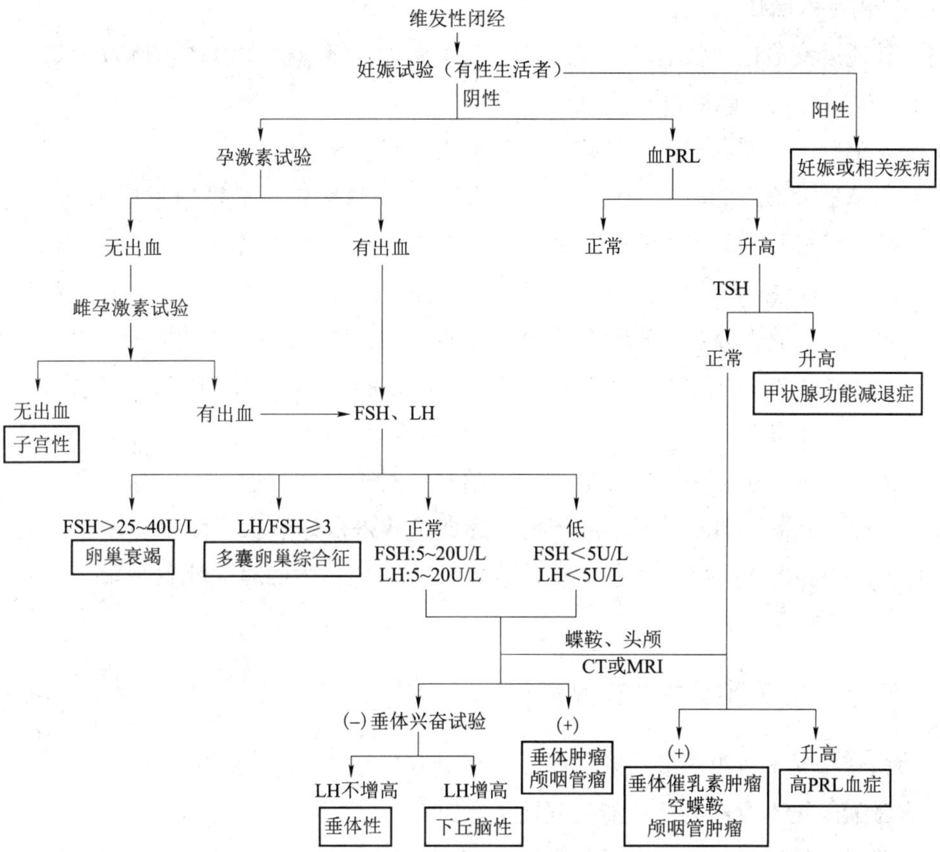

图 21-6　继发性闭经的诊断步骤

【治疗】

1. 一般治疗　积极治疗全身性疾病，供给足够营养，保持标准体重。运动性闭经应适当减少运动量。对应激或精神因素所致闭经，应进行耐心的心理治疗，消除精神紧张和焦虑。

2. 激素治疗　明确病变环节及病因后，给予相应激素治疗以补充机体激素不足或拮抗其过多，达到治疗目的。

（1）性激素替代治疗

1）雌激素替代治疗：适用于无子宫者。结合雌激素 0.625mg/d 或微粒化 17-β 雌二醇 1mg/d，连用 21 日，停药 1 周后重复给药。

2）雌孕激素人工周期疗法：适用于有子宫者，上述雌激素连服 21 日，后 10 日同时给予醋酸甲羟孕酮 6~10mg/d。

3）孕激素疗法：适用于体内有一定内源性雌激素水平的Ⅰ度闭经，可于月经周期后半期（或撤药性出血第 16~25 日）口服醋酸甲羟孕酮 6~10mg/d，共 10 日。

（2）促排卵　适用于有生育要求者，根据情况可选择克罗米芬+HCG（人绒毛膜促性素）、HMG（尿促性素）+HCG 等方案。

（3）溴隐亭（bromocriptine）　单纯高 PRL 血症，每日 2.5~5mg，一般在服药的第 5~6 周能使月经恢复。垂体催乳激素瘤，每日 5~7.5mg，敏感者在服药 3 个月后肿瘤明显缩小，一般不必采用手术治疗。

（4）其他激素治疗　肾上腺皮质激素适用于先天性肾上腺皮质增生所致的闭经。甲状腺素适用于甲状腺功能减退引起的闭经。

3. 手术治疗　针对各种器质性病因，采用相应的手术治疗。

（1）生殖器畸形　如处女膜闭锁、阴道横隔或阴道闭锁，均可通过手术切开或成形，使经血流畅。宫颈发育不良若无法手术矫正，则应行子宫切除术。

（2）Asherman 综合征（人工流产术后宫颈或宫腔粘连）　多采用宫腔镜直视下分离粘连，随后加用大剂量雌激素和放置宫腔内支撑的治疗方法。术后宫腔内支撑放置7~10 日，每日口服妊马雌酮 2.5mg，第 3 周始用醋酸甲羟孕酮每日 10mg，共 7 日，根据撤药出血量，重复上述用药 3~6 个月。

（3）肿瘤　卵巢肿瘤一经确诊应予手术治疗。对于垂体肿瘤，应根据肿瘤部位、大小及性质确定治疗方案。催乳素瘤采用药物治疗即可获得良好效果，较少使用手术治疗。其他中枢神经系统肿瘤多采用手术和（或）放疗。含 Y 染色体的高促性腺激素闭经者，性腺易发生肿瘤，应行手术治疗。

【常用药物注意事项与患者教育】

1. 雌激素　见本章第一节功能失调性子宫出血。

2. 孕激素　见本章第一节功能失调性子宫出血。

3. 溴隐亭　溴隐亭是人工合成的多肽类麦角生物碱，其结构与多巴胺极为相似，故与多巴胺受体有较强的亲和力，为多巴胺受体激动剂，通过直接和间接的途径抑制 PRL 的合成与分泌。不良反应以恶心、呕吐最为常见，大剂量可出现嗜睡、失眠、幻觉、精神错乱、口干、便秘等。为减少不良反应应从小剂量开始，并在进餐中服药或配伍维生素 B_6。

扫码“学一学”

第三节　阴 道 炎

一、滴虫性阴道炎

滴虫性阴道炎由阴道毛滴虫引起的一种阴道炎。阴道毛滴虫不仅寄生于阴道，还常侵入尿道或尿道旁腺，甚至膀胱、肾盂以及男方的包皮皱褶、尿道或前列腺中。

【病因与传播方式】

1. 病原体　阴道毛滴虫属医学原虫，虫体呈梨形或椭圆形，无色透明，水滴样，大小为（7~32）μm×（5~15）μm。适宜在温度 25~40℃、pH 5.2~6.6 的潮湿环境中生长，能在 3~5℃温度下生存 21 天，在普通肥皂水中能生存 45~120 分钟，因此极易传播。月经前后阴道 pH 发生变化，经后接近中性，故此时滴虫易于繁殖，引起炎症发作。

2. 传播方式　①经性交传播：男女双方有一方泌尿生殖道带有滴虫，均可传播给对方，但因男方感染后常无症状而成为传染源。②间接传播：经公共浴池、浴巾、浴盆、游泳池、坐便器、污染的衣物及器具等传播。

【临床表现】

1. 主要症状 阴道分泌物增多及外阴瘙痒，间或有外阴灼热、疼痛或性交痛。白带的典型特征是黄绿色稀薄泡沫状，有臭味。若合并尿道感染，可有尿频、尿痛、血尿等。阴道毛滴虫能吞噬精子，并能阻碍乳酸生成，影响精子在阴道内存活，可导致不孕。

2. 妇科检查 可见阴道黏膜充血，严重者有散在出血点，宫颈甚至有出血斑点，形成“草莓样”宫颈。阴道内，特别是后穹窿部可见滴虫性阴道炎的典型白带，严重者白带中可混有血液。部分带虫者可无症状，阴道黏膜亦无异常改变。

【诊断】

根据病史、临床表现特别是典型黄绿色稀薄泡沫状阴道分泌物特征可做出初步诊断，用阴道分泌物悬滴法检查发现阴道毛滴虫或滴虫培养发现阴道毛滴虫，即可确诊。阴道分泌物悬滴法的检查方法：加一滴温生理盐水于玻片上，取后穹窿典型分泌物少许混于玻片盐水中，立即在低倍光镜下寻找滴虫。滴虫滋养体在镜下呈波状运动，其周围的白细胞被推移。对可疑者，如多次悬滴法未能发现滴虫，可行滴虫培养。检查时须注意：取分泌物前24~48小时避免性交、阴道灌洗或上药；取分泌物时窥器不涂润滑剂；分泌物取出后应及时送检并注意保暖，否则滴虫活动力减弱，造成辨认困难。

【治疗】

1. 全身治疗 由于滴虫性阴道炎可同时合并尿道、尿道旁腺、前庭大腺的滴虫感染，故需全身用药。可用甲硝唑2g，顿服；或0.4g，每日3次，连服1周。

2. 局部治疗 应用甲硝唑阴道泡腾片纳阴，每日1次，10日为1疗程。

3. 中药治疗 妇科止带片口服5片，每日3次；苦参栓及子宫丸纳阴，每晚1粒。应用清热解毒、杀虫止痒中药（苦参30g、蛇床子20g、黄柏10g、地肤子15g、川椒20g、白鲜皮10g）坐浴，月经期禁止坐浴。

治疗过程中的注意事项：①治疗期间内裤及洗涤用毛巾需用沸水煮沸5~10分钟，然后在阳光下晒干；②治疗期间禁止性生活；③滴虫转阴后于下次月经后继续治疗1疗程，以巩固疗效；④治疗期间禁食辛辣食物；⑤性伴侣应同时口服甲硝唑；⑥滴虫性阴道炎往往于月经后复发，首次治疗失败者，可将甲硝唑改为2g，每日1次，连服3天。

【常用药物注意事项与患者教育】

硝基咪唑类药物 为硝基咪唑衍生物，对厌氧微生物有强大杀灭作用，它在人体中还原时生成的代谢物也具有抗厌氧菌作用，抑制细菌的脱氧核糖核酸的合成，从而干扰细菌的生长、繁殖，最终致细菌死亡。临床常用药物为甲硝唑、替硝唑、奥硝唑和塞克硝唑。甲硝唑不良反应为胃肠道反应，如恶心、呕吐等，偶见头痛、皮疹、白细胞减少等，一旦发现应停药。替硝唑、奥硝唑和塞克硝唑不良反应较甲硝唑为少，可以选用。由于甲硝唑能通过胎盘屏障和经乳汁分泌，故孕妇及哺乳期妇女禁止全身用药，以局部用药为主。

二、外阴阴道假丝酵母菌病

外阴阴道假丝酵母菌病（VVC）是假丝酵母菌造成的外阴、阴道炎症，由于该致病菌旧称念珠菌，故该病过去通常被称为念珠菌性阴道炎。

【病因与传播方式】

1. 病原体 最常见的病原体为白假丝酵母菌，其次为光滑假丝酵母菌、近平滑假丝酵母菌、热带假丝酵母菌等，属深部感染真菌。白假丝酵母菌菌体为单细胞，直径2~4μm，革兰染色阳性，着色不均匀，以出芽方式生殖，形成假菌丝。假丝酵母菌对热的抵抗力不强，加热至60℃1小时后即可死亡。但对干燥、日光、紫外线及化学制剂等抵抗力较强。该菌为条件致病菌，部分正常妇女和孕妇阴道中有此菌寄生，但不引起症状。当全身及阴道局部细胞免疫力下降（患糖尿病、长期使用大剂量抗菌药物等时），假丝酵母菌大量繁殖并转变为菌丝相，才出现症状。

2. 传播方式 ①内源性传播，这是主要传播方式，假丝酵母菌除存在于阴道外，也可寄生于人的口腔、肠道，一旦条件适宜，则三个部位的假丝酵母菌可互相感染。②经性交传播，男女双方有一方泌尿生殖道带有该菌，均可传播给对方。另外，也可经过接触感染的衣物而传播。

【临床表现】

1. 主要症状 表现为外阴瘙痒、灼痛，严重时坐卧不宁，痛苦异常，还可伴随有尿频、尿痛、排尿困难等泌尿系统症状。阴道分泌物增多，典型白带的特征为白色豆渣状或凝乳状。

2. 妇科检查 外阴常有充血、水肿，可伴有抓痕。阴道黏膜充血、水肿，小阴唇内壁和阴道壁黏膜上可附有白色块状物，擦掉后可见红肿的黏膜面，严重者可见糜烂及浅表溃疡。

【诊断】

根据病史、临床表现特别是典型的白色豆渣状或凝乳状白带可做出初步诊断，在阴道分泌物中查到白假丝酵母菌即可确诊。阴道分泌物中查白假丝酵母菌具体方法为：取少许典型分泌物放在盛有10%的氢氧化钾的玻片上，混匀后在显微镜下找到芽孢和菌丝即可诊断。必要时进行真菌培养。

【治疗】

1. 消除诱因 糖尿病控制血糖，禁止滥用抗生素或激素类药物；用过的内裤、盆及毛巾等要用开水烫洗。

2. 局部用药 可选用咪康唑栓、制霉菌素栓、克霉唑栓及益康唑栓等，每晚1次1粒纳阴，连用7~10天。

3. 全身用药 可选用氟康唑150mg，顿服，或伊曲康唑200mg，每日1次，连用3~5日。

4. 中药治疗　临床常用中药制剂包括白带丸、妇宁栓等，妇宁栓妊娠期禁用。

5. 复发性外阴阴道假丝酵母菌病的治疗　由于外阴阴道假丝酵母菌病易于月经前复发，所以，症状消失且月经前检查阴道分泌物阴性后又出现感染表现，称为复发，若一年内发作4次或以上者称复发性外阴阴道假丝酵母菌病。治疗时局部用药延长至7~14日，若口服药物治疗，则氟康唑150mg，顿服，72小时后加服1次，必要时维持治疗半年。

【常用药物注意事项与患者教育】

1. 制霉菌素　制霉菌素与真菌菌膜上的固醇结合，改变其渗透性，破坏菌体而达到杀菌目的，但其仅对体表及阴道感染有效，对深部感染无效。口服无效，只能局部用药。其代表药物为制霉菌素泡腾片（米可定泡腾片），是妊娠3个月内最常应用的药物。

2. 咪唑类抗真菌药

（1）咪康唑　是对多种真菌深、浅感染均有效的咪唑类抗真菌药物。常用制剂有栓剂和霜剂，硝酸咪康唑栓（达克宁栓）及硝酸咪康唑霜（达克宁霜），其治疗效果好，不良反应轻。

（2）其他咪唑类抗真菌药　包括益康唑、克霉唑（凯妮汀阴道片）等，均适合局部用药，妊娠4个月后可用凯妮汀阴道片。

3. 三唑类抗真菌药　对不能耐受局部用药者、未婚妇女及不愿采用局部用药者可选用此类口服药物。常用药物氟康唑、伊曲康唑（斯皮仁诺）等。主要不良反应有胃肠道不适、皮疹等。孕妇及哺育期妇女禁用，1周岁内的婴儿禁用。

三、细菌性阴道病

细菌性阴道病又可称为细菌性阴道炎，为阴道内菌群失调所致，多与过度清洗外阴阴道、频繁性交、多个性伴侣等有关。

【病因】

正常阴道内菌群以乳酸杆菌占优势，菌群失调时，乳酸杆菌减少甚至消失，其他细菌及微生物大量繁殖，主要为加德纳菌、动弯杆菌、普雷沃菌、紫单胞菌等厌氧菌及人型支原体等，其中以加德纳菌最为重要。

【临床表现】

部分无症状，有症状者常表现为阴道分泌物增多，典型白带的特征为灰白色稀薄带有鱼腥臭味或腐败味，性交后尤甚，可伴有轻度外阴瘙痒或烧灼感。妇科检查见阴道黏膜无炎症表现，分泌物的特点为灰白色，均匀一致，稀薄，常黏附于阴道壁，但黏度低，容易从阴道壁拭去。

【诊断】

1. 诊断要点

（1）匀质、稀薄、灰白色鱼腥臭味阴道分泌物，常黏附于阴道壁。

（2）阴道pH>4.5。

(3) 胺臭味试验阳性　取阴道分泌物少许放在玻片上，加入10%氢氧化钾1~2滴，如产生一种烂鱼肉样腥臭味，则为胺臭味试验阳性。

(4) 线索细胞阳性　取少许阴道分泌物于玻片上，加一滴生理盐水混合，高倍镜下发现线索细胞（细胞表面粗糙、有斑点和颗粒、边缘不整齐）。线索细胞即阴道脱落的表层细胞，于细胞边缘黏附的颗粒状物即各种厌氧菌，尤其是加德纳菌，造成细胞边缘不清。

2. 诊断标准　上述4项中有3项阳性即可临床诊断为细菌性阴道病。

【治疗】

1. 全身治疗　甲硝唑0.4g，每日3次，口服，连服7日，或甲硝唑2g，单次口服，或克林霉素0.3g，每日2次，连服7日。

2. 局部治疗　甲硝唑阴道泡腾片，0.2g，纳阴，每晚1次，连用7~10日。

用药注意事项：妊娠期合并本病时多需用口服药物治疗，可选用甲硝唑0.2g，每日3~4次，连服7日，或克林霉素0.3g，每日2次，连服7日。性伴侣一般不需常规治疗。

【常用药物注意事项与患者教育】

1. 甲硝唑　见第十六章第二节浅部组织的化脓性感染。

2. 克林霉素　属于林可酰胺类抗生素，作用机制及抗菌谱与大环内酯类抗生素类似，用于革兰阳性菌及厌氧菌引起的各种感染性疾病。包括口服制剂和油膏制剂，妊娠期可用。不良反应主要是消化道症状，也可引起过敏反应，偶可引起伪膜性肠炎。

四、萎缩性阴道炎

萎缩性阴道炎是由于妇女卵巢功能减退、雌激素水平下降，导致阴道黏膜变薄、抵抗力低下继发细菌感染造成的阴道炎症。萎缩性阴道炎见于自然绝经及卵巢去势后的妇女。

【病因】

卵巢是女性产生性激素的主要器官，绝经后妇女或切除卵巢后妇女卵巢萎缩或消失，此时体内雌激素水平降低或显著降低，因失去雌激素的营养和支持作用，阴道壁萎缩，黏膜变薄，上皮细胞内糖原含量减少，阴道pH增高，局部抵抗力下降，致病菌容易侵入导致感染。

【临床表现】

主要症状为阴道分泌物增多，色黄或呈水样，严重时为血性甚至脓血性。外阴瘙痒、灼热感甚或出现泌尿系症状。妇科检查见外阴及阴道呈老年性改变，上皮皱襞萎缩、菲薄，黏膜充血，可有散在小出血点或小出血斑，有时可见浅表溃疡。阴道内可见脓性或血性分泌物。长期慢性炎症、溃疡可使小阴唇、阴道壁发生狭窄、粘连，甚至闭锁，致使炎症分泌物引流不畅形成阴道积脓或宫腔积脓。

【诊断】

根据绝经史或卵巢手术史和临床表现可做出初步诊断。但应进行以下检查：取阴道分泌物检查，排除滴虫性及假丝酵母菌性阴道炎；有血性分泌物者，须常规做宫颈刮片检查，必要时做诊断性刮宫，排除宫颈、子宫的恶性肿瘤；阴道壁发现溃疡、新生物时，应行局部活组织检查，以排除阴道癌。

【治疗】

治疗原则为抑制病菌生长，增加局部抵抗力。

1. 抑制病菌生长　用1%乳酸或0.5%醋酸液冲洗阴道或坐浴后，取甲硝唑0.2g或氟哌酸1粒，放于阴道深部，每日1次，共7~10日。

2. 增加局部抵抗力　可全身或阴道局部给予雌激素。局部可给己烯雌酚0.125~0.25mg，每晚放入阴道深部，7日为1疗程，或用倍美力软膏。全身用药可口服尼尔雌醇，首次4mg，以后2~4周1次，每次2mg，维持2~3个月。

注意：乳癌或子宫内膜癌慎用雌激素制剂。

【常用药物注意事项与患者教育】

氟哌酸　即诺氟沙星，为喹诺酮类广谱抗生素，对革兰阳性菌和阴性菌均有效，细菌对本品不易形成耐药性，在同类药物和抗生素之间也不存在交叉耐药性。对肠道杆菌有强大的抗菌活性，故对于肠道感染、泌尿系感染、妇科感染等治疗效果明显。其不良反应主要是消化道及神经系统反应，阴道用药可以减轻不良反应。

第四节　子宫肌瘤

扫码“学一学”

子宫肌瘤是女性生殖器官最常见的良性肿瘤，主要由平滑肌细胞增生而成，其间有少量纤维结缔组织。多见于30~50岁妇女，据尸检资料，35岁以上妇女约20%有子宫肌瘤。

【病因】

子宫肌瘤的确切病因尚不清楚。细胞遗传学提示部分子宫肌瘤有细胞遗传学异常；分子生物学研究提示子宫肌瘤细胞中雌激素受体较多。雌激素可促进子宫肌瘤细胞增大，孕激素可刺激子宫肌瘤细胞核分裂，故子宫肌瘤多发生于生育年龄妇女，而绝经后肌瘤停止生长，甚至萎缩。

【分类】

扫码“看一看”

按肌瘤所在部位可分为宫体肌瘤和宫颈肌瘤。根据肌瘤与子宫肌壁的关系分为3类（图21-7）：

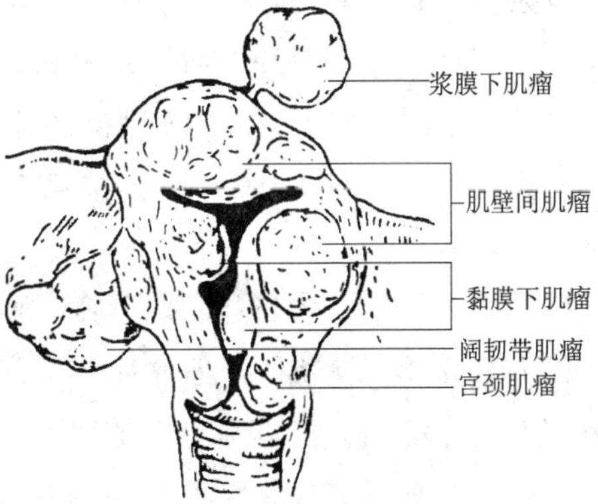

图21-7　各型子宫肌瘤示意图

1. 黏膜下肌瘤　肌瘤向宫腔内生长，突出于宫腔，表面被覆子宫黏膜，称为黏膜下肌瘤。黏膜下肌瘤常使宫腔变形增大，但子宫外形多无明显变化，黏膜下肌瘤易形成蒂，在宫腔内生长如同异物，刺激子宫收缩，肌瘤可被挤出至宫颈外口，脱出至阴道内。

2. 肌壁间肌瘤 肌瘤位于子宫肌壁内，周围均被肌层包围，临床最常见。

3. 浆膜下肌瘤 肌瘤向子宫浆膜面生长，表面覆盖浆膜，突出于子宫表面，当瘤体继续向浆膜外生长，仅有一蒂与子宫肌壁相连，营养由蒂部血管供应，则成为带蒂的浆膜下肌瘤，若蒂部扭转断裂，肌瘤脱落至盆腹腔，形成游离性肌瘤。若肌瘤向阔韧带内生长，突入阔韧带两叶之间，称为阔韧带内肌瘤。

各种类型子宫肌瘤发生于同一子宫，称为多发性子宫肌瘤。

【病理】

1. 大体形态 肌瘤为实质性球形结节，表面光滑，无包膜，但与周围组织有明显界限。肌瘤多为白色、质硬，切面呈漩涡状结构。肌瘤颜色与硬度多因其所含的纤维组织多少而不同，含平滑肌多，色略黄，质稍软；纤维组织多，则色较白，质较硬。

2. 镜下形态 子宫肌瘤来自子宫肌层的平滑肌细胞或肌层血管壁的平滑肌细胞。肌瘤由皱纹状排列的平滑肌纤维相互交叉组成，呈漩涡状，细胞大小均匀，呈卵圆形或杆状，核染色较深。

3. 肌瘤变性 肌瘤失去其原有典型结构时称肌瘤变性，常见的有以下几种。

（1）玻璃样变　肌瘤变性部分呈灰色，剖面的漩涡状结构消失，被均匀的透明样物质取代。镜下，病变区肌细胞消失，为均匀粉红色无结构区。

（2）囊性变　常继发于玻璃样变。组织坏死、液化形成囊腔，囊内为清亮或胶冻状液体，囊壁内无上皮被覆。

（3）红色变　常见于妊娠期或产褥期，为一种特殊类型的坏死。肌瘤体积迅速改变发生血管破裂，出血弥漫于组织内，并有溶血，有血红蛋白渗入肌瘤中，肌瘤剖面呈暗红色，质软，腥臭，漩涡状结构消失。

（4）肉瘤变　肌瘤恶变即为肉瘤变。少见，多见于年龄较大的妇女。肌瘤在短期内迅速增大，特别是绝经期妇女，要高度怀疑恶变。

（5）钙化　多见于蒂部狭小、血供不足的浆膜下肌瘤及绝经后妇女的肌瘤。

【临床表现】

1. 症状 症状的发生和肌瘤的大小、部位、生长速度、是否变性等有关。小型肌壁间肌瘤及浆膜下肌瘤多无症状，往往在妇科检查时发现。

（1）月经改变　黏膜下肌瘤常表现为月经过多。当肌瘤发生溃疡、坏死、感染时，则可发生持续性阴道出血。大的肌壁间肌瘤可使子宫内膜的表面积增大，也可导致宫缩不良，使月经量增多，经期延长。子宫肌瘤常合并有子宫内膜增生过长，也可导致月经过多或不正常出血。

（2）腹部肿块　常自述发现下腹部肿块，晨起未排尿时尤甚。

（3）白带增多　黏膜下肌瘤伴有感染时，尤其当黏膜下肌瘤脱出至阴道内时，可产生大量脓血性分泌物，伴臭味。大的肌壁间肌瘤，由于宫腔面积增大，内膜腺体分泌增多，多伴有盆腔充血致使白带增多。

（4）腰腹不适　常见症状为下腹坠胀、腰背酸痛等，经期加重。肌瘤较大可压迫盆腔组织及神经，引起下腹部不适；浆膜下肌瘤发生蒂扭转时，出现急性腹痛；肌瘤发生红色变性时，可发生腹痛、发热。

（5）压迫症状　如肌瘤较大，向前压迫膀胱可出现尿频、排尿困难等症状；向后压迫直肠，可出现便秘、大便不净等症状。

（6）不孕　可能由于肌瘤压迫或牵扯输卵管并使其扭曲，或使宫腔变形，不利于受精卵着床，可导致不孕。

（7）贫血　由于长时间阴道出血及月经量过多可导致贫血。

2. 体征　肌瘤较大时，可在耻骨联合上方扪及质硬、不规则、结节状包块。妇科检查时子宫增大，有时可触及结节状肿块突出于子宫表面。浆膜下肌瘤可触及质硬的球状物，并有一蒂与子宫相连。黏膜下肌瘤脱出于宫颈口时，可见红色、质硬的块状物脱出在阴道内，合并感染时，可有溃疡形成，排出脓血性液体。

【诊断】

根据病史、症状和体征，一般可做出初步诊断。必要时可借助B超、宫腔镜、腹腔镜、子宫输卵管造影等协助确定诊断。诊断时注意排除妊娠子宫、卵巢肿瘤、子宫腺肌病、子宫腺肌瘤、盆腔炎性包块、子宫畸形中的双子宫或残角子宫等。

【治疗】

治疗方法须根据年龄、生育要求、症状、肌瘤大小等情况全面考虑。

1. 随访观察　如肌瘤小且无症状，可每3个月复查一次，如肌瘤无明显增大或近绝经期，不需特殊治疗。若随访期间肌瘤增长较快或出现其他明显症状时，则需进一步检查，以确定具体的治疗措施。

2. 药物治疗　子宫大小在相当于妊娠2个月以内，症状不明显或较轻，年龄近绝经期或一般情况不良不宜手术者，可给予药物治疗。

（1）雄激素　如已近绝经期，阴道出血多者，可用雄激素治疗。选用甲基睾丸素10mg，舌下含服，每日1次，月经后连服20天，或丙酸睾丸酮25mg，肌内注射，每5日一次，月经来潮时25mg肌内注射，每日1次共3次，每月总量不超过300mg，以免引起男性化。

（2）拮抗孕激素类药物　米非司酮，12.5~25mg，口服，每日1次，连服3个月，但不宜长期服用。停药后往往肌瘤又恢复原来大小。

（3）促性腺激素释放激素类似物（GnRH-a）　与促性腺激素释放激素受体结合而不发挥促性腺激素释放激素作用，从而抑制垂体、卵巢功能，致雌孕激素分泌明显减少。适用于经量较多、月经频发、围绝经期患者。常用药物：亮丙瑞林3.75mg皮下或肌内注射，每4周1次，连用3~6个月；戈舍瑞林3.6mg皮下注射，每4周1次，连用3~6个月。用药期间出现闭经，肌瘤缩小，副作用为围绝经期综合征，不宜长期使用。

3. 手术治疗　若子宫大于妊娠2.5个月大小或症状明显，继发贫血者，或怀疑有恶变者，可手术治疗。手术方式如下。

（1）肌瘤切除术　适用于要求保留生育功能的年轻妇女。

（2）子宫切除术　适用于肌瘤较大，症状明显，经保守治疗无效，不需保留生育功能者或疑有恶变者。可经阴式或经腹部手术。手术方式有子宫全切和子宫次全切 2 种。

（3）经阴道肌瘤摘除术　脱出至阴道的肌瘤可行此手术。

【常用药物注意事项与患者教育】

1. 雄激素　见本章第一节功能失调性子宫出血。

2. 抗孕激素药物　此类药物有更强的与孕激素受体（PR）结合的能力，通过与 PR 结合阻断了孕激素对促进肌瘤细胞生长及扩张肌瘤血管的作用。主要药物米非司酮可以抑制排卵，用药后可出现闭经。对月经周期正常、经量增多、贫血重或不愿手术治疗者，能在短时间内控制症状，减少出血，对于绝经前的子宫肌瘤，不仅可控制肌瘤生长，而且可促发机体提前绝经，使肌瘤进一步缩小。其主要不良反应是出现轻度更年期症状。

扫码“学一学”

第五节　卵巢肿瘤

卵巢肿瘤是女性生殖器官常见肿瘤。卵巢肿瘤不仅组织学类型繁多，而且有良性、交界性、恶性之分，卵巢恶性肿瘤是女性生殖器三大恶性肿瘤之一。由于卵巢位置深在，故卵巢肿瘤的早期发现仍是一个急需解决的问题。

【病因】

尚未明确。有人认为未产、不孕、初潮早、绝经迟等是卵巢癌的危险因素，约5%～10%卵巢上皮性癌有家族史或遗传史。

【病理】

1. 组织学分类　采用世界卫生组织（WHO，1973）制定的卵巢肿瘤组织学分类法，见表 21-1。

表 21-1　卵巢肿瘤组织学分类

- 一、上皮性肿瘤
  - （一）浆液性肿瘤
  - （二）黏液性肿瘤
  - （三）子宫内膜样肿瘤
  - （四）透明细胞中肾样瘤
  - （五）纤维上皮瘤
  - （六）混合性上皮瘤
  - （七）未分化癌

  （以上均分）良性、交界性、恶性
- 二、性索间质肿瘤
  - （一）颗粒细胞-间质细胞肿瘤
    - 颗粒细胞瘤
    - 卵泡膜细胞瘤-纤维瘤
      - 卵泡膜细胞瘤
      - 纤维瘤
  - （二）支持细胞-间质细胞肿瘤（睾丸母细胞瘤）
  - （三）两性母细胞瘤

续表

- 三、生殖细胞肿瘤
  - （一）无性细胞瘤
  - （二）内胚窦瘤
  - （三）胚胎瘤
  - （四）多胚瘤
  - （五）绒毛膜癌
  - （六）畸胎瘤
    - 未成熟型
    - 成熟型
      - 实性
      - 囊性
        - ①皮样囊肿
        - ②皮样囊肿恶变
      - 单胚性和高度特异性（卵巢甲状腺瘤和类癌）
  - （七）混合型
- 四、转移性肿瘤

2. 恶性肿瘤的转移途径

（1）直接蔓延及腹腔种植　这是卵巢恶性肿瘤主要的转移途径。

（2）淋巴转移　较少见。

（3）血行转移　较少见。

卵巢恶性肿瘤的特点是即使外观为局限的肿瘤，也可在腹膜、大网膜、腹膜后淋巴结、横膈等部位有亚临床转移。通过直接蔓延及腹腔种植广泛分布于盆腹膜及大网膜、横膈、肝表面。

【临床表现】

1. 卵巢良性肿瘤　早期多无症状，于妇科体检时发现。肿瘤较大时，本人常能于腹部自己扪及肿块。妇科检查时，常于子宫一侧或两侧触及肿块，多为球形、囊性或实性，表面光滑，活动度好，肿瘤继续增大，常出现压迫症状，如压迫膀胱出现尿急、尿频等，压迫直肠出现下坠感、排便不畅等。

2. 恶性肿瘤　早期常无症状，发展快，常先出现腹胀、腹部肿块、胃肠道症状、腹水等。妇科检查时，常于盆腔触及一大小不等、质硬、不活动的肿物，表面凹凸不平，常伴有腹水，有时可在腹股沟、腋窝等部位触及肿大的淋巴结。晚期出现恶病质。

3. 并发症

（1）蒂扭转　是妇科常见的急腹症，常发生于瘤蒂长、中等大小、活动度好、密度不均匀的肿瘤，如畸胎瘤。其主要症状为突发的下腹疼痛，呈绞痛，常伴恶心、呕吐等，妇科检查时，可在盆腔内扪及一张力较大的肿物，压痛，以瘤蒂部为明显。本病一经诊断，应立即手术（图 21-8）。

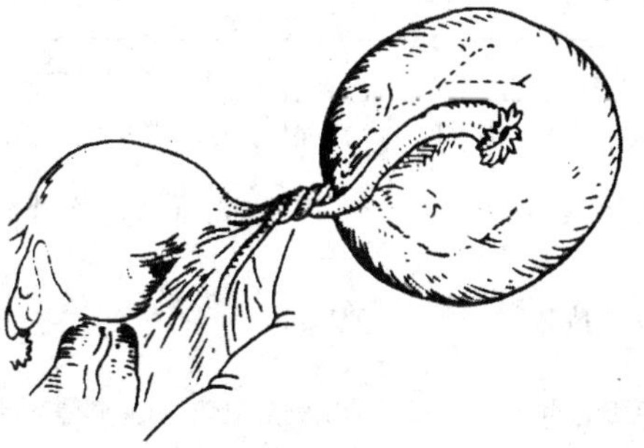

图 21-8　卵巢肿瘤蒂扭转

（2）破裂　肿瘤破裂分为自发性破裂和外伤性破裂。其症状轻重取决于破裂口大小、流入腹腔的囊液性质和量。小囊肿或浆液性囊腺瘤破裂时，仅感轻微腹痛；大囊肿或成熟畸胎瘤破裂后，常导致剧烈腹痛，伴恶心、呕吐，严重时出现内出血、弥漫性腹膜炎等。妇科检查可有相应的临床表现。如疑有肿瘤破裂，应立即剖腹探查，切除肿物，冲洗盆腹腔，标本送病理检查。

（3）感染　表现为发热、腹痛、肿块及腹部压痛，白细胞升高。先应用抗生素控制感染，再行手术切除肿物。如短期内感染不能控制，则立即手术。

（4）良性肿瘤恶变　卵巢良性肿瘤可发生恶变，如短期内肿瘤生长迅速，尤其发现双侧卵巢肿瘤时，为恶变征象。确诊后应尽早手术。

【辅助检查】

1. B 超检查　可检测盆腔肿物的大小、部位、形状、囊实性质，观察肿物是否位于卵巢，有无腹水等，并能明确肿物与子宫的关系。

2. 肿瘤标记物测定　部分卵巢恶性肿瘤具有特殊的标记物，这些标记物对卵巢恶性肿瘤的早期发现中具有重要作用。目前发现具有较大意义的肿瘤标记物有：①CA125，80% 卵巢癌血清 CA125 水平高于 35U/ml，90% 以上 CA125 水平的消长与病情的缓解或恶化相一致，可作为卵巢上皮性癌病情监测的指标。②AFP，对卵巢内胚窦瘤有特异性价值，在其他生殖细胞肿瘤的诊断中也有重要价值。③HCG，绒毛膜癌、卵巢绒癌及胚胎癌血清中均有升高。④CA19-9，是消化道肿瘤的标记物，部分卵巢癌血清中此标记物升高。⑤性激素，卵巢卵泡膜颗粒细胞瘤可产生较高水平雌激素；浆液性、黏液性或纤维上皮瘤有时也分泌一定量雌激素。

3. 腹腔镜检查　通过腹腔镜检查可直视腹腔内情况，可了解肿物的形态、性质，并可观察其他脏器的情况等，同时可以取活检。但巨大肿块、腹腔内有粘连等禁忌行此检查。

4. 放射学检查　CT 检查可以更加清晰的显示腹腔内肿瘤情况，并能进一步了解肿瘤的性质、形状、部位、与周围脏器的关系、腹盆腔淋巴结情况等。

5. 细胞学检查　腹水或腹腔冲洗液查找癌细胞对卵巢癌的诊断、分期及选择治疗方案具有意义。

【诊断】

根据病史、临床表现，可以对卵巢肿瘤做出初步诊断，尤其注意对卵巢的良、恶性做出初步估计，见表 21-2。选择适当的辅助检查协助确诊。

表 21-2　卵巢良、恶性肿瘤的鉴别

鉴别内容	良性肿瘤	恶性肿瘤
病史	病程长，逐渐增大	病程短，迅速增大
体征	多为单侧，活动，囊性，表面光滑，无腹水	多为双侧，固定，实性或半实半囊性，表面结节状，常有血性腹水，可查到癌细胞
一般情况	良好	逐渐出现恶病质
B 型超声	为液性暗区，可有间隔光带，边缘清晰	液性暗区内有杂乱光团、光点，肿块界限不清

【治疗】

1. 良性卵巢肿瘤的治疗　可行卵巢肿瘤剥除术或一侧卵巢切除术。

2. 恶性卵巢肿瘤的治疗　恶性卵巢肿瘤需行手术治疗。依据术中冰冻检查结果决定手术范围及术后辅以相应的化学药物治疗或放射治疗。卵巢癌易复发，术后应长期随访与监测。①随访时间：术后 1 年内可每月 1 次；术后第 2 年，每 3 个月 1 次；术后第 3 年，每 6 个月 1 次；3 年以上者，每年 1 次。②监测内容：临床症状、体征、全身及盆腔检查等；B 超检查，必要时作 CT 或 MRI 检查；肿瘤标记物测定，可检测肿瘤的复发情况。

第六节　子宫颈癌

扫码“学一学”

子宫颈癌是原发于子宫颈部的上皮性恶性肿瘤，是最常见的妇科恶性肿瘤。年龄分布呈双峰状，峰值为 35~39 岁和 60~64 岁。由于宫颈易于暴露，可直接进行阴道细胞学及活体组织检查，且宫颈癌有较长癌前病变阶段，因此宫颈细胞学检查可使宫颈癌得到早期诊断与早期治疗。目前，由于我国广泛开展了宫颈脱落细胞学筛查，宫颈癌的发病率明显下降，死亡率也随之下降。

【病因】

宫颈癌的病因至今尚未明了。宫颈癌的危险因素包括过早性行为、多个性伴侣、对方的性伴侣多、社会经济条件低下、父母或其性伴侣有性传播疾病史。目前，人们普遍认为人乳头瘤状病毒（HPV）是本病的主要致病原。

【病理】

1. 组织学分型　多数宫颈癌起源于宫颈移行带，根据组织发生来源可分为鳞状细胞癌（80% ~ 85%）、腺癌（15%）、腺鳞癌（3% ~5%）。

（1）鳞状细胞癌

1）大体形态：可分为 4 种类型（图 21-9）。①外生型：病灶向外生长，状如菜花，又称菜花型。由息肉样或乳头样突起开始，逐渐形成菜花样新生物，触之易出血。②内生型：癌灶向宫颈深部浸润，宫颈肥大而硬，使子宫颈呈桶状。③溃疡型：上述两型癌灶继续发展，癌组织坏死脱落形成凹陷性溃疡或空洞样，形如火山口。④颈管型：癌灶发生在颈管外口内，隐蔽在宫颈管，侵入宫颈及子宫峡部供血层以及转移到盆壁的

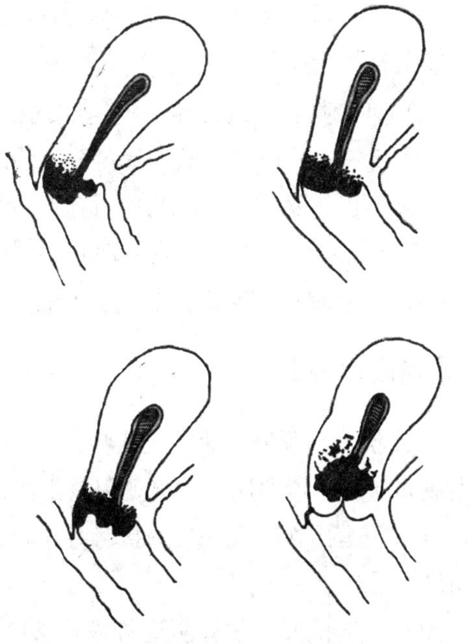

图 21-9　宫颈癌类型

淋巴结。

2）镜下形态：①早期浸润癌：在原位癌的基础上，发现癌细胞小团呈泪滴状锯齿状穿破基底膜，或进而出现膨胀性间质浸润（图 21-10）。②宫颈浸润癌：指癌灶浸润间质的范围已超出早期浸润癌，呈网状或团块状融合浸润间质。根据细胞分化程度可分为 3 级。Ⅰ级，分化较好，为角化性大细胞型；Ⅱ级，中度分化，为非角化性大细胞型；Ⅲ级，多为未分化的小细胞，为小细胞型。

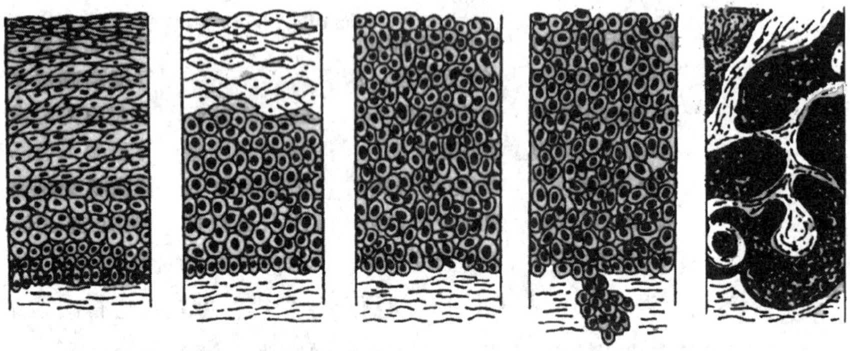

图 21-10　宫颈正常上皮-上皮内瘤变-浸润癌

（2）腺癌

1）大体形态：来自宫颈管并浸润宫颈管壁，当癌灶长至一定程度即突向宫颈外口，常侵犯宫旁组织。癌灶呈乳头状、溃疡或浸润型，也可类似于宫颈鳞癌的内生型。

2）镜下形态：①黏液腺癌：最常见，来源于宫颈黏液柱状黏液细胞，可见腺体结构，细胞内含黏液。②宫颈恶性腺瘤：肿瘤细胞貌似良性，腺体由柱状上皮覆盖，细胞无异型性，表皮为正常宫颈管黏膜腺体，腺体多，大小不一，形态多样，常含点状突起，浸润宫颈壁深层，常伴有淋巴结转移。

（3）腺鳞癌　来源于宫颈黏膜柱状下细胞，同时含腺癌和鳞癌两种成分。

2. 转移途径

（1）直接蔓延　最常见。癌组织局部浸润，并向邻近器官及组织扩散。可向阴道壁、宫腔、主韧带、阴道旁组织、骨盆壁、膀胱、直肠等侵犯。

（2）淋巴转移　最早转移的淋巴结为宫颈旁、闭孔、髂内、髂外，其次为髂总、腹股沟深、骶前淋巴结，晚期达腹主动脉旁、锁骨上淋巴结。

（3）血行转移　少见，发生于肿瘤晚期，可发生远处转移，如肺、肝等。

【临床表现】

1. 症状　宫颈癌早期常无症状，可仅表现为性交后或妇科检查后少许出血，称为接触性出血。随着病情的加重，出现阴道出血、排液、疼痛等宫颈癌的主要症状。

（1）阴道出血　常表现为接触性出血，也可表现为经期、经量的改变。早期出血量少，晚期出血量多。

（2）阴道排液　常有阴道排液增多，白色或血性，稀薄如水样或米泔状，有腥臭味。随着癌组织破溃、坏死、感染，可有大量脓性或米汤样恶臭白带。

（3）其他 晚期癌可出现下腹疼痛、恶病质、转移等症状。

2. 体征 镜下早浸润癌和极早期宫颈浸润癌，局部无明显病灶，宫颈光滑或轻度糜烂如一般慢性宫颈糜烂的表现。随病情的进展，外生型可见宫颈上的赘生物向外生长，常呈菜花样，触之易出血。内生型可见宫颈肥大，质硬，宫颈管膨大呈桶状，晚期由于癌组织坏死脱落，形成凹陷性溃疡，表面覆有灰褐色坏死组织。阴道受累时，穹窿消失，阴道变硬。宫旁组织受侵时，妇科检查可发现宫旁组织增厚，结节状，质地与癌组织相似，有时浸润达盆壁，形成冰冻骨盆。

【辅助检查】

1. 宫颈刮片细胞学检查 常用于宫颈癌筛检。必须在宫颈移行带刮片。可采用 TBS 或巴氏 5 级分类法。巴氏Ⅲ、Ⅳ、Ⅴ级涂片者应重复刮片检查并行宫颈活组织检查，Ⅱ级涂片需先按炎症处理后重复涂片进一步检查。

2. 液基细胞学检查 是采用液基薄层细胞检测系统检测宫颈细胞并进行细胞学分类诊断，是目前较先进的一种宫颈癌及癌前病变细胞学检查技术，与宫颈刮片巴氏涂片检查相比明显提高了宫颈异常细胞检出率。宫颈防癌细胞学检查（TCT）对宫颈癌细胞的检出率为 100%，同时还能发现癌前病变，液基技术是应用于宫颈癌筛查的一项先进技术。

3. 碘试验 将碘溶液涂于宫颈和阴道壁，观察其着色情况。正常宫颈阴道部和阴道鳞状上皮含糖原丰富，被碘溶液染为棕色或深褐色，而瘢痕、囊肿、宫颈炎或宫颈癌等处的鳞状上皮不含或缺乏糖原，均不着色，但本试验对宫颈癌无特异性，可用于识别宫颈病变的危险区，用于取活检增加诊断的阳性率。

4. 阴道镜检查 宫颈刮片Ⅲ级或以上者可应用阴道镜检查并于异常点取活检。

5. 宫颈和宫颈管活组织检查 是确诊宫颈癌最可靠和不可或缺的方法。可在宫颈鳞-柱交界部的 3、6、9、12 点 4 处取组织或在碘试验、阴道镜下取活组织并送病理检查。怀疑宫颈管有病变时，可用小刮匙搔刮宫颈管，刮出物送病理检查。

6. 宫颈锥切术 若宫颈脱落细胞多次阳性，但阴道镜下定位活检都未发现癌变，宫颈多点活检为原位癌，但临床又不能排除浸润癌者，可行宫颈锥切术。

7. 其他检查 根据情况不同可选择膀胱镜、直肠镜、肾盂造影等检查，必要时可行 CT、MRI 等检查。

【诊断】

根据病史特别是有宫颈接触性出血者，应想到宫颈癌的可能，结合妇科检查结果可做出初步诊断，选择适当的辅助检查协助确诊。在做出临床诊断的同时，为制定正确的治疗方案，应做出子宫颈癌的临床分期。目前一般采用国际妇产科联盟（FIGO）2000 年修订的临床分期（图 21-11），见表 21-3。

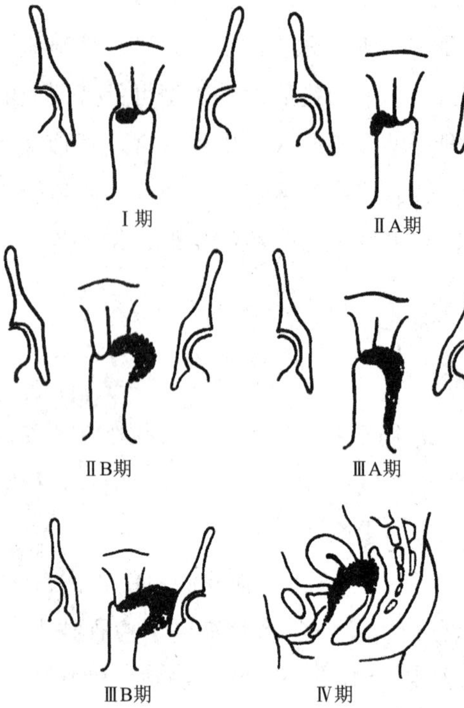

图 21-11　宫颈癌临床分期示意

表 21-3　宫颈癌的临床分期（FIGO，2000）

期　别	肿瘤范围
0 期	原位癌（浸润前癌）
Ⅰ期	癌灶局限在宫颈（包括累及宫体）
I_{A}	肉眼未见癌灶，仅在显微镜下可见浸润癌
I_{A1}	间质浸润深度≤3mm，宽度≤7mm
I_{A2}	间质浸润深度>3mm 至≤5mm，宽度≤7mm
I_{B}	临床可见癌灶局限于宫颈，或显微镜下可见病变> I_{A2}
I_{B1}	临床可见癌灶最大直径≤4cm
I_{B2}	临床可见癌灶最大直径>4cm
Ⅱ期	癌灶已超出宫颈，但未达盆壁。癌累及阴道，但未达阴道下 1/3
II_{A}	无宫旁浸润
II_{B}	有宫旁浸润
Ⅲ期	癌肿扩散盆壁和（或）累及阴道下 1/3，导致肾盂积水或无功能肾
III_{A}	癌累及阴道下 1/3，但未达盆腔
III_{B}	癌已达盆壁，或有肾盂积水或无功能肾
IV_{A}	癌播散超出真骨盆或癌浸润膀胱黏膜或直肠黏膜
IV_{B}	远处转移

【治疗】

应结合年龄、婚育状况、病变范围、程度、级别等综合考虑治疗措施，常用的方法有手术、放疗、化疗等，必要时综合应用。

1. 手术治疗　适用于$\text{I}_{A}\sim\text{II}_{B}$早期，无严重内科合并症与无手术禁忌证者。

I_{A1}期：全子宫切除术，或行宫颈锥切术，卵巢正常者可保留。

$\text{I}_{A2}\sim\text{II}_{B}$早期：广泛性子宫全切术及盆腔淋巴结清扫术，卵巢正常者可予保留。

2. 放射治疗　适用于II_{B}晚期、Ⅲ期、Ⅳ期；不能耐受手术者。

3. 手术及放射综合治疗　适用于宫颈较大病灶，术前先放疗，待癌灶缩小后再手术；术后证实淋巴结或宫旁组织有转移或切除残端有癌细胞残留。放疗一般作为术后的补充治疗。

4. 化学治疗　越来越多的证据表明，所有需要放疗的宫颈癌在接受放疗的同时加用以铂类为主的化疗，可以明显改善预后，因此，放疗的同时加用以铂类为主的化疗已成为治疗宫颈癌的新标准。常用的治疗方案为 BVP（博来霉素、长春新碱与顺铂）、BP（博来霉素与顺铂）、FP（氟尿嘧啶与顺铂）、TP（紫杉醇与顺铂）等。

宫颈癌出院后需随访和复查。第一年，出院后 1 个月随访 1 次，以后每隔 2~3 个月复查 1 次。出院后第 2 年，每 3~6 个月复查一次。出院后 3~5 年，每半年复查 1 次。第 6 年开始，每半年复查 1 次。随访内容除临床检查外，应定期进行胸透和血常规检查。

【常用药物注意事项与患者教育】

宫颈癌化疗药物　常用的有顺铂、卡铂、博来霉素、丝裂霉素、异环磷酰胺、氟尿嘧啶等。其中铂类药物是目前治疗宫颈癌最有效的化疗药物，单独使用反应率达 23%~50%。宫颈癌化疗包括放疗或手术前后及同时进行的辅助化疗，其目的是缩小肿瘤体积，降低癌细胞活力，减少肿瘤负荷和乏氧细胞，减少亚临床病灶，利于手术及放疗效果。化疗药不良反应主要是消化道症状和肾毒性，甲氧氯普胺和地塞米松可以减少其不良反应。

第七节　子宫内膜癌

扫码“学一学”

子宫内膜癌是原发于子宫内膜的上皮性恶性肿瘤，是妇科生殖系统三大恶性肿瘤之一，占女性全身恶性肿瘤的 7%，占女性生殖道恶性肿瘤 20%~30%。

【病因】

确切病因不清，可能与下列因素有关。

1. 长期持续的雌激素刺激　雌激素刺激内膜增生，与内膜癌的发生关系密切。肥胖者体内内源性雌激素过高；月经初潮早、绝经晚、未产、长期不排卵（如多囊卵巢综合征）等都因雌激素刺激时间过长而使子宫内膜癌的发病率升高；分泌雌激素的卵巢功能性肿瘤（如卵巢颗粒细胞瘤和泡膜细胞瘤）可并发内膜癌；服用外源性雌激素而无孕激素对抗者子宫内膜癌的发生率增加 8 倍。

2. 体质因素　肥胖、高血压、糖尿病的妇女易患子宫内膜癌。

3. 遗传因素　约 20% 内膜癌有家族史。内膜癌近亲有家族肿瘤史比宫颈癌高 2 倍。

子宫内膜癌可分为两类：雌激素依赖型和非雌激素依赖型。前者多发生于围绝经期妇女，分化较好，预后良好，与高雌激素水平有关；后者分化差，多发生在年龄大的绝经后消瘦妇女，预后不良，与雌激素刺激或内膜增生无关。

【病理】

1. 病理形态

（1）大体形态　病变多见于两宫角附近，依病变形态和范围分为两种类型。

1）弥漫型：子宫内膜大部或全部为癌组织侵犯，癌组织呈菜花样生长并充满宫腔甚至脱出于宫口外。表面有溃疡、出血，但较少浸润肌层。

2）局限型：癌灶局限于宫腔某部位，多见于宫底或宫角，呈息肉或小菜花状，表面有溃疡，易出血，易侵犯肌层。

（2）镜下形态　有多种细胞类型，较常见的有内膜样腺癌、腺癌伴鳞状上皮分化。特殊类型包括浆液性腺癌、透明细胞癌等。其中内膜样癌最常见，约占75%，分化较好。乳头状浆液性癌约占内膜癌的5%～10%，恶性程度很高，早期即有深肌层、血管浸润及淋巴转移，易发生宫外扩散。

2. 转移途径

（1）直接蔓延　癌灶沿子宫内膜蔓延生长，向上经宫角至输卵管，向下至宫颈管、阴道。也可向肌层浸润，甚至穿透浆膜达盆壁，并广泛种植在盆腔腹膜、直肠子宫陷凹及大网膜。

（2）淋巴转移　为内膜癌的主要转移途径。当癌肿浸润至深肌层，或扩散至宫颈管，或癌组织分化不良时，易发生淋巴转移，其转移途径与癌灶生长部位有关。

（3）血行转移　少见。只在晚期可经血行转移到肺、肝、骨等。

【临床表现】

1. 症状

（1）阴道出血　是最主要的症状，常表现为绝经后阴道出血。约80%患者的首发症状即为阴道出血，也可表现为月经周期紊乱、经期延长或经量多，或不规则少量阴道出血等。

（2）阴道排液　少数阴道排液增多，早期多为浆液性或浆液血性排液，晚期合并感染则有脓血性排液，并有恶臭味。

（3）疼痛　通常不出现疼痛。晚期癌肿浸润周围组织或压迫神经可引起下腹及腰骶部酸痛，并可向腿部放射，因子宫颈闭锁而致宫腔积脓者，下腹部可出现胀痛或痉挛样痛。

（4）全身症状　晚期可出现贫血、消瘦、恶病质等。

2. 体征　多有肥胖、高血压病等。妇科检查，早期无明显异常；随病情进展，子宫增大、变软；晚期偶见癌组织自宫口脱出，质脆，触之易出血。若合并宫腔积脓，子宫明显增大，变软。当癌组织向周围浸润，可在盆腔内扪及转移性结节或肿块。

【辅助检查】

1. 分段诊刮病理检查　是确诊子宫内膜癌最常用、最可靠的方法。先用小刮匙环刮宫颈管，再探宫腔深度，然后刮取宫内膜，所得的标本分别送病理检查。刮宫时要小心操作，以免子宫穿孔。

2. 分泌物细胞学检查　从阴道后穹窿或宫颈管吸取分泌物作涂片寻找癌细胞，但阳性率低。

3. 宫腔镜检查　首先观察宫颈和宫腔情况，必要时，可在直视下取标本做病理检查。

4. 其他　还可进行超声检查、CT 检查、MRI 检查和淋巴造影检查等。

【诊断】

根据病史特别是绝经后阴道流血，结合妇科检查可初步诊断，辅助检查特别是通过子宫内膜活组织检查可确诊。在做出子宫内膜癌诊断的同时，应明确临床分期。一般采用国际妇产科联盟（FIGO）1971 年的临床分期，见表 21-4。另外，手术后病人，要做出手术病理分期，见表 21-5。

表 21-4　子宫内膜癌临床分期（FIGO，1971）

分　期	肿瘤范围
0 期	腺瘤样增生或原位癌（不列入治疗效果统计）
Ⅰ期	癌局限于宫体
I_{a}期	宫腔长度≤8cm
I_{b}期	宫腔长度>8cm
	I_{a} 期及 I_{b} 期又为 3 个亚期：G_1，高分化腺癌； G_2，中分化腺癌；G_3，未分化癌
Ⅱ期	癌已侵犯宫颈
Ⅲ期	癌扩散至子宫以外盆腔内（阴道或宫旁组织可能受累），但未超出真骨盆
Ⅳ期	癌超出真骨盆或侵犯膀胱黏膜或直肠黏膜，或有盆腔以外的播散
IV_{a}期	癌侵犯附近器官，如直肠、膀胱
IV_{b}期	癌有远处转移

表 21-5　子宫内膜癌手术-病理分期（FIGO，2000）

分　期	肿瘤范围
Ⅰ期	癌局限于宫体
I_{A}	癌局限于子宫内膜内膜
I_{B}	侵犯肌层≤1/2
I_{C}	侵犯肌层>1/2
Ⅱ期	癌扩散至宫颈，但未超越子宫
II_{A}	仅累及宫颈管腺体
II_{B}	浸润宫颈间质
Ⅲ期	癌局部和（或）区域转移
III_{A}	癌浸润至浆膜和（或）附件，或腹水含癌细胞，或腹腔冲洗液阳性
III_{B}	癌扩散至阴道
III_{C}	癌转移至盆腔和（或）主动脉旁淋巴结
Ⅳ期	
IV_{A}	癌浸润膀胱黏膜和（或）直肠黏膜
IV_{B}	远处转移（不包括阴道、盆腔黏膜、附件以及腹主动脉旁淋巴结转移，但包括腹腔内其他淋巴结转移）

【治疗】

主要的治疗方式为手术、放射治疗及药物治疗，需结合体质情况、病理类型、病灶侵及的范围等因素综合考虑。

1. 手术治疗 为首选的治疗方法。手术方式根据分期和病理的不同采用全子宫切除术、全子宫加双附件切除术、全子宫双附件加盆腔淋巴结清扫术、广泛子宫切除加盆腔淋巴结及腹主动脉旁淋巴清扫术等。为增加手术治疗的成功率，减少复发，术前和术后通常需加用放射治疗。术前放射治疗可降低手术中癌肿扩散的危险性，缩小或根治区域性淋巴结转移；术后放射治疗可补充手术治疗的不足，提高生存率。

2. 放射治疗 是子宫内膜癌主要辅助治疗方法，分腔内照射和体外照射两种，包括单独放射与术后放疗；常用放射源有^{60}Co、^{137}Cs、Ir 等。

（1）单纯放疗 适用于有手术禁忌证或病情已不适宜手术者。一般采用腔内照射，腔内照射总剂量为 45~50Gy，体外照射总剂量 40~45Gy。

（2）术后放疗 是内膜癌最主要的术后辅助治疗，可明显降低局部复发，提高生存率。剂量一般为 24~25Gy，2 周内完成。

3. 药物治疗

（1）孕激素 对晚期癌或复发癌，不能手术切除或年轻、早期、要求保留生育功能者，均可用孕激素治疗。用药时要注意药物剂量要大，用药时间要长。①甲地孕酮，160mg/d，连续口服 3 个月以上；②甲羟孕酮，500mg/d，显效后减至 250mg/d，连续口服 3 个月以上；③己酸孕酮，500mg/d，显效后减至 250mg/d，连续肌内注射 3 个月以上。

（2）铂类药物 晚期不能手术或治疗后复发者可考虑使用化疗，常用化疗药物有顺铂、阿霉素、紫杉醇、环磷酰胺、氟尿嘧啶、丝裂霉素等。化疗方法同卵巢上皮性癌。

【常用药物注意事项与患者教育】

1. 孕激素 孕激素属于内膜癌的辅助治疗，用药后临床症状改善、延长无瘤间期、防止复发，适用于病理分化好的子宫膜腺癌，特别对孕激素受体阳性者反应较好。常用孕激素类药物包括甲地孕酮、甲羟孕酮、己酸孕酮，其不良反应为恶心、呕吐、困倦、头晕、食欲减退等。

2. 抗雌激素制剂 适用证同孕激素制剂，常用药为他莫昔芬（三苯氧胺），可改善孕酮作用，与孕酮类药物合用治疗子宫内膜癌。其不良反应主要有食欲不振、恶心、呕吐等。

第八节 子宫内膜异位症

扫码“学一学”

子宫内膜组织出现在子宫体以外的部位时称子宫内膜异位症，简称“内异症”。内异症虽为良性病变但具有恶性病变的远处转移和种植生长的能力。异位内膜最常见的种植部位为盆腔脏器和腹膜，最常侵犯卵巢，也可出现在子宫骶韧带、子宫直肠陷凹甚至远处的组织器官如脐、膀胱、肾等（图 21-12）。该病的发病率逐年升高，是目前常见的妇科疾病之一。内异症仅见于生育年龄妇女，是激素依赖性疾病。

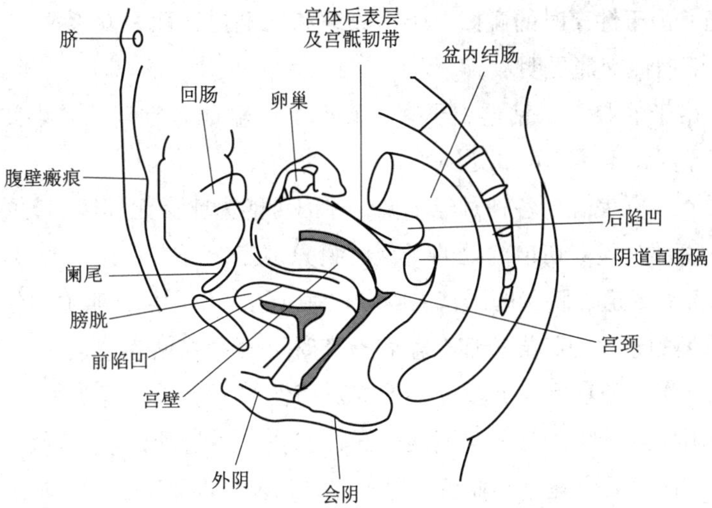

图 21-12　子宫内膜异位症的发生部位

【病因与发病机制】

1. 子宫内膜种植学说　妇女在经期时子宫内膜腺上皮和间质细胞可随经血倒流，经输卵管进入腹腔，种植于盆腔脏器表面，或在手术过程中将子宫内膜组织种植于腹壁等部位，或子宫内膜经淋巴或静脉播散到远离盆腔部位的器官，如肺等。

2. 体腔上皮化生学说　卵巢表面上皮、盆腔腹膜都是由具有高度化生潜能的体腔上皮分化而来，在炎症等因素的持续刺激下，腹膜或卵巢生发上皮可转化为子宫内膜。

3. 诱导学说　未分化的腹膜组织在内源性生化因素诱导下可发展为子宫内膜组织。

【病理】

子宫内膜异位症的主要病理变化为异位的子宫内膜随卵巢的功能变化而发生周期性出血和其周围组织纤维化。

1. 大体形态　卵巢内异症最常见，卵巢内的异位内膜可因反复出血而形成单个或多个囊肿，称为卵巢子宫内膜异位囊肿，囊肿内含暗褐色黏糊状陈旧血，状似巧克力，又称为卵巢巧克力囊肿。子宫内膜异位于宫骶韧带、直肠子宫陷凹、子宫后壁下段等部位时，因出血而引起局部纤维组织增生，使局部产生颗粒状结节，随病变进展，子宫与周围组织可发生严重粘连。

2. 镜下形态　在病灶中可见到子宫内膜上皮、内膜腺体或腺样结构、内膜间质及出血，但上述变化较难发现，故可出现临床和病理不一致的现象。肉眼正常的盆腔腹膜，在镜下发现了宫内膜的腺体和间质称为镜下内异症。

内异症极少发生恶变。

【临床表现】

1. 症状　常见症状为下腹痛、痛经、性交痛和不孕，少数亦可无症状。

（1）下腹痛和痛经　渐进性痛经是内异症的典型症状，但症状和体征并不平行。部分表现为慢性盆腔痛等。

（2）性交痛　由于性交时的碰撞、子宫收缩和向上提升而引起疼痛，一般表现为深部性交痛，月经来潮前性交痛更明显。

（3）不孕　由于盆腔组织粘连、子宫位置改变、输卵管粘连、伞端闭锁、蠕动减弱、卵巢功能失调等原因，不孕率可高达40%。

（4）月经异常　可表现为各种月经不调，原因可能为卵巢无排卵、黄体功能不足等。

（5）其他　脐部、腹壁切口等处的子宫内膜异位症，可在月经期明显增大，出现周期性局部疼痛；肺部、肠道、膀胱的子宫内膜异位症，可发生周期性咯血、便血、血尿。

2. 体征　典型的子宫内膜异位症在盆腔检查时可因盆腔粘连造成子宫后倾固定，直肠子宫陷凹、宫骶韧带或子宫后壁下段等部位扪及痛性结节，子宫正常大小或略增大并有压痛，一侧或双侧附件区可触及与子宫相连的囊性包块，不活动，可有轻压痛。若病变累及直肠阴道隔，可在阴道后穹窿见到蓝色斑点，并可触及痛性结节。

【辅助检查】

1. 腹腔镜检查　是目前诊断内异症的最佳方法，通过腹腔镜检查不仅可以对可疑病变进行活检诊断，而且还可以对病变进行临床分期，并可在检查中进行病灶清除，松解粘连，电凝小病灶等。

2. B超检查　阴道和腹部B超检查可明确结节或肿块的大小、位置、与周围组织的关系、卵巢巧克力囊肿的具体情况等。

3. 病理检查　妇科检查或辅助检查中发现的病灶，一经取下必须送病理检查，以明确病变性质，协助诊断。

4. CA125测定　中、重度内异症血清CA125可升高，但其值变化很大。CA125值还可用于监测内异症的治疗效果和复发情况，若药物或手术治疗有效，CA125值下降，复发时升高。

【诊断】

凡生育年龄妇女，有继发性、进行性痛经和不孕史，妇科检查子宫位置后倾、固定，盆腔可触及痛性结节，子宫的一侧或两侧触及囊实性不活动的肿块等即可初步诊断为内异症。通过辅助检查可确诊，腹腔镜检查和活组织病理检查为最终确诊的金标准。

【治疗】

子宫内膜异位症的治疗应根据年龄、临床表现、病变部位、范围和对生育的要求等情况综合考虑。

1. 药物治疗　采用性激素抑制排卵，使体内的雌激素生成减少，使异位的子宫内膜萎缩以达到治疗的目的。常用的药物有：

（1）口服避孕药　长期连续服用避孕药9个月造成类似妊娠的人工闭经，称假孕疗法。治疗目的是使子宫内膜和异位内膜萎缩，缓解痛经和减少经量。用法是每日1片，连用6~12个月。此疗法适用于轻度内异症者。

（2）孕激素　常用甲羟孕酮（安宫黄体酮），月经周期6~25天服药，以抑制排卵，每日4~8mg，连用3~6个月。

（3）孕三烯酮　每周用药2次，每次2.5mg，于月经第1日开始服药，连用6个月。

（4）达那唑　200mg，每日2~3次，从月经第1日开始，持续用药6个月。

（5）促性腺激素释放激素激动剂（GnRH-α）　亮丙瑞林，3.75mg，月经第1日皮下注射后，每隔28日注射1次，共3~6次；戈舍瑞林，3.6mg，用法同前。一般用药后第2个月开始闭经，可使痛经缓解，停药后在短期内排卵可恢复。

2. 手术治疗　适用于药物治疗后症状不缓解，局部病变加剧或生育功能仍未恢复者；卵巢子宫内膜异位囊肿直径>5~6cm，特别是迫切希望生育者。手术方式有保留生育功能手术、保留卵巢功能手术和根治性手术。

（1）保留生育功能手术　切净或破坏异位内膜病灶，但保留子宫、双侧或一侧卵巢，适用于年轻有生育要求者，特别是采用药物治疗无效者。

（2）保留卵巢功能手术　将盆腔内病灶及子宫予以切除，保留至少一侧卵巢或部分卵巢。适用于年龄在45岁以下且无生育要求者。

（3）根治性手术　将子宫、双附件及盆腔内所有异位子宫内膜病灶予以切除和清除。适用于45岁以上的重症内异症患者。

【常用药物注意事项与患者教育】

1. 口服避孕药　避孕药可使子宫内膜和异位内膜萎缩，缓解痛经和减少经量，目前临床上常用低剂量高效孕激素和炔雌醇复合制剂。其主要不良反应是恶心、呕吐、突破性出血等。

2. 孕三烯酮　为19-去甲睾酮甾体类药物，有抗孕激素、中度抗雌激素和抗性腺效应，能增加游离睾酮含量，减少性激素结合球蛋白水平，抑制FSH、LH峰值，使体内雌激素水平下降，异位内膜萎缩、吸收，也是一种假绝经疗法。不良反应较轻，对肝功能影响较小且可逆，很少因转氨酶过高而中途停药，且用量少、方便。

3. 达那唑　是一种合成的己炔睾酮衍化物，具有轻度雄激素效应，在下丘脑-垂体水平抑制中期FSH、LH峰，亦直接作用于卵巢，抑制卵巢功能，导致本位和异位内膜萎缩、闭经。不良反应为毛发增多、声音低沉、乳房变小、痤疮等男性化反应及潮热、多汗、阴道干涩等卵巢抑制反应，还可出现水肿、肝功能受损等，故高血压病、心肝肾疾病禁用。

4. 促性腺激素释放激素激动剂（GnRH-α）　为人工合成的十肽类化合物，其作用与体内GnRH相同，抑制垂体分泌促性腺激素，导致卵巢激素水平明显降低，出现暂时性闭经，此疗法又称为药物性卵巢切除。主要不良反应为潮热、阴道干燥、性欲减退和骨质丢失等绝经症状，停药后多可消失。

目标检测

1. 简述滴虫性、外阴阴道假丝酵母菌病、细菌性阴道炎的白带特点。
2. 简述子宫颈癌和子宫内膜癌阴道出血的特点。
3. 试述良性卵巢肿瘤与恶性卵巢肿瘤的区别。

扫码"练一练"

（刘剑辉）

第二十二章

儿科疾病

学习目标

1. **掌握** 小儿的年龄分期、生长发育的特点、喂养的方式；常见儿科疾病的病因；常见儿科疾病的诊断要点。
2. **熟悉** 常见儿科疾病治疗的常用药物注意事项与患者教育。

儿科疾病是指自胎儿至青春期阶段小儿所患的疾病。儿科疾病可分为呼吸系统疾病、消化系统疾病、循环系统疾病、血液系统疾病、神经肌肉疾病、内分泌疾病等，但最特色的疾病是营养和营养障碍疾病、遗传代谢性疾病及新生儿疾病。本章在介绍小儿生长发育基本知识的基础上，重点讲述小儿营养不良、小儿肥胖症、小儿腹泻、维生素 D 缺乏性佝偻病、先天性心脏病等小儿常见疾病。

扫码“学一学”

第一节 小儿生长发育基本知识

小儿生长发育是小儿不同于成人的重要特点。生长是指小儿整体和各器官的长大，可测出其量的增加；发育是指细胞、组织、器官的分化与功能的成熟，是质的改变。生长发育常统称为发育，是一个连续渐进的动态过程。在这个过程中，不同年龄阶段有其不同的特点，并表现出不同的规律性。

（一）小儿年龄分期

扫码“看一看”

1. 胎儿期 从受精卵形成到胎儿出生为止，共 40 周，胎儿的周龄即为胎龄。此期生长发育迅速，营养完全依赖母体。母体的健康、营养、情绪、环境、疾病等对胎儿的生长发育影响极大，母体如受到外界不利因素的影响，包括感染、创伤、滥用药物、吸食毒品、接触放射性物质以及缺乏营养、严重疾病和心理创伤等都可影响胎儿的正常发育，导致流产、畸形或宫内发育不良等。

2. 新生儿期 自出生后脐带结扎起至出生后 28 天内，称为新生儿期。此期时间实际上包含在婴儿期内。由于此期在生长发育和疾病方面具有明显的特殊性，是生命遭受最大危险的时期，因此将其单独列出。此期，内外环境发生巨大变化，但其生理调节和适应能力不够成熟，发病率高、死亡率高。因此，加强护理和保健十分重要。

3. 婴儿期 自出生到满 1 周岁之前称为婴儿期，又称乳儿期。是小儿出生后生长发育最迅速的时期，对热量、蛋白质及其他各种营养素的需求量相对较高，如不能满足，易发生营养缺乏。此时，消化吸收功能尚不够完善，易发生消化紊乱和营养不良，提倡母乳喂养和合理的营养指导十分重要，后半年因其体内从胎盘所获得的被动免疫力逐渐消失，自身免疫功能尚未成熟，故易患感染性疾病。需要有计划地接受预防接种，完成基础免疫程序。

4. 幼儿期 1周岁以后到满3周岁之前为幼儿期。此期生长发育速度较前减慢，但活动范围增大，智能发育迅速，语言、思维和应人应物能力增强，但对危险事物识别能力差，故应注意防止意外创伤和中毒。此期小儿饮食从乳汁为主逐渐向成人型饭菜过渡，营养的需求仍相对较高，而其消化功能仍不完善，故适宜的喂养仍然是保持正常生长发育的重要环节。由于活动范围增大而自身免疫功能尚不够健全，仍应注意防止传染病。

5. 学龄前期 自3周岁至6~7周岁入学前为学龄前期。此期生长发育速度较前减慢，处于稳步增长的时期，智能发育更趋完善，好奇心重，模仿力强，可塑性大。应注意良好的道德品质与生活习惯的培养。此期小儿抗病能力有所增强，但因接触面广，仍可发生传染病，且易患免疫性疾病，如急性肾炎、风湿热等。

6. 学龄期 从6~7周岁入学起到12~14周岁进入青春期为止称为学龄期。此期生长发育处于相对缓慢的稳步增长时期。除生殖系统外，其他器官发育均已接近成人。脑的形态发育基本完成，智能发育基本成熟，是接受文化教育的关键时期。此期应注意预防近视眼和龋齿。

7. 青春期 女孩从11~12周岁开始到17~18周岁，男孩从13~14周岁开始到18~20周岁称为青春期。但个体差异较大，也有种族差异，有的可相差2~4岁。此阶段由于性激素的作用生长发育速度明显增快，体重、身高增长幅度加大，第二性征逐渐明显，生殖器官迅速发育趋向成熟。女孩出现月经，男孩发生遗精。此期由于神经内分泌调节不稳定，有时可出现良性甲状腺肿、高血压等。而且外界的影响越来越大，易引起心理及精神方面的不稳定，应进行生理、心理卫生和性知识教育，培养良好的道德情操，建立正确的人生观，保证青少年的身心健康。

（二）小儿生长发育的规律性及其影响因素

1. 小儿生长发育的规律性

（1）生长发育的连续性和阶段性 在整个小儿时期，生长发育不断进行，但各年龄生长发育速度并非一致，且各年龄阶段生长发育有一定的特点。如体重和身长在生后第1年，尤其在生后3个月增加很快，第1年为生后第1个生长高峰。第2年以后生长速度逐渐减慢，至青春期生长速度又加快，出现第2个生长高峰。

（2）各系统器官生长发育不平衡 各系统的发育遵循一定的规律，各有先后，快慢不同。如神经系统发育较早，生殖系统发育较晚，其他系统器官如心、肝、肾、肌肉的发育基本与体格生长相平行。

（3）生长发育的一般规律 生长发育遵循由上到下，由近到远，由粗到细，由低级到高级，由简单到复杂的规律。如出生后运动发育的规律是：先抬头、后抬胸、再会坐、立、行（自上而下）；先抬肩、伸臂、再双手握物，先会控制腿再会控制脚的活动（由近到远）；先全掌抓握到手指拾取（从粗到细）；先会画直线后画圆圈、图形（简单到复杂）；先会看、听和感觉事物，认识事物，再发展到有记忆、思维、分析、判断（低级到高级）。

（4）生长发育的个体差异　儿童生长发育虽按一定的规律发展，但一定范围内由于受遗传、营养、环境、教育等因素的影响而存在较大的个体差异。体格上的个体差异随年龄增长而越来越显著，青春期差异更大。因此所谓评价生长发育的正常值不是绝对的，必须考虑个体的不同影响，才能做出正确的判断。

2. 小儿生长发育的影响因素　小儿生长发育受遗传、环境、性别等多种因素影响，遗传因素和环境因素是两个最基本因素。

（1）遗传因素　小儿生长发育的特征，潜力、趋向、限度等都受种族、家族等父母双方遗传因素的影响，如皮肤和头发的颜色、面部特征、身材高矮、性成熟的早晚及对疾病的易感性等都与遗传有关。在异常情况下，严重影响生长的遗传代谢缺陷、内分泌障碍、染色体畸形等，更直接与遗传有关。

（2）环境因素

1）营养：合理的营养是小儿生长发育的物质基础，年龄越小受营养的影响越大，包括宫内胎儿生长发育，也需要充足的营养等。宫内营养不良，不仅体格生长落后，脑的发育也迟缓；生后营养不良，特别是第1~2年的严重营养不良，首先导致体重不增，甚至下降，继而影响身高的增长及智能发育，使机体的免疫、内分泌、神经调节等功能低下。另一方面，儿童摄入过多热量所致的肥胖也会对其生长发育造成严重影响。

2）孕母情况：胎儿在宫内的发育受孕母生活环境、营养、情绪、健康状况等各种因素的影响。如妊娠早期感染风疹病毒、带状疱疹病毒、巨细胞病毒，可导致胎儿先天畸形；孕母有严重营养不良可引起流产、早产和胎儿体格生长以及脑的发育迟缓；孕母接受药物、放射线辐射、环境毒物污染和精神创伤等，可使胎儿发育受阻。宫内发育阻滞可影响小儿出生后的生长发育。

3）生活环境：良好的居住环境、卫生条件如阳光充足、空气新鲜、水源清洁、无噪音、住房宽敞等能促进小儿生长发育，反之，则带来不良影响。健康的生活方式、科学的护理、正确的教养、适当的锻炼和完善的医疗保健服务都是保证小儿体格、神经心理发育达到最佳状态的重要因素。

4）疾病：疾病对小儿生长发育的影响十分明显。急性感染常使体重减轻；长期慢性疾病则同时影响体重和身高的增长；内分泌疾病常引起骨骼生长和神经系统发育迟缓；先天性疾病如先天性心脏病、21-三体综合征等，对体格和神经心理发育的影响更为明显。了解小儿生长发育规律及内、外因素的影响，可使医护人员根据不同年龄小儿的发育特点，创造有利条件，预防不利因素，同时又可较正确地判断和评价小儿生长发育情况，及时发现偏离和不足，追查原因予以纠正，以保证小儿正常生长发育。

（3）性别　性别也可造成生长发育的差异，如女孩的青春期开始较男孩早约两年，但至青春期末其平均身高、体重较同龄男孩为小。因为男孩青春期虽开始较晚，但延续的时间较女孩为长，故最终体格发育明显超越女孩，又如女孩的骨化中心出现较早，骨骼较轻，骨骼较宽，肩距较窄，皮下脂肪丰满，而肌肉却不如男孩发达。因此在评价小儿生长发育时应分别按男、女标准进行。

（三）小儿体格生长

1. 体格生长常用指标　体格生长应选择易于测量、有较大人群代表性的指标来指示。

一般常用的形态指标有体重、身高（长）、坐高（顶臀长）、头围、胸围、上臂围、皮下脂肪等。

2. 体格生长规律

（1）体重　体重为各器官、系统、体液的总重量。体重易于准确测量，是最易获得的反映儿童生长与营养状况的指标。儿科临床中用体重作为计算药量、静脉输液量的依据。

新生儿出生体重与胎次、胎龄、性别以及宫内营养状况有关。我国 2005 年 9 市城区调查结果显示平均男婴出生体重为 3.33±0.39kg，女婴为 3.24±0.24kg，出生后体重增长应为胎儿宫内体重生长的延续。生后 1 周内如摄入不足，加之水分丢失、胎粪排出，可出现暂时性体重下降，称生理性体重下降，约在生后 3~4 日达最低点(3%~9%)，以后逐渐回升，至出生后第 7~10 日应恢复到出生时的体重。如果体重下降超过 10%或至第 10 天还未恢复到出生时的体重，则为病理状态，应分析其原因。如生后及时合理喂哺，可减轻或避免生理性体重下降的发生。小儿年龄越小，体重增长越快。我国 1975 年、1985 年、1995 年、2005 年调查资料显示，正常足月婴儿生后第一个月体重增加可达 1.0~1.5kg，生后 3 个月体重约等于出生时的体重的 2 倍，第 1 年内婴儿前 3 个月体重的增加值约等于后 9 个月内体重的增加值，即 12 个月龄时婴儿体重约为出生时的 3 倍（9kg），是生后体重增长最快的时期，系第 1 个生长高峰。生后第 2 年体重增加 2.5~3.5kg，2 岁时体重约为出生时的 4 倍(12kg)。2 岁至青春前期体重增长减慢，年增长值约 2kg。进入青春期后体格生长又加快，体重猛增，每年可达 4~5kg，约持续 2~3 年，呈现第 2 个生长高峰。正常儿童体重、身高估计公式见表 22-1。

表 22-1　正常儿童体重、身高估计公式

年　龄	体重（kg）	年　龄	身高（cm）
3~12 个月	[年龄(月)+9]/2	12 个月	75
1~6 岁	年龄(岁)×2+8	2 岁	85
7~12 岁	[年龄(岁)×7-5]/2	3~12 岁	年龄(岁)×7+75

（2）身高（长）　身高指头部、脊柱与下肢长度的总和。多数 3 岁以下儿童立位测量不易准确，应仰卧位测量，称为身长。立位与仰卧位测量值相差 1~2cm。身高（长）的生长受遗传、内分泌、宫内生长水平的影响较明显，短期的疾病与营养波动不易影响身高（长）的生长。身高（长）的增长规律与体重相似，年龄越小增长最快，也出现婴儿期和青春期二个生长高峰。出生时身长平均为 50cm；生后第 1 年身长增长最快，约为 25cm；前 3 个月身长增长 11~12cm，约等于后 9 个月的增长值，1 岁时身长约 75cm；第 2 年身长增长速度减慢，约 10cm 左右，即 2 岁时身长约 85cm；2 岁以后身高每年增长 5~7cm。2 岁以后每年身高增长低于 5cm，为生长速度下降。见表 22-1。

（3）坐高　由头顶至坐骨结节的长度称为坐高，3 岁以下儿童仰卧位测量，称顶臀长。坐高代表头颅与脊柱的发育，由于下肢生长速度随年龄增长而加快，坐高占身高的百分数则随年龄增加而下降，由出生时的 67%降至 14 岁时的 53%。此百分数显示了身躯上、下部比例的改变，比坐高绝对值更有意义。

（4）指距　是两上肢水平伸展时两中指尖距离，代表上肢长骨生长。

（5）头围　经眉弓上方、枕后结节绕头一周的长度为头围。与脑的发育密切相关。胎儿时期脑发育最快，故出生时头围相对较大，约 33~34cm。头围在 1 岁以内增长较快，前 3 个月和后 9 个月都增长约 6cm，故 1 岁时约为 46cm。1 岁以后头围增长明显减慢，2 岁时为 48cm，5 岁时为 50cm，15 岁时为 54~58cm（接近成人头围）。头围测量在 2 岁前最有价值。较小的头围（$<\overline{X}-2SD$）常提示脑发育不良，头围增长过快则提示脑积水。

（6）胸围　沿乳头下缘水平绕胸一周的长度为胸围。胸围大小与肺、胸廓的发育密切相关。出生时胸围比头围小 1~2cm，约 32cm。1 岁时头围、胸围相等，以后则胸围超过头围，头围和胸围的增长曲线形成交叉。头围、胸围增长曲线的交叉时间与儿童营养和胸廓发育有关，肥胖儿由于胸部皮下脂肪厚，胸围可于 3~4 个月时暂时超过头围，营养较差、佝偻病、锻炼不够的小儿胸围超过头围的时间可推迟到 1. 5 岁以后。1 岁至青春前期胸围超过头围的厘米数约等于小儿年龄减 1。

（7）上臂围　沿肩峰与尺骨鹰嘴连线中点的水平绕上臂一周的长度为上臂围，代表上臂骨骼、肌肉、皮下脂肪和皮肤的发育水平。常用以评估小儿营养状况。生后第 1 年内上臂围增长迅速，尤其前半年为快。1~5 岁期间增长缓慢。在测量体重、身高不方便的地区，可测量上臂围以普查<5 岁小儿的营养状况。>13. 5cm 为营养良好；12. 5~13. 5cm 为营养中等；<12. 5cm 为营养不良。

（8）身体比例与匀称性　在生长过程中，身体的比例与匀称性生长有一定规律。①头与身长比例：头的生长在宫内与婴幼儿期领先生长，而躯干、下肢生长则较晚，生长时间也较长。这样，头、躯干、下肢长度的比例在生长过程中发生变化。头长占身长（高）的比例在婴幼儿为 1/4，到成人后为 1/8（图 22-1）。②身材匀称：以坐高（顶臀长）与身高（长）的比例表示，反映下肢的生长情况。坐高（顶臀长）占身高（长）的比例由出生时的 0. 67 下降到 14 岁时的 0. 53。③指距与身高：正常时，指距略小于身高（长）。如指距大于身高 1~2cm，对诊断长骨的异常生长有参考价值，可见于蜘蛛样指（趾），即马方综合征。

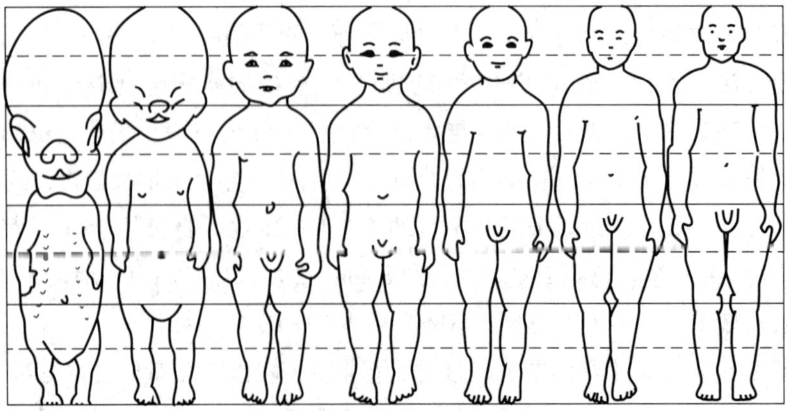

图 22-1　头与身长比例

知识链接

马方综合征

马方（Marfan）综合征又称为先天性中胚层发育不良、Marchesani 综合征、蜘蛛指征、肢体细长征，是一种结缔组织发育缺陷的遗传性疾病，其特征是周围结缔组织营养不良、骨骼异常、内眼疾病和心血管异常。临床表现：①骨骼特征性表现为管状骨细长，尤以指、掌骨为著，骨皮质变薄、纤细，呈蜘蛛指样改变。②先天性心血管异常主要表现为主动脉扩张、主动脉夹层瘤、主动脉瓣狭窄、动脉导管未闭、肺动脉扩张、肺动脉瘤、房间隔缺损、室间隔缺损、瓣膜异常和伴有亚急性细菌性心内膜炎。③眼部特征性表现是晶体脱位或半脱位、视网膜剥离、虹膜炎等。本征无特效疗法。主动脉病变时可服用普萘洛尔，使其心室排血和压力减低，减轻主动脉壁承受的冲击，延缓主动脉根部扩张的发展及防止主动脉夹层动脉瘤的发生。对青春期前的女性患者，可服用雌激素及黄体酮以提前进入青春期，防止因生长过快造成脊柱侧弯畸形。任何部位发育不良造成的严重畸形可采用手术矫正治疗。

（四）小儿骨骼与神经精神发育

1. 骨骼的发育

（1）颅骨的发育　除通过头围的大小判断颅骨的发育情况外，还可通过囟门和骨缝的改变判断颅骨的发育情况。前囟为额骨和顶骨形成的菱形间隙，其两对边中点的连线长度出生时 1.5~2.0cm，生后数月随头围的增大而增大，6 个月后逐渐骨化而变小，1~1.5 岁时闭合；后囟是两顶骨和枕骨形成的三角形间隙，出生时有的已闭或很小，一般到出生后 6~8 周即闭合；骨缝在出生时可稍分开，3~4 个月时闭合。前囟检查在儿科临床有重要意义，早闭见于头小畸形；晚闭见于佝偻病、甲状腺功能减退症及脑积水。对于前囟未闭的婴儿还应检查是否凹陷或膨隆。前囟饱满膨隆，为颅内压增高的重要体征（中医谓之囟填，为惊风之先兆），见于脑炎、脑膜炎、脑积水等；前囟凹陷见于脱水及严重营养不良。

（2）脊柱的发育　脊柱的增长反映脊椎骨发育的情况。生后一年内脊柱的增长较快，1 岁后增长的速度落后于四肢。新生儿的脊柱仅轻度后凸；生后 3 个月左右婴儿抬头时颈椎前凸，出现第一个弯曲；6 个月左右婴儿能坐时胸椎后凸，出现第二个弯曲；1 岁左右开始行走时腰椎前凸，出现第三个弯曲。在脊柱的发育过程中，出现的三个生理弯曲于 6~7 岁时被韧带固定，能保持身体的直立及平衡。脊柱发育不良（如佝偻病）和不良的姿势均可影响脊柱的正常弯曲，造成过度后凸、前凸或侧弯。

（3）牙齿的发育　牙齿的发育情况亦可反映骨骼的发育。小儿乳牙共 20 颗，一般萌出时间是 4~10 个月，最迟应在 2~2.5 岁时出齐，2 岁以内乳牙的颗数为月龄减 4~6。6 岁左右开始萌出恒牙，17~30 岁出齐，恒牙出齐共 32 颗。佝偻病、营养不良、甲状腺功能减退症等出牙延迟，且牙质欠佳。出牙是一种生理现象，个别小儿可有暂时性流涎、烦躁、睡眠不安及低热等症状。

2. 神经精神发育

（1）运动的发育　运动的发育与骨骼肌肉的发育及神经系统特别是中枢神经系统的发育密切相关。小儿运动的发育有一定的规律，即由上到下，由近及远，先正面后反面（如先会握物而后放手，先能前进而后能后退），由粗到细，由不协调到协调。小儿出生后一年内逐渐掌握各种运动的基本动作，通过这些基本动作出现的早迟，可以初步估计小儿运动功能的发育情况。新生儿开始有无规律、不协调的动作；2个月在直立及俯卧时能抬头；4个月时能扶坐；5个月时能抓索物品并可两手各握持一物品；6~7个月能独坐并能翻身；8~9个月能站立；10~11个月能爬并能扶椅行走；1岁时可独自行走。以后随着年龄的增长而能跑步、跳跃、用汤勺吃饭、洗手、穿衣、穿鞋等，而且动作逐渐有力、准确、精细、协调。

（2）感觉的发育　新生儿即有瞳孔对光反射，能看清15~20cm内的物体；2个月时能注视物品；3个月头眼能随着寻视物体作协调运动；4~5个月能分辨亲人及陌生人面容并能初步分辨颜色。新生儿于生后3~7天即有相当好的听力；3个月即能转头向声源；7~9个月能对语言有反应；1岁后能分清自己及亲人的名字；4岁时听觉发音完善。新生儿对甜、酸、苦等即有不同反应；4~5个月对食物微小味道的改变已很敏感，此时应添加各类辅食以适应不同口味的食物；7~8个月开始对芳香气味有反应。新生儿已有痛觉，但较迟钝；2个月后才逐渐完善；2~3岁才能通过皮肤的触觉分清物体的软、硬、冷、热等属性。

（3）语言的发育　语言与智能密切相关，是儿童全面发育的标志。新生儿即可用哭声表达饥饿及不适；2~3个月会笑；4个月会笑出声音；5~6个月发出“呀呀”的声音；7~8个月会发“爸爸”“妈妈”等复音；10个月以上能懂比较复杂音的词意；1岁后能说日常生活用字；2岁左右能开始简单交谈。语言的发育不仅与神经发育密切相关，且与听觉、发音器官及教育、训练亦密切相关。

（4）神经反射的发育　新生儿即有先天性反射，如觅食、吸吮、拥抱、握持、踏步等反射。若神经系统有病变，以上反射可消失；若以上反射数月后仍不消失，说明大脑发育不全。新生儿和婴儿腱反射较弱，提睾反射和腹壁反射不易引出。3~4个月前，小儿肌张力高，凯尔尼格（Kernig）征可为阳性，2岁以下小儿巴彬斯基（Babinski）征阳性亦为生理现象。

（五）小儿呼吸、脉搏、血压

1. 呼吸　小儿代谢旺盛，需氧量多，但由于解剖特点，功能尚未健全，使呼吸受到一定限制，只有增加呼吸频率才能满足机体代谢的需要。小儿年龄越小，呼吸越快。

2. 脉搏　小儿新陈代谢旺盛，组织需氧量多，需要较多的血液供应，而心脏每搏输出量有限，只有增加搏动的频率以补偿不足，且因婴儿迷走神经兴奋较低，故心搏加速。脉搏反映心率，年龄越小，脉搏越快。

小儿年龄与呼吸、脉搏次数的关系见表22-2。

表22-2　小儿年龄与呼吸、脉搏的关系

年　龄	呼吸（次/分）	脉搏（次/分）	呼吸∶脉搏
新生儿	40~45	120~140	1∶3
≤1岁	30~40	110~130	1∶(3~4)
2~3岁	25~30	100~120	1∶(3~4)
4~7岁	20~25	80~100	1∶4
8~14岁	18~20	70~90	1∶4

3. 血压 小儿心搏出量较少，血管口径相对较粗，动脉壁柔软，故血压较低，其后随年龄增长而逐渐升高。小儿年龄越小，血压越低。各年龄期小儿正常血压可用下列公式推算：

收缩压（mmHg）= 年龄×2+80

舒张压为收缩压的1/2～2/3。

（六）婴儿喂养

1. 婴儿的营养需要 人体的营养素包括碳水化合物（糖）、脂肪、蛋白质、维生素、矿物质和水，其中碳水化合物、脂肪、蛋白质是人体供应能量的三大营养要素。小儿对能量的需要包括基础代谢、食物的特殊动力作用、活动所需、生长所需以及排泄消耗等5个方面，其总和即为总需热量。婴儿每日总需热量按体重计为460kJ/kg（110kcal/kg），以后每3年递减42kJ/kg（10kcal/kg），3岁时每日418kJ/kg（100kcal/kg），15岁时约为每日250kJ/kg（60kcal/kg）。

（1）蛋白质 蛋白质是构成人体细胞和组织的基本成分。人体每天需要的热量约10%～15%来自蛋白质。小儿生长发育迅速，对蛋白质的需要量相对较高。若蛋白质长期缺乏，可发生营养不良性疾病，使小儿生长发育迟缓、免疫功能低下。动物蛋白的利用率比植物蛋白利用率高，但蛋白质食物补充过多，可发生小儿消化不良和便秘。

（2）脂肪 脂肪是供给机体能量的重要来源，占人体每天所需总热量的25%～30%。脂肪可提供必需脂肪酸以防止皮肤角化、促使伤口迅速愈合、促进生长、保持心肌收缩力等功能；脂肪还可防止散热、协助脂溶性维生素的吸收、对机体起机械保护作用。但若脂肪食入过多，亦可引起消化不良，出现腹泻、厌食等。

（3）碳水化合物 碳水化合物是供给人体能量的主要来源，占人体每天所需总热量50%～60%。它还能与脂肪酸或蛋白质结合，构成人体的细胞和组织。但若碳水化合物进食过多可发酵，刺激肠蠕动引起腹泻；长期过多进食碳水化合物可致肥胖症。

（4）维生素和矿物质 维生素和矿物质并不产生能量，但是维持人体正常生理功能所必需的。脂溶性维生素有维生素A、D、E、K；水溶维生素有维生素B族及维生素C。矿物质有铁、钙、磷、锌、铜、镁、碘等十余种，对构成骨骼及牙齿、造血、维持神经肌肉正常的兴奋性、促进食欲、提高机体免疫力以及调节机体内分泌功能都起重要的作用，各种维生素及矿物质存在于各种食物中，故婴幼儿应及时添加辅食，防止挑食及偏食，才能保证各种维生素及矿物质的合理供给，预防因其缺乏而导致的疾病。

（5）水 水是维持生命所必需的重要营养素，是人体体液的主要成分，所有新陈代谢及体温调节都须有水的参与。小儿年龄越小，对水的需要量越大。正常婴儿每日需水量为100～150ml/kg；1～3岁每日需110ml/kg；以后每3年递减25ml/kg；成人需水量为每日50ml/kg。

（6）膳食纤维素 是植物性食物中的一组碳水化合物，为植物的杆、茎、叶和根等组织的构成成分，人类体内没有分解该纤维素的酶，故基本不能被吸收。膳食纤维素对人体有3种作用。①吸水作用，通过吸水使摄入的食物体积膨胀，影响其在消化道通过的时间，改变各种营养素的吸收程度。②结合作用，与肠道中的胆固醇、胆盐、矿物质及微量元素结合，使其从粪便中排出，可减低体内胆固醇，但同时导致矿物质及微量元素的丢失。③酵解作用，通过大肠中的益生菌可被酵解为短链脂肪酸，为身体利用。

2. 婴儿的喂养方式

（1）母乳喂养　母乳喂养是婴儿最佳的喂养方式。它的优点是：①营养丰富，结构合理。母乳是最完全的食品，其蛋白质、脂肪、碳水化合物比例适当，且含有多种维生素、矿物质、酶及免疫成分。其中蛋白质以乳白蛋白多，酪蛋白少，因而在胃内形成的凝块小，脂肪颗粒也小，且含有脂肪酶，均使其易于消化吸收。②增强免疫，抵抗感染。母乳中的碳水化合物乙型乳糖，能促进双歧杆菌的生长并把乳糖分解为乳酸，使大便呈酸性，可抑制大肠埃希菌生长；母乳中含有大量分泌型 IgA（SIgA），此抗体不易被酶破坏，其抗病原微生物感染的能力可持续 9 个月之久；母乳中含有乳铁蛋白、溶菌酶、补体、B 及 T 淋巴细胞、双歧因子等均可对大肠埃希菌、白假丝酵母菌（白色念珠菌）产生抑制作用。③温度适宜，安全可靠。母乳几乎无菌，不含过敏物质，温度与婴儿适宜且经济方便。④增进感情，母婴互惠。母乳喂养使母子接触益频，促进母婴情感交流，一方面有利于婴儿的生长发育，另一方面有利于母亲子宫复原且有一定避孕作用。

母乳喂养时应注意：①保持乳腺及乳头的卫生，母亲患急性乳腺炎或其他急慢性传染病、心肾疾病等应禁止哺喂；②哺喂时，母亲取坐位，以食指和中指夹乳头两旁以免乳头堵住鼻孔，应先吸空一侧再吸另一侧，哺喂后应将小儿直抱并轻拍其背，使胃中空气排出，以免溢乳；③按需哺乳，小儿出生半小时内即可开始哺喂，按需哺乳，不定时，不定量，以婴儿的需要满足为标准，但一般 2 个月以前每天哺喂 6~7 次，3~4 个月每天 6 次左右，以后渐减，吸吮时能听到咽奶的声音，哺喂后能安静入睡或活动自如，体重逐渐增加，说明奶量充足，哺喂得当；④应于 4~5 个月起添加辅食，特别是添加富含铁及维生素类食物，一般于 1 岁左右应完全断奶。世界卫生组织建议母乳喂养应至 2 岁。

（2）人工喂养　由于母乳缺乏或不能哺乳者，完全用动物乳或其他代乳品喂养的方法叫人工喂养。

1）配方奶粉：是以牛乳为基础的改造奶制品，使宏量营养素成分尽量“接近”于人乳，使之适合婴儿的消化能力和肾功能，如降低其酪蛋白、无机盐的含量等；添加一些重要的营养素，如乳清蛋白、不饱和脂肪酸、乳糖；强化婴儿生长时所需要的微量营养素，如核苷酸、维生素 A、维生素 D、β 胡萝卜素和微量元素铁、锌等。不能母乳喂养时首选配方奶粉。使用时按年龄选用。

2）鲜奶喂养：一般用牛奶。牛奶与母乳相比，其蛋白质含量多，含钙亦较丰富。牛奶存在不足，蛋白质以酪蛋白为多，在胃中形成凝块大，不易消化吸收；含钙虽多，但钙磷的比例不适宜（牛奶为 1∶1，母乳为 2∶1），不利于吸收；含不饱和脂肪酸少，且缺少溶脂酶，脂肪不易消化；乳糖含量少，热量不足；含甲型乳糖多，有利于大肠埃希菌生长；缺乏各种免疫因子，且易受污染。故用牛奶喂养的小儿易发生胃肠道疾病及其他传染病。牛奶的以上不足可通过适当调配而克服。调配的方法是稀释、煮沸及加糖。稀释可使其中矿物质的浓度接近人乳，避免蛋白质在胃内形成较大的凝块，还可防止其在肠道内发酵。稀释可用水或米汤，若用米汤稀释，还能增加热量。稀释比例可根据小儿月龄的大小，生后 1~2 周用 2∶1 奶（即 2 份牛奶 1 份水），以后逐渐增加至 3∶1 或 4∶1 奶，满月后即可用全奶，加糖并非为了调味，而是为提高牛奶的热量，使牛奶中的营养要素比例接近母乳，便于吸收。一般 100ml 牛奶中加蔗糖 5~8g，煮沸不仅可以灭菌，还可使其蛋白质变性，在胃中不易形成较大的凝块，易于消化吸收。但煮沸时间不宜过长，否则可使其中的酶及维生素遭到破坏。

婴儿每日所需奶量可按每日总需热量及总需水量计算。婴儿每天总需热量为110kcal/kg，每100ml牛奶加8g糖可产热量100kcal。婴儿每天总需水量为150ml/kg（应扣除全日所需奶量）。例如3个月婴儿，体重约为5kg，全日总需热量为110kcal/kg×5kg=550kcal，故需含8%糖的牛奶550ml。总需水量为150ml/kg×5kg=750ml，扣除全日所需奶量，除牛奶外还应另喂水200ml，可给温开水，亦可给果汁。全日奶量可分5次给予。

3）全脂奶粉喂养：在无鲜奶供应的地区，可以用全脂奶粉加水稀释喂养。全脂奶粉经加工后变细，易于消化。稀释法可按容量比或重量比。按容量为1∶4（即1份奶粉4份水）；按重量为1∶8（即1份奶粉8份水）。按容量配制较方便。

4）其他代乳品喂养：其他代乳品有代乳粉、豆浆、米浆等。其碳水化合物较多，脂肪及蛋白质含量不足，不宜长期单独应用，特别是3个月以下婴儿因胰淀粉酶活性较低，故不宜过早喂淀粉类食物。

（3）混合喂养　由于母乳不足而加用牛奶或其他代乳品的喂养方式为混合喂养。混合喂养有补授法与代授法两种方式。

1）补授法：因母乳不足，每次哺乳后再补充牛奶或其他代乳品的方法叫补授法，这种方法可因婴儿在每次吸吮时都能刺激母乳而维持母乳的分泌。

2）代授法：因不能按时哺乳，可在两次哺乳期间增加一次牛奶或其他代乳品的方法叫代授法。亦可根据情况每日增加数次，但为了防止母乳因缺乏刺激而分泌减少，每天哺乳的次数不得少于3次。

3. 辅食的添加　不论是何种喂养方式，均应从出生2周后添加鱼肝油和维生素C，但不作辅食对待，4个月后应按时添加辅食，以满足婴儿生长发育营养的需要及预防各种营养性疾病，并可增强婴儿的消化吸收功能，为断奶打下基础。添加辅食应遵循由少到多、由稀到稠、由细到粗、由单一到多样的原则。具体实施时还应根据婴儿的消化情况而定。若有呕吐、腹泻等应暂停添加。出生后2周至3个月应服用鱼肝油及添加菜汤、水果汁以补维生素D及维生素C的不足，鱼肝油应服用到1.5~2岁，以预防佝偻病；4~6个月可添加米汤、米粥，还应注意补充含铁的食物，如蛋黄、肉汤、动物血等，以预防营养性缺铁性贫血；7~9个月可添加全蛋、鱼、肉、菜泥、水果泥、肝泥、米粥、烂面条、馒头、饼干、软饭等；10~12个月可加碎菜、碎果、肉末、全蛋、稀饭、面条、软饭等。

（七）小儿医学特点

1. 小儿基本医学特点　①个体差异、性别差异和年龄差异大；②对疾病造成损伤的恢复能力较强；③自身防护能力较弱。

2. 小儿基础医学特点

（1）解剖　从出生到长大成人，小儿在外观上不断发生变化，如体重、身长（高）、头围、胸围、臂围等的增长，身体各部分比例的改变，骨骼发育如颅骨缝、囟门的闭合、牙齿的萌出和更替均有一定的规律，内脏器官如心、肝、肾、脾等的大小、位置，皮肤、肌肉、神经、淋巴等系统均随年龄的增加而变化。

（2）功能　小儿各系统器官的功能随年龄增长不断发育成熟，不同年龄的小儿有不同的生理、生化正常数值，如心率、呼吸、血压常随年龄的增长而有所改变，新生儿期周围血的红、白细胞计数及白细胞分类的正常值有其特点。另外，某年龄阶段的功能不成熟常是疾病发生的内在因素。婴儿代谢旺盛而肾功能较差，故比成人容易发生水和电解质紊乱。小儿贫血时易出现髓外造血，恢复胎儿期的造血功能等。

（3）病理　机体对病原体的反应因年龄的不同而有差异，如：肺炎球菌所致的肺部感染在婴儿常为支气管肺炎，而年长儿则发生大叶性肺炎；维生素D缺乏，婴儿生长发育迅速的骨骼即出现佝偻病病理改变，而成人则表现为骨软化症等。

（4）免疫　小年龄儿童的非特异性免疫、体液免疫和细胞免疫功能均不成熟，因此抗感染的能力比成人和年长儿低下，如婴儿时期SIgA和IgG水平均较低，容易发生呼吸道感染和消化道感染。

（5）心理　儿童时期是心理、行为形成的基础阶段，可塑性非常强，应及时发现小儿的天赋气质特点，通过训练因势利导促进发育。根据不同年龄儿童的心理特点，提供合适的环境和条件，给予耐心的引导和正确的教养，可以培养儿童良好的个性和行为习惯。

3. 小儿临床医学特点

（1）疾病种类　儿童疾病发生的种类与成人有很大的区别，如心血管疾病，儿童主要以先天性心脏病为主，而成人则以冠心病为多。此外，不同年龄儿童的疾病种类也有很大差距，如新生儿疾病常与先天遗传和围生期因素有关，婴幼儿疾病中感染性疾病占多数等。

（2）临床表现　其特殊性主要集中在小年龄儿童，小儿的病情发生发展较快，而且临床表现往往不典型，变化多端，病情易于恶化，必须密切观察，才能妥善处理。

（3）诊断　小儿病史的描述往往需要其父母或其他人代诉，常不准确或有一定的片面性，体格检查往往不能很好配合，所以对儿科疾病的临床诊断，必须详细地收集病史，全面准确地体格检查，还要结合发病年龄、季节、流行病学史、不同年龄儿童检查正常值不同等，全面考虑，综合判断。

（4）治疗　强调综合治疗，在治疗主要疾病时，不能忽略了并发症，有时并发症可能是致死的原因。要根据小儿药物治疗原则来选择药物，计算药量。密切观察全身情况，加强护理，及时发现病情变化，制订和实施新的治疗方案和措施。

（5）预后　儿童疾病往往来势凶猛，病情变化快，但如能及时救治，恢复也快，中医称之为“随拨随应”。因此，临床的早期诊断和治疗显得特别重要。

第二节　小儿营养不良

扫码“学一学”

小儿营养不良指小儿蛋白质-能量营养不良（PEM），是由于缺乏能量和（或）蛋白质所致的一种营养缺乏症，主要见于3岁以下婴幼儿。临床上以体重明显减轻、皮下脂肪减少和皮下水肿为特征，常伴有各器官系统的功能紊乱。急性发病者常伴有水、电解质紊乱，慢性者常有多种营养素缺乏。临床常见以能量供应不足为主的消瘦型、以蛋白质供应不足为主的浮肿型以及介于两者之间的消瘦-浮肿型。

【病因】

1. 摄入不足　小儿处于生长发育的阶段，对营养素尤其是蛋白质的需要相对较高，下列情况可致摄入不足。①喂养不当，是导致营养不良的重要原因，见于母乳不足而未及时添加其他富含蛋白质的食品；奶粉配制过稀；突然停奶而未及时添加辅食；长期以淀粉类食品（粥、米粉、奶糕）喂养等。②不良的饮食习惯，如偏食、挑食、吃零食过多、不吃早餐等。

2. 消化吸收不良 消化吸收障碍，见于消化系统解剖或功能上的异常，如唇裂、腭裂、幽门梗阻、慢性腹泻、过敏性肠炎、肠吸收不良综合征等，影响食物的消化和吸收。

3. 需要量增加 急、慢性传染病（如麻疹、伤寒、肝炎、结核）的恢复期、生长发育快速阶段等均可因需要量增多而造成营养相对缺乏，糖尿病、大量蛋白尿、发热性疾病、甲状腺功能亢进、恶性肿瘤等均可使营养素的消耗量增多而导致营养不足。先天不足和生理功能低下如早产、双胎因追赶生长而需要量增加可引起营养不足。

【病理生理】

1. 新陈代谢异常

（1）蛋白质 由于蛋白质摄入量不足或蛋白质丢失过多，使体内蛋白质代谢处于负平衡。当血清总蛋白浓度<40g/L、白蛋白<20g/L时，便可发生低蛋白性水肿。

（2）脂肪 能量摄入不足时，体内脂肪大量消耗以维持生命活动的需要，故血清胆固醇浓度下降。肝脏是脂肪代谢的主要器官，当体内脂肪消耗过多，超过肝脏的代谢能力时可造成肝脏脂肪浸润及变性。

（3）碳水化合物 由于食入不足和消耗增多，故血糖偏低，轻度时症状并不明显，重者可引起低血糖昏迷甚至猝死。

（4）水、盐代谢 由于脂肪大量消耗，故细胞外液容量增加，低蛋白血症可进一步加剧而呈现浮肿。另外，营养不良可致ATP合成减少影响细胞膜上Na^{+}，K^{+}-ATP酶的运转，钠在细胞内潴留，细胞外液一般为低渗状态，易出现低渗性脱水、酸中毒、低钾血症、低钠血症、低钙血症和低镁血症。

（5）体温调节能力下降 营养不良患儿体温偏低，可能与热能摄入不足、皮下脂肪菲薄散热快、血糖降低、氧耗量低和周围循环量减少等有关。

2. 各系统功能低下

（1）消化系统 由于消化液和酶的分泌减少、酶活力降低，肠蠕动减弱，菌群失调，致消化功能低下，易发生腹泻。

（2）循环系统 心脏收缩力减弱，心搏出量减少，血压偏低，脉搏细弱。

（3）泌尿系统 肾小管重吸收功能减低，尿量增多而尿比重下降。

（4）神经系统 烦躁不安、表情淡漠、反应迟钝、记忆力减退、条件反射不易建立。

（5）免疫功能 非特异性免疫（如皮肤黏膜屏障功能、白细胞吞噬功能、补体功能）和特异性免疫功能均明显降低。患儿结核菌素等迟发性皮肤反应可呈阴性，常伴IgG亚类缺陷和T细胞亚群比例失调等。

【临床表现】

1. 体重低下 体重不增是营养不良的早期表现，随之体重逐渐下降。

2. 消瘦 皮下脂肪逐渐减少以至消失，皮下脂肪消耗的顺序首先是腹部，其次为躯干、臀部、四肢，最后为面颊。随着病情加重，额部出现皱纹如老人状。

3. 水肿 为血浆白蛋白降低所致，水肿呈凹陷性，皮肤紧张发亮，严重时可破溃、感染形成慢性溃疡。

4. 生长发育迟缓及各系统功能减退 骨骼生长减慢，身高低于正常；皮肤干燥、苍白，逐渐失去弹性；肌张力逐渐降低、肌肉松弛，肌肉萎缩呈“皮包骨”，四肢可有挛缩；无食欲、腹泻与便秘交替等；心肌收缩力弱，脉搏细弱，血压低；精神萎靡、反应力差等。

5. 并发症

（1）营养性贫血 贫血与缺乏铁、叶酸、维生素 B_{12}、蛋白质等造血原料有关，以小细胞低色素性贫血最为常见。

（2）各种感染 反复出现呼吸道感染、鹅口疮、肺炎、结核病、中耳炎、尿路感染等。

（3）自发性低血糖 可突然出现面色灰白、神志不清、脉搏减慢、呼吸暂停、体温不升、无抽搐等低血糖表现，若不及时诊治，可致死亡。

【辅助检查】

营养不良的早期往往缺乏特异、敏感的诊断指标。血浆白蛋白浓度降低为其特征性改变，但其半衰期较长而不够灵敏。前白蛋白和视黄醇结合蛋白较敏感，胰岛素样生长因子 1（IGF-1）不受肝功能影响，被认为是早期诊断的灵敏、可靠的指标。

【诊断】

1. 诊断要点

（1）多见于 3 岁以下婴幼儿，常有喂养不当史。

（2）有体重低下、消瘦或水肿、生长发育迟缓等临床表现。

（3）血清白蛋白和前白蛋白降低。

2. 分型和分度

（1）体重低下 其体重低于同年龄、同性别参照人群值的均数减 2 个标准差。低于均数减 2~3 个标准差之间为中度，低于均数减去 3 个标准差为重度。

（2）生长迟缓 其身长低于同年龄、同性别参照人群值均数减 2 个标准差。低于均数减 2~3 个标准差之间为中度，低于均数减去 3 个标准差为重度。

（3）消瘦 其体重低于同性别、同身高参照人群值的均数减 2 个标准差。低于均数减 2~3 个标准差之间为中度，低于均数减去 3 个标准差为重度。

临床常综合应用以上指标来判断 5 岁以下患儿营养不良的类型和严重程度。上述 3 项指标可以同时存在，也可仅符合其中 1 项。只要符合 1 项即可诊断小儿营养不良。

【治疗】

营养不良的治疗原则是祛除病因、调整饮食、促进消化、对症支持。

1. 祛除病因 在查明病因的基础上，积极治疗原发病，如纠正消化道畸形，控制感染性疾病，根治各种消耗性疾病、改进喂养方法等。

2. 调整饮食 PEM 患儿的消化道因长期摄入过少，已适应低营养的摄入，过快增加摄食量易出现消化不良、腹泻，故饮食调整的量和内容应根据实际的消化能力和病情逐步完成，不能操之过急。轻度营养不良可从每日 250~330kJ/kg（60~80kcal/kg）开始，中、重度可参考原来的饮食情况，从每日 165~230kJ/kg（40~55kcal/kg）开始，逐步少量增加；若消化吸收能力较好，可逐渐加到每日 500~727kJ/kg（120~170kcal/kg），并按实际体重计算热能需要。母乳喂养儿可根据患儿的食欲哺乳，按需哺喂。人工喂养儿从给予稀释奶开始，适应后逐渐增加奶量和浓度。除乳制品外，可给予蛋类、肝泥、肉末、鱼粉等高蛋白食物，必要时也要添加酪蛋白水解物、氨基酸混合液或要素饮食（要素饮食由氨基酸、葡萄糖、中链甘油三酯、多种维生素和微量元素组合而成）。蛋白质摄入量从每日 1.5~2.0g/kg 开始，逐步增加到 3.0~4.5g/kg，过早给予高蛋白食物，可引起腹胀和肝肿大。食物中应含有丰富的维生素和微量元素。

3. 促进消化　可给予 B 族维生素和胃蛋白酶、胰酶等以助消化。锌制剂可提高味觉敏感度，有增加食欲的作用，每日可口服元素锌 0.5~1mg/kg。蛋白质同化类固醇制剂如苯丙酸诺龙能促进蛋白质合成，并能增加食欲，每次肌内注射 10~25mg，每周 1~2 次，连续 2~3 周，用药期间应供给充足的热量和蛋白质。对食欲差的患儿可给予胰岛素注射，降低血糖，增加饥饿感以提高食欲，通常每日 1 次皮下注射胰岛素 2~3U，注射前先服葡萄糖 20~30g，每 1~2 周为 1 疗程。另外，参苓白术散能调整脾胃功能、改善食欲，针灸、推拿、抚触、捏脊等也有一定疗效。

4. 对症支持　严重营养不良常发生危及生命的并发症，如严重脱水和电解质紊乱、酸中毒、休克、肾衰竭、自发性低血糖、继发感染、严重贫血等，应根据不同情况给予支持对症治疗。此外，充足的睡眠、适当的户外活动、纠正不良的饮食习惯和良好的护理亦很重要。

【常用药物注意事项与患者教育】

1. B 族维生素　为水溶性维生素，是参与体内糖、氨基酸、脂肪、组织呼吸等代谢的重要辅酶，其中某些是合成血红蛋白和红细胞分类所必需的。主要有维生素 B_1、维生素 B_2、维生素 B_6、维生素 B_{12}、烟酰胺、烟酸、泛酸钙及复合制剂复合维生素 B、干酵母等。临床主要用于 B 族维生素缺乏症或作为某些疾病的辅助治疗，其中 B_{12} 常用于巨幼细胞性贫血、末梢神经病的治疗。本类药物在肾功能正常时几乎无毒性。

2. 消化酶　①胃蛋白酶：主要作用是分解蛋白质和多肽，常与稀盐酸合用治疗胃蛋白酶缺乏症和消化功能减退。禁与碱性药物配伍。②胰酶：内含胰脂肪酶、胰蛋白酶、胰淀粉酶，主要作用是分解脂肪、蛋白质及淀粉。临床用于治疗消化不良、食欲不振、胰液分泌不足引起的消化障碍。酸性环境中易破坏，故为肠溶片制剂。不宜嚼服，以免消化口腔黏膜引起口腔溃疡。③干酵母：含有 B 族维生素，常用于食欲不振、消化不良及维生素 B 缺乏症的辅助治疗。宜嚼碎吞服，剂量过大可引起腹泻。

3. 苯丙酸诺龙　为雄激素同化激素，属于该类药物的有苯丙酸诺龙、葵酸诺龙、美雄酮、司坦唑醇等。主要药理作用是增加蛋白合成、促进肌肉发育、增加食欲。临床用于营养不良、再生障碍性贫血、老年性骨质疏松等的治疗。长期使用有雄激素不良反应，女性可出现轻度男性化现象，并可引起钠水潴留。肾炎、心力衰竭和肝功能减退慎用，孕妇与前列腺癌禁用。

4. 锌制剂　锌为体内微量元素之一，参与核糖核酸和脱氧核糖核酸的合成，促进生长、促进伤口愈合、促进含锌酶的功能。临床用于缺锌引起的营养不良、生长发育迟缓、厌食、异食癖、口腔溃疡、痤疮等。常用制剂有硫酸锌、葡萄糖酸锌、蛋白锌。主要不良反应为胃部不适、恶心、呕吐等胃肠道刺激症状。过量服用可影响铜、铁离子的代谢。忌与四环素、多价磷酸盐、青霉胺同服。

扫码“学一学”

第三节　小儿肥胖症

小儿肥胖症是由于长期能量摄入超过人体的消耗，使体内脂肪过度积蓄、体重超过一定范围的一种营养障碍性疾病。体重超过同性别、同身高参照人群均值的20%即可称为肥胖。小儿肥胖症在我国呈逐步增多的趋势，目前占5%～8%。肥胖可延续至成人，不仅影响儿童的健康，还将成为成人高血压病、糖尿病、冠心病、胆石症、痛风等疾病的诱因。对本病的防治应引起社会及家庭的重视。

【病因】

1. 单纯性肥胖　占肥胖的95%～97%，不伴有明显的内分泌和代谢性疾病。

（1）能量摄入过多　摄入的营养超过机体代谢需要，多余的能量便转化为脂肪贮存体内，导致肥胖。

（2）活动量过少　活动过少和缺乏适当的体育锻炼是发生肥胖的重要原因，即使摄食不多，也可引起肥胖。肥胖儿童大多不喜爱运动，形成恶性循环。

（3）遗传因素　肥胖有高度的遗传性，目前认为肥胖与多基因遗传有关。肥胖双亲的后代发生肥胖者高达70%～80%；双亲之一肥胖者，后代肥胖发生率约为40%～50%；双亲正常的后代发生肥胖者仅10%～14%。

（4）其他　如进食过快，或饱食中枢和饥饿中枢调节失衡以致多食；精神创伤（如亲人病故或学习成绩低下）以及心理异常等因素亦可致儿童过量进食。

2. 继发性肥胖　3%～5%的肥胖症小儿继发于各种内分泌代谢病和遗传综合征，他们不仅体脂的分布特殊，且常伴有肢体或智能异常。

【病理】

肥胖为脂肪细胞数目增多或体积增大。人体脂肪细胞数量的增多主要在出生前3个月、生后第1年和11～13岁3个阶段，若肥胖发生在这3个时期，即可引起脂肪细胞数目增多性肥胖，治疗较困难且易复发。而不在此脂肪细胞增殖时期发生的肥胖，脂肪细胞体积增大而数目正常，治疗较易奏效。肥胖患儿生理代谢有一定特点：对外界体温的变化反应不敏感，用于产热的能量消耗较正常儿少，故有低体温倾向；血浆甘油三酯、胆固醇、极低密度脂蛋白及游离脂肪酸增加，高密度脂蛋白减少；嘌呤代谢异常，血尿酸水平增高；血清甲状腺激素、甲状旁腺激素、生长激素、性激素、糖皮质激素和胰岛素等激素水平常出现异常。

【临床表现】

肥胖可发生于任何年龄，但最常见于婴儿期、4岁和青春期。患儿食欲旺盛且喜吃甜食和高脂食物。明显肥胖儿童常有疲劳感，用力时气短或腿痛。严重肥胖者由于脂肪的过度堆积限制了胸廓和膈肌运动，使肺通气量不足、肺泡换气量减少，造成低氧血症，表现为呼吸浅快、气急、发绀、心脏扩大或出现充血性心力衰竭甚至死亡，称肥胖-换氧不良综合征。

体格检查可见皮下脂肪丰满，但分布均匀，腹部膨隆下垂，严重者可因皮下脂肪过多，使胸腹、臀部及大腿皮肤出现皮纹。因体重过重，走路时两下肢负荷过重可致膝外翻和扁平足。女孩胸部脂肪堆积应与乳房发育相鉴别，后者可触到乳腺组织硬结。男性肥胖儿因大腿内侧和会阴部脂肪堆积，阴茎可隐匿在阴阜脂肪垫中而被误诊为阴茎发育不良。

肥胖小儿性发育常较早，故最终身高略低于正常小儿。由于怕被别人讥笑而不愿与其他小儿交往，故常有自卑、胆怯、孤独等心理障碍。

【辅助检查】

1. 血清检查　甘油三酯、胆固醇大多增高，严重者血清β白蛋白也增高，胰岛素增高，生长激素水平减低，生长激素刺激试验的峰值也较正常小儿为低。

2. 肝脏超声检查　显示脂肪肝。

【诊断】

小儿体重超过同性别、同身高参照人群均值10%～19%者为超重；超过20%者以上即可诊断为肥胖症；20%～29%者为轻度肥胖；30%～49%者为中度肥胖；超过50%者为重度肥胖。

体重指数（BMI）是评价肥胖的另一种重要指标。BMI是指体重（kg）/身长的平方（m^2），小儿BMI随年龄性别而有差异，评价时可查阅图表，如BMI值在P_{85}～P_{95}为超重，超过P_{95}为肥胖。

【治疗】

小儿肥胖症的治疗原则是减少产热能食物的摄入和增加机体对热能的消耗，使体内脂肪不断减少，体重逐步下降。饮食疗法和运动疗法是两项最主要的措施，药物或外科手术治疗均不宜用于小儿。

1. 饮食疗法　鉴于小儿正处于生长发育阶段以及肥胖治疗的长期性，故多推荐低脂肪、低碳水化合物和高蛋白食谱。低脂肪饮食可迫使机体消耗自身的脂肪储备，但也会使蛋白质分解，故需同时供应优质蛋白质。碳水化合物分解成葡萄糖后会强烈刺激胰岛素分泌，从而促进脂肪合成，故必须适量限制。食物的体积在一定程度上会使患儿产生饱腹感，故应鼓励其多吃体积大而热能低的蔬菜类食品，其纤维还可减少糖类的吸收和胰岛素的分泌，并能阻止胆盐的肠肝循环，促进胆固醇排泄，且有一定的通便作用。萝卜、胡萝卜、青菜、黄瓜、番茄、莴苣、苹果、柑橘、竹笋等均可选择食用。

良好的饮食习惯对减肥具有重要作用，如避免晚餐过饱，不吃夜宵，不吃零食，少吃多餐，细嚼慢咽等。

2. 运动疗法　适当的运动能促使脂肪分解，减少胰岛素分泌，使脂肪合成减少，蛋白质合成增加，促进肌肉发育。肥胖小儿常因动作笨拙和活动后易累而不愿锻炼，可鼓励和选择患儿喜欢和有效且易于坚持的运动，如晨间跑步、散步、做体操等，每天坚持至少运动30分钟，活动量以运动后轻松愉快、不感到疲劳为原则。运动要循序渐进，不要求之过急。如果运动后疲惫不堪，心慌气促以及食欲大增均提示活动过度。

扫码“学一学”

第四节　小儿腹泻

小儿腹泻，或称腹泻病，是一组由多病原、多因素引起的以大便次数增多和大便性状改变为特点的消化道综合征，是我国婴幼儿最常见的疾病之一。6个月~2岁婴幼儿发病率高，是造成小儿营养不良、生长发育障碍和死亡的主要原因之一。

【病因与发病机制】

1. 感染性因素

（1）病毒感染　80%婴幼儿腹泻由病毒感染引起。主要为轮状病毒，其次有肠道病毒（包括柯萨奇病毒、埃可病毒、肠道腺病毒）、诺伏克病毒、冠状病毒、星状病毒和杯状病毒等。各种病毒侵入肠道后，在小肠绒毛顶端的柱状上皮细胞复制，使细胞发生空泡变性和坏死，绒毛肿胀变短、脱落，致使小肠黏膜回吸收水分和电解质的能力受损，肠液在肠腔内大量积聚而起腹泻。同时，发生病变的肠黏膜细胞分泌双糖酶不足，活性降低，使食物中糖类消化不全而积滞在肠腔内，并被细菌分解成小分子的短链有机酸，使肠液的渗透压增高，双糖的分解不全亦造成微绒毛上皮细胞钠转运功能障碍，两者均造成水和电解质的进一步丧失。

（2）细菌感染（不包括法定传染病）　①致腹泻大肠埃希菌。根据能引起腹泻的大肠埃希菌的不同致病性和发病机制，已知的菌株可分为5大组，包括致病性大肠埃希菌、产毒性大肠埃希菌、侵袭性大肠埃希菌、出血性大肠埃希菌、黏附-积聚性大肠埃希菌。②空肠弯曲菌。③耶尔森菌。④其他。沙门菌（主要为鼠伤寒和其他非伤寒、副伤寒沙门菌）、嗜水气单胞菌、难辨梭状芽孢杆菌、金黄色葡萄球菌、铜绿假单胞菌、变形杆菌等。细菌感染的发病机制包括肠毒素性肠炎和侵袭性肠炎。①肠毒素性肠炎。产肠毒素性大肠埃希菌、空肠弯曲菌、金黄色葡萄球菌等侵入肠道后，在肠腔中释放2种肠毒素，一种为不耐热肠毒素，另一种为耐热肠毒素，使肠上皮细胞减少对Na^+和水的吸收、促进Cl^-分泌。两者均使小肠液总量增多，超过结肠的吸收限度而发生腹泻。②侵袭性肠炎。志贺菌属、沙门菌属、侵袭性大肠埃希菌、空肠弯曲菌、耶尔森菌可直接侵袭小肠或结肠肠壁，使黏膜发生充血、水肿、炎症细胞浸润、溃疡等改变，引起腹泻。另外，某些细菌兼有产毒和侵袭双重作用。

（3）真菌感染　致腹泻的真菌有念珠菌、曲菌、毛霉菌，小儿以白色念珠菌多见。

（4）寄生虫　常见为蓝氏贾第鞭毛虫和隐孢子虫等。

2. 非感染因素　主要由饮食不当引起，当进食过量或食物成分不恰当时，消化过程发生障碍，食物不能被充分消化和吸收而积滞在小肠上部，使肠腔内酸度降低，有利于肠道下部的细菌上移和繁殖，使食物发酵和腐败（即所谓内源性感染），分解产生的短链有机酸使肠腔内渗透压增高（渗透性腹泻），并协同腐败性毒性产物刺激肠壁使肠蠕动增加导致腹泻、脱水和电解质紊乱。

（1）食饵性腹泻 多为人工喂养儿，常因喂养不定时，饮食量不当，突然改变食物品种，或过早喂给大量淀粉或脂肪类食品引起。

（2）症状性腹泻 中耳炎、上呼吸道感染、肺炎、肾盂肾炎、皮肤感染或急性传染病等，可因发热和病原体的毒素作用而并发腹泻。

（3）过敏性腹泻 对牛奶、豆浆等蛋白性食物过敏而引起腹泻，牛奶过敏者较多。

（4）其他 原发性或继发性双糖酶缺乏，活力降低（主要为乳糖酶），肠道对糖的消化吸收不良，使乳糖积滞引起腹泻；气候突然变化、腹部受凉肠蠕动增加引起腹泻；天气过热、消化液分泌减少等都可能诱发消化功能紊乱引起腹泻。

3. 生理因素

（1）婴幼儿消化系统发育不完善 胃酸和消化酶分泌少，酶活力偏低，不能适应食物质和量的较大变化；生长发育快，所需营养物质相对较多，胃肠道负担重，容易发生消化道功能紊乱。

（2）机体防御功能差 ①婴儿胃酸偏低，胃排空快，对进入胃内的细菌杀灭能力较弱；②血清免疫球蛋白（尤其是 IgM、IgA）和胃肠道分泌型 IgA 均较低；③新生儿生后尚未建立正常肠道菌群，或由于使用抗生素等引发肠道菌群失调。

【临床表现】

不同病因引起的腹泻其临床特点和临床过程常不同，临床上可根据其病程长短、病情轻重来观察。连续病程在 2 周以内的腹泻为急性腹泻，病程在 2 周~2 个月以内的腹泻为迁延性腹泻，病程在 2 个月以上的为慢性腹泻。

1. 急性腹泻

（1）胃肠道症状 食欲减退，溢奶，大便次数增多，每日数次至数十次，可为稀便、黄色水样便或蛋花样便（多为病毒感染）、黏液便或脓血便（多为细菌感染），严重者出现呕吐、拒食。

（2）水、电解质及酸碱平衡紊乱症状

1）脱水：①脱水程度。可分为轻度、中度和重度脱水 3 种类型。其中轻度脱水失水量约为体重的 3%~5%（50ml/kg），精神不振或不安，皮肤稍干燥，弹性稍差，眼窝及前囟略凹陷，哭有泪，口腔黏膜干燥，尿量稍减少。中度脱水失水量为体重的 5%~10%（50~100ml/kg），精神萎靡或烦躁不安，皮肤苍白，干燥，弹性较差，眼窝及前囟凹陷明显，哭时泪少，口腔黏膜干燥，四肢稍凉，脉搏减弱，尿量明显减少。重度脱水失水量约为体重的 10% 以上（100~120ml/kg），精神极度萎靡，表情淡漠，嗜睡，朦胧或昏迷，皮肤发灰，干燥，四肢发凉，脉搏细速减弱，皮肤出现花斑等休克征象。②脱水性质。有等渗性、低渗性和高渗性脱水 3 种。等渗性脱水表现为烦躁，嗜睡，眼窝及前囟凹陷，皮肤弹性低，黏膜干燥，血压下降，脉搏增快，四肢发凉，尿量减少。大多营养状况良好，腹泻时间短，血钠为 130~150mmol/L。低渗性脱水表现为软弱，嗜睡，惊厥，昏迷，眼窝及前囟凹陷明显，皮肤弹性极差，黏膜略干燥，血压极低，脉快细弱，四肢发凉，尿减少或无尿。大多营养较差，吐泻严重，病程长，血钠低于 130mmol/L。高渗性脱水表现为烦躁不安，剧烈口渴，高热，肌张力高，惊厥，眼窝及前囟稍凹陷，皮肤弹性尚好，黏膜明显干燥，血压稍低，四肢热或冷，尿少而比重高。多发生于供水不足、出汗或曾口服大量含钠液的情况下，血钠高于150mmol/L。

2）电解质失调：①低钾血症。表现为精神萎靡，四肢无力，肌张力低下，腱反射消失，严重者表现为瘫痪。肠蠕动减少，故肠鸣音弱，腹胀，肠麻痹可致肠梗阻。心音低钝，心率减慢，心律不齐，严重者心力衰竭，心电图出现T波低平、ST段下移、Q-T间期延长及U波。②低钙血症。表现为烦躁，惊跳，手足搐搦或惊厥。③低镁血症。极少数久泻和营养不良者出现缺镁症状，常在脱水及电解质紊乱纠正后出现，表现为烦躁，震颤，惊厥，血清镁低于0.75mmol/L。

3）酸碱平衡紊乱：主要是代谢性酸中毒，表现为精神萎靡，呼吸深快，但无鼻翼扇动，新生儿及小婴儿呼吸改变不明显，可见口唇樱红，如有循环衰竭可表现为口唇发绀，严重者出现昏迷。

（3）发热　轻者出现低、中度发热，重者可出现高热或超高热。

2. 慢性腹泻　表现为腹泻迁延不愈或腹泻反复出现，病程超过2个月以上。腹泻次数和性状常不稳定，严重者亦可出现水、电解质紊乱及酸碱平衡失调。持续日久可出现消瘦、贫血、继发感染。

【诊断】

1. 诊断依据　根据大便呈水样稀便、黏液便或脓血便（必备条件），大便次数增多等临床表现即可做出腹泻的诊断。

2. 病原学诊断　有条件时应进行病原学检查，确定病原体。

3. 病程诊断　根据病程做出急性腹泻或慢性腹泻的诊断。

【治疗】

腹泻病的治疗原则是：调整饮食；预防和纠正脱水；合理用药；加强护理，预防并发症。

1. 急性腹泻

（1）饮食疗法　根据疾病的特殊病理生理状况、个体消化吸收功能和平时的饮食习惯进行合理调整。母乳喂养儿继续哺乳，暂停辅食；人工喂养儿可喂等量米汤或稀释的牛奶或其他代乳品，由米汤、粥、面条等逐渐过渡到正常饮食。有严重呕吐者可暂时禁食4~6小时（不禁水），待好转后继续喂食，由少到多，由稀到稠。病毒性肠炎多有双糖酶缺乏（主要是乳糖酶），对疑似病例可暂停乳类喂养，改为豆制代乳品，或发酵奶，或去乳糖奶粉以减轻腹泻，缩短病程。腹泻停止后继续给予营养丰富的饮食，并每日加餐1次，共2周。

（2）纠正水、电解质紊乱及酸碱失衡

1）口服补液：口服补液盐（ORS）可用于腹泻时预防脱水及纠正轻、中度脱水。轻度脱水50~80ml/kg，中度脱水80~100ml/kg，于8~12小时内将累计损失量补足。脱水纠正后，可将ORS用等量水稀释按病情需要随时口服。因ORS为2/3张液，故有明显呕吐、腹胀、休克、心肾功能不全等的新生儿不宜采用口服补液。

知识链接

口服补液盐（ORS）

口服补液盐是世界卫生组织（WHO）1967年制定的配方，其成分是氯化钠3.5g、碳酸氢钠2.5g、氯化钾1.5g和葡萄糖20g，加水至1 000ml后饮用，用于治疗小儿消化不良和秋季腹泻引起的轻度及中度脱水。1984年WHO将配方更改为氯化钠1.75g、氯化钾0.75g、枸橼酸钠1.45g、无水葡萄糖10g；2006年WHO公布新配方为氯化钠2.6g、氯化钾1.5g、枸橼酸钠2.9g、无水葡萄糖13.5g。此疗法不但适用于医疗条件较好的城市，也适宜于边远地区。在世界范围内，口服补液盐疗法的推广应用每年可挽救数十万患者的生命。口服补液盐虽有许多优点，但也不能滥用。口服补液盐应用不当会加重病情，甚至导致不良后果，其原因在于消化不良和急性胃肠炎患者的消化道黏膜有炎性水肿，吸收功能很差，短时间内大量快速服用补液盐，不但难以吸收，而且会促使胃肠蠕动加快，引起吐泻加剧，脱水及电解质紊乱加重。

2）静脉补液：适用于中度以上脱水、吐泻严重或腹胀的患儿。输用溶液的成分、量和滴注持续时间须根据不同的脱水程度和性质决定，同时要注意个体化，结合年龄、营养状况、自身调节功能而灵活掌握。

第1天补液：①总量。包括补充累积损失量、继续损失量和生理需要量。累积损失量一般轻度脱水为90~120ml/kg、中度脱水为120~150ml/kg、重度脱水为150~180ml/kg，对少数营养不良，肺炎、心、肾功能不全的患儿上应根据具体病情分别做较详细的计算。②溶液种类。溶液中电解质溶液与非电解质溶液的比例应根据脱水性质（等渗性、低渗性、高渗性）分别选用，一般等渗性脱水用1/2张含钠液、低渗性脱水用2/3张含钠液、高渗性脱水用1/3张含钠液。若临床判断脱水性质有困难时，可先按等渗性脱水处理。③输液速度。主要取决于脱水程度、继续损失量及速度。对严重脱水有明显周围循环障碍者应先快速扩容，按20ml/kg等渗含钠液，30~60分钟内快速输入。累积损失量（扣除扩容液量）一般在8~12小时内补完，每小时8~10ml/kg。脱水纠正后，补充继续损失量和生理需要量时速度宜减慢，于12~16小时内补完，约每小时5ml/kg。若吐泻缓解，可酌情减少补液量或改为口服补液。④纠正酸中毒。因输入的混合液中已含有一部分碱性溶液，输液后循环和肾功能改善，酸中毒即可纠正。也可根据临床症状结合血气分析测定结果，另加碱性液纠正。对重度酸中毒可用1.4%碳酸氢钠扩容，兼有扩充血容量及纠正酸中毒的作用。⑤纠正低血钾。有尿或来院前6小时内有尿即应及时补钾，补钾量每日0.2~0.3g/kg，即每日10%氯化钾2~3ml/kg，用其1/2量加入溶液中静脉滴注，浓度一般为0.2%~0.3%，不超过0.3%（即每100ml溶液中最多加10%氯化钾3ml）。输入速度不宜过快，约每分钟10滴，每日静脉补钾时间，不应少于8小时；切忌将钾盐静脉推入，导致危及生命的高钾血症。细胞内的钾浓度恢复正常要有一个过程，因此纠正低钾血症需要有一定时间，一般静脉补钾要持续4~6天。能口服时可改为口服补充。⑥纠正低钙、低镁：出现低钙症状时可用10%葡萄糖酸钙（每次1~2ml/kg，最大量≤10ml）加5%~10%葡萄糖20~40ml稀释后缓慢静脉注射。低镁者用25%硫酸镁每次按0.1ml/kg深部肌内注射，每6小时1次，每日3~4次，症状缓解后停用。

第2天及以后的补液：经第1天补液后，脱水和电解质紊乱已基本纠正，第2天及以后主要是补充继续损失量（防止发生新的累计损失）和生理需要量，继续补钾，供给热量。一般可改为口服补液。若腹泻仍频繁或口服量不足者，仍需静脉补液。补液量需根据吐泻和进食情况估算，并供给足够的生理需要量，用1/3～1/5张含钠液补充。继续损失量按“丢多少补多少”“随时丢随时补”的原则，用1/2～1/3张含钠溶液补充。将这两部分相加于12～24小时内均匀静脉滴注。

（3）控制感染　①水样便腹泻（约占70%）多为病毒或产毒素性细菌感染，一般不用抗生素。②如伴有明显中毒症状不能用脱水解释者选用抗生素治疗。③黏液脓血便者（约占30%）多为侵袭性细菌感染，可选用庆大霉素或丁胺卡那霉素、黄连素、复方新诺明、多黏菌素E等，一般只选用一种，不主张联用。如用药48～72小时病情未见好转，可能有耐药，再考虑换另一种抗生素。婴幼儿选用氨基糖苷类及其他不良反应较明显的抗生素时应慎重。④金黄色葡萄球菌肠炎、假膜性肠炎，应立即停用原用抗生素，选甲硝唑、万古霉素、利福平等口服。⑤真菌性肠炎首先停用抗生素，选用制霉菌素、酮康唑、克霉唑等抗真菌药物。⑥兰氏贾第鞭毛虫肠炎选用甲硝唑。⑦隐孢子虫肠炎选用大蒜素。

（4）保护肠黏膜　通过吸附病原体和毒素，并与肠道黏液糖蛋白相互作用增强其屏障功能，促使肠黏膜再生，恢复正常功能。常用蒙脱石粉。

（5）微生态疗法　有助于恢复肠道正常菌群的生态平衡，抑制病原菌定植和侵袭，有助于控制腹泻。可选用金双歧、培菲康、丽珠肠乐等。

2. 慢性腹泻

（1）病因治疗　因迁延性与慢性腹泻常伴有营养不良和其他并发症，病情较为复杂，必须积极寻找病因，针对病因进行治疗，切忌滥用抗生素，避免顽固的菌群失调，同时预防和治疗脱水、纠正水电解质和酸碱平衡紊乱。

（2）饮食治疗　此类患儿多有营养障碍，继续喂养对促进腹泻的恢复是必要的治疗措施，禁食是有害的。①继续母乳喂养。②调整饮食。6个月以下婴儿用牛奶加等量米汤或水稀释，或用发酵奶（即酸奶），也可用奶-谷类混合物，每天喂6次，以保证足够热量。6个月以上婴幼儿可用已习惯的平常饮食，如选用加有少量熟植物油、蔬菜、鱼末或肉末的稀粥、面条等，由少到多，由稀到稠。双糖不耐受（也称糖原性腹泻）患儿可采用豆浆（每100ml鲜豆浆加5～10g葡萄糖）、酸奶、去乳糖配方奶粉。应用无双糖饮食后腹泻仍不改善时，需考虑过敏性腹泻的可能性，如对牛奶或大豆蛋白过敏，应改用其他饮食。③使用要素饮食。要素饮食由氨基酸、葡萄糖、中链甘油三酯、多种维生素和微量元素组合而成，是肠黏膜损伤患儿最理想的食物，即使在严重黏膜损害、胰消化酶、胆盐缺乏的情况下仍能吸收与耐受。④静脉营养。严重患儿不能耐受口服营养物质，可采用静脉高营养。

（3）药物治疗

1）抗生素：仅适用于分离出特异病原体的患儿，应根据药物敏感试验结果选择药物。

2）微生态疗法：目的在于恢复肠道正常菌群的生态平衡，抵御病原菌定殖侵袭，有利于控制腹泻，可选用金双歧、培菲康、丽珠肠乐等。

3）补充微量元素与维生素：给予锌、铁、维生素PP、维生素A、维生素B_{12}和叶酸等，有助于肠黏膜的修复。

（4）中医治疗　中医辨证论治有良好疗效，并可配合推拿、捏脊、针灸等治疗。

【常用药物注意事项与患者教育】

1. 微生态制剂　微生态制剂是利用正常微生物或促进微生物生长的物质制成的活的微生物制剂，通过促进肠道益生菌生长或抑制有害菌繁殖快速构建肠道微生态平衡，起到治疗腹泻的作用。该类制剂中的活菌进入人体后可黏附在肠壁（也称定植），迅速生长繁殖，一方面占据了有害菌的生存空间，另一方面产生的乳酸和乙酸，降低了肠道的 pH，改善内部微环境，能抑制有害菌的生长。常用的制剂有：①金双歧。内含长双歧杆菌、保加利亚乳杆菌、嗜热链球菌、促菌因子、低聚糖、脱脂奶粉。②整肠生。内含地衣芽孢杆菌无毒菌株活菌。③培菲康及贝飞达。内含双歧杆菌、嗜酸乳酸杆菌和粪链球菌。④米雅 BM。内含酪酸菌芽孢活菌。⑤丽珠肠乐。内含双歧杆菌。⑥爽舒宝。内含凝结芽孢杆菌 TBC-169 菌株。

2. 多黏菌素 E　从多黏杆菌培养液中提得，为一种结构简单的碱性肽，为阳离子型表面活性剂。通过破坏细菌的细胞外膜脂质双层结构，使细胞成分外漏致细菌死亡。临床用于大肠埃希菌、沙门菌、肠道杆菌及铜绿假单胞菌等革兰阴性杆菌的感染。注射给药有强烈肾毒性。

3. 大蒜素　由百合科葱属植物大蒜的鳞茎（大蒜头）提取而得，又名大蒜新素。大蒜素具有较强的抗菌消炎作用，对多种球菌、杆菌、真菌、病毒等均有抑制或杀灭作用。可用于治疗急性菌痢、百日咳、婴儿腹泻、大叶性肺炎、肺结核、伤口化脓、沙眼等。大蒜素抗菌作用机制是由于大蒜素分子中的氧原子与细菌生长繁殖所必需的半胱氨酸分子中的巯基相结合而抑制细菌的生长和繁殖，抗真菌作用是非竞争性地抑制了真菌内某些酶的活性。另外，大蒜素尚有降血糖、降血脂、抗衰老、抗氧化、抗肿瘤及增强人体免疫力等作用。临床常用的大蒜素制剂有大蒜素片、大蒜素胶囊、大蒜素注射液等。大蒜素不良反应较少。

第五节　维生素 D 缺乏性佝偻病

扫码“学一学”

维生素 D 缺乏性佝偻病是由于儿童体内维生素 D 不足致使钙、磷代谢失常的一种慢性营养性疾病，以正在生长的骨骺端软骨板不能正常钙化、造成骨骼变形为其特征。婴幼儿，特别是小婴儿生长快、户外活动少，容易发生维生素 D 缺乏，故本病主要见于 2 以下婴幼儿。近年来，随着我国卫生保健水平的提高，维生素 D 缺乏性佝偻病的发病率逐年降低，且多数患儿属轻症。我国北方冬季较长，日照短，佝偻病患病率高于南方。维生素 D 不足使成熟骨钙化不全则表现为骨质软化症。

【病因与发病机制】

1. 病因

（1）日照不足　皮肤内 7-脱氢胆固醇需经紫外线照射转化为维生素 D_3，若缺乏户外活动、高大建筑阻挡日光照射、大气污染如烟雾、尘埃等均会减少紫外线吸收，容易造成维生素 D 缺乏。

（2）摄入不足　天然食物中含维生素 D 较少，乳类含维生素 D 量更少，母乳中钙磷比例适宜，钙易被吸收，但母乳喂养儿若缺少户外活动，或不及时补充鱼肝油、蛋黄、肝泥等富含维生素D的辅食，亦易患佝偻病。

（3）生长过速　早产或双胎婴儿体内贮存的维生素D不足，且出生后生长速度快，需要维生素D量多，易发生维生素D缺乏性佝偻病。

（4）疾病因素　多数胃肠道疾病或肝胆疾病，如婴儿肝炎综合征、先天性胆道狭窄或闭锁、脂肪泻、胰腺炎、慢性腹泻等会影响维生素D的吸收，严重肝、肾损害亦可致维生素D羟化障碍、生成量不足而引起佝偻病。

（5）药物影响　长期服用抗惊厥药物，如苯妥英钠、苯巴比妥等可提高肝细胞微粒体氧化酶系统的活性，使维生素D和25-（OH）D加速分解为无活性的代谢产物。糖皮质激素能对抗维生素D转运钙。

2. 发病机制

（1）维生素D的来源及转化　天然维生素D可来源于植物（植物油）和动物，其生理作用基本相同。人类和动物皮肤中的7-脱氢胆固醇经日光中紫外线照射变为胆骨化醇，即内源性维生素D_3，为人类维生素D的主要来源。植物中麦角固醇经紫外线照射后变为可被人体吸收的麦角骨化醇，即维生素D_2。这两种形式的维生素D均无生物活性，它们被摄入血循环后与血浆中的维生素D结合蛋白（DBP）结合转运至肝，经肝细胞25-羟化酶的羟化作用转变为25-羟维生素D〔25-(OH)D〕，方有抗佝偻病活性，但作用不强，需再转移至肾，在近端肾小管上皮细胞线粒体内1-α羟化酶的作用下再次羟化，生成抗佝偻病活性很强的1,25-二羟维生素D〔1,25-$(OH)_2$D〕，经血液循环到达主要靶器官（肠、肾、骨）。

（2）维生素D的生理功能　25-(OH)D和1,25-$(OH)_2$D的主要功能在于：①促进小肠黏膜对钙磷的吸收；②促进旧骨溶解，增加细胞外液钙磷的浓度，有利于骨盐沉着；③促进肾小管对钙磷的重吸收，减少尿磷的排泄。

（3）维生素D缺乏的影响　维生素D缺乏造成肠道吸收钙、磷减少和低血钙症，以致甲状旁腺功能代偿性亢进，甲状旁腺素（PTH）分泌增加以动员骨钙释放，保持血清钙维持在正常或接近正常的水平，但PTH同时也抑制肾小管重吸收磷，使尿磷排出增加、血磷降低，骨样组织因钙化过程受阻，破坏了软骨细胞增殖、分化和凋亡的正常程序，骨骺端骨样组织局部堆积，成骨细胞代偿增生，碱性磷酸酶分泌增加，临床即出现一系列佝偻病症状和血生化改变。

【病理】

骨骼临时钙化带失去正常的形态，成为参差不齐的阔带，骺端增厚、向两侧膨出，形成临床所见的肋骨“串珠”和“手镯、足镯”等征。扁骨和长骨骨膜下的骨质也钙化不全，骨皮质被骨样组织替代，骨膜增厚，骨质疏松，容易受肌肉牵拉和重力影响而发生弯曲变形。颅骨变薄和软化，骨样组织堆积出现“方颅”。

【临床表现】

本病好发于3个月~2岁小儿，主要表现为生长中的骨骼改变、肌肉松弛和非特异性神经精神症状。骨骼变化在维生素D缺乏几个月后出现，患有骨软化症的乳母哺喂的小儿可在生后2月内即出现佝偻病症状。重症佝偻病患儿可见消化功能紊乱、心肺功能障碍并可影响智能发育及免疫功能等。佝偻病在临床上分为初期、激期、恢复期、后遗症期，其中初期和激期统称为活动期。

1. 初期　多于3个月左右发病，主要表现为易激惹、烦躁、睡眠不安、夜间惊啼等非特异性神经精神症状。常伴与室温或季节无关的多汗，头部显著，致婴儿常摇头擦枕，出现枕秃。此期常无明显骨骼改变，可持续数周或数月，若未经适当治疗，可发展为激期。

2. 激期　除初期症状外，主要表现为骨骼改变和运动机能发展迟缓。因小儿身体各部骨骼的生长速度随年龄不同而异，佝偻病骨骼改变往往在生长快的部位最明显，故不同年龄有不同骨骼表现。

（1）骨骼系统改变

1）头部：①颅骨软化。最常见于3~6个月婴儿，手指轻压颞骨或枕骨中央部位时可感觉颅骨内陷，随手放松而弹回，恰似压乒乓球的感觉，在约1岁时，尽管佝偻病仍在进展，颅骨软化逐渐消失。②方颅。多见于8~9个月以上患儿，由于骨样组织增生致额骨及顶骨双侧呈对称性隆起，形成方颅，重者可呈鞍状、十字状。③前囟增大及闭合延迟。重者可延迟至2~3岁方才闭合。④出牙延迟。可迟至1岁出牙，3岁才出齐，有时出牙顺序颠倒，牙齿缺乏釉质，易患龋齿，正在钙化过程中的恒牙也可受到影响，恒切牙、尖牙、第1磨牙常缺乏釉质。

2）胸廓：胸廓畸形多见于1岁左右小儿。①肋骨串珠（串珠肋）。肋骨和肋软骨交界处可触及或看到钝圆形隆起，系该处骨样组织堆积膨大所致，以两侧第7~10肋最明显，上下排列如串珠状。因膨大的肋软骨向胸腔内隆起而压迫肺组织，故患儿易罹患肺炎。②肋膈沟（郝氏沟）。膈肌附着处的肋骨受膈肌牵拉而内陷，同时其下部因腹部膨隆而外翻，形成一条沿肋骨走向的横沟。③鸡胸或漏斗胸。由于肋骨骺部内陷，以致胸骨向外突出，形成鸡胸，如胸骨剑突部向内凹陷，则形成漏斗胸，两者均影响呼吸功能。

3）四肢：①腕踝畸形。多见于6个月以上小儿，在手腕、脚踝处可扪及甚至看到肥厚的骨骺，形成钝圆形环状隆起，称为佝偻病“手镯”或“脚镯”。由于此种腕踝畸形由软骨及未钙化的骨样组织形成，因而X线片不能清楚显示。②下肢畸形。见于小儿开始站立、行走后，由于骨质软化和肌肉关节松弛，在立、走的重力影响下可出现股骨、胫骨、腓骨弯曲，形成严重膝内翻（“O”形腿）或膝外翻（“X”形腿）。因1岁内小儿可有生理性弯曲和轻微的姿势变化，如足尖向内或向外等以后会自然矫正，须予以鉴别。

4）其他：小儿学坐后可致脊柱后突或侧弯；重症者骨盆前后径变短形成扁平骨盆，女婴成年后可致难产。

（2）全身肌肉改变　肌肉发育不良，肌张力低下，韧带松弛，表现为头项软弱无力，坐、立、行等运动机能发育落后；肝、脾韧带松弛，常能触及肝脾，系肝脾下移所致；大关节易过度伸展；腹肌张力低下致腹部膨隆如蛙腹。

（3）其他　重症脑发育亦受影响，条件反射形成缓慢，表情淡漠，语言发育迟缓，免疫力低下，易伴发感染。

3. 恢复期　经适当治疗后临床症状减轻或消失，精神活泼，肌张力恢复。血清钙磷浓度数天内恢复正常，钙磷乘积也渐恢复正常。碱性磷酸酶4~6周恢复正常。X线表现于2~3周后即有改善，临时钙化带重新出现，逐渐致密并增宽，骨质密度增浓，逐步恢复正常。

4. 后遗症期　多见于3岁以后小儿，临床症状消失，血生化及骨骺X线检查正常，仅遗留不同程度的骨骼畸形。轻中度佝偻病治疗后很少留有骨骼改变。

【辅助检查】

1. 血生化检查 活动期，血钙浓度正常或减低，血磷浓度降低，钙磷乘积降低（正常>40），碱性磷酸酶正常或增高，血清25-(OH)D_3及1,25-(OH)$_2D_3$降低。

2. X线检查 活动期，干骺端临时钙化带模糊或消失，呈毛刷样，并有杯口状改变，骨骺软骨明显增宽，骨骺与干骺端的距离加大，骨龄落后，骨质普遍稀疏，密度减低，可有骨干弯曲或骨折。

【诊断】

诊断要点：①多见于3个月~2岁的小儿；②出现颅骨软化、囟门增大及闭合延迟、方颅、出牙延迟、串珠肋、肋膈沟、鸡胸、佝偻病手镯或脚镯、“O”形腿或“X”形腿等典型骨骼表现；③血清25-（OH）D_3<8μg/ml（正常10~50μg/ml）；④X线检查呈现典型表现。

【治疗】

营养性维生素D缺乏性佝偻病是一自限性疾病。本病治疗的目的在于控制病情活动、防止骨骼畸形。治疗应以口服维生素D为主，剂量为每日50~100μg（2 000~4 000IU），或1,25-(OH)$_2D_3$（罗钙全）0.5~2.0μg，根据临床和X线骨片改善情况于2~4周后改为维生素D预防量，每日10μg（400IU）。对有并发症的佝偻病，或无法口服者可一次肌内注射维生素$D_3$20万~30万IU，2~3个月后口服预防量。治疗一个月后应复查效果，如临床表现、血生化检测和骨骼X线改变无恢复征象，应与维生素D依赖性佝偻病鉴别。对已有严重骨骼畸形的后遗症期患儿可考虑外科手术矫治。

除采用维生素D治疗外，应注意加强营养，及时添加其他食物，坚持每日户外活动。如果膳食中钙摄如不足，应适当补充钙剂。

【常用药物注意事项与患者教育】

维生素D 维生素D_2和维生素D_3经肝脏、肾脏被转化为活性强的1,25-双羟维生素D_2和D_3，促进肠道钙磷吸收和骨的钙化。临床适用于预防和治疗维生素D缺乏症。临床常用药物有维生素D_2（麦角骨化醇）、维生素D_3（胆骨化醇）、罗钙全（骨化三醇）。维生素D大量久用可引起高钙血症，表现为眩晕、恶心、呕吐、便秘、腹痛、肌无力、骨痛等，若肾功能损害，可出现烦渴、多尿，严重者出现心律不齐。巴比妥、苯妥英钠、扑米酮可降低其效应，长期应用应补充维生素D。大剂量钙剂或利尿药与常用量的维生素D合用，有发生高钙血症的危险。考来烯胺、考来替泊、矿物油、硫糖铝可减少小肠对维生素D的吸收。洋地黄类与维生素D合用易诱发心律失常。高血钙、高血磷伴肾性佝偻病者禁用。小儿对维生素D耐受性有较大差异，使用时应注意观察毒性反应。

扫码“学一学”

第六节 先天性心脏病

人胚胎发育时期（怀孕初期2~3个月内），由于心脏及大血管的形成障碍而引起的局部解剖结构异常，或出生后应自动关闭的通道未能闭合造成的心脏病，称为先天性心脏病。

先天性心脏病是小儿最常见的心脏病，其发病率约占活产婴儿的6‰～10‰。以心功能不全、发绀以及发育不良等为主要临床表现，绝大多数需手术治疗，随着心血管医学的快速发展，许多常见的先天性心脏病得到准确的诊断和合理的治疗，病死率已显著下降。

【病因】

1. 环境因素

（1）感染　妊娠前3个月患病毒或细菌感染，尤其是风疹病毒和柯萨奇病毒宫腔内感染可影响心脏的发育。这是造成先天性心脏病最重要的原因。

（2）化学物品与药物　妊娠前和妊娠中母体较长时间接触有害的化学制品苯、二氧化硫、汞、镉等，妊娠早期使用阿司匹林、四环素、避孕剂、细胞毒药物等。

（3）放射线　母体妊娠早期接受X线、电辐射等照射。

（4）疾病　母体患营养不良、糖尿病、苯丙酮尿症、高血钙等疾病。

（5）其他　羊膜病变、胎儿受压、妊娠早期先兆流产等。

2. 遗传因素　先天性心脏病具有一定程度的家族发病趋势，因父母生殖细胞、染色体畸变所引起的根据遗传方式可分单基因病、多基因病、染色体病、线粒体病和体细胞遗传病。遗传学研究认为，多数的先天性心脏病是由多个基因与环境因素相互作用所形成。

3. 其他因素　高原低氧、母亲高龄（>35岁）、母亲酗酒等。

【临床类型】

先天性心脏病的种类很多，临床上根据血液分流和是否发绀的情况分为以下3类。

1. 血液由左向右分流型（潜在青紫型）　常见的有室间隔缺损、房间隔缺损、动脉导管未闭等。由于早期左半心压力高于右半心，一般情况下，左半心的血液通过缺损流向右半心，故不出现青紫表现。晚期右半心压力超过左半心时，右半心的血液流向左半心，出现青紫表现。当临床出现持久性青紫表现时，称艾森曼格综合征。

2. 血液由右向左分流型（青紫型）　常见的有法洛四联症、大动脉转位等。由于右半心的血液可直接流入左半心或主动脉，早期即出现青紫表现。

3. 血液无分流型（无青紫型）　常见的有主动脉狭窄、肺动脉瓣狭窄等。由于左半心和右半心之间无异常通道，血液无分流，故不出现青紫现象。

临床上最常见的先天性心脏病是室间隔缺损。

【病理】

1. 室间隔缺损　心室间隔缺损，左右心室出现异常交通，约占先天性心脏病的50%。根据缺损位置的不同，可分为以下4种类型。①位于室上嵴上方，肺动脉瓣或主动脉瓣下，又称干下型缺损；②位于室上嵴下方；③位于三尖瓣的后方；④位于室间隔肌部。缺损可以只有1个，也可同时存在几个缺损。

2. 房间隔缺损　心房间隔缺损，左右心房出现异常交通，占先天性心脏病的20%～30%，女性较多见。根据解剖病变的不同可分为卵圆孔未闭、第1孔未闭型缺损、第2孔未闭型缺损。

3. 动脉导管未闭　动脉导管是连接胎儿主动脉弓与肺动脉之间的血管通道，于生后

10~15 小时在功能上关闭，多数婴儿于生后 3 个月左右解剖上亦完全关闭。若持续开放并出现左向右分流者即为动脉导管未闭。约占先天性心脏病的 15%~20%，女性较多见。根据未闭的动脉导管大小、长短和形态，一般分为管型、漏斗型、窗型 3 型。

4. 法洛四联症 法洛四联症由以下 4 种畸形组成。①肺动脉狭窄（以漏斗部狭窄多见）；②室间隔缺损；③主动脉骑跨（主动脉骑跨于室间隔之上）；④右心室肥厚（为肺动脉狭窄后右心室负荷增加的结果）。约占先天性心脏病的 10%~15%。

【临床表现】

1. 室间隔缺损 临床表现取决于缺损的大小。

（1）小型缺损（缺损<0.5cm） 因分流量较小，可无明显症状，生长发育不受影响。可在胸骨左缘第 3~4 肋间听到响亮粗糙的全收缩期杂音，肺动脉第二心音稍增强。

（2）中型缺损（缺损在 0.5~1.0cm 之间） 由左向右分流多，体循环血流量减少，影响生长发育。主要症状是消瘦、乏力、气短；体格检查发现心浊音界扩大、胸骨左缘第 3~4 肋间闻及粗糙的全收缩期杂音并可在杂音最响处触及收缩期震颤、肺动脉第二音增强，易导致心力衰竭。

（3）大型缺损（缺损>1.0cm） 伴有肺动脉高压者，右心室压力亦显著增高，此时右心室肥大较明显，分流减少，当出现右向左分流时，出现青紫，此时心脏杂音较轻而肺动脉第二心音明显亢进。

室间隔缺损易并发支气管炎、支气管肺炎、充血性心力衰竭、肺水肿和亚急性细菌性心内膜炎。

2. 房间隔缺损 缺损小者可无症状，体格检查在胸骨左缘第 2~3 肋间闻及收缩期杂音。缺损大者，体循环血量减少，影响生长发育。出现消瘦、乏力、气短，易哭闹、患肺炎或心力衰竭时出现暂时性青紫；体格检查发现浊音界扩大，胸骨左缘 2~3 肋间可闻及收缩期杂音，肺动脉瓣区第二心音增强或亢进，并呈固定分裂。

3. 动脉导管未闭 导管较细者无症状，体格检查在胸骨左缘第 2 肋间及其附近闻及“机器样”连续性心脏杂音。导管较粗者，除闻及心脏杂音外，还出现气急、咳嗽、乏力、多汗、消瘦等症状。有显著肺动脉高压者可出现下半身青紫。偶见扩大的肺动脉压迫喉返神经而引起声音嘶哑。

4. 法洛四联症

（1）发绀 发绀又称青紫，为其主要表现。在出生后不久即青紫，常于唇、球结合膜、口腔黏膜、耳垂、指（趾）等毛细血管丰富的部位明显。在吃奶、哭闹、走动等活动时加重，并伴呼吸困难。

（2）蹲踞 是该病的特征性表现。每于行走或活动时，因气急而主动下蹲片刻再行走。蹲踞时下肢屈曲，使静脉回心血量减少，减轻了心脏负荷，同时下肢受压，体循环阻力增加，使右向左分流减少，从而缺氧症状暂时得以缓解。

（3）杵状指（趾） 由于长期缺氧，致使指、趾端毛细血管扩张增生，局部软组织和骨组织也增生肥大，随后指（趾）末端膨大如鼓槌状，称杵状指（趾）。

（4）缺氧发作 少数由于脑缺氧可有头晕、头痛。婴儿有时在吃奶或哭闹后出现阵发性呼吸困难，严重者可引起突然昏厥、抽搐，这是由于在肺动脉漏斗部狭窄的基础上，突然发生该处肌肉痉挛，引起一时性肺动脉梗阻，使脑缺氧加重所致，称缺氧发作。

（5）心脏表现　胸骨左缘第 2~4 肋间可闻及喷射性收缩期杂音，一般以第 3 肋间最响，肺动脉第二音减弱或消失，心前区可隆起。

（6）其他　发育落后，重者智能亦落后。

法洛四联症常见并发症为脑血栓、脑脓肿和亚急性细菌性心内膜炎。

【辅助检查】

1. 胸部 X 线检查

（1）室间隔缺损　小型缺损无明显改变。中、大型缺损心脏增大，以左心室增大为主，左心房也常增大，晚期可出现右心室增大。肺动脉段突出，肺血管影增粗。

（2）房间隔缺损　心脏外形呈轻、中度扩大，以右心房、右心室增大为主，肺动脉段突出，肺门血管影增粗，可见肺门“舞蹈”征，肺野充血，主动脉影缩小。

（3）动脉导管未闭　左心室和左心房增大，肺动脉段突出，肺门血管影增粗，肺野充血。出现肺动脉高压时，右心室亦增大，主动脉弓往往有所增大。

（4）法洛四联症　典型心影呈靴形，系由右心室肥大使心尖上翘和漏斗部狭窄使心腰凹陷所致。肺门血管影缩小，肺纹理减少，透亮度增加。

2. 心电图检查

（1）室间隔缺损　小型缺损无改变或显示轻度左心室肥大。中、大型缺损显示左心室肥大或伴右心室肥大。

（2）房间隔缺损　典型心电图表现为电轴右偏和不完全性右束支传导阻滞，部分病例尚有右心房和右心室肥大。

（3）动脉导管未闭　导管较细心电图无改变，导管较粗显示左心室肥大和左心房肥大，合并肺动脉高压时显示右心室肥大。

（4）法洛四联症　典型改变显示心电轴右偏，右心室肥大，亦可显示右心房肥大。

3. 超声检查　这是目前确诊先天性心脏病的首选检查。

（1）室间隔缺损　超声心动图可见左心室、左心房和右心室内径增大，主动脉内径缩小。二维超声心动图可显示室间隔回声中断，并可提示缺损的位置和大小。多普勒彩色血流显像可直接见到分流的位置、方向和区别分流的大小，还能确诊多个缺损的存在。

（2）房间隔缺损　超声心动图显示右心房和右心室内径增大。二维超声心动图可见房间隔回声中断，并可显示缺损的位置和大小。多普勒彩色血流显像可观察到分流的位置、方向且能估测分流的大小。

（3）动脉导管未闭　超声心动图显示左心房和左心室内径增宽，主动脉内径增宽。二维超声心动图有时可显示肺动脉与降主动脉之间有导管的存在。多普勒彩色血流显像可直接见到分流的方向和大小。

（4）法洛四联症　二维超声心电图可显示主动脉内径增宽并向右移位，右心室内径增大，流出道狭窄，左心室内径缩小。多普勒彩色血流显像可见右心室直接将血液注入骑跨的主动脉。

4. 右心导管检查　作为诊断性检查，目前已基本被多普勒彩色血流显像替代，但在进一步了解畸形程度、是否合并其他心脏异常以及制定手术方案仍有一定帮助。

（1）室间隔缺损　右心室血氧含量明显高于右心房，右心室和肺动脉压力升高。少有心导管可通过缺损进入左心室。

（2）房间隔缺损　可发现右心房血氧含量高于上、下腔静脉平均血氧含量。心导管可由右心房通过缺损进入左心房。

（3）动脉导管未闭　肺动脉血氧含量高于右心室，证明肺动脉部位由左向右的分流。肺动脉和右心室的压力可正常或不同程度升高。部分人心导管可通过未闭的动脉导管，由肺动脉进入降主动脉。

（4）法洛四联症　导管较易从右心室进入主动脉，有时能从右心室入左心室。心导管从肺动脉向右心室退出时，可记录到肺动脉和右心室之间的压力差。根据压力曲线可判断肺动脉狭窄的类型。股动脉血氧饱和度降低，证明有右向左的分流。

【治疗】

1. 手术治疗　这是先天性心脏病治疗的基本方法。

（1）室间隔缺损　缺损小者不一定需要治疗，但应定期随访。中型缺损临床上有症状者宜于学龄前期在体外循环心内直视下做修补术。大型缺损在6个月以内发生难以控制的充血性心力衰竭和反复罹患肺炎，生长缓慢者应予以手术治疗；6个月~2岁的婴幼儿，虽然心力衰竭能控制，但肺动脉压力持续升高、大于体循环的1/2，或2岁以后肺循环血量与体循环血量的比>2∶1，亦应及时手术修补缺损。

（2）房间隔缺损　缺损较大影响生长发育者宜于学龄前（2~6岁）做房间隔缺损修补术，亦可通过介入性心导管用扣式双盘堵塞装置、蚌状伞或蘑菇伞关闭缺损。

（3）动脉导管未闭　手术结扎或切断缝扎导管即可治愈，宜于学龄前施行，必要时任何年龄均可手术。亦可应用介入技术选择微型弹簧伞堵塞动脉导管。

（4）法洛四联症　以根治手术治疗为主。手术年龄一般在2~3岁以上。在体外循环下作心内直视手术，切除流出道肥厚部分，修补室间隔缺损，纠正主动脉右跨。如肺血管发育较差不宜作根治手术，则以姑息分流手术为主，以增加肺血流量，待年长后一般情况改善时再作根治术。

2. 药物治疗

（1）早产儿动脉导管未闭　吲哚美辛，在出生后10日内使用。剂量为0.2mg/kg，静脉滴注或口服，间隔24小时给药，共3次。

（2）法洛四联症缺氧发作　皮下注射吗啡0.1~0.2mg/kg，并及时吸氧和纠正酸中毒，此外可口服普萘洛尔1~3mg/kg预防其发作。

（3）其他　继发肺部感染时选择敏感抗生素抗感染治疗，出现心力衰竭时可使用强心苷治疗。

【常用药物注意事项与患者教育】

1. 吲哚美辛　为吲哚乙酸类解热镇痛抗炎药，具有较强的环氧合酶抑制作用，通过抑制该酶，阻止前列腺素的合成，抵消其扩张动脉导管的作用，促使导管收缩闭合。主要不良反应有：①恶心、呕吐、腹泻、诱发或加重溃疡病；②头痛、眩晕、精神异常；③红细胞减少、白细胞减少、血小板减少；④皮疹、支气管哮喘。禁与阿司匹林合用。

2. 吗啡　主要药理作用是镇痛、抑制呼吸、镇咳、催吐、兴奋平滑肌，具有特别强大的镇痛作用，通过镇痛消除由疼痛引起的焦虑、紧张等情绪反应，并可产生镇静和欣快感。主要作用机制是激动阿片受体。临床主要用于镇痛、止泻、控制心源性哮喘。吗啡通过减慢呼吸、扩张外周血管减轻心脏负担，起到缓解缺氧的作用。主要不良反应是：①治疗量可出现恶心、呕吐、眩晕、意识模糊、便秘、尿潴留、低血压、鼻周围瘙痒、荨麻疹和呼吸抑制等；②连续多次应用易产生耐受性和成瘾性（一般连续使用不超过 1 周）；③急性中毒时出现昏迷、呼吸麻痹、针尖样瞳孔缩小、血压下降甚至休克。禁用于分娩止痛、哺乳期妇女止痛、支气管哮喘、肺心病等。

目标检测

1. 简述小儿的年龄分期。
2. 简述小儿的喂养方式。
3. 简述小儿肥胖的诊断与临床分度。
4. 简述维生素 D 缺乏性佝偻病的诊断要点。
5. 简述先天性心脏病的常见类型。
6. 试述治疗小儿腹泻的微生态制剂的注意事项与患者教育。

扫码“练一练”

（黄小凤）

第二十三章

传染病

学习目标

1. **掌握** 传染病的病因与结局、传染病流行过程的3个基本环节、传染病的基本特征与临床特征、传染病的预防、传染病的治疗原则；常见传染病的病因；常见传染病的诊断要点。
2. **熟悉** 常见传染病治疗的常用药物注意事项与患者教育；流行性脑脊髓膜炎与流行性乙型脑炎的区别；细菌性痢疾与阿米巴痢疾的区别。

传染病在20世纪以前的漫长历史中，是人类生命的第一杀手，由于现代科学的发展，从根本上改变了人类与传染病斗争的力量对比，但因其蔓延速度快、影响范围广、对人体健康危害大等的特点，仍给人类健康和生命带来巨大的威胁。从人类与传染病斗争的历史里我们得到的重要启示之一就是传染病将是长期存在的，因此，人类与传染病的斗争与较量将是长期的，是一刻也不能放松的。

扫码“学一学”

第一节　传染病概述

感染性疾病可分为传染性疾病和非传染性疾病2大类，传染性疾病即传染病。传染病是由特异的病原微生物和寄生虫在一定条件下感染人体后引起的具有传染性和流行性的一类疾病。其显著特点是流行性，流行性是指病原体具有在人群或动物群中连续传播的能力。引起传染病的病原微生物有朊粒、病毒、立克次体、衣原体、支原体、细菌、真菌、螺旋体等；引起传染病的寄生虫有蠕虫和原虫，常见的蠕虫有蛔虫、钩虫、蛲虫等，常见的原虫有阿米巴原虫、黑热病原虫等。传染病学是研究传染病在人体内外环境中发生、发展、传播和防治规律的科学。由于传染病能在人群中传播并造成流行，故对人类健康和生命有极大的危害。因此，了解传染病的基本知识，学习常见传染病的病原学、流行病学、发病机制、病理、临床表现、辅助检查、诊断、治疗与预防，具有十分重要的意义。

知识链接

朊 粒

朊粒（Prion）又译为普里朊、普列昂、普利子、普昂蛋白、蛋白质感染因子、蛋白侵染子、朊病素、朊病毒等，是一类不含核酸而仅由蛋白质构成的可自我复制并具感染性的亚病毒因子。朊粒与普通蛋白质不同，经 120~130℃加热 4 小时、紫外线、离子照射、甲醛消毒，并不能把这种传染因子杀灭，对蛋白酶有抗性，但不能抵抗蛋白质强变性剂。朊粒是唯一不用 DNA 或 RNA 作遗传物质的病毒，它能引起哺乳动物和人类的中枢神经系统病变。由朊粒引起的哺乳动物疾病主要有羊瘙痒病、疯牛病等；由朊粒引起的人类疾病主要有库鲁病、克雅综合征、格斯特曼综合征和致死性家族性失眠症。朊粒的传播途径包括食用动物肉骨粉饲料与牛骨粉汤、医源性感染（使用脑垂体生长激素、促性腺激素和硬脑膜移植、角膜移植、输血等）。该类疾病目前尚无特异性治疗手段，关键是加强预防。预防措施主要包括：①严禁从疯牛病疫区进口动物源性饲料、生物制品和与牛相关制品；②加强对本土羊瘙痒病的筛查，监测疯牛病；③预防医源性感染。

（一）传染的概念与传染的结局

1. 传染的概念 感染是指病原体进入人体，与人体相互作用、相互斗争的过程。引起感染的病原体可来自宿主体外，也可来自宿主体内。来自体内的病原体在长期的发展过程中，与宿主形成了共生状态，一般不引起感染，只有在机体抵抗力过度低下（如长期使用抗生素等造成菌群失调）或病原体离开原来生存的环境到达新的环境（如大肠埃希菌从肠道进入泌尿道、肺炎球菌从上呼吸道进入肺泡）才引起感染，这种感染通常称为机会性感染。来自体外的病原体通过一定方式从一个宿主个体到达另一个宿主个体引起的感染称为传染。

2. 传染的结局 致病性病原体达到人体后，便开始了入侵，与此同时，人体的防御机制也开始了反入侵的斗争。由于致病性病原体的数量、毒力、入侵途径的不同和人体抵抗力强弱的差异可产生以下 5 种不同的结局（又称为感染谱）。

（1）病原体被消灭或阻于体外 由于人体的非特异性免疫和特异性免疫的作用，使得侵入的病原体立即被消灭或阻止在体外，没有造成人体的任何损害。例如，通过口入侵的痢疾杆菌可被胃酸完全杀死；破伤风杆菌可因皮肤完整（未破损）而被机械性阻挡在体外；麻疹病毒侵入血液后可被特异性免疫抗体结合而破坏。

（2）病原携带状态 病原体侵入人体后，在某些特定部位生长繁殖，人体的免疫系统不能将其消灭，但病原体对机体也不能造成明显的损害，无临床表现，但可不断向体外排出病原体。按其携带病原体的种类不同可分为带病毒者、带菌者、带虫者，例如，乙型肝炎病毒携带者、伤寒沙门菌携带者、阿米巴原虫携带者；按其携带病原体时间的长短可分为急性病原携带者和慢性病原携带者，携带时间在 3 个月以下为急性病原携带者，携带时间在 3 个月以上为慢性病原携带者；发生于显性感染潜伏期的病原携带者为潜伏期病原携带者，发生于显性感染之后的病原携带者为恢复期病原携带者，发生于隐性感染之后的病原携带者为健康病原携带者。

（3）潜伏性感染 病原体侵入人体后，在人体的某些特定部位潜伏下来，但无病原体排出体外。人体的免疫系统不能将其消灭，但可使其局限化而不引起机体的组织损害。当机体免疫力下降时，病原体迅速繁殖，造成机体组织损害，出现临床表现，形成显性感染。例如单纯疱疹、带状疱疹、结核病、疟疾等。

（4）隐性感染　隐性感染又称亚临床感染，是指病原体侵入人体后，由于其致病力弱（数量少、毒性低等）或机体的抵抗力强，只引起组织轻微损害即被消灭，临床上无任何表现。通过隐性感染，诱发了机体的特异性免疫应答，故病后可获得程度不同的免疫力。在传染病流行期间，很多人仅有隐性感染，少数人出现显性感染。

（5）显性感染　又称临床感染，即出现传染病。病原体侵入人体后，一方面引发机体的免疫反应产生对抗，另一方面病原体本身的致病力或通过机体的免疫反应造成机体组织的明显损害，出现临床表现。显性感染过程结束后，多数病原体被完全消灭或清除；少数转化为病原携带者，称恢复期病原携带者，如伤寒沙门菌携带者。

一般说来，上述5种结局中，以隐性感染最常见，病原携带状态次之，显性感染最少见。

（二）传染病的流行过程

传染病在人群中发生、发展和转归的过程称为传染病的流行过程。研究和了解传染病的流行过程对传染病的预防和治疗具有重要的意义。

扫码“看一看”

1. 传染病流行过程的3个基本环节　传染病在人群中发生、发展和转归的3个基本环节是传染源、传播途径和易感人群。

（1）传染源　体内有病原体生长、繁殖并不断将其排除体外的人和动物。

传染源有：①传染病病人；②隐性感染者；③病原携带者；④受感染的动物，包括患病动物和病原携带动物。

（2）传播途径　病原体从传染源到达易感人群所经过的途径。不同的传染病其传播途径也不相同。一种传染病可以仅有一条传播途径，也可以有多条传播途径。常见的传播途径有以下几种途径。

1）空气、飞沫、尘埃：这是呼吸道传染病的主要传播途径，如流行性感冒、麻疹、流行性脑脊髓膜炎等。

2）水、食物、苍蝇：这是消化道传染病的主要传播途径，如细菌性痢疾、伤寒、甲型病毒性肝炎等。

3）日常生活接触：是指通过手等直接接触和通过被污染的玩具、毛巾等间接接触引起的传播。水痘、乙型病毒性肝炎、沙眼等可通过该途径传播。

4）吸血节肢动物：常见的传播疾病的吸血节肢动物有蚊、蚤、白蛉、蜱、恙虫等，可传播疟疾、斑疹伤寒、森林脑炎等。

5）血液、体液、血制品：乙型病毒性肝炎、丙型病毒性肝炎、梅毒、艾滋病等可通过该途径传播。

6）土壤：破伤风、炭疽、钩虫病等可通过该途径传播。

另外，母体通过血液或产道等将传染病传播给胎儿或新生儿又称为母婴传播或垂直传播。淋病、梅毒等可发生母婴传播或垂直传播。

（3）易感人群　对某一传染病无特异性免疫力的人群称易感人群。大量易感人群的存在容易造成传染病的流行。普遍推行人工自动免疫减少易感人群是目前我国采取的控制传染病的积极有效的方法。

2. 传染病流行过程的影响因素

（1）自然因素 自然环境中的各种因素，包括地理、气候和生态等条件对流行过程的发生和发展起着重要的影响。寄生虫病和虫媒传染病对自然条件的依赖性尤为明显。传染病的地区性和季节性与自然因素有密切关系，例如，我国北方有黑热病地方性流行区，南方有血吸虫病地方性流行区，乙型脑炎严格的夏秋季发病特性都与自然因素有关。自然因素可直接影响病原体在外环境中的生存能力，例如，钩虫病少见于干旱地区。机体非特异性免疫力的降低也可促进流行过程的发展，寒冷可减弱呼吸道抵抗力，炎热可减少胃酸的分泌等。某些自然生态环境为传染病在野生动物之间的传播创造良好条件，如鼠疫、恙虫病、钩端螺旋体病等，人类进入这些地区时亦可受感染，称为自然疫源性传染病或人畜共患病。

（2）社会因素 包括社会制度、经济状况、生活条件与文化水平等，对传染病流行过程有决定性的影响。公平、合理、法制健全的社会制度使人民摆脱贫困落后，走向共同富裕道路，也导致许多传染病被控制或消灭。社会因素对传播途径的影响是最显而易见的，钉螺的消灭、饮水卫生、粪便处理的改善，使血吸虫病、霍乱、钩虫病等得到控制就是证明。在国家有计划、有规划的建设中，开发边远地区，改造自然，改变有利于传染病流行的生态环境，有效地防治自然疫源性传染病（以野生动物为传染源传播的传染病，如鼠疫），说明社会因素又作用于自然因素而影响流行过程。

（三）传染病的特征

1. 基本特征 传染病与其他疾病的主要区别在于其有以下四个基本特征。

（1）有特异的病原体 每一种传染病都是由其本身特异的病原体引起的，例如，伤寒沙门菌引起伤寒，痢疾杆菌引起痢疾，麻疹病毒引起麻疹，阿米巴原虫引起阿米巴痢疾，钩虫引起钩虫病，等。

（2）有传染性 是指传染病病人排出的病原体能够通过某种途径感染其他机体。传染病病人有传染性的时期称为传染期，每一传染病的传染期相对固定，根据传染期确定传染病的隔离期。例如，流行性乙型脑炎从发病起隔离至体温降至正常；麻疹从发病之日起隔离至退疹时或出疹后 5 天；戊型肝炎自发病之日起 3 周等。

（3）有流行病学特性 主要包括流行性、地方性、季节性和外来性。流行性是指病原体能够在人群中连续传播的能力，根据流行强度可分为散发、流行、大流行、暴发流行。散发是指某一传染病在某一地区维持在近年来发病率的一般水平；流行是指某一传染病在某一地区发病率显著高于近年来发病的一般水平；某一传染病流行范围超出国界或洲界称为大流行；某一传染病在某一地区短时间内集中出现大量病例称为暴发流行。地方性是指某些传染病有相应的地域分布，主要与某些传染病的病原体适应于某一地区的生存条件有关。例如，我国长江流域及其以南的江苏、浙江、安徽、江西、湖北、湖南、广东、广西、福建、四川、云南、上海 12 个省、市、自治区适宜于血吸虫的中间宿主钉螺繁殖，故血吸虫病集中在该地区；我国的贵州、云南等热带地区适宜于疟原虫的中间宿主蚊子繁殖，故疟疾在这一带发病率显著增高等。季节性是指某些传染病有明显的季节分布，例如，冬末春初为呼吸道传染病的高发季节，易发生麻疹、流行性感冒、流行性脑髓脊膜炎等；夏秋季为消化道传染病的高发季节，易发生细菌性痢疾、伤寒、霍乱等。外来性是指本地原来不存在，从外地或外国传来的传染病（如我国的艾滋病）。另外，传染病在人群中的分布不同也是传染病的流行病学特性之一，例如，伐木工人易发生森林脑炎，牧民易发生布鲁菌病、绦虫病等，农民易发生钩虫病等。

（4）有获得特异性免疫性　人体感染病原体后，激发机体特异性免疫系统而产生特异性免疫。感染后免疫属自动免疫，流行性腮腺炎、流行性乙型脑炎、伤寒等可获得持久免疫或终身免疫；细菌性痢疾、钩端螺旋体病、阿米巴痢疾等获得的保护性免疫维持时间较短，仅为数月至数年；流行性感冒维持时间很短；蠕虫性传染病如血吸虫病、钩虫病、蛔虫病等通常不产生保护性免疫，因而往往重复感染。

2. 临床特征

（1）病程发展的阶段性　传染病的发病过程通常分为4个阶段。

1）潜伏期：从病原体侵入人体至出现非特异性临床表现的这一段时间。每一种传染病的潜伏期都有一个范围，是检疫工作观察、留验接触者的重要依据。有的潜伏期很短，如沙门菌食物中毒（2~24小时），流行性感冒（平均1~3天）；有的潜伏期较长，如乙型病毒性肝炎（平均2~3个月）；有的范围跨动很大，如艾滋病（9天至10年以上）、狂犬病（5天至10年以上）。

2）前驱期：从出现非特异性临床表现至出现特异性临床表现（明显症状）之前的这段时间。一般持续1~3天。例如麻疹出疹前的上呼吸道症状、眼结膜炎症状均属于前驱期表现。

3）症状明显期：指出现本病特异性临床表现的这段时间。例如：麻疹的出疹期，流行性腮腺炎的腮腺肿大期，狂犬病的兴奋期等。

4）恢复期：从临床表现基本消失至恢复到发病前状态的这段时间。部分病人可能遗留后遗症，不能恢复至发病前状态。

5）复发与再燃：传染病人已进入恢复期，在稳定退热一段时间后，因潜伏于体内的病原体再度繁殖，使初发病的症状再度出现，称为复发，见于伤寒、疟疾、细菌性痢疾等。传染病人进入恢复期，体温尚未稳定降至正常，再度发热，称为再燃。

（2）临床分型　根据起病情况和病程某一传染病可分为急性、亚急性、慢性。例如，急性乙型肝炎是指起病较急、病程在半年之内的，病程超过半年以上则称为慢性乙型肝炎；起病急，病程在2个月以内的称为急性细菌性痢疾，超过2个月的则称为慢性细菌性痢疾。根据病情严重程度某一传染病可分为轻型、中型、重型、极重型（暴发型）。例如，流行性乙型脑炎可分为轻型（发热38~39℃，神志清楚，无抽搐）、中型（发热39~40℃，嗜睡或昏迷，偶有抽搐）、重型（发热40℃以上，昏迷、反复或持续抽搐，可有肢体瘫痪或呼吸衰竭）和极重型（体温1~2天内升至40℃以上，深度昏迷，迅速出现中枢性呼吸衰竭、脑疝而死亡，少数幸存者遗留严重并发症）。根据临床表现是否明显表现出本病的特征性表现，某一传染病又分为典型和非典型，前者出现本病的典型表现；而后者则表现不典型，可很轻或极严重，例如伤寒的轻型、逍遥型。

（3）临床表现

1）发热：发热是许多传染病共同具有的表现，但不同的传染病其发热的程度和热型不同。按发热程度可分为低热、中等度热、高热和超高热。不同的疾病可表现为不同的热型，对诊断有一定的价值。例如，伤寒常为稽留热，疟疾常为间歇热，布鲁菌病多为波状热，回归热表现为回归热，黑热病表现为双峰热等。

2）皮疹：皮疹是许多传染病常有的表现，但皮疹的形态、颜色及出现部位、数目等表现各异。根据皮疹形态可分为斑疹、丘疹、斑丘疹、玫瑰疹、疱疹、淤点等，例如，麻疹的皮疹呈淡红色斑丘疹，伤寒可在腹部出现玫瑰疹，水痘可出现疱疹，流行性脑脊髓膜炎出现淤点等。

3）感染中毒症状：由病原体产生的毒素及代谢产物引起。常见的表现有乏力、肌肉酸痛、头痛、恶心、呕吐、食欲不振等，严重者出现感染性休克、脑中毒等。

4）单核-巨噬细胞系统症状：病原体及代谢产物刺激单核-巨噬细胞系统引起，表现为肝、脾、淋巴结肿大。

（四）传染病的诊断

对传染病做出早期、正确的诊断，既能得到及时、有效的治疗，又能尽早隔离，防止扩散。特别是鼠疫、霍乱等烈性传染病以及艾滋病，首例诊断尤其重要。其诊断依据下列3方面资料进行综合分析。

1. 流行病学资料 是参考依据，包括年龄、籍贯、职业、地区、季节、传染病接触史、预防接种史、卫生习惯及当时当地的疫情动态等。

2. 临床表现 根据潜伏期长短、起病的缓急、特殊症状、发热特点、皮疹特征、中毒症状等，结合病史及体格检查的发现进行综合分析可做出初步诊断。

3. 辅助检查 在诊断上有时起到决定性作用。

（1）常规检查 包括血液常规（以观察白细胞总数及分类的变化为主）、尿常规和粪常规等。

（2）病原体检查 ①直接检查。在一般显微镜下找到某些传染病的病原体而确诊，如脑膜炎奈瑟菌、疟原虫、微丝蚴、寄生虫卵等可直接在镜下查到，也可通过肉眼发现，如大便中的蛔虫。②病原体分离。根据不同疾病采集血、尿、粪、鼻咽分泌物、皮疹渗出液、脑脊液、骨髓以及活检组织等标本进行培养或分离鉴定。细菌一般采用普通培养基或特殊培养基进行培养，但病毒及立克体必须在活组织细胞内增殖后才能分离出来。③分子生物学检测。是病原学检测的发展方向，如核素^{32}P或聚合酶链反应（PCR）技术的应用等。

（3）免疫学检查 是目前常用的诊断方法，可用已知抗原检测未知抗体，也可用已知抗体检测未知抗原。免疫学检查包括：①血清学检查。如凝集试验、沉淀试验、补体结合试验、中和试验、免疫荧光检查、放射免疫测定、酶联免疫吸附试验等。②皮肤试验。常用于某些寄生虫病的流行病学调查。③细胞免疫功能检查。可了解机体的免疫状态，如用于艾滋病的诊断和预后判断。

（4）其他 活体组织、生物化学、分子生物学、计算机断层扫描（CT）等检查，对许多传染病都有一定辅助诊断价值。

（五）传染病的治疗

强调早期隔离、治疗，做到治疗与预防相结合，病原治疗与支持、对症治疗相结合，西医治疗和中医治疗相结合。

1. 一般治疗 按规定进行消毒、隔离、做好基础护理和心理治疗，病室保持安静清洁，空气流通新鲜，保证足够热量供应，对进食困难的病人需喂食、鼻饲或静脉补给必要的营养品。

2. 病原治疗 采用有效的药物杀灭病原体是控制传染病最根本、最有效的治疗措施。例如，使用喹诺酮类药物、丁胺卡那霉素、复方新诺明等杀灭痢疾杆菌，使用青霉素杀灭钩端螺旋体，使用甲硝唑、替硝唑等杀灭阿米巴原虫，使用甲苯咪唑等驱蛔虫、蛲虫等，使用金刚烷胺等抗甲型流感病毒等。

3. 对症与支持治疗 采取一定措施控制症状、减轻病人痛苦、挽救病人生命，包括降温、止痛、强心、利尿、制止抽搐、纠正酸碱失衡及电解质紊乱、补充血容量、吸氧、辅助呼吸等。

4. 中医中药及康复治疗 传染病在祖国医学中大多属温病范畴，常采用卫、气、营、血的辨证以及解表宣肺、理气泻下、清营开窍、滋阴化瘀的施治方法。许多中药方剂具有抗菌、抗毒及调节免疫功能的作用，如银翘散、桑菊饮、白虎汤、至宝丹、牛黄安宫丸等。对有后遗症者可用针灸、理疗等促进康复。

（六）传染病的预防

针对传染病流行的3个基本环节，采取综合性预防措施。

1. 管理传染源 包括对病人、病原携带者及感染动物的管理。对病人要求早发现、早诊断、早报告、早隔离、早治疗。报告的法定传染病有甲、乙、丙3大类共30余种。

甲类：为强制管理传染病，包括鼠疫、霍乱。

乙类：为严格管理传染病，包括传染性非典型肺炎、艾滋病、病毒性肝炎、脊髓灰质炎、人感染高致病性禽流感、麻疹、流行性出血热、狂犬病、流行性乙型脑炎、登革热、炭疽、细菌性和阿米巴痢疾、肺结核、伤寒和副伤寒、流行性脑脊髓膜炎、百日咳、白喉、新生儿破伤风、猩红热、布鲁菌病、淋病、梅毒、钩端螺旋体病、血吸虫病、疟疾。

丙类：为监测管理传染病，包括血吸虫病、丝虫病、包虫病、麻风病、流行性感冒、流行性腮腺炎、风疹、除霍乱、痢疾、伤寒和副伤寒以外的感染性腹泻病、急性出血性结膜炎。

乙类传染病中传染性非典型肺炎、炭疽中的肺炭疽和人感染高致病性禽流感采取甲类传染病的预防、控制措施。

责任疫情报告人发现甲类传染病和乙类传染病中的艾滋病、肺炭疽的病人、病原携带者和疑似传染病病人时，城镇于6小时内，农村于12小时内，以最快的通讯方式向发病地的卫生防疫机构报告，并同时报出传染病报告卡。

责任疫情报告人发现乙类传染病病人、病原携带者和疑似传染病病人时，城镇于12小时内，农村于24小时内向发病地的卫生防疫机构报出传染病报告卡。

责任疫情报告人在丙类传染病监测区内发现丙类传染病病人时，应当在24小时内向发病地的卫生防疫机构报出传染病报告卡。

对发现的传染病患者在按规定时间报告的基础上，及时采取有效的隔离方式和治疗措施。

对病原携带者的管理，要及时发现并进行必要的治疗。对传染病接触者的管理，根据具体情况进行医学观察或留验。医学观察是指对乙类和丙类传染病接触者采取体格检查（特别是体温测量）、病原学检查和必要的卫生处理等措施，但可照常工作、学习；留验即隔离观察，是指对甲类传染病和艾滋病、肺炭疽及规定按甲类传染病对待的其他传染病采取限制在指定场所进行诊察、检验和治疗等措施。对动物传染源，有经济价值的应隔离治疗，无经济价值的应予以杀灭。

2. 切断传播途径 根据传染病的不同传播途径，采取相应的防疫措施。如肠道传染病需床边隔离，吐泻物消毒，作好饮食、水源及粪便管理，消灭苍蝇，加强个人卫生；呼吸道传染病，应开窗通风、空气消毒、个人戴口罩；虫媒传染病，采用药物或其他措施进行防虫、杀虫、驱虫。

3. 保护易感人群 主要是提高人群的免疫力。通过加强营养、改善生产生活条件、锻炼身体等增强非特异性免疫力；通过预防接种增强特异性免疫力，这是目前人类预防传染病最有效、最实用的方法，已取得了巨大的成功。另外，在传染病流行期间或疫情紧急时，可采用药物预防。

第二节 流行性感冒

扫码“学一学”

流行性感冒（简称“流感”）是由流感病毒引起的急性呼吸道传染病。流感起病急，以发热、全身肌肉酸痛及软弱乏力等中毒症状较重，呼吸道症状较轻为临床特征。流感病毒分甲、乙、丙 3 型，分别引起甲、乙、丙型流感，以甲型流感对人类威胁性最大。

【病原学】

流感的病原体为流感病毒。流感病毒属正黏液病毒，含单股 RNA，外观呈球形，直径 80~120nm。该病毒对热较敏感，56℃ 30 分钟、100℃ 1 分钟均可灭活，对紫外线和常用消毒剂亦很敏感，但在低温环境下较为稳定，4℃可存活 1 月余。根据其内部和外部抗原结构不同可分为甲、乙、丙 3 型。甲型流感病毒表面抗原易发生变异形成新的亚型，人群对此缺乏特异性免疫力，故甲型流感易发生暴发、流行或大流行。乙型流感常呈小流行。丙型流感多为散发。

【流行病学】

1. 传染源 本病传染源的为病人和隐性感染者，病人从潜伏期末即开始排毒，病初 2~3 日传染性最强。

2. 传播途径 主要经飞沫传播。

3. 易感人群 人群对本病普遍易感，青壮年及学龄儿童发病率高，病后可获得特异性免疫力，但不持久。

【发病机制】

流感病毒可侵入呼吸道的上皮细胞内进行复制，借病毒神经氨酸酶的作用而释出，再侵犯邻近细胞使感染扩散，引起呼吸道炎症及全身中毒反应。病毒一般仅在局部增殖，不侵入血流，故不发生毒血症。

【病理】

单纯型流感病变主要在上呼吸道黏膜，可见黏膜充血、水肿，纤毛上皮细胞变性、坏死与脱落，但基底细胞正常，约 2 周恢复。流感病毒肺炎的肺组织充血、水肿，气管、支气管内有血性分泌物，黏膜下有灶性出血、水肿及轻度的炎症细胞浸润。

【临床表现】

潜伏期为1~3日，最短者仅数小时。

1. 典型流感 又称单纯型流感，最常见。起病急，畏寒发热，体温可达39~40℃，头痛，全身肌肉酸痛，疲乏无力，并有轻度鼻塞、流涕、咽痛、干咳等呼吸道症状，胸骨后有灼热感。有时有恶心、腹泻等。面颊潮红，眼结膜及咽部轻度充血。上述症状多于1~2日内达高峰，3~4日内体温下降，其余症状随之减轻或消失，但乏力及咳嗽可持续2周以上。

2. 轻型流感 症状轻，发热不高，2~3日即愈。

3. 肺炎型流感（又称原发性流感病毒肺炎、原发性肺炎型流感） 较少见。主要见于年老体弱者、婴幼儿、孕妇及原有心肺疾病者。初起与单纯型流感相似，1~2日内病情迅速加重，出现高热、气促、发绀、胸闷、剧咳、咯血性痰等。两肺满布湿性啰音，但无肺实变体征。抗生素治疗无效。严重者可发生心力衰竭、肺水肿、呼吸衰竭而死亡。

本病常并发细菌性呼吸道感染、细菌性肺炎等。

【辅助检查】

1. 血象 白细胞总数正常或略减少，淋巴细胞相对增多。若继发细菌感染，白细胞总数及中性粒细胞百分比明显升高。

2. X线检查 典型流感和轻型流感肺部一般无变化，肺炎型流感可见两肺散在絮状阴影，近肺门处明显。

3. 细胞学及病毒抗原检查 可行下鼻甲黏膜印片染色镜检，可见胞浆内有嗜酸性包涵体，或用特异性荧光抗体检查流感病毒抗原，有助于早期诊断。

4. 血清学检查 取早期与2~4周后双份血清，做血凝抑制试验或补体结合试验，第2份血清效价增高4倍或以上有诊断价值。

5. 病毒分离 急性期病人的咽漱液进行接种后可分离出流感病毒。

【诊断】

诊断要点：①突然发病，迅速蔓延，发病率高；②高热、畏寒、肌肉酸痛、头痛、乏力等全身中毒症状较重，呼吸道症状较轻；③肺炎型可见发热、剧咳或阵咳、痰黏稠或痰中带血；④血常规检查白细胞正常或偏低，分类淋巴细胞相对偏高。

【治疗】

1. 一般治疗 病人应隔离至热退后48小时。注意休息，发热时应卧床休息，保持室内空气流通。给予易消化食物，多饮水。加强护理。

2. 抗流感病毒治疗

（1）利巴韦林 采用2~5mg/ml滴鼻或20mg/ml雾化吸入，每日3~4次。流感病毒性肺炎病人可用利巴韦林每日10~20mg/kg静脉缓慢滴注。

（2）金刚烷胺 为甲型流感病毒特异性抑制剂，能减轻症状，缩短疗程，具有一定的治疗作用，对于甲型流感的预防亦有一定作用。金刚烷胺每次 100mg，每日 2 次，口服。

（3）奥司他韦　对甲型和乙型流感病毒均有较好的治疗作用，能明显缩短病程，减轻症状。成人每次 75mg，每日 2 次，口服，连用 5 日，最好在症状出现 2 日内开始用药。

（4）干扰素　具有广谱抗病毒作用。可用生理盐水稀释成 1×10^4 U/ml，雾化吸入或滴鼻，每日 2~3 次，或服用干扰素片，每日 1~2 片，3~5 日为 1 疗程。

3. 对症治疗

（1）发热及疼痛　对乙酰氨基酚，每次 0.5g，每日 3 次，或必要时服；阿司匹林，每次 0.5g，每日 2~3 次，或必要时服；复方阿司匹林，每次 1 片，每日 2~3 次，或必要时服；吲哚美辛，每次 25mg，每日 3 次，或必要时服；速效感冒胶囊，每次 1 粒，每日 3 次，口服。

（2）止咳祛痰　咳必清，每次 25mg，每日 3 次，口服。宜用于咳嗽较剧烈而无痰者；溴己新，每次 8~16mg，每日 3 次，口服，宜用于痰稠不易咯出者；棕色合剂，每次 10ml，每日 3 次，口服。

4. 防治细菌感染　复方新诺明，每次 2 片，每日 2 次，口服；乙酰螺旋霉素，每次 0.2g，每日 3~4 次，口服；红霉素，每次 0.3g，每日 3~4 次，口服；罗红霉素，每次 75mg，每日 2 次，口服；先锋霉素Ⅳ，每次 0.5g，每日 3 次，口服；青霉素钠盐，每次 80 万 U，每日 2 次，肌内注射。

【常用药物注意事项与患者教育】

1. 利巴韦林　见第六章第一节急性上呼吸道感染。

2. 金刚烷胺　可阻断病毒吸附于宿主细胞，抑制病毒复制，早期应用可减少病毒的排毒量，缩短病程。主要不良反应有头痛、失眠、共济失调等神经精神症状。

第三节　麻　疹

扫码“学一学”

麻疹是由麻疹病毒引起的急性呼吸道传染病。麻疹的主要临床表现是发热、上呼吸道炎、结膜充血、麻疹黏膜斑、典型的皮疹。目前发病者为未接种疫苗的学龄前儿童和免疫接种失败的青少年。病后可获得持久免疫力。

【病原学】

麻疹的病原体是麻疹病毒。麻疹病毒属副黏液病毒，直径 100~150nm。麻疹病毒的抗原性稳定，只有一个血清型，故病后可获得持久免疫力。麻疹病毒对外界抵抗力不强，对一般消毒剂和阳光非常敏感，紫外线很快能将其灭活，在流通的通气中只能存活半小时。麻疹病毒有较强的耐寒、耐干燥力，在−70~−15℃环境下可保存数月至数年。

【流行病学】

1. 传染源　病人是唯一的传染源。自发病前 2 天至出疹后 5 天具传染性，病毒通过鼻、咽、气管分泌物和结膜分泌物排向外界。

2. 传播途径　主要通过飞沫传播。

3. 易感人群 人群普遍易感。由于麻疹疫苗的广泛接种，麻疹的自然发病明显下降。目前主要见于未接种疫苗的学龄前儿童和免疫接种失败的青少年。病后可获得持久免疫力。

4. 流行特征 好发于冬春季，以6个月至5岁小儿发病率最高。

【发病机制】

麻疹病毒通过飞沫传播到达人的上呼吸道和结膜处，在上呼吸道和结膜的上皮细胞内繁殖后，通过局部淋巴组织进入血流，被单核-巨噬细胞吞噬并在其中繁殖，大量增殖的病毒再次进入血流，通过直接破坏细胞和诱发全身性迟发型免疫反应引起临床症状。

【病理】

主要改变是全身淋巴系统出现增生，在淋巴结、扁桃体、肝、脾、胸腺等处可见多核巨细胞，皮肤、眼结膜、鼻咽部、支气管、阑尾等处可见单核细胞浸润及围绕在毛细血管周围的多核巨细胞，淋巴样组织肥大。毛细血管充血，血管内皮细胞肿胀增生，液体渗出。

【临床表现】

潜伏期6~18天，平均10天，曾接受过被动或主动免疫者可延至3~4周。

1. 前驱期 ①发热、全身不适、精神萎靡等全身症状；②咳嗽、鼻塞流涕、咽痛、声音嘶哑等上呼吸道症状；③畏光、流泪、结膜充血、眼睑水肿等眼部症状；④麻疹黏膜斑：又称柯氏斑（Koplik spots），在对着第二臼齿的颊黏膜上出现数个直径约1mm灰白色小点，外围绕以红晕。本期持续3~4天。

2. 出疹期 多在发热后第4天出现且体温更加升高（可升至40~40.5℃），其他中毒症状亦加重；先在耳后、颈部、发际出现，随后面部、躯干及四肢，最后手掌、足底，出疹过程3~4天；米粒大小淡红色斑丘疹，可融合，疹与疹或疹块与疹块之间有正常皮肤。

3. 退疹期 皮疹出齐后，按出疹顺序消退，体温下降至正常，其他症状亦好转、消失；退疹处留有糠皮样脱屑及棕褐色色素沉着。

另外，还有轻型麻疹、重型麻疹、出血性麻疹、异型麻疹等不典型麻疹。

4. 并发症

（1）支气管肺炎　是麻疹病人死亡的主要原因。多发生于5岁以下小儿，常于出疹1周内发生。在病毒性肺炎的基础上，继发细菌感染。表现为高热不退、咳嗽、呼吸困难、两肺闻及散在湿啰音，X线检查表现为散在斑片状阴影。

（2）心肌炎　好发于2岁以下重型麻疹、营养不良等的小儿，主要表现为心力衰竭。

（3）细菌性喉炎　并发细菌性喉炎时，患儿表现为明显的发绀、三凹征阳性、极度的呼吸困难，严重者可因窒息而死亡。

（4）麻疹脑炎　发生在出疹后3周内，以出疹后2~6天发生率最高。表现为头痛、呕吐、精神萎靡等表现，多数经1~5周恢复，少数可遗留智力低下、瘫痪、癫痫等后遗症。

（5）亚急性硬化性全脑炎　在患麻疹2~17年后发生，病理改变为脑组织退行性变，临床表现为进行性智力减退、性格改变、肌痉挛、视力下降、听力减退，最后死于昏迷和强直性瘫痪。

【辅助检查】

1. 血象 白细胞总数正常或减低，淋巴细胞比例升高。

2. 病毒检测 在疾病初期，取病人眼、鼻、咽分泌物，血，尿进行胚胎或细胞接种，可分离出麻疹病毒；利用间接免疫荧光法在上述分泌物、血、尿细胞中可查到麻疹病毒抗原。

3. 多核巨细胞检测 在疾病初期，取病人眼、鼻、咽分泌物，痰，尿沉渣涂片，通过瑞氏染色可查到多核巨细胞，通过电子显微镜在多核巨细胞内可查到病毒包涵体（麻疹病毒颗粒）。

4. 血清抗体检测 通过 ELISA 法在血清中可查到特异性 IgM 和 IgG 麻疹病毒抗体。

【诊断】

诊断要点：①多于冬、春季发病，有当地麻疹流行及接触史；②突然出现的发热、上呼吸道症状、眼部症状和特征性的麻疹黏膜斑；③典型的皮疹；④可从病人分泌物中查到病毒抗原或培养分离出麻疹病毒；⑤血清中查到特异性麻疹抗体。

【治疗】

1. 一般治疗 隔离病人至出疹后 5 天。卧床休息，室内应保持空气新鲜（经常开窗换气），并保持适当的温度和湿度。给予易消化富有营养的食物，多喝开水。用淡盐水擦洗眼、鼻部分泌物，保持皮肤黏膜清洁。

2. 对症治疗

（1）高热 ①30%～40%乙醇擦浴；②必要时小剂量对乙酰氨基酚口服。如无高热，可不必使用退热剂。

（2）烦躁不安 ①苯巴比妥钠，成人每次 0.1g，儿童每次 1～2mg/kg，肌内注射；②地西泮，成人每次 2.5mg，每日 3 次，口服。

（3）咳嗽 ①川贝枇杷膏，每次 5～10ml，每天 3 次，口服；②咳必清，每次 12.5～25mg，每天 3 次，口服。

【常用药物注意事项与患者教育】

川贝枇杷膏 主要中药成分有川贝母、枇杷叶、南沙参、茯苓、化橘红、桔梗、法半夏、五味子、瓜蒌子、款冬花、远志、苦杏仁、生姜、甘草、杏仁水、薄荷脑，辅料为蜂蜜、麦芽糖等，制成棕褐色稠厚具杏仁香气的半流体。具有润肺化痰、止咳平喘、护喉利咽、生津补气、调心降火的功效，临床常用于伤风咳嗽、痰稠、痰多气喘、咽喉干痒及声音嘶哑等。服用期间忌烟、酒及辛辣、生冷、油腻食物。

扫码"学一学"

第四节 水 痘

水痘是由水痘-带状疱疹病毒引起的小儿急性传染病。水痘-带状疱疹病毒可引起水痘和带状疱疹 2 种疾病，原发感染为水痘，原发感染后，潜伏在感觉神经末梢的水痘-带状疱疹病毒再被激活发生带状疱疹，多见于成人。水痘的主要临床表现是发热、分批出现的向心性皮疹。

【病原学】

水痘-带状疱疹病毒属疱疹病毒，又称人类疱疹病毒3型。该病毒呈圆形，含双链DNA，平均直径210nm。水痘-带状疱疹病毒抗原性稳定，只有一个血清型，故病后可获得持久免疫力。水痘-带状疱疹病毒对外界抵抗力弱，不耐酸，不耐热，在痂皮中不能存活，在疱液中-65℃可长期存活，人是该病毒已知唯一自然宿主。

【流行病学】

1. 传染源 病人为唯一传染源。病毒存在于病人鼻咽分泌物、疱疹液、血液中，出痘前1天至疱疹完全结痂前均有传染性。

2. 传播途径 水痘病毒经空气飞沫和直接接触传播，易感者接触带状疱疹病人亦可引起水痘。

3. 易感人群 人群普通易感，主要发生于10岁以下儿童。

4. 流行特征 本病呈全球分布，多发于冬末春初，散在发生。城市每2~3年发生周期性流行，偏远地区偶可爆发。

【发病机制】

水痘-带状疱疹病毒经空气飞沫或直接接触进入人体，在局部皮肤、黏膜细胞及淋巴结内复制，释放入血液及淋巴液，被单核-巨噬细胞吞噬，在其中繁殖后再次进入血液，病毒随血液带至全身各组织器官，特别在皮肤引起病变。

【病理】

皮肤病变为棘细胞层细胞水肿变性，细胞液化后形成内含大量病毒的单房性水疱。病灶周边和基底部血管扩张，单核细胞和多核巨细胞浸润形成红晕。随着水疱内炎症细胞和组织残片增多，疱内液体变浊，病毒数量减少，最后结痂，下层表皮细胞再生，愈合后不留瘢痕。食管、肺、肝、心、肠、胰、肾上腺和肾可有局灶性坏死和含嗜酸性包涵体的多核巨细胞出现。

【临床表现】

潜伏期12~21天，平均14天。

1. 前驱期 症状轻微，可有发热（低热或中等度热）、头痛、全身乏力、不适、食欲不振、咽痛、咳嗽等。

2. 出疹期 一般在发热的当天出疹，10天左右结痂的皮疹脱落痊愈。①皮疹先见于躯干部、面部、最后出现于四肢，躯干最多，头面部次之，四肢远端较少，手掌、足底更少，呈向心性分布；②常在3~4天内分批出现，同一部位可见不同阶段的皮疹同时存在；③皮疹的变化表现为红色斑疹或丘疹→清亮圆形或泪滴状无脐眼的小水疱→浑浊水疱→破溃水疱→干缩、结痂；④痂皮脱落后不留瘢痕。

3. 特殊表现 ①免疫功能低下者。易形成播散性水痘，全身中毒症状重，呈高热，皮疹多而密集，易融合成大疱型或呈血疱，继发感染可产生坏疽。多脏器受累，可致死亡。②妊娠。妊娠妇女感染水痘病毒，病情较非孕妇重。妊娠早期感染水痘病毒，可引起胎儿畸形；发生水痘后数天分娩可出现新生儿水痘和先天性水痘综合征。新生儿水痘易形成播散性水痘，甚至引起死亡。先天性水痘综合征表现为出生体重低、瘢痕性皮肤病变、肢体萎缩、视神经萎缩、白内障、智力低下，易继发细菌感染。

4. 并发症 水痘肺炎、水痘脑炎、水痘肝炎、间质性心肌炎及肾炎等。

【辅助检查】

1. 病毒 DNA 检测 通过呼吸道上皮细胞和外周血白细胞，利用聚合酶链反应可检测到水痘-带状疱疹病毒的 DNA。

2. 抗体检测 通过血清能够检测到水痘-带状疱疹病毒的特异性抗体（补体结合抗体滴度升高或双份血清抗体滴度升高 4 倍以上）。

3. 抗原检测 通过疱疹基底刮片或疱疹液，直接荧光抗体染色可查到病毒。

4. 多核巨细胞和细胞内包涵体检查 通过刮取新鲜疱疹基底组织液可查到多核巨细胞和细胞核内包涵体。

【诊断】

诊断要点：①多于冬末春初发病，多见于 10 岁以下儿童；②有发热、头痛、全身乏力等症状；③典型的皮疹特点（发热第 1 天出疹、皮疹呈向心性分布、皮疹的顺序变化）；④呼吸道上皮细胞或外周血白细胞中水痘-带状疱疹病毒 DNA 阳性。

【治疗】

1. 一般治疗 卧床休息，多喝开水，给予清淡易消化富有营养食物。室内要及时通风换气，保持空气新鲜。避免抓挠及抓破皮肤，抓破时局部涂 1%～2% 甲紫或杆菌肽软膏。

2. 对症治疗

（1）皮肤瘙痒 氯苯吡胺，每次 2mg，每日 3 次，口服；赛庚啶，每次 1mg，每日 3 次，口服；0.25% 石炭酸炉甘石洗剂或 5% 碳酸氢钠溶液局部涂擦。禁用糖皮质激素，病前已经使用的要逐渐减量。

（2）发热 牛磺酸颗粒，每次 0.4～0.8g，每日 3 次，口服；对乙酰氨基酚，每次 1/2～1/3 片，每日 3 次，口服。

（3）其他 继发细菌感染，应选择敏感抗菌药物；并发脑炎出现脑水肿应使用 20% 甘露醇降低颅内压。

3. 抗病毒治疗 适用于有免疫缺陷或应用免疫抑制剂者、新生儿水痘、播散性水痘、并发水痘脑炎或水痘肺炎者，且应尽早使用。阿昔洛韦，每次 10～20mg/kg，8 小时 1 次，静脉滴注，连续 7～10 天；α-干扰素每次 10～20U/(kg·d)，静脉滴注，连续5～7 天。

【常用药物注意事项与患者教育】

阿昔洛韦 本药是广谱高效的抗病毒药物，对水痘、带状疱疹病毒有效。对病毒 DNA

多聚酶呈现强大的抑制作用，阻滞病毒 DNA 的合成。最常见的不良反应为胃肠功能紊乱、头痛和斑疹。静脉输注可引起静脉炎、可逆性肾功能紊乱以及神经毒性等。与青霉素类、头孢菌素类和丙磺舒合用可致其血浓度升高。

扫码“学一学”

第五节　流行性腮腺炎

流行性腮腺炎是由腮腺炎病毒引起的急性传染病。好发于冬末春初，多见于年长儿童和青少年。主要临床表现是发热、双侧腮腺肿大及疼痛。儿童易并发脑膜脑炎，成人可并发睾丸炎或卵巢炎，但一般不影响生育能力。病后可获得持久免疫力。

【病原学】

腮腺炎病毒属副黏液病毒，呈球形，含单股 RNA，直径 100~200nm。该病毒含 6 种主要蛋白质，即核蛋白（NP）、多聚酶蛋白（P）、L 蛋白、血凝素、糖蛋白、神经氨酸酶（HN）糖蛋白、血溶-细胞融合（F）糖蛋白。其中血溶-细胞融合糖蛋白又称 V 抗原，能刺激机体产生保护性抗体，一般在病毒感染后 2~3 周出现；NP 可刺激机体产生抗 NP 抗体，该抗体无保护作用，但有诊断价值。人是腮腺病毒的唯一宿主。腮腺炎病毒对外界抵抗力较低，对紫外线、甲醛敏感，但在 4℃时则能存活数天。

【流行病学】

1. 传染源　病人及隐性感染者是本病传染源，病人自潜伏期末至肿大的腮腺消退均具有传染性。

2. 传播途径　本病通过空气飞沫、直接接触、间接接触被污染的食物、餐具和玩具等传播，其中空气飞沫是传播的主要途径。

3. 易感人群　人群普通易感，发病年龄以 5~15 岁多见。

4. 流行特点　本病为全球性疾病，全年均可发病，好发于冬末春初，一般为散发，但在幼托机构和小学内可引起爆发。

【发病机制】

腮腺炎病毒从呼吸道侵入人体后，在局部上皮细胞和淋巴结中复制，释放入血液，随血液至腮腺和中枢神经系统，引起腮腺炎和脑膜炎。在腮腺和脑膜处繁殖的病毒再次侵入血流，至其他组织器官，引起相应的病变。

【病理】

主要病理改变为腮腺的非化脓性炎症，腮腺间质水肿、点状出血、淋巴细胞浸润、腺泡坏死。腮腺导管腔发生阻塞，淀粉酶排出受阻，返流入血液。睾丸、卵巢、胰腺亦可出现间质水肿和淋巴细胞浸润。

【临床表现】

潜伏期 14~25 天，平均 18 天。

1. 全身表现 突然出现发热、全身不适、头痛、肌肉酸痛、食欲不振、呕吐等感染中毒症状。1~2天后，出现腮腺肿大。

2. 腮腺肿大 ①腮腺肿大以耳垂为中心；②表面皮肤发亮但不红；③局部有疼痛和触痛，疼痛在咀嚼特别是吃酸性食物时加重；④腮腺管口发红但挤压腮腺无脓性分泌物流出；⑤肿大为双侧性，常在一侧肿大2~3天后，对侧出现肿大；⑥肿大一般持续7~10天。

3. 其他脏器受累表现 ①颌下腺炎，颈前下颌处明显肿胀，可触及椭圆形腺体。②舌下腺炎，舌下及颈前下颌肿胀，并出现吞咽困难。③睾丸炎，睾丸肿胀疼痛，多为单侧，并发附睾丸可见阴囊水肿和鞘膜积液，持续3~5天后逐渐好转，炎症消退后部分病人可遗留睾丸萎缩。④卵巢炎，多为一侧下腹部出现疼痛，有时可触及肿大的卵巢。⑤胰腺炎，常发生于腮腺肿大后数天，表现为恶心、呕吐、左上腹痛及压痛。⑥脑膜炎，一般发生在腮腺炎发病后4~5天，亦可先于腮腺炎之前出现，表现为高热、头痛、呕吐、嗜睡或精神萎靡、脑膜刺激征等。

【辅助检查】

1. 血象 白细胞总数正常或减少，淋巴细胞比例增高。出现睾丸炎时，白细胞总数升高。

2. 血清和尿淀粉酶测定 腮腺炎早期即有血清和尿淀粉酶升高，出现胰腺炎时可有脂肪酶升高。

3. 特异抗体测定 使用ELISA法检测病人唾液和血清，核蛋白抗体IgM明显升高。

4. 病毒分离 利用病人的唾液、尿液、脑脊液接种培养可分离出腮腺炎病毒。

【诊断】

诊断要点：①冬末春初发病，多见于年长儿童和青少年，当地流行或接触史；②有发热、全身不适、头痛、肌肉酸痛等中毒症状；③腮腺肿大的6个特点；④血清及尿淀粉酶升高；⑤血清或唾液中可查到特异性核蛋白抗体。

【治疗】

1. 一般治疗 隔离至腮腺肿胀完全消退。卧床休息，多喝开水，给予软食，避免酸性食物，保持口腔清洁，餐后可用生理盐水漱口。

2. 对症治疗

（1）高热或头痛 对乙酰氨基酚，每次0.3~0.6g，每日2~3次，口服，儿童酌减；阿司匹林，每次0.3~0.6g，每日3次，口服，儿童酌减。

（2）腮腺肿大及疼痛 局部冷敷；必要时，给予泼尼松，每次5~10mg，每日3次，口服，可用3~7天。

（3）颅内高压 每次20%甘露醇1~2g/kg，快速静脉加压滴注，4~6小时1次，直至症状好转。

3. 抗病毒治疗 ①利巴韦林，儿童每日15mg/kg，成人每日1g/d，静脉滴注，连续5~7天；②板蓝根冲剂，每次1~2包，每日3次，口服。

4. 并发症治疗

（1）睾丸炎治疗　抗病毒治疗同时应用激素，睾丸局部冷敷、制动等对症处理，可给予硫酸镁湿敷肿大之阴囊。成人患者在本病早期应用已烯雌酚，每次 1mg，每日 3 次，有减轻肿痛之效。

（2）脑膜脑炎治疗　高热、头痛、呕吐时先用 20% 甘露醇快速加压静脉滴注降低颅内压，随后给予快速利尿剂呋塞米利尿。

（3）胰腺炎治疗　禁食，静脉输液，注射阿托品或山莨菪碱，早期应用糖皮质激素。

【常用药物注意事项与患者教育】

利巴韦林　见第六章第一节急性上呼吸道感染。

扫码“学一学”

第六节　流行性乙型脑炎

流行性乙型脑炎，简称“乙脑”，国际上称日本脑炎，是由乙脑病毒引起的脑实质炎症为主要病变的急性传染病。其主要临床表现为突然高热、意识障碍、抽搐、呼吸衰竭，部分病人可遗留程度不同的后遗症。

【病原学】

流行性乙型脑炎的病原体为乙脑病毒。乙脑病毒外观呈球形，直径 40~50nm，含单股正链 DNA。该病毒抵抗力不强，不耐热，对各种一般消毒剂很敏感，但耐干燥和低温。抗原性稳定，病后可获得持久免疫力。

【流行病学】

1. 传染源　本病的传染源为病人、隐性感染者、受感染动物，尤以受感染的猪及家禽为主要传染源。

2. 传播途径　本病主要通过蚊虫叮咬而传播，感染了病毒的蚊虫可携带病毒越冬及经卵传代。

3. 易感人群　人群对乙脑病毒普遍易感，但多数呈隐性感染。感染后可获得持久免疫力，故发病以 10 岁以下儿童多见。近年由于儿童广泛预防接种乙脑疫苗，发病率逐渐降低，成人和老年人发病率相对增高。

4. 流行特征　本病呈高度散发，家庭成员中少有同时多人发病。

【发病机制】

人被感染了乙脑病毒的蚊虫叮咬后，病毒进入人体繁殖，释放入血造成病毒血症。人体抵抗力强时，则形成隐性感染；人体抵抗力弱或病毒数量多、毒力强时，病毒即突破血脑屏障，进入中枢神经系统形成脑炎。

【病理】

乙脑的主要病变部位为大脑皮质、间脑和中脑。基本病变为充血、水肿，神经细胞不同程度的变性与坏死，形成大小不一的软化灶，以后可以钙化或形成空腔。血管内淤血、附壁血栓及（或）血管壁破坏形成出血灶，血管周围淋巴细胞和大单核细胞浸润，形成“血管套”。

【临床表现】

潜伏期4~21日，一般10~14日。

1. 典型的临床经过 可分为三期。

（1）初期 病程第1~3日，突然发热（体温在1~2日高达39~40℃）、头痛、恶心、呕吐，多有嗜睡或精神倦怠，可有颈部强直及抽搐。

（2）极期 病程第4~10日，主要为脑实质损害表现，少数病人死于该期。

1）高热：体温在40℃或以上，多呈稽留热，高热一般持续7~10日，轻者3~4日，重者3周。

2）意识障碍：是本病的主要表现。表现为嗜睡、昏睡、昏迷、谵妄等。昏迷是意识障碍最严重的程度，昏迷越深，持续时间越长，病情愈重。意识障碍通常持续1周，重者可达1个月以上。

3）抽搐：是病情严重的表现。先出现面部、眼肌、口唇等局灶性小抽搐，继之出现单肢、双肢的阵挛性抽搐，重者出现全身强直性或阵挛性抽搐，历时数分钟至数十分钟不等，均伴有意识障碍。频繁抽搐导致发绀、呼吸暂停。

4）呼吸衰竭：是本病死亡的主要原因。多见于重症病人，主要为中枢性呼吸衰竭。表现为呼吸表浅、双吸气、叹息样呼吸、抽泣样呼吸、潮式呼吸、间停呼吸、呼吸停止。出现脑疝时除有上述呼吸改变外，尚有脑疝本身的表现。枕骨大孔疝表现为昏迷加深、瞳孔散大、肌张力增高、上肢多呈内旋、下肢呈伸直性强直。小脑幕切迹疝表现为昏迷加深，患侧瞳孔散大，对光反射消失，眼球外固定或外展，对侧肢体瘫痪。

周围性呼吸衰竭多由脊髓病变致呼吸肌麻痹或呼吸道阻塞、肺部继发感染等所致。其表现为呼吸先增快后变慢，胸式或腹式呼吸减弱，发绀，但呼吸节律整齐。

5）其他：在病程10日内可出现生理反射改变、脑膜刺激征、锥体束征、单瘫、偏瘫、吞咽困难、语言障碍、大小便失禁等。

（3）恢复期 多数病人于病程第8~11日进入恢复期。表现为体温逐渐下降，意识、语言、各种反射逐渐恢复，大多需2周左右完全恢复正常。部分病人恢复较慢，仍有反应迟钝、痴呆、失语、多汗、流涎、吞咽困难、瘫痪、精神症状等，经积极治疗大多数6个月内恢复。6个月内不能恢复者称为后遗症，其中以失语、瘫痪、扭转痉挛、精神失常为常见，继续治疗，可望有一定程度的恢复。

2. 临床类型 根据病情可分为4型。

（1）轻型 体温在38~39℃，神志清楚，无抽搐，轻度嗜睡，脑膜刺激征不明显，无恢复期症状，病程5~7日。

（2）普通型 体温39~40℃，嗜睡或浅昏迷，偶有抽搐及病理反射阳性，脑膜刺激征较明显，多无恢复期症状，病程7~10日。

（3）重型 体温40℃以上，昏迷，反复或持续抽搐，脑膜刺激征明显，深反射消失，病理反射阳性，常有神经定位症状与体征。可有肢体瘫痪或呼吸衰竭。常有恢复期症状，如精神异常、瘫痪、失语等。少数人有后遗症。病程多在 2 周以上。

（4）极重型　起病急骤，体温迅速上升到 40℃以上，反复或持续抽搐，深昏迷，迅速出现中枢性呼吸衰竭和脑疝，多在极期内死亡。幸存者常有恢复期症状且多有严重的后遗症。

【辅助检查】

1. 血象　白细胞总数升高，多在（10～20）$\times 10^9$/L，初期中性粒细胞占 0.80 以上，随后淋巴细胞占优势，亦有血象始终正常者。

2. 脑脊液检查　压力升高，外观无色透明或微混浊，白细胞总数大多在（0.05～0.5）$\times 10^9$/L，分类早期以中性粒细胞为主，后期以淋巴细胞为主，蛋白轻度升高，糖和氯化物正常。

3. 免疫学检查

（1）血凝抑制试验　血清乙脑病毒抗体效价>1∶320 或双份血清效价相差 4 倍以上有诊断意义。

（2）特异性 IgM 抗体测定　通过间接免疫荧光法或酶联免疫法查病人血清或脑脊液中的特异性 IgM 抗体，阳性为早期诊断的依据。

【诊断】

诊断要点：①夏秋季节，尤以 7、8、9 月份发病为多；②临床特点为起病急、头痛、高热、呕吐、意识障碍、抽搐、呼吸衰竭等；③辅助检查白细胞总数及中性粒细胞均增高，脑脊液压力增高、白细胞增多、蛋白轻度升高、糖和氯化物正常，特异性 IgM 抗体早期出现阳性。

【治疗】

本病尚无特效疗法，以对症治疗为主。对症治疗的重点是处理好高热、抽搐、呼吸衰竭 3 大主要症状，三者可互为因果，形成恶性循环。因高热可增加耗氧量，加重神经细胞损伤，导致抽搐；抽搐又加重缺氧和脑水肿，导致呼吸衰竭、脑部病变加重及体温升高。在处理时要注意互相兼顾。特别是呼吸衰竭，应采取各种方式积极抢救，是降低病死率的关键。

1. 一般治疗　住院隔离治疗。清醒病人可给清凉饮料（如西瓜汁或西瓜皮、荷叶、竹叶、茅根等煎汤）及流质饮食，不能进食者可鼻饲高热量流质饮食。亦可通过静脉补充足量的液体，成人每日 1 500～2 000ml，儿童每日 50～80ml/kg，注意补钾。加强护理，定时吸痰，保持呼吸道通畅，防止吸入性肺炎；定时翻身，清洁皮肤，防止压疮发生。

2. 对症治疗

（1）高热

1）物理降温：冰袋冷敷、50%乙醇擦浴、冷盐水灌肠。

2）药物降温：对乙酰氨基酚，每次 0.3～0.6g，每日 2～3 次，口服，儿童酌减。吲哚美辛，每次 25mg，4～6 小时 1 次，口服，儿童酌减。20%安乃近滴剂，每侧鼻孔 1～3 滴，4～6 小时 1 次，适用于幼儿、老年人。

（2）抽搐

1）根据引起抽搐的原因治疗：高热抽搐，以物理降温为主，亦可配合亚冬眠疗法，乙酰普马嗪 0.3～0.5mg/kg 和异丙嗪 1～2mg/kg 肌内或静脉注射，4～6 小时 1 次，连续 3～4 次。脑水肿引起的抽搐，给予脱水疗法，20% 甘露醇 1～2g/kg 快速静脉滴注与 50% 葡萄糖液 40～60ml 静脉推注，4～6 小时交替 1 次。呼吸道阻塞致脑细胞缺氧引起的抽搐，应通畅呼吸道、吸氧。

2）制止抽搐：地西泮，成人每次 10～20mg，儿童每次 0.1～0.3mg/kg，静脉注射；水合氯醛，成人每次 1.5～2.0g，儿童每次 60～80mg/kg，鼻饲或保留灌肠。

（3）呼吸衰竭

1）保持呼吸道通畅：吸痰，痰液黏稠时，用 α-糜蛋白酶 5mg（儿童 0.1mg/kg）加生理盐水 10ml 雾化吸入；伴支气管痉挛时，用异丙基肾上腺素 1mg、庆大霉素 8 万 U、地塞米松 5mg 加生理盐水 10ml，雾化吸入。

2）减轻脑水肿：20% 甘露醇 1～2g/kg 快速静脉滴注与 50% 葡萄糖液 40～60ml 静脉推注，4～6 小时交替 1 次；地塞米松每日 10mg（儿童 2～5mg），静脉滴注。

3）使用呼吸兴奋剂：洛贝林，成人每次 3～6mg，儿童每次 0.15～0.2mg/kg，静脉注射；尼可刹米，成人每次 0.375～0.75g，儿童每次 5～10mg/kg，静脉注射。

4）改善脑微循环：东莨菪碱，成人每次 0.3～0.5mg，儿童每次 0.02～0.03mg/kg，静脉注射。山莨菪碱，成人每次 10～20mg，儿童每次 0.5～1mg/kg，静脉滴注。

5）气管插管、气管切开、应用人工呼吸器：呼吸衰竭发展迅速或呼吸突然停止，来不及做气管切开或上呼吸道阻塞可望在 2～3 日内解除者，可行气管插管；呼吸功能恶化短期内无法解除或需人工通气者即作气管切开；气管切开后，缺氧症状难以缓解和自主呼吸骤停者，使用人工呼吸器辅助呼吸。

3. 恢复期及后遗症治疗

（1）物理疗法　针灸、推拿、肢体功能锻炼、高压氧等。

（2）药物疗法　肌苷，每次 0.2g，每日 3 次；ATP，每次 20mg，静脉滴注，每日 1～2 次；辅酶 A，100U/次，静脉滴注，每日 1 次；脑复新，每次 100～400mg，每日 3 次。

【常用药物注意事项与患者教育】

目前尚无特效的抗病毒治疗药物。

第七节　流行性脑脊髓膜炎

扫码“学一学”

流行性脑脊髓膜炎，简称“流脑”，是由脑膜炎奈瑟菌引起的以脑膜化脓性炎症为主要病变的急性呼吸道传染病。其主要临床表现为突然高热、剧烈头痛、频繁呕吐、皮肤黏膜出血点、脑膜刺激征。

【病原学】

流脑的病原体为脑膜炎奈瑟菌。该菌外观呈肾形，直径 0.6～1.0μm，革兰染色阴性，存在于带菌者的鼻咽部和患者的血液、脑脊液、皮肤瘀点中。其血清学分类根据荚膜多糖、脂多糖、外膜蛋白型特异抗原、菌毛抗原 4 个主要抗原成分进行，其中荚膜多糖为群特异性抗原，据其将该菌分为 A、B、C、D、X、Y、Z、29E、W135、H、I、K 和 L 共 13 个血清群，以 A、B、C 三群最常见。尤其 A 群是我国近 30 年来流行的主要菌群，占 97.3%，可引起大流行，B、C 群引起散发和小流行。该菌在体外抵抗力很弱，对干燥、寒、热、紫外线和一般消毒剂极敏感。菌体裂解后释放出内毒素，对人体有强烈的致病力。

【流行病学】

1. 传染源 本病的传染源为病人和带菌者，带菌者是主要传染源，患者在潜伏期及病后 10 日内具有传染性。

2. 传播途径 本病主要借助空气飞沫经呼吸道传播，2 岁以下小儿也可通过同睡、喂奶等密切接触方式传播。

3. 易感人群 人群对本病普遍易感，15 岁以下儿童发病较多。感染后对本群细菌产生持久免疫力。

4. 流行特征 本病多发于冬春季，3~4 月份为高峰。

【发病机制及病理】

脑膜炎奈瑟菌首先侵入人体鼻咽部，在局部繁殖引起上呼吸道炎症。当机体抵抗力低下或细菌数量多、毒力强时，细菌侵入血流形成短暂菌血症或败血症。败血症过程中，细菌侵袭皮肤血管内皮细胞，产生栓塞、出血及细胞浸润，表现为皮肤及黏膜出血点、瘀斑，甚至坏死。细菌释放的内毒素使全身小血管痉挛，微循环障碍，有效循环血量减少，表现为感染性休克。由于血管内皮受损，使内源性凝血系统活化，导致弥散性血管内凝血（DIC），随后继发纤溶亢进，加重出血和休克。败血症时，部分细菌通过血-脑屏障，引起脑膜化脓性炎症。病变主要位于大脑两半球及颅底的软脑膜和蛛网膜。病变处充血、水肿，大量纤维蛋白和中性粒细胞渗出。颅底部由于粘连压迫，可引起视神经、动眼神经、听神经等损害。如细菌侵犯脑实质，脑组织出现充血、水肿、坏死等变化。

【临床表现】

潜伏期 1~10 日，一般 2~3 日。

1. 普通型 最常见，占全部病例的 90% 以上，按病程分为 4 期。

（1）上呼吸道感染期 多数病人无表现，少数病人表现为低热、咳嗽、咽痛、鼻黏膜充血及分泌物增多等，持续 1~2 日。

（2）败血症期 突然高热、寒战、头痛、全身肌肉酸痛等中毒症状，皮肤黏膜瘀点、瘀斑，持续 1~2 日进入脑膜炎期。

（3）脑膜炎期 除败血症期的表现持续存在并加重外，突出表现为剧烈头痛、频繁喷射状呕吐、脑膜刺激征（婴幼儿可呈现囟门饱满）、意识障碍、抽搐等中枢神经症状，口唇常出现单纯疱疹，2~5 日进入恢复期。

（4）恢复期 经治疗后体温逐渐降至正常，皮肤瘀点、瘀斑消散，中枢神经表现消失，1~3 周内痊愈。

2. 暴发型 多见于儿童，起病急骤，进展迅速，病情凶险，又分为 3 型。

（1）休克型　突然高热，头痛，呕吐，皮肤黏膜广泛瘀点、瘀斑，并可迅速融合成大片且伴中央坏死，出现面色苍白、四肢厥冷、皮肤花斑、脉搏细速、血压下降、尿量减少、意识障碍等休克表现。

（2）脑膜脑炎型　突然高热，剧烈头痛，喷射状呕吐，意识障碍迅速加深至昏迷状态，反复抽搐，脑膜刺激征及锥体束征阳性。严重者因脑疝导致呼吸衰竭而死亡。枕骨大孔疝表现为昏迷加深，瞳孔散大，肌张力增高，上肢多呈内旋、下肢呈伸直性强直；小脑幕切迹疝表现为昏迷加深，患侧瞳孔散大，对光反射消失，眼球外固定或外展，对侧肢体瘫痪。

（3）混合型　兼有上述两型表现。

3. 轻型　低热、轻微头痛，咽痛，皮肤黏膜少量出血点，脑膜刺激征不明显。

4. 慢性败血症型　间歇性发热，皮肤黏膜瘀点或皮疹，关节痛，病程迁延数周或数月，一般情况良好。多发生于成人，极少见。

【辅助检查】

1. 血象　白细胞总数明显升高，一般为（15~30）$\times10^9$/L，中性粒细胞≥0.80。

2. 脑脊液检查　压力升高，脑脊液外观混浊，白细胞数多在1.0$\times10^9$/L以上，中性粒细胞为主，蛋白明显升高，糖和氯化物明显降低。此检查是诊断本病的重要方法。应注意：①病程24小时内脑脊液可正常；②颅内压明显升高时，先静脉滴注20%甘露醇，降低颅压后再做腰穿；③获得脑脊液后应立即送检，因在常温下脑膜炎奈瑟菌极易发生自溶。

3. 细菌学检查　①皮肤瘀点及脑脊液沉渣镜检可查到致病菌；②血液及脑脊液可培养出致病菌。

【诊断】

诊断要点：①好发于冬春季节，3~4月份为发病高峰，儿童多见；②临床特点为突然高热，剧烈头痛，频繁呕吐，皮肤黏膜出血点，脑膜刺激征，甚至出现感染性休克、抽搐、脑疝、呼吸衰竭；③血象显示白细胞总数及中性粒细胞比例明显升高，脑脊液检查呈化脓性改变，细菌学检查查到脑膜炎奈瑟菌。

【鉴别诊断】

流行性乙型脑炎与流行性脑脊髓膜炎的鉴别见表23-1。

表23-1　流行性乙型脑炎与流行性脑脊髓膜炎的鉴别

	流行性乙型脑炎	流行性脑脊髓膜炎
病原体	乙脑病毒	脑膜炎奈瑟菌
发病季节	夏秋季	冬春季
中枢神经系统表现	以脑实质损害为主	以脑膜炎表现为主
皮肤瘀点瘀斑	无	有
脑脊液改变	呈无菌性脑膜炎特点	呈细菌性脑膜炎特点
病原学检查治疗	可分离出乙型脑炎病毒，无特效抗病毒药物，以对症治疗为主	可找到脑膜炎奈瑟菌，对青霉素等敏感，以对因治疗为主

【治疗】

本病早期诊断、及时应用敏感抗菌药物效果很好。普通型以抗菌治疗为主，配合对症治疗。暴发型在抗菌治疗的同时，根据不同情况，积极采取抗休克、降温、减轻脑水肿及预防脑疝、制止抽搐、纠正呼吸衰竭等综合治疗措施，可显著降低病死率。

1. 一般治疗 就地隔离、治疗，卧床休息，病室安静，空气流通，给予流质饮食，补充足够的液体及电解质。加强护理及病情观察，防止并发症。

2. 普通型治疗

（1）抗菌治疗 青霉素，成人每日 800 万~1 200 万 U，儿童每日 20 万~40 万 U/kg，静脉滴注；磺胺嘧啶，成人每日 6~8g，儿童每日 75~100mg/kg，分 4~6 次口服；头孢噻肟每次 1~2g，每日 3~4 次，静脉滴注；头孢曲松每次 1~2g，每日 1~2 次，静脉滴注。

（2）对症治疗 ①高热。30%~40%乙醇擦浴。对乙酰氨基酚每次 0.3~0.6g，每日 2~3 次，口服，儿童酌减；阿司匹林每次 0.3~0.6g，每日 3 次，口服，儿童酌减。②抽搐。地西泮，成人每次 10~20mg，儿童每次 0.1~0.3mg/kg，静脉注射。水合氯醛，成人每次 1.5~2.0g，儿童每次 60~80mg/kg，鼻饲或保留灌肠。

3. 暴发型治疗

（1）抗菌治疗 青霉素，每天 20 万~40 万 U/kg，分 3~4 次静脉滴注。

（2）抗休克治疗 ①补充血容量。成人每日 2 000~2 500ml，儿童每天 60~80ml/kg，静脉滴注。可选用低分子右旋糖酐、2∶1 液、生理盐水、10%葡萄糖注射液等。②纠正酸中毒。5%碳酸氢钠，首次 5ml/kg，静脉滴注，以后按病情酌补。③血管活性药物。东莨菪碱，每次 0.3~0.5mg/kg，10~15 分钟静脉注射 1 次，病情好转后延长注射时间并逐渐停用。多巴胺、间羟胺各 20mg，加入液体 200ml 内，静脉滴注，每分钟滴速为 20~40 滴。④糖皮质激素。氢化可的松，每日 100~150mg，静脉滴注；地塞米松，每日 5~10mg，静脉滴注。激素的使用一般不超过 3 日。⑤处理 DIC。肝素，每次 0.5~1mg/kg 加入 10%葡萄糖注射液 100ml 内静脉滴注，4~6 小时可重复 1 次。

（3）减轻脑水肿、降低颅内压 20%甘露醇，1~2g/kg 快速静脉加压滴注，50%葡萄糖注射液 40~60ml 静脉推注，两者 4~6 小时交替 1 次；地塞米松，成人每日 10mg，儿童每日 2~5mg，静脉滴注。

（4）制止抽搐 地西泮，成人每次 10~20mg，儿童每次 0.1~0.3mg/kg，静脉注射；亚冬眠疗法，乙酰普马嗪 0.3~0.5mg/kg 和异丙嗪 1~2mg/kg，肌内或静脉注射，4~6 小时可重复 1 次。

（5）高热处理 同普通型。必要时，加冰袋冷敷或亚冬眠疗法。

（6）呼吸衰竭 ①保持呼吸道通畅并给予吸氧；②使用呼吸兴奋剂，洛贝林，成人每次 3~6mg，儿童每次 0.15~0.2mg/kg，静脉注射，尼可刹米，成人每次 0.375~0.75g，儿童每次 5~10mg/kg，静脉注射；③气管插管、气管切开及使用人工呼吸器。

【常用药物注意事项与患者教育】

1. 青霉素类抗生素 见第六章第五节肺炎。

2. 头孢菌素类抗生素 见第六章第五节肺炎。

扫码"学一学"

第八节 病毒性肝炎

病毒性肝炎是由多种肝炎病毒所致的全身性传染病，主要累及肝脏。其临床表现为食欲减退、恶心、乏力、肝区疼痛，肝大、压痛及肝功能异常等，部分病人可出现黄疸。根据临床表现，病毒性肝炎可分为急性肝炎、慢性肝炎、重型肝炎、淤胆性肝炎。

【病原学】

目前明确的肝炎病毒有以下 5 种：甲型肝炎病毒（HAV）、乙型肝炎病毒（HBV）、丙型肝炎病毒（HCV）、丁型肝炎病毒（HDV）、戊型肝炎病毒（HEV）。其中甲型和戊型主要表现为急性肝炎，乙型、丙型和丁型主要表现为慢性肝炎，并可发展为肝硬化和原发性肝癌。

【流行病学】

1. 传染源 传染源为病人或病毒携带者。

2. 传播途径 甲型肝炎和戊型肝炎患者通过排出粪便污染水源或食物，主要通过粪-口途径感染。乙型肝炎、丙型肝炎和丁型肝炎病毒可通过输全血、血浆、血制品或使用污染病毒的注射器针头、针灸用针、采血用具而发生感染。

3. 易感人群 人群普遍易感，感染后产生一定的免疫力，但各型无交叉感染。

4. 流行特征 甲型肝炎一年四季均可发生，以秋冬季为高峰，发病年龄以学龄前儿童及青少年为多；乙型肝炎多为散发，无季节性，儿童及青少年发病率高；丙型肝炎发病与输血有关，多见于成年人；丁型肝炎与乙型肝炎基本相同；戊型肝炎的发病多见于 20～40 岁青壮年，男性高于女性。

【发病机制】

病毒性肝炎的发病机制目前还不太明了。一般认为 HAV 可直接杀伤肝细胞，引起肝脏病变，也可能有免疫病理的参与。HBV 对肝细胞的损害与免疫病理反应有直接关系。HBV 侵入肝细胞复制，并不引起肝细胞损害，但特异性的抗原存在于肝细胞膜表面。逸出的病毒刺激免疫系统 T 淋巴细胞和 B 淋巴细胞，产生致敏淋巴细胞和特异性抗体。致敏的淋巴细胞与病毒抗原相结合，释放各种体液因子，在杀灭病毒的同时亦引起肝细胞的损害，出现肝细胞坏死和炎症反应。若免疫反应强烈则可致急性重症肝炎；若免疫功能低下则可发生为慢性肝炎或病毒携带；当免疫功能正常且侵入肝细胞的病毒较多时，出现急性黄疸型肝炎。

【病理】

病毒性肝炎以肝损害为主，部分病人肝外器官可有一定程度的损害。各型肝炎的基本病理改变表现为肝细胞变性、坏死，同时伴有不同程度的炎性细胞浸润、间质增生和肝细胞再生。甲型肝炎和丙型肝炎以急性肝炎病变为主；乙型、丙型、丁型肝炎可引起各型肝炎。

【临床表现】

潜伏期：甲型肝炎 30 天（5~45 天）；乙型肝炎 70 天（30~180 天）；丙型肝炎 50 天（15~150 天）；戊型肝炎为 40 天（10~70 天）；丁型肝炎尚不清楚。

1. 急性肝炎

（1）急性黄疸型肝炎　分黄疸前期、黄疸期、恢复期。

1）黄疸前期：起病急，有畏寒、发热、全身乏力、食欲不振、厌油、呕吐、肝区痛，尿色加深，末期呈浓茶色。本期持续 1~21 天，平均 5~7 天。

2）黄疸期：自觉症状有所好转，但尿色加深，巩膜、皮肤出现黄疸，且逐渐加重，约 2 周内达高峰，可有皮肤瘙痒、大便呈灰白色等肝内梗阻性黄疸表现。肝大至肋下 1~3cm，有压痛和叩击痛。此期持续 2~6 周。

3）恢复期：黄疸逐渐消退，食欲好转，肝脏回缩，肝功能逐渐恢复正常。此期持续 2 周~4 个月。

（2）急性无黄疸型肝炎　是一种轻型肝炎，由于无黄疸而不易被发现，为重要传染源。多在 3 个月内恢复，少数发展为慢性肝炎。

2. 慢性肝炎

（1）慢性迁延性肝炎　急性肝炎迁延半年以上，反复出现食欲减退、乏力、肝区不适、肝大、肝区压痛和叩击痛，肝活检仅有轻度肝炎病理改变，病程迁延可达数年。

（2）慢性活动性肝炎　病人一般状况差，面色晦暗、乏力、低热、食欲减退、肝区疼痛、腹胀、腹泻。反复发作后肝明显肿大、质硬，可伴有蜘蛛痣、肝掌、脾大等。肝活检肝炎病理改变明显，有发展成肝硬化的可能。

3. 重型肝炎

（1）急性重型肝炎（急性肝坏死）　急性病毒性肝炎起病后 10 天以内，黄疸进行性加深，迅速出现精神神经症状，如行为反常、嗜睡、烦躁不安或昏迷。极度乏力、明显的恶心、呕吐，肝脏缩小，出现腹胀及皮肤瘀点、瘀斑等出血现象。

（2）亚急性重型肝炎（亚急性肝坏死）　急性病毒性肝炎起病在 10 天以上出现急性重型肝炎的表现。本型病程较长，可达数月，容易发展为坏死后肝硬化。

（3）慢性重型肝炎　在慢性肝炎基础上，出现急性重型肝炎的表现。预后差，病死率高。

4. 淤胆性肝炎　表现为食欲不振、恶心、呕吐、厌油腻、轻度乏力、黄疸、大便灰白、皮肤瘙痒、肝脏明显肿大。

【辅助检查】

1. 血象　白细胞总数正常或稍低，淋巴细胞相对增多，偶有异常淋巴细胞出现。重症肝炎患者的白细胞总数及中性粒细胞均可增高。血小板在部分慢性肝炎病人中可减少。

2. 肝炎病毒标志物检测

（1）甲型肝炎　抗 HAV-IgM 测定对甲型肝炎有早期诊断价值。

（2）乙型肝炎　HBV 免疫学标记物（HBsAg、HBeAg 、HBcAg 及抗-HBs、抗-HBe、抗-HBc）对判断有无乙型肝炎感染有重大意义。HBV-DNA、DNA-P 及 PHSA 受体测定，对确定乙型肝炎病人体内有无 HBV 复制有很大价值。高滴度抗 HBc-IgM 阳性有利于急性乙型肝炎的诊断。

（3）丙型肝炎 血清抗 HCV-IgM 或（和）HCV-RNA 阳性可确诊。

（4）丁型肝炎 血清抗 HDV-IgM 阳性、HDAg 或 HDV cDNA 杂交阳性；肝细胞中 HDAg 阳性或 HDV cDNA 杂交阳性可确诊。

（5）戊型肝炎 确诊有赖于血清抗 HEV-IgM 阳性或免疫电镜在粪便中见到 30~32nm 病毒颗粒。

3. 肝功能检查

（1）血清酶测定 常用的有丙氨酸氨基转移酶（ALT）与天门冬氨酸氨基转移酶（AST），血清转氨酶的升高是肝细胞损伤、破裂的标志，在肝炎潜伏期、发病初期及隐性感染者均可增高，有助于早期诊断。

（2）血清蛋白测定 急性肝炎初期，血清蛋白质可在正常范围内。慢性活动性肝炎、重型肝炎或并发肝硬化时出现白蛋白下降，γ 球蛋白升高，白蛋白/球蛋白比例下降甚至倒置。

（3）血清胆红素测定 急性或慢性黄疸型肝炎时血清总胆红素升高，重型肝炎时常 $>171\mu mol/L$。胆红素含量是反映肝细胞损伤的重要指标。

【诊断】

各型病毒性肝炎的诊断可依据流行病学资料、临床表现和实验室检查等综合分析而确定。抗原、抗体的测定对各型肝炎有确诊价值，必要时可做肝穿刺病理检查。

1. 甲型病毒性肝炎诊断要点 ①有与甲型病毒性肝炎病人密切接触史或当地流行史，多发于冬秋季节，儿童及青少年多见；②近期内出现持续数日以上无其他原因可解释的乏力、食欲不振、恶心、肝区疼痛等症状，肝脏肿大及压痛等体征；③血清丙氨酸氨基转移酶升高、血清总胆红素升高；④血清抗 HAV-IgM 阳性。

2. 乙型病毒性肝炎诊断要点 ①有与乙型肝炎病人和 HBsAg 携带者密切接触史，特别是 HBV 感染的母亲所生的婴儿，或以往有使用血液及血制品、注射等历史；②根据乙型肝炎的临床表现和肝功能检查的结果确定相应的临床类型；③血清 HBsAg、HBeAg、HBcAg、HBV-DNA、抗-HBcIgM 任何一项阳性或抗-HBe 或抗-HBc 阳性同时伴有 HBsAg、HBeAg、HBcAg、HBV-DNA、抗-HBcIgM 中的任何一项阳性。

3. 其他病毒性肝炎诊断要点 ①具备类似急慢性乙型肝炎的临床表现及肝功检查异常结果，而抗-HCVIgM 或抗-HCVIgG 或 HCV-RNA 阳性，可诊断为丙型肝炎。②具备类似急慢性乙型肝炎的临床表现及肝功能检查的异常结果，血清中 HBsAg 阳性，同时血清中 HDAg、抗-HDVIgM、抗-HCVIgG、HDV-RNA 任何一项阳性，可诊断为丁型肝炎。③具备类似急性甲型肝炎的临床表现及肝功能检查的异常结果，同时血清中抗-HCVIgM、抗-HCVIgG 阳性或 HEV-RAN 阳性，可诊断为戊型肝炎。

【治疗】

1. 一般治疗

（1）休息 急性肝炎早期应住院或就地隔离治疗休息。慢性肝炎适当休息，病情好转后应注意动静结合，避免过劳以利康复。

（2）饮食　急性肝炎食欲不振，应进易消化、维生素含量丰富的清淡食物。厌食呕吐者可静脉滴注10%葡萄糖注射液、维生素C注射液，慢性肝炎给予高蛋白饮食。无论何种肝炎均应戒酒。

2. 保肝药物治疗　葡醛内酯，每次0.1g，每日3次，口服；肌苷，每次0.2g，3次，口服；联苯双酯，每次25~50mg，每日2~3次，口服；门冬氨酸钾镁，10~20ml加入5%或10%葡萄糖注射液250~500ml内，每日1~2次，静脉滴注。

3. 抗病毒治疗　适用于慢性肝炎且有肝炎病毒活动性复制时。①α-干扰素，每次300万U，隔日1次，皮下或肌内注射，亦可静脉滴注，连用6个月。②阿糖腺苷，10~15mg/kg加入5%葡萄糖注射液1 000ml内，缓慢静脉滴注12小时，每日1次，连用2~8周。③无环鸟苷，10~15mg/kg，静脉滴注，每日1次，7~14日为1疗程。④病毒唑，成人每日1 000mg，儿童每日10~15mg/kg，分2次静脉滴注。

4. 免疫调节治疗　胸腺肽，成人20mg，儿童10~15mg，加入适量5%葡萄糖注射液中，静脉滴注，每日1次。香菇多糖，2mg（先用注射用水溶解）加入生理盐水250ml内，静脉滴注，每周1次，连续6~8周。特异性免疫核糖核酸2~4mg淋巴结内及其周围注射，每周2次，连续3~6个月。

5. 对症治疗

（1）恶心、呕吐　胃复安，每次10mg，每日3次，口服；多潘立酮，每次10mg，每日3次，口服。

（2）消化不良　干酵母，每次2g，每日3次，饭后嚼服；多酶片，每次1~2片，每日3次，口服。

（3）皮肤瘙痒　消胆胺，每次4~6g，每日3次，口服；赛庚定，每次2mg，每日3次，口服。

6. 重型肝炎的治疗　补充足量的维生素B、C、K，静脉滴入人血白蛋白或新鲜血液，保持水和电解质平衡，饮食不足者静脉输入葡萄糖注射液。在此基础上给予下列对症治疗。

（1）出血　甲氰咪胍，每次400~600mg，静脉滴注，4~6小时1次。凝血酶原复合物，25ml加入10%葡萄糖注射液100~200ml内，静脉滴注，每周1~2次。

（2）肝性脑病

1）减少血氨生成及吸收：新霉素，每次0.5g，每日4次，口服。甲硝唑，每次0.2g，每日4次，口服。60%乳果，每次30ml，每日3次，口服。

2）降低血氨：精氨酸，每次10~20g，每日1次，静脉滴注。谷氨酸钠，每次23g，每日1次，静脉滴注。谷氨酸钾，每次25.2g，每日1次，静脉滴注。乙酰谷酰胺，每次0.5g，每日1次，静脉滴注。

3）维持氨基酸平衡：复方支链氨基酸注射液，每次250ml，每日2~4次，静脉滴注。

4）取代假性神经递质：左旋多巴，每次2~5g，每日1次，灌肠或鼻饲，亦可每次0.2~0.6g，每日1次，静脉滴注。

（3）肝肾综合征　严格控制每日液体进入量（1 000ml左右），合理使用呋塞米等利尿剂，尿少时应静脉滴注低分子右旋糖酐、血清白蛋白等以扩充血容量。必要时，采取透析疗法。

（4）促进肝细胞再生　胰高血糖素-胰岛素（G-I）疗法，胰高血糖素1mg、普通胰岛素10U加入10%葡萄糖注射液500ml内，静脉滴注，每日1~2次，14天1疗程。肝细胞生长因子（HGF）160~200mg，每日1次，静脉滴注，连用1个月。人胎肝细胞（FLC）悬液，每次1个胎肝的FLC悬液，静脉滴注，1~2次/周。

（5）控制感染　继发感染时，根据感染的致病菌不同，选择有效的抗菌药物。如革兰阴性菌感染，可选用庆大霉素等；厌氧菌感染，可选用甲硝唑。亦可选用广谱抗生素如头孢噻肟、头孢他啶、头孢曲松等。真菌感染时，应立即停用抗生素并使用氟康唑等抗真菌药物。

7. 淤胆型肝炎　可试用糖皮质激素，泼尼松每日40~60mg，分3次口服，或地塞米松每日10~20mg，静脉滴注。2周后如胆红素显著下降，则逐渐减量，效果不显著时，停药。

【常用药物注意事项与患者教育】

干扰素　干扰素是一类小分子糖蛋白，病毒感染或诱生剂可促使机体产生。根据产生的细胞和抗原特性的不同，可分为3型。α-干扰素，由白细胞产生，有20多种亚型；β-干扰素由成纤维细胞产生，有2种亚型；γ-干扰素由T细胞产生，有1种亚型。现利用基因工程从大肠杆菌获得重组干扰素。干扰素具有抗病毒、抗肿瘤和免疫调节作用，对流感、乙型肝炎、带状疱疹等有治疗、预防作用。主要不良反应有发热、流感样症状及神经系统症状、皮疹、肝功能损害。大剂量可致可逆性白细胞和血小板减少等。

第九节　细菌性痢疾

扫码“学一学”

细菌性痢疾，简称“菌痢”，是痢疾杆菌引起的肠道传染病。病变部位主要在乙状结肠和直肠。主要临床表现为发热、腹痛、腹泻、里急后重和黏液脓血便。

【病原学】

菌痢的病原体是痢疾杆菌。该菌革兰染色阴性，外观呈短杆状，根据抗原结构和生化反应不同，将其分为A（痢疾志贺菌）、B（福氏志贺菌）、C（鲍氏志贺菌）、D（宋内志贺菌）4群。我国多数地区以B群流行为主，D群次之，但有上升趋势。痢疾杆菌在蔬菜、瓜果及污染物上可生存1~2周，对一般化学消毒剂敏感。

【流行病学】

1. 传染源　本病的传染源为病人及带菌者。

2. 传播途径　通过污染的水和食物传播。

3. 易感人群　人群普遍易感，多发于夏秋季节，儿童及青壮年发病率高，病后可获得短暂免疫力。

【发病机制】

痢疾杆菌随污染的水或食物等进入消化道，大部分被胃酸杀死，未被杀死的小部分下行至肠道，在肠黏膜生长繁殖，产生毒素，使肠黏膜出现渗出、坏死和溃疡，引起腹痛、腹泻、黏液脓血便等肠道症状。直肠受到炎症及毒素刺激，表现为里急后重。毒素吸收入血，造成发热等全身中毒症状。细菌释放强烈的内毒素，加之机体对此反应敏感，导致全身小血管痉挛、急性微循环障碍，表现为感染性休克。脑微循环障碍致脑组织缺氧、脑水肿，甚至脑疝，出现昏迷、抽搐、呼吸衰竭。

【病理】

菌痢的肠道病变主要在结肠，以乙状结肠和直肠病变最显著，严重者可累及整个结肠及回肠下段。急性期肠黏膜的基本病理改变是弥漫性纤维蛋白渗出性炎症，肠黏膜表面有大量黏液及脓血性渗出物覆盖，与坏死的肠黏膜上皮细胞融合形成灰白色假膜，脱落形成溃疡。此病变一般仅限于固有层，故菌痢很少出现肠穿孔及大量肠出血。慢性期可有肠黏膜水肿，肠壁增厚，溃疡不断形成及修复，造成息肉样增生及瘢痕，并可导致肠腔狭窄。中毒型菌痢肠道病变轻微，仅有充血、水肿，极少出现溃疡。但全身病变重，多数脏器的微血管痉挛及通透性增加。大脑及脑干充血、水肿、点状出血，神经细胞变性。

【临床表现】

潜伏期数小时至7日，一般1~2日。

1. 急性菌痢

（1）普通型（典型） 起病急，出现畏寒、高热，继之出现腹痛、腹泻、里急后重，每日腹泻达10次以上，初为糊状或稀水便，逐渐转为黏液脓血便。左下腹压痛，肠鸣音亢进。病程1周左右，少数转为慢性。

（2）轻型（非典型） 无发热或低热，每日腹泻3次以上，黏液稀便，无肉眼脓血，腹痛轻，里急后重不明显。病程3~7日，亦可转为慢性。

（3）中毒型 多见于2~7岁儿童。起病急骤，病情凶险，发展迅速。以严重毒血症症状、休克、中毒性脑病为主要表现，体温高达40℃以上，肠道症状较轻，甚至开始无腹痛及腹泻，一般发病后24小时内可出现腹泻及痢疾样便。按临床表现分为3型。

1）休克型：主要表现为感染性休克。表现为烦躁不安或精神萎靡，面色苍白，四肢厥冷及发绀，皮肤花斑，脉搏细速，血压下降，可出现少尿或无尿，轻重不等的意识障碍。

2）脑型：主要表现为颅内压升高及脑疝。表现为剧烈头痛，呕吐，烦躁不安，昏迷及抽搐，双侧瞳孔不等大，对光反射迟钝或消失，肌张力增强。亦可出现呼吸节律不齐、双吸气、叹息样呼吸、呼吸暂停。

3）混合型：兼有上述两型表现，病情最严重，死亡率高。

2. 慢性菌痢 急性菌痢病程超过2个月未愈，称为慢性菌痢。分为3型。

（1）慢性迁延型 长期反复出现腹痛、腹泻与便秘交替现象，常有黏液脓血便。可有乏力、营养不良、贫血表现。左下腹压痛，可触及条索状增粗的乙状结肠。

（2）急性发作型 有慢性菌痢病史，因受凉、劳累、进食不当等诱发，出现明显的腹痛、腹泻、脓血便，但发热等全身中毒症状不明显。

（3）慢性隐匿型 1年内有菌痢病史，临床上无明显腹泻等症状，但大便培养痢疾杆菌阳性，乙状结肠镜检查肠黏膜可见呈慢性炎症的黏膜病变。

【辅助检查】

1. 血象 急性期白细胞总数升高，多在（10~20）×10^9/L，中性粒细胞升高。慢性期可发现红细胞数及血红蛋白量降低。

2. 大便检查 肉眼常只见黏液脓血而无粪质，镜检可见大量白细胞及红细胞，发现巨噬细胞更有助于诊断。

3. 细菌学检查 大便培养痢疾杆菌阳性，这是本病确诊的依据。为提高细菌阳性率，应在使用抗菌药物前采集新鲜的带脓血的大便样本，并连续多次送检。

4. 结肠镜及X线检查 慢性菌痢结肠镜检查可见结肠黏膜轻度充血、水肿，呈颗粒状，有溃疡、息肉及增生性改变。慢性菌痢X线钡剂灌肠检查可见结肠痉挛、袋形消失、黏膜纹理紊乱、肠腔狭窄。

【诊断】

诊断要点：①多在夏秋季节发病，有进食不洁食物或与菌痢病人接触史；②急性菌痢表现为发热，腹痛，腹泻，里急后重及黏液脓血便，左下腹压痛；③慢性菌痢表现为有急性菌痢病史，病程超过2个月不愈；④中毒型菌痢多见于儿童，表现为突起的高热，感染性休克，昏迷，抽搐，呼吸衰竭；⑤大便检查发现大量白细胞及红细胞、巨噬细胞，中毒型菌痢做肛拭子或生理盐水灌肠取粪便检查发现脓细胞、红细胞；⑥大便培养痢疾杆菌阳性。

【治疗】

菌痢的治疗应根据不同临床类型而定。急性菌痢普通型与轻型，主要选择有效的抗菌药物治疗，同时配合降温、解痉止痛等对症处理。急性中毒型菌痢，病势凶险，要尽早诊断，及时治疗，在静脉应用有效抗菌药物的同时，特别注意对感染性休克、颅内高压、脑水肿、抽搐、呼吸衰竭等严重危及生命的症状采取综合治疗措施。慢性菌痢，应根据药物敏感试验选择抗菌药物，2种以上不同类型的药物联合、交替用药，疗程要长且可重复。另外，亦可局部用药（保留灌肠），以提高疗效。

1. 急性菌痢

（1）一般治疗 对菌痢病人及早隔离治疗。急性菌痢应注意休息，必要时卧床休息。消化道隔离至临床症状消失，粪便培养2次阴性。进少渣易消化或半流质饮食。注意保持水、电解质及酸碱平衡，给予口服或静脉补液。加强护理，注意生命体征变化。

（2）抗菌治疗 一般用药5~7天。吡哌酸0.5g/次，每日3次，口服。诺氟沙星0.2~0.4g/次，每日4次，口服。环丙沙星0.2g/次，每日2次，口服。依诺沙星0.4g/次，每日2~3次，口服。复方新诺明每次2片，每日2次，口服。黄连素0.3g/次，每日3次，口服。

（3）对症处理

1）高热：50%乙醇擦浴。对乙酰氨基酚0.3~0.6g/次，每日2~3次，口服，儿童酌减。

2）腹痛：阿托品0.3~0.6mg/次，每日3次，口服；或0.5mg/次，肌内注射。颠茄合剂 5～10ml/次，每日 3 次，口服。

3）严重毒血症症状：氢化可的松每日 100～300mg，静脉滴注。

2. 中毒型菌痢

（1）一般治疗　同急性菌痢。

（2）抗菌治疗　环丙沙星 0.2～0.4g/次，每日 2 次，静脉滴注。氧氟沙星 0.2～0.4g/次，每日 2 次，静脉滴注。头孢噻肟 2～3g/次，每日 2 次，静脉滴注。

（3）抗休克

1）补充血容量：成人每日总量约 3 000ml，儿童按每日 80～100ml/kg，静脉输入。输入的液体为低分子右旋糖酐、平衡液、0.9% 氯化钠注射液、葡萄糖氯化钠注射液、5% 或 10% 的葡萄糖注射液等。其中低分子右旋糖酐成人每日不超过 1 000ml，儿童每日不超过 15～20ml/kg。

2）纠正酸中毒：5% 的碳酸氢钠注射液 3～5ml/kg，静脉滴注。

3）使用血管活性药物：山莨菪碱，成人每次 10～30mg，儿童每次 0.2～2mg/kg，静脉注射，10～15 分钟 1 次，直至面色转红、四肢温暖、血压回升后减量，并逐渐延长给药时间，维持 24 小时。如血压仍不回升，可用多巴胺 20～40mg，间羟胺 10～20mg，加入 10% 葡萄糖注射液 200ml 内，静脉滴注。

4）保护心功能：出现心功能不全时，可给予西地兰静脉注射。

（4）治疗脑水肿　20% 甘露醇 1～2g/kg 快速静脉滴注与 50% 葡萄糖注射液 40～60ml 静脉注射，4～6 小时交替 1 次。

（5）制止抽搐　地西泮，成人每次 10～20mg，儿童每次 0.1～0.3mg/kg，静脉注射。水合氯醛，成人每次 1.5～2.0g，儿童每次 60～80mg/kg，鼻饲或保留灌肠。

（6）降温　50% 乙醇擦浴，冰袋冷敷。对乙酰氨基酚每次 0.3～0.6g，每日 2～3 次，口服，儿童酌减。20% 安乃近滴剂，每侧鼻孔 1～3 滴，4～6 小时 1 次，适用于幼儿、老年人。亚冬眠疗法，即氯丙嗪及异丙嗪每次各 1～2mg/kg，肌内注射或以生理盐水释释至 5ml 静脉注射，每 2～4 小时 1 次，一般用 3～4 次，冬眠时间不超过 12～24 小时。

（7）处理呼吸衰竭　①保持呼吸道通畅，吸痰，痰液黏稠时，用 α-糜蛋白酶 5mg（儿童 0.1mg/kg）加生理盐水 5～10ml 雾化吸入。②使用呼吸兴奋剂。③气管插管、气管切开、应用人工呼吸器。

3. 慢性菌痢

（1）一般治疗　慢性菌痢患者生活要规律，进行适当的身体锻炼，避免劳累与紧张，进食营养丰富、少渣、无刺激食物。

（2）抗菌治疗　①要根据药物敏感试验选择抗菌药物。②2 种不同种类药物联合应用，例如庆大霉素与吡哌酸、丁胺卡那霉素与复方新诺明等。③每一疗程 10～14 天，可重复 2～3 个疗程。④每一疗程可交替使用不同的药物。⑤局部用药，0.5% 卡那霉素 200ml 加入泼尼松 20mg、普鲁卡因 0.5g，或 0.3% 黄连素 200ml 加入泼尼松 20mg、普鲁卡因 0.5g，保留灌肠，每晚 1 次，10～14 天为 1 疗程。

【常用药物注意事项与患者教育】

喹诺酮类药物　见第九章第四节尿路感染。

扫码“学一学”

第十节　阿米巴痢疾

阿米巴痢疾，又称肠阿米巴病，是溶组织内阿米巴原虫引起的肠道感染性疾病。主要病变部位在盲肠和结肠，阿米巴滋养体侵入肠壁组织引起腹泻、黏液脓血便等临床表现。本病易于复发，易变成慢性。

【病原学】

阿米巴痢疾的病原体是溶组织内阿米巴原虫。溶组织内阿米巴原虫有两种形态：滋养体和包囊。滋养体可侵入肠壁致病，但在体外很快死亡。包囊是传播疾病的唯一形态，是原虫的感染型，随粪便排出体外，对外界有较强的抵抗力。

【流行病学】

1. 传染源　阿米巴痢疾的传染源为带虫者和慢性病人。

2. 传播途径　主要通过包囊污染饮水、食物、蔬菜等途径传播。

3. 易感人群　人群普遍易感，感染后不能获得特异性免疫保护作用。

4. 流行特征　全国各地均有本病发生，多呈散发，农村多于城市。

【发病机制】

阿米巴包囊被吞入后，包囊内核继续进行分裂，至小肠下部，包囊被消化，释放出小滋养体。小滋养体下行至大肠，以肠腔内细菌和组织基质为食饵，与人形成共居生活。机体免疫力低下、肠黏膜损伤、肠道功能紊乱等情况发生时，小滋养体侵入肠壁，转变为大滋养体而致病。当机体免疫力增强、肠道环境变得不利于大滋养体繁殖时，大滋养体又变为小滋养体，并沿肠道继续下移，转变成包囊随粪便排出体外。

【病理】

病变部位主要在盲肠、升结肠。典型病变为黏膜上出现许多孤立而颜色较淡的小脓肿，破溃后形成边缘不整、口小底大的烧瓶状溃疡，溃疡腔内充满棕黄色坏死物质，内含滋养体。继发细菌感染时，肠黏膜呈广泛急性炎症改变，并有大量中性粒细胞浸润，临床表现为严重全身反应及肠道症状，称为暴发型。溃疡底部血管破裂可造成肠出血，溃疡穿透浆膜则造成肠穿孔。慢性病变过程中，组织破坏与修复反复进行，纤维组织增生，肠壁增厚，部分形成肠息肉、肠狭窄。

【临床表现】

潜伏期一般为1~2周。

1. 无症状型（原虫携带状态）　只有包囊随粪便排出而无临床症状。

2. 普通型　大多数起病缓慢，一般无发热等全身症状，以腹痛、腹泻开始，每日大便可达10次左右。大便为暗红色果酱样，有腥臭味。右下腹压痛明显。症状持续数日或数周自动缓解。

3. 暴发型 起病急，出现高热、寒战、恶心、呕吐等明显中毒症状及频繁腹泻（大便每日15次以上）、腹痛、里急后重等肠道症状，大便呈水样或血水样，有奇臭。可有程度不同的脱水、电解质紊乱，严重者出现休克。易并发肠出血、肠穿孔。死亡率高。

4. 慢性型 多为普通型未经彻底治疗的延续，大便每日3~5次或更少，呈黄糊状，带少量黏液及血液，有腐臭味。症状可持续存在或反复发作。

【辅助检查】

1. 大便检查 镜下见大量黏集成团的红细胞和少量白细胞，可找到阿米巴滋养体和包囊。

2. 免疫学检查

（1）酶靶试验 用特异性抗体结合阿米巴痢疾粪便中的溶组织素，特异性及敏感性高。

（2）血清学检查 用免疫荧光、酶联免疫吸附试验方法检出血清中特异性抗体，体内有侵袭性病变时呈阳性。

3. 结肠镜检查 直肠和乙状结肠可见到大小不等的散在溃疡，表面覆盖黄色脓液，边缘略突出，稍充血，从溃疡面刮取材料行镜检，可查到阿米巴滋养体。

【诊断】

诊断要点：①有不洁饮食史，或与带包囊者、慢性病人有密切接触史；②慢性起病，多无发热等全身症状，腹泻粪便量多、呈暗红色果酱样、有腥臭味，右下腹压痛明显；③粪便检查镜下见大量黏集成团的红细胞和少量白细胞，查到阿米巴滋养体和包囊；④血清中查到特异性抗体或粪便中查出阿米巴溶组织素；⑤高度怀疑不能成立诊断者，可用甲硝唑等作诊断性治疗，效果肯定可做出诊断。

【鉴别诊断】

细菌性痢疾与阿米巴痢疾的鉴别见表23-2。

表23-2 细菌性痢疾与阿米巴痢疾的鉴别

鉴别要点	细菌性痢疾	阿米巴痢疾
病原体	痢疾杆菌	溶组织阿米巴滋养体
流行病学	散发性，可流行	散发性
潜伏期	数小时至7天	数周至数月
临床表现	多有发热与全身中毒症状，腹痛重，有里急后重，腹泻次数多（每日数十次），每次大便量少，为黏液脓血便。多为左下腹压痛	多无发热，少有全身中毒症状，腹痛轻，无里急后重，腹泻数次少（每日数次），每次大便量多，为暗红色果酱样便。多为右下腹压痛
粪便检查	以白细胞为主，可找到巨噬细胞	以红细胞为主，查不到巨噬细胞
血象检查	白细胞总数及中性粒细胞明显增多	白细胞总数基本正常，嗜酸粒细胞升高
结肠镜检查	病变以直肠、乙状结肠为主，肠黏膜弥漫性充血、水肿及浅表溃疡	病变主要在盲肠、升结肠，肠黏膜大多正常，其中有散在深部溃疡，其周围有红晕，
病原治疗	吡哌酸、丁胺卡那素等	甲硝唑、替硝唑等

【治疗】

本病选择有效的杀阿米巴原虫药物，可取得良好治疗效果。硝基咪唑类、吐根碱类药物应与卤化羟基喹啉类药物联合使用。并发细菌感染时，加用抗菌药物。出现肠穿孔及腹膜炎时，可手术治疗。

1. 抗阿米巴原虫

（1）硝基咪唑类　对阿米巴滋养体有较强的杀灭作用，因有潜在致畸性，故孕妇忌用。甲硝唑，成人每次0.4~0.8g，每日3次，口服，连用5~10日；儿童每日50mg/kg，分3次口服，连用7日。替硝唑，成人每次2g，儿童每日30~40mg/kg，清晨1次口服，连用5日。

（2）吐根碱类　对阿米巴滋养体有直接杀灭作用，对组织内阿米巴滋养体有极高的疗效，对肠腔阿米巴效果差。去氢吐根碱，成人60~80mg，儿童1mg/kg，1日1次，肌内注射，连用5~10日。

（3）卤化羟基喹啉　肠腔浓度高，适用于慢性型和无症状型，对碘过敏、甲状腺肿大、视神经病变者不宜使用。喹碘仿，成人每次0.5g，儿童5~10mg/kg，每日3次，口服，连用7~10日。

（4）糠酯酰胺　每次0.5g，每日3次，口服，连用10天，适用于无症状型，孕妇忌用。

2. 并发症治疗

（1）细菌感染　加用广谱抗菌药物。暴发型常合并细菌感染，可用甲硝唑合头孢曲松静脉滴注。

（2）肠出血　出血量大者，可给予输血或手术止血。

（3）肠穿孔及腹膜炎　在甲硝唑与头孢曲松等控制下进行手术治疗。

【常用药物注意事项与患者教育】

甲硝唑　见第十六章第二节浅部组织的化脓性感染。

第十一节　蛔虫病

扫码“学一学”

蛔虫病是蛔虫寄生于人体小肠或其他脏器及其幼虫在人体内移行引起的疾病。临床表现为腹痛、消化不良等肠功能紊乱症状及呼吸系统症状等，有时可引起胆道蛔虫病、蛔虫性肠梗阻等严重并发症。发病以儿童居多。

【病原学】

蛔虫是寄生于人体肠道内最大的线虫。成虫形似蚯蚓，活体呈淡红色，长15~40cm，雌雄异体，雄虫尾部向腹面卷曲，雌虫较雄虫粗长，尾部尖直（图23-1）。成虫寄生于小肠上段，以食糜为营养，也能分泌消化酶消化、溶解小肠黏膜作为营养来源。寄生在肠道的蛔虫一般一至数条，最多可达1 000余条。蛔虫的寿命一般10~12个月。

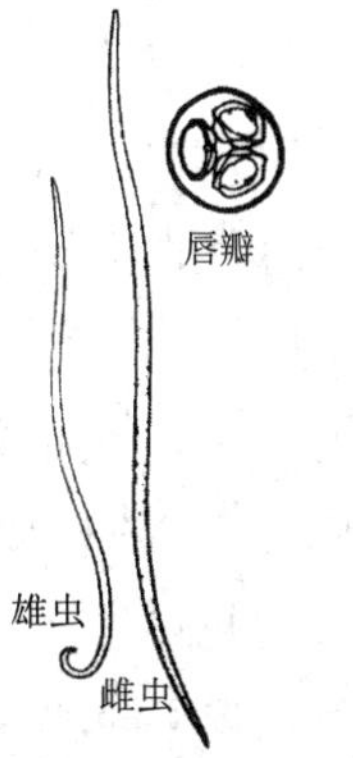

图23-1　蛔虫成虫
（雌虫与雄虫）

【流行病学】

1. 传染源 病人为传染源，雌虫每日排卵量极大，易随粪便污染环境造成播散。

2. 传播途径 可通过被虫卵污染的食物、水、手等经口感染，亦可随灰尘飞扬被人吸入咽部吞下而感染。

3. 传播途径 人对蛔虫卵普遍易感，尤以学龄前和学龄期儿童感染率最高。

【发病机制及病理】

感染期虫卵被人误食后进入小肠内，幼虫孵出并侵入肠黏膜下层，进入小静脉或淋巴管，经肝、右心到达肺部，穿过毛细血管进入肺泡和细支气管，停留 10 日左右，蜕皮 2 次，然后沿支气管、气管移行至咽部，再被吞咽经胃达小肠，逐渐发育为成虫。整个发育过程需 10~11 周。

幼虫移行过程中，其代谢产物及崩解物刺激机体，引起局部和全身变态反应，表现为发热、荨麻疹、血管神经性水肿等。当幼虫移行于肺时，幼虫周围可出现嗜酸性粒细胞及中性粒细胞浸润。重度感染可引起肺部出血、水肿，支气管黏液分泌增加，甚至引起支气管痉挛。

成虫在小肠内不但夺取宿主的营养物质，而且损伤肠黏膜，影响消化和吸收功能。重度感染可导致营养不良或发育障碍。成虫的代谢产物及其崩解物被吸收后可引起荨麻疹、皮肤瘙痒等过敏反应，可钻入与肠腔相通的生理孔道，引起移位性损害。其中以钻入胆道引起胆道蛔虫病最为常见。

【临床表现】

1. 蛔虫幼虫移行症 患者短期内误食大量感染期虫卵，7~9 日后，临床出现低热、乏力，体温一般在 38℃左右，少数伴有荨麻疹或其他皮疹，喉头有异物感，咳嗽多呈阵发性，常伴有哮喘发作，可有黏液痰，偶带血丝。肺部可闻及干啰音、哮鸣音。若无继发细菌感染，1~2 周可自愈。

2. 肠蛔虫病 最常见的症状是腹痛，位于脐周，不定时反复发作。可有食欲减退、便秘或腹泻，大便可排出蛔虫或呕出蛔虫。儿童多有烦躁不安、易怒、失眠、磨牙、皮肤瘙痒等症状，严重者可引起营养不良和发育障碍。

3. 并发症

（1）胆道蛔虫病　最多见。常为突然发生的剑突下偏右侧阵发性钻顶样痛或绞痛，可放射至背部及右肩，发作时坐卧不安、出冷汗、面色苍白，常伴恶心呕吐，约半数吐出蛔虫。体检时剑突下仅有局限性轻度压痛，无腹肌紧张。每次发作数分钟或数十分钟后自行缓解，间歇期如常人。若蛔虫在胆道内死亡或继发细菌感染，可引起胆道炎症，有发热或黄疸，甚至发生胆道出血或穿孔。

（2）蛔虫性肠梗阻　儿童多见，通常为不完全性肠梗阻。急性起病，阵发性腹痛，部位多在腹中部或在下腹部，伴肠鸣音亢进。大便不通，频繁呕吐，有时吐出蛔虫。腹胀，腹部可见肠型及肠蠕动波或扪及条索状肿块，X 线检查可见肠胀气和液平面。严重者脱水、酸中毒，甚至休克。

（3）其他　胆囊炎、胰腺炎、肠穿孔、蛔虫性阑尾炎、腹膜炎等。

【辅助检查】

1. 血象　幼虫移行期血中白细胞、嗜酸性粒细胞增多。胆道、肠道并发细菌感染时血象增高，中性粒细胞增多。

2. X 线检查　蛔虫幼虫移行症时，X 线胸片显示肺门阴影增大，肺纹理增粗，点状或絮状浸润阴影。

3. 粪便检查　生理盐水直接涂片可查到虫卵。饱和盐水漂浮法能提高虫卵检出率。

4. 其他检查　B 超或内镜逆行胰胆管造影有助于胆道蛔虫病的诊断。

【诊断】

诊断要点：①近期有生食瓜果蔬菜史，阵发性咳嗽，哮喘样发作，肺部浸润病灶及血中嗜酸性粒细胞增多，应考虑蛔虫幼虫移行症；②脐周阵发性疼痛，近期曾呕出或排出蛔虫，大便查出虫卵，可诊为肠蛔虫病；③胆道蛔虫病的诊断依赖有肠蛔虫病史或呕出蛔虫，典型胆绞痛发作，胰胆管造影或 B 超检查见到虫体；④蛔虫性肠梗阻诊断根据其腹部典型体征和 X 线征象，粪便检查查到蛔虫卵或见到排出的成虫可确诊。

【治疗】

1. 驱虫治疗　枸橼酸哌嗪（驱蛔灵），为高效低毒驱蛔药，儿童 80～100mg/kg，成人 3g，顿服，连用 2 日，空腹或晚上服用疗效更佳。甲苯咪唑，为广谱驱虫药，每次 200mg，顿服。噻嘧啶（抗虫灵），为广谱驱虫药，儿童 10mg/kg，成人 200mg（均按基质算），顿服。丙硫咪唑（肠虫清），为广谱抗蠕虫药，400mg，顿服，12 次以下儿童减半。伊维菌素，为广谱抗蠕虫药，每日 100μg/kg，口服，连用 2 天。

2. 并发症治疗

（1）胆道蛔虫病　原则是止痛、驱虫和防治继发感染。可采用阿托品 0.5mg 加异丙嗪 25mg，肌内注射或静脉滴注，虫体多可自动退出，亦可用针刺镇痛。症状缓解后给予驱虫治疗。有继发细菌感染者选用庆大霉素、氨苄青霉素等抗生素。伴有胆道结石、胆道严重感染或有穿孔、出血时应考虑手术治疗。

（2）蛔虫性肠梗阻　不完全性肠梗阻可以服豆油或花生油，或用食醋 100g 口服，亦可用针刺止痛。完全性肠梗阻者，应及时手术治疗。急性肠梗阻不宜使用驱虫药物。

【常用药物注意事项与患者教育】

阿苯达唑　是高效、低毒的广谱驱肠虫药。本药能抑制蠕虫摄取葡萄糖，导致能量不足虫体麻痹而随肠蠕动从粪便排出。不良反应主要有头痛、低热，少数有视力障碍、癫痫等，个别可发生脑疝、过敏性休克。

扫码“学一学”

第十二节　钩虫病

钩虫病是钩虫寄生于人体小肠所引起的疾病。临床以贫血、胃肠功能紊乱及营养不良为主要特征，严重者可导致发育障碍及心力衰竭。

【病原学】

在人体内寄生的钩虫主要有十二指肠钩虫和美洲钩虫2种。成虫长约1cm，灰白色，雌雄异体，雌虫较雄虫略粗长，雄虫尾端有交合伞。钩虫成虫寄生于小肠上段，虫卵从粪便排出，在温暖（25~30℃）、潮湿（温度70℃）、疏松的土壤中，24~48小时发育为杆状蚴，再经5~7日发育为丝状蚴。当丝状蚴接触人体皮肤或黏膜时可侵入人体，经淋巴管或微血管进入血流，经右心至肺，穿破肺微血管进入肺泡，沿支气管上行至咽部，随吞咽活动进入胃、小肠，经3~4周发育为成虫。成虫雌雄交配后产卵。

【流行病学】

1. 传染源　本病的传染源是病人与带虫者。

2. 传播途径　由于农村以人粪为肥料而使农田广泛污染，农民赤足行走或下田劳作时受感染。偶可因生食污染的蔬菜经口腔、食管黏膜侵入。

3. 易感人群　人群对本病普遍易感，感染后可获得一定免疫力，但可多次重复感染，其中青壮年农民感染率最高。感染后大多无明显症状，称钩虫感染；有临床症状者称钩虫病，仅占极少数。

【发病机制与病理】

丝状蚴钻入皮肤处，可见血浆渗出、中性粒细胞及嗜酸性粒细胞浸润等炎性改变，临床上出现皮炎症状。幼虫移行至肺时，可引起肺组织点状出血及炎性病变，临床上出现呼吸系统症状。成虫咬附于肠黏膜，导致肠黏膜点状出血及溃疡等，临床上出现贫血、胃肠功能紊乱等症状。

钩虫寄生于小肠，咬附在小肠黏膜上吸血，每日更换咬附部位4~6次，并分泌抗凝血物质，使原咬附创口渗血不止。长期失血后体内铁储备逐渐耗尽，发生低色素小细胞性贫血。此外，营养不良、胃肠功能紊乱等亦是加重贫血的因素。严重者可引起贫血性心脏病，甚至发生心力衰竭。

【临床表现】

1. 幼虫所致的症状

（1）钩蚴性皮炎　俗称“粪毒”“肥疮”等。钩蚴钻入人体皮肤20~60分钟后，局部即觉奇痒或烧灼感，继之出现红色点状丘疱疹，以趾指间、足背、手背等处皮肤最多见。若无继发感染，通常在1周内自行消失。

（2）呼吸系统症状　感染后1周左右可出现咳嗽，小量咳痰，晚间尤甚，重者痰带血丝，可伴有阵发性哮喘、低热等，持续数周。X线显示肺纹理增粗或斑片浸润阴影，数日后自行消退。

2. 成虫所致的症状

（1）消化系统症状　早期食欲多亢进，但劳动力反而下降，俗称“懒黄病”，并有上腹不适、隐痛等。后期食欲减退，有恶心、呕吐、腹泻、腹痛、消瘦等，大便隐血试验阳性，偶可出现消化道大出血。

（2）神经精神症状　注意力不集中、反应迟钝、失眠等。重度感染者可出现异食癖，如喜食生米、泥土等，似与铁和锌的缺失有关。

（3）贫血症状　为本病的主要表现。严重感染后3～5个月逐渐出现进行性贫血，表现为头晕、乏力、心悸、气促、表情淡漠、面色发黄等。严重时出现心前区收缩期杂音、血压降低、心脏扩大、心力衰竭，亦可伴有低蛋白血症，出现水肿甚至腹水。

（4）其他　儿童严重感染可有营养不良、生长发育障碍、智力减退、侏儒等表现。孕妇易引起妊娠中毒症、贫血性心脏病、早产或死胎，新生儿及产妇的病死率亦增高。婴儿患钩虫病常有严重贫血，患儿面色苍白、精神和食欲均差、哭闹不安、有黑便或血水样便，易发生肺炎、心力衰竭等并发症，预后较差。

【辅助检查】

1. 血象　常有不同程度的低色素小细胞性贫血。网织红细胞正常或轻度增多。嗜酸性粒细胞多数增加，但严重贫血时常不增多。血清铁显著降低，一般在9μmol/L以下。

2. 骨髓象　可见造血旺盛现象，骨髓红系增生活跃，中幼红细胞显著增多，游离含铁血黄素及铁粒幼细胞减少或消失。

3. 粪便检查　查到钩虫卵即可确诊本病。查钩虫卵常用直接涂片法或饱和盐水漂浮法，也可做钩蚴培养。根据粪便中虫卵的数量可判定感染的严重程度，轻度感染，<3 000个/g；中度感染，3 000～10 000个/g；重度感染，>10 000个/g。

【诊断】

诊断要点：①在流行地区，有赤手裸足接触土壤后出现“粪毒”史；②程度不等的贫血、营养不良、胃肠功能紊乱及“异嗜症”，儿童可有生长发育障碍；③血液检查呈低色素小细胞性贫血；④大便涂片或漂浮法可找到钩虫卵。

【治疗】

本病病原治疗和对症治疗均很重要，贫血是本病的主要症状，纠正贫血甚为重要，故在药物治疗的同时，饮食应以富含铁质、蛋白质和维生素的食物为主。临产孕妇或体力特别衰弱者和重度贫血、心肌缺氧劳损或伴心力衰竭者，应酌情予以输血。

1. 病原治疗

（1）局部治疗　钩蚴性皮炎在感染后24小时内可用左旋咪唑涂肤剂或阿苯达唑软膏、3%水杨酸乙醇及2%碘酒等涂抹，均有止痒、消炎及杀死皮内钩蚴的作用。

（2）驱虫治疗　阿苯达唑（丙硫咪唑）400mg顿服；甲苯咪唑200mg，每日1次，连服3日，或500mg顿服，儿童与成人剂量相同。一般用药3～4日后排出钩虫，本类药还有杀死虫卵作用。噻嘧啶，成人500mg，儿童10mg/kg，口服，每日1次，连用2～3日。本药作用快，但驱美洲钩虫作用较苯咪唑类差。海蜜克，为复方甲苯咪唑乳膏，用量、用法参见蛲虫病部分。国内大部分地区钩虫病系2种钩虫混合感染，联合用药可减轻不良反应，提高疗效，尤其是提高驱除美洲钩虫的疗效，常用噻嘧啶300mg加左旋咪唑45mg或甲苯达唑200mg，1次顿服，连服2日。

2. 对症治疗　贫血是主要症状，补充铁剂可纠正贫血。常用硫酸亚铁0.3g，每日3次口服，或 10% 枸橼酸铁铵 0.3g/次，每日 3 次口服。加服维生素 C 或稀盐酸有利于铁的吸收。贫血严重时可小量输血。

【常用药物注意事项与患者教育】

阿苯达唑 见本章第十一节蛔虫病。

扫码“学一学”

第十三节 蛲虫病

蛲虫病是由蛲虫寄生于人体结肠和回盲部所引起的疾病。临床上以肛门周围和会阴部瘙痒为特征。发病以儿童为主。

【病原学】

蛲虫细小如线头，虫体乳白色。雄虫长 2~5mm，尾部向腹面卷曲；雌虫长 8~13mm，虫体中部膨大，略呈纺锤形。虫卵无色透明，椭圆形不对称，一侧扁平一侧稍凸，大小约 60μm×30μm。虫卵对外界抵抗力较强，在皮肤及指甲缝中可存活 10 天左右，室温下存活 20 天左右。5% 石炭酸和 10% 来苏可杀死虫卵。

蛲虫不需中间宿主，虫卵经口感染后，在十二指肠内孵出幼虫，沿小肠下行并蜕皮 2 次，至结肠再蜕皮 1 次发育为成虫。成虫主要寄生于回盲部和结肠，有时亦寄生于阑尾、食管。雌雄成虫交配后，雄虫大多死亡，雌虫沿结肠下行，夜间从肛门爬出，受温度、湿度改变和空气的刺激，开始大量产卵，产卵后雌虫大多死亡，少数可再爬入尿道、阴道引起异位损害。虫卵大部分播散至体外，有时在肛门附近孵化，幼虫经肛门进入结肠而造成逆行感染。自虫卵感染到发育成虫产卵需 11~45 日，雌虫寿命为 2~4 周。

【流行病学】

1. 传染源 病人是本病的唯一传染源。

2. 传播途径 当用手抓肛门周围皮肤时，虫卵污染手指，经口而自身重复感染。也可因感染期卵散落在室内物品或食品上，经空气吸入或经口感染。也可通过日常生活接触而相互传播。

3. 易感人群 人群对蛲虫普通易感，感染后无明显保护性免疫力产生，故可多次或重复感染。

【发病机制与病理】

蛲虫寄生数多少不一，自几条至千余条不等。虫体头部刺入肠黏膜，偶尔可达黏膜下层，引起炎症与微小溃疡。因蛲虫寄生期限短暂，故肠黏膜病变轻微。偶尔蛲虫可侵入阑尾或已有病变的肠壁，诱发急性炎症。在女性，少数情况下蛲虫可侵入阴道、子宫、输卵管甚至腹腔，引起相应部位炎症。雌虫在肛周产卵，刺激皮肤而引起瘙痒。长期慢性刺激可产生局部皮损、出血和继发感染。

【临床表现】

轻度感染一般无症状。感染较重者出现肛门周围和会阴部皮肤奇痒与虫爬行感，夜间尤甚。有时因瘙痒挠抓而致皮肤破损，可引起局部出血、疼痛、皮肤炎症以及继发感染。小儿常有夜惊、夜哭、烦躁不安、磨牙等。感染严重时引起回盲局部刺激、炎症和小溃疡，临床可出现腹泻、粪便带黏液或血丝。有时可引起阑尾炎。

蛲虫异位感染可引起阴道黏液性分泌物增多，侵入盆腔可引起肉芽肿，侵入尿道可引起尿频、尿急、尿痛、遗尿等。

【辅助检查】

粪便检查虫卵阳性率极低。主要在清晨起床前采用透明胶纸肛拭法或棉拭漂浮法检查虫卵。为提高阳性率，应连续检查 3~5 次。

【诊断】

诊断要点：①以肛门周围或会阴部奇痒为主要症状，搔伤后可致局部湿疹样皮炎或糜烂，儿童可出现夜惊或影响睡眠；②有时可影响消化系统，出现消化不良、腹痛、恶心、呕吐等消化道症状；③儿童入睡后 1~2 小时，检查肛门可见蛲虫，肛拭子检查可找到蛲虫卵。

【治疗】

蛲虫在人体内的存活期不超过两个月，如能防止重复感染，不用药物治疗，亦可自愈，故预防重复感染尤为重要。蛲虫是较易驱除的肠道线虫，驱虫药物治疗效果良好。

1. 驱虫治疗 甲苯咪唑，100mg/次，顿服，治愈率可达 90% 左右；或每次 100mg，每日 2 次，连服 3 日，治愈率可达 100%。成人与儿童剂量相同。阿苯达唑每次 400mg，顿服。成人与儿童剂量相同，2 周后复治 1 次。孕妇忌用。恩波维胺（扑蛲灵），成人 250mg，小儿 5mg/kg，睡前 1 次顿服，服药 1~2 天内粪便可呈鲜红色，应事先告知病人或其家长。复方甲苯咪唑乳膏（海蜜克），其成分为甲苯咪唑和盐酸左旋咪唑的复方乳膏制剂，对蛔虫、蛲虫具有极佳的驱虫效果，对钩虫亦有较好疗效。成人及 6 岁以上儿童 1 支，2~6 岁儿童半支，一次性涂抹下腹部或大腿内侧皮肤，面积约 $40cm^2$，8 小时内勿用水洗，浴后或睡前用效果更佳。

2. 外用药治疗 每晚睡前洗净肛门及其周围皮肤，将蛲虫软膏（含百部浸膏 30%，甲紫 0.2%）注入肛门管或直肠内；亦可选用 2% 白降汞软膏或 10% 氧化锌软膏局部涂敷或注入肛管内。均有止痒、杀虫及防止重复感染的功效。

【常用药物注意事项与患者教育】

阿苯达唑 见本章第十一节蛔虫病。

扫码“学一学”

第十四节 血吸虫病

血吸虫病是血吸虫寄生于人体门静脉系统所引起的一种寄生虫病。主要病变是虫卵造成肝脏与结肠的肉芽肿，最后形成门静脉周围纤维化，门静脉阻塞。急性期主要表现为发热、肝大及压痛、腹泻或排脓血便、血中嗜酸性粒细胞显著升高；慢性期主要表现为肝、脾大；晚期则表现为肝门静脉高压症。

【病原学】

寄生于人体的血吸虫主要有日本血吸虫、埃及血吸虫、曼氏血吸虫、湄公血吸虫和间插血吸虫5种，分别流行于东亚、非洲、拉丁美洲与中东广大地区的75个国家。我国血吸虫病是由日本血吸虫引起的。日本血吸虫为雌雄异体，常合抱在一起，寄生于人体门静脉系统，主要在肠系膜下静脉。该虫存活期2~5年，长者可达20年以上。雌虫在肠壁黏膜下层末梢静脉内产卵，虫卵随粪便排入水中。在25~30℃时，孵出毛蚴，毛蚴有趋光性和向上性，在水中做直线运动，侵入唯一的中间宿主——钉螺，在其体内继续发育，经7~8周后，即不断地逸出尾蚴，尾蚴分体、尾两部分。当人畜与疫水接触时，尾蚴约10秒钟即可侵入宿主的皮肤或黏膜，尾部脱落，体部随血液、淋巴液到右心，经肺进入肝脏。约1个月后在肝脏发育为成虫。随后成虫雌雄合抱，逆血流移行到肠系膜下静脉的末梢血管交配产卵。

【流行病学】

1. 传染源 本病的传染源是病人及牛、马、羊、猪、狗、鼠等受感染动物。

2. 传播途径 传染源的粪便污染水源后，虫卵孵出的毛蚴必须在钉螺体内才发育成具有感染性的尾蚴，人们通过种田、捕捞鱼虾等接触或饮用含尾蚴的疫水而感染。

3. 易感人群 人对血吸虫病普遍易感，感染后可获得部分免疫力。

4. 流行特征 我国血吸虫病主要分布在长江流域及其以南的江苏、浙江、安徽、江西、湖北、湖南、广东、广西、福建、四川、云南、上海12个省、直辖市、自治区。根据不同的地理环境和钉螺分布等的特点，分为湖沼、水网、山丘3种类型，以湖沼型流行最严重。夏秋季易感染，以农民、渔民发病率高。

【发病机制与病理】

血吸虫的尾蚴、童虫、成虫、虫卵都可引起病变，尤其是成熟的虫卵。发病机制主要是虫卵的沉积及其诱发的变态反应。主要病理改变是：①结肠病变，主要病变部位在直肠、乙状结肠和降结肠。急性期为黏膜充血、水肿，黏膜下层有成堆的虫卵结节，破溃后形成浅表溃疡，排出脓血便。慢性期纤维组织增生，肠壁增厚，可引起息肉样增生和结肠狭窄，肠系膜增厚缩短，网膜缠绕成团。②肝脏病变，早期肝肿大，表面有粟粒状黄色颗粒（虫卵结节）。晚期肝内门静脉分支与门静脉区纤维组织增生，产生循环障碍，肝细胞萎缩。肝脏表面凹凸不平，有大小不等的结节和结缔组织的沟纹。其特点是肝内门静脉周围硬化，产生门静脉肝血窦前阻塞，引起门静脉高压。门静脉高压导致脾大及脾功能亢进、侧支循环形成及腹水。③异位损害，指虫卵和（或）成虫游走和寄生在门静脉系统以外器官的病变。人体各器官均可见虫卵沉积，但以肺和脑常见。肺部病变为间质性粟粒状虫卵肉芽肿伴周围肺泡渗液；脑部虫卵肉芽肿多位于顶叶、颞叶，分布在大脑灰白质交界处。

【临床表现】

1. 急性血吸虫病 发生于夏秋季，常为初次重度感染，多见于青壮年与儿童。有打湖草、捕鱼、游泳等明显的疫水接触史，约半数在尾蚴入侵部位出现瘙痒感的蚤咬样红色小丘疹，2~3 日内自行消退。经 1 个月左右的潜伏期，出现以下表现。

（1）发热　均有发热，热型以间歇热最常见，弛张热和不规则热次之，少数重症呈现稽留热，可伴有表情淡漠、听力减退、相对缓脉，颇似伤寒。热程一般 2 周至 1 个月，重症可长达数月，并出现消瘦、贫血、水肿，甚至恶病质。

（2）过敏反应　可出现荨麻疹、血管神经性水肿、全身浅表淋巴肿大等。

（3）腹部表现　腹痛、腹泻或腹泻与便秘交替出现，可见脓血便，以腹痛较多见。重症腹部有压痛和柔韧感。

（4）肝脾大　90% 以上有肝大，以左叶为著，伴压痛。半数有轻度脾大。

2. 慢性血吸虫病　在流行区占绝大多数。

（1）无症状病人　无明显临床症状，仅在粪便普查时发现，占慢性血吸虫病的多数。

（2）有症状病人　腹痛、腹泻常见。轻者呈稀便，偶带血，时发时愈。重者可有持续脓血便，伴里急后重。常发现肝脾大，肝大病程早期即可出现，尤以肝左叶为著，脾逐渐肿大故有肝脾型血吸虫病之称。

3. 晚期血吸虫病　主要是指血吸虫病性肝硬化。根据临床表现分为 4 型，4 型之间有交叉存在的现象。

（1）巨脾型　占晚期血吸虫病的绝大多数。脾大，其下缘向下达脐水平线以下，向内超过腹中线，质硬，可触及脾切迹。伴脾功能亢进，红细胞、白细胞、血小板减少，表现为贫血、出血倾向等。

（2）腹水型　是晚期血吸虫病肝功能失代偿的一种表现。腹水程度轻重不一，可反复发作。表现为腹胀难受、少尿、腹部膨隆、脐疝、腹壁静脉曲张、下肢浮肿。少数在脐周可闻及连续性血管杂音，即克-鲍综合征。

（3）结肠肉芽肿型　以结肠病变为突出表现。出现腹痛、腹胀、腹泻、便秘或腹泻与便秘交替，大便可呈水样、带血或黏液脓血样。左下腹压痛，并可触及肿块。病程 3~6 年以上，亦有达 10 年者。

（4）侏儒型　现已少见。儿童因反复重度感染，使肝脏生长介素减少，影响其生长发育所致。表现为缺乏青春前期的生长加速，身体矮小，性器官不发育，睾丸细小或无月经，第二性征缺如。

4. 异位损害

（1）肺血吸虫病　多见于急性血吸虫病，为虫卵沉积引起的肺间质性病变。表现为发热，咳嗽，痰少，偶带血丝，有时闻及干、湿啰音。

（2）脑血吸虫病　多见于青壮年，为虫卵沉积脑组织所致。临床上分为急性与慢性 2 型。急性型多见于急性血吸虫病，病程中出现意识障碍、脑膜刺激征阳性、瘫痪、锥体束征阳性等脑膜脑炎的表现。慢性型多在感染 3~6 个月后发生，表现为癫痫发作，尤以局限性癫痫多见。如早期进行病原治疗，大多可以康复。

5. 并发症

（1）肝门静脉高压症　晚期血吸虫病可并发门静脉高压症，致食管和胃底静脉曲张，进一步引起上消化道大出血。出血后可诱发腹水和肝性脑病。

（2）肠道并发症　虫卵沉积在阑尾黏膜下层可诱发急性阑尾炎，易造成阑尾穿孔，继发腹膜炎或局限性脓肿。血吸虫病的严重结肠病变可致肠腔狭窄，出现不完全性肠梗阻，多在乙状结肠和直肠处。结肠的慢性炎症可诱发结肠癌。

【辅助检查】

1. 血象 急性血吸虫病白细胞多在（10.0~30.0）$\times 10^9$/L，嗜酸性粒细胞增高，一般占0.20~0.40，甚至高达0.90以上。极重型嗜酸性粒细胞不增高甚至消失。

2. 粪便检查 常用粪便沉淀后毛蚴孵化法，采用尼龙袋集卵孵化法可提高检出率。每日送检1次，连续3次。

3. 肝功能检查 急性血吸虫病血清球蛋白增高，ALT轻度增高。晚期血清白蛋白明显降低，白/球比值倒置。

4. 免疫学检查

（1）环卵沉淀试验 用以检测血清中的虫卵抗体，有早期诊断价值，阳性率达95%。

（2）虫卵抗原间接血凝试验 用以检测血清中的虫卵抗体，阳性反应较粪便检查为早。

（3）酶联免疫黏附检测试验 用以检测血清中的抗原或抗体，阳性率可达95%，敏感性和特异性较高。

（4）单克隆抗体免疫试验检测循环抗原 用以检测血清中血吸虫成虫的代谢产物及分泌物抗原，特异性及敏感性较高。

（5）皮内试验 取血吸虫成虫抗原1∶8 000稀释液0.3ml做皮内试验，15分钟后局部丘疹直径>0.8cm为阳性。通常适用于普查和筛选可疑病例。

5. 直肠黏膜活组织检查 通过直肠镜钳取病变处米粒大小的黏膜进行显微镜检查，可发现血吸虫卵，有较高的阳性率。

6. B型超声检查 可判断肝纤维化程度。显示门静脉壁回声增宽≥6mm，呈线状者为轻度，呈管状者为中度，呈网状分隔块者为重度。

7. CT扫描 晚期肝包膜及肝内门静脉区常有钙化现象。特异性图像为肝包膜增厚钙化与肝内钙化中隔相垂直，两者接界处有切迹形成。重度纤维化可呈龟背样图像。

8. X线检查 肺血吸虫病X线检查表现肺纹理增多，弥漫云雾状、点片状、粟粒状阴影，以中、下肺野为多，多经病原治疗3~6个月内逐渐消失。

9. 结肠镜检查 直视下可见结肠黏膜增厚、肠腔狭窄，有溃疡或息肉。

【诊断】

诊断要点：①在流行区有疫水接触史；②急性血吸虫病主要表现为发热、荨麻疹、肝大及压痛、血液中嗜酸性粒细胞明显升高，慢性血吸虫病主要表现为长期不明原因的腹痛、腹泻、排脓血便和肝脾大，晚期血吸虫病主要表现为巨脾、腹水、侏儒、肠梗阻等；③血吸虫虫卵检查及免疫学检查阳性。

【治疗】

尽早使用杀灭血吸虫的药物是本病治疗的关键。如能早期接受病原治疗，预后大多良好。对晚期出现的脾大及脾功能亢进、腹水、上消化道大出血等严重征象，应采取内外科结合的综合治疗措施。

1. 一般治疗　急性期需住院治疗。卧床休息，补充营养，加强护理。腹水型应进低盐、高蛋白饮食。食管胃底静脉曲张者，避免进食粗糙、坚锐或刺激性食物。肝功能显著减退或血氨偏高者，应限制或禁食蛋白质。忌酒。

2. 病原治疗　目前普遍采用吡喹酮治疗。

（1）吡喹酮的主要药理作用及不良反应　吡喹酮口服后，80%从肠道迅速吸收，1~2小时达到血液峰值。它作用于血吸虫，使虫体皮层产生显著损害，表皮细胞肿胀突起，继而出现许多球状或泡状物，当其溃破、糜烂与剥落后，白细胞吸附其上，并侵入虫体，引起虫体死亡。门静脉血中药物浓度较外周血药物浓度高10倍以上，其代谢产物于24小时内大部分从肾脏排出，体内无蓄积作用。该药毒性低，无致突变、致癌与致畸作用。药物不良反应轻而短暂，多数不需处理。神经系统可有头痛、头晕、乏力、四肢酸痛、眩晕等，消化系统有上腹不适、腹痛、恶心、呕吐等，心血管系统有胸闷、心悸、早搏等。

（2）吡喹酮治疗血吸虫病的剂量与疗程

1）急性血吸虫病：成人总剂量为120mg/kg，一般可按每次10mg/kg，1日3次口服，连续4日；儿童应遵医嘱服用。

2）慢性血吸虫病：成人总量为60mg/kg，每日分3次口服，连续2日，体重以60kg为限。儿童体重小于30kg者，总剂量70mg/kg。亦可采用现场大规模治疗，轻流行区用40mg/kg，1剂疗法，重流行区50mg/kg，1日等分2次口服。

3）晚期血吸虫病：用量及用法同慢性血吸虫病，为避免严重不良反应如心律失常的出现，亦可适当减少总剂量或延长疗程。

3. 对症治疗　在内科治疗的基础上，巨脾型，可做脾切除加大网膜腹膜后固定术。腹水型，间歇使用氢氯噻嗪、螺内酯、呋塞米等利尿剂，顽固性腹水可试用浓缩超滤回输术。其他并发症如肝性脑病、上消化大出血的处理同门脉性肝硬化。

【常用药物注意事项与患者教育】

吡喹酮　该药对血吸虫各个发育阶段均有不同程度的杀虫效果，特别是杀成虫作用大。杀虫机制主要是损伤破坏虫体皮层表面细胞，使其体表膜对钙离子通透性增高，引起虫体肌肉麻痹与痉挛，颈部表皮损伤，进而破溃死亡。此药毒性较低，治疗量对人心血管、神经、造血系统及肝肾功能无明显影响，无致畸、致癌作用。

第十五节　绦虫病

扫码“学一学”

绦虫病是由绦虫寄生于人体小肠所引起的寄生虫病。我国常见的有牛肉绦虫病和猪肉绦虫病2种。

【病原学】

猪肉绦虫（又称猪带绦虫、链状带绦虫、有钩绦虫）和牛肉绦虫（又称牛带绦虫、肥胖带绦虫、无钩绦虫）均呈扁平带状，前者长达2~4m，后者一般4~10m，可分为头节、颈部和链体3部分。头节为其吸附器官，上有4个吸盘，牛肉绦虫头节略呈方形，无顶突与小钩；猪肉绦虫头节呈球形，有顶突及2圈小钩（图23-2）。颈部为生长部分，由此产

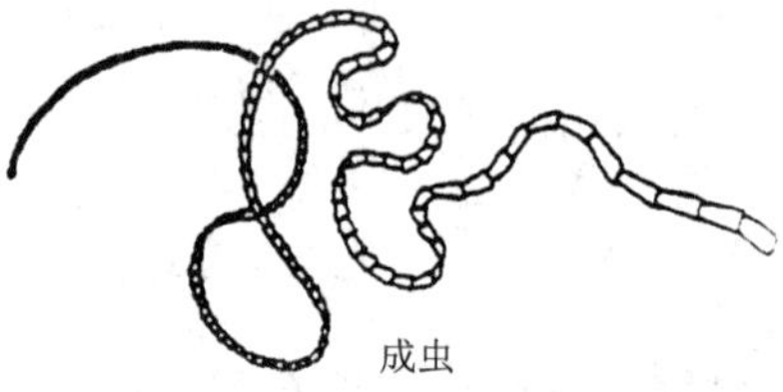

图 23-2　猪肉绦虫（成虫）

生节片形成链体。虫卵近似球形，卵壳易脱落，卵壳内为胚膜，内含六钩蚴。两种绦虫的虫卵形态相似，显微镜下难以区别。

猪肉绦虫和牛肉绦虫的成虫均寄生于人体小肠上部，雌雄同体，其妊娠节片及虫卵随粪便排出，分别被中间宿主猪和牛吞食后，在其十二指肠内孵出六钩蚴，钻入肠壁，进入肠系膜小静脉及淋巴管，随血流播散至全身各组织，尤以横纹肌为其主要寄生部位，经 2~3 个月发育为囊尾蚴（又称囊虫）。囊尾蚴如黄豆大，内有白色米粒大小的头节，含囊尾蚴的猪肉俗称“米粒猪”。人吃了生的或未熟透的含囊虫的猪肉、牛肉后，囊虫在人体小肠内受胆汁的刺激，头节自囊内翻出，吸附于肠壁并逐渐伸长，颈部逐渐分裂而形成链状的体节，2~3 个月发育为成虫，即可随粪便排出妊娠节片和虫卵。大多寄生一条，少数可寄生多条。成虫在人体内寿命约数年至 20 年或更久。人若误食猪肉绦虫卵也可成为中间宿主，发生猪囊虫病。人对牛肉绦虫卵似有先天性免疫，故一般不发生牛囊虫病。

【流行病学】

1. 传染源　病人是本病唯一传染源。

2. 传播途径　从病人粪便中排出的猪肉绦虫卵或牛肉绦虫卵，污染草、地面等，被猪或牛吞入，分别使猪或牛感染而患囊尾蚴病，人因食入未经煮熟的含囊尾蚴的猪肉或牛肉而感染。也可通过囊尾蚴污染的饮具而感染。

3. 易感人群　人群普遍易感，青壮年多见，男多于女。

【发病机制与病理】

猪肉绦虫与牛肉绦虫以其头节的小钩和吸盘钩挂、吸附在小肠黏膜上，仅引起附着处黏膜轻微损伤和炎症，但可干扰小肠运动。多条绦虫寄生偶可引起不完全性肠梗阻。

【临床表现】

潜伏期一般为 2~3 个月，牛肉绦虫病可长达 4~9 个月。

大多症状轻微，仅感肛门发痒。半数有腹部隐痛、恶心、便秘或腹泻、食欲亢进、消瘦等。少数有头痛、乏力及神经过敏等症状。

大便中常有白色虫体节片排出。牛肉绦虫的妊娠节片常从肛门自动逸出，而猪肉绦虫的妊娠节片常成串随大便排出。

少数猪肉绦虫病可伴有猪囊虫病。

【辅助检查】

1. 虫卵及妊娠节片的检查　用肛门拭子法、粪便直接涂片或沉淀法检查虫卵，阳性者可确诊。若检获妊娠节片，尚可鉴别虫种。

2. 肠道 X 线钡餐检查　对可疑感染而无虫体节片排出者，采用 X 线钡餐检查肠道，若显现带状虫体影有助于诊断。

【诊断】

诊断要点：①有生食或食用未熟透牛肉、猪肉史，粪便中出现或在肛门、内裤、被褥上发现白色节片；②出现腹部隐痛、便秘或腹泻、消瘦等胃肠道表现；③实验室检查发现虫卵或节片。

【治疗】

本病口服驱虫药可取得较好效果，根治的标准是半年内无节片排出，大便虫卵阴性。服药过程中应注意：①驱虫后应留 24 小时全部粪便，以寻找头节。如未找到头节，不一定表示治疗失败。②驱猪肉绦虫时，应先给止吐药（胃复安等）预防呕吐发生，以免虫卵返流入胃而导致囊虫病。③驱虫治疗时保持大便通畅，凡顿服药物驱虫或仅一日内用药驱虫者，服药后 3 小时仍未排便者最好服用泻药。

1. 吡喹酮 15~20mg/kg，空腹顿服，无须导泻，疗程可达 95% 以上。不良反应见血吸虫病节。

2. 氯硝柳胺 成人 2g，儿童 1g，晨起空腹 1 次或分 2 次（间隔 1 小时）嚼碎后吞服。服药后 2~3 小时服硫酸镁导泻。

3. 甲苯咪唑 成人与儿童均为每次 300~400mg，每日 2 次，连服 3 日。孕妇忌用。

【常用药物注意事项与患者教育】

1. 吡喹酮 见本章第十五节血吸虫病。

2. 氯硝柳胺 又名灭绦灵、贝螺杀、杀螺胺、血防-67、育末生、清塘净、耐克螺、杀鳗剂等。主要通过抑制虫体氧气的利用干扰其能量代谢活动，发挥杀虫作用，可杀死猪肉绦虫、牛肉绦虫、短膜壳绦虫、福寿螺、蜗牛、鱼等多种生物体。临床应用驱绦虫时，应嚼碎吞服。不良反应有头痛、胸闷、乏力、胃肠不适、发热、瘙痒等。

扫码“学一学”

第十六节 猪囊虫病

猪囊虫病是猪带绦虫的幼虫（囊尾蚴）寄生于人体引起的寄生虫病。囊尾蚴寄生在皮下及肌肉主要表现为圆形或椭圆形硬而有弹性的小结；寄生在脑主要表现为癫痫发作；寄生在眼表现为视力障碍及失明。

【病原学】

病原体为猪带绦虫的幼虫。人为猪带绦虫的终宿主。人吞食猪肉绦虫的虫卵后，虫卵壳在人体肠道内溶解，释放出六钩蚴，六钩蚴钻入肠壁小静脉或淋巴管而被输送至身体各部，在组织（主要在皮下、肌肉、脑、眼）中经 9~10 周发育为囊尾蚴，囊似珍珠状。囊尾蚴寿命一般为 3~10 年。囊尾蚴结节的囊壁分 3 层，最外为皮层，是嗜酸性玻璃状薄膜，表面为纤毛；中间为细胞核层；内层为实质层，由细纤维网组成，其内含清亮液体与内凹呈白色点状的头节。寄生在颅底脑室处的囊尾蚴较大，呈葡萄状，葡萄状囊尾蚴不含头节。

【流行病学】

1. 传染源 猪带绦虫病人是本病唯一的传染源，虫卵经粪便排出。

2. 传播途径 虫卵通过污染的食物、水等方式经口进入胃肠道，通过消化液作用释放出六钩蚴。

3. 易感人群 人群普遍易感，青壮年多见。该病是我国北方主要的人畜共患寄生虫病，尤以东北、内蒙古、河南等地发病率高。

【病理】

1. 脑改变 囊尾蚴主要寄生在大脑皮质处，亦可寄生在脑室等处，呈圆形或葡萄状。可致局部组织反应性水肿和脑积水，炎症细胞浸润。虫体死亡后可发生钙化。

2. 眼改变 囊尾蚴主要寄生在玻璃体，亦可寄生在视网膜处，引起玻璃体破坏，视网膜剥离。

3. 皮下及肌肉改变 出现圆形或椭圆形质硬而有弹性（似软骨）的结节，直径0.5~1.0cm，数目不等。

【临床表现】

1. 脑囊虫病

（1）脑实质型 表现为癫痫发作、颅内压升高和精神症状，以癫痫发作最常见。①癫痫发作，多为大发作，可为唯一的首发症状，发作频度低，多在3个月以上才发作1次，发作后可有一过性瘫痪、失语等；②颅内压升高，逐渐出现的头痛、恶心、呕吐；③精神症状，幻觉、迫害妄想等。

（2）脑室型 表现为颅内压升高或活瓣综合征（Bruns），后者即反复出现突发性体位性剧烈头痛、呕吐，甚至出现脑疝。

（3）脑膜炎型 反复反作的头痛、呕吐、共济失调和脑膜刺激征。

（4）脊髓型 表现为截瘫、感觉障碍、大小便潴留等。

（5）混合型 上述类型的混合表现，以脑实质型和脑室型混合多见。

2. 皮下及肌肉囊虫病 表现为豆状、硬而有弹性的小结，无压痛，无粘连，成批出现，可自行消失，多位于头部、躯干部及大腿上端内侧。大量囊虫寄生于肌肉，可引起四肢肌肉肥大，但软弱无力，行动困难。

3. 眼囊虫病 多为单眼受累。寄生在玻璃体时，表现为眼前黑影飘动；寄生在视网膜下表现为视力下降，甚至失明。

【辅助检查】

1. 免疫学检查 囊尾蚴抗原皮内试验阳性，补体结合试验阳性，血清或脑脊液中囊尾蚴特异性IgG抗体阳性。

2. X线、CT与MRI检查 头颅X线平片可见椭圆形囊虫钙化影，肢体X线片可见软组织内囊虫钙化影，CT与MRI可显示囊尾蚴寄生部位与数目。

3. 囊尾蚴检查 取皮下或肌肉结节活检，可发现囊尾蚴头节。

4. 裂隙灯检查 可见灰蓝色或灰白色圆形囊泡，周围有金黄色反射圈，用电刺激可见虫体蠕动。

【诊断】

诊断要点：①有猪带绦虫感染或食生猪肉史；②脑、皮下及肌肉、眼部囊虫的各自表现；③囊尾蚴抗原皮内试验阳性；④颅脑 CT 或 MRI 可显示脑囊虫寄生的部位与数目；⑤皮下或肌肉结节活检，可发现囊尾蚴头节。

【治疗】

1. 杀囊尾蚴

（1）阿苯达唑（肠虫清） 这是治疗该病的首选药物。按每日 18mg/kg（脑型），或 15mg/kg（皮肤及肌肉型），分 2 次口服，10 天 1 疗程，根据病情可服用 2~3 个疗程，2 个疗程间隔 14~21 天。由于囊虫杀死的反应性炎症反应，可产生头痛、头昏、发热、皮疹等不良反应，严重者出现癫痫、颅内压增高。为减轻此不良反应可在治疗前和治疗中静脉滴注糖皮质激素（地塞米松 10mg）和 20% 甘露醇（1~2g/kg）。

（2）吡喹酮 每日 20mg/kg，分 3 次口服，连服 7 天（1 疗程），2~3 个月后加服 1 疗程。必要时，2~3 个月后，再服 1 疗程，亦可按每日 40~60mg/kg，分 3 次口服，连服 3 天（1 疗程），必要时，2~3 个月后加服 1 疗程。

2. 对症治疗

（1）癫痫大发作 按癫痫处理，可选用地西泮、苯巴比妥钠肌内或静脉注射。

（2）颅内压升高 20% 甘露醇 250ml，静脉加压滴注，根据病情每 6~8 小时 1 次。

（3）手术治疗 对眼囊虫和单个脑囊虫应行手术摘除；对脑实质多发性囊虫行颞肌下减压术。

注意事项：①病人必须住院治疗，因杀囊尾蚴导致的剧烈反应可致脑疝或过敏性休克；②癫痫发作频繁或颅内压升高者，杀囊尾蚴治疗前须先降压治疗，必要时通过脑压减压术降低颅内压；③眼囊虫病禁止杀虫治疗，必须手术治疗，以免引起失明；④疑有脑室孔堵塞的脑室型，宜采用手术治疗。

【常用药物注意事项与患者教育】

1. 阿苯达唑 见本章第十一节蛔虫病。

2. 吡喹酮 见本章第十五节绦虫病。

扫码“练一练”

目标检测

1. 简述传染的结局。
2. 简述传染病流行过程的三个基本环节。
3. 简述传染病的常见传播途径。
4. 简述传染病的基本特征。

5. 简述流行性感冒与普通感冒临床表现的区别。
6. 简述吡喹酮的注意事项与患者教育。
7. 试述传染病的基本预防措施。
8. 试述流行性脑脊髓膜炎与流行性乙型脑炎的区别。
9. 试述细菌性痢疾与阿米巴痢疾的区别。

（卢　挺）

第二十四章

性传播疾病

学习目标

1. **掌握**　性传播疾病的范围、性传播疾病的流行病学特点、性传播疾病的治疗原则、性传播疾病的预防原则；法定性传播疾病的病因。
2. **熟悉**　法定性传播疾病的诊断要点；法定性传播疾病的常用药物注意事项与患者教育。

第一节　性传播疾病基本知识

扫码"学一学"

性传播疾病（sexually transmitted disease，STD）是指以性接触为主要传播途径的一类传染病。它包括了性交时性器官间的直接接触传染的疾病，也包括了性器官以外的皮肤对皮肤、皮肤对黏膜、黏膜对黏膜的接触传染的疾病。这些疾病不仅引起生殖器官和附属淋巴结病变，也引起全身皮肤和重要器官的病变，甚至造成残废和死亡。STD 具有明确的病原体，以性行为为主要的传播途径，具有隐蔽性、传播速度快、流行范围广、有明显的高危人群、临床表现复杂多样、危害性大等特点。

（一）性传播疾病的范围

我国传染病防治相关法规规定的性病（性传播疾病）有 8 种，分别是淋病、梅毒、尖锐湿疣、非淋菌性尿道炎、生殖器疱疹、软下疳、性病性淋巴肉芽肿和艾滋病。

扫码"看一看"

世界卫生组织规定的性传播疾病除上述 8 种外，还有腹股沟肉芽肿、性病性衣原体病、泌尿生殖道支原体病、细菌性阴道炎、性病性阴道炎、性病性盆腔炎、阴部念珠菌病、传染性软疣、阴部单纯疱疹、加特纳菌阴道炎、性病性肝周炎、瑞特综合征、B 群佐球菌病、疥疮、阴虱病、人巨细胞病毒病、梨形鞭毛虫病、弯曲杆菌病、阿米巴病、沙门菌病、志贺菌病。

（二）性传播疾病的流行病学

1. 传染源　性病病人和病原携带者是主要的传染源。

2. 传播途径　通常通过以下 5 种途径传播。

（1）直接性接触　即性交。

（2）间接性接触　肛交、抚摸、接吻等。

（3）胎盘产道　胎儿和新生儿通过胎盘或产道被感染。

（4）医源性传播　是指在医疗、预防工作中，人为地造成某些性病的传播。医源性传播有 2 种类型。一类是指易感者在接受治疗、预防或检验（检查）措施时，由于所用器械、针筒、针头、针刺针、采血器、导尿管受医护人员或其他工作人员的手污染或消毒不严而引起的性病传播；另一类是药厂或生物制品生产单位所生产的药品或生物制品受污染而引起的性病传播，如用第Ⅷ因子引起的艾滋病。

（5）日常生活接触传播　共用毛巾、共用马桶、接触衣物等被感染。

约 90% 以上的性病是通过性交而直接传染的。因此，性行为是主要的传播途径。

3. 流行特征　①年龄分布，所有年龄组均可罹患性传播疾病，但在青壮年中的发病与流行较为突出，20~29 岁年龄组发病最高。②性别分布，性传播疾病在低年龄组男性发病率低于女性，而高年龄组则相反。③职业特征，性传播疾病的高危人群是卖淫者、嫖娼者、吸毒者、婚外恋者、同性恋者及多性伴侣者等。

（三）性传播疾病的诊断

性传播疾病的诊断应根据病史、体格检查和以实验室检查为主的辅助检查，综合分析判断。

1. 病史　包括不洁性交史、同性恋史、吸毒史、既往性病史、婚姻及配偶状况、分娩史、输血或输血液制品血史等。家族史应包括父母、兄弟、姐妹的患病情况。

2. 临床表现　根据 STD 病种的特征性表现、皮损特征等做出临床初步诊断。

3. 辅助检查　性病的实验室检查是诊断中的主要内容，免疫学检查是诊断 STD 的重要依据，病原学检查是诊断 STD 的确定依据。淋病奈瑟菌、梅毒螺旋体、沙眼衣原体、解脲支原体等病原体通过直接涂片或培养镜检均可找到。影像学检查、内镜检查等其他辅助检查对 STD 的诊断也有一定价值。

（四）性传播疾病的治疗原则

1. 早期诊断　患病后首先尽早确立诊断，确诊前不应随意治疗。

2. 及时治疗　一旦确立诊断，应立即治疗。

3. 正确使用抗病原体药物　对病原体要选择敏感、特异性药物，剂量要充足，疗程与用法要规范。

4. 全面治疗　隔离，禁止性生活（必要时可采用屏障措施如戴安全套），必要的休息及饮食营养保障，全身治疗与局部治疗相结合，对因治疗与对症治疗相结合，性伴侣应同时治疗。

5. 准确评价治疗效果　认真进行疗效考核，做好复查随访工作。

（五）性传播疾病的预防

性传播疾病是典型的社会性疾病，它的发生与流行有深刻的社会根源。因此，性病的防治不仅要从生物医学模式的观点出发治愈个体，防止扩散，更重要的是在生物-心理-社会医学模式的指导下，按照三级预防措施的原则，防制性病在人群的流行。

1. 一级预防　又称病因预防，是针对致病因素所采取的预防措施。目的是使健康人免受致病因素的危害，防止性病的发生。

（1）健康教育　通过健康教育，增强人们的自我保健意识，培养良好的生活习惯和卫生习惯，大力宣传洁身自爱，忠实一个性伴侣，提倡健康文明卫生的性行为，严守婚内性生活，杜绝性滥交等不良性行为。选择有益的娱乐活动，尽量少或不涉足有可能引起不安全性行为的场所或环境。

（2）安全性行为　安全性行为指没有传播 STD/HIV 的危险或传播危险很小的性行为，坚持正确使用安全套（避孕套）。

（3）婚前检查　切实做好婚前检查，若发现 STD，应治愈后方可结婚或怀孕，或在开始性交（结婚）前，性伴双方均应进行 STD/HIV 检查。

（4）禁娼　妓女的产生与存在有复杂的原因，卖淫基本上是一种经济现象，它的产生与存在受经济规律的制约。妓女的存在不仅破坏社会风气和道德，诱发其他犯罪，也是 STD/HIV 流行的主要传播途径。尤其是暗娼，它比公开的娼妓有更大的危害性，应严厉打击，加以取缔和消灭。

（5）禁毒　吸毒主要指长期反复使用某种易成瘾的非法毒品的不良行为。尤其是静脉注射毒品者（IVDU），是造成某些 STD/HIV 血源传播的主要途径之一。要远离毒品，抵制毒品，积极配合相关机构或人员的禁毒行动，彻底铲除这一危害人类心理健康和身体健康的毒瘤。

（6）预防接种　预防接种是预防性病传播的最有效方法之一，疫苗是预防和控制性传播疾病的关键措施，世界各国在研制疫苗方面取得了不少进展，部分疫苗已进入临床试验阶段。相信不久的将来在该领域会有所突破，为人类防治性传播疾病做出贡献。

2. 二级预防　又称临床前预防，即在性病发生的早期采取有效措施，早期发现、早期诊断、早期报告、早期隔离和早期治疗。一方面及时处理现症性病病人，缩短病程，消除传染源，另一方面防止性病在人群中的进一步蔓延、传播和流行。

（1）早发现、早诊断　对高危人群进行定期检查，对孕妇进行产前检查，以发现早期感染者，及时做出诊断。

（2）早报告　严格执行性病报告制度，我国规定艾滋病、淋病、梅毒为乙类传染病，其中艾滋病按甲类传染病进行管理；软下疳、性病性淋巴肉芽肿、非淋菌性尿道炎、尖锐湿疣、生殖器疱疹为监测管理性病，按规定专报系统进行监测。在报过程中应注意严格保密。建立健全 STD/HIV 专门防治机构和疾病监测制度。

（3）早隔离、早治疗　一旦确立诊断，应立即隔离，并选择敏感、特异性杀病原药物规范治疗，同时配合一般治疗、对症治疗等其他治疗措施，尽量避免或减少组织器官的损伤与功能障碍。

3. 三级预防　又称临床预防，是对已患性病病人采取切实有效的治疗措施，防止性病恶化，减少伤残发生。形成残疾时，要采取积极的康复措施，早日恢复健康或生活自理。

扫码“学一学”

第二节　淋　病

淋病是由淋病奈瑟菌引起的泌尿生殖系统化脓性传染性疾病，以排出大量脓性分泌物为特征，是我国目前最常见的性传播疾病。

【病因】

病原菌为淋病奈瑟菌，简称淋球菌，革兰染色阴性，外形呈卵圆形或肾形，常成对排列。急性期多位于白细胞的胞浆内，慢性期则在白细胞外。淋球菌不耐干热，干燥环境中仅存活1~2小时，在55℃环境下5分钟即死亡。附着在衣裤和卧具上的淋球菌最多只能存活24小时，对一般消毒剂亦很敏感。

淋病病人为主要传染源，主要通过不洁性行为传染，也可由于接触被淋球菌污染的物品间接传染。婴儿淋病多由于患淋病的母亲分娩时通过产道传染所致。

【临床表现】

1. 男性淋病 初起表现为淋菌性前尿道炎，即尿道口红肿、发痒及排尿灼痛等，尿道分泌物由浆液性很快变成脓液（图24-1）。晨间常见尿道口有脓液黏着，称为“糊口”现象。如不及时治疗，经2周后炎症逆行向上蔓延引起后尿道炎，出现尿频、尿急、尿痛等症状，甚至出现终末血尿及尿闭。同时感染向尿道周围发展可引起前列腺炎、精囊炎、附睾炎等，转为慢性淋病，产生低热、乏力、腰酸、会阴坠胀、尿道口刺痛等症状，久治不愈，附睾受累可致男性不育。

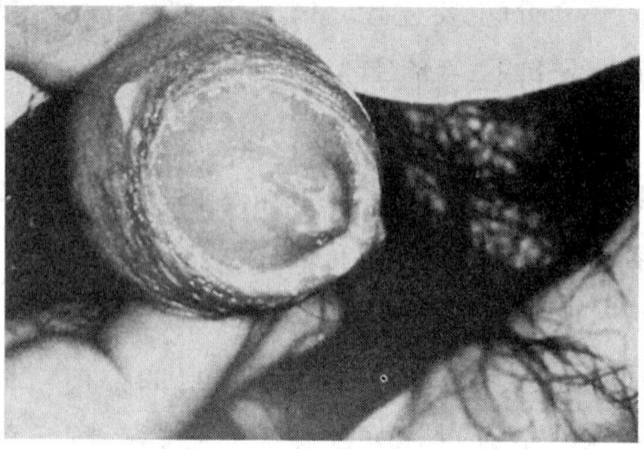

图24-1 淋菌性尿道炎

2. 女性淋病 表现为阴道脓性分泌物增多，宫颈充血、水肿甚至糜烂，常伴有外阴瘙痒和烧灼感。尿道口红肿及脓性分泌物溢出。由于女性尿道短，易逆行感染引起膀胱炎，出现尿频、尿急、尿痛、排尿困难、甚至血尿。不及时治疗可并发盆腔炎，甚至不育。

3. 新生儿淋病 主要表现为新生儿淋球菌性眼炎，在出生后2~5天出现结膜充血水肿，有大量脓性分泌物，严重时角膜溃疡、穿孔，严重时导致失明。

4. 幼女淋菌性外阴阴道炎 表现为阴道口黏膜红肿、灼痛，阴道有脓性分泌物，还可出现淋球菌性尿道炎。

【辅助检查】

1. 细菌涂片检查 取脓性分泌物革兰染色，在多形核白细胞内可找到革兰阴性双球菌。

2. 细菌培养 主要用作进一步诊断（如对症状相似而涂片检查阴性的病人）和某些特殊的目的（如需要做药敏试验等）。

【诊断】

诊断依据：①有不洁性交史或可能的间接感染史；②有淋病的临床表现；③阴道分泌物或脓液检查证实淋球菌的存在。

【治疗】

1. 一般治疗 急性淋病应卧床休息，严禁性生活，禁食刺激性食物。性伴侣应同时治疗。患处用 1∶5 000 高锰酸钾溶液冲洗。内衣裤消毒，注意隔离污染物。

2. 抗菌治疗 宜根据药敏试验，选择有效抗生素治疗。一般首选头孢曲松钠，亦可选用壮观霉素、环丙沙星、氧氟沙星等。淋病产妇的新生儿，产后用等渗盐水冲洗双眼，并用 1% 硝酸银眼药水点眼。

如治疗结束 2 周内，症状或体征全部消失并在治疗结束后 4~7 日，淋球菌复查阴性者为治愈。

【常用药物注意事项与患者教育】

头孢曲松钠 是第三代头孢菌素类抗生素，对大肠埃希菌、肺炎克雷伯菌、产气肠杆菌等有强大抗菌作用，对溶血性链球菌、肺炎球菌、流感嗜血杆菌、淋病奈瑟菌和脑膜炎奈瑟菌等有较强抗菌作用。临床用于敏感致病菌所致的下呼吸道感染、尿路、胆道感染以及腹腔感染、盆腔感染、皮肤软组织感染、骨和关节感染、败血症、脑膜炎等及手术期感染预防。对头孢菌素类抗生素过敏者禁用，严禁与钙剂同时使用。

第三节 梅 毒

扫码“学一学”

梅毒是由梅毒螺旋体通过直接、间接接触或胎传而引起的性传播性疾病。病程为慢性、进行性或隐匿性。可侵及任何器官和组织，产生相应的临床表现。中医称之为“杨梅疮”“霉疮”。

【病因】

病原体为梅毒螺旋体，又称苍白密螺旋体，其外形似螺旋状纤维。螺旋体透明不易着色，用普通显微镜很难看到。生存最适宜温度为 37℃，在潮湿环境下可生存数小时，对一般消毒剂敏感。

本病病人为传染源。主要通过性接触传播；少数亦可通过接触被梅毒螺旋体污染的物品而间接传染；孕妇感染后可通过胎盘传染给胎儿，为胎传梅毒；分娩时也可经产道传染梅毒。

【临床表现】

根据梅毒传染途径和临床表现不同，分为后天获得性梅毒和先天性梅毒（胎传梅毒）。后天获得性梅毒根据感染时间、临床表现及传染性可分为一、二、三期及隐性梅毒。

1. 后天获得性梅毒

（1）一期梅毒 感染后 2~4 周出现症状，主要表现为硬下疳和腹股沟淋巴结肿大，尤以硬下疳为其特征。此期的传染性极强。

1）硬下疳：初起时患处微红，以后逐渐变为硬结，圆形或椭圆形，直径 1~2cm，略高出皮肤，呈肉红色糜烂面或浅在性溃疡，疮面清洁，分泌物少或覆盖灰色薄痂，触之呈软骨样硬度，无疼痛与压痛，多发生于外生殖器，亦可见于肛门、宫颈等处。硬下疳的特点归纳为以下几个。①病变常为单个，直径 1~2cm；②表面清洁，软骨样硬度；③不痛。硬下疳发生 2~3 周后梅毒血清学试验开始阳性，7~8 周后全部阳性（图 24-2）。

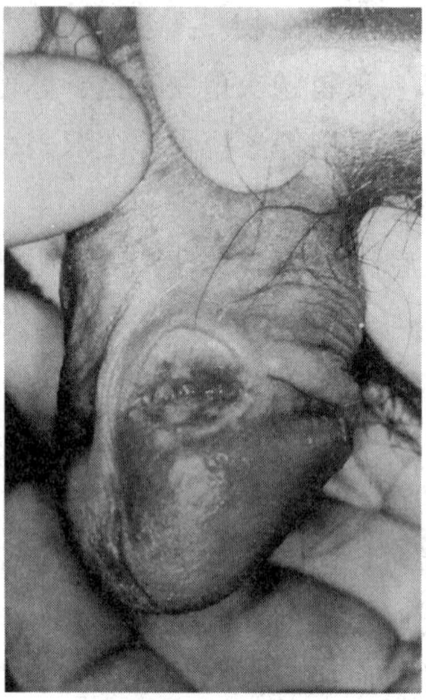
图 24-2　硬下疳

2）腹股沟淋巴结肿大：硬下疳出现1周后，腹股沟淋巴结肿大，其特点为不痛，皮表不红肿，不与周围组织粘连，不破溃，称为无痛性横痃（无痛性淋巴结炎）。淋巴结的特点归纳为以下几个。①手指头大小，较硬，彼此散在不融合；②表面皮肤无红、无肿、无热；③无疼痛与压痛；④不化脓；⑤穿刺液中含有螺旋体。

（2）二期梅毒　多发生在感染后的8~10周，主要为皮肤损害。

1）前驱症状：发病前常有低热、头痛、肌肉、骨和关节疼痛等前驱症状。

2）皮肤损害：二期梅毒主要表现为皮肤损害，皮损形态多种多样，可呈斑疹型、丘疹型及脓疱型，分布广泛、对称，特征性部位是掌、跖部及外阴部，无融合倾向，无痛、痒感。①斑疹，又称玫瑰疹（蔷薇疹），最多见。呈淡红色，大小不等，直径为0.5~1.0cm大小的圆形或椭圆形红斑，境界较清晰。压之褪色，各个独立，不相融合，对称发生，多先发于躯干，渐次延及四肢，可在数日内满布全身（一般颈、面发生者少）。发于掌跖者，可呈银屑病样鳞屑，基底呈肉红色，压之不褪色，有特征性。大约经数日或2~3周，皮疹颜色由淡红，逐渐变为褐色、褐黄色，最后消退，愈后可遗留色素沉着。复发性斑疹皮损较大，约如指甲盖或各种钱币大小，数目较少，呈局限性聚集排列，境界明显，多发于肢端如下肢、肩胛、前臂及肛周等处。本型经过时间较长，如不治疗，则消退后可反复再发，中央消退，边缘发展，形成环状（环状玫瑰疹）。②丘疹及斑丘疹，临床亦常见。发生时间较斑疹稍迟。依其症状及临床经过，可分为大型丘疹及小型丘疹。大型丘疹直径为0.5~1cm，半球形浸润丘疹，表面光滑，暗褐色到铜红色，较久皮疹中心吸收，凹陷或出现脱屑，好发于躯干两侧、腹部、四肢屈侧、阴囊、大小阴唇、肛门、腹股沟等处，可有鳞屑，称丘疹鳞屑性梅毒疹或银屑病样梅毒疹（psoriasiform syphilid），有较大的鳞屑斑片，鳞屑呈白色或不易剥离的痂皮，痂下有表浅糜烂，边缘红色晕带，似银屑病样。好发于躯干、四肢等处。小型丘疹也称梅毒性苔藓粟粒，大小大多与毛囊一致，呈圆锥状，为坚实的尖顶小丘疹，褐红色，群集或苔藓样。有的丘疹排列成环状或弧形，称环状梅毒疹。好发于阴囊及项部，可查见梅毒螺旋体，梅毒血清反应强阳性。

3）其他表现：可见全身淋巴结肿大、弥漫性红斑性咽炎、黏膜斑、扁平湿疣、秃发、梅毒性骨膜炎、虹膜睫状体炎、视网膜炎等。

一、二期梅毒统称早期梅毒，多在感染后2~4年内发生，传染性强。

（3）三期梅毒　又称晚期梅毒，多在感染后2~4年后发生，一般无传染性。

1）皮肤黏膜损害：表现为结节性梅毒疹及树胶肿。导致鼻、耳、面颊、肩胛、四肢伸侧等皮肤以及口腔、腭、悬雍垂、舌黏膜的浸润、溃烂、坏死、穿孔，并形成瘢痕。①结节性梅毒疹，好发于头部、肩部、背部及四肢伸侧。为一群直径为0.3~1.0cm大小的浸润性结节，呈铜红色，表面光滑或附有薄鳞屑，质硬。结节可吸收变平，留下小的萎缩斑，长期留有深褐色色素沉着，也有结节中心坏死，形成小脓肿，破溃后形成溃疡，形成结节性溃疡性梅毒疹，愈后留下浅瘢痕。瘢痕周围有色素沉着，萎缩处光滑而薄，在边缘可出现新损害。②树胶肿，为深达皮之下硬结。初发如豌豆大小，渐增大如蚕豆乃至李子大或更大，坚硬，触之可活动，数目多少不定。开始颜色为正常皮色，随结节增大，颜色逐渐变为淡红、暗红乃至紫红。结节容易坏死，可逐渐软化，破溃，流出树胶样分泌物，可形成特异的圆形、椭圆形、马蹄形溃疡，境界清楚，边缘整齐，隆起如堤状，周围有褐红或暗红色浸润，触之有硬感。

2）其他脏器损害：①骨关节受累，发生树胶样肿的破坏性损害，造成骨、关节畸形。②心血管梅毒，造成主动脉炎、主动脉瘤、冠状动脉瘤、心肌炎性坏死，表现为心悸、胸痛、呼吸困难、猝死等。③神经梅毒，造成脑膜炎、脑血管炎、脑实质病变、脊髓痨及颅神经损害。

2. 先天性梅毒　是梅毒螺旋体由母体经过胎盘而进入胎儿血液循环所致。

（1）早期先天性梅毒　出生后 2 岁以内发病者。小儿发育不良，体形瘦小，皮肤松弛、苍白、有皱纹如老人貌，哭声低弱嘶哑，常伴有低热、贫血、肝脾大、淋巴结肿大及脱发等。梅毒性鼻炎为最常见的早期症状，可因流涕、鼻塞致哺乳困难。常于出生后 1~2 个月发生多种形态皮肤损害，如红斑、丘疹、水疱、脓疱等，好发于手掌、足跖及口腔周围。在口角、鼻孔、肛周可发生线状皲裂性损害，愈合后成为特征放射瘢痕。在摩擦部位如外阴及肛周发生湿丘疹或扁平湿疣损害。

（2）晚期先天性梅毒　出生 2 岁以后发病者。损害性质与后天梅毒的三期损害相似。活动性损害如间质性角膜炎、神经性耳聋、肝脾大、关节积液、胫骨骨膜炎、指炎、鼻部或上颚树胶肿导致鼻中隔穿孔或马鞍鼻。标记性损害为早期病变遗留的痕迹，已无活动性，但具有特征性，如马鞍鼻、口周围皮肤放射状裂纹、前额圆凸、胸锁骨关节骨质增厚、胫骨骨膜肥厚形似佩刀胫，恒齿病变为郝秦生齿（上颚门齿发育不良，呈“螺丝刀”样）及桑椹状齿等。

3. 潜伏梅毒　又称隐性梅毒，有感染史，无临床症状及体征，梅毒血清学试验阳性，脑脊液检查正常。感染 2 年以内者称早期潜伏梅毒，感染 2 年以上者称晚期潜伏梅毒，感染来源于母体者称先天潜伏梅毒。

【辅助检查】

1. 梅毒螺旋体（TP）检查　一期、二期及早期先天梅毒皮肤、黏膜损害可查见 TP，在皮损处用玻璃片刮取组织渗出液或淋巴结穿刺液，在暗视野下、黑色背景内可见折光力强的 TP，根据其特殊运动形态可与其他螺旋体相鉴别。荧光显微镜下呈绿色。

2. 梅毒血清学试验

（1）非梅毒螺旋体抗原血清试验　本类试验敏感性高而特异性低，一般用作筛选和定量试验，观察疗效，复发及再感染。常用的有快速血浆反应素环状卡片试验（RPR）、血清不加热反应素试验（USR）、性病研究实验室试验（VDRL）等。

（2）梅毒螺旋体抗原血清试验　本类试验敏感性和特异性均高，一般用作证实试验，不能用于观察疗效，复发和再感染。常用的有荧光螺旋体抗体吸收试验（FTA-ABS）、梅毒螺旋体血凝试验（TPHA）、19s-IgM-FTA-ABS 试验等。

3. 脑脊液检查　有助于神经梅毒的诊断，包括细胞计数、蛋白量、VDRL 试验及胶体金试验等。

【诊断】

诊断依据：①有不洁性交史或其配偶及父母有梅毒病史；②梅毒性皮肤黏膜损害；③伴有心血管梅毒及神经梅毒等其他脏器损害；④暗视野显微镜检查可见梅毒螺旋体，梅毒血清试验阳性，脑脊液及病理学检查可见相应改变。

【治疗】

梅毒治疗药物首选青霉素类，常用苄星青霉素 G、普鲁卡因青霉素 G、水剂青霉素 G；头孢曲松钠可作为青霉素过敏者药物优先选择的替代治疗，也可选用四环素类或红霉素类。

1. 早期梅毒

（1）青霉素疗法　苄星青霉素 G（长效西林）240 万 U，分两侧臀部肌内注射，每周 1 次，共 2~3 次。或普鲁卡因青霉素 G 每日 80 万 U，肌内注射，连续 10~15 天，总量 800 万~1 200 万 U。

（2）对青霉素过敏者　①盐酸四环素 500mg，每日 4 次，连服 15~30 天。②强力霉素 100mg，每日 2 次，连服 15 天。

2. 晚期梅毒及二期复发梅毒

（1）青霉素疗法　苄星青霉素 G 240 万 U，每周 1 次，肌内注射，共 3 次。或普鲁卡因青霉素 G 每日 80 万 U，肌内注射，连续 20 天。

（2）对青霉素过敏者　①盐酸四环素 500mg，每日 4 次，连服 30 天。②强力霉素 1 000mg，每日 2 次，连服 30 天。

3. 心血管梅毒　应住院治疗，如有心力衰竭，待心功能恢复后开始治疗。为避免吉-海反应，从小剂量开始注射青霉素，如水剂青霉素 G，首日 10 万 U，每日 1 次，次日 10 万 U，每日 2 次，第 3 日 20 万 U，每日 2 次，连服 3 天。并在青霉素注射前 1 天口服泼尼松 10mg，每日 2 次，连服 3 天。自第 4 日起，普鲁卡因青霉素 G 每日 80 万 U，肌内注射，连续 15 天为 1 疗程，共 2 疗程，疗程间休药 2 周。青霉素过敏者，四环素 500mg，每日 4 次，连服 30 天。

4. 神经梅毒　应住院治疗，为避免吉-海反应，在注射青霉素前 1 天口服泼尼松，每次 10mg，每日 2 次，连用 3 天。水剂青毒素 G，每日 1 800 万~2 400 万 U，静脉点滴（每 4 小时 300 万~400 万 U），连续 10~14 天。或普鲁卡因青毒素 G，每日 240 万 U，肌注；同时口服丙磺舒每次 0. 5g，每日 4 次，共 10~14 天。由于此疗程短于晚期梅毒的治疗，故在上述疗程后加用苄星青毒素 G240 万 U，每周 1 次，肌内注射，连续 3 周。

5. 妊娠期梅毒　普鲁卡因青霉素 G，每日 80 万 U，肌内注射，连续 10 日为 1 疗程。妊娠初 3 个月内，注射 1 疗程，妊娠末 3 个月注射 1 疗程。对青霉素过敏者，用红霉素治疗，每次 500mg，每日 4 次，早期梅毒连服 15 天，二期复发及晚期梅毒连服 30 天。妊娠初 3 个月与妊娠末 3 个月各进行 1 个疗程，但所生婴儿应用青霉素补治。禁用四环素及强力霉素。

6. 先天性梅毒

（1）早期先天梅毒　脑脊液异常者用水剂青霉素 G，每日 10 万~15 万 U/kg，分2~3 次静脉滴注，共 10~14 日。或普鲁卡因青霉素 G，每日 5 万 U/kg，肌内注射，共 10~14 日。脑脊液正常者用苄星青霉素每日 5 万 U/kg，1 次注射。未查脑脊液者，可按脑脊液异常者治疗。

（2）晚期先天梅毒 水剂青霉素 G，每日 20 万~30 万 U/kg，分 4~6 次静脉滴注，共 10~14 日；或普鲁卡因青霉素 G，每日 5 万 U/kg，肌内注射，共 10~14 日为 1 疗程，共用 1~2 疗程。较大儿童总量不超过成人剂量。对青霉素过敏者可用红霉素，每日 7.5~12.5mg/kg，分 4 次服，连服 30 天。8 岁以下儿童禁用四环素。

吉-海反应（Jarish-Herxheimer reaction）是梅毒病人在初次注射青霉素或其他高效抗梅毒药后 4 小时内，出现的程度不同的发热、寒战、头痛、乏力等流感样症状，并伴有梅毒症状和体征的加剧，这种现象称为吉-海反应。该反应约在 8 小时达高峰，24 小时内发热等症状可不治而退，加重的皮损也可好转。吉-海反应的发生是注射高效抗梅毒药后，大量 TP 被消灭，释放出大量异型蛋白及内毒素所致。

【常用药物注意事项与患者教育】

1. 青霉素类 见第六章第五节肺炎。

2. 四环素类 是由放线菌产生的一类广谱抗生素，其结构均含并四苯基本骨架。通过特异性地与细菌核糖体 30S 亚基的 A 位置结合，阻止氨基酰-tRNA 在该位上的联结，从而抑制肽链的增长和影响细菌蛋白质的合成。包括金霉素、四环素及半合成衍生物甲烯土霉素、强力霉素、米诺环素（二甲胺四环素）等，可用于多种细菌及立克次体、衣原体、支原体等所致感染。其不良反应有消化道反应、肝损害、肾损害、影响牙齿及骨骼的发育等。孕妇、哺乳期妇女、8 岁以下小儿禁用。

第四节 尖锐湿疣

扫码“学一学”

尖锐湿疣（condyloma acumintum，CA）又称生殖器疣，是由人类乳头瘤病毒（human pillomavirus，HPV）感染引起的性传播疾病。主要表现为生殖器、会阴、肛门部位皮肤黏膜的良性赘生物。该病为世界性性传播疾病，多发生于 18~50 岁，可在短期内自然消退，也可多年存在，经久不愈。

【病因与发病机制】

人类乳头瘤病毒属 DNA 病毒，无包膜。该病毒有 100 多种亚型，引起 CA 的主要是 HPV-6、HPV-11、HPV-16、HPV-18。人是 HPV 的唯一宿主，主要感染人类皮肤黏膜的上皮细胞，而不产生系统感染。HPV-16 和 HPV-18 与宫颈癌等肿瘤的发生关系密切，称为高危型 HPV。

【流行病学】

1. 传染源 尖锐湿疣患者及 HPV 携带者。

2. 传播途径 主要是通过性接触传播。

3. 流行特征 尖锐湿疣好发于性活跃的中青年（16~34 岁），是欧美国家常见的性传播疾病，也是我国近年来常见的性传播疾病之一，在我国南方的发病率高于北方。就世界范围来看，该病的发病率整体呈较快的上升趋势。

【临床表现】

潜伏期为1~8个月，平均为3个月。

1. 临床感染

（1）好发部位　男性好发于冠状沟、龟头、包皮、系带、尿道口及阴茎体、阴囊；女性则发生于大小阴唇、阴蒂、阴道和宫颈；同性恋者好发于肛周及直肠。

（2）疣体特点　初起为淡红色柔软的小丘疹，以后逐渐增大、增多，融合呈乳头状、菜花状和鸡冠状赘生物，质地柔软，表面呈皮肤色、粉红色或污秽色，可有痒感。偶有糜烂、渗出及继发细菌感染，尤以肛周为甚。疣体部分可自然消失；部分保持不变；部分成为巨大型疣体；部分癌变。

（3）其他表现　女性阴道和宫颈的内CA可引起白带增多，性交疼痛；尿道内CA可出现血尿、尿流异常、排尿困难。

2. 亚临床感染　指肉眼观察无明显可见的疣体，但醋酸白试验阳性或活组织检查发现典型的HPV感染病理改变的状态。

3. 潜伏感染　指肉眼观察无可见的皮肤损害，醋酸白试验阴性、活组织检查无典型的HPV感染病理改变，但通过分子生物学试验可检到HPV的状态。

【辅助检查】

1. 醋酸白试验　用棉签或纱布浸湿3%~5%醋酸液敷于疣体局部3~5分钟，CA损害表面呈灰白色，边界清楚，可区别于周围正常组织。醋酸纱布移开后，这种白色可持续数分钟至十余分钟自行消退。较小的损害或HPV的亚临床感染使用放大镜或阴道镜观察会更加清晰明显。

2. 甲苯胺蓝试验　用纱布蘸取蒸馏水，轻轻擦洗试验部位，去除局部黏液及异物。待皮损干燥后，用棉签蘸取1%的甲苯胺蓝染色液（甲苯胺蓝1g、10%醋酸10ml、无水乙醇4ml、蒸馏水86ml），均匀涂在皮损及其周围正常皮肤上。待染色液干燥后，再用1%醋酸脱色剂（配制方法同染色液，但不加甲苯胺蓝）擦洗，未擦洗掉而留有蓝色染色者为阳性。本方法简便，染色清晰，持续时间长，并且不需要阴道镜，结果可直接肉眼观察。

3. 病理检查　表皮角化不全，棘层高度肥厚，表皮突增厚和延长，呈乳瘤样增生，棘细胞和基底细胞有部分核分裂，颇似癌变，但细胞排列规则，且上皮细胞与真皮之间境界清楚。比较有特点的是颗粒层和棘层上部细胞明显空泡形成，此种空泡细胞比正常细胞大，胞浆着色淡，中央有大而圆、着色深的核。真皮水肿，毛细血管扩张及周围有慢性炎性细胞浸润。

4. 分子生物学试验　通过PCR、原位杂交等技术在皮损处可检测到HPV。

【诊断】

1. 临床感染诊断要点　①有不洁性交史、配偶感染史或间接感染史；②典型的疣体特点；③醋酸白试验或甲苯胺蓝试验阳性；④皮损活检有HPV感染特征性空泡细胞的病理学变化特点或皮损活检中抗原或核酸检测显示HPV存在。

2. 亚临床感染诊断要点　见临床表现。

3. 潜伏感染诊断要点　见临床表现。

【治疗】

本病有一定的自限性，同时又有部分病例治愈后复发。尖锐湿疣治疗的目的是去除疣体，改善症状和体征，而不是根除 HPV。任何手段都不能完全根除 HPV 的感染。因此，在选择治疗手段时，既要考虑效果明显，又要注意简便安全，并且避免瘢痕形成。

1. 外用药物

（1）0.5%足叶草毒素酊（0.5%鬼臼毒素酊）　疣体处涂抹，每日 2 次，连用 3 日，停药 4 日，为 1 疗程。可用 1~3 个疗程。注意保护疣体周围的正常皮肤黏膜。本品有致畸作用，孕妇禁用。

（2）50%三氯醋酸溶液　疣体处涂抹，每日 1 次。用药 6 次未愈则应改用其他疗法。注意保护疣体周围的正常皮肤黏膜。

（3）5% 5-氟尿嘧啶（5-Fu）软膏　疣体处涂抹，每日 1 次，勿接触正常皮肤和黏膜。孕妇禁用。

（4）5%咪喹莫特霜　疣体处涂抹，用药 6~10 小时后洗掉，每周 3 次，最多连用 16 周。此药为外用免疫调节剂，通过刺激局部产生干扰素及其他细胞因子而起作用。

（5）中药外洗　木贼、香附、板蓝根、山豆根、明矾、百部、苦参、蛇床子各 30g，煎水洗患部。

2. 物理疗法

（1）激光治疗　采用 CO_2激光烧灼法祛除疣体，用于多发性疣及尿道内疣。对单发或少量多发疣体可行一次性治疗，对多发或面积大的疣体可行 2~3 次治疗，间隔时间一般为 1 周。

（2）冷冻治疗　采用液氮（-196℃）冷冻祛除疣体，治愈率为 63%~88%。

（3）电灼治疗　采用高频电针或电刀切除疣体，适应数量少、面积小的尖锐湿疣。有效率约 94%，复发率约 22%。

（4）手术治疗　适用于单发或巨大尖锐湿疣。

【常用药物注意事项与患者教育】

足叶草毒素酊　为抗病毒有丝分裂药物，适用于任何部位的的皮损。有致畸作用，孕妇禁用。

扫码“学一学”

第五节　非淋菌性尿道炎

非淋菌性尿道炎是指经性接触传播的有明显尿道炎症表现，但尿道分泌物中检查不到淋球菌的一组性传播疾病。

【病因】

致病菌为沙眼衣原体、生殖支原体、解脲支原体、阴道毛滴虫及单纯疱疹病毒等。其中以沙眼衣原体最常见，其次是生殖支原体和解脲支原体。

沙眼衣原体呈球形，在细胞内生长繁殖，可见到 3 种颗粒结构，即始体、原体和中间体。原体为感染型，有致病性。衣原体不耐热，对一般消毒剂敏感。支原体是最小的原核细胞生物，无细胞壁，可呈多种形态。部分支原体的细胞膜外有一种多聚糖形成的荚膜，有毒性，是其致病因素之一。支原体不耐热，对一般消毒剂敏感，但低温或冷冻干燥环境下可存活很长时间。

【临床表现】

潜伏期 1~3 周，男女均可发病，有不洁性交史或配偶感染史，新生儿可经产道分娩时感染。

1. 男性非淋菌性尿道炎 有尿道刺痒、不适及烧灼感，症状较淋病轻，晨起时尿道口有少量稀薄的黏液性分泌物，部分病人合并有淋病。

2. 女性泌尿生殖器感染 宫颈水肿、糜烂、白带增多，尿道有烧灼感，伴尿频、尿道口充血，挤压尿道可有少量分泌物溢出，严重时可引起输卵管炎及子宫内膜炎等，可致宫外孕及不孕症。

3. 新生儿结膜炎与肺炎 经产道感染引起。结膜炎多在 5~10 天内发生，新生儿肺炎多在 2~3 周发生。结膜、鼻咽、气管分泌物中可分离出沙眼衣原体。

【辅助检查】

1. 泌尿生殖道分泌物检查 男性尿道分泌物涂片可见到多形核白细胞，在 1 000 倍镜下平均每个视野≥5 个为阳性；女性宫颈黄色黏液脓性分泌物涂片，可见多形核白细胞，在 1 000 倍镜下平均每个视野>10 个为阳性。

2. 尿液沉渣检查 晨尿或排尿间隔 3 小时以上的尿液沉渣涂片可见多形核白细胞，在 400 倍镜下平均每个视野≥15 个为阳性。

3. 尿白细胞脂酶试验（LET） 阳性。

4. 病原体检测 可选用细胞培养、直接免疫荧光、酶免疫测定及 PCR 检查等方法，能够检出衣原体、支原体等病原体，但淋球菌阴性。

【诊断】

诊断依据：①有不洁性接触史或配偶感染史、间接接触史；②男性以尿道炎为主，女性以宫颈炎为主，新生儿为结膜炎、肺炎的临床表现；③实验室检查见到多形核白细胞并排除淋球菌感染即可做出初步诊断，病原学检查可检出衣原体、支原体及其他引起非淋菌性尿道炎的病原体。

【鉴别诊断】

非淋菌性尿道炎与淋菌性尿道炎的鉴别见表 24-1。

表 24-1　非淋菌性尿道炎与淋菌性尿道炎的鉴别

	非淋菌性尿道炎	淋病
潜伏期	7~21 天	3~5 天
膀胱刺激征	轻微	明显
全身症状	无	偶见
尿道分泌物	量少，多为黏液状	量多，脓性
镜检	可见多形核白细胞，革兰阴性双球菌阴性	可见多形核白细胞，革兰阴性双球菌阳性
培养	衣原体或支原体生长	淋球菌生长
治疗	多西环素、红霉素	头孢曲松、壮观霉素

【治疗】

原则上应做到早期诊断、早期治疗。及时检查病原体，针对病因治疗。首选四环素类抗菌药物，常选用多西环素、四环素等。亦可使用红霉素、美满霉素等。新生儿可用红霉素干糖浆口服。

1. 初发非淋菌性尿道炎　选用多西环素 100mg，口服，每日 2 次，连服 7~10 天；或阿奇霉素 1g，饭前 1 小时或饭后 2 小时 1 次顿服，连服 7~10 天；或红霉素 500mg，口服，每日 4 次，连服 7 天；或乙琥红霉素 800mg，口服，每日 4 次，连服 7 天；或氧氟沙星 300mg，口服，每日 2 次，连服 7 天；或米诺环素 100mg，口服，每日 2 次，连服 10 天。

2. 复发性或持续性非淋菌性尿道炎　选用甲硝唑 0.2g 单次口服，加红霉素 500mg，口服，每日 4 次，共 7 天；或乙琥红霉素 800mg，口服，每日 4 次，连服 7 天。

3. 孕妇非淋菌性尿道炎　可选用红霉素 500mg，口服，每日 4 次，连服 7 天；或红霉素 250mg，口服，每日 4 次，共 14 天；或阿奇霉素 1g，1 次顿服，连服 7 天；或乙琥红霉素 800mg，口服，每日 4 次，连服 7 天。禁用多西环素和氧氟沙星。

4. 新生儿衣原体性眼结膜炎　可用红霉素干糖浆粉剂，剂量每日 50mg/kg，分 4 次口服，连服 2 周。如有效，再延长 1~2 周。出生后，用 0.5% 红霉素眼膏或 1% 四环素眼膏，立即滴眼可有预防衣原体感染的作用。

【常用药物注意事项与患者教育】

多西环素　又名强力霉素，属四环素类抗菌药，抗菌谱与四环素相似，但抗菌活性较四环素强 2~10 倍。由于多西环素具有强效、速效、长效等作用特点，目前已成为四环素类的首选药物。常见不良反应为胃肠道反应，光敏性皮炎等。

第六节　生殖器疱疹

扫码“学一学”

生殖器疱疹是由单纯疱疹病毒引起的性传播疾病，可反复发作，对病人的健康和心理影响较大。该病可通过胎盘及产道感染新生儿，导致新生儿先天性感染。

【病因与发病机制】

生殖器疱疹的病原体是单纯疱疹病毒（HSV）。单纯疱疹病毒属于人类疱疹病毒 Q 亚科，是双链 DNA 病毒，核心是线状型双链 DNA，病毒颗粒直径约 150nm，其外为一立体对称 20 面体的蛋白质衣壳，由 162 个壳粒组成，衣壳外是脂质被膜。根据特异性抗原决定簇诱导产生的抗体，可将单纯疱疹病毒分为 HSV-1 和 HSV-2 两型，引起生殖器疱疹的主要是 HSV-2 型（约占 90%）。人类是疱疹病毒的唯一宿主，离开人体病毒不能生存，紫外线、乙醚及一般消毒剂均可使之灭活。

病毒经过皮肤、黏膜或其破损处进入人体内，首先在表皮或真皮细胞内复制，造成局部皮肤黏膜损害。然后侵入感觉神经或自主神经末梢，沿神经轴索进入神经节内的神经细胞中潜伏下来，当机体抵抗力降低或在发热、受凉、感染、月经、胃肠功能紊乱、创伤等因素的激发下，潜伏的病毒被激活，病毒下行至皮肤黏膜表面繁殖，引起病损，导致复发。

【流行病学】

1. 传染源 生殖器疱疹患者与病毒携带者。病损处的皮肤黏膜表面、水疱疱液、局部渗出液均含有大量病毒。

2. 传播途径 该病主要通过性行为传播，亦可通过被污染物品的间接传播。此外，患生殖器疱疹的母亲可通过垂直传播将病毒传给胎儿和新生儿。

3. 流行特征 目前在欧美发达国家，生殖器疱疹是发病率位居第三位的性传播疾病，也是最常见的性传播生殖器溃疡性疾病。在我国卫生部重点监测的 8 种性传播疾病中排名第五。好发于 20~50 岁，特别是婚外性交者，女性更易被感染。

【临床表现】

1. 初发生殖器疱疹 初发生殖器疱疹分为原发性生殖器疱疹和非原发的初发生殖器疱疹。第一次感染 HSV 而出现生殖器疱疹者为原发性生殖器疱疹，其病情相对严重。既往有过 HSV-1 感染（主要为口唇或颜面疱疹），又再次感染 HSV-2 而出现生殖器疱疹的初次发作，称为非原发的初发生殖器疱疹，其病情相对较轻。

（1）潜伏期 3~14 天，平均 3~5 天。

（2）皮损部位 男性阴茎的龟头、包皮、冠状沟；女性的阴唇、阴蒂、阴道、宫颈。亦可发生于肛门、尿道等处。

（3）皮损特点 初为群集或散在的米粒大小红色丘疹，迅速变为小水疱，水疱极易破溃形成糜烂或溃疡，有渗液，最后结痂。伴疼痛或痒感。

（4）其他表现 可出现发热、头痛、乏力等全身症状，腹股沟淋巴结常肿大，有压痛。

整个病程 2~3 周。

2. 复发性生殖器疱疹 潜伏在体内的病毒在机体抵抗力降低时，重新繁殖造成复发性生殖器疱疹。每年复发 1 次至 10 次不等，平均 4 次，每次复发均在同一部位，临床表现较轻，病程较短。

（1）前驱表现 常有发热、受凉、感染、月经、胃肠功能紊乱、创伤等诱因，继之出现臀部、大腿、髋部放射性疼痛或局部轻微麻木和痒感。

（2）皮损部位 同初发生殖器疱疹。

（3）皮损特点 同初发生殖器疱疹，但疱疹数目少，愈合快，疼痛或痒感轻。

整个病程 7~10 天。

【辅助检查】

1. 细胞学检查（Tzanck 涂片） 以玻片在疱底作印片，Wright 染色或 Giemsa 染色，显微镜下可见到具特征性的多核巨细胞或核内病毒包涵体。

2. 病毒抗原 从皮损处取标本，以单克隆抗体直接荧光法或酶联免疫吸附法（ELISA）可检测到单纯疱疹病毒抗原。

3. 病毒抗体 HSV IgM 在原发性感染后 1 周左右出现，10～20 天达到高峰，随后逐渐下降，感染后 16 周左右消失。复发性感染 HSV IgM 亦可检出，但无峰值。

4. 病毒培养 从皮损处取标本作病毒培养，5～10 天后可分离出单纯疱疹病毒。

【诊断】

诊断要点：①有非婚性接触史或配偶感染史；②外生殖器好发部位典型的疱疹；③实验室检查查到病毒抗原或病毒抗体，病毒培养阳性可确诊。

【治疗】

1. 局部处理 主要是保持皮损部位清洁、干燥。可用等渗生理盐水清洗，1 天 1 次，或涂阿昔洛韦软膏。疼痛明显者，可外用 5% 盐酸利多卡因软膏或口服止痛药。继发细菌感染时，用 1% 新霉素或 1% 庆大霉素湿敷。

2. 抗病毒药治疗

（1）初发生殖器疱疹　选择下列药物之一。①阿昔洛韦 0.2g，每日 5 次，或 0.4g，每日 3 次，口服，共 7～10 天；②伐昔洛韦 0.3g，每日 2 次，口服，共 7～10 天；③泛昔洛伟 0.25g，每日 3 次，口服，共 5～10 天。

（2）复发性生殖器疱疹　选择下列药物之一：①阿昔洛韦 0.2g，每日 5 次，或 0.4g，每日 3 次，口服，共 5 天；②伐昔洛韦 0.3g，每日 2 次，口服，共 5 天；③泛昔洛伟 0.25g，每日 3 次，口服，共 5 天。最好在出现前驱症状时或疱疹出现 24 小时内用药。

（3）严重感染　阿昔洛韦 5～10mg/kg 加入 0.9% 氯化钠注射液 250ml 中静脉滴注，每 8 小时 1 次，连用 5～7 天。

【常用药物注意事项与患者教育】

阿昔洛韦 见第二十三章第四节水痘。

第七节　软下疳

扫码“学一学”

软下疳是由杜克雷嗜血杆菌感染引起的性传播疾病，主要临床特点是外生殖器痛性溃疡和化脓性腹股沟淋巴结炎。本病在我国较为少见，患病率男性高于女性。

【病因与发病机制】

杜克雷嗜血杆菌革兰染色阴性，呈短棒状，两端较为钝圆，大小 0.5μm×（1.5～2.0）μm，往往成双平行排列，呈双链状。大多数细菌分布在细胞外呈链状排列，仅少数细菌可在细胞内呈团块分布。该菌无芽孢、需氧性，对二氧化碳亲和性强。人工培养必须供给新鲜血液才能生长，故称嗜血杆菌。对温度的敏感性很高，不耐热，超过38℃时可很快死亡。干燥及65℃时迅速死亡。对寒冷抵抗力较强，5℃中可生存1周，冻干时可能生存1年。

软下疳的发病机制尚未完全明确。在性接触过程中杜克雷嗜血杆菌可以从微小的表皮破损处进入，局部皮肤和组织引起感染，与此同时经淋巴管引流到腹股沟淋巴结。机体在清除软下疳病灶中杜克雷嗜血杆菌时，有多形核白细胞参与。补体可能参与了杀灭血清中的杜克雷嗜血杆菌，这个过程主要是依赖于抗体，补体起到增强抗体的作用。人类可以重复感染杜克雷嗜血杆菌，很明显不存在完全保护性免疫。

【流行病学】

1. 传染源 主要是软下疳患者。

2. 传播途径 目前认为性接触是该病唯一传播途径。

3. 流行特征 本病是世界性分布的性传播疾病，据世界卫生组织估计，全世界每年约有700万例软下疳发生，主要流行于非洲、亚洲和拉丁美洲等热带及亚热带地区，尤其是发展中国家。20世纪40年代，在我国此病较为常见，发病率仅次于梅毒和淋病，故有“第三性病”之称。到60年代初期，我国基本消灭了性病，以后20多年来未再发现软下疳的病例。直到80年代以后，各地开始有散发病例报告，但多未经培养鉴定证实。

【临床表现】

潜伏期3~14天，平均4~7天。

1. 皮肤黏膜损害

（1）皮损部位 男性好发于冠状沟、包皮、包皮系带、龟头、阴茎体、会阴部以及肛周等处；女性为小阴唇、大阴唇、阴唇系带、前庭、阴蒂、子宫颈、会阴部以及肛周等处。亦有见于乳房、大腿内侧、手指及口腔内。

（2）皮损特点 初为炎性丘疹，2~3天变为脓疱，迅速形成疼痛剧烈的深溃疡。溃疡呈圆形或卵圆形，直径3~20mm，边缘粗糙不整齐，呈潜行状，质地柔软，表面覆有恶臭的黄灰色渗出物，易出血。溃疡数目最初1~2个，可因自身接种，周围可出现2~5个成簇的卫星状溃疡。未经治疗的溃疡可持续1~3个月，愈合后形成瘢痕。

2. 化脓性腹股沟淋巴结炎 大多数病人在出现溃疡后1周左右发生化脓性腹股沟淋巴结炎，表现为多为单侧淋巴结肿大，约为指腹大，表面皮肤发红，有触痛。化脓后的淋巴结触及波动感，破溃后流出稠厚的米色脓液，形成深在溃疡和窦道。

【辅助检查】

1. 直接镜检 溃疡底部或潜行部位取材直接涂片，显微镜检查可发现革兰染色阴性杜克雷嗜血杆菌。但检出率较低。

2. 细菌培养 溃疡底部或潜行部位取材，最好在取材后1小时内接种培养。杜克雷嗜血杆菌培养阳性。

3. 病理学检查 符合软下疳溃疡的组织病理表现，组织切片中有时可找到杜克雷嗜血杆菌。

4. 核酸检测　聚合酶链反应法等检测杜克雷嗜血杆菌核酸阳性。

【诊断】

诊断要点：①发病前4~7天有性接触史；②生殖器部位出现一个或多个基底柔软的痛性溃疡；③腹股沟淋巴结肿大、疼痛、甚至破溃形成溃疡，流稠厚的米色脓液；④直接镜检或细菌培养杜克雷嗜血杆菌阳性。

【治疗】

1. 局部处理　局部皮损未破溃时，外涂鱼石脂软膏或红霉素软膏；出现溃疡时，用1∶5 000高锰酸钾溶液或双氧水冲洗，然后外用红霉素软膏或聚维酮碘敷料覆盖；淋巴结脓肿，从远处正常皮肤刺入脓腔，抽取脓液，反复冲洗后，注入头孢曲松钠0.25~0.5g。

2. 抗菌治疗　可选用下列药物之一：①阿奇霉素1g，1次顿服；②头孢曲松钠0.5g，1次肌内注射；③头孢三嗪0.25g，1次肌内注射；④红霉素0.5g，每日4次，口服，共7天。

【常用药物注意事项与患者教育】

阿奇霉素　属红霉素类抗生素，对革兰阳性细菌（链球菌、肠球菌）抗菌活性较红霉素低，但对革兰阴性细菌抗菌活性较红霉素显著升高，不良反应较红霉素少。阿奇霉素对流感嗜血杆菌、杜克雷嗜血杆菌、弯曲菌、沙眼衣原体、肺炎支原体等有较强的杀灭作用。阿奇霉素在体内分布广，细胞内浓度高，维持时间长，一日单次服药即可。

第八节　性病性淋巴肉芽肿

扫码“学一学”

性病性淋巴肉芽肿又称为第四性病，是由沙眼衣原体引起的性接触传播疾病。其主要临床表现为生殖器部位出现一过性水疱、糜烂、溃疡，腹股沟淋巴结肿大，未经治疗晚期可发生象皮肿和直肠狭窄。此病在我国较为少见。

【病因与发病机制】

性淋巴肉芽肿的病原体是沙眼衣原体，主要为L1、L2、L3三种血清型，以L2型最常见。该病原体抵抗力较低，50℃30分钟或90~100℃1分钟即可被灭活，在干燥室温中不能存活，在体外可存活2~3天，一般消毒剂可将其杀死。

人是此病的唯一自然宿主。性淋巴肉芽肿的病原体侵袭力较强，通过性交进入机体后，首先侵犯局部皮肤黏膜和淋巴结，继之引起全身多部位病变。该病原体可侵犯巨噬细胞。细胞介导的免疫和体液免疫可以限制但不能完全消除局部和全身感染的扩散。即使到了晚期仍可以从感染组织中分离出病原体。

【流行病学】

1. 传染源　患者与无症状感染者。

2. 传播途径　主要通过性接触传播，偶尔经污染（感染部位的分泌物）或实验室意外传播。

3. 流行特征 本病多发于热带和亚热带地区，在南美洲、印度、东南亚、非洲及加勒比等地区的国家均有发现，在我国较为少见。本病接触感染率比淋病和梅毒低得多，发病高峰与性活跃高峰年龄一致，以20~30岁为多，男女发病比为5：1。早期表现男性较女性多见，女性往往以晚期并发症表现出来。

【临床表现】

潜伏期1~4周，平均7~10天。慢性病程，多年不愈。临床经过可分为3期。

1. 早期 出现生殖器初疮。①好发部位，男性阴茎体、龟头、冠状沟及包皮；女性阴道前庭、小阴唇、阴道口、尿道口周围。②初疮特点，始为针头大小丘疹、脓疱，迅速破溃形成边缘清楚的溃疡，直径3~6mm，质软，周围有红晕，数天后愈合，愈后不留瘢痕。溃疡常为单个，有时为2~3个，无明显自觉症状。

2. 中期

（1）男性腹股沟淋巴结肿大 初疮出现1~4周后，男性出现单侧或双侧腹股沟淋巴结肿大，表面呈青紫色，有疼感和压痛，粘连、融合，形成“槽沟征”（腹股沟韧带将肿大的淋巴结上下分开，皮肤呈槽沟状）。数周后肿大的淋巴结化脓、破溃，排出黄色浆液或血性脓液，多窦道破口似“喷水壶状”，持续数月，愈后留下瘢痕。淋巴结肿大时，伴寒战、高热、全身酸痛、恶心呕吐等感染中毒症状；淋巴结破溃后，感染中毒症状逐渐缓解、消失。

（2）女性表现 ①初疮发生于外阴和阴道下1/3部位，淋巴向腹股沟淋巴结回流，引起女性腹股沟淋巴结肿大，临床表现同男性。②初疮发生于阴道上2/3和宫颈部位，淋巴向髂淋巴结及直肠淋巴结回流，引起该部淋巴结炎、直肠炎和直肠周围炎，临床表现为腹痛、腹泻、便血、里急后重及腰背疼痛。

3. 晚期 数年或数十年后，局部出现象皮肿，皮肤粗厚坚实，硬如象皮，可呈疣状息肉状。男性常累及阴茎、阴囊与下肢；女性常累及阴唇。另外，女性还可出现肛周肿胀、瘘管、直肠狭窄等。

除上述典型的3期表现外，其他表现有皮肤多形红斑或结节性红斑、眼结膜炎、无菌性关节炎、假性脑膜炎等。

【辅助检查】

1. 血清抗体检测 通过微量免疫荧光试验、酶联免疫吸附试验等可检出高滴度的抗沙眼衣原体抗体，动态升高更有诊断意义。

2. 衣原体培养 取肿大的淋巴结穿刺物、尿道与直肠（男性）分泌物、直肠与宫颈（女性）分泌物接种在鸡胚卵黄囊，或做组织（细胞）培养，或小白鼠颅内接种。细胞培养分离到L1、L2或L3血清型沙眼衣原体有确诊价值。另需做细菌培养和涂片革兰染色，以除外葡萄球菌或其他细菌所致的淋巴结炎。衣原体培养是诊断该病最特异的方法，但敏感性较低。

3. 核酸检测法 通过酶联免疫吸附试验可检测到沙眼衣原体的核酸，本法特异性和敏感性较高。

4. 活体组织检查 取病变的淋巴结、皮肤、黏膜制成切片，观察其病理变化，以淋巴结病变最典型。特征性改变为三角形或卫星状脓肿，中心为中性粒细胞和巨噬细胞，周围为上皮样细胞及郎罕细胞、纤维。后期可见广泛纤维化。

【诊断】

诊断要点：①有不洁性交史；②生殖器部位出现的糜烂与表浅溃疡（初疮）；③初疮1~4周后出现单侧或两侧腹股沟淋巴结炎，有槽沟征及喷水壶状多数瘘管，痊愈后留瘢痕；④晚期出现生殖器象皮肿、直肠狭窄等；⑤血清特异性沙眼衣原体抗体阳性有助于诊断；⑥衣原体培养分离出沙眼衣原体L1、L2或L3血清型可确诊。

【治疗】

治疗原则为早期治疗、规范足量治疗、性伴侣同时治疗。

1. 全身治疗　选择下列药物之一：①多西环素0.1g，每日2次，口服，共21天；②米诺环素0.1g，每日2次，口服，共21天；③四环素0.5g，每日4次，口服，共14天；④红霉素0.5g，每日4次，口服，共21天；⑤阿奇霉素1g顿服，共1次；⑥复方新诺明2片，每日2次，口服，首次加倍，共14天。

2. 局部处理

（1）急性腹股沟淋巴结肿大　未化脓的淋巴结可行10%鱼石脂软膏冷湿敷或超短波治疗；已化脓的淋巴结可穿刺抽脓。

（2）直肠狭窄　初起时可作扩张术，严重者可采用手术治疗。手术前后必须完成数月或足够疗程的抗生素治疗。

【常用药物注意事项与患者教育】

1. 鱼石脂软膏　见第十六章第二节浅部组织的化脓性感染。

2. 米诺环素　属四环素类抗菌药，是四环素类药物中抗菌活性最高的一种，抗菌机制、抗菌谱、不良反应与四环素相似，但可引起前庭功能障碍。

扫码“学一学”

第九节　艾滋病

艾滋病（AIDS）又称获得性免疫缺陷综合征，是由人类免疫缺陷病毒（HIV）引起的致命性慢性传染病。临床特征是长期不规则发热、淋巴结肿大、反复严重的机会性感染、卡波西肉瘤与淋巴瘤等。病死率极高。

【病因】

目前已知人免疫缺陷病毒有HIV-1和HIV-2两型，两者均能致病，均属于单链RNA逆转录病毒，对外界抵抗力不强，对热较敏感，在56℃30分钟即能灭活。50%乙醇、0.2%次氯酸钠及漂白粉均能杀灭该病毒。

艾滋病病人和无症状HIV携带者是本病的传染源。病毒主要存在于血液、精液、阴道与子宫分泌液和其他体液中。精液和血液有较大的传染性。艾滋病主要通过性接触、血液和母婴3种途径传播。同性恋者、性乱交者、静脉药瘾者和血制品使用者为本病的高危人群。下列行为不会传播艾滋病病毒：①与艾滋病病毒感染者握手、拥抱、抚摸、礼节性接吻；②与艾滋病病毒感染者一起吃饭、喝饮料以及共用碗筷、杯子；③与艾滋病病毒感染者一起使用公共设施，如厕所、游泳池、公共浴池、电话机；④与艾滋病病毒感染者一起居住、劳动、共用劳动工具；⑤购物、使用钞票；⑥咳嗽、打喷嚏、流泪、出汗、小便；⑦蚊子、苍蝇、蟑螂等昆虫叮咬。

【临床表现】

本病潜伏期较长，一般认为 2~10 年左右可以发展为艾滋病。艾滋病的临床过程分 4 期：

1. 急性感染期（Ⅰ期） 在感染 HIV 后，部分人突起发热、全身不适、关节和肌肉疼痛、淋巴结肿大，持续 1~2 周好转。感染后 6~10 周，血清抗-HIV 阳性。

2. 无症状感染期（Ⅱ期） 一般情况较好，无明显临床症状及体征，此期可持续 2~10 年或更长。具有传染性，血清抗-HIV 阳性。

3. 持续性全身淋巴结肿大综合征（Ⅲ期） 此期全身淋巴结肿大，并持续存在。肿大的淋巴结质地柔韧、不粘连、无压痛、呈对称性。同时伴有持续性疲乏、发热和夜间盗汗、体重下降、持续性腹泻等全身症状。血清抗-HIV 阳性。

4. 艾滋病期（Ⅳ期） 此期临床表现复杂，主要特征为：①体质性疾病，包括发热、疲劳、盗汗、腹泻、消瘦、咳嗽、淋巴结肿大；②反复严重的机会性病原体感染，常见病原体有卡氏肺孢子、弓形虫、巨细胞病毒、单纯疱疹病毒、隐球菌、念珠菌、分枝杆菌、结核杆菌；③继发肿瘤，如卡波西肉瘤、非霍奇金淋巴瘤等；④神经系统症状，在病情发展中，中枢神经系统症状逐渐明显，如记忆力减退、反应迟钝、痴呆、运动障碍以及许多精神方面的表现；⑤继发其他疾病，如慢性淋巴性间质性肺炎。

【辅助检查】

1. 血液常规检查 有不同程度的贫血和白细胞计数降低。

2. 免疫学检查 T 细胞绝对计数下降，$CD4^+$T 细胞计数也下降［正常（0.8~1.2）×10^9/L］。$CD4^+/CD8^+/eD^+8<1.0$。对有丝分裂原的皮肤试验如链激酶、植物血凝素等常呈阴性反应。

3. 血清学检查 HIV 抗体（ELISA、WB 法）或 HIV 抗原阳性。

【诊断】

HIV 感染和 AIDS 的临床诊断目前以 2001 年卫生部公布的《HIV/AIDS 的诊断标准和防治原则》为准。

1. 临床诊断 急性感染期，可根据高危因素及类血清病的表现，考虑本病可能。慢性感染期，则结合流行病学史、属高危人群、伴严重机会性感染或机会性肿瘤以及 $CD4^+/CD8^+$比值倒置等，考虑本病可能，进一步作 HIV 抗体或抗原检测。高危人群存在下列情况 2 项或 2 项以上考虑 AIDS 的可能：①近期体重下降 10% 以上；②慢性咳嗽或腹泻 1 个月以上；③间歇或持续发热 1 个月以上；④全身淋巴结肿大；⑤反复出现带状疱疹或慢性播散性单纯疱疹感染；⑥口腔念珠菌感染。

2. 实验室诊断

（1）HIV-1 抗体检查 主要检查 p24 抗体和 gp120 抗体。一般 ELISA 连续 2 次阳性，再作免疫印迹法（WB）和固相放射免疫沉淀试验（SRIP）等来确诊。

（2）抗原检查 可用 ELISA 法测定 p24 抗原。

（3）应用 Northern Blot 或 RT - PCR 法检测 HIV RNA 目前应用定量 PCR 试验或支链 DNA 分析来做 HIV 定量，这不仅对诊断和估计预后有帮助，而且可作为抗病毒治疗的疗效考核。

【治疗】

目前尚无特效治疗，抗艾滋病病毒的药物仍在研究和探索之中。

1. 抗病毒治疗

（1）齐多夫定 成人每次 300mg，每日 2 次。儿童 160mg/m^{2}体表面积，每日 3 次。新生儿和婴幼儿 2mg/kg，每日 4 次。

（2）去羟肌苷 成人体重≥60kg 者，每次 200mg，每日 2 次；体重<60kg 者，每次 125mg。

（3）联合治疗 齐多夫定与干扰素的联合可抑制 HIV 复制最后阶段的芽生和抗卡氏肉瘤的作用，用于治疗 HIV 感染的早期。齐多夫定与阿昔洛韦的联合适用于艾滋病并发复发性疱疹病毒感染。

在美国有人曾提出并使用过“鸡尾酒”疗法。

知识链接

艾滋病的“鸡尾酒”疗法

鸡尾酒疗法又称“高效抗逆转录病毒治疗”，由美籍华裔科学家何大一于 1996 年提出，是通过 3 种或 3 种以上的抗病毒药物联合使用来治疗艾滋病。因为药物的配置方法和配置鸡尾酒很相似，将多种药物用特殊的方法混合均匀，故得名。鸡尾酒疗法把蛋白酶抑制剂与其他多种抗病毒药剂混合使用，在艾滋病病毒刚侵入人体时用药，不待发病即可阻止病毒破坏人体的免疫系统，从而使患者的发病时间延后数年。该疗法的应用可以减少单一用药产生的抗药性，最大限度地抑制病毒的复制，使被破坏的机体免疫功能部分甚至全部恢复，从而延缓病程进展，延长患者生命，提高生活质量。目前鸡尾酒疗法虽然仍是治疗艾滋病的基本方法，但在使用的药物种类等方面与最初的方案已发生了某些变化。

2. 支持及对症治疗 病人若有发热、频繁腹泻、乏力等症状应严格卧床休息，以减低机体消耗，症状减轻后可逐渐起床活动。病室应安静、舒适、空气清新。给患者高热量、高蛋白、高维生素等易消化饮食，不能进食者给予静脉输液，维持水、电解质平衡。

3. 并发症治疗

（1）卡氏肺孢子虫肺炎 可用戊烷咪或复方磺胺甲噁唑。

（2）隐孢子虫感染和弓形虫病 可用螺旋霉素或克林霉素。

（3）卡氏肉瘤 齐多夫定与干扰素联合治疗，也可用博来霉素、长春新碱、阿霉素联合治疗。

（4）巨细胞病毒　可用阿昔洛韦。

（5）隐球菌脑膜炎　目前主张用氟康唑或两性霉素 B。

4. 预防性治疗　结核菌素试验阳性者可用异烟肼治疗 1 个月；$CD4^+$T 淋巴细胞<0. 2×10^9/L 者可用戊烷咪或复方磺胺甲噁唑预防肺孢子虫肺炎；医务人员被污染的针头刺伤或实验室意外感染者，在 2 小时内应用齐多夫定治疗，疗程 4~6 周。

【常用药物注意事项与患者教育】

1. 齐多夫定　为逆转录酶抑制剂，能选择性与 HIV 逆转录酶结合，减少病毒复制，推迟 HIV 感染者进展为艾滋病，延长艾滋病病人的存活时间。不良反应最常见骨髓抑制、贫血或中性粒细胞减少症，也可引起胃肠道不适、头痛，剂量过大可出现焦虑、精神错乱和震颤。

2. 去羟肌苷　是齐多夫定的核苷酸类似物，用于齐多夫定不能耐受或治疗失败的病人。主要不良反应为周围神经炎、腹泻、口腔炎或胰腺炎等，可诱发癫痫。

目标检测

1. 简述我国法定性传播疾病的名称。
2. 简述淋病的诊断要点。
3. 简述梅毒的诊断要点。
4. 简述艾滋病的主要传播途径。
5. 试述性传播疾病的预防。

扫码“练一练”

（肖　勇）

参考文献

[1] 葛均波，徐永健，王辰．内科学［M］．9版．北京：人民卫生出版社，2018.

[2] 陈孝平，汪建平，赵继宗．外科学［M］．9版．北京：人民卫生出版社，2018.

[3] 谢幸，孔北华，段涛．妇产科学［M］．9版．北京：人民卫生出版社，2018.

[4] 王卫平．儿科学［M］．8版．北京：人民卫生出版社，2016.

[5] 田勇泉．耳鼻咽喉头颈外科学［M］．8版．北京：人民卫生出版社，2013.

[6] 贾建平，苏川．神经病学［M］．8版．北京：人民卫生出版社，2018.

[7] 李兰娟，任红．传染病学［M］．8版．北京：人民卫生出版社，2013.

[8] 赵堪兴，杨培增．眼科学［M］．8版．北京：人民卫生出版社，2013.

[9] 张志愿，俞光岩．口腔科学［M］．8版．北京：人民卫生出版社，2013.

[10] 张学军．皮肤性病学［M］．8版．北京：人民卫生出版社，2013.

[11] 陈灏珠，林国为，王吉耀．实用内科学［M］．14版．北京：人民卫生出版社，2013.

[12] 吴志华，樊翌明．皮肤性病诊断与鉴别诊断［M］．北京：北京科学技术出版社，2009.

[13] 李端．药理学［M］．6版．北京：人民卫生出版社，2008.

[14] 解斌，董震海，王建忠，等．实用新药学［M］．北京：中国医药科技出版社，2007.